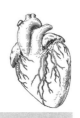

冠状动脉心肌桥诊断治疗学

GUANZHUANGDONGMAI XINJIQIAO ZHENDUAN ZHILIAOXUE

（第 2 版）

张志寿　编著

河南科学技术出版社
·郑州·

内容提要

本书详细介绍了冠状动脉心肌桥的定义、发生发展、解剖学与组织学、发病与病理生理机制、血流动力学与冠状动脉血流储备，缺血发生机制，临床表现，临床检查方法，诊断与鉴别诊断，治疗、预后与展望等，体现了国内外新的研究成果，包括新的理论、诊疗技术与临床经验。本书内容集创新性、科学性、实用性于一体，是国内论述冠状动脉心肌桥的第一本专著再版，适合心血管科医师、研究生及医学院校学生阅读参考。

图书在版编目（CIP）数据

冠状动脉心肌桥诊断治疗学/张志寿编著. —2版. —郑州：河南科学技术出版社，2020.2

ISBN 978-7-5349-9670-2

Ⅰ.①冠… Ⅱ.①张… Ⅲ.①冠状血管－动脉疾病－诊疗 Ⅳ.①R543.3

中国版本图书馆 CIP 数据核字（2019）第 188994 号

出版发行：河南科学技术出版社

北京名医世纪文化传媒有限公司

地址：北京市丰台区万丰路 316 号万开基地 B 座 1-114 邮编：100161

电话：010-63863186 010-63863168

策划编辑：焦 赟

文字编辑：王月红

责任审读：周晓洲

责任校对：龚利霞

封面设计：中通世奥

版式设计：崔刚工作室

责任印制：陈震财

印 刷：河南瑞之光印刷股份有限公司

经 销：全国新华书店、医学书店、网店

开 本：787 mm×1092 mm 1/16 **印张：**32.25 **字数：**760 千字

版 次：2020 年 2 月第 2 版 2020 年 2 月第 1 次印刷

定 价：188.00 元

如发现印、装质量问题，影响阅读，请与出版社联系并调换

序

　　冠状动脉心肌桥是一种先天性冠状动脉解剖变异,尸体解剖检出率较高,为 $15\%\sim85\%$,但在临床上大多数人无症状。近年来,由于冠状动脉造影术应用广泛,有报道检出率为 $0.5\%\sim16\%$,被认为是诊断冠状动脉心肌桥的金标准。随着多层螺旋 CT 冠状动脉成像技术的发展,特别是 64 层螺旋 CT 冠状动脉成像在临床的广泛应用,冠状动脉心肌桥的检出率更高,有的文献报道达 18.56% ,这就引起了心血管疾病工作者的更多关注。

　　冠状动脉心肌桥患者多数无症状,无须治疗,预后良好,广大学者认为是一种良性病变。但近年来,有关冠状动脉心肌桥患者发生心绞痛、室性心动过速、房室传导阻滞、急性冠脉综合征、心肌顿抑,甚至心脏性猝死的病例多有报道,说明心肌桥患者预后并不都是良性的。解放军总医院老年心血管病研究所对 120 例经过冠状动脉造影证实的冠状动脉心肌桥患者中的 64 例,经过 64 层螺旋 CT 冠状动脉成像证实的冠状动脉心肌桥患者,分别进行了认真的临床分析,与以上看法相似。一般狭窄较轻的心肌桥患者不需要特殊治疗,狭窄严重且有临床症状者可选用药物治疗、介入治疗及外科手术治疗,以药物治疗为主。

　　解放军总医院心血管内科张志寿教授参阅了大量国内外有关冠状动脉心肌桥的最新文献,并结合多年来诊治冠状动脉心肌桥的临床经验写成了本书。历时近 1 年,全书图文并茂,反映了当代冠状动脉心肌桥最新研究成果,包括最新理论、诊疗技术、临床经验及展望等。本书具有创新性、先进性、科学性、实用性,是国内第一部介绍冠状动脉心肌桥的专著,对于广大心血管疾病工作者进一步认识和研究冠状动脉心肌桥具有重要意义,故乐于为此书作序。

中国工程院院士
中国人民解放军总医院
老年心血管病研究所所长

2010 年 1 月

再版前言

冠状动脉心肌桥是一种先天性冠状动脉解剖变异。自 1737 年 Reyman 在尸体解剖中发现了冠状动脉心肌桥以来，国内外学者对冠状动脉心肌桥进行了许多研究，从基础到临床，从发生率、发生机制，到临床诊断、治疗、预后等方面，均积累了丰富的经验。2010 年 8 月在金盾出版社支持下，出版了《冠状动脉心肌桥现代诊断与治疗》一书，这是国内第一部论述冠状动脉心肌桥的专著，中国工程院院士、中国人民解放军总医院老年心血管病研究所所长、我国著名心血管病专家、老年病学专家王士雯教授在百忙中为本书作序，对本书给予了相当高的评价，认为本书体现了国内外最新研究成果，包括最新理论、诊疗技术、临床经验，具有创新性、先进性、科学性和实用性。该书出版以来，受到了心血管疾病工作者的好评，提高了人们对冠状动脉心肌桥的认识及研究工作的进一步开展。在 2012 年第四届中华优秀图书奖评比活动中，本书曾作为优秀图书参评。

《冠状动脉心肌桥现代诊断与治疗》出版已经 8 年多了。心血管疾病工作者对冠状动脉心肌桥又进行了许多新的研究，人们对冠状动脉心肌桥的认识又有不少提高，涉及基础与临床、特殊检查、诊疗技术及诊治经验等方面。在河南科学技术出版社北京分社的支持下，对冠状动脉心肌桥近年来新的研究成果，在原书的基础上进行了一定的补充，以丰富心血管疾病工作者对冠状动脉心肌桥的认识，有利于冠状动脉心肌桥临床工作及研究工作的进一步开展。随着多层螺旋 CT 冠状动脉成像的进一步发展及广泛应用，冠状动脉心肌桥的检出率有进一步提高，人们对冠状动脉心肌桥的认识有了进一步提高。对冠状动脉心肌桥的病理生理机制、缺血机制有了更深的研究，对冠状动脉心肌桥的临床表现有了进一步丰富。多层螺旋 CT 冠状动脉成像发展迅速，在原 64 层螺旋 CT 冠状动脉成像基础上，又发展了 128 层、256 层、320 层螺旋 CT 冠状动脉成像；双源螺旋 CT 冠状动脉成像发展迅速，不仅用于冠状动脉心肌桥的诊断，还用于冠状动脉血流储备分数研究、心肌桥-壁冠状动脉左心功能评价。在诊断及鉴别诊断上亦有所补充。在冠状动脉心肌桥的药物治疗上，有了不少补充，包括新药及临床疗效。在冠状动脉心肌桥的介入治疗、手术治疗、预后等方面亦对新的研究进行了补充。关于冠状动脉心肌桥展望中所提及目前存在的问题，仍须进一步解决，心血管疾病工作者对其认识仍须进一步提高，思想上须要进一步重视，研究上须要进一步加强，把对冠状动脉心肌桥的研究提高到一个新的水平，这是心血管同仁的共同责任，愿我们为此共同努力。

由于作者水平经验有限，编写中的不足之处，恳请广大同仁予以批评指正。

中国人民解放军总医院　张志寿

2019 年 3 月

目 录

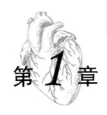

第1章　冠状动脉心肌桥的定义与发生率

一、定义

冠状动脉及其分支,一般走行于心外膜下脂肪组织中。如果冠状动脉的某一段或其分支的某一段走行于心肌纤维中,在心肌内行进一段距离后,又浅出到心肌表面来。这覆盖在心肌表面冠状动脉上的心肌纤维束被称为心肌桥(myocardial bridge,MB),而位于心肌桥下的冠状动脉则称为壁冠状动脉(mural coronary artery,MCA)。

早在1737年,就有学者注意到在浅表冠状动脉上有横跨肌束的存在。1922年,Granicianu首先描述了一组在左前降支(LAD)上有心肌束覆盖的患者,并提出该肌束的收缩是否会影响冠状动脉血流量的问题。1951年,Geiringer等首次对MB的尸检进行深入的分析,但直到1960年,Portmanu和Lwing才率先报道MB的影像学表现,即冠状动脉一节(段)收缩期变得狭窄、模糊、显影不清,而舒张期显像正常。1961年,Polacek将该肌束命名为心肌桥。几十年来,国内外对冠状动脉心肌桥进行了许多基础与临床研究,包括它的解剖学、组织学、发生机制、病理生理机制、对动脉粥样硬化形成的影响、对冠状动脉血流储备的影响、临床表现、特殊检查、诊断、鉴别诊断、治疗、临床意义、预后等方面进行了许多研究,使人们对冠状动脉心肌桥的认识不断深入,对冠状动脉心肌桥的诊治有了明显提高。目前,临床一直应用心肌桥一词来命名壁冠状动脉心肌桥(MB-MCA)。

二、发生率

(一)尸检检出率

尸体解剖是证实冠状动脉心肌桥存在的最可靠、最直接的方法,也是人们早期研究冠状动脉心肌桥的唯一方法,并为研究冠状动脉心肌桥提供了大量信息。对尸体解剖冠状动脉心肌桥的检出率,不同学者的报道差异很大,有的为5.4%～85.7%,有的为15%～85%,还有的为40%～85%,这可能与标本来源和检查方法不同有关。据报道,黄种人和黑种人的冠状动脉心肌桥检出率明显高于白种人,前者在50%以上,后者不到25%。黄种人和黑种人发生率较高,以男性居多,占87%～89%。据报道,100例国人冠状动脉心肌桥发生率为66.3%～85%。检出率的高低与性别、年龄、心脏大小无明显关系。

(二)冠状动脉造影检出率

目前认为,冠状动脉造影是诊断冠状动脉心肌桥的金标准,但冠状动脉造影的检出率亦相差较大,有报道为0.5%～16%,甚至0.5%～40%,有的为0.51%～2.5%,亦有为2.7%～10.2%。这常与MB的长度与厚度、左前降支相关的桥纤维准确定位、MB与毗邻动脉间的关系、心肌收缩力,以及不同体位角度投照有关。对发现有 MB 或可疑 MB 者,于冠状动脉内注射硝酸甘油 200μg 后,再次造影评价有助于提高 MB 的检测率。

金志刚等对 2003 年 1 月至 2007 年 12 月的 900 例冠状动脉造影分析,共检出冠状动脉先天性变异 67 例。其中,冠状动脉心肌桥占 46 例,检出率为 5.11%,并以左前降支心肌桥多见,男 31 例,女 15 例。

梁明等在 1992－2000 年收治的疑为冠状动脉粥样硬化性心脏病(冠心病)的 3051 例患者中,检出 MB 患者 121 例(男 99 例,女 22 例),年龄为 28－74(49±9)岁,共检出 128 处 MB,检出率为 3.96%。

杨瑞峰等随机抽取 2003 年 1 月至 2007 年 1 月行冠状动脉造影的疑为冠心病的 580 例患者,发现 MB 患者 62 例,检出率为 10.69%。其中,男 35 例(56.46%),女 27 例(43.55%)。

Winter RJ 等报道,冠状动脉造影 MB 的检出率为 0.5%～2.5%;Soran O 等报道,冠状动脉造影 MB 的检出率为 0.5%～16%;Diefenbach C 等报道,冠状动脉造影 MB 的检出率＜5%,如使用应激试验,增加收缩期心肌的压力,MB 的检出率可以提高到 40%。

Jwillier 等报道,7467 例连续冠状动脉造影中,发现 MB 61 例,检出率为 0.82%。其中,26 例患者患有冠心病,4 例患者有心瓣膜病,3 例有肥厚型心肌病,其余为孤立性 MB(表 1-1)。

表 1-1　心肌桥在尸检及冠脉造影后发生率

作者	受检者(例)	伴心肌桥百分数(%)	备注
尸体解剖			
Geiringer	100	23	左前降支
Edwards 等	276	5	所有冠脉血管,87%在左前降支
Polacek	70	86	包括右冠脉襻,60%在左前降支
Giampalmo 等	560	7	所有冠脉血管,95%在左前降支
Lee 及 Wu	108	58	左前降支
Penther 等	187	18	左前降支
Riss 及 Weiler	1056	26	所有冠脉血管,88%在左前降支
Ferreira 等	90	56	所有冠脉血管
Baptista 及 DiDio	82	54	所有冠脉血管,35%在左前降支
Ortale 等	37	56	左前降支(7%心肌桥在冠状静脉)
Kosinski 及 Grzybiak	100	41	所有冠脉血管
冠状动脉造影			
Noble 等	5250	0.5	所有患者
Binet 等	700	0.7	非特异组患者
Ishimori 等	313	1.6	所有患者,收缩期壁冠脉血管受压≥50%
Greenspan 等	1600	0.9	所有患者,排除合并有疾病者
Rossi 等	1146	4.5	所有患者
Voβ 等	848	2.5	所有患者
Kramer 等	658	12	患者伴有其他正常血管造影
Angelini 等	1100	4.5	所有患者

(续 表)

作者	受检者(例)	伴心肌桥百分数(%)	备注
Garcia 等	936	4.9	所有患者
Wymore 等	64	33	心脏移植患者
Somanath 等	1500	1.1	所有患者
Gallet 等	1920	1.0	仅左前降支(13/19 患者有孤立性心肌桥)
Diefenbach 等	1780	3.5	所有患者
其中	62	40	应用激发试验,患者冠脉血管均正常
Juilliere 等	7467	0.8	所有患者
Harikrishnan 等	3200	0.6	所有患者

(三)多层螺旋 CT 检出率

近年来,随着多层螺旋 CT 的发展以及冠状动脉 CTA(multi-detector spiral computed tomography coronary angioqraphy,MDCTCA)技术的广泛应用,冠状动脉 CTA 作为一项检出和诊断 MB 的新技术,其诊断 MB 的敏感性和检出率均高于传统的冠状动脉造影。冠状动脉 CT 血管成像检出率为 3.5%～58%。

杨立等报道,对 2005 年 9 月至 2006 年 1 月共计 900 例疑有冠心病的患者进行 64 层螺旋 CT 冠状动脉血管成像(CTA)检查,发现 MB-MCA 167 例(18.56%),180 处。MB-MCA 位于左前降支者占 92.78%。

张树桐等报道,2005 年 7 月至 2006 年 7 月,所有行冠状动脉 CTA 检查的 1422 例患者,共检出 MB 病例 104 例,检出率为 7.33%,其中男性 89 例,女 15 例,年龄为 31—77 岁,平均年龄为(52.1±16.2)岁。合并心肌梗死病史者 3 例,高血压病史者 46 例,糖尿病病史者 17 例,肥厚性心肌病病史者 3 例。对 104 例 MB 患者行冠状动脉造影(CAG)检查,共检出心肌桥患者 42 例,共 44 段心肌桥。CAG 发现 MB 仅为 CTA 的 40.38%。

余显冠等对 2008 年 8 月至 2010 年 12 月在中山大学附属第三医院门诊或者住院的患者,因为心肌缺血症状及客观依据,或者存在多个冠状动脉粥样硬化性心脏病(冠心病)危险因素而接受 CTA 检查,并愿意接受随诊的可疑冠心病患者作为研究对象,分为 3 组:冠状动脉完全正常组、冠状动脉存在斑块组及单纯心肌桥组进行随访。随访的终点事件为心源性死亡、非致死性 AMI、需住院的不稳定型心绞痛、因心肌缺血症状或客观证据而接受血供重建治疗、其他原因的死亡。对随访的结果进行生存分析。最终入选了 326 例患者,年龄(66.6±11.8)岁,男性 184 例(占 43.6%)。共发现心肌桥 104 段,其中位于左前降支(LAD)中段的占 78.9%(82/104)。104 段心肌桥分布在 99 例患者,心肌桥的检出率是 30.4%(99/326),单纯心肌桥 36 例。

杨俊辉等选取 2015 年 8 月—2016 年 7 月甘肃省陇南市第一人民医院收治的 200 例可疑冠心病患者为研究对象,所有患者均行双源 CT 冠状动脉成像,由两名资深影像科医师进行图像观察,判断有无心肌桥-壁冠状动脉存在。200 例可疑冠心病患者中,发现存在心肌桥-壁冠状动脉 64 例(32.0%),共计 76 处;其中心肌桥-壁冠状动脉位于左前降支部位共计 61 处,所占百分比为 80.3%(61/76)。

张凯等选取 2015 年 2 月—2016 年 1 月广东医学院附属南山医院收治的可疑冠心病患者

80 例使用双源 CT(DSCT)技术进行冠状动脉成像检查,3 周后给予所有患者冠状动脉造影 (CAG)检查,观察两种检查方式对心肌桥及心肌桥相关冠脉病变检出情况,并对数据进行统计学比较与分析。结果:DSCT 检出 71 例(88.75%)共 94 支心肌桥,其中单支 48 例 (60.0%),双支 23 例(28.75%),MB 合并动脉粥样硬化(atherosclerosis,AS)54 例 (67.50%),而 CAG 检出心肌桥 47 例(58.75%)共 61 支,单支 35 例(43.75%),双支 13 例 (16.25%),MB 合关 AS 的 41 例(51.25%),两组数据进行统计学分析显示,DSCT 和 CAG 的检测差异有统计学意义(P<0.15)。结论:双源 CT 对于心肌桥及心肌桥相关冠脉病变的检出率明显高于 CAG,可作为冠心病高危人群进行检查筛选的主要手段,值得临床推广应用。

(四)冠状动脉心肌桥 CABG 术检出率

目前,冠状动脉旁路移植术(coronary artery bypass graft,CABG)已成为治疗严重冠心病的重要手段,美国每年进行 CABG 术的患者约 50 万,欧洲报道约 25 人,国内每年约数万人行此手术。据国外文献报道,行 CABG 术时,发现 MB 患者约占 15%。

(五)其他

据文献报道,肥厚型心肌病(hypertrophic cardiomyopathy,HCM)患者中 MB 的检出率为 30%~50%。

Paul S 等对 1978 年 11 月至 2001 年 3 月收集的 2356 例 HCM 患者发现,其中 435 例平均年龄≥18 岁。冠状动脉造影(CAG)发现,有 MB 64 例,检出率为 15%。

Saidi A 等报道,对 57 例儿童 HCM 患者行冠状动脉造影,发现 23 例患者有 MB,检出率为 40%。亦有学者报道,儿童 HCM 合并 MB 者占 28%。

亦有报道接受心脏移植的患者 MB 的检出率较高,但尚缺乏详细具体的资料。

参 考 文 献

[1] Reyman HC. Dissertatio de va sis cordis propriis. Bibioth Anat,1737,2:336.

[2] 董敏,钱菊英.冠状动脉心肌桥研究现状.中华心血管病杂志,2006,34(5):474.

[3] Geiringer E. The mural coronary. Am Heart J,1951,41:359-368.

[4] 张志寿,杨瑞峰.冠状动脉心肌桥的研究进展,心脏杂志,2009,21(3):417-420.

[5] Polack P,Steinhart J,Vysoluzil,et al. The Occurrence and significance of mus cular bridges and loops on coronary arteries. Bmo,umversity J. E Pukyne,Medical Facalty,1996:134.

[6] 张国辉,葛均波,王克强.心肌桥形态学的研究现状.解剖学进展,2001,7(4):327.

[7] 陈远年,廖瑞.关于国人心肌桥的初步报告.解剖学报,1965,8(1):106.

[8] 赵俊,孙善全.心肌桥和壁冠状动脉形态学及相关性研究.解剖学杂志,1998,21:443.

[9] Noble J,Bourassa MG,Petitelere R,et al. Myocardial bridging and milking effect of the left anterior descending coronary artcry:normal variant or obstruction. Am J cardiol,1976,37:993-999.

[10] Hariksishnan S,Sunder KR,Tharakan J,et al. Clinical and angiographic profile and follow-up of myocardial bridges:a study of 21 cases. Indian Heart J,1999,51:503-507.

[11] Kramer JR,Kitazume H,Proudfit WL,et al. Clinical significance of isolated coronary bridges:benign and frequent condition involving the lef anterior decending artery. Am Heart J,1982,103:283-288.

[12] Jain SP,White CJ,Ventura HO. De novo appearance of a myocardial bridge in heart transplant:assessment by intravascular ultrasonography,Doppler,and angioscopy. Am Heart J,1993,126:453-456.

［13］金志刚,吕学祥,邓建丽,等.冠状动脉造影中冠状动脉先天性变异的分析.临床心血管病杂志,2008,24(5):339-340.

［14］梁明,韩雅玲,佟铭,等.冠状动脉心肌桥分布特征及治疗效果分析.心脏杂志,2004,16(3):237.

［15］杨瑞峰,尚士芹,马逸,等.心肌桥的冠脉造影与临床研究.中国实验诊断学,2008,12(3):345.

［16］Ge J,Erbel R,Gorge G,et al. Hight wall shear stress proximal to myocardial bridging and atherosclerosis,intracoronary ultrasound and pressue measurenment. Br Heart J,1995,73(5):462-465.

［17］Soran O,Pamir G,Erol C,et al. The incidence and significance of myocardial bridge in a prospetively defined population of patients undergaing coronary angiography for chest pain. Tokai J Exp Clin Med,2000,52:57-60.

［18］蒋艳伟,朱少华,邹冬华,等.心肌桥的研究现状及法医学意义.中国法医学杂志,2006,21(4):223.

［19］杨立,赵林芬,李颖,等.心肌桥和壁冠状动脉的多层螺旋 CT 诊断及其临床意义.中华医学杂志,2006,86(40):2856-2865.

［20］Mohlenkamp S,Hort W,Ge J,et al. Update on myocardial bridging. Circulation,2002,106:2616-2622.

［21］郭丽君,谭婷婷,毛节明,等.冠状动脉心肌桥的临床和预后分析.中华医学杂志,2003,83:553-555.

［22］张树桐,金朝林,肖建伟,等.心肌桥和壁冠状动脉 64 层螺旋 CT 成像与冠状动脉造影比较.中国动脉硬化杂志,2007,15(4):303-306.

［23］Portmanu W,Iwig J. Die itramuraze koronarie in Angiograma. Fortschr Roentgenstr,1960,92:129-132.

［24］A chrafit H. Hypertrophic cardiomyopathy and myocardial bridging. Int J cardiol,1992,27:107-111.

［25］Paul S,Steve R,Rick A,et al. Myocardial bridging in adult patients with hypertrophic cardiomyopathy. J Am coll cardiol,2003,42:889-894.

［26］Saidi A,David B,Joanna S,et al. Myocardial bridging does not predict sudden death in childen with hypertrophyc cardiomyopathy but is associated with more severe cardiac disease. J Am coll cardiol,2003,36:2270-2278.

［27］Anji T,Robert M,Lee N,et al. Long-term outcome and prognostic determinants in children with hypertrophic cardiomyopathy. J Am coll cardiol,1988,32:1943-1950.

［28］熊龙根,陆东风,刘世明,等.冠状动脉造影时心肌桥的检出率及其临床意义.中华心血管病研究杂志,2005,3(2):136-137.

［29］张兆琪.心血管影像诊断必读.北京:人民军医出版社,2007.

［30］余显冠,余舒杰,凌叶盛,等.320 排 CT 冠状动脉造影诊断的心肌桥患者预后的研究.新医学,2016,47(7):493-497.

［31］杨俊辉,闫荣,王勇斌,等.双源 CT 冠状动脉成像在心肌桥和壁冠状动脉诊断中的应用.医药前沿,2017,7(1):15-17.

［32］张凯,姜梅,张大波,等.双源 CT 对心肌桥及心肌桥相关冠脉病变的临床诊断分析.吉林医学,2016,37(12):2968-2969.

［33］Nakanishi R,Rajani R,Ishikawa Y,et al. Myocardial bridging on coronary CTA:an Innocent bystander or a cutprit in myocardial infarction. J CardioVasc Comput Tomogr,2012,6(1):3-13.

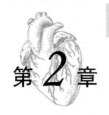

第**2**章　冠状动脉的解剖与生理

　　冠状动脉心肌桥是一种常见的冠状动脉先天性解剖变异,出生时就已存在。为了进一步了解冠状动脉心肌桥的解剖、组织、血流动力学影响,须先了解一下冠状动脉的解剖与生理状况。

第一节　冠状动脉解剖

一、冠状动脉的开口部位

　　营养心脏的动脉有左、右冠状动脉,发自升主动脉起始部的主动脉窦(aortic sinus)。主动脉窦在主动脉内壁和主动脉瓣之间,共有 3 个,通常按其位置命名。在正常体位时,这 3 个窦一个在前方,两个在后方,分别称为前窦(anterior sinus)、左后窦(left posterior sinus)和右后窦(right posterior sinus)。如果室间隔位于矢状方向时,则两个在前方,一个在后方,分别称为右窦(right sinus,或右冠状动脉窦)、左窦(left sinus,或左冠状动脉窦)和后窦(posterior sinus,或无冠状动脉窦)。通常多采用后一种命名。

　　冠状动脉的开口部位一般位于主动脉窦(图 2-1),根据我国心脏统计资料:左冠状动脉开口于主动脉左窦的窦内者占 92%,开口于窦外者占 8%;右冠状动脉开口于主动脉右窦的窦内者占 94%,开口于窦外者占 6%。冠状动脉口在横向上的位置时,如果将主动脉窦分为左、中、右三等份作为标志,左冠状动脉开口于主动脉左窦的中 1/3 者占 88%,开口于左 1/3 者占7%,开口于右 1/3 者占 5%;右冠状动脉开口于主动脉右窦的中 1/3 者占 90%,开口于右 1/3

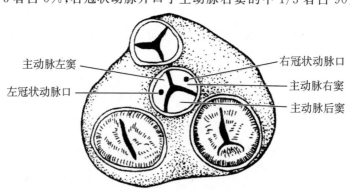

主动脉左窦　　　　　　　　右冠状动脉口
左冠状动脉口　　　　　　　主动脉右窦
　　　　　　　　　　　　　主动脉后窦

图 2-1　冠状动脉的开口部位(后面观)

者占 10％,未见有开口于左 1/3 者。左冠状动脉口比右冠状动脉口高 2~4mm。

二、左冠状动脉

左冠状动脉(left coronary artery,LCA)(图 2-2、图 2-3)发自主动脉左窦,短而粗,长 0.1~2.8cm,行于肺动脉起始部和左心耳之间,于左心耳下方,分为前降支和旋支。因前降支和旋支均为较粗大的动脉干,故有学者将前降支、旋支与右冠状动脉视为供应心

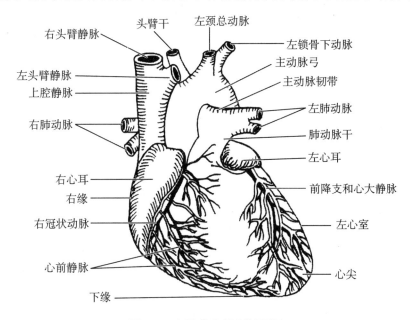

图 2-2　心脏的血管(前面观)

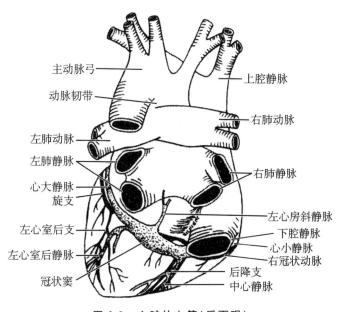

图 2-3　心脏的血管(后面观)

脏血液的三大主干。前降支与旋支发自一共同的主干者占绝大多数,两者之间的角度多数为 $60°\sim90°$,亦可为 $20°\sim120°$。也有少数前降支、旋支分别直接开口于主动脉左窦。约 42.3% 的心脏在前降支与旋支间还发出 1 支或 2 支对角支(diagonal branch),如此,左冠状动脉则有 3 个或 4 个分支。左冠状动脉发出分支营养左心房、左心室及室间隔前部。主要分支如下。

(一)左前降支(亦称室间支)

左前降支(left anterior descending branch,LAD)为左冠状动脉主干的延续,走行于前室间沟(前纵沟)内。其少数终止于心尖前面,多数经心尖切迹绕到心尖后面,在后室间沟内,又向上走行一段短距离后,终止于后室间沟的下 1/3 或中 1/3,并与右冠状动脉的后降支吻合。前降支全部行于心外膜下的脂肪组织中,位置表浅,但在前室间沟走行过程中,某一段潜入表层心肌者并不少见,临床上称此段为壁冠状动脉,覆盖动脉表面的心肌称为心肌桥(图 2-4)。有学者认为,当心室收缩时,心肌桥可以促进冠状动脉的血流,壁冠状动脉(MCA)不易发生粥样硬化,这种结构对心脏似具有保护作用。在我国人的心脏中,MCA 发生率为 67%。MCA 可以发生于左、右冠状动脉的分支,但最常见于前降支。在选择性冠状动脉造影时,由于心室收缩期 MCA 表面的心肌桥收缩,造成对其下的冠状动脉压迫,使该段冠状动脉管腔狭窄,但在心脏舒张期狭窄即消失。这一点在阅片时应注意,有助于发现 MB-MCA。有时前降支向左或向右发出一支与前降支伴行的动脉称为副前降支,从此动脉发出分支到心室壁、室间隔前部。前降支的分支如下。

1. **右心室前支**(anterior right ventricular branch) 为平行排列的数个(多为 3~4 个)向右发出的短小分支,分布于右心室前壁。其中第一分支从肺动脉瓣水平发出,分布于动脉圆锥的前壁称为左圆锥支(left conus branch),常与右冠状动脉的右圆锥支吻合,这是左、右冠状动脉近端的吻合。分布于近前室间沟处的右心室前壁。

2. **左心室前支**(anterior left ventricular branch) 为前降支向左发出的较大动脉支,以 3~5 支为多见,分布到左心室前壁的中下部。左心室前支的第一支较粗大,称斜角支或对角支(diagonal branch,图 2-4),对角支常起于前降支和旋支的分叉处,分布到左心室壁的大部分。

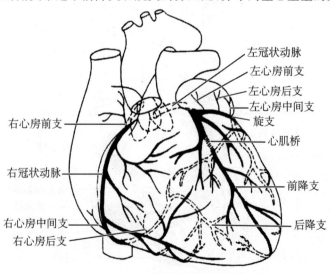

图 2-4 冠状动脉模式

3. 前室间隔支(anterior interventricular septal branch)　由前降支向深处发出 10 个分支,分布到室间隔的前上 2/3～3/4。在室间隔内,与后降支的后室间隔支相吻合,亦称冠状动脉侧支循环路径之一。前降支起始段发出的分支粗长,分布范围亦广。其远侧段的分支逐渐变细、短,分布范围亦小。前降支分布于左心室前壁、右心室前壁的一部分,心尖及室间隔的大部分。临床上当前降支阻塞时,可产生左心室前壁及室间隔前部心肌梗死,即通常所说的前间壁心肌梗死。

(二)左旋支

左旋支(left circumflex branch,LCX),又称回旋支,在左心耳的下方,沿冠状沟向左,或长或短,多数绕心的钝缘向后抵达心室膈面。一般终止于钝缘与房室交点之间的左心室膈面,有的只到心钝缘。有 10% 的心脏旋支在冠状沟内继续向右达房室交点,并折向下行于后室间沟内,形成后降支。若是这种情况,则左心室和室间隔均由左冠状动脉供血。其分支如下。

1. 左心室前支(anterior left ventricular branch)　于旋支始段 0.8～1.5cm 处发出,有 1～3 支,细而短,分布于左心室前上部。

2. 左缘支(left marginal branch)　或称钝缘支,多在接近左缘处由旋支发出,也有从旋支始段发出者。为 1～2 支粗大的支,沿心左缘下行,朝向心尖,是冠状动脉造影时辨认分支的标志之一。左缘支有时也短而细,此时其分布范围以外的心室壁则由左心室前支或左心室后支分支供血。

3. 左心室后支(posterior left ventricular branch)　数目多少随旋支的长短而异。旋支到达或越过房室交界时,左心室后支数目或多或少,或者缺如,均分布于左心室膈面。

4. 左心房支(图 2-4)　左心房支为旋支向上发出到左心房的分支,可分为左心房前支(anterior left atrial branch)、左心房中间支(intermedial left atrial branch)和左心房后支(posterior left atrial branch)。其中左心房前支较为恒定,有时还发出分支到窦房结,称为窦房结动脉(sinatrial node artery)。向后行经主动脉后方与左、右心房的前部,达上腔静脉口根部,并进入窦房结。左心房中间支在左心缘处发出,左心房后支在膈面发出。左心房中间支和左心房后支的大小和分支变异较大,有时可缺少。有的左心房支自旋支始部发出,并与旋支平行走行于左心房的下部,称左心房旋动脉(left atrial circumflex artery)。其绕过左缘分布于左心房的侧壁和后壁,有时还跨过冠状沟至左心室的膈面形成左心室后支。窦房结动脉有时发自左心房旋动脉。

5. Kugel 动脉　此动脉发自右冠状动脉或左冠状动脉的旋支。由旋支发出者经房间隔基部向后行走达房室结,与房室结动脉吻合,为冠状动脉侧支循环路径之一。

旋支分支分布于左心室侧壁、左心室前壁、后壁(下壁)的一定部位和左心房。旋支梗死可引起侧壁或后壁(下壁)心肌梗死(图 2-5)。左

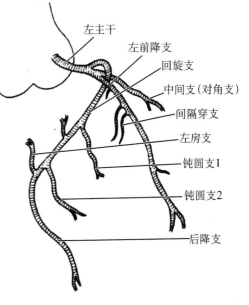

左主干
左前降支
回旋支
中间支(对角支)
间隔穿支
左房支
钝圆支1
钝圆支2
后降支

图 2-5　左冠状动脉及其分支

冠状动脉开口于主分支处的一段,称左冠状动脉主干。左冠状动脉主干的长度为 0.1～2.8cm,多为 0.5～1.0cm。偶有左前降支及左旋支分别开口于左冠状动脉窦而无主干者。

三、右冠状动脉

右冠状动脉(right coronary artery,RCA)(图 2-2－图 2-4)自主动脉右窦发出。从肺动脉的始部与右心耳之间进入冠状沟,向右下行,绕过心右缘,至心脏膈面。继续沿冠状沟向左行走,多终止于心左缘与房室交点之间。右冠状动脉在房室交点处的分支长短不一,若分支较长,则延伸到左心房、右心室后壁的一部分或全部,甚至达心左缘;若短小,则终止于锐缘与房室交点之间的右心室膈面或终止于锐缘,而不到达房室交点。右冠状动脉在房室交点处往往突向深方,形成"U"形弯曲,并分为终支、后降支和左心室后支。右冠状动脉分支分布到右心房、右心室、室间隔及左心室的一部分。右冠状动脉的主要分支如下。

(一)右圆锥支

右圆锥支(right conus branch)为右冠状动脉向右心室发出的第一个分支,分布到动脉圆锥,也可直接起于主动脉右窦,则称为副冠状动脉(accessory coronary artery)或第三冠状动脉。在动脉圆锥的前上方,可与左、右冠状动脉的圆锥支形成动脉环(Vieussens 环),为两个冠状动脉间的重要侧支循环径路。圆锥支恰位于进入右心室的外科切口处,手术切口时应避免损伤此处。

(二)右心室前支

右心室前支(anterior right ventricular branch)一般以 3 支为多见。向左下方发出,朝向前室间沟走行,分布到右心室前壁。

(三)右缘支

右缘支(right marginal branch)又称锐缘支,为一长而粗大的分支,走向心尖,是冠状动脉造影辨认分支的标志之一。分布于右心室膈面。

(四)右心室后支

右心室后支(posterior right ventricular branch)为 1～2 支细小分支,从膈面发出,分布于右心室膈面。

(五)房室结动脉

房室结动脉(atrioventricular node artery)在房室交点处,发自右冠状动脉,存在"U"形弯曲时则在其凸面发出,前行穿过房间隔,分布到房室结。主干长约 1.5cm,直径约 0.1cm。

(六)后降支

后降支(posterior descending branch)为右冠状动脉的终支或为左冠状动脉旋支的终支,走行在后室间沟内,多数终止于后室间沟的中、下 1/3 处。后降支向两侧发出许多小分支,分布于后室间沟附近左、右心室壁,还向深部发出 6～12 支后室间隔支(posterior interventricular septal branch),分布于室间隔的后下 1/4～1/3。后降支的起点、分支分布的变化很大,有的有两支后降支,称为双降支。其又有两种类型:一类是两支平行的后降支,并且分别发出两排小的后室间隔支;另一类是原有的后降支较短,只分布到后室间沟的上段,而下段则由一支大的右心室后支至后室间沟的下段。偶尔也见到由锐缘支发出者,经过右心室膈面至后室间沟。

(七)左心室后支

左心室后支(posterior left ventricular branch)为右冠状动脉越过房室交点后发出的分

支,分布至左心室膈面的一部分或全部。

(八)右心房支

右心房支(图 2-4)分布至右房壁,可分为右心房前支(anterior right atrial branch)、右心房中间支(intermedial right atrial branch)和右心房后支(posterior right atrial branch)。右心房前支是较大的一支,自右冠状动脉近侧段发出,至右心房前部,有时并发出一支窦房结动脉,沿右心房前壁上行,达上腔静脉口附近形成动脉环包绕上腔静脉口,进入窦房结。右心房中间支是在心右缘处发出的心房支,分布到右心房外侧部,以一支为多见,窦房结动脉偶尔由此支发出。右心房后支是心膈面发出的心房支,多数为一支,分布到右心房后部,偶尔见到窦房结动脉自右心房后支发出。

右冠状动脉阻塞,可发生左心室后壁(下壁)及右心室心肌梗死,如果动脉的阻塞部位在窦房结动脉发出之前,病变累及窦房结动脉,则引起窦房结供血不足,可以产生窦性心动过缓、窦性停搏、窦房传导阻滞等各种心律失常(图 2-6)。

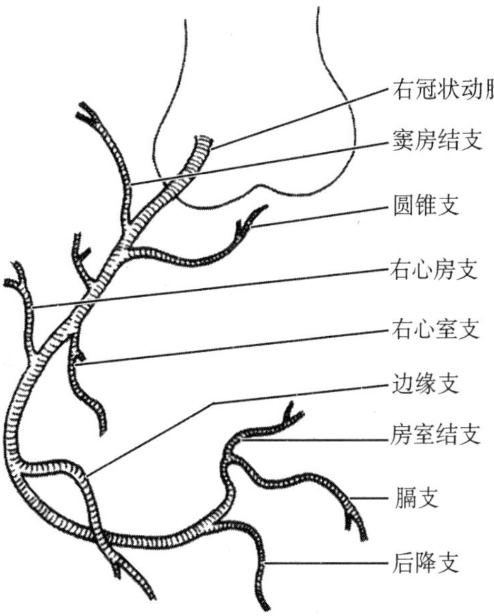

四、冠状动脉的分布类型

冠状动脉分支分布在心室胸肋面的变异较少,而分布在膈面的变异较大。因而,根据左、右冠状动脉在心室膈面的分布不同,作为区分类型(图 2-7)的标准。以左、右冠状动脉哪一条跨过房室交点而分为以下类型。

1. 右优势型　右冠状动脉在膈面的分布范围较大,即除发出后降支分布于右心室膈面外,还越过房室交点,分支分布到左心室膈面的部分或全部。

2. 左优势型　左冠状动脉在膈面分布范围较大,除发出后降支,分布于左心室膈面外,还越过房室交点,发出分支分布到右心室膈面的一部分。

3. 均衡型　左、右冠状动脉均衡分布于本侧心室面,互不越过房室交点(crus),后降支可由右冠状动脉或左冠状动脉发出,或同时来自两侧的冠状动脉。

我国人冠状动脉分布类型以右优势型占多数,约占 85％,左优势型占 10％～12％,均衡型占 4％～5％(表 2-1)。

右冠状动脉
窦房结支
圆锥支
右心房支
右心室支
边缘支
房室结支
膈支
后降支

图 2-6　右冠状动脉及其分支

表 2-1　冠状动脉分布类型

	正常心脏 中国 1150 例	正常心脏 Branchi 1000 例	室间隔缺损 日本 61 例	四联症 日本 73 例
左优势(％)	28.7	73	63	30.05
右优势(％)	65.7	17	19.7	67.2
均衡型(％)	5.6	10	16.4	2.74

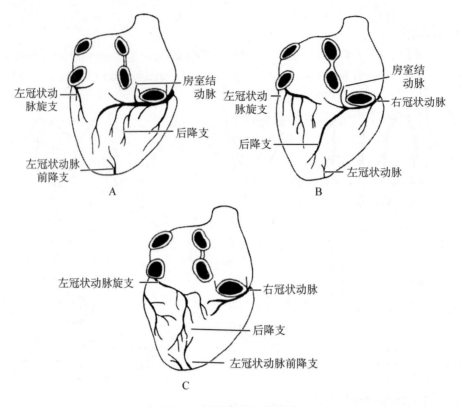

图 2-7　冠状动脉分布类型

A. 右优势型；B. 均衡型；C. 左优势型

五、冠状动脉的异常

(一)冠状动脉开口的异常

1. 开口数目的异常　一般每一冠状动脉只有 1 个开口，但有时可有 2 个或更多的开口。其中，最常见的为发自主动脉右窦的副冠状动脉(图 2-8A)；其次，如前降支与旋支分别起自主动脉左窦等(图 2-8B)。副开口的存在可造成冠状动脉造影时插管困难或引起造影不全。冠状动脉开口数目偶尔可见到整个心脏只有一个冠状动脉的开口。

2. 开口位置的异常　如左、右冠状动脉均发自一个主动脉窦(图 2-8C)或起自无冠状动脉窦，或者开口在主动脉窦外的附近等。

(二)冠状动脉数目的异常

1. 单冠状动脉　一侧冠状动脉近端缺如，另一侧主动脉窦发出单冠状动脉，再分为第 2 支，并沿正常行径走行；或只有单支右冠状动脉，左冠状动脉由右冠状动脉终支延续而成(图 2-9A)；或只有单支左冠状动脉。右冠状动脉自其前降支起始(图 2-9C)；或右冠状动脉近侧段发育不全，其远侧段为左冠状动脉旋支的延续(图 2-9B)。

2. 多冠状动脉　开口数目异常时，可见多支冠状动脉。

(三)冠状动脉行程异常

以后降支的行程异常最为常见，可有双降支平行下降等。此外，如锐缘支或右心室后支取

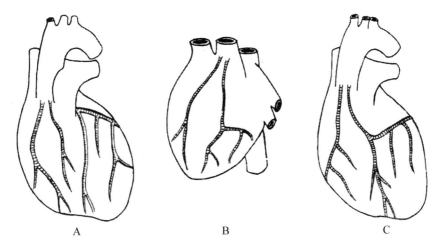

图 2-8　冠状动脉开口的异常变异

A. 右冠状动脉和副冠状动脉分别起于主动脉右窦；B. 左冠状动脉旋支和前降支单独起于主动脉左窦；C. 左冠状动脉和右冠状动脉同起于主动脉右窦

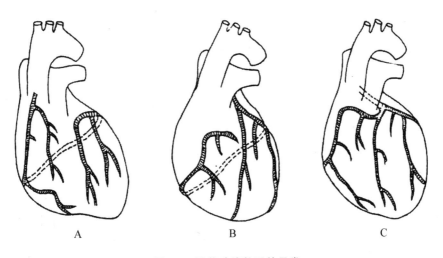

图 2-9　冠状动脉数目的异常

A. 单支右冠状动脉（左冠状动脉由右冠状动脉末端延续而成）；B. 右冠状动脉近侧端发育不全，其远侧为左冠状动脉旋支的延续；C. 单支左冠状动脉（右冠状动脉自其前降支起始）

代右冠状动脉的远侧段，前降支越过心尖取代后降支。圆锥支或右心室前支特别发达而取代左冠状动脉的前降支等。

（四）冠状动脉发育不全

如一侧冠状动脉发育很差，而另一侧冠状动脉过分发育。在这种情况下，过分发育的冠状动脉有时不能完全代偿其功能，易引起心肌缺血。

（五）严重的冠状动脉异常

严重的冠状动脉异常包括冠状动脉与心腔相通的冠状动脉瘘（coronary artery fistula）和

冠状动脉起始于肺动脉的异常。

冠状动脉瘘最常见的类型是冠状动脉与右侧心腔相通,特别是与右心室相通,另外,冠状动脉还可以注入冠状窦等。少数例子可见左冠状动脉与左心房相通,这类异常可使心功能发生改变。

由肺动脉起始的冠状动脉,可有以下几种情况:有正常的冠状动脉,另外还有由肺动脉发出一支副冠状动脉;或左、右冠状动脉由肺动脉发出;或右冠状动脉由肺动脉发出;或左冠状动脉由肺动脉发出,后者是最常见的一种畸形,这类异常可引起心肌缺血。

金志刚等对 2003 年 1 月至 2007 年 12 月做冠状动脉造影的 900 例患者进行分析,共检出 67 例冠状动脉先天性变异,检出率为 7.44%。其中检出冠状动脉瘘 9 例,检出率为 1.00%,并以冠状动脉-右心室瘘最为多见。12 例为冠状动脉起源和分布异常,占 1.33%,并以右冠状动脉的先天性变异为多见。检出冠状动脉心肌桥 46 例,检出率为 5.11%,并以左前降支心肌桥多见。

六、心壁内动脉

冠状动脉及其分支均走行于心外膜下。它们再发出分支进入心肌层。在左心室壁,这些心壁内动脉基本上可分为 3 种类型。一类为丛状型动脉,短小,仅分布于心外膜下脂肪组织和浅表心肌层。另一类为树枝型动脉(Estes 称为"Class A"动脉),主干较短,穿入心肌后,迅即发出树枝状分支,长短不一,主要分布于心肌的外 1/3 或 1/4,也有到达心内膜侧的;再有一类为主干型动脉(Estes 称为"Class B"动脉),这类动脉有一较长的主干,由心外膜侧走向心内膜侧,管径变化幅度较小,有利于心内膜侧心肌的血供,穿经整个心肌壁时只发出少数分支,主要分布至心肌内层、乳头肌和肉柱。

这些动脉在心内膜下互相吻合,形成心内膜下丛(subendocardial plexus)。在右心室壁,心肌内动脉同样具有 3 种类型,但树枝型动脉终末多数到达心肌内层;主干型动脉所占比例小于左心室壁。右心室心肌内动脉从心外膜下动脉发出后,又陆续发出各级分支,在分出 4~6 级分支后,续为毛细血管。大多数毛细血管与心肌纤维平行,排列成层。毛细血管间以"Y"或"H"形互相连接成网。网眼呈长短不一的窄长方形、椭圆形或多边形。心肌纤维与毛细血管的数目随年龄变化存在一定比例。在婴儿时期,每 4~6 根心肌纤维有一根毛细血管,其心肌纤维的直径为 6~9μm。当心肌纤维随年龄增加时,心肌内毛细血管的数目亦增加 4 倍。因此,每根心肌纤维有一根毛细血管,这时心肌纤维的直径为 12~15μm。

七、一些特殊区域的动脉

(一)乳头肌动脉

1. **左心室乳头肌的动脉** 前外乳头肌由左冠状动脉的前降支及左缘支供血。后内乳头肌通常由右冠状动脉的终支——左心室后支及左冠状动脉的旋支分支供应,少数还由左冠状动脉前降支绕至心膈面的终支分支供血。乳头肌动脉一般在该乳头肌附着部分的相应位置,由心外膜下的冠状动脉支约以 90°的方向发出主干型动脉,穿过心室壁进入乳头肌。在乳头肌内的分支状态,与乳头肌形态有密切关系。分支分为以下 3 种类型。

(1)附着型乳头肌:此类乳头肌几乎完全附着于心室壁,只有很少一部分突出于心室壁,动脉呈节段分布。此类乳头肌往往有数支节段动脉,横向进入乳头肌,动脉主干走行方向基本与乳头肌垂直,分别到达乳头肌的上部、中部或下部。每支节段动脉分布范围不一。

(2)游离型乳头肌:此型乳头肌呈指状游离,即近50%的乳头肌突入心腔。主要由一支中央动脉(或称轴型动脉)分布,该动脉的主干走行方向与乳头肌的长轴一致。从乳头肌基部向尖端的行程中,向周围发出分支,分布范围大,占乳头肌大部分(3/4以上)。此类乳头肌的基部或周边,可有数支细小的补充动脉供应。

(3)中间型乳头肌:此类乳头肌为中间型,介于前两种形态之间。其动脉分布兼有节段动脉和中央动脉。一般该乳头肌的游离部分由中央动脉分布,附着部分由节段动脉分布。

冠状动脉阻塞性疾病时,由于乳头肌动脉分布类型的差别,乳头肌病理损害的结果就会不同。附着型乳头肌和中间型乳头肌由于有多个来源的动脉供应,当单个冠状动脉支阻塞时,很少使乳头肌的血供完全阻断。但在游离型乳头肌主要由一个大的中央动脉供血,其血管阻塞就会引起整个乳头肌的严重损伤。

2. **右心室乳头肌的动脉**　右心室乳头肌的动脉来源有3种类型:一是由左、右冠状动脉双重供应者,最为多见。二是由右冠状动脉单独供应和左冠状动脉单独供应者。左冠状动脉对右心室前乳头肌的血供有重要作用,当左冠状动脉阻塞时,应注意有造成右心室前乳头肌缺血、梗死的可能。右心室后乳头肌由右冠状动脉单独供应者最为多见。三是由左冠状动脉单独供应和左、右冠状动脉双重供应者。由于右心室后乳头肌也具有由左冠状动脉单独供应者,一旦阻塞,也可产生缺血、梗死。

右心室乳头肌与左心室乳头肌相似,也具有附着型乳头肌、游离型乳头肌与中间型乳头肌,但以游离型乳头肌最为多见。

(二)室间隔的动脉

室间隔动脉主要由前降支发出,室间隔支供应室间隔前上2/3~3/4部分。这些室间隔支发自前降支的上、中、下段,长短不一。在室间隔内,偏于右侧行走。发自中段的室间隔支,呈水平位由前向后走行;来自前降支下段的室间隔支,向后上斜行;在心尖的室间隔支,呈垂直位向上行。若前降支绕到心尖后面循后室间隔上行者,它发出的室间隔支则向前上方斜行。室间隔后下1/4~1/3部分,主要由后降支发出的后室间隔支供应。前、后室间隔支在室间隔内互相吻合,也是冠状动脉侧支循环重要路径之一。

大多数的心脏由后室间隔动脉分布到室间隔。

(三)心传导系的动脉

心传导系的各组成部分有其不同的血液供应。

1. **窦房结**　血液供应来自窦房结动脉(sinatrial node artery),此动脉的末端环绕上腔静脉口,故又称上腔静脉口支。窦房结动脉多数起自右冠状动脉(60.9%),其次起自左冠状动脉(39.1%)。窦房结动脉多为一支,亦有少数为双支窦房结动脉,分别起自左、右冠状动脉或同时起自一侧的冠状动脉。

2. **房室结**　主要由房室结动脉(atrioventricular node artery,又称中隔纤维支)供应。当冠状动脉越过心膈面房室交点区时,向深部发出房室结动脉,大多数起自右冠状动脉(约93.1%),少数起自旋支(约6.9%)。房室结动脉一般为一支,也有少数为双支房室结动脉,分别起自右冠状动脉和旋支或同时起自右冠状动脉。一般右冠状动脉发出房室结动脉处多呈"U"形弯曲,房室结动脉则起自"U"形弯曲之顶部。在动脉X线造影时,"U"形弯曲是一个有用的解剖标志,它表示心膈面房间隔与室间隔的交界处,恰在冠状窦口下方。"U"形弯曲顶至主动脉无冠状动脉窦的连续,即为左、右房室口的分界以及房间隔与室间隔的分界。

房室结动脉由后向前进入房室结,发出帚状细支分布于房室结,并延入房室束。动脉主干在房室结的中部以直角转向下行,穿中心纤维体而入室间隔上部。

3. **房室束** 由房室结动脉和前降支共同分布。

4. **左、右束支** 左束支系统的血液供应有多个动脉来源。左束支主干前半部以它的前组、间隔组分支,均由前降支发出的前室间隔支供应;左束支主干后半部以及它的后组分支,由后降支发出的后室间隔支和房室动脉共同供应。右束支上部多由前降支发出的前室间隔支和房室结动脉共同供应;中部和下部大多数仅由前降支发出的前室间隔支供应;在下部接近乳头肌处,另有右冠状动脉的右心室前支参与供应。

从上述传导系统的血液供应可知,窦房结、房室结等多数由右冠状动脉分布,因此右冠状动脉的病变,特别是起始段有阻塞,对传导系统功能将有严重影响。左、右束支大部由左冠状动脉的前降支分布,因此前降支的病变将影响左、右束支的功能。但房室束及左束支后组的血液供应有多个来源,因此若某一血管阻塞,另一血管有一定的代偿作用。

八、冠状动脉分支间的吻合

人类冠状动脉分支间普遍存在吻合交通。在同一冠状动脉小分支间,有内径为 $0.5\sim1mm$ 的血管支相吻合,多在心肌的深部,在左心室和室间隔较多,右心室和心房较少。在不同冠状动脉之间,内径 $40\mu m$ 以下的小血窦管,有普遍的吻合支;在内径 $40\sim350\mu m$ 的功能吻合亦存在,以室间隔、心尖、窦房结等部位较多。吻合支在心外膜较多,心内膜较少。

正常情况下,这些小动脉之间的吻合不具有重要性,患某些疾病时,这些吻合可起一定的代偿作用。例如,由于冠状动脉粥样硬化所致的右冠状动脉或左冠状动脉前降支的狭窄或闭塞,右心室前面来自左、右冠状动脉的右室前分支间的吻合,可起代偿作用(图 2-10)。

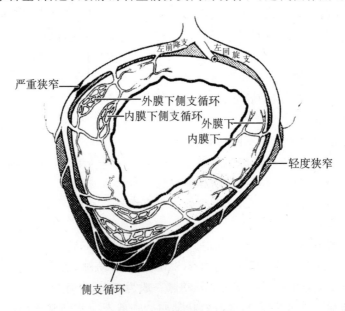

图 2-10 冠状动脉侧支循环

表 2-2 是不同疾病时,冠状动脉的吻合情况。如能对冠状动脉粥样硬化性心脏病患者进行积极的扩冠治疗,不仅能改善患者的当前症状,而且对促进冠状动脉侧支循环形成的意义更大。

表 2-2　不同疾病时 40～350pm 内径冠状动脉的吻合率

病理诊断	心脏数	吻合率(%)
正常心脏	101	9
死亡前贫血	89	39
肺源性心脏病	15	73
心肌肥厚	70	26
心瓣膜病	32	28
明显冠状动脉狭窄	66	55
新近冠状动脉闭塞	39	74
旧的冠状动脉闭塞	154	100
旧加新的冠状动脉闭塞	82	96

九、冠状动脉与心脏外动脉的吻合

冠状动脉通过心包动脉网与心脏外的多支动脉相连。它们是发自主动脉弓(锁骨下动脉→胸廓内动脉)的心包膈动脉、前纵隔动脉,来自胸主动脉的支气管动脉、食管动脉和来自腹主动脉的膈下动脉。这些侧支循环也给予冠状动脉循环相当的储备能力。促进这些侧支循环,对防治冠状动脉粥样硬化性心脏病有重要意义(图 2-11)。

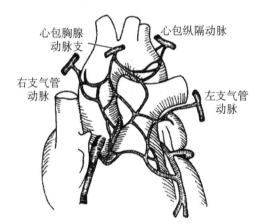 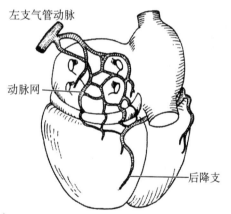

图 2-11　心外动脉与冠状动脉间的侧支循环
A. 前面观;B. 后面观

十、壁冠状动脉

壁冠状动脉是一种先天性冠状动脉解剖的变异,详见第 3 章。

十一、冠状动脉的组织学特征

冠状动脉属于肌性动脉,管壁由内膜、中膜和外膜组成。其中内膜层分为内皮和内皮下层(图 2-12)。内皮为衬于冠状动脉管壁内面的单层扁平上皮,与一般血管的扁平上皮细胞相似。内皮下层较薄,其中含少量疏松结缔组织、胶原纤维和一些纵行的平滑肌细胞。内弹性膜明显。在冠状动脉的分支处,内膜凸入管腔内形成内膜垫(intimal cushions)。内膜垫是否为起调节作用的正常结构,尚有不同见解。中膜主要由平滑肌构成(图 2-13)。靠近内膜侧的平滑肌呈同心圆状排列,靠近外膜侧的呈纵行排列。这一点与一般肌性动脉不同。在平滑肌细胞之间有少许弹性纤维。因为中膜内没有成纤维细胞，此层中的结缔组织纤维和黏多糖是由平滑肌产生的。外膜较厚，外膜的外侧部分较疏松，内侧部分较致密，其中含胶原纤维和弹性纤维，大多呈螺旋形。有学者观察到有些心肌内的小动脉外膜中的胶原纤维，在近中膜侧为环形排列，此层之外为纵行排列，这种构筑形式，可以防止心脏舒缩过程中对血管的过度拉长和扩张。也有散在的成纤维细胞、脂肪细胞和少许纵行平滑肌，弹性较明显。外膜内有营养血管、淋巴管和神经。有实验证明，猪冠状动脉损伤后，外膜中的成纤维细胞出现凋亡和增殖，细胞外基质沉积，引起外膜增厚，说明外膜参与血管损伤后的结构重塑（图 2-14）。

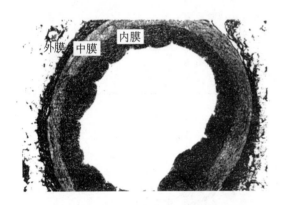

图 2-12　人右冠状动脉横切面（间苯二酚品红染色×12）

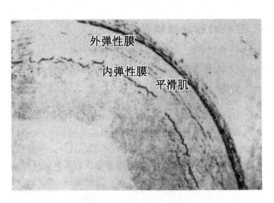

图 2-13　右冠状动脉横切面（维多利亚蓝弹性纤维染色×30）

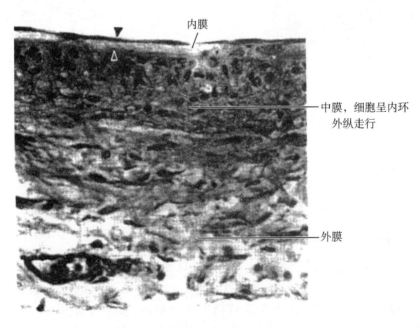

图 2-14　冠状动脉纵切面（HE 染色×200）
▲示内皮细胞；△示内弹性膜

第二节　冠状动脉生理

心脏是人体内重要的生命脏器,冠脉血液循环在各器官循环中各有突出地位。心脏由左、右两条冠状动脉供血,左冠状动脉主要供应左心室,右冠状动脉主要供应右心室,但有一部分左心室接受来自右冠状动脉的血液。

一、冠状动脉血流的时相变化

在一个心动周期内,左心室冠状动脉血流具有明显的时相变化,在心收缩期间暂停或大为减少,在心舒张期间则明显增多。心舒张期间冠状动脉血流量约是心收缩期间的 2 倍,舒张期增加的冠脉血流量随着主动脉根部压力的降低而降低。心肌收缩时对冠脉循环血管床的挤压使冠脉血流量明显降低,心动周期中心肌收缩力的变化是引起上述冠状动脉血流时相变化的主要原因。心肌收缩对冠脉的挤压力在心脏等容收缩期及射血初期迅速增高,然后很快达到顶点,在等容舒张期时迅速降低。另外,冠状动脉开口处的解剖特点也影响心动周期中冠脉血流量的变化,冠状动脉开口于升主动脉根部的 Valsalva 窦内。心脏收缩期主动脉瓣开放,瓣叶贴近 Valsalva 窦使之部分闭塞,阻碍冠状动脉灌注,心舒张期内主动脉瓣闭合,其 Valsalva 窦内冠状动脉开口充分暴露,有利于冠状动脉灌注。

右心室壁薄,收缩力弱,对其冠状血管床的挤压力低,因此右心室的冠状动脉血流没有明显的时相变化,其收缩期血流略大于或等于舒张期血流。

二、心内膜下心肌灌流特点

心肌收缩力对冠脉血管床的挤压力是影响冠脉血流的重要因素,心肌收缩力越强,这种挤压力越大,冠脉血流越少。在左心室当心肌收缩时,从外层心肌到内层心肌形成一个由大到小的张力梯度。在犬的心脏,当左心室壁平均张力为 130mmHg(1mmHg＝0.133kPa)时,外膜下、中层及内膜下心肌的压力分别是 6mmHg、60mmHg 和 140mmHg。因此,心收缩期时,心内膜下冠脉灌注阻力最大,冠脉血流最少,当心室壁对冠脉的挤压力大于其灌注压时,内膜下心肌冠脉灌注甚至可完全停止。当心肌舒张时,这种从外到内、由小到大的室壁张力梯度逐渐变小,在舒张期末,这种张力梯度可以翻转,在大的左心室心肌此时内膜下心肌和外膜下心肌室壁张力分别是 5mmHg 和 20mmHg,同时内膜下心肌灌流明显高于外膜下心肌灌流。

分配于内膜下心肌的冠脉为直进型血管,其从外膜到内膜下走行的过程中,管腔直径几乎不变化。因此,冠脉内灌注压变化梯度不明显,即在外膜冠脉内灌注压相对恒定时,心内膜下心肌灌注主要受心室壁张力的影响。

在一个心动周期中,左心室外膜下心肌和内膜下心肌冠脉流量大致相等,但外膜下心肌冠脉血流变化相对平稳,内膜下心肌冠脉血流变化则较大,内膜下心肌几乎完全依赖于舒张期冠脉灌流。左心室内膜下心肌对缺血、缺氧十分敏感,易于发生缺血、缺氧性损伤,这和该部位的冠脉灌注特点密切相关。

三、冠脉循环和心肌耗氧

心肌由于不断地进行节律性收缩,对氧的需要量很大,基础条件下其消耗氧量为 8～

15ml/（100g·min）。为了保证心肌摄取足够的氧，其毛细血管分布非常广泛，与骨骼肌相比较，骨骼肌的横切面每平方毫米只有 400 个毛细血管，而心肌内每平方毫米有 4000 个毛细血管。

心肌对血流中氧的摄取率远比其他组织器官为高，全身各组织的平均摄氧率在安静情况下只占动脉血氧含量的 22%，对氧特别敏感的脑组织的摄氧率也只有 25%，而心肌在安静时即可从冠脉中摄取 70%～90% 的氧。心肌动脉血和静脉血中氧浓度差最大，占全身之首，100ml 冠状动脉血与冠状窦中血间的氧差为 8～15ml，而全身动脉血和混合静脉血的氧差仅为 4.5～5.0ml。因此，当心肌耗氧量增高时，进一步提高摄氧率的能力有限，只能通过提高冠脉血流量来增加供氧，所以冠脉血流量的调节对于保证心肌供氧十分重要。和全身其他血管床之血流变化不同，冠脉血流的变化具有巨大的潜力，安静时进入左心室冠脉流量为 60～80ml/（100g·min），当心肌对氧需要量增加时，冠脉血流量可在短时间内增加 4～5 倍。

心脏活动的供能物质主要是葡萄糖和脂肪酸，以此为底物依靠氧进行分解代谢，心脏活动的能量几乎全部从有氧代谢获得，不能耐受无氧状态。在心脏总的耗氧量中，用于机械功所占比例最大，即心脏的张力、心率和收缩所消耗的氧量为 60%，20% 的氧为心脏基础代谢所消耗，15% 的氧为纤维缩短（Penn 效应）所消耗，其余少量的氧用于心脏除极化及激活等过程。因此，心肌张力及其作用时间的增加，心率较快及心肌收缩力加强是使心脏耗氧量增加的决定因素。

心室肌张力和心室内压及心室腔半径呈正相关，和心室壁厚度呈负相关（Laplace 定律）。心室肌张力又与心室内压呈正相关，心室内压与动脉血压关系较大；心室肌张力与心室容积亦呈正相关，心室容积与心血量关系较大；心室肌张力和心室壁厚度呈负相关，心室壁厚度增加而不伴心室腔扩大者，心肌耗氧反而经济。

四、冠脉血流的调节

冠脉血流量在生理情况下主要受冠脉口径的大小和冠脉系统灌注压的影响，冠脉扩张时口径扩大，则冠脉血流量明显增多。在运动时，心脏活动加强，做功增加，均是通过冠脉扩张增加冠脉血流量，保证心肌氧和营养供应。

冠脉血流的力学公式如下：

$$CBF＝BP/CVR$$

即冠脉血流（CBF）与冠脉灌注压（BP 主动脉压－右房压）呈正相关，与血管阻力（CVR）呈负相关。根据 Poiseuille 公式，$CVR＝8\eta l/\pi r^4$，r 为冠状血管管道半径，l 为冠状血管长度，η 为血液黏滞度，即与血管管道半径之 4 次方呈正相关，和冠脉血管长度及血液黏滞度呈负相关，其中血管长度和血液黏滞度在短时间内基本上无变化。因此，冠脉血流量主要受冠脉灌注压及冠脉口径的影响，而且冠脉口径与冠脉血流是 4 次方的关系，冠脉口径稍有扩大，冠脉血流即明显增加，所以冠状动脉平滑肌的紧张性是冠脉血流的决定因素，其受下列因素的调节。

（一）神经因素

现已证明，在冠脉血管上广泛分布着交感肾上腺素能神经末梢，较少分布着副交感迷走神经，不存在交感胆碱神经支配。冠脉血管主要受交感肾上腺能神经的调节，副支感迷走神经的生理意义可能不大。

交感肾上腺素能神经兴奋时，对冠状血流有直接影响和间接影响。直接影响是交感神经递质直接作用于冠状血管本身;间接影响是通过增加心率和心肌张力,使心肌代谢增强,从而使冠脉扩张,冠脉血流增加。冠状血管上有 α 和 $β_2$ 两种受体,心外膜较大的冠脉血管上拥有较多的 α 受体,心肌内较小的冠状阻力血管上拥有较多的 $β_2$ 受体。α 受体被激活,冠脉血管收缩,$β_2$ 受体被激活则冠脉血管扩张。实验证明,心交感神经兴奋时冠状血管的直接作用是刺激 α 受体,使冠脉收缩,降低冠脉血流量;冠脉上的 $β_2$ 受体轻度激活,但其生理意义可能不大。

从颈动脉窦的压力感受器到冠状血管存在一个神经反射弧,这一反射弧的传出部位是交感神经。当颈动脉窦部位的血压降低时,除使心率和血压反射性增高外,还可引起冠脉舒张,但此时应用普萘洛尔(心得安)降低心率及心肌收缩力,则会引起冠脉收缩,在切断心交感神经后,又引起冠脉舒张。这说明心交感神经兴奋,对冠脉的直接效应是激活 α 受体,使冠脉收缩,间接效应是心肌代谢增强引起的冠脉扩张。

交感肾上腺素能神经纤维释放的神经递质主要是去甲肾上腺素。近年发现,在人及哺乳动物的冠状动脉壁中有大量的神经肽 Y(neuopeptide Y,NPY)性神经纤维,又发现 NPY 往往和去甲肾上腺素共存于交感肾上腺素神经纤维中,是交感神经去甲肾上腺素的辅递质。

NPY 是冠脉循环强烈调节物,应用 NPY 灌流冠状动脉,可使冠状动脉激烈收缩甚至痉挛,致使心肌血流量减少,这种作用不能为阿托品,α、β 受体阻滞药,5-羟色胺拮抗药,以及前列腺素合成抑制药所遏制。NPY 可能作用机制如下:①直接收缩冠状动脉,依赖细胞外钙离子。②加强去甲肾上腺素及组胺的收缩冠状动脉作用。③抑制冠状动脉对腺苷、乙酰胆碱及 β 受体兴奋药等舒张血管物质的舒张反应。生理状态下,NPY 具有调节交感肾上腺素能神经活动的功能;病理情况下,NPY 收缩冠状动脉的作用可能是导致冠状动脉痉挛、心肌缺血的因素之一。

近年发现,体内神经系统中广泛存在另一种调节肽,即降钙素基因相关肽(calcitonin gene related peptide,CGRP),在冠状动脉的神经纤维内也存在有大量的 CGRP。它是迄今所知最强的舒张血管物质,对冠状动脉的舒张作用为硝普钠的 240 倍,其舒张作用不受预先使用肾上腺素受体阻断药、胆碱受体和组织受体阻断药、利舍平耗竭儿茶酚胺、切除迷走神经或前列腺素合成抑制药的影响。以上提示 CGRP 对血管平滑肌有直接舒张作用,其作用于靶细胞受体后,可激活腺苷酸环化酶,促使细胞内 cAMP 水平升高,从而发挥其生物学效应。CGRP 对冠状动脉的作用并不依赖于内皮,对粥样硬化的冠状动脉仍有舒张作用。

(二)体液因素

1. 肾上腺素能物质

(1)去甲肾上腺素:是肾上腺素能神经末梢释放的递质,肾上腺髓质也能少量释放。主要作用是兴奋 α 受体,对 β 受体的作用较弱,对冠脉的直接作用是收缩,间接作用则是通过血压上升,心肌代谢加强而引起冠脉扩张,其间接作用常常大于直接作用。

(2)肾上腺素:主要存在于肾上腺髓质嗜铬细胞中,由去甲肾上腺素甲基化后形成,是肾上腺髓质的主要激素。主要作用是兴奋 β 受体,对 α 受体的作用较弱,前者使冠脉扩张,后者使冠脉收缩,总的效果是扩张冠脉,使冠脉血流增加。

(3)多巴胺:是去甲肾上腺素生物合成的前体,也是中枢及外周神经系统某些部位化学传导的递质。主要作用是兴奋 β 受体,对 α 受体的作用较弱,扩张其他脏器血管与冠脉。

2. 血管加压素(vasopressin)　主要由下丘脑视上区神经元合成,经神经轴突浆流动运送到神经垂体储存,并经常少量地释放入血液循环。较大剂量,当血浆中浓度 $50\sim100\mu U/ml$

时,即可以引起冠脉强烈收缩。正常时血浆中血管加压素浓度很低,但在低血压、麻醉、胸腹手术时血管加压素浓度可达 $100\sim400\mu U/ml$,在病理情况下,可能是冠脉血流减少、心功能降低的一个因素。

3. 血管紧张素(angiotensin) 是由肾小球旁细胞释放的肾素水解血液中的血管紧张素原而生成,其是内源性非交感多肽,有较强的收缩冠脉作用和对外周血管的收缩作用。

(三)肌源性因素

血管内灌注压升高,可使血管平滑肌受到牵张,从而诱发其收缩,引起血管阻力增加,血流量减少;反之,当血管内灌注压降低时,管壁平滑肌受牵张程度减小,血管发生舒张,血流阻力减小,因而血流量增加。这种肌源性机制,通常称为 Bayliss 效应。一般认为,是血管平滑肌受牵张后发生的收缩反应,是否由于牵张刺激能诱发平滑肌起搏活动增强,或激发血管壁内的张力感受器以及其他机制,目前尚未确定。Bayliss 效应在冠脉血流总的调节中是次要的。

(四)血管内皮因素

近年来,血管内皮细胞功能受到日益广泛的重视。血管内皮细胞不仅是血液与组织之间被动的生理性屏障,并为血液运行提供光洁、平整的表面,而且还是一个内分泌器官。它可产生和分泌多种生物活性物质,通过自分泌、旁分泌和细胞内分泌的方式,作用于血管内皮本身、血管平滑肌及血液中的多种细胞成分,对血管的舒缩、生长起着极为重要的调控作用。

1. 内皮衍生血管舒张因子

(1)前列环素(PGI_2):主要在血管内皮合成,是由磷脂酶 A_2 催化内皮细胞膜磷脂生成花生四烯酸,经环氧酶(cyclooxygenase)途径而生成。内皮细胞还能利用血小板经同一途径产生的内过氧化物(endoperoxides)PGG_2 和 PGH_2 合成 PGI_2。切应力(shear stress)和缺氧可直接引起内皮细胞释放 PGI_2,局部或循环激素等还可通过受体作用刺激内皮释放 PGI_2。

PGI_2 是冠状动脉等大多数血管的扩张药,除了可直接供血管平滑肌细胞内 cAMP 含量增多,引起平滑肌松弛外,还可通过抑制血小板的黏附及聚集,从而抑制血小板释放血栓素 A_2(thromboxane A_2,TXA_2)引起的血管收缩。

(2)内皮衍生舒血管因子:内皮细胞可产生内皮衍生舒血管因子(endothelium derived relaxing factor,EDRF),现已确定,EDRF 的化学本质是一氧化氮(NO),NO 是在 NO 合成酶的作用下,催化 L-精氨酸脱胍基而产生。EDRF 可激活血管平滑肌细胞内可溶性鸟苷酸环化酶,使 cGMP 含量增加并由其介导平滑肌的舒张。乙酰胆碱、缓激肽、P 物质、组胺、5-羟色胺、血管升压素、凝血酶、腺苷二磷酸(ADP)、A23187、硝基类化学物质以及电刺激,均可通过刺激 EDRF 的释放而发挥其扩血管的功能。除此之外,EDRF 亦有抗血小板黏附和聚集作用。搏动性血流以及血流速度加快和血管内压增高所致的切应力(shear stress),则是刺激内皮细胞合成和释放 NO 的主要生理因素。就冠状动脉而言,心脏舒缩的机械活动是冠脉内皮细胞不断释放 NO 的重要原因。内皮细胞释放的 NO 作用于所在部位的血管平滑肌,引起血管舒张、血流增加。

在冠状动脉粥样硬化等病理条件下,内皮细胞依赖性血管舒张机制发生障碍,常引发冠状血管痉挛和心肌缺血。

2. 内皮衍生血管收缩因子 目前,研究最具重要性的是内皮素(endothelin,ET)。这是由 21 个氨基酸构成的生物活性物质,是从血管内皮细胞分离纯化出的。人体 ET 有 3 种基因表达,即 ET-1、ET-2 和 ET-3,其中以 ET-1 活性最高。ET 是迄今所知作用最强的缩血管物质,对冠状动脉有强大的收缩作用。转化生长因子,缺血、缺氧、凝血酶、肾上腺素等可以刺激前 ET 原的转录。血管紧张素和佛波醇酯可促进 ET 的释放。但在生理状态下,血浆 ET 的浓度极低,在体内释放较慢。ET 除了在血管平滑肌内降解外,肺组织可能是其降解的主要器官。

冠状动脉对 ET 最为敏感,ET 的缩血管作用持续时间长且不易清除和消退,亦不能为 α 受体、H_1 受体、5-羟色胺受体阻断药或前列腺素合成抑制药所拮抗,但可为异丙肾上腺素、三硝基甘油、心钠素或 CGRP 等部分抑制,因此 ET 是一种内源性长效强烈的血管收缩调节药。

ET 引起冠脉收缩的机制,在于血管平滑肌细胞内游离钙水平增高,可归因于细胞内肌质网释放钙和细胞外钙内流增加。

上述血管内皮分泌的生物活性物质,在冠状血管上对冠脉的舒缩起重要的调节作用。PGI_2 和 EDRF 直接松弛冠状血管平滑肌,还可抑制血小板的黏附与聚集,抑制其缩血管物质 TXA_2 的释放,间接维持冠脉血管的扩张状态。ET 在正常生理状态下含量很少,可能参与正常冠脉血管张力的维持。因此,具有完整内皮的冠状血管在正常情况下,通过内皮释放舒张和缩血管物质,动态地调节冠脉的舒缩,从而参与维持冠脉血流的动态平衡。冠状动脉粥样硬化、高胆固醇血症或高血压时,内皮细胞依赖性舒张血管作用发生障碍,而血管对一些升压物质的反应性增高,从而导致血管强烈收缩以致痉挛。ET 在心肌缺血、心肌梗死和心力衰竭的发病中有重要作用。

(五)代谢因素

心肌的代谢活动与冠脉血流之间有着极其密切的关系,在冠脉血流的诸多调节因素中,代谢因素起着极为重要的作用。

在研究有关心肌代谢冠脉血流影响的中介物时表明,氧分压下降,CO_2 值增高、乳酸增多,pH 值降低,K^+、磷酸盐、渗透压增加,组胺、激素和腺嘌呤核苷酸(ATP、ADP 和 AMP)等,都可引起冠脉的扩张,增加冠脉血流。进一步研究表明,上述诸多代谢因素对冠脉的调节意义不大。氧分压下降的本身对冠脉口径的影响很小,但其所引起心肌代谢改变,对冠脉血流则是最迅速、作用最大的调节。

经多年研究,许多学者发现腺苷及腺嘌呤核苷酸是强大的冠脉扩张剂,心肌缺氧时,心肌内腺苷增多而引起冠脉扩张,腺苷是冠脉血流自动调节的信使。有实验证明,正常供氧充分的心肌,其腺苷的含量极微,心肌缺氧时腺苷浓度迅速增高 3~5 倍,引起冠脉最大程度地扩张。

腺苷(adenosine)由 5′-核苷酸酶(5-nucleotidase)催化降解 ATP 生成,5′-核苷酸酶存在于心肌膜、闰盘和膜小管上,其可使 ATP 分解生成 5′-AMP,5′-AMP 被 5′-核苷酸酶进一步分解生成腺苷。正常情况下,心肌有充分的高能磷酸化合物 ATP,ATP 有抑制 5′-核苷酸酶的作用,缺氧时 ATP 生成减少,则 5′-核苷酸酶的活性相对升高,其对 ATP 的降解作用也就加强,从而分解生成的 5′-AMP 浓度升高,5′-AMP 被 5′-核苷酸酶进一步分解,脱去磷酸,生成大量腺苷,腺苷通过细胞膜弥散到组织间隙,作用于冠脉,使冠脉扩张,此作用非常迅速、有效。

腺苷作用在细动脉的血管平滑肌的表面,其扩张冠脉作用不为肾上腺物质或其他阻断药所阻断。腺苷扩冠作用机制,可能和抑制细胞外钙内流有关。

组织间液中的腺苷可以进入血管系统,也可以重新回到心肌细胞内。进入血管系统的腺苷,可以在血管内细胞、外被细胞(pericyte)或红细胞所含的核苷酸磷酸化酶(nucleoside phosphorylase)的作用下,降解为次黄嘌呤(hypoxanthine),心肌细胞能主动摄取腺苷,通过腺苷激酶(adenoside kinase)的作用重新磷酸化成 AMP,或者通过腺苷脱氨基酶(adenosine deaminase)的作用脱去氨基生成肌苷(inosine)。因此,心肌缺氧时释出的大量腺苷,大部分又重新到了心肌细胞,被磷酸化为 AMP,提供大量合成高能磷酸盐的底物。而少量腺苷、肌苷和次黄嘌呤经由血液系统代谢掉,故心肌缺氧生成的腺苷,在心肌需氧和供氧达到平衡后又很快消失。

(六)冠脉侧支循环

正常人的心脏有侧支循环存在。冠脉侧支血管有两种类型:一种是冠脉内侧支,为一根冠状动脉各分支之间的联通;另一种为冠脉间侧支,是相邻的各主要冠状动脉分支之间的接通。冠状动脉粥样硬化后,侧支循环的发展相当广泛。较大的侧支血管呈典型的螺旋状,易于识别。但是,除了浅表的心外膜侧支血管外,较深在的侧支几乎只有在心舒张期内有血液流通。正常犬心的侧支血流不受心率和血管活性物质的影响。犬的左前降冠状动脉闭塞后,主要侧支血流来源于左旋动脉。反之亦然,右冠状动脉闭塞后,主要的血流来自左旋动脉。与股动脉闭塞后侧支血管的发展速度相比,冠脉闭塞后的侧支发展要慢得多。

促进冠脉侧支血管发展的最强大刺激是一根冠状动脉的渐进性闭塞。这种侧支循环是各主要冠状动脉分支之间微细血管的交通。在一根冠状动脉闭塞造成心脏缺血时,局部释放出扩血管性代谢产物,引起附近的微动脉扩张,致使与之相联系的微细而壁薄的侧支血管内压和壁应力增高。这种增高的应力,对受牵张的侧支血管壁有损伤作用,招致管壁水肿、细胞浸润和破裂;继而,受损伤的侧支血管出现修复过程,内皮细胞和平滑肌增生,血管呈进行性生长,直径增大,管壁变厚。在此增生期内,血管壁有丝分裂加强,蛋白质和脱氧核糖核酸合成增多。如此发展的结果,使原来壁薄而微细的侧支演变为壁厚、口径大的血管。

(七)人体冠状动脉灌注的限制因素

人体冠状动脉灌注受阻力的影响极大。正常人在从事剧烈运动期间,冠状血管床阻力较其静息值减少 75%～80%。如果有一根近侧冠状动脉口径较正常减少 80%左右,其远侧冠状动脉阻力血管将发生最大限度扩张,才能维持安静状态下的心肌血流不至于发生缺血。在近侧冠状动脉已发生这种程度的狭窄后,一旦再受到任何增加 MVO_2 的刺激(如从事运动或心脏起搏诱发的心动过速),则将因冠状动脉血流不能进一步增加而招致缺血。冠状动脉狭窄程度较轻时,远侧冠状血管在静息条件下并未处于最大限度地扩张,它们还有进一步扩张的余地。因此,当受到某种增加心肌氧需求的刺激后是否会诱发缺血,需视氧需求的增加程度而定。近侧冠状动脉狭窄进一步发展,如其口径已减小到其正常的 20%以下,远侧阻力血管即使发生了最大限度地扩张,也难免在静息状态下不发生缺血。短暂的严重冠状动脉闭塞(如冠状动脉痉挛),可诱发短阵缺血、胸痛、心电图变化和心肌功能失调,持续发展下去,终将导致心肌坏死。

在正常生理情况下,心肌氧的供应和消耗总是处于平衡状态,当心肌需氧量(即耗氧量)增加时,冠状动脉血流通过调节迅速增加,使心肌氧的供应又与其需氧保持平衡,所以冠状动脉血流的调节是保证心肌氧供需的重要条件。若冠状动脉本身在功能或结构上发生障碍时,将出现冠状动脉血流调节跟不上心肌需氧状况,从而导致心肌供氧或供血不足等病理现象。

参 考 文 献

[1]　Hurst JW,et al. The heart,arteries and vein. New York:MeGraw Hill Book company,1978.

[2]　Ludinghausen MV. Anatomy of the coronary arteries and veins. In:Mohl,et al. The coronary sinus. New

york：springer/verlag，1984：53.

［3］ 郑思竞，等.系统解剖学.北京：人民卫生出版社，1990.

［4］ 遵义医学院，等.冠状动脉解剖学.北京：科学出版社，1977.

［5］ 孔宪明，高海青，等.冠状动脉疾病与侧支循环.北京：人民卫生出版社，2006.

［6］ 张鸿修，黄体钢.实用冠心病学.天津：天津科技翻译出版公司，2005.

［7］ Feigl EO. Coronoary physiology. physiol Rev，1983，63：1.

［8］ Kelm M，et al. Control of coronary vascular tone by nitric oxide. Circ Res，1990，66：1561.

［9］ 王海杰，谭玉珍.实用心脏解剖学.上海：复旦大学出版社，2007.

［10］于彦锋，左焕琛.心脏冠状动脉解剖.上海：上海科学技术出版社，1992.

［11］Marhotra VK. Coronary sinus and its tributaries. Ahat Anz Jena，1980，148：331.

［12］Williams PL，Bannister LH，Berry MM，et al. Gray's amatomy. 38th ed. London：churchill Livingstone，
　　　1995：1505-1510.

［13］郭志坤.现代心脏组织学.北京：人民卫生出版社，2007.

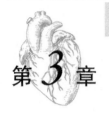

第3章 冠状动脉心肌桥的解剖学与组织学

冠状动脉心肌桥是一种冠状动脉先天性解剖变异,比较常见,大多无临床症状,预后良好。但近年不断深入研究,亦有发生心绞痛、心肌梗死、心律失常甚至猝死的病例。故了解冠状动脉心肌桥的解剖学与组织学,有助于对该病的进一步认识。

第一节　冠状动脉心肌桥解剖学

尸体解剖是证实冠状动脉心肌桥存在的最可靠、最直接的方法,也是人们早期研究冠状动脉心肌桥的唯一方法,它为研究冠状动脉心肌桥提供了大量信息。

冠状动脉心肌桥的存在可能与胚胎时期该段血管位于心肌内有关。有冠状动脉心肌桥的人出生后即开始存在,其发展与邻近的动脉生长密切相关。根据心肌桥跨过血管的情况不同,可分为3种类型。第1型为心肌桥同时跨过动脉和静脉表面,占1.8%±1.26%;第2型为仅跨过动脉表面,占96.5%±1.78%;第3型为仅跨过静脉表面,占1.8%±1.26%。根据心肌纤维的走向,覆盖在冠状动脉上的心肌又分成以下两类:①心肌桥,为横跨在延伸于心室表面上动脉的心肌;②心肌环,为环绕在沿房室沟内延伸的动脉周围的心肌。通常所说的心肌桥是上述两种形式的总称。

一、解剖定位

心肌桥在各血管处的出现率不同,绝大多数出现在左冠状动脉的前降支,占60%,其余为左缘支占9%,对角支占6%,旋支终末支占1%;右冠状动脉的后室间支占10%,右心室前支占5%,右缘支占3%;心大静脉占3%,心中静脉占1%(图3-1、图3-2)。

Polacek等尸检发现,单独涉及左前降支者占70%,涉及回旋支者占40%,涉及右冠状动脉者占36%。国内报道,发生在左前降支者占51%~60%,而右冠状动脉和左旋支的行程中心肌桥较少。

近年对一组成年人行冠状动脉造影共发现心肌桥1002例,检出率为2.7%,位于前降支者973例,其中中段者792例(81.4%),远段者155例(15.9%),近段者17例(1.75%),回旋支者为8例,右冠状动脉者10例。单处心肌桥者991例,两处心肌桥者7例,3处心肌桥者1例,收缩期和舒张期均有心肌桥收缩者3例。

Ferreira等报道的50例心肌桥尸检中,单处心肌桥者35例,两处心肌桥者10例,3处心肌桥者5例。其中男性32例,女性18例。

冠状动脉心肌桥的检出率不同学者报道的差异很大,尸检检出率在15%~85%。检出率

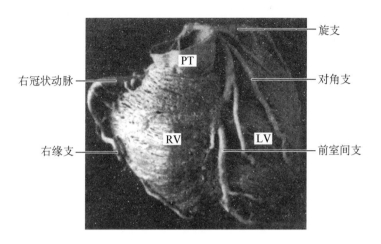

图 3-1　壁动脉和心肌桥

RV. 右心室；PT. 肺动脉干；LV. 左心室

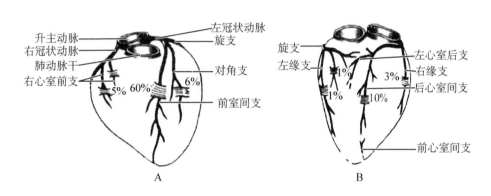

图 3-2　壁动脉和心肌桥

A. 胸肋面；B. 膈面

的高低与年龄、性别、心脏大小无明显关系。年龄范围从死产婴儿到 84 岁。

　　冠状动脉心肌桥分成两型。一型为表浅型，主要走行于室间沟内，多见；另一型为纵深型，主要走行于靠近右心室的室间隔内，少见。

　　梁明等在检出心肌桥的 121 例患者中，共有 128 处检出心肌桥，其中前降支中段 99 处（77.3%），前降支远段 19 处（14.8%），前降支近段 5 处（3.9%），钝缘支 2 处（1.6%），回旋支、间隔支、中间支各 1 处（0.8%）。单支血管两处有心肌桥者 6 例，均位于前降支；两支血管有心肌桥者 1 例（前降支与回旋支）。心肌桥的长度为 0.5～6cm。

　　杨瑞峰等在检出 62 例心肌桥患者中，59 例发生在左冠状动脉（占 95.16%）。其中前降支 38 例（占 61.29%），回旋支 11 例（占 17.74%）。发生在对角支者 10 例（16.13%），发生在前降支近段者 6 例，中段者 24 例，远段者 8 例。其中第一对角支 7 例，第二对角支 3 例。心肌桥发生在右冠状动脉者 3 例（4.84%），其中 1 例在中段，2 例在远段。心肌桥的长度为 8～31mm。

　　Juilliere 等在 7467 例冠状动脉造影患者中，检出心肌桥者 61 例，均位于左前降支。

心肌桥最常发生于左冠状动脉前降支,其中以左前降支中段 1/3 最为常见,可能与胚胎期血管位于心肌内有关。瘦高体型者心肌桥出现在左前降支的较矮胖型者多,矮胖型者在后降支的出现率多于瘦高型者。

二、心肌桥的分型

(一)按数目多少分型

1. 单发型　一个心脏系只有 1 个心肌桥,大多数为单发型,常见于左前降支冠状动脉。

2. 多发型　一个心脏系有 2 个或 2 个以上的心肌桥,较少见。

(二)按症状有无分型

1. 单纯型　各种医学检查诊断有心肌桥的存在,但没有临床症状,此型最多见。

2. 功能型　指在排除其他心脏病变或存在不足以引起明显心肌缺血症状的心脏病变的情况下发现的心肌桥,较少见。

3. 混合型　存在心肌桥同时合并其他心脏病变,如冠状动脉粥样硬化或肥厚型心肌病并有临床症状者,不少见。

有时单纯型会向功能型和混合型转化,其演变趋势值得重视。

(三)按壁冠状动脉走行分型

1. 表浅型　是指壁冠状动脉位于浅表的心肌,厚度一般不超过 2mm,一般不会引起肌桥段冠状动脉收缩期狭窄,占大多数。

2. 纵深型　是指壁冠状动脉位于较深的心肌之中,厚度常在 2mm 以上,可能压迫并扭曲血管,不仅导致收缩期壁冠状动脉狭窄,血流灌注减少,而且影响舒张早、中期血流,从而导致心肌缺血,占少数。

三、心肌桥的位置

心肌桥最典型的位置是距冠状动脉窦 33.6mm 和 45.0mm 处,以及距左前降支起源 40mm 处。心肌桥离冠状动脉窦越近,导致近段血管血流的湍流似乎越严重。这是因为心肌桥近段血管越短,前向性血流和来自心肌桥处的反流性血流的碰撞越明显。所以,心肌桥距冠状动脉窦越近,其血管内膜硬化增厚越明显。

四、心肌桥的长度与宽度

心肌桥的长度从 4mm 至 80mm,长度越大,心肌桥对血管的压迫越明显。

尸检发现,心肌桥的宽度差异很大,多在 10～30mm,亦有变化于 4～40mm 者。心肌桥越宽,其血管的狭窄越严重。比较血管造影和外科手术发现的结果提示,在有症状的患者中心肌桥均较宽。有学者认为,15mm 宽心肌桥造成的 40%～50% 管腔狭窄所导致的冠状动脉血流量下降程度,与管腔内膜狭窄 90% 时的程度类似。应当指出的是,左前降支上的心肌桥越是靠近起源近段,其宽度越宽。

五、心肌桥的厚度与冠状动脉之间的距离

尸检发现,心肌桥的厚度变化于 0.3～2.8mm,亦有报道从 1mm 至 4mm。表浅型的心肌桥似乎在收缩期并不压迫动脉,而纵深型的心肌桥在收缩期压迫动脉。由于其和前降支的解

剖关系,其能扭曲并限制舒张期的血流,并可能引起心肌缺血。

心肌桥与壁冠状动脉之间的距离变异很大。显然距离越近,壁冠状动脉受到心肌桥的压迫越明显。

六、壁冠状动脉的形态学特点

壁冠状动脉腔小,形态呈圆形、椭圆形、心形、不规则形或线形。有的发现心肌桥的宽度与壁冠状动脉管径呈负相关性,而心肌桥的宽度和厚度与其远端血管管径呈正相关性。壁冠状动脉内膜不规则,有纵行皱纹,比其近段和远段为薄。心肌桥的厚度与壁冠状动脉内膜厚度呈负相关,心肌桥的宽度与其内膜和中膜厚度亦呈负相关。

壁冠状动脉很少或几乎无高起的动脉粥样硬化病灶的事实现已被大家接受,有学者用电子显微镜观察到其内膜只有收缩型平滑肌细胞,伴有丰富的螺旋形胶原间质,而没有分泌型平滑肌细胞存在。后者常增殖并在动脉硬化过程中生成胶原纤维和弹性纤维。而且被研究对象的年龄分布广,涉及 2—90 岁。

心肌桥对壁冠状动脉的保护作用可能和心肌导致的血流动力学改变有关,但对其具体机制的认识还不一致。有学者认为,血管的低切变压可能使脂质大量透过动脉壁导致动脉粥样硬化。用断层电子显微镜观察以胆固醇喂养猴的主动脉缩窄处(该处切变压增加),发现该处没有动脉粥样硬化,覆盖在该处内膜的上皮仍维持为原先的梭形细胞形态。在鼠和兔用主动脉分流器处、动静脉瘘处、主动脉缩窄处,均有类似的发现。一般来说,梭形细胞总是存在于切变压高的部位,而多边形的内皮细胞存在于切变压低的部位。在人的左前降支壁冠状动脉内皮细胞,即为梭形细胞并沿血管长轴有规律的排列。而其近端的血管内皮细胞则为扁平的多边形细胞。有学者发现,啮齿类动物的左冠状动脉在发出左旋支后全部被心肌覆盖,其解剖结构和人壁冠状动脉相似。用胆固醇喂养的兔尽管位于心外膜脂肪组织中的冠状动脉受到动脉粥样硬化的损伤,但心肌内冠状动脉的动脉粥样硬化的过程却被抑制,其内皮细胞形态的改变类似于人心肌桥下血管内皮细胞的表现。又有学者认为,心肌桥对壁冠状动脉的保护作用和壁冠状动脉处跨管壁压较低有关。

另外,壁冠状动脉周围间隙的大小和心肌桥厚度成正比。MB 厚度和 LAD 管壁的比为1:0.7。MB-LAD 和 LAD-UMB 的比为 1:0.3。

心肌桥和壁冠状动脉的距离变化范围很大,达 $24\sim236\mu m$,而壁冠状动脉和其下面心肌的距离却变化不大,且相对较小。这意味着心肌桥和壁冠状动脉的距离和差异,对心肌桥收缩期压迫血管的力和程度起着至关重要的作用。如果二者的距离足够大,作用与血管的力就不至于产生不利的影响。心肌桥和血管的距离平均是血管和血管下心肌距离的 3 倍。在许多情况下,壁冠状动脉是紧贴于其下肌纤维的,因此该肌纤维的收缩直接作用于血管。在此情况下,似乎只有心肌桥和血管的距离决定着肌纤维收缩时对血管产生的压力大小和方向。而二者之间的疏松结缔组织、脂肪组织和组织液起着缓冲垫的作用。

研究表明,壁冠状动脉及其近段冠状动脉,以及其近段冠状动脉内皮形态及功能均有所不同。肌桥近段冠状动脉内皮细胞多呈扁平状或卵圆形,表面粗糙,有"虫啄样"缺损,细胞容易脱落。肌桥内冠状动脉内皮细胞呈细长梭形,表面可有微绒毛和桥样结构。壁冠状动脉内膜下仅由收缩型平滑肌细胞和间质胶原组成,没有找到可大量增殖的合成型平滑肌细胞。Masuda 等发现,壁冠状动脉内皮血管活性物质,如内皮型一氧化氮合成酶、内皮素和血管紧张素转换酶的表达较其近段和远段明显降低,可能产生保护效应。

第二节　冠状动脉心肌桥组织学

一、光镜下结构

尽管心肌桥肌束的外观和其他部位的心肌一样,但心肌桥纤维、心肌桥周围心肌纤维以及壁冠状动脉下的肌纤维的细胞核大小有显著区别,其中以心肌桥纤维细胞核横轴切面最小,提示在功能上可能有别于其他部位的心肌纤维。

在横切面上,每个心肌细胞境界清晰,之间含有丰富的细胞间结缔组织。两层心肌细胞之间也由结缔组织相隔,并和心外膜之间有脂肪组织相隔。心肌桥的肌细胞明显区别于心肌桥下心肌的肌细胞。心肌桥的肌细胞小于肌桥下的肌细胞,且排列密度也明显小于肌桥下的肌细胞。心肌桥的纤维内含有丰富的毛细血管,它们和周围心肌纤维共享血液供应。心肌桥下的肌纤维含有丰富的毛细血管,但结缔组织成分较少。

在心长轴的矢状面上,可观察到肌细胞细长,排列紧密、较直,两个细胞通过闰盘相连,极少有横向交错。心肌桥和骨骼肌一样沿纤维的长轴方向收缩,而不是像其他普通心肌纤维那样同心性收缩。在肌桥处的动脉两侧,肌桥与深层心肌之间的三角地带,无心肌组织,被结缔组织填充(图 3-1、图 3-2)。

组织学研究表明,心肌桥和周围组织的距离,绝大多数心肌桥为单束肌纤维,偶为多束肌纤维,其间混有结缔组织。心肌桥的厚度变化较大,相差可达 10 倍以上。心肌桥到左前降支壁距离的变化也很大,相差亦可达 10 倍以上。该距离对心肌桥施加于左前降支的作用大小有重要意义。左前降支到心肌桥下的距离也各不相同。上述参数和心脏大小无相关性。

二、电镜下结构

电子显微镜显示犬心肌桥的结构特征如下:①心肌桥肌原纤维在排列上同骨骼肌一样相当平直,分支少。②肌细胞内糖原颗粒丰富。③普通心肌的肌动蛋白细丝终止于闰盘(intercalated disc,ID)的扁平附着处(fasciae adherente,FA),并结合于膜上。而附着于心肌桥肌纤维膜上的肌动蛋白,终止于闰盘部位中没有 FA 的区域。

细胞间的闰盘具有普通心肌的特征,包括细胞桥粒、缝隙连接和区分不明的区域。细胞核内疏松的常染色体提示细胞非常活跃,细胞间的并行连接(细胞桥粒、缝隙连接样结构)类似平滑肌细胞。心肌桥的细胞连接作用常常通过胶原中介,而不涉及闰盘。在相邻两细胞末端可见所谓的肌肌连接(myomyous junction)。心肌桥肌纤维内含有与骨骼肌类似的肌质网-T 管的三联体构造。绝大多数普通心肌的肌质网-T 管在一端和单个肌质网相连形成二联体,而心肌桥细胞的 T 管和两侧的肌质网相连而形成三联体。三联体位于 Z 线水平。

心肌桥肌纤维的空间排列有其独到之处,在长轴上纤长的肌纤维连接排列,由垂直于长轴的闰盘连接,而且肌纤维横向没有交错的联系,这是心肌桥的纤维有别于一般心肌纤维结构的重要特点,而类似于骨骼肌的结构。因此,就其与心脏的收缩功能而言,心肌桥的肌纤维不同于其他部位心肌的纤维。有学者认为,心肌桥肌纤维收缩时产生的是沿心肌桥长轴的侧力,而不是压迫壁冠状动脉的下压力。也有学者认为这一说法是不正确的。

　　心肌桥下方的壁冠状动脉通常发生形态和结构的改变。壁冠状动脉内径为(1.55 ± 0.57)mm，中膜与内膜厚度为(0.15 ± 0.07)mm；出桥段血管起始部内径为(1.86 ± 0.51)mm，中、内膜总厚度为(0.16 ± 0.07)mm。64.8%的桥下血管内径小于出桥段血管起始部内径，且内膜厚薄不均。提示心肌桥对桥段血管有一定影响（图3-3、图3-4）。

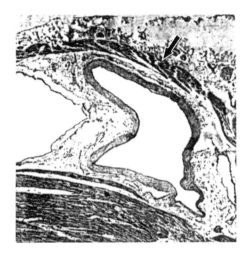

图 3-3　心肌桥（↑）纵切面，肌桥与冠状动脉相垂直（HE 染色×100）

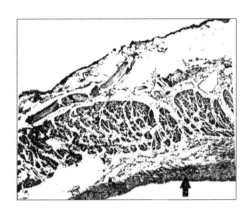

图 3-4　心肌桥（＊）横切面，冠状动脉（↑）纵切面（HE 染色×100）

参 考 文 献

［1］　陈远年，廖瑞.关于国人心肌的形态报告.解剖学报，1965，8(1):106.

［2］　王海杰，谭玉珍.实用心脏解剖学.上海:复旦大学出版社，2007:125.

［3］　Polacek P，Steinhart J，Vysoluzil，et al. The occurrence and significance of muscular bridges and loops on coronary arteries. Bmo，University J. E Purkyne，Medical Faculty，1996:134.

［4］　Juilliere Y，Berder V，Suty-seltom G，et al. Isolated myocardial bridges with angiographic milking of the left anterior descending coronary artery:A long-term follow-up study. Am Heart J，1995，129:663-665.

［5］　梁明，韩雅玲，佟铬，等.冠状动脉心肌桥分布特征及治疗效果分析.心脏杂志，2004，16(3):237-238，241.

［6］　杨瑞峰，尚士芹，马逸，等.心肌桥的冠脉造影与临床研究.中国实验诊断学，2008，12(3):345.

［7］　Bourassa MG，Butnaru A，Lesperance J，et al. Symptomatic myocardial bridges:Overview of ischemic mechanism and current diagnostic and treatment strategies. J Am Coll cardiol，2003，41:351-359.

［8］　Ferreira AG，Trotter SE，Koning B，et al. Myocardial bridges:morphological and functional aspects. Br Heart J，1991，66:364.

［9］　赵俊，孙善全.心肌桥和壁冠状动脉形态学及相关性研究.解剖学杂志，1998，21:443.

［10］　Ishii T，Asuwa N，Masuda S，et al. The effect of a myocardial bridge on coronary atherosclerosis and ischemia. J Pathol，1998，185:4.

［11］　Ishii T，Asuwa N，Masuda S，et al. The effect of a myocardial bridge on coronary atherosclesosis and ischemia. J Pathol，1998，195:4.

[12] Zanins CK,Bamberger RA,Glagor S. Local effects of stenosis:increased flow velocity inhibita atherogenis. Circulation,1981,64:221.

[13] Reidy MA,Langille BL. The effect of local blood flow patterns on endo-thelial morphology. Exp Mol Pathol,1980,32:276.

[14] Greenlill NS,Stehbens WE. Scanning electron-microscope study of the anastomosed vein of arteriovenous fistulae. Atheroslerosis,1981,39:383.

[15] Langille BL,Reidy MA,Kline RL. Injury and repair of endothelium at. sites of flow disturbances near abdominal aortic coarctations in rabits. Arteriosclerosis,1986,6:146.

[16] Lee SS,Wu TL. The role of the mural 1 coronary artery in prevention of coronary atherosclerosis. Arch Path,1972,93:32.

[17] Yamaguchi M,Tangkawattana P,Mits M,et al. Myocardial bridges muscle on left anterior descending coronary artery differs from subepicardial myocardium of the left ventricle in dogs. Acta Anat,1997,157:238.

[18] Masuda T,Ishikawa Y,Akasaka Y,et al. The effect of myocardial bridging of the coronary artery on Vasoactive agents and atherosclerosis localization. J Pathol,2001,193:408-414.

[19] Reing J,Miguel CR,Moragas A,et al. Morphemic analysis of myocardial bridges in children with ventricular hypertrophy. Pediatr Cardiol,1990,11:186.

[20] 姚万才,齐金莲,姜乃春. 狗心肌桥及其解剖结构. 解剖学进展,1998,4(1):85.

[21] 张国辉,葛均波,王克强. 心肌桥形态学的研究现状. 解剖学进展,2001,7(4):327-330.

[22] 王升平. 心肌桥及其影像学评价. 医学影像学杂志,2008,18(4):432-433.

[23] 孔宪明,高海青,陈玉国. 冠状动脉疾病与侧支循环. 北京:人民卫生出版社,2006.

[24] 张鸿修,黄体钢,实用冠心病学. 天津:天津科技翻译出版公司,2005.

[25] 郭志坤. 现代心脏组织学. 北京:人民卫生出版社,2007.

[26] Angelini P. Coronary myocardial bridges pathophysiology and Clinical relevance. J Am Coll Cardiol,2014,64(20):2178.

[27] 孙琪. 冠状动脉心肌桥的诊疗研究进展. 疑难病杂志,2015,14(8):861-864.

[28] 杨俊辉,闫荣,王勇斌,等. 双源CT冠状动脉成像在心肌桥和壁冠状动脉诊断中的应用. 医药前沿,2017,7(1):62-63.

[29] 颜红兵,刘臣,胡大一. 对心肌桥的几个新认识. 中华心血管病杂志,2018,46(4):252-254.

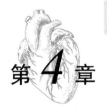

第4章　冠状动脉心肌桥的发生机制与病理生理机制

第一节　发生机制

　　冠状动脉心肌桥是一种先天性冠状动脉解剖的变异,可能与胚胎时期血管发育位置异常有关。有文献报道,在啮齿类动物,如兔、鼠等,冠状动脉主要血管在心肌表面的心外膜下,为Ⅰ型;居支配地位动物,如反刍类动物、肉食动物、灵长目动物(包括人、猿、大猩猩等),冠状动脉在心外膜层,为Ⅱ型;在山羊、绵羊、犬、猫、海豹等,冠状动脉心肌桥比人要多;在一些哺乳动物,如马、猪等无冠状动脉心肌桥或罕有,为Ⅲ型。冠状动脉心肌桥系先天起源,多半反映为一种基因密码进化的残迹。

　　也有学者认为,后天某些因素可能参与其形成,尤其是在心脏移植患者和肥厚型心肌病患者中发生率较高。胡光强等通过对128例不同年龄段心脏标本冠状动脉心肌桥的观察,认为冠状动脉心肌桥是一良性的解剖结构,可能具有支持、固定冠状动脉的作用,这可能是后天性冠状动脉心肌桥出现的原因。对此,值得进一步研究。

第二节　病理生理机制

一、心肌血流特点

　　近些年来,不少研究认为冠状动脉心肌桥不单是一种良性病变,可导致严重的心肌缺血及有关临床事件,主要与其位置、解剖和血流动力学特点有关。心肌收缩时,心肌桥会压迫、扭曲壁冠状动脉,引起心肌缺血。心肌桥对心肌血流动力学的影响取决于其厚度和长度、肌纤维走行方向及其周围组织的疏松程度。通常认为表浅型心肌桥对冠状动脉压迫小,产生心肌缺血不明显;纵深型心肌桥因其与左前降支关系密切,可扭曲该血管,不仅致收缩期血流灌注减少,而且影响舒张早、中期血流,明显降低冠状动脉的血流储备。Schwarz等运用冠状动脉造影及冠状动脉多普勒检查发现,壁冠状动脉内血流速度明显增加,收缩期血管内径缩小可达80%以上,舒张期内径仍可缩小约35%,且血管最大截面积至舒张中期才出现。通常仅15%冠状动脉血流发生在收缩期,当心脏负荷增加时,心率加快,舒张期缩短,心肌灌注时间缩短,舒张期血流充盈和冠状动脉血流储备均下降,而且心肌收缩增强,可加重心肌桥对壁冠状动脉的压迫,最终导致缺血性心脏事件的发生。心肌桥越长,越厚,对血管的压迫越明显。心肌桥与壁冠状动脉之间为脂肪组织、结缔组织,故两者之间的距离越小,血管受损越严重,心肌缺血也越严重。近年定量冠状动脉造影测量和冠状动脉多普勒技术的研究证实,心肌桥对冠状动脉的压迫不仅限于收缩期,还可持续至舒张中、晚期,舒张中、晚期壁冠状动脉客观直径仍会持续缩小,进一步降低冠状动脉的血流灌注。冠状动脉闭塞虽处于收缩期,但舒张期时冠状动脉局部血流和远端压力恢复明显延迟,导致心肌供氧量减少,冠状窦乳酸浓度增加。这种舒张期延迟恢复可能是引起缺血的重要机制。Klues 等发现壁冠状动脉壁内的血流及收缩期压力与远端和近端相比明显增加。冠状动脉血流速度的增加和冠状动脉血流储备的降低,导致心肌缺血阈值下降,引起心绞痛等症状。

Pichard 等还观察到左前降支心肌桥的患者,当起搏诱发心动过速时,心大静脉的血流显著减少。血管内超声显示右心肌桥的近端,冠脉受到心肌桥的血管外压迫,可导致冠脉血流逆向回流。血管内超声所记录到的特征性冠脉舒张早期血流突然加速,是由心动周期中心肌桥导致冠脉血管腔直径急剧缩小造成的。因此,心肌桥覆盖的冠脉节段不得不承受周期性的高剪切力。Escaned 等也证实心肌桥节段存在有舒张早期和中期压力梯度。其他研究者也证实冠脉心肌桥段瞬时压力梯度波形的形态与血管内超声记录的血流流速相符合,并且在收缩期心肌桥近段和远段的冠脉内压力高于主动脉压。而在冠脉的心肌桥段内,其血管内压力和心肌内压力接近,也明显高于主动脉压。在心肌桥远端,血流的梯度效应超过收缩期微循环的血流阻力,使得冠脉内压力早期急剧增加而高过主动脉压力,导致出现心肌桥冠脉段负向的收缩期压力梯度。此外,心肌桥的血管外压迫效应强度(和持续时间)与心脏收缩力之间的关系也值得注意,当心脏最大收缩时,通常伴有心动过速和舒张期缩短,心肌桥对血流动力学的影响也得到充分体现。总之,心肌桥的血管外压迫效应可引起冠脉管腔面积的周期性下降,导致心动周期中冠脉承受的剪切力、血流方向和冠脉内压力发生急剧变化,这些变化在体育锻炼、心脏正性肌力增加和心动过速时尤为明显。而且心肌桥的血流动力学影响可以持续到心脏舒张早期和中期,导致发生心肌缺血。冠状动脉造影显示,壁冠状动脉收缩期狭窄超过 75% 的患者会有严重的心肌缺血。如果静脉给予 β 受体阻断药,可使收缩期及舒张期血管受压迫程度降低,从而降低最大血流速度,改善心绞痛和缺血症状。心肌桥使冠状动脉内血流动力学改变是引起临床症状和缺血性发作的根本原因。

二、致动脉粥样硬化

冠状动脉造影和病理检查发现,粥样硬化较少累及壁冠状动脉及其远段血管,这种"保护效应"可能与血流切应力及血管超微结构改变等因素有关。以往曾有学者研究心肌桥段内冠状动脉内膜厚度及心肌桥近端冠状动脉内膜厚度的差异,以此来佐证心肌桥段冠状动脉免于发生粥样硬化病变。Risse 等报道,心肌桥段内冠状动脉内膜厚度为 $66.3\mu m$,而心肌桥近端冠状动脉内膜厚度为 $406.6\mu m$。Hongo 等报道的心肌桥内冠状动脉内膜厚度为(0.32 ± 0.10)mm,并认为该部位冠状动脉缺乏粥样硬化性病变。

有学者报道,管腔狭窄所致的高切应力可使壁冠状动脉内皮细胞形态指数改变,抗动脉粥样硬化基因表达,同时又促使内皮细胞合成一氧化氮,产生一定的动脉保护效应。有学者在组织学研究中发现,心肌桥段的冠状动脉内膜仅由收缩型平滑肌细胞和大量的间质纤维组成,不含合成型平滑肌细胞。而只有通过合成型平滑肌细胞增殖,才能在内膜上产生胶原纤维和弹性纤维来形成动脉粥样硬化。因此,内膜缺乏合成型平滑肌细胞证实心肌桥段与动脉粥样硬化并无关联。Masuda 等研究血管活性因子表达的变化与动脉粥样硬化形成的关系,发现壁冠状动脉内皮血管活性物质,如内皮型一氧化氮合成酶、内皮素-1和血管紧张素转换酶的表达,较其近段和远段明显降低,可对该处冠状动脉产生保护效应。由于心肌桥压迫,其远段血管长期处于低压状态,动脉粥样硬化发生率也很低。

Ge等于1994年用血管内超声显像发现,86%(12/14)的心肌桥患者近段血管有粥样斑块。这是因为心肌桥近端血管壁张力很高,所以心肌桥近段的血管壁很容易被累及。

关英敏等报道,在检出的冠状动脉心肌桥92例患者中,并发有冠状动脉粥样硬化病的患者76例,冠状动脉粥样硬化的发生率为82.6%。心肌桥近段冠状动脉病变的发生率为71.7%,而远段仅为10.9%,表明心肌桥近段的冠状动脉比远段更易发生动脉粥样硬化,两者差异显著($P<0.01$)。

较多的研究表明,心肌桥处冠状动脉血流在心肌收缩期血管收缩,伴有局部压力增高,该段血管收缩至舒张期,以致冠状动脉血流储备减少。由于血流动力学的作用,心肌桥段内冠状动脉内膜发生变化,壁冠状动脉内皮细胞明显被拉长,结构完整,内皮细胞几乎完全覆盖基膜表面,不易发生冠状动脉粥样硬化性病变;而心肌桥近段的冠状动脉内皮细胞多呈扁平状或卵圆形,表面粗糙,有虫啄样缺损,易于发生冠状动脉粥样硬化性病变,冠状动脉粥样硬化的发生与心肌桥段冠状动脉收缩期狭窄程度有关。壁冠状动脉远段内皮细胞形态较不规则,表面有少量虫啄样缺损,易发生冠状动脉粥样硬化的程度次于近段。

张国辉等研究观察壁冠状动脉及其近段内皮细胞形态和内皮下组织特征,探讨心肌桥导致的血流动力学变化对动脉粥样硬化形成的影响。对人尸体4例心脏标本均有心肌桥的病例进行研究,心肌桥位于前降支中段和近段行程中,长度为2.0~4.1mm,平均为3.4mm。通过扫描电镜观察,壁冠状动脉近段内皮细胞多呈卵圆形,长轴和血流方向一致,细胞核区隆起,细胞表面可见到许多"虫啄样"缺损(图4-1),与同一标本壁冠状动脉内皮细胞相比,细胞容易脱落,血管基膜暴露且粗糙,表面凹凸不平,形成许多"破溃样"改变(图4-2)。壁冠状动脉内皮细胞形态明显细长,呈梭形,长轴和血流方向一致,细胞较少脱落(图4-3),2例标本在内皮细胞表面见到微绒毛(图4-4),其密度相差很大,并见有特殊的桥样结构,该结构常始于细胞的一端,在管腔内游离一段后再与相邻的细胞形成连接。壁冠状动脉远段内皮细胞形态较不规则,表面有少量"虫啄样"破坏(图4-5、图4-6),边缘境界清楚,很少脱落;壁冠状动脉内皮细胞与近段、远段内皮细胞相比,面积基本相同,但周长明显增加,形态指数显著较低,均有显著差异(表4-1)。本组观察结果显示,壁冠状动脉内皮细胞明显被拉长,结构完整,内皮细胞几乎完全覆盖基膜表面。部分壁冠状动脉细胞表面见到突出于管腔内的细指状微绒毛。而壁冠状动脉近段的内皮细胞呈现为扁平或卵圆形,形态指数显著区别于壁冠状动脉内皮细胞,表面常有"虫啄样"缺损,容易脱落。细胞脱落后,血管表面粗糙,凹凸不平。既往的观察显示壁冠状动脉近段管壁厚度显著较壁冠状动脉厚,统计学调查显示同没有心肌桥的冠状动脉相同节段比较也显著增厚,常发展成粥样硬化病变。本研究的结果显示,壁冠状动脉近段同壁冠状动脉相比,内皮细胞明显受到损伤,容易剥脱,血管表面不平整、僵硬,从超微结构的角度,为壁冠状动脉近段容易发生动脉粥样硬化的理论提供了有力证据。有研究表明,血管细胞和血流切应力密切相关,比较一致的结论是血管内皮细胞在切应力作用下被拉长,其长轴与流场方向趋于一致,其周长和长轴长度与血流切应力大小呈正相关,和形态指数呈负相关。而细胞面积不因切应力的作用而变化。本组观察到的壁冠状动脉内皮细胞呈现细长的梭形,其形态指数显著低于其近段和远段,说明壁冠状动脉处血流切应力要高于其他部位,而其近段和远段的形态指数较高,提示这些部位的切应力较低。人们曾认为高切应力可能导致血管内皮的损伤,但近来发现体内血管切应力的增高程度难以达到能损伤内皮的程度。而有关流体力学对病灶分布影响的研究提示,动脉粥样硬化常发生于低切应力的区域,本研究符合此观点。

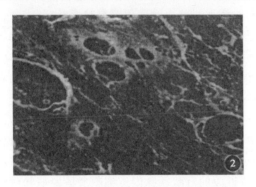

图 4-1 壁冠状动脉近段内皮细胞多呈卵圆形,表面有"虫啄样"改变

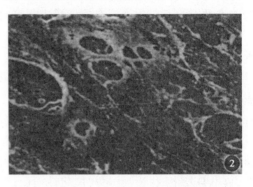

图 4-2 壁冠状动脉内皮脱落,基膜粗糙,形成"破溃样"改变

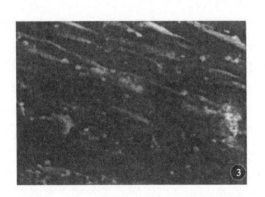

图 4-3 壁冠状动脉内皮细胞明显增长

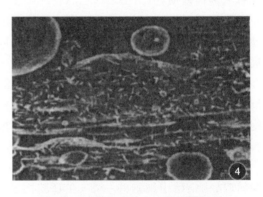

图 4-4 壁冠状动脉内皮细胞微绒毛

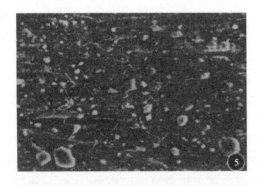

图 4-5 壁冠状动脉远段内皮细胞比较完整

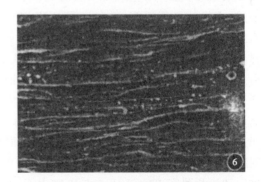

图 4-6 壁冠状动脉远段内膜完整

(图 4-1、图 4-3、图 4-5 来自同一标本,图 4-2、图 4-4、图 4-6 来自同一标本)

表 4-1　壁冠状动脉与近段和远段内皮细胞形态比较($\bar{x}\pm s$, $n=20$)

指标	桥下内皮	近段内皮	远段内皮
面积(ym^2)	77.85 ± 17.99	76.01 ± 12.96	73.20 ± 20.39
周长(ym)	71.16 ± 9.32	49.73 ± 7.71	45.58 ± 7.39
形态指数	0.20 ± 0.05	$0.41\pm0.10^*$	$0.44\pm0.07'$

注: * 与桥下内皮细胞比较($P<0.01$)

有学者认为,血管的低切应力状态可能使脂质大量透过动脉壁导致动脉粥样硬化。当血流通过壁冠状动脉时,其近段血流速度减慢,对该处血管壁产生压力梯度改变,造成血流对血管壁侧压力的重新分布,导致该段血管壁增厚。

有研究显示,动脉血流切应力增高($>15dyne/cm^2$)将导致血管内皮处于静息状态,抗动脉粥样硬化的基因得以表达;而低切应力($4dyne/cm^2$)将刺激致动脉粥样硬化的基因得以表达。高切应力往往增加内皮细胞表达血管舒张因子、生长抑制因子、纤维蛋白溶解物质和抗氧化剂的表达;抑制血管收缩因子、生长因子、炎症介质和黏附因子的表达,使内皮细胞不易受损伤,也不利于细胞增生、脂质摄取和血细胞黏附,促使粥样硬化的发生。近期研究证实,壁冠状动脉处的内皮细胞血管紧张素和内皮素-1 的表达水平非常低,而这些因子和动脉粥样硬化的发生密切相关。

有研究表明,壁冠状动脉近段的平均压和脉压由于心肌桥的作用而有明显上升。大量研究证明血压增高和动脉粥样硬化的发生密切相关,且有量效关系。根据流体力学原理和腔内多普勒频谱的观察结果,壁冠状动脉近段血流在收缩期突然遇到显著升高的阻力,可导致血液反流和正向流动交替出现,使该处血液形成震荡流动。已有证据表明,震荡流动和反流都有可能导致壁冠状动脉近段粥样硬化的发生。而壁冠状动脉远段在心肌桥压迫时平均压下降,脉压的幅度显著低于近段的脉压变化,且此处属下狭窄后区域,故很少发生粥样硬化。

尸检和血管内超声检查发现壁冠状动脉近端血管易于发生动脉粥样硬化,而远端及冠状动脉内往往不易累及。壁冠状动脉近端血管压力大、血流紊乱、切应力低,血流紊乱(非层流血流,如振荡流和逆流)及低切应力处的动脉内膜易出现内皮功能障碍,是促使动脉粥样硬化斑块形成的核心因素。低切应力还可透导血管活性因子如内皮素-1(ET-1)、内皮型一氧化氮合成酶(eNOS)和血管紧张素转化酶(ACE)的释放,这些都是促进近端血管冠状动脉粥样硬化发生的原因。尸检发现壁冠状动脉起始段存在结构功能不全,内皮细胞呈扁平、多边形,提示对应低切应力,而壁冠状动脉内及远端内皮细胞结构完整,呈螺旋状或桥形,提示对应高切应力及层流。

三、致冠状动脉痉挛

心肌桥患者易出现冠状动脉痉挛,其原因可能与心肌桥血管内皮功能紊乱有关。向定成等在心肌桥合并冠状动脉痉挛患者的临床特点的研究中发现,心肌桥合并冠状动脉痉挛患者内皮功能紊乱表现最突出,血浆内皮素-1 明显增高,NO 水平显著降低。心肌桥合并冠状动脉痉挛可导致或加重心肌缺血,引起心绞痛等症状。Teragewa 等报道,MB 患者冠状动脉痉挛发生率为 73%,而正常人冠状动脉痉挛的发生率为 40%,故 MB 患者冠状动脉痉挛时也会影响心肌供血。Muankata 于 1992 年最早报道 MB 合并冠状动脉痉挛病例,推测这可能是引起患者变异型心绞痛的病例,而随后类似病例相继报道。在日本一个对 114 例胸痛患者研究中发现 MB 患者中冠状动脉痉挛概率明显高于无冠状动脉痉挛者(73% vs. 40%,$P = 0.0259$),多因素回归分析证明 MB 是冠状动脉痉挛的预测因素(优势比为 3.478)。另外的研究显示乙酰胆碱诱发的血管痉挛试验中,81 例 MB 病人中血管痉挛发生率为 77%,而 195 例对照组病人发生率为 16%。进一步的研究表明 90% 的乙酰胆碱诱发的 MB 患者其冠状动脉痉挛发生部位在 MB 处。其可能机制是 MB 在心脏收缩期对冠状动脉进行挤压、MB 内皮下血管活性减少(如一氧化氮合酶、ACE 被抑制)、肌桥收缩产生涡流增加内皮细胞凋亡等原因而引起血管内皮功能受损从而导致血管痉挛发生。痉挛冠状动脉与 MB 位置的关系目前的报道也各自不同,有报道痉挛的冠状动脉位于 MB 的邻近部位,而不是在 MB 本身,而在另外一些报道中,痉挛血管与 MB 血管一致。

四、诱发因素

心肌桥合并出现以下病理生理改变时可诱发无症状患者出现心肌缺血症状:①随着心率增快特别是心动过速发生时,心肌舒张时间缩短减少冠状动脉的血流灌注,引起心脏缺血致心绞痛;②年龄、高血压和冠状动脉粥样硬化等相关的左室舒张功能障碍可加剧心肌氧耗供需不平衡;③左室肥厚可以增加心肌压力,减少冠脉微循环储备;④无症状心肌桥患者出现冠脉痉挛、微血管功能障碍或内皮功能障碍时可以导致心肌缺血;⑤心肌桥内血管不良重塑可减少心肌血流灌注。

参 考 文 献

[1] Yetman AT,Hamilton RM,Benson LN,et al. Long-term outcome and prognostic determinants in children with hypertrophic cardiomyopathy. JAm Coll cardiol,1998,32:1943-1950.

[2] Yetman AT,McCrindle BW,McDonald C,et al. Myocardial bridging in children with hypertrophic cardiomyopathy——a risk factor for sudden cardiac death. N Engl J Med,1998,339:1201-1209.

[3] Mohiddin SA,Begley D,Shih J,et al. Myocardial bridging does not predict sudden death in children with HCM but is associated with more severe cardiac disease. J Am Coll cardiol,2000,36:2270-2278.

[4] Hort W. Anatomie and pathologic der Koronararterien. B. Muskelbruekender koronararterien. In:Hort W,Hrsg. Pathologic des Endokards,der koronararterien und des Myokards. Berljn:Germany:springer-verlag,Heidelberg,2000:220-231.

[5] Mohlenkamp S,Hort W,Ge J,et al. Update on Myocardial Bridging. Circulation,2002,106:2616-2622.

[6] 胡光强,杨朝鲜,曾昭明,等. 心肌桥的观察及其解剖生理学意义分析. 中国临床解剖学杂志,2006,21(4),223-225.

[7] Mohlenkamp S,Hort W,Ge J,et al. Update on myocardial bridging. Circulation,2002,106:2616-2622.

[8] Ge J,Erbel R,Rupprecht HJ,et al. Comparison of intravascular ultrasound and angiography in the assessment of myocardial bridging. Circulation,1994,89:1725-1732.

[9] Schwarz ER,Klue HG,Vom Dahl J,et al. Functional characteristics of myocardial bridging. A combined angiographic and intracoronary Doppler flow study. Eur Heart J,1997,18:434-442.

[10] 董敏,钱菊英. 冠状动脉心肌桥研究现状. 中华心血管病杂志,2006,34(5):474-476.

[11] Rise M,Weiler G. Coronary muscle bridge and its relations to local coronary sclerosis,regional myocardial ischemia and coronary spasm:A morphometric study[German]. Z Kardiol,1985,74:700-705.

［12］戴汝平,支爱华.提高对冠状动脉肌桥及其临床意义的认识.中国循环杂志,2007,22(5):321.

［13］关英敏,张清,王海昌.心肌桥对冠状动脉粥样硬化的作用.心脏杂志,2005,17(3):2.

［14］Ge J,Jeremias A,Rupp A,et al. New signs characteristic of myocardial bridging demonstrated by intra-coronary ultrasound and Doppler. Eur Heart J,1999,20:1707-1716.

［15］Ku DN,Giddens DP,Zarins CK,et al. pulsatile flow and atherosclerosis responds in the human carotid bifurcation:positive correlation between plaque location and oscillating shear stress. Arteriosclerosis,1985,5:293-301.

［16］胡金麟.平滑肌细胞流变学//胡金麟.细胞流变学.北京:科学出版社,2000.

［17］赵俊,孙善全.心肌桥和壁冠状动脉形态学及相关性研究,解剖学杂志,1998,21:443-446.

［18］Malek AM,Alper SL,Izumo S. Hemodynamic shear stress and its role in atherosclerosis,JAMA,1999,282:2035-2042.

［19］Tranb O,Berk BC. Laminar shear stress:mechanisms by which endothelial cells transduce am atheroprotective force. Arteriole Thromb Vase Biol,1998,18:677.

［20］张文胜,陈槐卿.内皮细胞应力元件的研究进展.生物医学工程杂志,2001,18:461-465.

［21］Masuda T,Ishikawa Y,Akasaka Y,et al. The effect of myocardial bridging of the coronary artery on vasoactive agents and atherosclerosis. J Pathol,2001,193:408-414.

［22］Ge JB,Erbel R,Gorge G,et al. High wall shear stress proximal to myocardial briging and atherosclerosis:intracoronary ultrasound and pressurements. Br Heart J,1995,73:462-465.

［23］De Keulenaer DW,chappell DC,Ishizaka N,et al. Oscillatory and steady laminar shear stress differentialy affect human endothe lial rodox state:role of a superoxide-producing NADH Oxidase. Circ Res,1998,82:1094-1101.

［24］Depaola N,Gombone MA Je,Davies PF,et al. Vascular endothelium responds to fluid shear stress gradients. Arteriosler Thromb,1992,12:1254-1257.

［25］Chiu JJ,Wang DL,Chien S,et al. Effects of disturbed flow on endothelial cells. J Biomech Eng,1998,120:2-8.

［26］张国辉,葛均波,王克强,等.心肌桥对冠状动脉内皮细胞形态学和粥样硬化的作用.中华心血管病杂志,2003,31(4):293-295.

［27］孙琪.冠状动脉心肌桥的诊疗研究进展.疑难病杂志,2015,14(8):861-864.

［28］Jy Q,Zhang F,Dong M,et al. Prevalence and characteristics of myocardial bridging in coronary angiogram data from consecutive 5525 patients. Chin Med J(Engl),2009,122(6):632-635.

［29］Ferreira AG,Trotter SE,Knig B,et al. Myocardial bridges:morphological and functional aspects. Br Heart J,1991,66(5):364-367.

［30］Li JJ. Is myocardial bridging a bridge connecting to cardiovascular events. Chin Med J,2010,123(7):964-968.

［31］Ishikawa Y,Kawawa Y,Kohda E,et al. Significance of the anatomicel properties of a myocardial bridge in coronary heart disease. Circ J,2011,75(7):1559-1566.

［32］Ge J,Jeremias A,Rupp A,et al. New signs Characteristic of myocardial bridging demonstrated by intre-coronary ultrasound and Doppler. Evor Heart J,1999,20(23):1707-1716.

［33］Cheng C,Tempet D,Van Haperen R,et al. Atherosclerotic lesion size and Valnerability are determinea by patterns of bluid shear stress. Circulation,2006,113(23):2744-2753.

［34］李岳环,张海波.冠状动脉肌桥的诊疗进展.心肺血管病杂志,2015,34(6):519-521.

［35］Teragawa H,Fakuda Y,Matsuda K,et al. Myocardial bridging increases the risk of coronary spasm. Clin cardiol,2003,26:377-383.

[36] 骆雅丽,冠状动脉心肌桥临床研究进展.心血管病学进展,2018,39(1):49-52.

[37] Klues HG. Schwarz ER. Vom Dahl J,et al. Disturbed in tracoronary hemodynamics in myocardial bridging:early normalization by intracoronary stent placement. Circulation,1997,96(9):2905.

[38] Duygu H,Zoghi M,Nalbantgil S. Myocardial bridge:a bridge to atherosclerosis. Anadolu Kardiyol Derg,2007,7(1):12-16.

[39] Kim JW,Seo HS,Na JO,et al. Myocardial bridging is related to endothelial dysfunction but not to plaque as assessed by intracoronary ultrasound. Heart,2008,94(6):765-769.

[40] 张刚,桂鸣,唐主钧,等.冠状动脉前降支心肌桥近端粥样硬化狭窄的危险因素.中华高血压杂志,2012,(10):975-978.

[41] Yu M,Zhou L,Chen T,et al. Myocardial ischemia associated with a myocardial bridging with no significant atherosclerotic stenosis. BMC CordioVasc Disord,2015,15(1):165.

[42] 向定成,张金霞,阮云军,等.冠状动脉痉挛患者血脂与血管内皮功能的相关性研究.中国循环杂志,2006.21(4):270-272.

[43] 周卫建.心肌桥与心肌缺血.心血管病学进展,2012,33(6):774-776.

[44] Bonvini RF,Alibegovic J,Perret X,et al. Coronary myocardial bridge:an innocent bystander? Heart Vessels,2008,23:67-70.

[45] Kim JW,Park CG,Suh Sy,et al. Comparison of frequency of coronary spasm in korean patients with versus without myocardial bridging. Am J Cardiol,2007,100:1083-1086.

[46] Herrmann J,Higano ST,Lenon RJ,et al. Myocardial bridging is associated with alteration in coronaty Vasoreactivity. Eur Heart J,2004,25:2134-2142.

[47] Masuda T,Ishikawa Y,Akasaka Y,et al. The effect of myocardial bridging of the coronary artery on vasoactive agents and atherosderosis localization. J pathol,2001,193:408-414.

[48] Berk BC,Abe JI,Min W,et al. Endothelial atheroprotective and anti-inflammatory mechanisms. Ann NY Acace Sci,2001,947:93-109,discussiont 109-111.

[49] Kurisu S, Inoue I,Kawagoe T,et al. Acute myocardial infarction associated with myocardial bridging in a young about . Inter Med,2004,43:1157-1161.

[50] Kodamq K,Morioka N, Hara Y,et al. coranary Vasosfiasm at the site of myocardial bridge report of two cases. Angiology,1998,49:659-663.

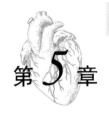

第 **5** 章 冠状动脉心肌桥的血流动力学与冠状动脉血流储备

第一节 冠状动脉心肌桥的血流动力学

　　冠状动脉心肌桥对冠状动脉的作用曾有不同的看法。过去一般认为,冠状动脉心肌桥对壁冠状动脉有保护作用,壁冠状动脉处承受压力较小,心脏舒张时亦可控制血管使之不过度扩张。因此,壁冠状动脉较少发生动脉粥样硬化。随着心脏检查技术的提高,人们已开始认识到冠状动脉心肌桥对壁冠状动脉的形态学和血流动力学会产生一定影响。近年来,不少研究证明冠状动脉心肌桥与心肌缺血、心绞痛、心律失常、左心室功能降低、心肌梗死、心肌顿抑、心脏移植后的早期心肌细胞死亡、猝死等有关。冠状动脉血管内超声图和冠状动脉内 Doppler 等新技术,揭示了冠状动脉心肌桥下冠状动脉的新特点和病理生理过程,如舒张血流的异常。在心动周期中,每一次心肌收缩,心肌桥下冠状动脉被压扁。有证据显示,心肌桥下方的冠状动脉内膜被免于发生动脉粥样硬化,但由于血流动力学的紊乱,而使接近心肌桥处的壁冠状动脉近段血管壁更易发生动脉粥样硬化。张代富等提出,冠状动脉心肌桥有可能还是早期复极综合征(early repolarization syndrome)的原因之一。从血流动力学看,心肌桥处的壁冠状动脉远段的血流储备下降,且血流受限主要发生在心收缩期,这可能是导致冠状动脉心肌桥患者在静息状态下多数无症状或症状不明显,而在心动过速或运动时症状加重,甚至发生心肌梗死等严重心肌缺血的病理生理学基础。如当增加运动量时,冠状动脉心肌桥患者可因以下因素导致心肌缺血:①心率加快,收缩期所占的时间增加,血管受压时间延长。②心肌桥收缩力增强,使壁冠状动脉的受压程度延长。③心肌耗氧量增加,但相应的壁冠状动脉的血流储备下降,供血量不能相应增加。

　　心肌桥的长度和厚度与血流动力学改变密切相关,肌桥越长或越厚者对血流动力学的影响越明显。心肌桥的肌束位置与走向也影响收缩期的压迫程度。冠状动脉痉挛、内皮损伤时诱发的血小板聚集,可加重冠状动脉心肌桥节段冠状动脉收缩期"挤奶现象"。尸体解剖、冠状动脉造影及冠状动脉内超声显像发现,动脉粥样硬化较少累及心肌桥内段及远段血管,因冠状动脉心肌桥血管壁张力很高,心肌桥近端的壁冠状动脉血管壁很容易被累及。

　　张国辉等研究多巴酚丁胺对心肌桥-壁冠状动脉血流动力学的作用。观察 8 例心肌桥患者在静脉滴注多巴酚丁胺前后,壁冠状动脉受压程度的变化,并运用冠状动脉腔内多普勒技术观察壁冠状动脉的基础峰值血流速率(bAPV)、最大峰值血流速率(hAPV)、冠状动脉血流储备(CFR)的变化。随机选择经过冠状动脉造影证实有心肌桥的患者 8 例,其中男 6 例,女 2 例,年龄为(56.9±6.7)岁。受检者壁冠状动脉受压程度在 30%～90%,平均为 51.7%±21.4%。受检患者均经冠状动脉造影未显示动脉粥样硬化斑块的存在,亦没有心动过速性心律失常、心力衰竭或其他器质性心脏病存在,未服用 β 受体阻滞药。获得 hAPV 的方法是经冠状动脉快速注射腺苷 18μg,使冠状动脉最大限度地扩张,血流速率达到最大值,并立即测定充血相平均血流速率。静脉滴注多巴酚丁胺方法为起始剂量 10μg/(kg·min),然后每 3 分钟增加剂量 10μg/(kg·min),最大剂量为 40μg/(kg·min)。终点目标如下:①达到最大剂量;②心率>(195-年龄)/min;③出现心绞痛的症状;④出现严重心律失常,如频发室性期前收缩、室性心动过速等。到达终点目标时,复查冠状动脉造影,观察应用多巴酚丁胺后,壁冠状动脉收缩压程度的变化;复查壁冠状动脉远段和近段的 bAPV、hAPV、CFR,比较应用多巴酚丁胺前后上述指标的变化。多巴酚丁胺使壁冠状动脉受压程度由用药前的平均 51.7%±21.4%,增加至 90.0%±12.7%,$P<0.01$;壁冠状动脉近段和远段的 hAPV 分别由(19.83±5.84)cm/s 和(20.75±4.91)cm/s,增加至(31.52±10.93)cm/s 和(30.46±9.01)cm/s;壁冠状动脉近段和远段的 CFR 分别由(2.91±0.62)和(2.46±0.82),下降至(2.17±0.66)和(1.83±0.51),用药前后相比差异均有统计学意义($P<0.01$ 和 $P<0.05$)。通过本研究,运动可能使壁冠状动脉受压程度增加,CFR 显著下降。心肌桥患者在运动状态下通过以下机制可诱发心肌缺血,甚至猝死发生:心肌桥纤维压迫力量增强,壁冠状动脉受压程度增加,其远段的血流受到的限制更加明显;心率增快,提供血流灌注的舒张期缩短;CFR 显著降低,壁冠状动脉远段的 CFR 降低尤其如此,供血量的增加幅度不能随心肌耗氧量的增加而达到相应的幅度(表 5-1,图 5-2)。

表 5-1　壁冠状动脉近段和远段血流速率在用多巴酚丁胺前后的变化($n=8,\bar{x}±s$)

指标	用药前	用药后	P 值
近段 bAPV(cm/s)	19.83±5.84	31.52±10.93	<0.05
近段 hAPV(cm/s)	55.92±13.03	63.67±15.86	>0.05
近段 CFR	2.91±0.62	2.17±0.66	<0.01
远段 bAPV(cm/s)	20.75±4.91	30.46±9.07	<0.05
远段 hAPV(cm/s)	51.33±22.62	52.50±9.50	>0.05
远段 CFR	2.46±0.82	1.83±0.51	<0.05

bAPV. 基础平均峰值流速;hAPV. 充血相平均峰值流速;CFR. 血流储备

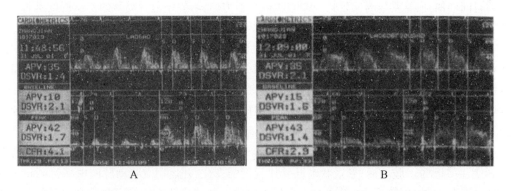

图 5-1　多巴酚丁胺对壁冠状动脉近段 CFR 用药前后的影响
A. 用药前;B. 用药后

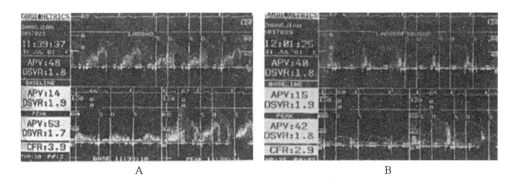

图 5-2　多巴酚丁胺对壁冠状动脉远段 CFR 的影响

A. 用药前；B. 用药后

　　张国辉等还研究艾司洛尔对心肌桥患者壁冠状动脉血流动力学的作用。他们观察了 8 例心肌桥患者在静脉滴注艾司洛尔前、后壁冠状动脉受压程度的变化，并运用冠状动脉内多普勒技术观察壁冠状动脉的基础平均峰值流速（bAPV）、充血平均峰值流速（hAPV）、冠状动脉血流储备（CFR）的变化。8 例心肌桥患者，其中男 6 例，女 2 例，年龄（54.9±5.8）岁。受检壁冠状动脉在收缩期的受压程度在 60%～90%，平均 77.0%±8.2%。术前未服 β 受体阻滞药。受检查患者冠状动脉主干及其主要分支均经冠状动脉造影术显示有动脉粥样硬化斑块存在。基础 CFR 测定是在应用艾司洛尔前后，测定壁冠状动脉近段及远段的 bAPV、hAPV、CFR。获得 hAPV 的方法是经冠状动脉快速注射腺苷 18μg，使冠状动脉最大限度地扩张，血流速率达到最大值，并立即测定充血平均峰值流速。静脉注射艾司洛尔，方法为首次静脉注射 500μg/(kg·min) 后，随后静脉滴注。剂量从 50μg/(kg·min) 开始，然后每隔 2 分钟增加 500μg/(kg·min)，到 2.0ml/min 为止。密切观察心律、心率和血压的变化。终点目标：①达到最大剂量；②心率<60/min，血压<100/60mmHg；③血压、心率乘积下降 25%。到达终点目标后，复查冠状动脉造影，观察应用艾司洛尔后对壁冠状动脉受压程度的影响。并重复检测壁冠状动脉远段、近段的 bAPV、hAPV、CFR，比较应用艾司洛尔前后上述指标的变化。艾司洛尔使壁冠状动脉受压程度由用药前 58.0%±14.7% 降到 26.0%±9.8%（$P<0.01$）；艾司洛尔使近段和远段的 bAPV 分别由（19.4±4.9）cm/s 和（18.4±3.6）cm/s，下降至（14.7±3.9）cm/s 和（15.1±1.5）cm/s。用药前后相比差异均有统计学意义（$P<0.01$ 和 $P<0.05$）。在充血状态下，壁冠状动脉近段和远段的 hAPV 分别由（54.1±14.9）cm/s 和（44.7±9.4）cm/s，变为（49.7±16.4）cm/s 和（48.9±10.1）cm/s；远段和近段的 CFR 由（2.8±0.3）和（2.5±0.5），分别上升为（3.4±0.5）和（3.2±0.6）（P 均<0.01）。本研究说明，艾司洛尔可使壁冠状动脉受压程度减轻，CFR 增加至正常水平。推测心肌桥患者在艾司洛尔作用下，可能由于以下因素可避免或减少心肌缺血：心肌桥纤维压迫力量的减弱使得收缩期壁冠状动脉受压程度降低，其远段的血流增加；心率减慢，舒张期延长，血流灌注时间延长；心肌耗氧量降低和 CFR 增加提高了患者的运动耐受能力。本研究表明，β 受体阻滞药对心肌桥患者的心肌有保护作用，值得临床推广应用（表 5-2，图 5-3）。

表 5-2 壁冠状动脉近段和远段血流速率在应用艾司洛尔前后的变化($\bar{x}\pm s$,$n=8$)

指标	用药前	用药后	P 值
近段 bAPV(cm/s)	19.40±4.88	14.70±3.93	<0.01
近段 hAPV(cm/s)	54.10±14.97	49.70±16.44	>0.05
近段血流储备	2.77±0.25	3.36±0.50	<0.01
远段 bAPV(cm/s)	18.40±3.62	15.10±1.51	<0.05
远段 hAPV(cm/s)	44.70±9.40	48.9±10.08	>0.05
远段血流储备	2.47±0.53	3.24±0.55	<0.01

bAPV. 基础平均峰值流速;hAPV. 充血平均峰值流速

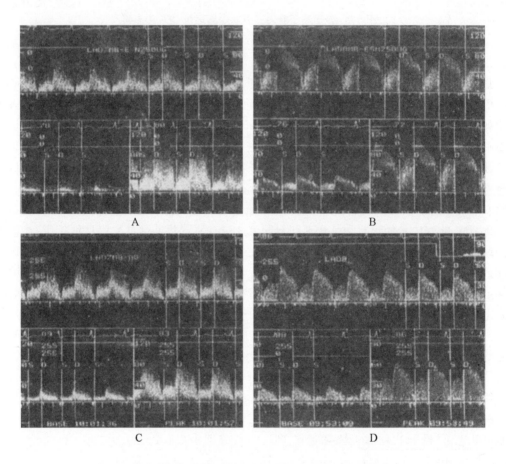

图 5-3 艾司洛尔对壁冠状动脉近段和远段 CFR 的影响

A. 近段用药前;D. 近段用药后;C. 远段用药前;D. 远段用药后

第二节 冠状动脉心肌桥与冠状动脉血流储备

国内外研究表明,心肌桥使冠状动脉血流储备降低,这可能是冠状动脉心肌桥患者发生心绞痛的原因。

张奇等研究心肌桥对冠状动脉血流储备的作用。2000 年 9 月至 2003 年 1 月,张奇等对

13 例冠状动脉造影显示冠状动脉心肌桥患者即刻测定冠状动脉血流储备,与同期 32 例冠状动脉造影正常对照者比较,两组患者一般情况无差异。心肌桥患者男性 9 例,女性 3 例。以收缩期狭窄>50%,但舒张期恢复正常或大致正常为判定标准。冠状动脉血流储备测定如下:应用 How MapⅡ(Cardiometrics)超声设备及 0.014 英寸多普勒超声钢丝(flowire XT,Cardiometrics)测定心肌桥冠状动脉血流速度。以腺苷作为冠状动脉微循环的激发药物(左冠状动脉 18μg,右冠状动脉 12μg,3h 内注完),以激发后血流平均峰值流速与基础血流平均峰值流速之比值,作为冠状动脉血流储备。心肌桥组多普勒超声钢丝置于收缩期狭窄近端 10mm 处。所有患者注射腺苷前 5min,于冠状动脉内注射 0.2mg。心肌桥患者临床均有稳定型心绞痛,心肌桥均位于左前降支(中段 11 例,中远段 2 例),收缩期狭窄达 78%±7%,且舒张期也有不同程度狭窄 15%±5%;对照组测定血流储备的冠状动脉分布为左前降支 17 例、回旋支 5 例、右冠状动脉 10 例。心肌桥患者冠状动脉血流储备较对照组显著降低(2.0±0.3 和 3.3±0.6,$P<0.001$)。本研究中 13 例冠状动脉心肌桥患者心电图亦有 ST-T 波变化。心肌桥患者 CFR 降低的原因可能与以下因素有关:①心肌桥对壁冠状动脉的压迫作用。在心脏收缩期,心肌桥对壁冠状动脉压迫,导致心肌桥近端冠状动脉血流反流,正向血流减弱。心肌桥对壁冠状动脉压迫所导致的冠状动脉狭窄,使静息状态冠状动脉内血流速度较正常为快,导致基础平均峰速度升高。②冠状动脉病理性变化的影响。本研究中 5 例心肌桥患者有高血压病史多年,长期慢性动脉压力超负荷导致冠状动脉小血管中层增厚,管壁厚度与管腔半径比值增加。研究表明,管径在 100μm 左右的冠状小动脉,其半径减少 3μm,即可使血流储备降低 30%。尽管这部分患者无明显的冠状动脉固定性狭窄,但高血压对冠状小动脉的影响不容忽视。应用冠状动脉血管内超声对心肌桥血管的研究表明,心肌桥较其远段冠状动脉长期处于低压状态,不易引起血管硬化;但心肌桥近段冠状动脉长期处于高压状态,易导致血管内膜的不规则增厚及硬化,内皮损伤,甚至引起管腔阻塞。以往研究发现,在心肌桥合并急性心肌梗死时,常伴有心肌桥近段壁冠状动脉完全性阻塞(表 5-3)。一般认为,CFR<3.0,即视为异常;当 CFR<2.5 时,临床可有心绞痛症状。

表 5-3　冠状动脉造影及血流储备测定($\bar{x}\pm s$)

分组	例数	收缩期与舒张期狭窄	基础血流平均峰流速度(cm/s)	峰时血流平均峰流速度(cm/s)	血流储备
对照组	32	0	16.9±5.4	62.5±17.3	3.3±0.6
心肌桥组	13	78%±7%/15%±5%	21.9±5.0*	42.2±11.0**	2.0±0.3

与对照组比较:* $P<0.05$;** $P<0.001$

张国辉等探讨心肌桥对冠状动脉血流储备的影响,对 16 例经冠状动脉造影诊断有心肌桥患者做冠状动脉内多普勒检查,观察并记录壁冠状动脉及其远、近段血流图形及特点。壁冠状动脉的远段、近段的基础平均峰值流速(bAPV)和充血平均峰值流速(hAPV),分别计算出壁冠状动脉远段、近段的血流储备(CFR)并予以比较,做配 t 检验。CFR 定义为冠状动脉相同节段 hAPV 和 bAPV 的比值。本组 16 例心肌桥患者均为男性,年龄为 47-79(58.9±9.8)岁。均因不同程度的胸痛或胸闷被临床疑为冠状动脉粥样硬化性心脏病而接受冠状动脉造影检查。判断心肌桥的标准是在冠状动脉造影时壁冠状动脉表现为所谓的"挤奶现象",即在收缩期管腔受压迫而在舒张期恢复正常。16例患者的心肌桥均位于冠状动脉的左前降支,管腔受压程度为$55.9\% \pm 20.6\%$。其壁冠状动脉段的多普勒频谱血流图形呈特征性的指尖样现象,即在舒张早期血流速率在极短的时间内上升到最高值,然后迅速下降,在舒张中、晚期维持相对稳定的较高流速。当收缩期一开始,血流速率再次迅速下降(图5-4～图5-6),该现象在经冠状动脉内注入$200\mu g$硝酸甘油后更加明显,并在其近段可观察到收缩期反向血流的存在。壁冠状动脉近段和远段 bAPV 无明显差异$[(18.8 \pm 9.2)\mathrm{cm/s}$ vs. $(17.5 \pm 7.8)\mathrm{cm/s}, P > 0.05]$,而 hAPV 的增加,明显高于其远段$[(55.5 \pm 19.5)\mathrm{cm/s}$ vs. $(41.1 \pm 17.9)\mathrm{cm/s}, P < 0.05]$。壁冠状动脉近段 CFR,明显高于其远段$[(3.13 \pm 1.15)$ vs. $(2.38 \pm 0.76), P < 0.01]$(表5-4)。研究表明,心肌桥使壁冠状动脉的多普勒血流图形呈特征性指尖样现象,其远段 CFR 下降,低于其近段值,和国外报道的结果符合。壁冠状动脉远段的血流储备下降,且血流受限主要发生在收缩期,这可能是导致心肌桥患者在静息状态下多数无症状或症状不明显,而在心动过速或运动时症状加重,甚至发生心肌梗死等严重心肌缺血相关事件的病理生理基础。如当增加运动量时,冠状动脉心肌桥患者可因以下因素导致心肌缺血:①心率加快,收缩期所占时间增加,血管受压时间延长;②心肌桥收缩力增强,使血管的受压程度增加;③心肌耗氧量增加,但相应冠状动脉的血流储备降低,供血量不能相应增加。

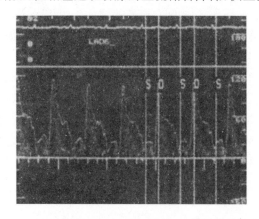

图 5-4　壁冠状动脉段多普勒频谱血流图形呈特征性的指尖样现象

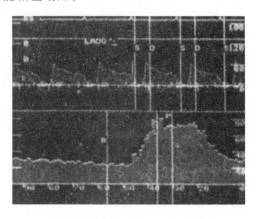

图 5-5　壁冠状动脉近段血流储备

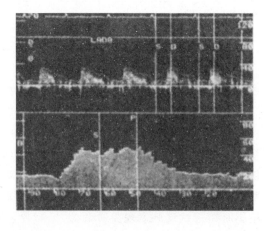

图 5-6　壁冠状动脉远段血流储备

表 5-4　心肌桥对冠状动脉血流速率的影响

编号	近段血管 bAPV(cm/s)	近段血管 hAPV(cm/s)	近段血管 CFR	远段血管 bAPV(cm/s)	远段血管 hAPV(cm/s)	远段血管 CFR
1	12.0	59.0	4.92	26.0	43.0	1.65
2	13.0	41.0	3.15	15.0	41.0	2.73
3	33.5	62.0	1.85	21.5	31.5	1.47
4	23.0	85.0	3.70	9.2	28.0	3.04
5	18.0	52.0	2.89	17.0	36.0	2.12
6	20.0	66.0	3.30	13.0	42.0	3.23
7	14.0	37.0	2.64	14.0	36.0	2.57
8	36.0	82.0	2.28	25.0	55.0	2.20
9	7.4	42.0	5.68	11.0	38.0	3.45
10	17.0	48.0	2.82	23.0	81.0	3.52
11	14.0	35.0	1.60	12.5	20.0	1.60
12	35.0	85.0	2.10	20.0	42.0	1.40
13	25.0	72.0	2.80	36.0	62.0	1.70
14	14.0	65.0	4.60	22.0	67.0	3.10
15	11.0	23.0	2.10	8.3	15.0	1.50
16	9.5	34.0	3.60	7.2	20.0	2.80
平均	18.8 ± 9.2	$55.5 \pm 19.5^{*}$	$3.13 \pm 1.15^{**}$	17.5 ± 7.8	41.1 ± 17.9	2.38 ± 0.76

bAPV. 基础平均峰值流速;hAPV. 充血平均峰值流速;CFR. 冠状动脉血流储备。与远段血管比较,* $P<0.05$;** $P<0.01$

参 考 文 献

[1] 郭志坤.现代心脏组织学.北京:人民卫生出版社,2007.

[2] 张代富,于萍,阮长武,等.早期复极综合征与孤立性心肌桥的关系探讨.中华心血管病杂志,2002,30
(8):459.

[3] 张国辉,郭俊芳,真亚,等.多巴酚丁胺对心肌桥-壁冠状动脉血流动力学的作用.中华心血管病杂志,
2006,34(10):899-901.

[4] Yamaguchi M,Tangkawattana P,Hamlin RL,et al. Myocardial bridging as a factor in heart disorders:
critical review and hypothesis. Acta Anat(Basel),1996,157:248-274.

[5] 简文豪.负荷超声心动图//王新房.超声心动图.3 版.北京:人民卫生出版社,1999:263-274.

[6] Noble J,Bourassa MG,Retitclere R,et al. Myocardial bridging and milking effect of the left anterior de-
scending coronary artery:normal variant or obstruction. Am J Cardiol,1976,37:993-999.

[7] Ge J,Jeremias A,Rupp A,et al. New signs characteristic of myocardial bridging demonstrated by intra-
coronary ultrasound and Doppler. Eur Heart J,1999,20:1707-1716.

[8] Weissman NJ,Nidorf SM,Guerrero JL,et al. Optimal stage duration in dobutamine. stress echocardio-
graphy. J Am Coll Cardiol,1995,25:605-609.

[9] Schwarz ER,Klues HG,Vom OJ,et al. Functional characteristics of myocardial bridging. A combined an-
giographic and intracoronary Doppler flow study. Eur Heart J,1997,18:434-442.

［10］ Ernst RS,Heinrich GK,Vom Dahl-J,et al. Functional,angiographic and intracoronary Doppher flow characteristics is symptomatic patients with myocardial bridging：effect of short term intravenous beta-blocker medication. J Am Coll Cardiol,1996,27：1637-1645.

［11］ 张奇,沈卫峰,张建盛.心肌桥患者冠状动脉血流储备研究.上海第二医科大学学报,2003,23(5)：436-438.

［12］ Felmeden DC,Lip GY. Myocardial bridging. Int J Clin Pact,2000,54：542-543.

［13］ Zhang Q,Shen WF,Zhang JS,et al. Coronary flow reserve in the patients with early abnormal glucose metabolism. Chinese J Cardiol,2001,29：577-579.

［14］ Ge J,Erbel R,Rupprecht HJ,et al. Comparison of intravascular ultrasoand and angiography in the assessment of myocardial bridging. Circulation,1994,89：1725-1732.

［15］ Mohlenkamp S,Hort W,Ge J,et al. Update on myocardial briging. Circulation,2002,106：2616-2622.

［16］ 张国辉,钱菊英,樊冰,等.心肌桥对冠状动脉血流储备的影响.中华心血管病杂志,2002,30(5)：279-281.

［17］ Ofili EO,Labovita AJ,Kern MJ. Coronary flow velocity dynamics in normal and diseased arteries. Am J Cardiol,1993,71：3D-9D.

［18］ 张志寿,杨瑞峰.冠状动脉心肌桥的研究进展.心脏杂志,2009,21(3)：417-420.

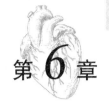

第6章 冠状动脉心肌桥的缺血机制

第一节 心肌桥压迫壁冠状动脉引起狭窄

心肌桥压迫壁冠状动脉引起狭窄造成心肌缺血,与心肌桥的位置、宽度和厚度,壁冠状动脉受压狭窄程度有直接关系。心肌桥的位置离冠状窦越近,长度越长,尤其是厚度较大的心肌桥,对血管的压迫越明显。有学者认为,心肌桥的厚度应视为决定血管收缩期狭窄程度的指标之一,但心肌桥具体多厚时才能引起临床症状的心肌缺血尚不明确。心肌桥越长或越厚者,对血流动力学影响越明显。Ferreira 所提出的"纵深型"覆盖的肌束更长且深,影响更甚于"表浅型"。Nobel 等根据壁冠状动脉"挤奶效应"的严重程度,将肌桥分为 3 级。一级狭窄<50%;二级狭窄 50%～75%;三级狭窄>75%。有学者认为,二级以上者将导致心肌缺血并有相应临床症状。表浅型心肌桥一般不会引起心肌桥段冠状动脉收缩期狭窄,但纵深型心肌桥可能压迫并扭曲血管,不仅导致收缩期壁冠状动脉狭窄,血流灌注减少,而且影响舒张早、中期血流,从而导致心肌缺血。心肌桥的肌束位置与走向影响收缩期压迫程度,当肌纤维横向跨过血管朝向心尖及心肌桥较深围绕前降支近段时,管腔受压程度重。有时心肌桥不仅仅覆盖冠状动脉,有研究心肌桥还可同时跨过动脉和静脉,当剧烈运动时,可以引起心肌缺血和血液同流,导致心肌供氧不足。有文献报道,多发型心肌桥较单发型心肌桥发生心肌缺血的机会更多。

1981 年,Bourassa 等通过冠状动脉造影发现,有临床症状的 20 例心肌桥患者中,有 17 例(占 85%)左前降支有≥75%的"挤奶现象",梗阻范围延长至舒张期,平均为 136ms 或为舒张期的 26%(范围 4%～50%)。在 1986 年,Navaro-Lopez 等研究发现,在肌桥段冠状动脉狭窄后,1/3 的舒张期血流受到影响。1983 年,Rouleau 等研究犬左回旋支一过性收缩期压迫,可以使舒张期血流时间延长(69±4)ms,使舒张期再压迫远段冠状动脉,这可以成为心动过速时及冠状动脉最大扩张时心肌灌注的限制因素。大组定量冠状动脉造影及冠状动脉内超声检查,有症状的冠状动脉心肌桥患者共 90 例,冠状动脉左前降支狭窄均>50%,收缩期桥血管段狭窄最明显时为 71%～83%,舒张期平均腔径减少 34%～41%。Morales 等研究发现,随着心肌桥段内深度增加,发生心肌缺血的可能性也在增加,在 29 例心肌桥患者中,有 22 例在心肌桥的远段发现有心肌纤维化及收缩带坏死。在这些患者中,13 例猝死,6 例在剧烈运动中死亡。猝死者心肌桥位置明显较深。

偶有既无心肌桥近段血管狭窄,亦无心肌桥段血管收缩期受压而产生严重心肌缺血症状的患者。

第二节 心肌桥近段冠状动脉继发粥样硬化

研究发现,心肌桥内血管受到"保护",很少发生动脉粥样硬化,这一点在尸检和外科手术中得到证实。但是相反,血流对心肌桥近段的冠状动脉冲击作用加强,涡流造成内膜损伤,内皮功能紊乱,易发生血管痉挛,引发动脉粥样硬化。Ge 等经冠状动脉血管内超声检测心肌桥近段发生动脉粥样硬化高达 86%。

关于冠状动脉粥样硬化的发病机制,目前公认的一个重要因素,是由于血管内局部高速分流所致的壁面切应力使动脉壁内皮受损和渗透性增加,导致内皮细胞从基膜脱落,血小板聚集于裸露的基膜,进一步发展导致冠状动脉粥样硬化斑块和血栓形成。

心肌桥近段壁冠状动脉更易受压迫,使血液流速减慢,对血管壁侧的压力重新分布,易引起胆固醇沉积,造成血管内膜增厚,形成动脉粥样硬化。

从血流动力学方面可以解释为心肌桥近段血管易发生动脉粥样硬化。此处内皮细胞是扁平的、多角形,多样形态的,有低的切应力;而心肌桥段下血管内皮系螺旋形、纺锤形,产生一种层流和高切应力。低切应力可以诱发释放内皮活性物质,如内皮一氧化氮合成酶(eNOS)、内皮素-1(ET-1)和血管紧张素转换酶(ACE)。将心肌桥近段和远段冠状动脉与心肌桥下血管段相比,上述活性物质是明显高的。这样,低切应力可以促进心肌桥近段冠状动脉粥样斑块形成,而心肌桥下血管的高切应力则对此段壁冠状动脉具有保护作用。此外,心肌桥近段壁冠状动脉的局部血管壁张力和伸展力可以诱发近段壁冠状动脉内皮损伤、斑块破裂,以及血栓形成,这点从尸检及临床研究中均得到验证。

丁世军等进行了壁冠状动脉心肌桥与冠状动脉粥样硬化关系的临床研究。应用 64 排双源螺旋 CT 冠状动脉成像技术分析心肌桥的发生率、心肌桥解剖性质以及心肌桥特征与动脉粥样硬化的关系。本研究系前瞻性非随机对照研究。连续入选 2012 年 1 月至 2013 年 6 月于大连医科大学附属第一医院三部心内科住院,因疑诊冠心病需行 64 排双源螺旋 CT 冠状动脉扫描检查的患者 1132 例。记录入选患者的临床特征,包括性别、年龄、高血压病史、糖尿病病史、吸烟史、血清总胆固醇(TC)和低密度脂蛋白胆固醇(LDL-C)水平等。心肌桥患者同时记录心肌桥长度、厚度、收缩期和舒张期压迫程度。采用 Spearman 检验、单因素回归分析、多因素 logistic 回归分析和线性回归分析心肌桥患者临床特征、心肌桥特征与冠状动脉粥样硬化之间的关系。本研究结果:1132 例患者中发现心肌桥者 330 例,其中 329 例心肌桥位于壁冠状动脉,以左前降支中段为主,心肌桥平均长度 20.1mm(3.3～95.5mm),平均厚度 2.13mm(0.24～12.40mm),表浅型心肌桥 189 例(57.4%),纵深型 140 例(42.6%)。单因素回归分析显示心肌桥是冠状动脉粥样硬化的保护性因素($OR=0.361$,$P=0.000$)。相比心肌桥远端,心肌桥近端血管更易发生动脉粥样硬化($P=0.000$)。多因素 logistic 回归分析结果显示,对于存在心肌桥的患者,年龄、高血压和桥-壁冠状动脉舒张期压迫程度是心肌桥近端动脉粥样硬化的危险因素(OR 值分别为 1.064、2.186、1.049,P 值分别为 0.000、0.002、0.000)。心肌桥厚度和桥-壁冠状动脉收缩期、舒张期压迫程度是有相关性(OR 值分别为 4.227、3.398,P 值分别为 0.000、0.001)。结论:壁冠状动脉心肌桥发生率 20%,其近端更易发生动脉粥样硬化,且心肌桥厚度和舒张期压迫程度与动脉粥样硬化有关。

马征等研究了经冠状动脉造影证实左前降支(LAD)心肌桥患者 100 例,其中中段 79 例、远段 19 例,90.3%以上动脉粥样硬化发生后心肌桥之前节段。目前认为心肌桥前节段易发生动脉粥样硬化的原因,可能与心肌桥反复挤压壁冠状动脉,导致其前方血管节段血液阻力、冲击力增大,管壁内皮细胞容易受损,进而促进动脉粥样硬化发生在关。亦有学者从超微角度研究认为,壁冠状动脉受挤压后,其内皮运动功能障碍、细胞超微结构发生改变,进而促进动脉粥样硬化的发生。

第三节　心肌桥内血流速度异常

心肌桥引起心肌缺血,还与心肌桥内壁冠状动脉血流异常有关。早期有学者指出,大多数冠状动脉血流发生在舒张期。研究显示,心肌桥对冠状动脉的压迫并非单纯收缩期事件,而是一直持续到舒张早、中期。1981 年,Bourassa 首次通过对整个心动周期中的逐幅造影图像分析,发现心肌桥引起的收缩期管腔狭窄现象一直延至舒张期,平均 136ms,约占舒张期的 26%。1983 年,Rouleau 在收缩期短暂压迫大的回旋支,导致舒张期[平均(69±4)ms]血管仍受压。并在心动过速或冠状动脉最大舒张时,心肌灌注显著受限。一些学者利用血管内超声和冠状动脉内多普勒,对有症状的心肌桥患者进行检查。发现尽管心肌桥在心肌收缩期压迫冠状动脉,但其压迫导致血流受阻的效应可持续至舒张期,从而冠状动脉血流灌注的大部分时段均受到影响。有学者利用心电图 QRS 积分评价心肌桥患者,发现其 QRS 积分要远远高于正常对照组,也间接证明心肌桥和心肌缺血之间具有密切相关性。

由于冠状动脉供血主要在舒张期,心肌桥外冠状动脉血流在心肌收缩期壁冠状动脉收缩,伴有局部压力增高,该段血管收缩至舒张期以致冠状动脉血流储备减少,从而引起远段心肌冠状动脉血流储备减少,导致心肌缺血。Nobel 等观察发现,心肌桥患者壁冠状动脉收缩期狭窄超过 75%,在静息状态下多无症状或症状轻微,而心动过速及运动时症状加重,认为其冠状动脉血流储备降低是重要原因。这是由于心率快时舒张期显著缩短,心肌收缩力增加,冠状动脉内多普勒血流测定显示,心率增快时舒张早、中期血流速度紊乱加重,冠状动脉灌注时间不足,加剧冠状动脉血流储备减少,从而加重心肌缺血。

有学者通过黏性流体运动微分方程(Navier-Stokes 方程),利用有限软件 CFD 建立血管系统血流动力学环境在非定常流情况下的流体动力学模型,并利用心肌桥模拟装置建立壁冠状动脉受压迫状态的收缩实验模型,对冠状动脉内的血流动力过程做了研究。研究表明,在心肌桥狭窄部位主要为高速层流,且高速层流区的流速随压迫度增大而加快。在同一心率,同一血压范围内,流速随着压缩程度的加大而加快。无论血管截面积压缩度为 50%还是 80%,在动态收缩过程中,随着压缩比的增加,血流速度也随之加快,认为壁冠状动脉管内流体分布主要与压缩程度有关。当血管大幅度收缩时,近端流体出现紊乱压力增大,远端出现明显涡流,并且出口端的涡流使远端压力反向增大,近端压力、狭窄区压力同时增大,提示心肌桥是造成冠状动脉狭窄和血流动力学异常的一个重要原因。此外,冠状动脉痉挛、内皮损伤时诱发的聚集增加,也可加重心肌桥节段收缩期血流动力学异常。

由于血流动力学的作用,心肌桥段内冠状动脉内膜可发生相应变化,壁冠状动脉内皮细胞明显被拉长,长轴和血流方向一致,细胞较少脱落,结构完整,内皮细胞几乎完全覆盖基膜表面,不易发生冠状动脉粥样硬化性病变,即心肌桥对壁冠状动脉的所谓"保护效应"。但由于心肌桥近段压力增高,根据流体力学原理和冠状动脉内多普勒频谱的观察结果,壁冠状动脉近段血流在收缩期突然遇到显著升高的阻力,可导致血液逆流和正向流动交替出现,使该处血液形成震荡流动。已有证据表明,震荡流动和逆流都有可能导致心肌桥近段的冠状动脉内皮细胞变形和受损,多呈扁平状或卵圆形,表面粗糙,有"虫啄样"缺损,细胞容易脱落,血管基膜暴露且粗糙,表面凹凸不平,形成许多"破溃样"改变,易于发生冠状动脉粥样硬化性病变;壁冠状脉远段内皮细胞形态较不规则,表面有少量"虫啄样"缺损,也易发生冠状动脉粥样硬化,但其程度次于近段。

总之,心肌桥对冠状动脉血流动力学的影响,特点表现为周期性收缩期血管压缩,伴有局部的峰压,持续的舒张期血管直径减少,增快的血流速度,衰减的血流以及冠状动脉血流储备的减少,这些特征可以解释心肌桥患者出现的症状和缺血发作。心肌桥部位冠状动脉受压可用一个病理过程以示受压程度的演变,即心绞痛→心动过速→心律失常→心肌缺血→心肌梗死→猝死,从而揭示心肌桥的临床意义。

第四节　冠状动脉痉挛

心肌桥患者易出现冠状动脉痉挛,其原因可能与心肌桥血管内皮功能紊乱有关。向定成等在心肌桥合并冠状动脉痉挛患者的临床特点的研究中发现,心肌桥合并冠状动脉痉挛患者内皮功能紊乱表现最突出,血浆内皮素-1明显增高,NO水平显著降低。心肌桥合并冠状动脉痉挛可导致或加重心肌缺血,引起心绞痛症状。

Teragawa等报道,MB患者冠状动脉痉挛发生率为73%,而正常人冠状动脉痉挛的发生率为40%,故MB患者冠状动脉痉挛时也会影响心肌供血。

参 考 文 献

[1] Ge J,Erbel R,Gorge G,et al. High wall shear stress proximal to myocardial bridging and atherosclerosis, intracoronary ultrasound and pressure measurement. Br Heart J,1995,73(5):462-465.

[2] 邢波.心肌桥研究的新进展.中华内科杂志,2000,40(1):55-57.

[3] Eggebrecht H,Vort Birgelen G,Ge J,et al. Postextrasystolic potentiation of vessol compression in myocardial bridging:detection by intravascular sonography. J Clin Ultrasound,2002,30:312-316.

[4] 张国辉,葛均波,王克强.心肌桥对冠状动脉内皮细胞形态和粥样硬化的作用.中华心血管病杂志,2003, 31:293-295.

[5] Bourassa MG,Bernard P,Brevers G,et al. Systolic and early diastolic inflow obstruction in patients with muscular bridging of the left anterior descending artery. In:Bruschke AVG,Van Herpen G,Vermeuleu FEE,editors. Coronary Artery Disease Today. Princeton,NJ:Excerpta Medica,1981:380-394.

[6] Navarro-Lopez F,Soler J,Magrina J,et al. Systolic compression of coronary artery in hypertrophic cardiomyopathy. Int J Cardiol,1986,12:309-320.

[7] Rouleau JR,Roy L,Dumesnil JG,et al. Coronary vasodilator reserve impairment distal to systolic coronary artery compression in dogs. Cardiovasc Res,1983,17:96-105.

[8] Ge J,Jeremias A,Rupp A,et al. New signs characteristic of myocardial bridging demonstrated by intracoronary ultrasound and Doppler. Eur Heart J,1999,20:1707-1716.

[9] Bourassa MG,Butnaru A,Lesperance J,et al. Symptomatic myocardial bridging:Overview of Ischemic

mechanism and current dignostic and treament strategies. J Am Coll Cardiol,2003,41:351-359.

[10] Möhlenkamp S,Hort W,Ge J,et al. Update on myocardial bridging. Circulation,2002,106:2616-2622.

[11] Ischii T,Asawa N,Masuda S,et al. The effects of a myocardial bridge on coronary atherosclerosis and ischemia. J Pathol,1998,185:4-9.

[12] Ishikawa Y,Ishii T,Asuwa N,et al. Absense of atherosclerosis evolution in the coronary arterial segment covered by myocardial tissue in cholesterolfed rabbits. Virchows Arch,1997,430:163-171.

[13] Masuda T,Ishikawa Y,Akasaka Y,et al. The effect of myocardial bridging of the coronary artery on vasoactive agents and atherosclerosis localization. J Pathol,2001,193:408-414.

[14] Malek AM,Alper SL,Izumo S. Hemodynanic shear stress and its role in atherosclesosis. J Am Med Assoc,1999,282:2035-2042.

[15] Klues HG,Schwarz ER,Vom Dahl J,et al. Disturbed intracoronary hemodynamics in myocardial bridging. Early normalization by intracornary stent placement. Circulation,1997,96:2905-2913.

[16] Agirbasli M,Martin GS,Stout JB,et al. Myocardial bridge as a cause for thrombus formation and myocardial infarction in a young athlete. Clin Cardiol,1997,20:1032-1036.

[17] Desseigne P,Tabib A,Loire R. Pont myocardique sur I'interventriculaire anterieure et mort subite. A propos de 19 cas autopsies. Arch Mal coeur,1991,84:511-516.

[18] Nayar G,Nyamu P,Venkitachalam L,et al. Myocardial infarction due to myocardial bridging. India Heart J,2002,54:711-712.

[19] Thomson V,Botnar R,Croisille P. Usefulness of MRI to demonstrate the mechanisms of myocardial ischemia in hypertrophic cardiomyopathy with myocardial bridge. Cardiology,2006,107:159-164.

[20] 王升平. 心肌桥及其影像学评价. 医学影像杂志,2008,18(4):432-437.

[21] 戴汝平,支爱华. 提高对冠状动脉心肌桥及其临床意义的认识. 中国循环杂志,2007,22(5):321-322.

[22] Mays AE,Mehale P,Greenfield JC. Trasmural myocardial blood flow in a canine model of myocardial bridging. Circ Res,1981,49:726-732.

[23] Krawczyk JA,Dashoff N,Mays A,et al. Reduced coronary flow in a canine model of"muscle bridge"with inflow occlusion extending into diastole:possible role of downstream vascular closure. Trans Assoc Am phys,1980,93:100-109.

[24] Morales AR,Romanelli R,Tate LG,et al. Intramural LAD:significance of depth of the muscular tunnel. Hum Patholol,1993,24:693-701.

[25] Farugui AMA,Malay WC,Felner JM,et al. Symptomatic myocardial bridging of coronary artery. Am J Cardiol,1978,41:1305-1310.

[26] Ishimori T,Raizner AF,Chaine RA,et al. Myocardial bridges in man:clinical correlations and angiographic accentuation with nitroglycerin. Cathet Cardiovasc Diagn,1977,3:59-65.

[27] Carvalho VB,Macruz R,Decourt LV,et al. Hemodynamic determinants of coronary constriction in human myocarial bridges. Am Heart J,1984,108:73-80.

[28] Grover M,Mancicini GBJ. Myocardial bridge associated with pacing-induced coronary spasm. Am Hear J,1984,10:1540-1543.

[29] Yu M,Zhou L,Chen T,et al. Myocardial ishemia associated with a myocardial bridge with no significant atherosclerotic stenosis. BMC Cardio Vasc Disord,2015,15(1):165.

[30] 向定成,张金霞,阮云军,等. 冠状动脉痉挛患者血脂与血管内皮功能的相关性研究[J]. 中国循环杂志,2006,21(4):270-272.

[31] Teragawa H,Fukuda Y,Matsuda K,et al. Myocardial bridging increases the risk of coronary spasm. Clin Cardiol,2003,26:377-383.

［32］ 江娟,柯永胜.冠状动脉痉挛引起反复心肌梗死 1 例.山西医科大学学报,2016,47(6):581-582.

［33］ 丁世军,黄榕翀,贾崇富,等.壁冠状动脉心肌桥与冠状动脉粥样硬化关系的临床研究.中华心血管病杂志,2016,44(10):873-878.

［34］ Elmali M,Soylu K,Gulel O,et al. Correlation between depth of myocardial bridging and coronary angiography findings. Acta Radiol,2008,49(8):883-888. DOI:10. 1080/02841850802282837.

［35］ Nakanishi R,Rajani R,Ishikawa Y,et al. Myocardial bridging on coronary CTA:an innocent bystander or a culprit in myocardial infarction? J Cardiovasc Compust Tomogr,2012,6(1):3-13. DOI:10. 1016/j. jcct. 2011. 10. 015.

［36］ 马征,杨文娟,陈大鹏,等.冠状动脉左前降支心肌桥与冠心病关系的初步探讨.宁夏医学杂志,2017,39(1):19-21.

［37］ Ishikawa Y,Akasaka Y,Suzuki K,et al. Anatomic properties of myocardial bridging predisposing to myocardial infarction. Circulation,2009,120(5):376-383.

［38］ 李文华,刘晓丽,蔡平.心肌桥壁冠状动脉内皮细胞超微结构及血流动力学变化[J].中国组织工程研究与临床康复,2010,14(20):3722-3725.

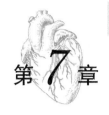

第7章 冠状动脉心肌桥与肥厚型心肌病

冠状动脉心肌桥在肥厚型心肌病患者中检出率较高,文献报道可达30%～50%。目前,肥厚型心肌病的发病率正在上升。肥厚型心肌病患者合并冠状动脉心肌桥有何临床特征,有何临床意义,成人型和儿童型肥厚型心肌病患者合并冠状动脉心肌桥有何临床特征,有何临床意义,预后有何区别等,这些都是心血管医师关心的问题,以下就相关文献做一介绍。

第一节　冠状动脉心肌桥合并成人肥厚型心肌病

有文献报道,冠状动脉心肌桥在一般人群的发生率为1%～3%,约有30%的肥厚型心肌病患者合并有冠状动脉心肌桥。许多西方国家及中国、日本等均有报道,肥厚型心肌病的患病率约为1/5000,是一种全球性疾病。中国8080例人群超声心动图调查结果显示,全国约有肥厚型心肌病患者100万人。调查显示,大多数的肥厚型心肌病患者能够过正常或接近正常人的生活,有与常人相近的生命,即使高危患者,绝大多数经过手术及安装体内除颤起搏装置(ICD),亦能解除危及他们生命的左心室流出道梗阻及恶性心律失常,获得与正常人相近的生活质量与寿命。

成年人肥厚型心肌病患者合并冠状动脉心肌桥较多,有学者对此进行了研究。Sorajja等研究Minnesota Rochester Mayo心脏中心1978—2001年2356例肥厚型心肌病患者,对≥18岁的435例患者进行冠状动脉造影,对其中425例有典型临床特征及心电图、超声心动图特征的梗阻性肥厚型心肌病患者进行分析。当冠状动脉狭窄≥50%时,则诊断为冠状动脉粥样硬化性心脏病;当冠状动脉收缩期在心肌内出现吸吮现象时,则诊断为心肌桥壁冠状动脉。本组64例(15%)患者有心肌桥,361例(85%)患者无心肌桥。心肌桥组的平均年龄为(53±14)岁,男性38例(59%),女性26例(41%)。心绞痛Ⅲ/Ⅳ级患者为23例(36%),心功能(NYHA)Ⅲ/Ⅳ级患者为30例(47%),晕厥9例(14%)。有肥厚型心肌病家族史14例(22%),由于肥厚型心肌病猝死家族史者8例(13%)。超声心动图检查发现,平均MLVWT为(19.5±4.9)mm,LVOT梗阻30例(47%),非对称性室间隔肥厚32例(50%),向心性肥厚17例(27%),其他部位肥厚6例(9%)。既往史中心房颤动8例(13%),心脏停搏1例(2%),脑血管意外和(或)短暂性脑缺血发作2例(3%),室间隔心肌切除术6例(9%),无人安装ICD,安装永久型人工起搏器者7例(11%),现代药物治疗60例(94%)。在无心肌桥组,平均年龄为(61±14)岁,男性169例(49%),女性179例(51%);心绞痛Ⅲ/Ⅳ级患者为125例(35.3%),心功能(NYHA)Ⅲ/Ⅳ级患者为182例(51.4%),晕厥47例(13.3%)。有肥厚型心肌病家族史4例(1%),有肥厚型心肌病猝死家族史者21例(6%)。超声心动图检查发现,平均

MLVWT 为(20.6±5.1)mm,LVOT 梗阻 180 例(50%),非对称性室间隔肥厚 154 例(43%),向心性肥厚 129 例(36%),其他部位肥厚 33 例(9%)。既往史中心房颤动 72 例(20%),心脏停搏 5 例(1%),脑血管意外和(或)短暂性脑缺血发作 25 例(7%),室间隔心肌切除术 11 例(3%),置入 ICD 2 例(1%),安装永久性人工起搏器者 22 例(6%),现代药物治疗 328 例(91%)。从两组对比中可以看出,心肌桥组年龄较轻,$P<0.0001$,有肥厚型心肌病家族史及由于肥厚型心肌病猝死家族史者发病率较高,$P<0.1$,行室间隔心肌切除术者较多,$P<0.05$。64 例心肌桥患者心肌桥段具有以下特征:1 支血管心肌桥患者 61 例(95%),2 支血管心肌桥患者 1 例(2%),3 支血管心肌桥患者 2 例(3%);心肌桥血管位于左前降支中段 44 例(69%),位于左前降支中段和远段 11 例(17%),位于左前降支远段 3 例(5%),位于中间支血管 3 例(5%),位于钝缘支血管 2 例(3%),位于回旋支近段 1 例(2%),位于后降支动脉 1 例(2%),位于对角支血管 1 例(2%),位于右冠状动脉远段 1 例(2%)。每位患者心肌桥血管总长度为(14.5±12.8)mm,每位患者心肌桥血管总长度范围为 1.5~83mm,涉及血管径为(2.73±1.19)mm,血管径减少为 68%±20%,合并冠状动脉粥样硬化性心脏病患者 9 例(15%)。随访病例 424 人(99.7%),随访时间为(6.8±5.4)年,随访方式通过问卷或电话,或尸检报告。存活者分析,肥厚型心肌病伴有冠状动脉心肌桥患者,5 年存活率为 90.5%,而不伴有冠状动脉心肌桥患者为 84.7%;肥厚型心肌病伴有冠状动脉心肌桥患者,终点死亡为 93.3%,而不伴有冠状动脉心肌桥患者为 86.9%,以上数据不伴有统计学差异,说明成人肥厚型心肌病伴有冠状动脉心肌桥患者与不伴有冠状动脉心肌桥患者相比,并没有并发不良长期预后,也没有增加猝死后果,这是目前研究成人肥厚型心肌病伴冠状动脉心肌桥患者数量最多的报道。有几个单独肥厚型心肌病患者伴有冠状动脉心肌桥,当运动时,并不支持心肌桥存在与死亡有关。但儿童肥厚型心肌病伴有心肌桥患者预后不佳,常伴有严重疾病,包括心肌灌注异常、胸痛、室性心动过速等,猝死率增加。

第二节　冠状动脉心肌桥合并儿童肥厚型心肌病

肥厚型心肌病是一种肌节收缩蛋白的多相性疾病,最初发现于成年人,认为儿童不多见。其特征是左心室肥厚而无其他原因。左心室肥厚在出生后很短时间就能发现或在儿童期发生,而此前超声心动图可不正常。

现已发现,大多数(50%~70%)肥厚型心肌病由基因突变所致。故有学者把肥厚型心肌病定义为"先天性心脏病"。目前,已发现至少有 13 个基因 400 多种突变可导致肥厚型心肌病。编码下列蛋白的基因突变可致肥厚型心肌病:β-肌球蛋白重链、肌球蛋白结合蛋白、肌钙蛋白 T、肌钙蛋白 I、α-原肌球蛋白、肌球蛋白轻链必需链、肌球蛋白轻链调节链、肌动蛋白、α-肌球蛋白重链、肌性 LIM 蛋白、肌联蛋白。以下两种基因突变以左心室肥厚为主,常伴预激综合征:①PRK-AG2 突变(AMP 激活的蛋白激酶 R-2 调节亚单位);②溶酶体相关蛋白-2(LAMP-2)基因突变。肥厚型心肌病呈常染色体显性遗传,按统计学计算,后代有 50%的概率遗传到该病。但并非 4 个子女中一定有 2 个受累,2 个子女中一定有一个受累。

有学者通过冠状动脉造影对 36 例肥厚型心肌病的儿童患者进行回顾性研究,其中有 10 例患儿发现冠状动脉心肌桥。与无冠状动脉心肌桥的患儿相比,有冠状动脉心肌桥的患儿发生胸痛、心搏骤停、室性心动过速、运动诱发的收缩压下降及运动诱发的 ST 段下移的概率要高一些,而冠状动脉心肌桥与左心室肥厚或左心室流出道梗阻程度的关系未做相关报道。自从肥厚型心肌病被确诊后,有冠状动脉心肌桥的患儿比无冠状动脉心肌桥的患儿 5 年生存率明显下降(分别为 67% 和 94%,$P = 0.004$)。在这 36 例患儿中,其中有 9 例患儿接受左心室肌切除术,5 例患儿置入埋藏式复律除颤器,2 例患儿行左、右心室肌束切除术。

Yetman 等于 1998 年进行《儿童肥厚型心肌病长期预后判定》的研究。他们认为,虽然成年人肥厚型心肌病经过积极的治疗效果和预后是好的,但在新生儿和少儿死亡率存在差异,从 0~50%,对这部分患儿危险分层困难,死亡率预测不一致。他们对研究中心的 1958－1997 年、<18 岁的 99 例肥厚型心肌病患儿进行回顾性分析,从临床、冠状动脉血管造影、超声心动图等方面预测存活结果。本组男性患儿 71 例,女性患儿 28 例,平均年龄为 5 岁,有 83 例行超声心动图检查,有 62 例行冠状动脉心血管造影检查,随访 4.8 年。37 例患儿有肥厚型心肌病家族史,78 例患儿行动态心电图检查,16 例患儿有阵发性室上性心动过速,21 例患儿有室性心动过速。本组研究是通过病史记录,包括心血管症状发作和诊断,实验室检查,包括 12 导联心电图、动态心动图、运动试验、201-铊心肌显像、超声心动图、心导管检查等。本组有 18 例患儿死亡或复苏后猝死。8 岁后猝死率为 2.7%。本研究发现,心电图示 Q-T 间期离散度增加,行动态心电图检查发现有室性心动过速,冠状动脉造影发现有左前降支心肌桥是死亡或复苏后猝死的危险因素。

Mohidin 等研究儿童肥厚型心肌病伴有冠状动脉心肌桥患儿猝死预测因素,此前有研究提示儿童肥厚型心肌病伴有冠状动脉心肌桥是心肌缺血和猝死的重要原因。本组研究中,57 例儿童肥厚型心肌病患儿行冠状动脉造影,对于壁冠状动脉收缩压≥50% 者,为冠状动脉心肌桥。对儿童肥厚型心肌病患儿合并或未合并冠状动脉心肌桥者进行对比研究,包括 Q-T 间期指数、超声心动图、平板运动试验、运动核素显像、动态心电图、心导管检查、电生理检查等。有冠状动脉心肌桥的患儿 23 例(40%),4 例患儿的多支冠状动脉受累及。28 支受累的血管中,有 16 例(57%)在左前降支。30 例儿童肥厚型心肌病不合并冠状动脉心肌桥患儿,其中 14 例(47%)心肌灌注异常,而 22 例合并有冠状动脉心肌桥患者中有 17 例(94%)心肌灌注异常。伴冠状动脉心肌桥患者有严重的室间隔肥厚[(19±8)mm vs.(28±8)mm,$P < 0.001$],室间隔与左心室后壁比率较高[(2.7±1.2)vs.(1.8±0.9),$P < 0.001$],左心室流出道压力梯度较高[(45±37)mmHg vs.(16±28)mmHg,$P = 0.002$]。儿童中有 37 人(65%)室间隔左前降支受压,这与伴有冠状动脉心肌桥、左心室肥厚严重程度、左心室流出道梗阻严重性密切相关。多参数分析表明,201-铊心肌灌注异常独立于左心室肥厚、间隔支受压、无冠状动脉心肌桥。采用 201-铊灌注异常测定心肌桥,其阳性率为 90%,误差为 5%。冠状动脉心肌桥与明显临床症状、Q-T 间期、QTc 间期延长、QT 离散度增大、动态心电图检查有室性心动过速、电生理检查阳性或预后不良并没有什么联系。本研究说明,儿童肥厚型心肌病常伴有左前降支的间隔支受压,与左心室肥厚程度有关,可以造成心肌灌注异常。合并冠状动脉心肌桥不一定造成儿童肥厚型心肌病患者心肌缺血、心律失常或猝死。

肥厚型心肌病常伴有胸痛和心肌缺血。2/3 的成年人肥厚型心肌病患者,通过 201-铊运动核素检查、PET 检查,证明有区域性心肌灌注异常。进一步心肌缺血是由应激诱发的厌氧代谢伴有心肌乳酸消耗或生成减少。儿童肥厚型心肌病患者比成人肥厚型心肌病患者猝死率高,201-铊运动心肌核素灌注异常多,晕厥或心脏骤停者多。

肥厚型心肌病心肌缺血机制主要有心肌代谢需要增加、冠状动脉微血管功能障碍及血液供应减少,左心室舒张压升高减少血管扩张储备,冠状动脉心肌桥,左前降支间隔支血管受压。

最近有学者报道,冠状动脉心肌桥是心绞痛和心肌缺血的重要原因,常伴有儿童肥厚型心肌病,常见有 Q-T 间期延长,QT 离散度增大,明显室性心律失常和猝死。

参 考 文 献

［1］ Kitazume H,Kramer JH,Krauthamer D,et al. Myocardial bridges in obstructive hypertrophic cardiomyopathy. Am Heart J,1983,106:131-135.

［2］ Alegria JR,Hermann J,Holmes DR,et al. Myocardial bridging. Eur Heart J,2005,26:1159-1168.

［3］ 董敏,钱菊英. 冠状动脉心肌桥研究现状. 中华心血管病杂志,2006,34(5):474-476.

［4］ 武娟. 心肌桥研究的新进展. 心血管病进展,2007,28(1):145-149.

［5］ Irving GJ. The angiographic prevalence of myocardial bridging in man. Chest,1982,81:198-202.

［6］ Kramer JR,Kitazume H,Proudfit WL,et al. Clinical significance of isolated coronary bridges:benign and frequent condition involving the left anterior descending artery. Am Heart J,1982,103:283-288.

［7］ Nobel J,Bourassa MG,Petitclere R,et al. Myocardial bridging and milking effect of the left antirior descending cornary artery:normal variant or obstraction. Am J Cardiol,1976,37:993-999.

［8］ Kitazume H,Kramer JR,Krauthamer D,et al. Myocardial bridges in obstructive hypertrophic cardiomyopathy. Am Heart J,1983,106:131-135.

［9］ Navarro-Lopez F,Soler J,Magrifia J,et al. Systolic compression of coronary artery in hypertrophic cardiomyopathy. Int J Cardiol,1986,12:309-320.

［10］ Zou. Y,Song L,Wang Z,et al,Prevalence of idiopathic hypertrophic cardiomyopathy in china:a population-based echocardiographic analysis of 8080 adults. Am J Med,2004,116(1):14-18.

［11］ Maron BJ,Towbin JA,Thieme G,et al. Contemporary definitions and classification of the cardiomyopathies:an American Heart Association scientific statement from the council on clinical cardiology,Heart Failure and Transplantation commiccee; Quality of care and Outcomes Rescarch and Functional Genomics and Translation Biology interdisciplinary working Groups; and council on Epidemiology and prevention. Circulation,2006,113(14):1807-1816.

［12］ Maron BJ. Hypertrophic Cardiomyocathy:a systematic review. JAMA,2002,287(10):1308-1320.

［13］ Sorajja P,Omen SR,Nishimura RA,et al. Myocardial bridging in adult patients with hypertrophic cardiomyopathy. J Am Coll Cardiol,2003,42:889-894.

［14］ Yetman AT,McCrindle BW,Macdonald C,et al. Myocardial bridging in children with hypertrophic cardiomyopathy. N Engl J Med,1998,229:1201-1209.

［15］ Mohidin SA,Begley D,Shih J,et al. Myocardial bridging does not predict sudden death in children with hypertrophic cardiomyopathy but is associated with more severe cardiac disease. J Am Coll Cardiol,2000,36:2270-2278.

［16］ Yetman AT,Hamilton RM,Benson LN,et al. Long-term outcome and prognostic determinants in children with hypertrophic cardiomyopathy. J Am Coll Cardiol,1998,32:1943-1950.

［17］ 惠汝太. 肥厚型心肌病的诊断与治疗进展. 中华心血管病杂志,2007,35(1):82-85.

［18］ Anversa P,Sussman MA,Bolli R. Molecular genetic advance in cardiovascular medicine:focus on the myocyte. Circulation,2004,109(23):2832-2838.

［19］ Yetman AT,McCrindle BW,Macdonald C,et al. Myocardial bridging in children with hypertrophic cardiomyopathy—a risk factor for sudden death. N Engl J Med,2004,339:1201-1209.

［20］ Cannon RO,Dilsizian V,O'Gara PT,et al. Myocardial metabolic hemodynamic,and electrocardiographic significance of reversible thallium-201 abnormalities in hypertrophic cardiomyopathy. Circulation,1991, 83:1660-1667.

［21］ Nienaber CA,Gambhir SS,Mody FV,et al. Regional myocardial blood flow and glucose utilization in symptomatic patients with hypertrophic cardiomyopathy. Circulation,1993,87:1580-1590.

［22］ Dilsisian V,Bonow RO,Epstein SE,et al. Myocardial ischemia detected by thallium sintigraphy is frequently related to cardio arrest and syncope in yong patient with hypertrophic cardiomyopathy. J Am Coll Cardiol,1993,22:796-804.

［23］ Krams R,Kofflard MJ,Duncker DJ,et al. Decreased coronary how reverse in hypertrophic cardiomyopathy is related to remodeling of the coronary microcirculation. Circulation,1998,97:230-233.

［24］ Takemura G,Takatsu Y,Fujiwara H. Luminal narrowing of coronary capillaries in buman hypertrophic hearts:an ultrastructual morphometrical study using endomyocardial biopsy speciments. Heart,1998,79: 78-85.

［25］ Schwartzkopff B,Mundhenke M,Strayer BE. Alterations of the architecture of subendocardial arterioles in patients with hypertrophic cardiomyopathy and impaired coronary vasodilator reserve:a possible cause for myocardial ischemia. J Am Coll Cardiol,1998,31:1089-1096.

［26］ Yamanari H,Kakishita M,Fujimoto Y,et al. Effect of regional myocardial perfusion abnormalities on regional myocardial early diastolic function in patients with hypertrophic cardiomyopathy. Heart Vassels, 1997,12:192-198.

［27］ Crowley JJ,Dardas PS,Harcombe AA,et al. Transthoracic Doppler echocardiographic analysis of phasic coronary blood flow velocity in hypertrophic cardiomyopathy. Heart,1997,77:558-563.

［28］ Akasaka T,Yoshikawa J,Yoshida K,et al. Phasic coronary flow characteristics in patients with hypertrophic cardiomyopathy:a study of by coronary Doppler catheter. J Am Soc Echocardiogr,1994,7:9-19.

［29］ Meyer M,de Moor MM,Human DG. Hypertrophic cardiomyopathy in infancy and childhood. S Afr Med J,1987,71(8):490-493.

［30］ Shaffer MS,Freedom RM,Rowe RD. Hypertrophic cardiomyopathy presenting before 2 years of age in 13 patients. Pediatr Cardiol,1983,4:113-119.

［31］ Maron BJ,Tajik AJ,Rutenberg HD,et al. Hypertrophic cardiomyopathy in infants clinical features and natural history. Circulation,1982,65(1):7-17.

［32］ Mckenna WJ,Deanfield JE. Hypertrophic cardiomyopathy:an important cause of sndden death. Arch Dis Child,1984,59(10):971-975.

［33］ Spirito P,Chiarrella F,Carratifio L,et al. Clinical course and prognosis of hypertrophic cardiomyopathy in an outpatient population. N Engl J Med,1989,320(12):749-754.

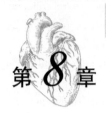

第 8 章　冠状动脉心肌桥的临床表现

第一节　症　状

冠状动脉心肌桥的临床表现多种多样,差异较大。许多患者可长期无明显症状,也有不少患者有心肌缺血表现,特别在劳累、运动、情绪激动时,心肌缺血症状加重,可导致类似心绞痛、劳力型心绞痛、不稳定型心绞痛、室性心动过速、房室传导阻滞、急性冠脉综合征、心肌顿抑(即心肌短时间内缺血再灌注后出现一过性可逆的收缩功能降低),甚至心脏性猝死。大部分患者多于劳累或活动后发生,也有的患者在夜间睡眠、情绪激动时发生。其症状各异,较常见的为不典型胸痛和劳力型心绞痛,且使用硝酸甘油疗效欠佳,有的患者使用后症状加重。通常在30 岁以后才出现症状,无常见的冠状动脉粥样硬化性心脏病危险因素。亦有的患者表现为左心室功能障碍。

Bourassa 等报道大组冠状动脉心肌桥临床症状,共 6 组 163 例,均经冠状动脉造影证实。他们临床症状各异,包括不稳定型心绞痛、急性心肌梗死、致命性心律失常和猝死。大多为男性,比有症状的冠状动脉粥样硬化性心脏病患者年轻 5～10 岁,均有严重的心绞痛症状,55%～70%的患者有典型心绞痛症状,不典型心绞痛常表现为静息时心绞痛。经冠状动脉造影发现,冠状动脉心肌桥至出现症状平均在 18 个月以上。患者为心绞痛或可疑急性心肌梗死,平均住院 2.5 次。有些患者患过前壁或前间壁非 Q 波急性心肌梗死。除 12 例患者心肌桥近段壁冠状动脉有明显狭窄外,这些选择的患者有孤立性心肌桥,壁冠状动脉收缩期腔径减少>50%,而冠状动脉造影并未显示有意义的冠状动脉粥样硬化病变和左心室肥厚。

李玉峰等报道 120 例经冠状动脉造影而确诊的心肌桥患者,男 75 例,女 45 例,年龄 30-63 岁,平均(45±4)岁。壁冠状动脉狭窄 I 级的 6 例(5%),II 级的 78 例(65%),III 级的 36 例(30%)。心肌桥分布于前降支者 114 例(95%),其中近中段者 108 例,远段者 6 例,回旋支者 6例。同时合并有动脉粥样硬化者 24 例,18 例为心肌桥近段壁冠状动脉血管粥样硬化。18 例中,肌桥 I 级 2 例,II 级 8 例,III 级 8 例,粥样硬化狭窄程度<30%者 6 例,狭窄 30%～50%的 8 例,狭窄 50%～70%的 2 例,狭窄>70%的 2 例。6 例为心肌桥以外其他分支动脉粥样硬化,狭窄程度均<50%。心肌桥长度<10mm 的 78 例,10～20mm 的 30 例,>20mm 的 12例。本组患者具有胸闷、胸痛、心悸、呼吸困难、头晕、乏力、晕厥等不同症状,诱因主要包括劳累、剧烈运动、情绪激动、紧张、焦虑等。

戴启明等对 55 例冠状动脉心肌桥患者进行临床分析。其中男性 39 例,女性 16 例,年龄38-78 岁,平均(61±11)岁。除 1 例为右冠状动脉心肌桥外,其余均为左前降支心肌桥。壁冠状动脉狭窄程度为Ⅰ级者 13 例,无心绞痛表现;Ⅱ级者 18 例,4 例有心绞痛病史;Ⅲ级者 8 例,临床均有心绞痛表现。55 例患者心肌桥长度为 15～30mm,平均(24.5±3.5)mm;心肌桥部位壁冠状动脉血管收缩期狭窄在 30%～99%,平均 55%±18%。左前降支心肌桥均位于左前降支中段或中远段,1 例右冠状动脉心肌桥位于后三叉前。12 例患者有心绞痛症状,其收缩期狭窄均在 75% 以上,且其中长度均在 20mm 以上。

杨瑞峰等对 62 例冠状动脉心肌桥患者进行临床分析。其中男性 35 例(56.45%),女性 27 例(43.55%),心绞痛者 49 例(79.03%),心律失常者 9 例(14.52%),发现左心室舒张功能减低者 30 例(48.39%)。其中孤立性心肌桥 43 例(69.35%),心肌桥合并冠状动脉病变者 19 例(30.65%),冠状动脉直径>1.5mm,狭窄≤50% 的有 10 例,狭窄≥50% 的有 9 例,其中严重狭窄 6 例(含 3 支病变和心肌桥合并同支严重狭窄>80%)。59 例心肌桥均发生在左冠状动脉(占 95.17%),其中前降支 38 例(占 61.29%),回旋支 11 例(占 17.74%),发生在对角支 10 例(16.13%)。发生在前降支近段 6 例,中段 24 例,远段 8 例;其中第一对角支 7 例,第二对角支 3 例;3 例心肌桥发生在右冠状动脉(4.84%),其中 1 例在右冠状动脉中段,2 例在远段。心肌桥长度为 8～31mm。根据 Noble 分级方法,15 例为Ⅰ级,40 例为Ⅱ级,7 例为Ⅲ级。43 例孤立性心肌桥患者年龄在 34－78 岁,其中 11 例患者出现心肌缺血症状(25.6%),表现形式各不相同,多为运动后胸闷、心前区疼痛反复发作、活动受限、心律失常等。32 例患者无心肌缺血症状(74.4%)。心肌桥合并冠状动脉病变者 19 例(44.2%),有心肌缺血症状者 14 例(32.6%),4 例患者心肌桥合并同支严重冠状动脉病变,胸闷、胸痛、心悸症状明显。

郭丽君等对 35 例冠状动脉心肌桥患者进行临床分析。其中男性 29 例,女性 6 例,平均年龄为(52.0±9.5)岁(21－72 岁)。有心肌桥前段血管粥样硬化者 15 例,包括冠状动脉粥样硬化性心脏病者(固定狭窄≥50% 者)9 例。此 9 例中急性下壁、后壁心肌梗死 2 例,急性下壁、右心室心肌梗死 1 例,均为右冠状动脉粥样硬化病变所致;急性前间壁心肌梗死 1 例,由心肌桥前段血管粥样硬化病变所致;其余 5 例表现为心绞痛或不典型胸痛,24 例为孤立性心肌桥,其中急性前侧壁心肌梗死 1 例;不典型胸痛和(或)胸闷、心悸者 13 例;典型心绞痛症状者 10 例。

李团叶报道 105 例经冠状动脉造影而确诊的心肌桥患者。年龄 35－78 岁,平均年龄为 59 岁。男性 59 例,女性 46 例。单纯肌桥组 74 例,其中 52 例胸闷(70%),38 例胸痛(51%),23 例心悸(31%),以及出现头晕、乏力、多汗、呼吸不畅等非特异性症状。74 例中,18 例发病无诱因,55 例有诱因,其中有劳力活动、情绪激动、紧张、焦虑等。31 例系复杂心肌桥组,即心肌桥合并桥前动脉粥样硬化性狭窄者,21 例有胸闷(68%),16 例有胸痛(52%),11 例有心悸(35%)。

陈志刚等报道了经冠状动脉造影而确诊的 52 例心肌桥患者,有胸闷症状患者 37 例,占 71.2%;有胸痛症状患者 26 例,占 50%;有心悸症状患者 15 例,占 28.8%;有冷汗症状患者 14 例,占 26.9%;有呼吸困难症状患者 12 例,占 23.1%;有晕厥症状患者 10 例,占 19.2%;有疲劳乏力症状患者 8 例,占 15.4%;有其他症状者 4 例,占 7.7%。有胸闷、胸痛症状患者所占比例显著高于其他症状患者(P<0.05)。

沈剑耀等报道了前降支心肌桥疑致急性心肌梗死一例。患者男性,53 岁,因"胸闷、胸痛 1 天"于 2016 年 9 月 24 日入绍兴市中山医院心内科。患者 8 个月前曾因胸闷、胸痛在当地医院查冠状动脉造影提示"前降支心肌桥",长期间断服用美托洛尔片,但胸闷的反复发作。急诊心电图示窦性心律,广泛前壁 ST 段压低伴 T 波倒置(图 8-1)。初步诊断:冠状动脉性心脏病,冠

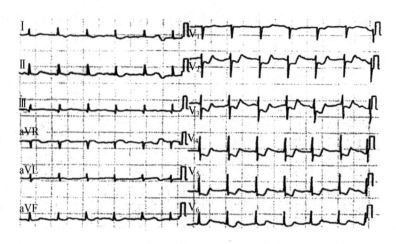

图 8-1　患者入院时急诊心图

状动脉肌桥,急性冠状动脉综合征;高血压 2 级(很高危组)。入院后给予单硝酸异山梨酯扩张冠状动脉,地尔硫草静脉泵注继以地尔硫草缓释片(90mg,每天 2 次)、美托洛尔(25mg 每天 2 次)抗痉挛、降低心肌收缩力,曲美他嗪(20mg,每天 3 次)、尼可地尔(5mg,每天 3 次)改善心肌代谢,硝苯地平控释片(30mg/d)降压、抗心绞痛,阿托伐他汀每日睡前 20mg 稳定斑块,阿司匹林肠溶片 0.1g/d。氢氯吡格雷片 75mg/d,双联抗血小板治疗等,患者胸闷、胸痛减轻,复查心电图提示前壁 ST 段明显回落(图 8-2)。入院当天反复查心肌标志物:CK-MB 15～22U/L(参考值:0～25U/L),TnI 0.08～0.25ng/ml(参考值 0～0.11ng/ml)。入院第 2 天晚上患者再次出现持续性胸骨后闷痛,药物仅能部分缓解,数小时后心肌标志物明显升高:CK-MB 达 133U/L,TnI 17.97ng/ml,并逐渐上升后回落,符合心肌梗死趋势(图 8-3)。入院第 3 天行冠状动脉造影显示:前降支中段长肌桥,收缩期压缩 30%～60%;左主干、回旋支、右冠状动脉未见明显狭窄(图 8-4);术中同时行 OCT 检查显示:前降支近至中远段内膜光滑,无血栓

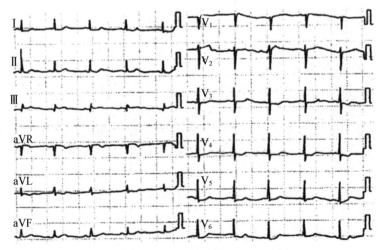

图 8-2　患者胸痛、胸闷缓解后心电图

或夹层,中段心肌桥(图 8-5)。术后停用阿司匹林及阿托伐他汀,逐步加大美托洛尔及维拉帕米用量,患者胸痛逐渐缓解。患者出院前超声心动图检查提示心尖部活动减弱,符合前降支心肌梗死表现(图 8-6)。

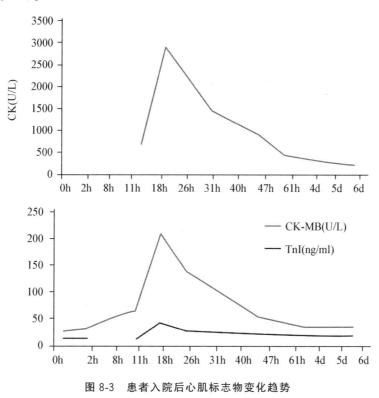

图 8-3 患者入院后心肌标志物变化趋势

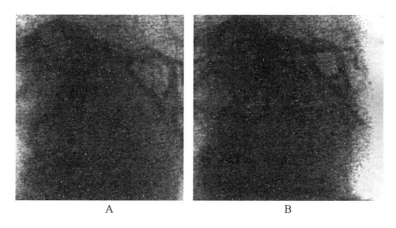

图 8-4 冠状动脉造影显示前降支长肌桥

A. 收缩期压缩 30%~60%;B. 舒张期大致恢复正常

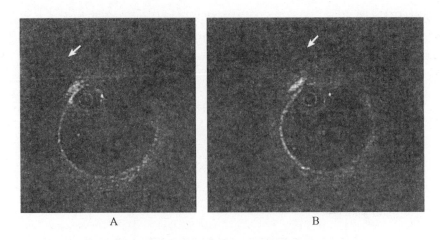

图 8-5 冠状动脉内 OCT 检查显示肌桥

A. 收缩期压缩约 30%；B. 舒张期大致恢复正常

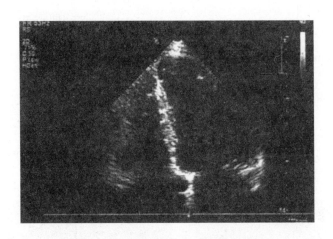

图 8-6 超声心动检查提示心尖部活动减弱

目前认为，临床表现的轻重与冠状动脉心肌桥的长度、深度、厚度及壁冠状动脉收缩期受压程度有关。心肌桥合并壁冠状动脉近段血管病变的患者，临床症状较明显，劳累、运动、激动易诱发心肌缺血症状，但亦有患者在夜间睡眠时发病。研究认为，心绞痛的严重程度有时不一定与冠状动脉心肌桥的长度、深度、厚度、壁冠状动脉收缩期狭窄程度成正比。此外，冠状动脉心肌桥还可与心肌病、冠状动脉粥样硬化性心脏病及心脏瓣膜病等其他器质性心脏病合并存在，从而使其临床表现更加复杂化。

第二节 体 征

关于冠状动脉心肌桥的体征，文献缺乏对这方面的研究。根据作者对部分病例的观察及研究认为，大多数无症状的冠状动脉心肌桥患者，也缺乏阳性体征。对于有心绞痛表现的患者，心绞痛发作时常伴心率增快，血压升高，也有的表现心动过缓、血压降低。

如心肌供血影响乳头肌供血,造成乳头肌功能障碍,形成一过性二尖瓣关闭不全,心尖部可以听到Ⅱ、Ⅲ级收缩期杂音。如果患者表现心律失常时,可以听诊心率和心律的变化。疑有问题时,如心动过速、心动过缓、期前收缩、传导阻滞,为判定是室上性心律失常,还是室性心律失常或是病态窦房结综合征等,遇此情况需要迅速做心电图检查,以便准确判断,相应处理。如患者表现有左心功能不全,患者除有呼吸困难外,可有发绀、心动过速,心尖第三心音,P$_2$＞A$_2$,肺底或肺内湿啰音。如患者表现有右心功能不全,应有体循环淤血表现,如颈静脉怒张、肝大、肝颈静脉回流征阳性、下肢水肿等。如患者表现为急性心肌梗死时,要确定患者为 ST 段抬高的心肌梗死,还是非 ST 段抬高的心肌梗死,以及心肌梗死的部位、范围、严重程度,有无合并症而有不同的体征。一般心脏浊音界可轻度至中度增大,心率增快或减慢,心尖区第一心音减弱,可出现第三心音或第四心音奔马律。有 10％～20％的患者在发病后 2～3d 出现心包摩擦音者,多在 1～2d 消失,少数患者持续 1 周以上。发生二尖瓣乳头肌功能失调者,心尖区可听到粗糙的收缩期杂音。发生心室间隔穿孔者,于胸骨左下缘听到响亮的收缩期杂音。发生心律失常、休克或心力衰竭者,可出现有关的体征和血压变化。急性心肌梗死患者多有低至中度发热,有特征性心电图动态改变及心肌酶、肌钙蛋白的特征性动态变化。

第三节　合　并　症

冠状动脉心肌桥患者常合并有心肌病、冠状动脉粥样硬化性心脏病、高血压、糖尿病、心脏瓣膜病等心血管疾病,使其临床表现更加复杂化,应认识这些特点,有利于临床诊断与治疗。

冠状动脉心肌桥在肥厚型心肌病患者中检出率较高,文献报道可达 30％～50％,也有报道为 15％～28％。对成人肥厚型心肌病、儿童肥厚型心肌病患者是否合并冠状动脉心肌桥,分别进行了长期预后对比研究。成人肥厚型心肌病伴有冠状动脉心肌桥患者与不伴冠状动脉心肌桥患者相比,并没有增加不良长期预后与猝死率;而儿童肥厚型心肌病伴有心肌桥患儿,预后不佳,常伴有严重疾病,猝死率增加。

肖估生等对 64 例冠状动脉心肌桥患者进行临床分析。患者系 2005 年 1 月至 2006 年 3 月入院的不稳定型心绞痛患者,入院后均行 64 层螺旋 CT 冠状动脉成像而确诊。其中男性 43 例,女性 21 例。年龄为 36－80 岁(平均年龄为 64.2 岁)。其中 62 例患者出现不同程度的胸闷、胸痛及心前区不适等症状,2 例患者表现为头晕、恶心。以症状出现的诱因、性质、疼痛部位、持续时间及缓解方式来判断患者症状是否为典型心绞痛,其中 31 例为典型心绞痛,33 例为非典型心绞痛。本组患者中高血压 33 例(51.6％),糖尿病 15 例(23.4％),高脂血症 14 例(21.9％)。在本组患者中,患孤立性冠状动脉心肌桥者 29 例,而合并冠状动脉粥样硬化者 35 例,通过对比发现,孤立性冠状动脉心肌桥患者高血压、糖尿病、高脂血症的发病人数明显低于冠状动脉心肌桥合并冠状动脉粥样硬化患者。发病年龄、临床表现、心电图及心脏超声异常比较亦有显著性差异(P＜0.05)(表 8-1)。这些高危因素可能同一般冠状动脉粥样硬化性心脏病患者一样,是冠状动脉粥样硬化的主要诱因,冠状动脉心肌桥对冠状动脉粥样硬化的形成也起到一定的作用(图 8-7)。

表 8-1 孤立性心肌桥-壁冠状动脉与心肌桥-壁冠状动脉合并冠状动脉硬化患者临床特点比较(例)

患者	例数	发病年龄 <60 岁者	冠状动脉粥样硬化性心脏病易患因素			临床表现 (典型胸痛)	心电图	心脏超声
			高血压	糖尿病	高脂血症			
孤立性 MB-MCA	29	14(48.3%)*	7(24.1%)*	2(6.9%)*	4(13.8%)*	4(13.8%)*	9(31.0%)*	6(20.7%)*
MB-MCA 合并冠状动脉硬化	35	4(11.4%)	26(74.3%)	13(37.2%)	10(28.6%)	19(54.3%)	27(77.2%)	24(68.6%)

与 MB-MCA 合并冠状动脉硬化比较;* $P<0.05$。括号内为百分类。MB-MCA. 心肌桥-壁冠状动脉

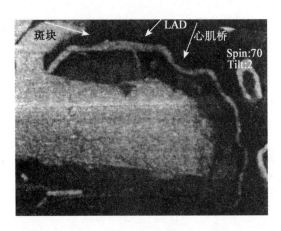

图 8-7 多层螺旋计算机断层摄影成像显示前降支中段心肌桥-壁冠状动脉压力(↑),近段偏心性粥样硬化斑块导致管腔狭窄

李玉峰等研究的 120 例冠状动脉心肌桥患者中,合并高血压病者 48 例(40%)、高脂血症者 33 例(27.5%)、糖尿病者 24 例(20%)、痛风 6 例(5%)。

郭丽君等研究的 35 例冠状动脉心肌桥中,合并冠状动脉粥样硬化性心脏病者 9 例(25.71%),肥厚型心肌病者 3 例(8.57%),高血压者 13 例(37.14%),有左心室肥厚者 7 例(20%)。

杨瑞峰等研究的 62 例冠状动脉心肌桥中,合并高血压者 18 例(29.03%),糖尿病 13 例(20.97%),肥厚型心肌病 6 例(9.68%),孤立性心肌桥 43 例,心肌桥合并壁冠状动脉病变 19 例(30.65%)。

总之,孤立性心肌桥的临床合并症少,而心肌桥合并有壁冠状动脉粥样硬化者,则其合并冠状动脉粥样硬化性心脏病、高血压、糖尿病、高脂血症等比例增高,使临床症状加重,如合并肥厚型心肌病、心脏瓣膜病或其他心脏病等,更使患者的临床表现多样化、复杂化,应注意识别。

第四节　心肌桥合并冠状动脉痉挛临床特点

1984 年,Grover 和 Mancini 报道心肌桥患者在心脏起搏过程中发生肌桥段冠状动脉痉挛,之后不断有冠状动脉心肌桥合并变异型心绞痛及急性心肌梗死等急性心脏事件的报道。其中,部分患者经过麦角碱或乙酰胆碱激发试验证实痉挛部位位于肌桥段血管,且与心电图定位诊断一致。但上述报道仅为个案。向定成等进一步研究心肌桥合并冠状动脉痉挛患者的临床特点。笔者从 2001 年 12 月至 2006 年 3 月,对因胸痛或胸闷在接受冠状动脉痉挛激发试验的 118 例患者,根据冠状动脉造影显示是否合并心肌桥分为肌桥组($n=26$)和非肌桥组($n=92$),比较两组乙酰胆碱激发试验、心电图活动平板运动试验和核素灌注心肌显像负荷试验的结果及临床症状发作的特点。同时,测定患者的血浆内皮素(ET-1)及一氧化氮(NO)水平。冠状动脉造影按常规 Judkins 法进行,左冠状动脉至少采用 4 个以上投照角度,右冠状动脉至少采用 2 个以上相互垂直的投照角度进行造影,以充分暴露冠状动脉各节段。冠状动脉造影肌桥定义为收缩期血管狭窄但舒张期恢复正常,乙酰胆碱激发试验采用本研究组的阶梯剂量方案,即每间隔 3min 分次向左、右冠状动脉内注射稀释后的乙酰胆碱(CibaNorvatis,批号:C2106,C2121)10μg,30μg 和 60μg 的阶梯剂量方案,直至达到最大剂量或达到阳性诊断标准。阳性患者若 3min 内痉挛不能自行缓解者,立即冠状动脉内注射硝酸甘油 150～200μg,直至解除冠状动脉痉挛。冠状动脉痉挛阳性诊断标准为注射乙酰胆碱后,冠状动脉局限性或弥漫性痉挛,血管狭窄程度达到 90% 以上。同时,出现与平时性质相同或类似的胸痛或胸闷发作,伴或不伴有心电图的缺血性改变,数分钟后自动或冠状动脉内注射硝酸甘油后,当血管痉挛解除后胸痛缓解。心电图活动平板试验采用改良的 Bruce 方案,核素灌注心肌显像负荷试验采用 201-铊核素灌注心肌显像双嘧达莫试验。血浆 ET-1,采用均相竞争放射免疫分析法。一氧化氮测定,采用 Griess 法,用比色法计算一氧化氮含量。结果肌桥组与非肌桥组患者的一般资料、负荷试验、冠状动脉造影及乙酰胆碱试验结果见表 8-2。其中肌桥组男性比例(69%)明显高于非肌桥组(46%)($P<0.05$),平均年龄明显低于非肌桥组($P<0.01$)。两组患者的临床症状、发作特点明显不同,静息性胸痛或胸闷是两组患者共同的主要临床表现,但肌桥组同时伴有典型劳力性心绞痛者显著高于非肌桥组($P<0.01$),劳力性胸痛持续时间相对较短,在停止活动后症状可逐渐缓解,对硝酸甘油反应不恒定;而非肌桥组患者多表现以劳累过后或静息状态下,尤其是夜间胸闷为主,症状持续时间相对较长,轻微活动或呼吸新鲜空气等可缓解,对硝酸甘油反应良好。肌桥组心电图活动平板运动试验阳性者明显高于非肌桥组($P<0.01$),肌桥组多为运动中出现心电图缺血性改变,2 例为运动停止后的恢复期出现心电图缺血性改变;非肌桥组 7 例阳性中 4 例为恢复期出现心电图缺血性改变。核素灌注心肌显像负荷试验显示,缺血性灌注缺损者肌桥组明显高于非肌桥组($P<0.01$)。肌桥组乙酰胆碱试验阳性率(81%)明显高于非肌桥组(57%)($P<0.05$)。21 例肌桥组中位于前降支中段者 19 例,钝缘支及右冠状动脉后降支者各 1 例,痉挛部位多位于肌桥及其近段血管。

表 8-2　肌桥组及非肌桥组一般资料[例(%)]

项　目	肌桥组($n=26$)	非肌桥组($n=92$)	P 值
男性	18(69)	42(46)	<0.05
年龄(岁,$\bar{x}\pm s$)	46(8)	55±13	<0.01
合并危险因素			
高血压	10(38)	46(50)	>0.05
血脂代谢紊乱	17(65)	62(67)	>0.05
糖尿病	8(31)	39(42)	>0.05
吸烟	18(69)	58(63)	>0.05
典型劳力性胸痛	21(81)	2(2)	<0.01
静息状态下胸痛	24(92)	90(98)	>0.05
运动心电图阳性	19(73)	7(8)	<0.01
核素灌注心肌显像			
心肌缺血	20(77)	9(10)	<0.01
反相再分布	23(88)	68(74)	>0.05
冠状动脉造影狭窄程度(%)	25±18	28±13	>0.05
乙酰胆碱试验阳性	21(81)	52(57)	<0.05

　　血浆 ET-1 和一氧化氮测定结果,肌桥组 ET-1 总体水平高于非肌桥组,两组的痉挛亚组均高于非痉挛亚组,而一氧化氮水平与之相反,其中心肌桥合并痉挛亚组 ET-1 水平最高而一氧化氮水平最低(表 8-3)。

表 8-3　两组及其亚组血浆 ET-1 和 NO 测定结果($\bar{x}\pm s$)

项　目	肌桥组		非肌桥组	
	痉挛亚组 ($n=16$)	非痉挛亚组 ($n=5$)	痉挛亚组 ($n=30$)	非痉挛亚组 ($n=13$)
ET-1(ng/L)	132.1±6.5[bd]	101.1±5.8[c]	108.5±8.2[b]	88.7±6.5
NO(ng/L)	84.7±17.5[ad]	94.4±10.0[c]	99.8±18.2[a]	110.6±14.2

　　ET-1. 血浆内皮素;NO. 一氧化氮。与同组的非痉挛亚组比较,[a]$P<0.05$,[b]$P<0.01$;与非肌桥组相同亚组比较,[c]$P<0.05$,[d]$P<0.01$

　　本文 26 例心肌桥患者中,21 例在肌桥段血管诱发出冠状动脉痉挛,说明心肌桥是冠状动脉痉挛的重要危险因素,这与其血管内皮细胞功能紊乱有关。此外,心肌桥患者还存在血管内膜的发育缺陷,共同导致血管平滑肌细胞的易激惹性,从而易于发生冠状动脉痉挛。同时具备静息性胸闷或胸痛,心电图运动试验阴性和心肌显像负荷试验呈反相再分布 3 个特征,可作为非创伤性诊断冠状动脉痉挛的标准。本文结果表明,对于心肌桥合并痉挛患者,心电图及心肌显像负荷试验均可呈现缺血性改变,心肌显像可同时呈现反相再分布特征,前者可能与心肌桥导致的收缩期血管狭窄有关,后者与静息状态下冠状动脉处于轻度痉挛状态有关,表现出与单纯冠状动脉痉挛患者显著不同的临床特征。上述研究结果有助于临床医师根据患者的临床特点进行鉴别诊断。

参 考 文 献

[1] Marchionni N,Cheshi T,Falai M,et al. Myocardial stunning associated with a myocardial bridge. Int J Cardiol,2002,82:65-67.

[2] Cutler D,Wallace JM. Myocardial bridging in a young patient with sudden death. Clin Cardiol,1997,20: 581-583.

[3] 董敏,钱菊英. 冠状动脉心肌桥研究现状. 中华心血管病杂志,2006,34(5):474-476.

[4] 武娟. 心肌桥研究的新进展. 心血管病学进展,2007,28(1):145-149.

[5] Rossi L,Dander B,Nidasio GP,et al. Myocardial bridges and ischemic heart disease. Eur Heart J,1980,1: 239-245.

[6] Arnau Vives MA,Martinez Dolz LV,Almemar Bonet L,et al. Myocardial bridging as a cause of acute is-chemia:description of a case and reviaw of the litcratue. Res Esp Cardiol,1999,52:441-444.

[7] Yano K,Yoshino H,Taniuchi M,et al. Myocardial bridging of the LAD in acute inferor wall myocardial infarction. Clin Cardiol,2001,24:202-208.

[8] Ge J,Erbel R Ruppercht HJ,et al. Comparison of intravascular ultrasound and angiography in the assess-ment of myocardial bridging. Circulation,1994,89:1725-1732.

[9] Hage PK,Schwarz ER,Vom Dashi J,et al. Long-term angiographic and clinic follow-up in patients with sten implantation for symptomatic myocardial bridging. Heart,2000,84:403-408.

[10] 李玉峰,王士雯,卢才义,等. 心肌桥临床特点分析. 中国循环杂志,2007,22(5):370-372.

[11] 戴启明,马根山,冯毅,等. 冠状动脉心肌桥 55 例临床分析. 实用心脑肺血管病杂志,2006,14(9): 732-733.

[12] 杨瑞峰,尚士芹,马逸. 心肌桥的冠脉造影与临床研究. 中国实验诊断学,2008,12(3):345-347.

[13] 郭丽君,谭婷婷,毛节明. 冠状动脉心肌桥的临床和预后分析. 中华医学杂志,2003,83(7):553-555.

[14] Ferreira AG Jr,Trotter SE,Konig B,et al. Myocardial bridge:morphological and functional aspects. Br Heart J,1991,66:364-367.

[15] Roberts WC,Dicicco BS,Waller BF,et al. Origin of the left main from the right coronary artery or from the right aortic sinus with intramyocardial tunneling to the left side of the heart via the ventricular sep-tum. The case against clinical significance of myocardial bridge or coronary tunnel. Am Heart J,1982, 104:303-305.

[16] Kitazume H,Kramer JR,Krauthamer D,et al. Myocardial bridge in obstructive hypertrophic cardiomyop-athy. Am Heart J,1983,106:131-135.

[17] Paul S,Steve R,Rick N,et al. Myocardial bridging in adult patient with hypertrophic cardiomyopathy. JACC,2003,42:889-894.

[18] Sorajja P,Ommen SR,Nishimura RA,et al. Myocardial bridging in adult patients with hypertrophic car-diomyopathy. J Am Coll Cardiol,2003,42:889-894.

[19] Mohiddin SA,Mrcp MC,Begley D,et al. Myocardial bridging does not predict sudden death in children with hypertrophic cardiomyopathy but is associated with more severe cardiac discase. J Am Coll Cardiol, 2000,36:2270-2278.

[20] Yetman AT,Hamilton RM,Benson LN,et al. Long-term outcome and prognostic determination in chil-dren with hypertrophic cardiomyopathy. J Am Coll Cardiol,1998,32:1943-1950.

[21] 肖佑生,杨立,赵玉生. 心肌桥-壁冠状动脉 64 例临床分析. 中国循环杂志,2007,22(2):103-106.

［22］ Low AF,Chia BL,Ng WL,et al. Bridge over troubling spasm：is the association of myocardial bridging and coronary artery spasm a distinct entlty? Three case reports. Angiology,2004,55：217-220.

［23］ Leber AW,Knez A,Von Ziegler F,et al. Quantication of obstructive and nonobstructive coronary lesions by 64-slice computed tomography：A comparative study with quantitative coronary angiography and intravascular ultrasound. J Am Coll Cardiol,2005,46：147-154.

［24］ 向定成,何建新,阮云军,等. 心肌桥合并冠状动脉痉挛患者的临床特点. 中华血管病杂志,2008,36(1)：40-42.

［25］ Kodama K,Morioka N,Hara Y,et al. Coronary vasospasm at the site of myocardial bridge-report of two cases. Angiology,1998,49：659-663.

［26］ Sakuma M,Kamishirado H,Inoue T,et al. Acute myocardial infarction associated with myocardial bridge and coronary artery vasospasm. Int J Clin Pract,2002,5 6：721-722.

［27］ Xiang DC,Yin JL,Teng AP,et al. Rest chest pain,negative treadmill exercise electro cardiogram and reverse redistribution in dipyridamole myocardial perfusion imaging might be the features of coronary artery spasm. Clin Cardiol,2007,30：522-526.

［28］ 李团叶. 冠状动脉心肌桥105例分析. 中西医结合心脑血管杂志,2014,12(5)：625-626.

［29］ 陈志刚,张伟,郑永宏. 52例冠状动脉心肌桥的临床分析. 实用临床医药杂志,2017,21(1)：184-185.

［30］ 沈剑耀,金重赢,陈国英,等. 前降支心肌桥疑致急性心肌梗死一例. 中国心血管杂志,2017,22(5)：361-363.

［31］ 郭丽珠,葛兴,卢长林,冠状动脉前降支心肌桥致急性心肌梗死一例. 中国心血管杂志,2013,18(1)：64-65. DOI：10. 3969/j. issn. 1007-5410. 2013. 01. 019.

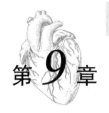

第 9 章　冠状动脉心肌桥心电图检查

　　静息心电图是检查冠状动脉心肌桥患者伴有心肌缺血、心肌梗死、心律失常等一项简单而重要的检查方法。大多数的冠状动脉心肌桥患者无临床症状,静息心电图正常,少数冠状动脉心肌桥患者临床上可表现有心绞痛,甚至心肌梗死、心律失常、左心功能不全、猝死等。静息心电图可有缺血性 ST-T 改变、心肌梗死动态衍变或各种心律失常等表现,要注意及时检查,动态观察,并做相应处理。

第一节　心肌缺血型心电图改变

　　心肌缺血、缺氧所致的代谢失常,首先影响其复极过程,即电生理的[2][3]相,在心电图上表现为 ST 段及 T 波的改变。心肌缺血部位不同,心电图的改变也不一样。

　　正常心电图 ST 段在基线上,在以 R 波为主的导联上,T 波向上,T 波的近侧上升支较平斜,远侧支较陡直,故不对称,T 波的顶端稍钝圆(图 9-1A)。心内膜下缺血早期,T 波向上变尖,上升支与下降支对称(图 9-1E);进一步发展,ST 段向下压低或 ST 段与 T 波融合,构成凹陷下移的 ST-T 波形(图 9-1B、C、F～H),心外膜下缺血 ST 段向下移位,ST 段与 T 波融合,构成抬高的 ST-T 波形(图 9-1D)。

　　心肌缺血以心内膜下为主,有时波及心外膜。全层均缺血,心内膜下较心外膜下严重。上述两种图形混合出现,ST 段压低,T 波低平或双向(图 9-2)。

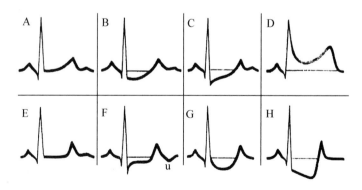

图 9-1　心肌缺血时 ST 段改变的类型

A. 正确波型;B～H. 各种异常改变

心肌缺血以心外膜下为主,波及心内膜下。全层均缺血,心外膜下较心内膜下严重,则以明显的 T 波倒置为主,ST 段轻度压低或仍在基线上(图 9-3)。

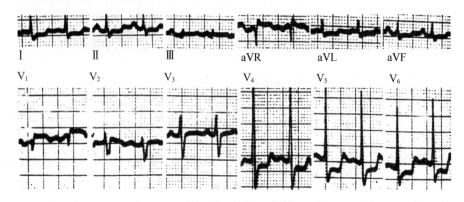

图 9-2　窦性心动过速

Ⅰ、aVL、V_4～V_6 导联 ST 段压低、T 波低平,显示前侧壁心肌全层缺血,以心内膜下为主,心内膜下较心外膜下严重

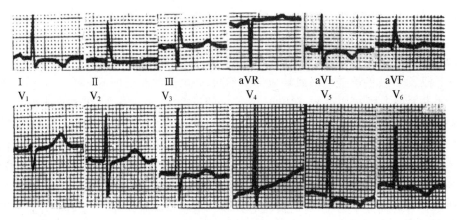

图 9-3　前侧壁心肌缺血,以心外膜下缺血为主,波及心内膜下,显示 I、aVL、V_4～V_6 导联 T 波倒置

一、ST 段改变的类型

正常的 ST 段在基线上逐渐移行于 T 波,坡度较大,两者无明确的交接点。心肌缺血时的异常 ST 段改变,有以下几种类型(图 9-1)。

(一)ST 段压低

1. 水平型 ST 段压低　以 R 波占优势的导联中,QRS 波终了部分至 T 波水平压低,T 波与 ST 段的交角陡直,致使 T 波的上升支与下降支比较对称(图 9-1E),或 T 波后 U 波倒置(图 9-1F)、ST 段与 R 波顶点垂线所成的交角为 90°。冠状动脉粥样硬化性心脏病诊断参考标准(1979 年)规定,ST 段下降超过 0.05mV 为阳性。在普查中有一个统一标准是必要的,但在临床上要结合其他资料,不宜受这个限制,因为水平型 ST 段压低即使≤0.05mV,也有重要意义。

2. 下垂型 ST 段压低　ST 段与 R 波顶点垂线所成的交角＞90°,如图 9-1H 所示。乳头肌功能失调常有下垂型 ST 段压低。

3. 类缺血型 ST 段压低　在以 R 波占优势的导联上,ST 段与 R 波顶点垂线所成的交角在 $81°\sim90°$,呈斜上形 ST 段压低,称为类缺血型 ST 段压低(图 9-1B、C)。1979 年,冠状动脉粥样硬化性心脏病诊断参考标准规定,下降$>0.075mV(0.75mm)$,诊断为可疑冠状动脉粥样硬化性心脏病。

(二)ST 段升高

临床上对这一标准不易掌握,主要是斜上型的客观指标 $81°\sim90°$ 的交角难以判定,这就要求要更好地与其他临床资料相结合,进行诊断。除了上述交角之外,还要参考 ST 段压低的长度,如果伴有压低的时间$>0.08s$,意义就比较大。也有学者将该项作为诊断标准,而不是可疑标准。在遇到类缺血型 ST 段压低时,在诊断不易判定时,可进一步做负荷试验,有助于对缺血的诊断。

ST 段升高是心外膜缺血的一种表现(图 9-1D),常见于变异型心绞痛或见于心肌梗死的早期过急期。

二、T 波变化

(一)T 波形态的变化

1. T 波低平及平坦　T 波测定,也是选择以 R 波占优势的导联,正常 T 波向上,近侧支上升的坡度较平斜,远侧支下降坡度陡直。T 波的高度应$>1/10$ R 波。

(1)T 波低平:T 波向上,电压$>0.1mV$,但高度$<1/10$R 波。如果其上升支陡直,与下降支对称,意义更大。

(2)T 波平坦:T 波向上,电压$<0.1mV$ 或看不出明显的 T 波。T 波倒置或双向 T 波向下,或先向上后向下,或先下后上。

T 波是心肌复极过程在心电图上的反映,心肌恢复极化状态需要能量(QRS 波群是不需能量的除极过程),能量来源于心肌有氧代谢。如果心肌代谢受到影响,T 波便可发生改变,由原来的直立转变为低平或倒置。有人饮一杯冰水后,贴近心肌处的温度骤然变化,即可对心肌产生短暂影响,致使 T 波改变,其他如体液电解质的改变、神经内分泌失调等,均可使 T 波变化。上述各种异常 T 波改变,均可见于冠状动脉粥样硬化性心脏病,但由于影响 T 波变化的因素较多,故根据心电图的轻度 T 波变化,诊断冠状动脉粥样硬化性心脏病或心肌缺血时要慎重。

(二)T 波规律的改变

观察 T 波规律的改变,较单纯某一导联的改变意义更大,如 $T_{II、III、aVF}$ 反映膈面心肌,$T_{I、aVL}$ 反映高侧壁心肌,$T_{V_4、V_5、V_6}$ 反映前壁心肌。T 波如果是在某一组导联中普遍出现明显的平坦、倒置等改变,意义就大。

此外,T 波在对应导联发生改变,如 T_I 平坦或倒置,$T_{I、II}$ 是直立的$(T_I<T_{II})$或伴有 T_{aVL} 平坦或倒置,T_{aVF} 直立$(T_{aVL}<T_{aVF})$或 $T_{V_5、V_6}<T_{V_1、V_2}$,在某些患者可能是心肌缺血的唯一指标,对诊断有一定帮助。

三、急性冠状动脉供血不足

(一)ST 段改变

1. ST 段下降　急性心内膜下心肌缺血、损伤,引起 ST 段下降。其形态呈水平型、下斜型及低垂型。ST 段下降$\geqslant0.10mV$,持续时间在 1min 以上。$QX/QT\geqslant50\%$,R-ST 夹角$\geqslant90°$。

原有 ST 段下降者,在原有基础上再下降$>0.10mV$。原有 ST 段抬高者,急性冠状动脉功能不全时,ST 段可暂时回到基线或下降的幅度接近 0.05mV。ST 段下降可以单独出现,也可同时伴有 T 波、U 波或 QRS 波群的改变。

根据 ST 段下降的导联,可以判定心内膜下心肌损伤的部位。ST 段下降至少出现在 2 个或 2 个以上相邻的导联上。因心肌损伤大多发生于左心室前壁、心尖部及下壁心内膜下心肌,故 ST 段下降多见于 $V_3 \sim V_6$ 及 Ⅱ、Ⅲ、aVF 导联。急性前间壁内膜下心肌损伤,$V_1 \sim V_4$ 导联 ST 段下降多在 0.20mV 左右。急性前壁内膜下心肌损伤,$V_3 \sim V_5$ 导联 ST 段下降,多以 V_4 导联下降显著,可达 0.50mV 以上。急性前侧壁内膜下心肌损伤,$V_4 \sim V_6$ 或 V_5、V_6 导联 ST 段下降多在 $0.10 \sim 0.30$mV。急性广泛前壁心内膜下心肌损伤,Ⅰ、aVL、$V_1 \sim V_6$ 导联 ST 段下降,以 V_3、V_4 导联下降最显著。急性下壁心内膜下心肌损伤,Ⅱ、Ⅲ、aVF 段导联 ST 段下降。ST 段下降的程度 Ⅲ>aVF>Ⅱ。

一般将 ST 段下降的幅度>0.20mV 列为心肌缺血的强阳性,ST 段下降的程度越重,内膜下心肌损伤的程度越重(图 9-4)。

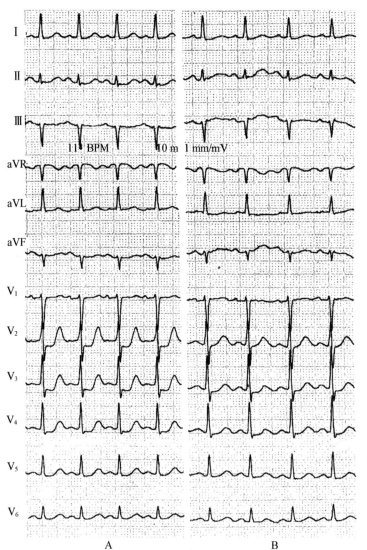

图 9-4　急性冠状动脉功能不全、ST 段下降

患者,男性,47 岁。冠状动脉粥样硬化性心脏病、稳定型心绞痛、前降支中段局限性狭窄 90%。图 A 记录于心绞痛发作时,$V_2 \sim V_5$ 导联 ST 段呈水平型下降 $0.05 \sim 0.30$mV,显示急性前壁心内膜下心肌损伤。心绞痛缓解以后记录图 B,ST 段回到原位

2. ST 段抬高　急性冠状动脉功能不全引起的 ST 段抬高的同时有严重心绞痛发作,见于变异型心绞痛及自发性心绞痛。ST 段抬高的程度多在 0.20～1.0mV。症状缓解以后,ST 段立即回至基线。原有 ST 段抬高者,变异型心绞痛发作时,ST 段可进一步显著抬高;原有 ST 段下降者,可出现伪性改善,即暂时回至基线(图 9-5)。

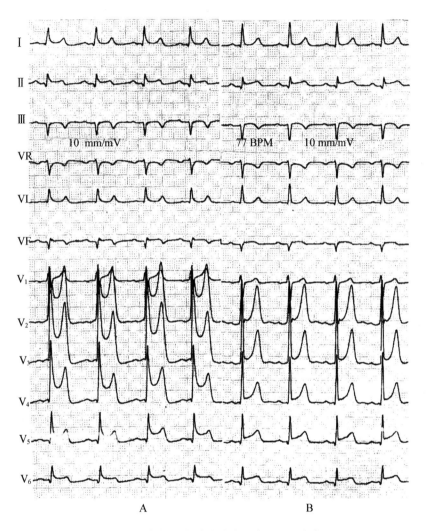

图 9-5　急性冠状动脉功能不全,ST 段抬高

　　患者,男性,47 岁。冠状动脉粥样硬化性心脏病、陈旧性下壁、前侧壁心肌梗死。右冠状动脉中段及回旋支远段均已闭塞,前降支近段至远段弥漫性狭窄76%～89%。A. 心绞痛发作时,V_2～V_4 导联 ST 段抬高 0.60～1.1mV,为急性前壁穿壁心肌损伤;B. 记录于症状缓解后,V_2～V_4 导联回至原位,显示陈旧性下壁及侧壁心肌梗死波形

ST 段抬高比 ST 段下降少见,它是穿壁性心肌损伤的表现。ST 段抬高的导联上 T 波高耸,QRS 振幅增大及时间延长,常伴有心律失常;有时也可伴有 T 波倒置或正、负双向,ST 段凸面向上。

部分患者心电图可有早期复极综合征的表现。

(二)T 波改变

急性冠状动脉功能不全引起的缺血性 T 波改变为一过性,缺血缓解以后,T 波又很快恢复原形。

1. 急性心内膜下心肌缺血　缺血部位的导联上 T 波异常高尖,两支对称,基底部变窄,Q-T 间期缩短。

2. 急性心外膜下心肌缺血　缺血区的导联上 T 波倒置,呈冠状 T 波。

3. 急性透壁性心肌缺血　在缺血部位的导联上 T 波倒置进一步增深,伴有 Q-T 间期延长。

(三)U 波改变

急性冠状动脉功能不全时原无 U 波者可出现明显 U 波,或 U 波由直立转为倒置,或 U 波直立振幅增大,时间增宽(图 9-6)。

(四)一过性异常 Q 波

严重冠状动脉功能不全,可使损伤区心肌暂时丧失除极能力,出现一过性急性心肌梗死的 q、Q 波或 QS 波。持续时间短者只有几十分钟,长者可达数日。

(五)一过性心律失常

1. 窦性心律失常　多为一过性窦性心动过速、窦性停搏或窦房传导阻滞。

2. 期前收缩　多为室性期前收缩,可为单形性、多形性或多源性,此时发生的 R-on-T 现象显示室性期前收缩有诱发扭转型室性心动过速或心室颤动的危险性。

3. 室性心动过速　单形性室性心动过速的频率多在 150bpm 左右,室性 QRS-T 波形相同,R-R 周期基本匀齐,多由 3～10 个室性 QRS 波群构成,常由成对单形室性期前收缩诱发。多源性、多形性及扭转型室性心动过速比较少见。Q-T 期间正常或缩短时发生的多形室性心动过速的频率较快,可达 180～280bpm,持续时间在 10s 以上者可引起晕厥或发作阿-斯综合征。在 Q-T 间期延长基础上发生的多形性室性心动过速,基本心律多为缓慢心律失常及房室传导阻滞。心脏人工起搏增快心室率,随着 Q-T 间期的缩短,心室肌非同步复极化现象趋向一致,可以制止激动折返,中止室性心动过速(图 9-7)。

4. 房室阻滞　一度房室传导阻滞比较常见,多为暂时性,表现为 P-R 间期延长。二度房室传导阻滞中以 I 型多见,主要见于下壁心肌缺血、损伤的患者。三度房室传导阻滞少见,常为一过性。

5. 束支传导阻滞　急性冠状动脉功能不全可出现一过性左、右束支传导阻滞及其分支阻滞图形。

6. 其他心律失常　如房性心动过速、心房扑动、心房颤动等(图 9-6)。

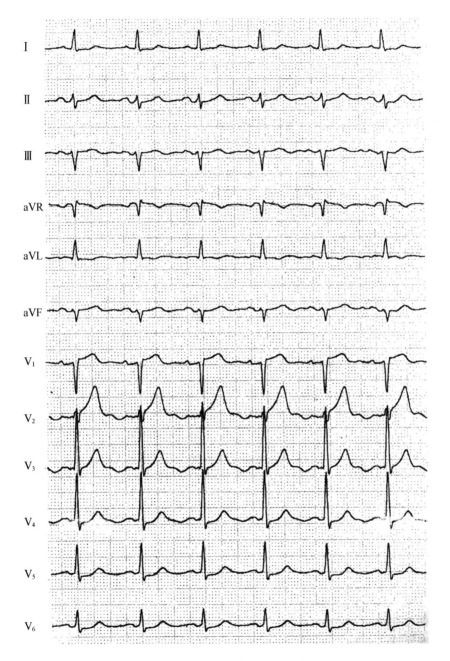

图 9-6　急性冠状动脉功能不全,U 波倒置

　　患者,男性,66 岁。冠状动脉粥样硬化性心脏病、稳定型心绞痛。心电图记录于心绞痛发作时,$V_2 \sim V_3$ 导联 U 波倒置。V_2、V_3 导联 T 波增高

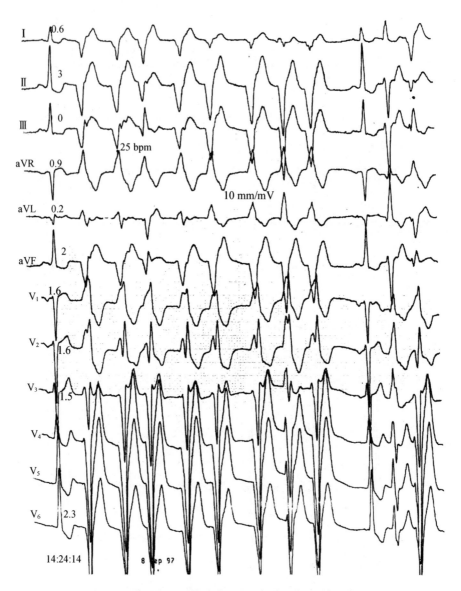

图 9-7 急性冠状动脉功能不全,发生多形性室性心动过速

　　患者,男性,43 岁。冠状动脉粥样硬化性心脏病。心绞痛发作时Ⅰ、Ⅱ、Ⅲ、aVF、V₄～V₆ 导联 ST 段呈下斜型下降 0.05～0.35mV。宽大畸形的 QRS 波群为室性心动过速,频率 116bpm。室性心动过速呈多形性,QRS-T 波形不同

四、慢性冠状动脉供血不足

　　自心电图上诊断慢性冠状动脉供血不足,必须密切结合临床。因为其他疾病引起的心电图改变与慢性冠状动脉供血不足引起的心电图改变相似或完全相同。

（一）ST 段下降

慢性冠状动脉供血不足引起的 ST 段下降只限于缺血区的导联上，下降的 ST 段呈水平型或下斜型，下降的程度在 0.05～0.15mV，很少有＞1.5mV 上者。ST 段下降反映心内膜下心肌缺血，缺血性 ST 段可有明显的动态变化，如在此基础上发生急性心肌缺血，ST 段在原有下降的基础上再明显下降（图 9-8）。

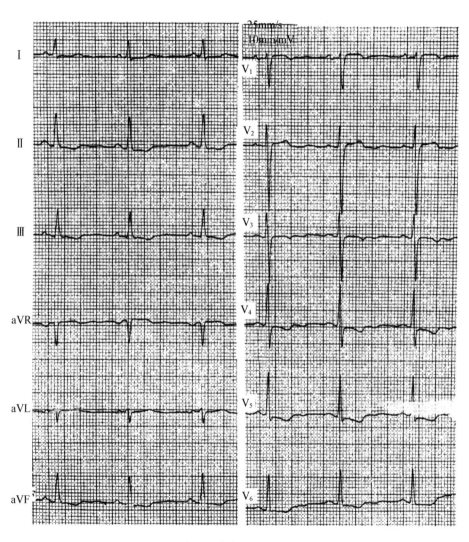

图 9-8　慢性冠状动脉功能不全，ST 段下降

患者，女性，60 岁。冠状动脉粥样硬化性心脏病。V_4～V_6 导联 ST 段呈下斜型下降 0.05～0.10mV。Ⅱ、Ⅲ、aVF、V_3～V_6 导联 T 波倒置

(二)缺血型 T 波改变

缺血型心电图 T 波主要改变如下：①$T_{V_1} > T_{V_5}$ 或 $> T_{V_6}$；②T 波低平（图 9-9）；③T 波双向；④T 波倒置（图 9-10）。

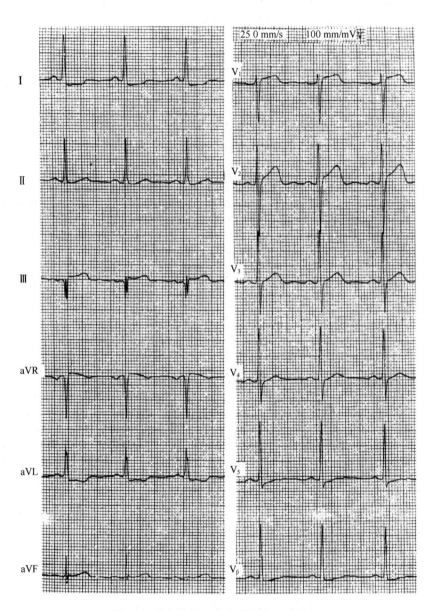

图 9-9 慢性冠状动脉功能不全，T 波低平

患者，女性，57 岁。冠状动脉粥样硬化性心脏病。$ST_{I, aVL}$ 水平型下降 0.10mV。T_{I, aVL, V_5, V_6} 导联 T 波低平

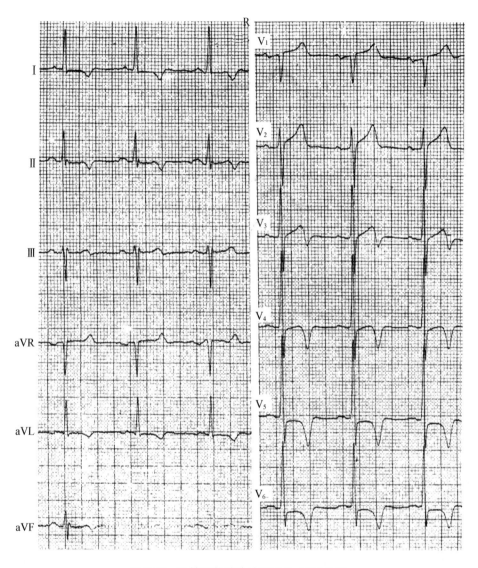

图 9-10 慢性冠状动脉功能不全，冠状 T 波

　　患者，男性，67 岁。冠状动脉粥样硬化性心脏病。Ⅰ、Ⅱ、aVF、V_4～V_6 导联 T 波倒置，呈冠状 T 波，V_3 导联 T 波正、负双向

(三)ST 段平坦延长

　　部分慢性冠状动脉供血不足者，心电图上仅表现为 ST 段平直延长，此时的 T 波多属低平或平坦。

(四)Q-T 间期延长

　　有的慢性冠状动脉供血不足患者，心室复极时间明显延长，心电图表现为 ST 段延长，T 波增宽，Q-T 间期延长。

(五)U 波改变

　　慢性冠状动脉功能不全心电图可见明显 U 波，也可见 U 波倒置，后者是一种少见的心电

图异常,主要出现于 $V_2 \sim V_6$ 导联上。

(六)Ptf-V₁ 负值增大

在 V_1 导联中,P 波呈正、负双向时,负性 P 波电压与时间的乘积,称为 Ptf-V₁ 或 P_1 的 P 波终末电势(图 9-11)。

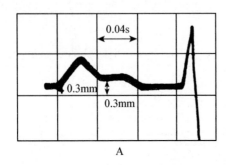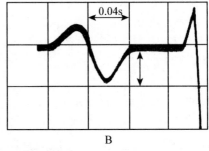

图 9-11 Ptf-V₁ 的测算方法

图 A. 0.04s×(+0.3mm)=+0.012mm・s;图 B. PV₁ 波终末电势=PV₁ 终末
部分时间 s×PV₁ 终末部分振幅(mm),0.04s×(-0.8mm)=-0.032mm・s

慢性冠状动脉功能不全时,可见 Ptf-V₁ 绝对值>-0.03mm・s。其原因可能与左心房心肌缺血、房内传导延缓、房内压力增高及左心房退行性变等有关。有学者认为,Ptf-V₁>-0.04mm・s,提示左心房负荷增重,可能为左心房扩大的心电图表现。此种特征在高血压病、冠状动脉粥样硬化性心脏病、风湿性心脏病二尖瓣狭窄、左心衰竭、左心室负荷增重、电解质紊乱、代谢紊乱等许多疾病中可以见到,必须结合临床评定。

五、心肌缺血的其他原因

(一)冠状动脉炎

某些感染性或非特异性炎症,往往可能侵犯冠状动脉,致使发生狭窄或闭塞性改变,引起心肌缺血。梅毒性主动脉炎 25%～30%波及冠状动脉开口及其起始部分。非特异性大动脉炎病变亦可波及冠状动脉,引起冠状动脉狭窄或闭塞,发生心绞痛或心肌梗死。结节性多发性动脉炎、红斑狼疮、风湿热,均可累及冠状动脉,发生心肌缺血。

(二)瓣膜病

在心脏瓣膜病中,主动脉瓣狭窄最常引起心绞痛,约占 20%,有的甚至发生心肌梗死。明显的主动脉瓣关闭不全、左心室舒张中期及末期压力增高,冠状动脉舒张期灌注低下,亦可引起弥漫性心内膜下心肌缺血及其他严重的临床症状。二尖瓣狭窄患者,冠状动脉血流可因肺血管阻力增高而减少,导致心肌缺血。

(三)先天性冠状动脉畸形

青少年发生心绞痛者,应多考虑先天性冠状动脉畸形,其中以左冠状动脉起源于肺动脉者常见,有的可生长到成年。其他有单一冠状动脉开口或左、右冠状动脉开口于同一乏氏窦者。上述这些冠状动脉畸形,不仅可引起心肌缺血,还可导致猝死。近年通过冠状动脉造影可在生前做出临床诊断及必要处理。

(四)冠状动脉痉挛

自冠状动脉造影开展以来,可逆性冠状动脉痉挛报道日益增多,也是发生变异型心绞痛的原因之一。它可发生于完全正常的冠状动脉,亦可发生于冠状动脉粥样硬化病变的基础上或其附近,情况更为严重,易引起血管的完全闭塞,发生急性心肌梗死或猝死。

(五)冠状动脉栓塞

感染性心内膜炎、风湿性心瓣膜病变的赘生物、主动脉钙化物质、黏液瘤,以及由心脏以外来的空气、脂肪珠等,均可能成为栓子,随血流进入冠状动脉,发生冠状动脉栓塞,致急性心肌缺血或坏死。

(六)其他

严重贫血时,红细胞明显减少,携氧能力低下,不能满足心肌需要,可发生心肌缺血的临床症状与心电图表现。有些伴有贫血的冠状动脉粥样硬化性心脏病患者,一旦贫血纠正,缺血性心脏病的有关症状即大为改善或消失。急性失血,可诱发急性心肌缺血或坏死。

一氧化碳中毒发生心肌缺血的原理和贫血相似,也是携氧能力低下所致。

还有报道,某些心肌缺血患者,乃由于血红蛋白释放氧发生障碍所致。

药物所致的心肌缺血,一是可引起冠状动脉收缩或痉挛,减少血流量;二是增加心肌耗氧量,使心肌氧的供需失调,如儿茶酚胺类。

六、引起 ST-T 改变的其他原因

(一)心肌炎

包括风湿性心肌炎、病毒性心肌炎及其他感染引起者,如白喉、伤寒、波浪热、葡萄球菌菌血症或败血症,发生 ST-T 改变,并且往往随着感染的进展和减轻而改变。

(二)心肌病

特发性心肌病,产后心肌病、克山病等,都可有 ST-T 改变。

(三)药物性

使用洋地黄制剂的患者,可有 ST 段降低,T 波平坦、双向或倒置,多伴有 Q-T 间期缩短。

应用奎尼丁后可有 ST 段下移及延长、T 波低平或倒置、QT 间期延长。普鲁卡因胺对于 ST-T 的影响较轻。

依米丁(吐根碱)可使心电图的 T 波平坦、双向或倒置,T 波深尖,ST 段上移或下降。

接受氯喹治疗的患者中,60%～90%的心电图可呈 T 波平坦或倒置、ST 段压低、QT 延长,严重患者有心搏骤停。

足量锑剂治疗,几乎 100%的患者心电图有 Q-T 间期延长、T 波低平或倒置、ST 段偏移。

(四)低血钾

根据血钾减低的程度,T 波可为平坦、倒置和 ST 段降低,出现 U 波。

上述各种原因,都有自己的特殊病史及临床表现,只有密切结合病史及其他临床资料,方可得到较准确的诊断。

七、心电图诊断心肌缺血的局限性

根据尸检报道,冠状动脉粥样硬化的发生率＞40.0%,但普查 40 岁以上人群冠状动脉粥样硬化性心脏病的患病率为 4%～7%,而且大多是隐性冠状动脉粥样硬化性心脏病,这是因

为冠状动脉有很大的储备能力。正常人在剧烈体力活动时,心肌需氧量极度增加,冠状动脉供血量可增长 10 倍,不至于发生心肌缺血。一般体力活动的人,轻微的冠状动脉粥样硬化病变,不至于影响供血功能,也就不会出现临床症状,只有在粥样硬化斑块明显时(一般认为使动脉管腔狭窄>75%),方可发生冠状动脉供血不足。

冠状动脉粥样硬化的程度,与临床表现及心电图改变往往不成平行的关系。有的患者冠状动脉粥样硬化病变范围很广泛,经尸检已经证明,其生前可无临床症状,心电图也完全正常,而范围较小的局限性病变,反而出现严重的临床症状,甚至发生心肌梗死。据研究,冠状动脉造影显示多支冠状动脉病变而无穿壁性心肌梗死的患者中,静息心电图正常者达 16%~66%。通常认为,最威胁生命的左冠状动脉狭窄时,1/3 的患者静息时心电图正常,随着狭窄的严重度和发生狭窄的冠状动脉支数增加,代偿功能降低,静息时的心电图异常率则增高。冠状动脉狭窄发生的速度和发生的血管支数,直接影响代偿功能,如单一冠状动脉缓慢地发生狭窄,可完全由侧支循环来代偿。如果狭窄发生得快或是多支病变,则不易建立足够的侧支循环。

心电图是诊断冠状动脉粥样硬化性心脏病的重要方法,可表现为各种心律失常及缺血型 ST-T 的改变。但有一定限度,一些冠状动脉粥样硬化性心脏病不能从静息时的心电图上反映出来,其他原因所致的心肌缺血以及某些非缺血性疾病也可有类似的心电图改变,必须结合病史及其他资料诊断冠状动脉粥样硬化性心脏病。

八、冠状动脉心肌桥的心电图改变

据研究,冠状动脉心肌桥患者静息心电图多数正常,重症或有临床症状者 $V_3 \sim V_6$ 或 $V_4 \sim V_6$ 有缺血性 ST-T 改变。

李玉峰等研究发现,经冠状动脉造影确诊的 120 例冠状动脉心肌桥患者中,87 例(72.5%)有不同程度的心电图或动态心电图异常,主要为 ST 段水平型压低≥0.05mV,心房颤动 16 例(13.33%),频发室性期前收缩 14 例(11.67%)。前降支心肌桥 114 例(95%),回旋支心肌桥 6 例(5%)。狭窄Ⅰ级 6 例(5%);Ⅱ级 78 例(65%);Ⅲ级 36 例(30%)。本组狭窄≥Ⅱ级 114 例,占 95%。

黄维义等研究 11 例冠状动脉心肌桥患者发现,静息心电图示 3 例(27.27%)有 ST 段压低及 T 波改变。其余 8 例中有 4 例负荷心电图显示有心肌缺血性改变。依据 Nobel 分级法,Ⅰ级 2 例,Ⅱ级 4 例,Ⅲ级 5 例。同时,并发冠状动脉粥样硬化者 3 例(占 27.27%),其中 2 例粥样硬化病变处管腔狭窄<50%,1 例狭窄程度达 70%。

肖佑生等对经 64 层螺旋 CT 冠状动脉成像确诊的 64 例心肌桥-壁冠状动脉进行分析,行心电图检查发现有 35 例(54.69%)患者有 ST-T 改变,表现为 $V_3 \sim V_6$ 导联 T 波倒置,ST-T 下降,其中孤立性心肌桥心电图改变 9 例,肌桥长度均≥12mm。浅表型 14 例中仅 1 例有心电图改变,1 例表现为二度Ⅰ型房室传导阻滞。

郭丽君等对 35 例冠状动脉心肌桥进行临床分析,12 例心电图[静息和(或)发作时]大致正常。12 例心电图异常(34.29%),包括 2 例胸前导联 $V_3 \sim V_6$ ST 段弓背向下抬高,T 波高尖,呈早期复极样,静息时和发作期无明显变化。7 例于静息和(或)发作时出现胸前导联 $V_3 \sim V_6$ 或 $V_4 \sim V_6$ ST 段压低 0.05~0.1mV,T 波双向或倒置或直立;其余 3 例中 1 例为急性前侧壁、高侧壁心肌梗死图形。1 例仅见 $V_1 \sim V_4$ 导联 T 波倒置,另一例表现为Ⅱ、Ⅲ、aVF、

$V_4 \sim V_6$ 导联 ST 段弓背向上抬高 $0.1 \sim 0.2$mV，T 波明显倒置，近似心肌梗死图形，但无动态演变。这 24 例为孤立性心肌桥病例中，不典型胸痛或胸闷、心悸者 13 例；典型心绞痛症状者 10 例，急性心肌梗死 1 例。心肌梗死和心绞痛组和不典型胸痛组的心肌桥狭窄程度[（58%±15%）vs.（54%±15%）]，以及心肌桥长度[（22mm±11mm）vs.（20mm±6mm）]无明显统计学差异。心电图异常组的心肌桥狭窄程度重于正常组[（63%±13%）vs.（49%±13%），$P <$ 0.05]，但两组的心肌桥长度[（22mm±10mm）vs.（20mm±7mm）]差异无统计学意义。

刘幼文等对 10 例明显心肌缺血表现的冠状动脉心肌桥患者行支架置入术治疗的临床资料中，冠状动脉造影显示心肌桥均位于前降支，心脏收缩时壁冠状动脉狭窄率为 75% ～ 100%，狭窄长度为 8～20mm。所有患者均有较典型的心绞痛症状，其中临床诊断为不稳定型心绞痛 5 例，稳定型心绞痛 4 例，陈旧性心肌梗死 1 例。心绞痛发作时，所有患者的心绞痛均有明显的 ST 段下移，发生的导联与心肌桥的部位相对应。

李团叶对经冠状动脉造影确诊的 105 例冠状动脉心肌桥患者进行了分析，单纯肌桥组 74 例，心电图及动态心电图检查：29 例有缺血性 ST-T 改变，其中收缩期狭窄属 Nobel Ⅰ级者 13 例（45%）、Ⅱ级者 7 例（24%）、Ⅲ级者 9 例（31%）；45 例无缺血性 ST-T 改变者中，收缩期狭窄属 Nobel Ⅰ级者 20 例（44%）、Ⅱ级者 15 例（33%）、Ⅲ级者 10 例（22%）。复杂肌桥组（肌桥合并桥前动脉粥样硬化者）31 例，心电图及动态心电图检查有缺血性 ST-T 改变 20 例（65%）。

陈志刚等对经冠状动脉造影确诊的 52 例冠状动脉心肌桥患者进行了分析。心电图表现中，缺血性 ST-T 改变 28 例，非缺血性 ST-T 改变 24 例，其中缺血性 ST-T 改变患者的收缩期狭窄 Nobel 分级为Ⅰ级的患者比例显著高于非缺血性 ST-T 改变患者（$P <$ 0.05）。

从上述资料中可以看出，部分冠状动脉心肌桥患者心电图有缺血性 ST-T 改变，壁冠状动脉心肌桥收缩时狭窄重者，心电图缺血改变明显，也受其他因素的影响。

第二节　心肌梗死型心电图改变

冠状动脉心肌桥亦可发生急性心肌梗死，及时识别心电图改变有重要意义。

一、心肌梗死型心电图改变与病理的关系

不论心肌梗死发生的急缓，心肌病变都将有一个发展过程。首先是心肌的急性缺血，如果此时不能逆转，便会进一步损伤心肌，最后发生坏死型改变而致死。

(一)急性缺血型改变

急性心肌梗死时，首先是发生急性缺血，心室复极的 T 向量发生方向性改变，其方向背离梗死区，呈现高尖 T 波（心内膜下缺血）或深而尖的倒置 T 波（心外膜下心肌缺血），在和其相对应的导联上则反之。

(二)急性损伤型改变

心肌缺血严重而造成损伤时，由于损伤电流出现，从而使 ST 段移位。至于 ST 段是升高或降低，取决于损伤电流的方向和电极位置的相互关系。凡损伤电流的方向面向电极，则 ST 段便向上移位；反之，则出现 ST 段下移（图 9-12）。

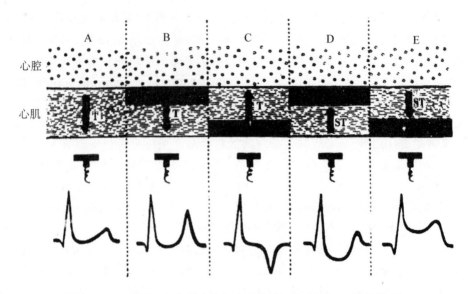

图 9-12 心肌梗死心电图改变与病理关系(对 T 波及 ST 段的影响)

A. 正常心肌及心电图波形;B. 急性心内膜下缺血,T 波高尖;C. 急性心外膜下缺血,T
波倒置深而尖;D. 急性心内膜下损伤,ST 段压低;E. 急性心外膜下损伤,ST 段升高

(三)坏死型改变

心肌发生坏死时,该部心肌即失去极化状态及极化电位,当激动传抵该部心肌时,不能发生除极作用,因而瞬间平均心电向量出现背向梗死区的变化。描记出病理的 Q、QS 或 QR 波,其波形与梗死的程度有关(图 9-13)。

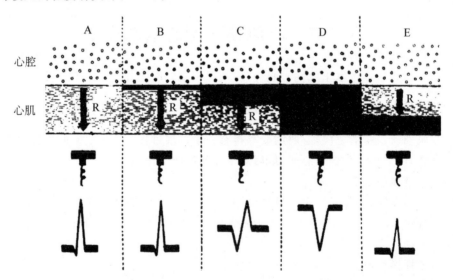

图 9-13 心肌梗死心电图改变与病理关系(对 QRS 波的影响)

A. 正常心肌及心电图波形;B. 小片心内膜下心肌坏死,可无明显改变或仅 R 波
变低;C. 明显心内膜下心肌坏死,病理性 Q 波伴 R 波减低;D. 穿壁性心肌梗死,呈 QS
波;E. 心外膜下心肌坏死,R 波变低

(四)急性心肌梗死的心电图波形

上述心电图改变,急性缺血、急性损伤及坏死,可反映急性心肌梗死发生后的发展过程。这3种心电图改变亦可描记于同一幅心电图上。因为急性心肌梗死发生后,在梗死区周围的心肌,同时接受闭塞冠状动脉及其他未闭塞冠状动脉的侧支循环,免于坏死,但受到严重供血不足时则造成损伤。损伤再向外为缺血带,这一部分心肌受闭塞冠状动脉的影响较小;更向外逐渐过渡到正常心肌,鉴于人体表心电图电极距心脏较远,因而急性心肌梗死后,同一幅心电图上可反映缺血、损伤、坏死3种特征性表现(图9-14)。

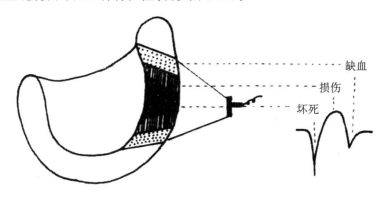

图9-14　急性心肌梗死心电图
同一帧心电图上有缺血、损伤、坏死3种特征性表现

二、心肌梗死的心电图分期

(一)早期过急期

早期过急期是急性心肌梗死的最早期的心电图表现,当心肌细胞供血突然急剧减少时,细胞内无氧代谢增加,酸性产物堆积,细胞膜的通透性改变,细胞内钾外溢,细胞外钠进入细胞内,细胞内钾/钠比值减小,如细胞内失钾超过50%,就无生物电活动。心电图有以下3种变化。

1. 急性损伤阻滞　急性损伤阻滞发生时可有以下几种情况:①损伤区R波的上升支缓慢,类本位曲折≥0.045s;②QRS波时间延长,可达0.12s;③QRS波幅度增加。这种改变,发生在病理Q波出现和T波倒置之前,同时发生ST段斜上形升高(图9-15)。如果出现病理性Q波或T波倒置,急性损伤阻滞即消失。

2. ST段斜上形升高　在缺血区的导联上,ST段呈斜上形升高,也可进一步发展为全部ST段升高;与其相对应的导联,ST段呈反向改变(图9-16)。

3. T波的改变　T波幅度增大、高耸,以R波为主的心前导联上尤为明显,可发生于ST段升高之前,故并非ST段升高的继发表现。当此T波恢复时,病理性Q波可不出现(图9-17)。

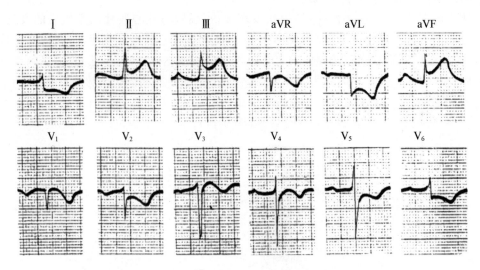

图 9-15　急性下壁心肌梗死早期过急期伴一度房室传导阻滞

Ⅱ、Ⅲ、aVFR 波上升支缓慢，QRS 时间延长，ST 段斜上抬高；与之相对应的前侧壁导联 ST 段压低

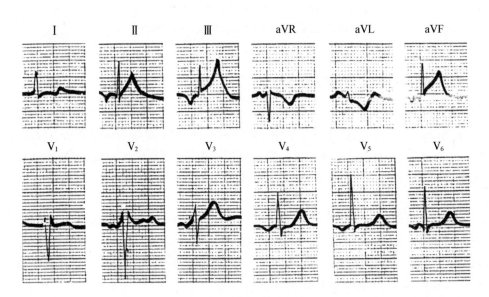

图 9-16　急性下壁心肌梗死早期过急期，交界性心律

Ⅱ、Ⅲ、aVF 导联 ST 段斜上形升高，T 波高尖；Ⅰ、aVL 导联 ST 段压低；Ⅱ、Ⅲ、aVF、$V_2 \sim V_6$ 导联 P 波倒置

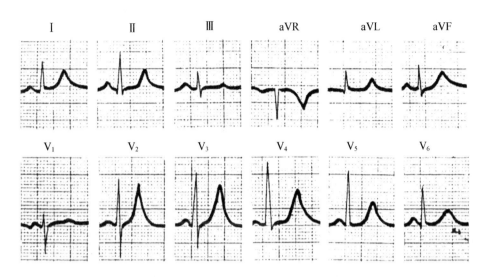

图 9-17　急性心肌梗死早期过急期广泛性心内膜下心肌缺血

$T_{I、II、V_2 \sim V_6}$ 导联上升支与下降支对称，$V_2 \sim V_4$ 导联高尖，以后发展为广泛性前壁心肌梗死

　　早期过急期心电图改变时间多持续数小时或 1～2d，罕有延长至数天或数周者。此阶段对于临床防治极为重要：部分不稳定型心绞痛患者，经积极治疗后，可不向心肌梗死发展；急性心肌梗死患者，经积极治疗后，一般梗死范围较小、合并症少者，预后较好；损伤区心室自律性增加，容易发生原发性心室颤动而猝死，应积极防治。

（二）充分发展期

　　典型的表现有病理性 Q 波，ST 段凸面向上的弓形升高，对称性深而尖的倒置 T 波。分别反映急性心肌梗死的 3 个不同区带：①梗死中心的心肌梗死区；②与坏死区紧连的损伤区；③距坏死中心较远的缺血区。图形演变的过程是高尖的 T 波逐渐降低以至倒置，升高的 ST 段呈凸面向上的弓形升高，但升高的程度有所减轻。在这个过程中，甚至可有暂时的正常心电图表现（图 9-18）。该期标志着急性心肌梗死已经形成，梗死中心区的坏死心肌已不可逆转，如果梗死范围并不太小，反映心肌坏死的病理性 Q 波将持续存在。坏死周围损伤区带的命运则有不同，它可能随着侧支循环的建立、微循环的改善而恢复正常；又可因血液供应继续减少，进一步发展为坏死。此时积极治疗的重要目标是千方百计地挽救这一部分心肌，缩小梗死面积。T 波到达一定深度以后，将随着病情的恢复而逐渐变浅、直立，这取决于缺血的恢复情况。一般 3～6 个月，ST 段即恢复到等电位上，有些可能恢复得更早；6 个月不恢复者，就应疑有室壁瘤的可能性。

（三）慢性稳定期（陈旧性心肌梗死）

　　随着心肌梗死的恢复愈合，心电图上仅残留有病理性 Q 波，大多数长期存在。它提示以前发生过急性心肌梗死，病情稳定，但不能从图形上判断距急性心肌梗死发病有多长时间（图 9-18）。梗死面积较小者，病理性 Q 波也可能消失，心电图形基本正常。若仔细与梗死前对比，R 波可能较前有所减低。由于冠状动脉粥样硬化基本病变的影响，非梗死区可持续有缺血型 ST-T 的改变。ST 段弓形升高及 T 波深倒的损伤型改变已不复存在。病理上，通常认为疾病的第 6~8 周后坏死心肌由瘢痕组织替代——即为陈旧性心肌梗死。而临床则规定,急性心肌梗死发病 1 个月后即称为陈旧性心肌梗死(图 9-19,图 9-20)。

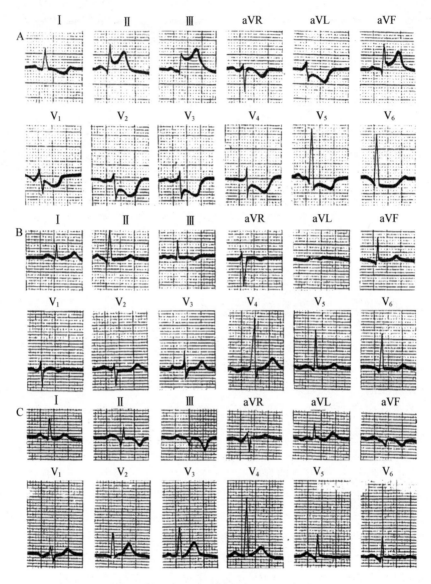

图 9-18　急性下壁心肌梗死心电图改变

A. 下壁心肌梗死,早期过急期,Ⅱ、Ⅲ、aVF 导联为 qR 型,ST 段明显抬高,T 波高大;其他各导联 ST 段压低或伴 T 波倒置。B. 次日描记的心电图明显恢复,仅Ⅱ、aVF、V5、V6 导联 ST 段轻度压低,T 波低小。C. 第 6 天示心肌梗死的充分发展期,Ⅱ、Ⅲ、aVF 导联为病理性 Q 波,ST 段轻度升高,T 波倒置

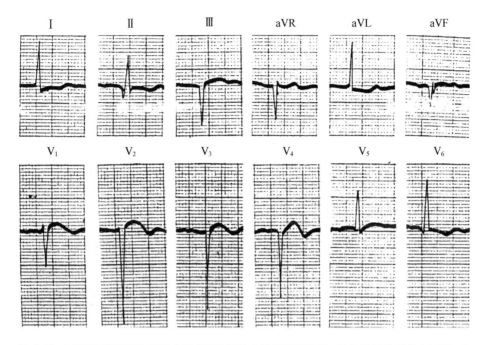

图 9-19　下壁及前侧壁陈旧性心肌梗死(慢性心肌梗死稳定期、慢性冠状动脉供血不足、心房颤动)，Ⅲ、V₃、V₄ 导联为 QS 波，Ⅱ、aVF 导联亦为病理性 Q 波，多数导联 T 波低平，ST 段压低

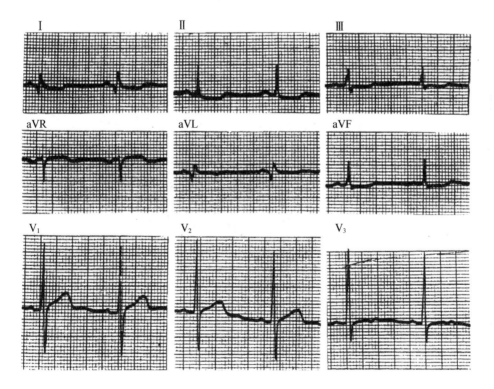

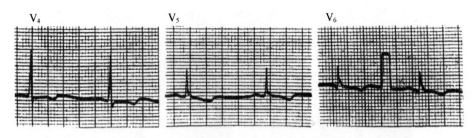

图 9-20　陈旧性高侧壁、真后壁心肌梗死

近年来，由于急性冠脉综合征（acute coronary syndrome，ACS）在临床上广泛出现，将急性心肌梗死分为 ST 段抬高的急性心肌梗死（ST-segment elevation myocardial infarction，STEMI）和无 ST 段抬高的急性心肌梗死（non-ST segment elevation myocardial infarction，NSTEMI）。前述急性心肌梗死的心电图变化，为 ST 段抬高的急性心肌梗死心电图衍变，而非 ST 段抬高的急性心肌梗死心电图表现为 ST 段下移及 T 波倒置的动态衍变，即心内膜下或心壁内心肌梗死（图 9-21）。

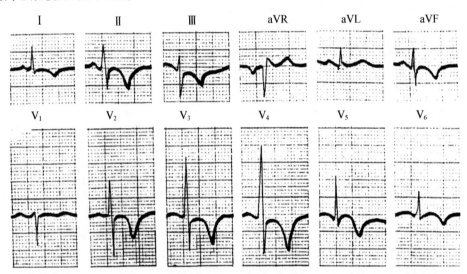

图 9-21　广泛性心内膜下心肌梗死

心电图 I、II、III、aVF、$V_2 \sim V_6$ 导联 ST 段压低，T 波倒置，aVR 导联 ST 段升高，T 波直立，即无 ST 段抬高的急性心肌梗死或非 Q 波急性心肌梗死

郭丽君等对 35 例冠状动脉心肌桥进行研究，其中 24 例为孤立性心肌桥，急性心肌梗死 1 例，表现为急性前侧壁、高侧壁心肌梗死图形。合并冠状动脉粥样硬化性心脏病者 9 例，其中 4 例有急性心肌梗死，急性前间壁心肌梗死 1 例，急性下壁、后壁心肌梗死 2 例，急性下壁、右心室心肌梗死 1 例，其余 5 例表现为心绞痛或不典型胸痛。

姚道阔等报道 1 例冠状动脉心肌桥引起急性心肌梗死伴晕厥患者，男性，57 岁，因突发晕厥 2 次，胸闷、胸痛 1 天，于 2006 年 2 月 10 日入院。入院后心电图显示胸前导联 $V_{2 \sim 6}$ ST-T 改变，肌酸激酶（CK）482U/L，肌酸激酶同工酶（CK-MB）37U/L，肌钙蛋白 T 0.80μg/ml。诊断为急性前壁心肌梗死、血管迷走性晕厥。冠状动脉造影示左前降支(LAD)中段可见 2 处肌桥(图 9-22)。造影过程中出现晕厥,心率 60/min,血压 40/20mmHg,经用多巴胺后 3min 血压恢复至 100/60mmHg。

刘幼文等对 10 例有明显心肌缺血表现的冠状动脉心肌桥患者行支架置入术治疗,其中陈旧性心肌梗死 1 例,不稳定型心绞痛 5 例,稳定型心绞痛 4 例。

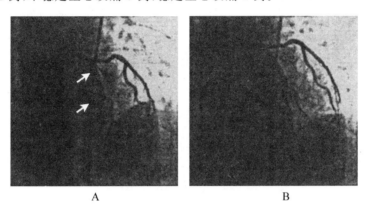

图 9-22 冠状动脉造影示左前降支中段可见两处肌桥

A. 舒张期;B. 收缩期

三、心肌梗死定位

(一)前壁心肌梗死

1. 广泛前壁心肌梗死 QS 波呈现于 $V_1 \sim V_6$、aVL 及 I 导联(图 9-23),甚至在 V_7 导联上亦可见 QR 波,提示左心室壁及间隔部大面积穿通性心肌梗死。当左心室心肌丧失量达 30% 以上时,一般出现左心衰竭,达 40% 以上时并发休克。广泛性前壁心肌梗死易发生泵衰竭,在治疗措施上应及早考虑。

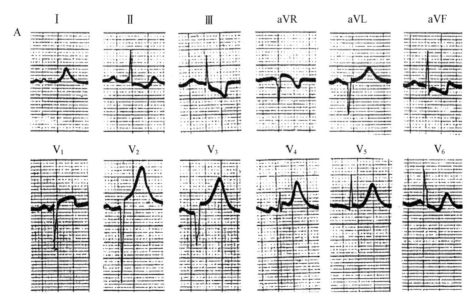

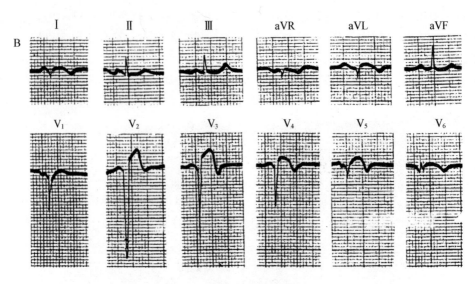

图 9-23　广泛性前壁心肌梗死

A. 早期过急期,$V_2 \sim V_5$ 导联高尖 T 波,多数导联有 ST 段改变;B. 充分发展期,Ⅰ、aVL、$V_2 \sim V_5$ 导联 QS 波,ST 段呈弓形抬高,T 波倒置

2. 前间隔心肌梗死　充分发展是在 V_1、V_2 导联呈现 QS 波,V_3、V_4 导联可有 QR 波。正常应表现为 qR 的 V_5、V_6,其 q 波消失及 R 波的幅度减低(图 9-24)。

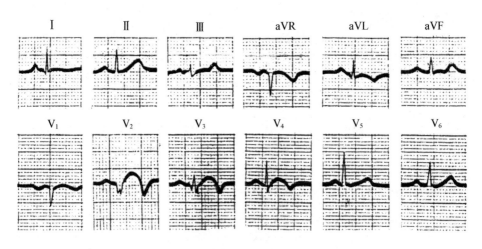

图 9-24　急性前间隔心肌梗死充分发展期

如果 $V_1 \sim V_4$ 导联为 QS 波,V_5、V_6 导联仍保持有初始的 q 波,提示侧壁心内膜下有广泛的梗死。

有时表现为 V_1、V_2 的 r 或 R 波大于 V_3 或 V_4,应该同右心室肥厚相鉴别。

正常 V_1、V_2 导联为 rS 波,如果前面有 q 波呈 qrS 型,则提示前间隔心肌梗死;如果 V_3、V_4 为 Q 波或 QS 波诊断意义更大。在心前导联上正常的初始小 q 波,V_6 较 V_4 深;反之,如果 V_4 导联的小 q 波较 V_6 深,则提示前间隔低部位的梗死。

3. 前侧壁心肌梗死

(1)高侧壁心肌梗死:主要是 Ⅰ、aVL 两个导联出现梗死波形,可能累及 V_5、V_6 导联。

(2)心尖部心肌梗死:主要是 V_5、V_6 出现梗死波形,可能累及 Ⅰ、aVL。亦可能 3 个标准导联均伴有 >0.04s 的 q 波或 Q 波。

前侧壁心肌梗死时,V_5、V_6 为 QR 或 Qr 波,并不出现 QS 波,如为 QS 波,其右侧心前导联往往被累及,为广泛性前壁心肌梗死。

(二)下壁心肌梗死

下壁心肌梗死亦称膈面心肌梗死,位于心脏的下面贴近横膈面。其梗死图形表现于 Ⅱ、Ⅲ、aVF 3 个导联,这些导联电极距心脏较远,其病理性 Q 波一般较前壁梗死者小。一般 $Q_Ⅲ$>Q_{aVF},而 Q_{aVF}>$Q_Ⅱ$。QS 波常见于 Ⅲ 导联,Ⅱ 及 aVF 导联多呈 QR 或 Qr 型,甚至 Ⅲ 导联也有终末 R 波。广泛性下壁心肌梗死,Ⅱ、Ⅲ、aVF 导联均呈 QS 波,常累及 V_5、V_6 导联。

(三)正后壁心肌梗死

正后壁心肌梗死是指心脏基底部的病变,位于左心室的后面。在常规 12 导联心电图上没有病理性 Q 波,只是在对向后壁 V_7、V_8 导联才能显示,与之对应的 V_1、V_2 导联为高而宽的 R 波及 T 波高尖直立,一般 >0.4mV,T 波的上升支与降支对称,ST 段凹形下移(图 9-25)。

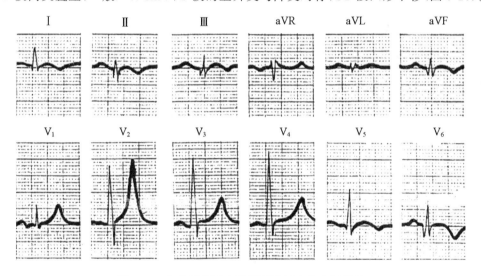

图 9-25　急性下侧壁心肌梗死及正后壁心肌梗死

心电图示 Ⅱ、Ⅲ、aVF 导联为病理性 Q 波,示下壁心肌梗死;V_5、V_6 波减低,无 q 波伴 ST 段弓形抬高,亦累及侧壁;V_1～V_4 波及 T 波高大,示正后壁心肌梗死

RV_1、RV_2 可见于右心室肥厚、右束支传导阻滞、A 型预激综合征,以及正常变异。当疑为正后壁心肌梗死时,宜加做 V_7～V_9,有助于确诊。

(四)右心室心肌梗死

右心室心肌梗死的心电图表现,主要是 V_{3R}～V_{6R} 呈损伤型 ST 段抬高 >1mm 及其演变过程。它多合并下壁或后壁心肌梗死,临床上易并发右心衰竭、心动过缓或不同程度的房室传导阻滞。

(五)多发性心肌梗死

1. **梗死部位相邻**　同时在各相应导联上表现出典型改变,诊断并不困难(图 9-26)。

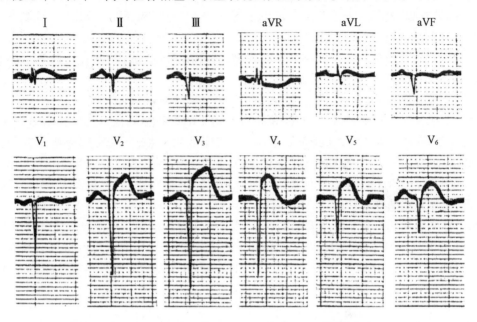

图 9-26　广泛性前壁、侧壁、心尖部及下壁急性心肌梗死

2. **梗死部位相对**　由于病变广度及深度不同,心电图主要表现出梗死范围及深度较大部位的坏死型改变。一般不致影响心肌梗死的诊断,但临床表现较严重,与心电图表现不成平行关系。在范围与深度上均相近似,两者 QRS 波群的初始向量改变互相"中和"而抵消,不出现深 Q 波,ST-T 改变也不典型,容易漏诊和误诊。

(六)复发性心肌梗死

1. 除原有陈旧性心肌梗死图形外,另又新增不同部位急性心肌梗死的图形(图 9-27)。

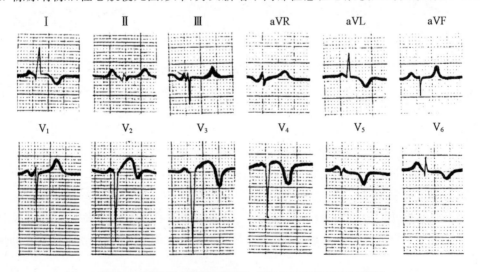

图 9-27　陈旧性下壁心肌梗死,急性广泛性前壁心肌梗死

2. 原有部位陈旧性心肌梗死的病理性 Q 波消失,出现损伤性 ST 段及缺血型 T 波改变,提示陈旧性心肌梗死相对部位发生急性心肌梗死,两者涉及范围相似。

3. 在陈旧性心肌梗死相对部位发生心肌梗死,范围相近,可使原有的病理性 Q 波"中和"消失。ST-T 改变不典型,甚至原有的改变反而转而"正常"。

4. 原有陈旧性心肌梗死范围较大,在相对部位新发生较小的梗死时,可被掩盖,心电图没有新的改变。

5. 并发心律失常。陈旧性心肌梗死突然并发室内传导阻滞、频发室性期前收缩、室性心动过速、心室停搏等,提示发生了新的心肌梗死。

(七)心肌梗死合并束支传导阻滞

心肌梗死合并束支传导阻滞的发生率为 8%～15%。有研究不合并束支传导阻滞者,心电图诊断心肌梗死的准确率为 79%,合并有束支传导阻滞时,其准确率下降为 57%～74%。

1. **心肌梗死伴有右束支传导阻滞**　兼有心肌梗死及右束支传导阻滞的两种特征,如前壁心肌梗死时,V_{1r}、V_{2r},波消失,V_5、V_6 的 q 波消失(图 9-28);下壁心肌梗死时,Ⅱ、Ⅲ、aVF 导联有深的 Q 波(图 9-29)。急性心肌梗死时 ST 段及 T 波改变虽然可受右束支传导阻滞的继发性影响,但不至于将急性心肌梗死的特征完全掩盖,并注意随访,还可看到急性心肌梗死的演变过程。

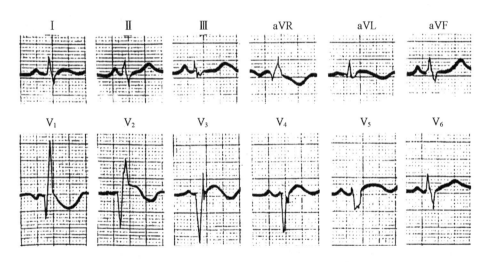

图 9-28　急性前间隔心肌梗死合并右束支传导阻滞

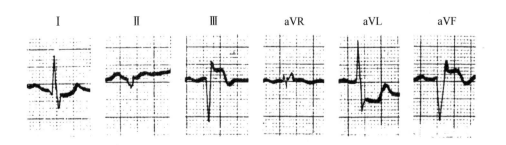

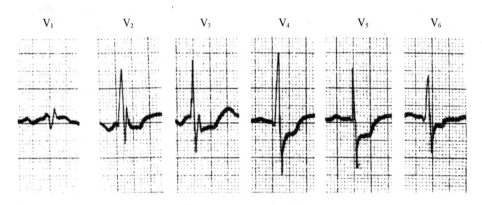

图 9-29　急性下壁心肌梗死合并右束支传导阻滞

2. 心肌梗死伴有左束支传导阻滞　右束支传导阻滞时,心室除极的初始程序正常,而左束支传导阻滞时,正常自左向右前的初始向量消失。心肌梗死的典型病理性 Q 波,反映在与梗死部位相关导联上 QRS 波群的初始部分。两者若同时存在,则表现为左束支传导阻滞的基本图形,不容易认出心肌梗死的存在,特别是陈旧性心肌梗死。急性心肌梗死时,可由 ST 段及 T 波的演变来辨认。

(1)前壁心肌梗死伴有左束支传导阻滞:在左束支传导阻滞图形的基础上,可有下述一些改变(图 9-30)。①在 Ⅰ、aVL 导联及 V₅、V₆ 导联上出现 Q(q)波;②R 波的振幅降低;③反映前壁导联的波形,有明显的损伤型 ST 段升高或合并有缺血性 T 波改变,并有心肌梗死的 ST-T 演变过程。

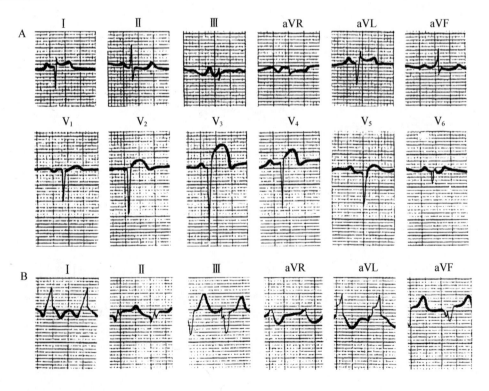

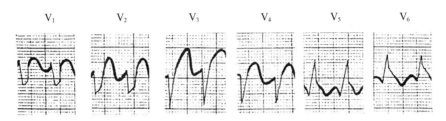

图 9-30　广泛性前壁心肌梗死合并左束支传导阻滞

A. 广泛性急性前壁心肌梗死;B. 2d 后合并左束支传导阻滞,$V_1 \sim V_3$ 导联出现初
始 r 波,ST 段弓形抬高更明显,Ⅰ、aVL、V_5、V_6 导联为 q 波

(2)下壁心肌梗死伴有左束支传导阻滞:在左束支传导阻滞基本图形的基础上,Ⅱ、Ⅲ、
aVF 导联出现下述改变(图 9-31)。①以 R 波为主的 QRS 波群前出现 Q 波;②该三导联的振
幅均<5mm,有时呈 rsr′型,而 S 波较深;③该三导联呈 RS 型。

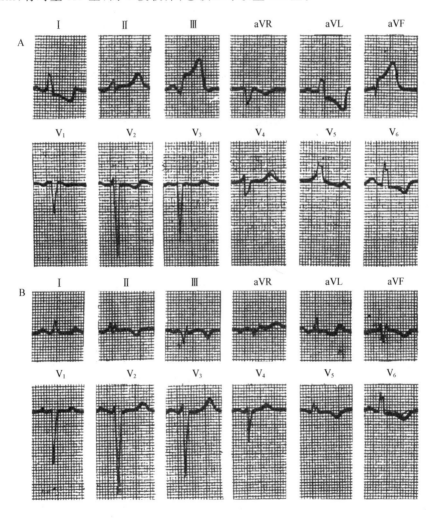

图 9-31　下壁心肌梗死合并左束支传导阻滞

A. 早期过急期;B. 充分发展期

(八)心肌梗死伴有预激综合征

预激综合征是心房激动通过异常捷径"抢先"传入心室,使 QRS 波的初始向量发生方向变化。心肌梗死的病理性 Q 波也是发生在 QRS 的初始部分,使诊断发生困难。

A 型预激综合征时,以 R 波为主,都有继发的 ST 段下移,说明有心肌损伤,如果在 δ 波前有 Q 波,提示有心肌梗死(图 9-32)。

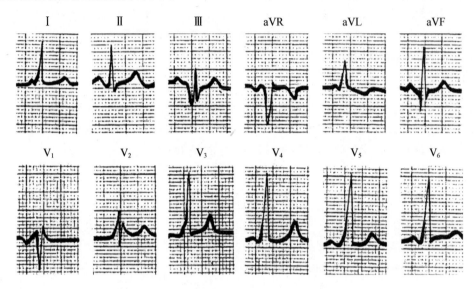

图 9-32 陈旧性下壁心肌梗死合并 A 型预激综合征

B 型预激综合征时,往往出现 $Q_{II、III、aVF}$,很难与膈面心肌梗死相鉴别。如果室间隔左侧发生心肌梗死,V_5、V_6 导联上出现异常 Q 波,可作为室间隔心肌梗死的依据。

使用阿托品或奎尼丁等药物消除预激综合征后,可显示出典型的心肌梗死波形。

四、心电图诊断心肌梗死评价

在临床诊断心肌梗死的方法中,心电图为首选。其操作简便,费用低廉,便于携带,当即看到结果,准确性高,可做 18 个导联(除常规十二导+$V_{7～9}$+V_{3R}～V_{5R}),要及时、动态观察。但也有一定限度,早年生前有病理性 Q 波者,阳性率仅为 61%～69%。北京对 717 例心肌梗死患者随访复查心电图,其中 163 人已无陈旧性心肌梗死的心电图表现,恢复率为 29.4%。至于非 ST 段抬高急性心肌梗死,始终无 Q 波出现。除急性 ST 段抬高外,急性心肌梗死可以出现病理性 Q 波,心肌病、广泛性心肌炎、克山病、B 型预激综合征、左心室负荷过重、肺源性心脏病等亦可出现,应予以鉴别。如果密切结合临床、动态观察,了解不典型病例的变化,这样就可将诊断符合率提高到 90%以上。其他就是观察血清心肌生化标志物(CK、CK-MB、cTnT、cTnI)的变化,以及心电向量图、超声心动图、放射性核素等互相配合,可以进一步提高急性心肌梗死的诊断率。

姚道阔等报道,1 例左前降支(LAD)中段可见两处心肌桥的 57 岁男性患者发生急性前壁心肌梗死,心电图显示胸前导联 $V_{2～6}$ ST-T 改变,经及时救治恢复。郭丽君等报道 35 例冠状动脉心肌桥患者,其中 24 例为孤立性心肌桥,发生 1 例急性前侧壁、高侧壁心肌梗死,心电图表现有相应图形,经治疗恢复良好。

第三节　心律失常型心电图改变

有部分冠状动脉心肌桥患者可在心电图上表现各种心律失常,如快速心律失常、缓慢心律失常、窦性心律失常、异位心律失常、室上性心律失常、室性心律失常,亦可表现为传导阻滞,应注意识别。

黄维义等报道 11 例冠状动脉心肌桥患者,10 例有发作性胸痛,1 例表现为心律失常,心电图表现为阵发性频发性室性期前收缩。

李玉峰等报道 120 例冠状动脉心肌桥患者,其中 30 例(25%)心电图表现有心律失常,心房颤动 16 例(13.33%),频发室性期前收缩 14 例(11.67%)。

杨瑞峰等报道 62 例冠状动脉心肌桥患者,其中心律失常者 9 例(14.52%)。

冠状动脉心肌桥患者亦可表现有致命性心律失常,如室性心动过速、心室颤动、完全性房室传导阻滞、心室停搏等。

第四节　普萘洛尔试验

一、适应证

用于鉴别器质性与功能性 ST-T 的异常改变。如前所述,某些自主神经功能失调的患者休息或运动试验心电图,可能出现类似冠状动脉粥样硬化性心脏病的 ST 段、T 波变化,对该类患者,可做此试验。

二、机制

功能性心脏病是交感神经张力亢进,迷走神经张力减低,心肌发生一时性的相对缺氧,故心电图可出现 ST-T 异常。普萘洛尔(心得安)为 β 受体阻滞药,能使窦房结处交感神经作用部分受阻滞,而迷走神经占优势。故心肌缺氧获得改善,使心电图的这种功能性的 ST-T 改变恢复正常。而冠状动脉粥样硬化性心脏病、高血压性心脏病等器质性心脏病的发病原因并非由于自主神经功能紊乱,而是由于血管病变所致的心肌长期缺血,所以心电图出现的 ST-T 异常不会发生改变,冠状动脉心肌桥引起的 ST-T 异常也不会因应用普萘洛尔而发生改变。

三、方法

一是口服法。受检前 3d 停用影响心电图 ST 段及 T 波改变的药物,试验前做静息常规 12 导联心电图对照。口服普萘洛尔 20mg,服后 0.5h、1h、2h 复查心电图各 1 次。临床多用此法。

二是静脉注射法。静脉注射前准备同口服法。普萘洛尔 2.5~5mg,加入 25% 葡萄糖溶液 20ml 中缓慢静脉注射,静脉注射后即刻、15min、30min 复查心电图各 1 次。

四、评定

凡常规心电图各导联出现 ST-T 异常改变,而用普萘洛尔后恢复正常者,为普萘洛尔试验"阳性",可排除冠状动脉粥样硬化性心脏病或心肌缺血。若至少有一个 R 波占优势的导联,其 ST-T 改变恢复正常者,或低平的 T 波于服药后升高≥50％者,为普萘洛尔试验"改善"。改变不明显,不足以上标准者,为普萘洛尔试验"阴性"。

临床试验证明,本法用以鉴别器质性与功能性 ST-T 改变的确是一种简便、安全而可靠的方法,具有一定的参考价值,但两者存在着重叠现象。本法必须结合临床资料(包括心电图的其他改变)、性别、年龄、家族史等,进行全面综合分析判断,才能进一步提高普萘洛尔试验的临床价值。对心电图运动试验阳性的可疑患者,隔日在同样条件下口服普萘洛尔试验 20mg,2h 再做运动试验,这时如运动试验后心电图正常,也属普萘洛尔试验阳性,具有相似的意义。

五、注意事项

注意事项有以下几点:①该试验尽可能于进餐 2h 之后进行,以避免进餐对心电图的影响;②重症器质性心脏病尤其心力衰竭、严重低血压、严重窦性心动过缓或房室传导阻滞、支气管哮喘等慢性阻塞性肺疾病、肺气肿和肺源性心脏病等患者禁用;③糖尿病患者、孕妇及肝功能、肾功能不良者慎用;④普萘洛尔与格列本脲(优降糖)合用可引起低血糖反应,与维拉帕米合用可引起窦性停搏;⑤药物学研究提示,口服普萘洛尔从肠道吸收迅速而安全,口服法适宜、可靠,优于静脉注射法(图 9-33～图 9-35)。

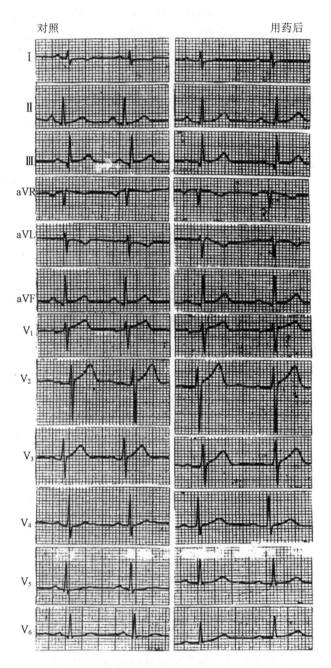

图 9-33　普萘洛尔试验

口服普萘洛尔 20mg 1.5h

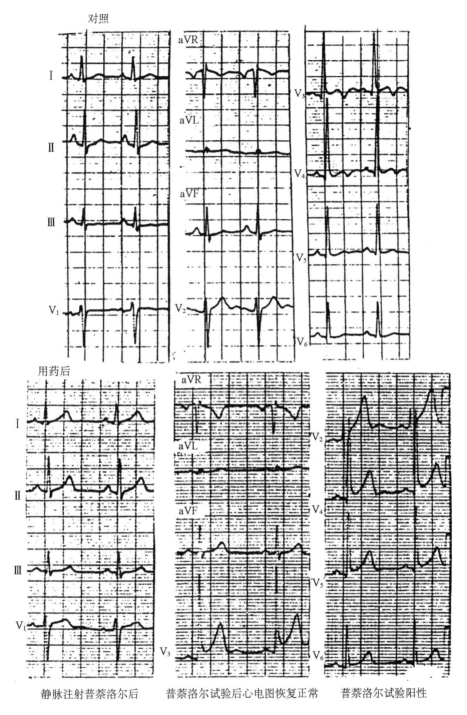

对照

用药后

静脉注射普萘洛尔后　　　普萘洛尔试验后心电图恢复正常　　　普萘洛尔试验阳性

图 9-34　普萘洛尔试验对比观察

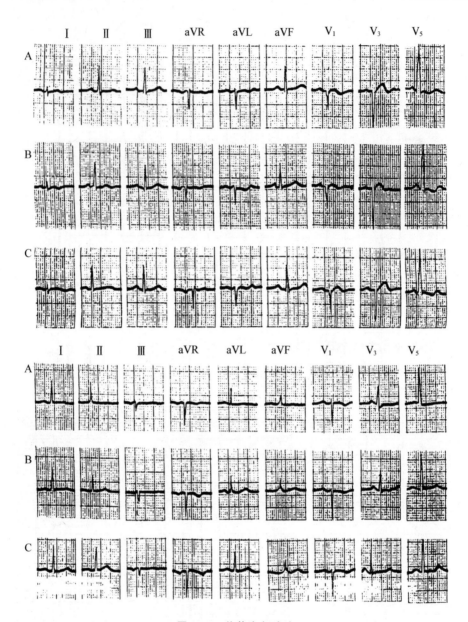

图 9-35　普萘洛尔试验

　　上图:患者,男性,41岁,前间隔心肌梗死恢复期,慢性冠状动脉供血不足,口服普萘洛尔 20mg 后,1h 及 2h 心电图无明显改善,普萘洛尔试验阴性;下图:患者,女性,41岁,自主神经功能失调,$ST_{Ⅱ,aVL,V_5}$ 压低,T 波普遍低平,口服普萘洛尔 20mg 后,1h 及 2h 心电图转为正常,普萘洛尔试验阳性

参 考 文 献

［1］　张鸿修,黄体钢.实用冠心病学.4版.天津:天津科技翻译出版公司,2005.

［2］　杨庭树.冠心病实验诊断学.北京:科学技术文献出版社,2002.

［3］　李玉峰,王士雯,卢才义,等.心肌桥临床特点分析.中国循环杂志,2007,22(5):370-372.

［4］　黄维义,石娟,彭永权,等.冠状动脉心肌桥的临床诊断与治疗.临床心血管病杂志,2005,21(6):344-345.

［5］　Mohlenkamp S,Hort W,Ge J,et al. Update on myocardial bridging. Circulation,2002,106:2019.

［6］　Kalaria VG,Karadia N,Breall JA. Myocardial bridge a clinical review catheter cardiobasc. Inter,2002,57:552-556.

［7］　Leber AW,Knez A,Von Ziegler F,et al. Quantification of obstructive and nonobstructive coronary lesions by 64-slic computed tomography:A comparative study with quantitative coronary angiography and intravascular ultrasound. J Am Coll Cardiol,2005,46:147-154.

［8］　肖佑生,杨立,赵玉生.心肌桥-壁冠状动脉 64 例临床分析.中国循环杂志,2007,22(2):103-106.

［9］　郭丽君,谭婷婷,毛节明.冠状动脉心肌桥的临床和预后分析.中华医学杂志,2003,83(7):553-555.

［10］　刘幼文,刘强,金光临,等.支架置入术治疗有心肌缺血症状心肌桥的疗效观察.临床心血管病杂志,2004,20(6):332.

［11］　姚道阔,南方,赵敏,等.心肌桥引起急性心肌梗死伴晕厥一例报告.北京医学,2006,28(10):637.

［12］　杨瑞峰,尚士芹,马逸.心肌桥的冠脉造影与临床研究.中国实验诊断学,2008,12(3):345.

［13］　董敏,钱菊英.冠状动脉心肌桥研究现状.中华心血管病杂志,2006,34(5):474.

［14］　Mohlenkamp S,Hort W,Ge J,et al. Update on myocardial bridging. Circulation,2002,106:2616-2622.

［15］　Endo M,Lee YH,Hayashi H,et al. Angiographic evidence of myocardial squeezing accompanying tachyarrhythmia as a possible cause of myocardial infarction. Chest,1978,73:431-433.

［16］　Tauth J,Sullebarger JT. Myocardial infarction associated with myocardial bridging:case history and review of the literature. Cath Cardiovasc Diagn,1997,40:364-367.

［17］　Bourassa MG,Butnaru FA,Lesperance J,et al. Symptomatic myocardial bridges:overview of ischemic mechanisms and current diagnostic and treatment strategies. J Am Coll Cartiol,2003,41:351-359.

［18］　李团叶.冠状动脉心肌桥 105 例分析.中西医结合心脏血管杂志,2014,12(5):625-626.

［19］　陈志刚,张伟,郑永宏.32 例冠状动脉心肌桥的临床分析.实用临床医药杂志,2017,21(1):184-185.

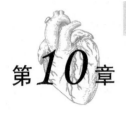

第**10**章　冠状动脉心肌桥心电图负荷试验

心电图负荷试验(electrocardiographic stress test,EST)作为冠状动脉粥样硬化性心脏病诊断的一种手段很受重视。其原理是通过增加心肌耗氧量揭示冠状动脉的血供限制。研究证实,冠状动脉血流量在正常人与心肌需氧量的增加是成比例的。心脏负荷增加时,心肌对氧的需要量亦增多,冠状动脉血流量也随之提高。而当冠状动脉病变时血流相对减少或固定,不能满足心肌对氧的需要,乃呈现心肌供血不足,可在心电图上显示出来。由于冠状动脉的循环功能有很大的储备能力,正常人体力活动增加时,心脏负荷加重,心肌耗氧量也相应增加。此时,冠状动脉发挥其储备功能,增加血流量,以供心肌过多的氧消耗,不致发生缺血。某些冠状动脉粥样硬化性心脏病患者,虽然冠状动脉粥样硬化性狭窄对血流量有一定的影响,但因有代偿功能(包括侧支循环的建立),可无临床症状,休息时心电图也可无缺血的表现。据报道,经过详细的查体、X线检查及休息的心电图检查后,仍有 25%～60% 的患者表现为正常,心电图负荷试验可以提高冠状动脉粥样硬化性心脏病的诊断,已广泛应用于临床。

心电图负荷试验的用途,不仅限于明确冠状动脉粥样硬化性心脏病的诊断,而且可用之评估冠状动脉储备、冠状动脉粥样硬化性心脏病病变程度估计、预后判断、筛选高危患者及选择患者做冠状动脉造影、经皮冠状动脉成形术、经皮冠状动脉支架术,冠状动脉旁路移植术,以及疗效评定、心功能估测,患者劳动力鉴定、体疗处方、运动员体力状态鉴定及特种人员(如飞行员)体检等。

冠状动脉心肌桥患者,有部分患者静息心电图表现正常,当进行心电图负荷试验时可以呈现阳性改变,说明壁冠状动脉在心肌收缩时受压比较明显或伴有明显的冠状动脉粥样硬化,这对心肌缺血的检出有相当帮助。

心电图负荷试验有多种,包括运动负荷试验(如蹬梯试验、踏车试验、平板运动试验等)、药物试验(如双嘧达莫试验、腺苷试验、异丙肾上腺素试验等)、心脏调搏负荷试验等。其中运动负荷试验最为常用,平板运动试验和双嘧达莫试验亦较常用。

第一节　活动平板运动试验

在运动负荷试验中,目前常采用分级运动试验。分级运动试验是在连续心电图监测下,从低负荷量逐渐增加负荷量的运动方法。可人为地控制运动进程及规定受检者的功能性运动耐量,重复性好、安全、应用普遍。

通常,分为极限量运动试验及次极限量运动试验。前者系逐渐增加运动量,氧耗量也平行增加,直至生理极限,氧耗量达到最大,继续运动时不再增加;后者为人工制订运动量,相当于极量运动的 85%～90%(相当于最大耗氧量的 85%～90%)。

在临床实践中,以心率和收缩压乘积代表每分钟耗氧量,由于正常血压者运动引起血压升高较轻且较稳定,故可以心率来反映心肌耗氧量。在运动时,心率与耗氧是平行的,最大心率时心肌耗氧量亦达最高值。因而在运动试验时的运动量估算可以心率为准,以运动后预期的最大心率作为目标心率。极量运动以达到按年龄预计的生理极限出现不能耐受的症状时的最大心率为运动终点;次极量运动则以其最大心率的 85%～90%为试验中止指标。由于两者在临床和应用意义上比较并无显著差异,故一般选用次极限运动。

目前,通用的分级运动试验中,按年龄预计的目标心率见表 10-1。

表 10-1　预期目标心率(/min)

年龄(岁)	25	30	35	40	45	50	55	60	65
最大心率(极限量)	200	194	188	182	175	171	165	159	153
最大心率的 85%(次极限量)	170	165	160	155	150	145	140	135	130

此目标心率也可用以下公式计算:

$$最大心率 = 220 - 年龄(岁) \qquad (公式1)$$

$$最大心率的 85\% = 195 - 年龄(岁) \qquad (公式2)$$

一、活动平板试验方法

让受检者在带有能自动调节坡度和转速的活动平板上,按预先设计的运动方案,规定在一定时间提高一定的坡度和速度,以逐渐增加心率和心脏负荷,最后达到预期的运动目标。它符合生理要求,而且速度和等级可根据需要调整,耗氧量大,容易达到预期最高心率,可在较短时间内完成运动试验,这是其优点。

二、活动平板试验方案

由于分级运动试验中,负荷量的增加是通过加快速度和提高坡度而获得的,故学者们提出了很多方案。它们的区别在于工作递增方式(变速度斜率、恒速变斜率、恒速变速等)递增运动量、每一级持续时间和做功总量等方面,最常用者为 Bruce 方案(表 10-2)。

表 10-2　改良 Bruce 分级标准表

量级别	速度 (MPH)	坡度 (%)	持续时间 (min)	氧耗量 [ml/(mm·kg)]	代谢当量 (MET)
1	1.7	10	3	18	5.1
2	2.5	12	3	25	7.1
3	3.4	14	3	34	9.7
4	4.2	16	3	46	13.1
5	5.0	18	3	55	15.7
6	5.5	20	3		
7	6.0	22	3		

表 10-2 中,代谢当量(MET)为基础代谢的倍数,用来表示运动方案中各种等级的工作负荷,一般休息时能量消耗为 1 MET,相当于每千克体重耗氧 3.5ml 左右。大多数冠状动脉粥样硬化性心脏病患者 8 METs 负荷就足以对心绞痛做出评价,健康人非体力活动负荷很少超过 10~11METs,运动员则可以达到 16 METs 以上。

Bruce 方案是变速变斜运动,每级运动时间为 3min,运动坡度和速度逐级增加。其耗氧值及做功递增量较大,易于达到预定心率。但对重症、心功能差者因运动速度递增过快,患者不易耐受,亦不易精确测定缺血阈值,所以不适用本方案。

三、活动平板试验适应证

(一)协助可疑冠状动脉粥样硬化性心脏病的诊断

根据大系列综合分析,经冠状动脉造影确诊冠状动脉粥样硬化性心脏病的运动试验结果,运动试验对冠状动脉粥样硬化性心脏病诊断的敏感性平均为 70%,特异性为 79%。

据报道,运动试验在冠状动脉单支病变的敏感性只有 37%~60%,双支病变为 69%,左主干或三支病变的敏感性可达 90% 以上。前降支病变阳性率高,回旋支病变阳性率低。同一支冠状动脉病变在近端者易出现阳性,远端者阳性率则较低。冠状动脉病变伴有侧支循环阳性率低,无侧支循环者阳性率高。年轻女性假阳性很多,中、老年男性假阳性较少。要结合症状、冠状动脉粥样硬化性心脏病危险因素、年龄、性别进行综合评估。

(二)评估冠状动脉粥样硬化性心脏病的病情

对稳定型劳力性心绞痛者,运动试验有助于评估冠状动脉粥样硬化性心脏病的病情,为选用保守治疗或介入治疗或外科手术治疗提供参考。

1. 一般大运动量才出现缺血反应者为低危组;低运动量(5METs)时,即出现严重缺血反应(如重度 ST 下降或血压下降等)为高危组,提示多支病变或左主干病变。

2. 患者能完成的运动总量也是反映病变严重程度及缺血相关的心功能状态的重要指标。当受试者不能完成 Bruce 方案二级相似的运动量(≤6.5METs)者则提示多支病变。

3. 美国心脏病学会认为,运动中或运动后测得以下心功能、血流动力学和心电图参数者,常提示有严重冠状动脉病变,且预后较差:①不能完成 Bruce 方案第二阶段或运动负荷≤6.5METs。②在出现限制性运动试验症状时,心率<120/min(未用 β 受体阻滞药)。③在心率<120/min 或运动负荷≤6.5METs 时,在多导联上(≥5 导联)出现水平型或下垂型 ST 段压低≥2.0mm 且持续到运动后 6min 以上。④在运动中或运动后收缩期血压较安静时或前一级运动时持续降低 10mmHg;或在运动量加大过程中,血压上升不明显(<130mmHg)。⑤其他可能的重要指标,如除 aVR 外的导联中 ST 段抬高,运动中出现严重心绞痛、U 波倒置、室性心动过速等。

(三)评定冠状动脉粥样硬化性心脏病疗效

评定应包括对心绞痛、急性心肌梗死、PCI、CABG 等疗效,此重点指对药物治疗效果。

1. 抗心绞痛药物治疗前后做运动试验对照观察,能准确、客观地评价药物能否改善心肌缺血,提高运动耐量和心绞痛阈值。

2. 应用系列分级运动试验可评定心功能改善程度。

3. 药物溶栓后血管再通者,运动试验阳性有助于识别相关血管残余狭窄或有多支病变的可能性。

(四)估测冠状动脉粥样硬化性心脏病的预后

1. 根据对冠状动脉造影证实的冠状动脉粥样硬化性心脏病患者进行运动试验并随访 10 年的结果,运动试验阳性比阴性者死亡率高 3 倍。

2. 运动试验引起的 ST 段压低与死亡率的增加相平行,若 ST 段压低≥0.2mV,其死亡率可增加 20 倍。

3. 运动试验中 ST 段显著抬高,常反映冠状动脉功能不全,且处于不稳定期,预后较差,易在 1 年内出现心肌梗死或死亡。

4. 有报道 107 例接受冠状动脉造影的心绞痛患者,心电图运动试验中 ST 段压低均超过 0.2mV。随访 5 年,发现生存率与出现 ST 段压低时的运动时间密切相关。具体如下:能完成 Bruce 4 级(>541s)者存活 100%,完成 3 级(361~540s)者存活 86%,完成 2 级(118~360s)者存活 73%,完成 1 级(<180s)者存活仅 52%。说明对已明确诊断的冠状动脉粥样硬化性心脏病患者,心电图运动试验测出的心肌缺血负荷值与患者预后有极大的相关性,可用于评价冠状动脉粥样硬化性心脏病的预后。

(五)评价心功能及劳动力鉴定

1. 以运动试验中所达到的最大心率评估心功能。以 NYHA 心功能分级标准衡量,则正常人(心功能Ⅰ级)极量运动试验时平均心率增加 109/min;随着心功能下降,心率增加减少,Ⅱ级心功能者运动中最大心率平均增加 56/min;心功能Ⅲ级者,平均增加 43/min;心功能Ⅳ级者,平均增加 34/min。

2. 以运动试验中所达到的最大负荷量(代谢当量)推测心功能储备。仅能完成 1MET 者,相当于心功能Ⅳ级;能完成 2~3METs 者,相当于Ⅲ级心功能;能达到 4~5METs 者,相当于Ⅱ级心功能;能完成 6~10METs 者,为心功能Ⅰ级。

(六)急性心肌梗死后患者应用选择

1. 平板运动试验的时机　国外一般分急性期(心肌梗死后 7~10d)和恢复期(心肌梗死后 3~6 周)两个阶段进行,国内多在恢复期(出院前或 6 个月后)进行。

2. 平板运动试验病例选择　应选择心肌梗死急性期无严重并发症(如休克、心力衰竭),近期内无较严重心绞痛、严重心律失常、重度高血压(>180/100mmHg),无重度主动脉狭窄、二尖瓣关闭不全,年龄<70 岁,运动前患者已能下床自由活动并无不适者。

3. 平板运动试验方案　通常采用次级限量分级运动试验方案,从低负荷量开始逐渐增加负荷的方法。运动强度采用以下限量:①症状限量。以出现心绞痛、呼吸困难或疲惫不能坚持为限。②心率限量。以达到按年龄预计最大心率的 60%~70%,或<40 岁限制在 130~140/min,>40 岁限制在 120~130/min,或比静息心率>30/min 作为运动终点。③心电图限量。以运动试验时 ST 段下降>0.2mV 或上升>0.1mV,或出现室性心动过速。④血压限量。收缩压下降>1.3kPa(10mmHg)。⑤代谢负荷限量。≤40 岁者,运动量 7METs 为限;>40 岁者,以 3~5METs 为运动终点。以上以症状限量最安全、简便、实用,其阳性率也较心率目标高。

4. 平板运动试验目的

(1)评估病情和预后,检出高危患者,预测今后若干年内发生再梗死或死亡的危险性,以便采取适当的防治措施。

当某支冠状动脉闭塞后，如其供血范围内的心肌全部坏死，并无残存心肌，而且其他冠状动脉正常时，运动试验应为阴性。因此，心肌梗死后运动试验阳性说明尚有缺血心肌，如梗死周围心肌缺血或并有其他支冠状动脉病变（即多支病变）存在，预示有不稳定型心绞痛、再发心肌梗死或死亡的危险。有报道，心肌梗死运动试验阳性者，45％在随访过程中发生冠状动脉粥样硬化性心脏病事件，而阴性者则无。心肌梗死后运动试验阳性常提示多支病变，阴性者多支病变机会较少或侧支循环较好。

（2）评估心功能，以此作为康复治疗中运动处方及劳动力鉴定的依据。据研究，在无并发症的心肌梗死后 3 周运动试验阴性的患者，若运动负荷量达 7METs，通过 2～3 周即可恢复其原来工作。通过运动试验，可消除患者紧张心理，增强信心，也有利于康复锻炼及恢复工作。

(七)介入治疗或冠状动脉旁路移植术患者应用

1. 术前运动试验

（1）协助选择手术对象：一般冠状动脉多支病变或主干病变的指征如下。①运动负荷＜3min，即出现胸痛及 ST 段缺血型下降＞0.2mV，且 ST 段下降持续 6min 以上。②ST 段下降导联＞5个。③血压下降或收缩压×心率的峰值＜2300。结合冠状动脉造影，以选择做介入治疗或旁路移植手术治疗。

（2）协助了解缺血部位及受累血管的判定：可通过 12 导联心电图记录运动中的缺血性 ST 段改变，来大致估测缺血部位。如果在运动试验中前壁导联阳性，多提示前降支病变；侧壁导联阳性，提示左回旋支病变；下壁导联阳性，多为右冠状动脉病变所致。

（3）评估有无存活心肌：血管重建术的主要目的是挽救存活心肌，故需术前了解缺血或梗死区是否有存活心肌。方法是运动试验中出现 ST 段缺血型下移及 T 波倒置为主要指标，而运动所诱发的梗死区导联 ST 段抬高、T 波假性正常化，也提示梗死区存在残余心肌缺血。

（4）了解心功能状态以评估手术风险

①患者若能耐受 14METs 以上的负荷量，多不会因心功能不全而增加手术风险。

②若能达到 7METs 以上级别的运动试验（相当于 HYHA 心功能Ⅱ级），一般可耐受大多数手术操作，手术并发症也相对较少。

③若仅能耐受 4METs 以内的负荷量（相当于 NYHA 心功能Ⅲ级），则说明心功能储备较差，手术风险明显增加。

④对完全不能进行心电图运动试验的心功能Ⅳ级患者，手术死亡率和并发症发生率极高，不宜做手术治疗。

（5）检测最大运动负荷量及缺血阈等以便术后随访对照

①从运动心电图上出现 ST 段的缺血性改变时，所达到的负荷量可用来测定缺血阈。

如仅在极量运动时出现心肌缺血，说明冠状动脉血流能适应从静止到接近极量运动的工作负荷。缺血阈值越高，反映冠状动脉病变越轻。在低运动水平时（运动时间＜6min）出现的心肌缺血，往往反映冠状动脉病变严重狭窄。若在动态观察中见缺血阈值降低，则反映冠状动脉病变呈进行性加重。在治疗前后尤其介入治疗或冠状动脉旁路移植术前后做运动试验对照，如治疗后运动耐量增加，缺血阈提高，则说明心肌缺血有明显改善。

②心肌缺血阈值亦可用运动试验发生缺血时的心率值代表。因为作为缺血负荷的指标，运动引起缺血时达到的心率，也能较好地反映引起心肌缺血时的心肌氧耗阈值，而且应用比较方便。

2. 术后运动试验　一般经皮冠状动脉成形术(包括冠状动脉支架术)后 1～2 周或旁路移植术后 4～5 周，均能安全进行症状限制性运动试验。在介入治疗或冠状动脉旁路移植术后 3～6 个月进行运动试验与术前对比不但有助于评估疗效，指导康复，还可检出介入治疗后的再狭窄或旁路移植术后移植血管闭塞及非闭塞血管出现新病变的可能。

(1)旁路移植术后运动试验有助于了解血管再通情况：冠状动脉造影显示血管完全再通的患者，运动试验也有明显改善，运动能力提高，无心绞痛运动负荷增加(一般可增加 2 倍)，运动引起的 ST 段压低消失，心绞痛减少等。旁路移植术后运动试验无改善或发生心绞痛的患者，提示移植血管堵塞或原有血管病变进展。

(2)经皮冠状动脉成形术(包括冠状动脉支架术)后运动试验与术前对比：①早期有助于检测近期疗效，如治疗后运动耐力及缺血阈值提高，说明缺血有改善。②3～6 个月后则可观察是否再狭窄。有报道，单支血管病变经皮冠状动脉成形术如运动引起的心肌缺血消失，常伴有良好冠状动脉造影结果，且运动试验的改善一般能维持 4 年。倘若反复出现运动引起的心肌缺血，很可能发生再狭窄。对多支血管病变，尤其是再通不完全的患者，术后仍呈缺血反应者，则可用运动核素心肌显像来确定缺血血管部位。

运动试验预测冠状动脉造影的再狭窄的敏感性仅为 40％～55％，而由于血管成形术后再狭窄的发生，尤其无症状的狭窄很常见。美国心脏病学会仍推荐冠状动脉成形术后常规进行运动试验。当前，PCI 广泛开展，大多采用药物涂层支架(DES)，大大减少了术后血管再狭窄。

(八)协助对冠状动脉心肌桥患者心肌缺血、疗效及预后判定

Bourassa 等研究对冠状动脉心肌桥患者在进行冠状动脉造影前，73％～100％患者要进行心电图运动试验，28％～67％的患者在前壁导联显示 ST 段下移＞0.1mV。

Mohienkamp 等报道，冠状动脉心肌桥患者静息心电图经常正常，而运动试验可诱发非特异性缺血征象、传导障碍或心律失常等。

为了评价孤立性心肌桥的临床意义，Kramer 等回顾 658 例冠状动脉造影和左心室功能均正常的患者，结果发现 81 例(12％)患者有左前降支的心肌桥。在这 81 例中，仅有 11 例收缩期管腔直径狭窄＞50％，而 15 例有典型的心绞痛发作。但有关闭塞的长度未做报道。虽然提供心肌缺血的试验未做，但确实有少于 1/3(25/81)的患者做了运动诱发试验，试验结果有 3 例心肌缺血阳性，随访 5 年，生存率为 95％，且无心脏性猝死的发生。

黄维义等研究 11 例冠状动脉心肌桥患者，静息心电图示 3 例有 ST 段压低及 T 波低平或倒置，其余 8 例中有 4 例平板运动试验显示有心肌缺血性改变。

李斌等报道一组有 6 例冠状动脉心肌桥患者，心绞痛症状明显，平板运动试验有缺血性 ST-T 改变，置入支架后，壁冠状动脉受压影像完全消失，随访 6～18 个月，胸痛无复发，复查平板运动试验无缺血性 ST-T 改变。

四、活动平板运动试验心电图监测

运动中主要观察 ST 段改变，故其阳性结果与监测导联的多少相关。

（一）监测导联

1. 单导心电图 可用修正的双极 V_5 导联"CM_5"。其探查电极用左下肢导联置 V_5 处，无干电极用右上肢导联置胸骨柄处，用Ⅱ导记录。其阳性率约为 12 导心电图的 90％左右，不少下壁缺血可能被遗漏。也可用 CC_5，以左下肢导联线做探查电极置 V_5 处，右上肢导联线做无干电极置 V_{5R} 处，以Ⅲ导记录。

2. 2 导心电图 可记录 CM_5 及 $L_Ⅱ$（或 aVF）。

3. 3 导心电图 记录 CM_5、V_5、$L_Ⅱ$（或 aVF）。

4. 6 导心电图 记录 $L_Ⅱ$、aVF、$V_3 \sim V_6$（其阳性率约和 12 导相同）。

5. 12 导心电图 记录 $L_{Ⅰ,Ⅱ,Ⅲ}$，aVR，aVL，aVF，$V_1 \sim V_6$。目前应用较多，更能准确反映缺血的部位、程度，意义更大。

（二）心电监测

1. 运动前描记常规 12 导联心电图及与监护导联心电图做对照。

2. 安置监护导联。不同导联反映心肌缺血的部位不同，从而可反映病变的血管。

3. 运动过程中以示波器监测观察心电图，如有异常变化，随时描记。

4. 每递增运动级以前，先描记 1 次监护导联心电图。

5. 运动过程中，除监测观察心电图、心率、血压的变化外，还要注意患者症状的变化。

6. 运动后即刻、2min、4min、6min、8min、10min，各描记 1 次心电图。

7. 运动前要准备好心脏抢救设备及药物，以防发生意外。患者应空腹，并做好解释工作。

五、活动平板运动试验中止指征及阳性标准

（一）中止指征

活动平板运动试验中止指征如下：①达到目标心率。②达到预期负荷量。③心电图出现阳性结果（ST 段下降＞1mm）或心电图 ST 段抬高＞0.1mV。④出现典型心绞痛。⑤出现严重心律失常，如室性二联律、多源性室性期前收缩、R 波落在 T 波上的室性期前收缩、室性心动过速等。⑥血压下降或剧升，较运动前血压下降≤1.33kPa（10mmHg）或运动中血压＞28kPa（210mmHg）。⑦出现恶性神经系统症状（如晕厥）、低灌注（如发绀、苍白、步态不稳、下肢无力）。⑧患者不能坚持。

（二）活动平板运动试验阳性标准

活动平板运动试验的阳性标准如下：①运动中出现典型心绞痛。②运动中或运动后心电图出现 ST 段水平型或下垂型下降≥0.1mV。或原有 ST 段下降者在原基础上再下降 0.1mV。③运动中血压下降者。

有以上条件之一，即可评定为运动试验阳性（图 10-1～图 10-4）。

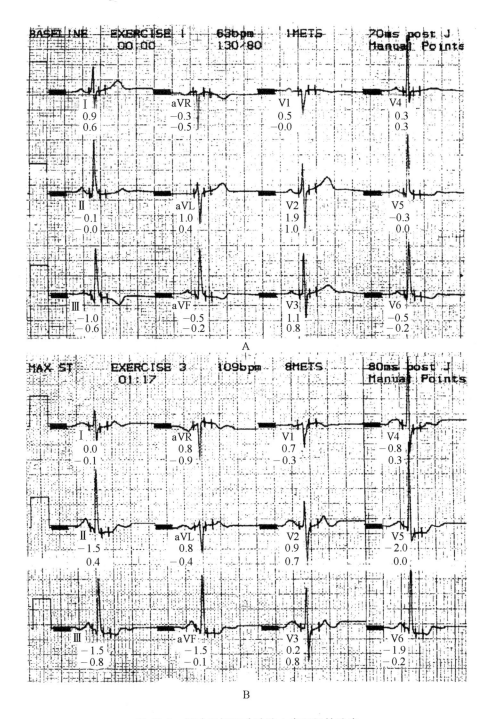

图 10-1　活动平板运动试验心电图阳性改变

患者,男性,67 岁。临床诊断:冠状动脉粥样硬化性心脏病。活动平板运动试验 7min18s 发生心绞痛。图 B 显示 Ⅱ、Ⅲ、aVF、V$_5$、V$_6$ 导联 ST 段呈水平型下降 0.10～0.20mV。冠状动脉造影显示前降支狭窄 50%,回旋支狭窄 80%,右冠状动脉狭窄 70%

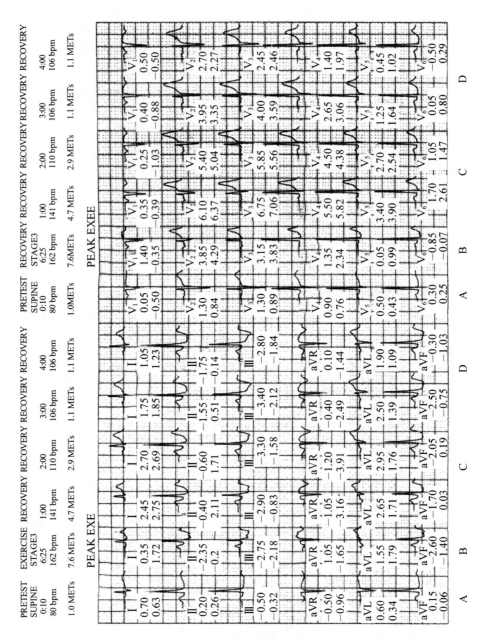

图 10-2 活动平板运动负荷试验阳性

患者,男性,53 岁。临床诊断:冠状动脉粥样硬化性心脏病。图 A 为运动前静态心电图示窦性心律,$T_{II、III、aVF、V_5、V_6}$ 略低平,ST 段未见明显异常;采用 Bruce 运动方案,运动时间 6min24s,运动 III 级,运动中峰值心率为 162/min,达极量目标心率的 98%,最大负荷量 7.60MET。运动前血压 120/90mmHg。图 B 为运动终末,$ST_{II、III、aVF、V_6}$ 水平型压低 0.08～0.27mV,T 波无异常;图 C 为 1～2min,ST_I 上斜型抬高 0.27mV,ST_{II} 上斜型压低 0.06mV,$ST_{III、aVF}$ 类水平型压低 0.25～0.34mV;图 D 为 3～4min,ST_I 上斜型抬高,$ST_{II、aVF}$ 下垂型压低 0.13～0.17 mV,ST_{III} 下斜型压低 0.30mV;7min 后心电图仍未恢复至运动前水平。为活动平板运动负荷试验阳性

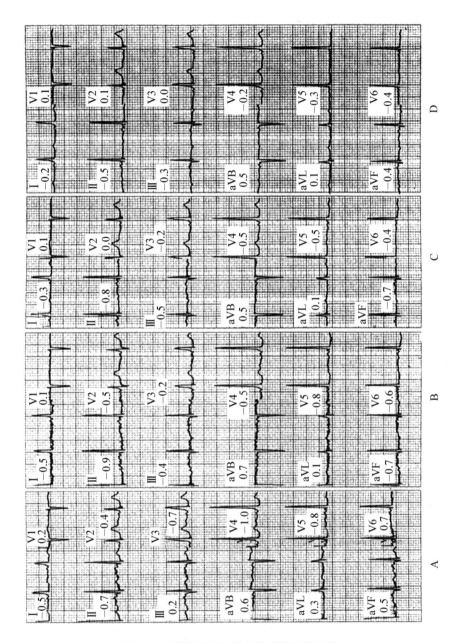

图 10-3　活动平板运动负荷试验可疑阳性

患者,男性,24 岁。临床诊断:预激综合征。图 A 为运动前静态心电图示窦性心律,心率 88/min,P-R 间期缩短(P-R 间期<0.12s),$T_{II、III、aVF、V_4～V_6}$ 倒置或低平,预激综合征。采用 Bruce 运动方案,运动时间 12min37s,运动中峰值心率为 179/min,达极量目标心率的 86%,最大负荷量 10METs。图 B 为运动中,$ST_{II、III、aVF、V_4～V_6}$ 水平型压低 0.07～0.11mV,上述导联 T 波倒置较前加深;图 3C 为运动后即刻,$ST_{II、III、aVF、V_4～V_6}$ 水平或下斜型压低 0.08～0.21mV;图 D 为 2～8min,2min 始 $ST_{II、III、aVF、V4～V6}$ 逐渐恢复,8min 时完全回复至运动前;ST 段压低≥0.10mV 持续 1min 以上。为活动平板运动负荷试验可疑阳性

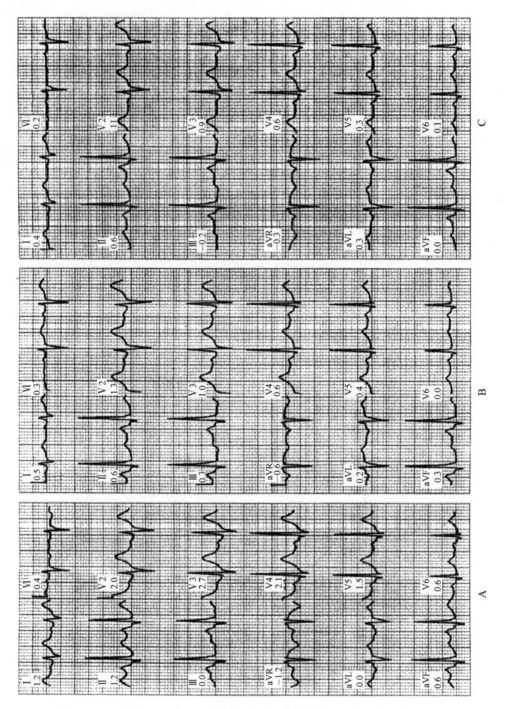

图 10-4 活动平板运动负荷试验阴性

患者,男性,40 岁。临床诊断:冠状动脉粥样硬化性心脏病。图 A 为运动前静态心电图示窦性心律失常,心率 82/min,$ST_{II、III、aVF、V_4～V_6}$ 凹面向上抬高 0.04～0.17mV,早期复极综合征。采用 Bruce 运动方案,运动时间为 8min30s,运动中峰值心率为 176/min,达极量目标心率的 88%,最大负荷量 9.0METs。图 B 为运动中,$ST_{II、III、aVF}$ 水平型压低 0.04～0.08mV;图 C 为运动后即刻,ST 段接近等电位线;2～6min 始逐渐恢复至接近运动前水平,为活动平板运动负荷试验阴性

六、活动平板运动试验禁忌证

活动平板运动试验的禁忌证如下：①不稳定型心绞痛，近日有频繁发作者；②急性心肌梗死进展期或有严重并发症者；③明显的充血性心力衰竭；④严重心律失常，如室性心动过速、高度房室传导阻滞、室内双束支或三分支阻滞等；⑤严重高血压病；⑥严重主动脉瓣狭窄；⑦急性肺动脉栓塞；⑧急性心肌炎、心包炎；⑨急性主动脉夹层；⑩静息心电图已有明显的冠状动脉供血不足；⑪洋地黄、奎尼丁等药物过量；⑫电解质紊乱；⑬严重脑、肝、肾及肺部疾病，不能承受运动者；⑭年老体弱，行动不便者。

七、运动试验中心电图及血流动力学意义

(一)ST 段压低

1. 运动诱发 ST 段在 J 点后 80ms 下斜型或水平型 $\geqslant 0.1mV$，持续 2min 是心肌缺血的可靠指标。

2. ST 段压低幅度越大，出现越早，涉及导联越多，持续时间越长，说明缺血的程度与范围越大。

3. 下垂型较水平型反映缺血更重。

(二)ST 段抬高

运动致 ST 段上抬的发生率仅为 $3\% \sim 5\%$。

1. 透壁型缺血致使 ST 段上抬，常由运动引起的局部透壁性严重缺血所致。也包括由运动诱发的冠状动脉主干的严重痉挛（变异型心绞痛）。

2. 节段性心肌收缩功能障碍所致的 ST 段抬高，主要与原先存在的局部心肌瘢痕形成或收缩无力有关，常有病理性 Q 波。少数可因运动引起大面积心肌缺血，导致缺血区大块心肌收缩无力。

3. 如安静时 12 导联心电图普遍存在 ST 段较高，而运动后变平直，则常是"早期复极"表现。

(三)U 波变化

运动时出现一过性 U 波倒置，高度提示心肌缺血，特异性很好，并被认为是左前降支冠状动脉严重狭窄的标志。

(四)T 波改变

T 波受影响因素较多，故运动后 T 波倒置不能作为诊断心肌缺血的独立指标。但在运动诱发缺血型 ST 段改变的恢复期伴有的 T 波深倒置，继而逐渐恢复至运动前图形，是缺血恢复的征象。原有倒置 T 波在运动诱发心绞痛时，其 T 波较前直立，也被认为是心肌缺血的反应。

(五)运动诱发心律失常

1. 运动试验可出现多种心律失常。健康人剧烈运动时，室性期前收缩发生率为 $36\% \sim 42\%$，并随年龄和心率增加而增多，其诊断及预后意义甚小。运动后诱发室上性心律失常也多无诊断价值。若低运动负荷量（心率低于预计最大心率的 70%）出现频发、多源、连发性室性期前收缩或阵发性室性心动过速伴缺血型 ST 段改变，则提示有多支冠状动脉病变，发生猝死的危险性大。但不伴缺血型 ST 段改变者，则不能作为判断预后不良的独立因素。

2. 运动试验可诱发室内传导阻滞和心电轴改变。除外频率依赖性者，运动可诱发一过性

心肌缺血所致。Boran 等研究认为,运动时出现的一过性室内传导阻滞多见于冠状动脉粥样硬化性心脏病。Ogino 等认为,冠状动脉粥样硬化性心脏病患者运动后出现电轴左偏(＞15°)者,80％示有左前降支冠状动脉病变或 3 支血管病变。若电轴右偏(＞＋15°)则 64％有右冠状动脉或左回旋支病变。

(六)运动试验中血压未能相应升高

正常运动试验的血压反应为收缩压随运动量增加而进行性增加,每增加 1MET,收缩压增加 0.933～1.33kPa(7～10mmHg),舒张压改变相对较小。

以下情况均为异常:①如收缩压较运动前或前一级运动时降低 1.33kPa(10mmHg);②收缩压峰值＜17.3kPa(130mmHg);③收缩压上升＜2.7kPa(20mmHg)。④舒张压上升＞2.0kPa(15mmHg),且与收缩压反应不相关。

以上情况除个别自主神经失调反应过高者及应用血管扩张药或其他心血管病者外,或与ST 段等其他指标伴同出现时,则常提示严重心肌缺血引起左心室功能障碍。可以作为冠状动脉粥样硬化性心脏病的重要诊断根据。有研究,在无心肌梗死病史的患者,收缩压低常反映冠状动脉左主干或 3 支病变。在有心肌梗死者,则反映存在大块心肌缺血性损伤而引起左心室功能不全。出现异常低血压反应的工作负荷量越低,反映病情越重。而且此指标在存在各种假阳性的心电图指标(如预激综合征、右束支阻滞等)时,对冠状动脉粥样硬化性心脏病的诊断有特殊价值。有研究,这类患者的猝死发生率也较高。不少学者指出,运动时最大收缩压是较ST 段标准更可靠的指标或可靠性仅次于 ST 段标准。

(七)运动试验心率未能相应增加

据研究,运动试验时心率未能相应加快至预期水平或心率效应不足与冠状动脉粥样硬化性心脏病存在与否及左心功能减退相关。如引起窦性静止或窦房传导阻滞可能为病态窦房结。

Linhart 等在 24 例冠状动脉造影证实的冠状动脉粥样硬化性心脏病患者及 72 例正常人中,发现两组静息心率虽然相似,但冠状动脉粥样硬化性心脏病组运动中所达到的最大心率远较正常人为少,这类患者多有严重冠状动脉粥样硬化性心脏病(3 支病变)。有的运动后并无缺血性 ST 段下降,只有心率效应不足,其心脏性猝死的发病率也提高。

McNeer 等也发现,运动时心率未能增至 120/min 以上者,日后发生冠状动脉粥样硬化性心脏病的危险性增加,而运动时心率≥160/min 者,则危险性明显减少。

第二节　双嘧达莫试验

自 1976 年,德国学者 Tauchert 等首次提出用双嘧达莫试验(潘生丁试验,DP-T)诊断冠状动脉粥样硬化性心脏病以来,已取得了不少研究成果。普遍认为,此种方法不良反应小,阳性率及准确性都较好。此后,在双嘧达莫心电图负荷试验的基础上,又发展了双嘧达莫超声心电图试验、双嘧达莫心肌核素灌注显像试验等。

一、试验机制

冠状动脉窃血起主导作用。双嘧达莫抑制红细胞、肺和心脏中的腺苷脱氢酶对腺苷的灭活作用,减慢腺苷在体内的代谢。此外,双嘧达莫也直接使冠状动脉对腺苷的血管扩张作用更敏感。双嘧达莫尚可抑制细胞内的磷酸二酯酶,使细胞内 cAMP 浓度升高,后者通过影响 Ca^{2+} 转运亦具有扩张血管作用。上述两种途径均可使冠状动脉系统的阻力血管显著扩张,使冠状动脉血流量大增。但双嘧达莫对已发生粥样硬化性狭窄的冠状动脉,由于病变血管已处于有缺血相关的代谢因子所介导的持续性"扩张"状态,在此基础之上,腺苷及 cAMP 的进一步扩张作用已十分有限。因此,双嘧达莫对正常冠状动脉的扩张作用远大于对已有狭窄病变冠状动脉的扩张作用,其结果是使非缺血区血管阻力下降较缺血区明显,非缺血区血流增加而缺血区血流减少,形成所谓"冠状动脉窃血"(coronary artery steal),从而诱发心肌缺血现象。冠状动脉窃血存在两种方式:一是垂直窃血(vertical steal),即正常冠状动脉窃取心内膜下血流;二是水平窃血(horizontal steal),即指从侧支循环窃取血流。

另一方面,给双嘧达莫后缺血反应持续存在时,可反射性地引起交感神经兴奋,心率加快,心率与收缩压乘积显著增加,故双嘧达莫试验后期所导致的心肌缺血,可能是通过增加心肌耗氧量使氧供需失衡的结果。

二、试验的适应证与禁忌证

(一)适应证

1. 可疑冠状动脉粥样硬化性心脏病患者,尤其是年老体弱、下肢骨关节疾病、神经与肌肉疾病者。

2. 对择期进行心血管或非心血管大手术的中、老年患者,进行冠状动脉储备能力及可能发生心脏事件的评估。

3. 症状或无并发症的心肌梗死患者中筛选高危患者。

4. 评价冠状动脉粥样硬化性心脏病患者治疗效果。

5. 筛选可能存在的经皮冠状动脉介入术(PCI)或冠状动脉旁路手术(CABG)后再狭窄。

6. 冠状动脉心肌桥患者。

(二)禁忌证

1. 不稳定型心绞痛患者。

2. 有并发症的急性心肌梗死患者。

3. 未控制的心力衰竭及严重的心律失常患者。

4. 低血压患者。

5. 支气管哮喘患者。

6. 不能停用氨茶碱等黄嘌呤类药物的重症呼吸系统疾病患者。

7. 对氨茶碱过敏或不能耐受氨茶碱的不良反应者。

三、试验方法与判定标准

(一)试验方法

1. 准备

(1)试验前 48h 停用氨茶碱类药物,24h 停用血管扩张药,12h 禁饮茶、可乐、咖啡等饮料。

(2)试验前 3h 禁食。

(3)试验前须准备好双嘧达莫、稀释液体、氨茶碱及硝酸甘油。

(4)心脏常用急救药品及设备。

（5）试验前描记 12 导心电图做对照,并持续心电监护。

2. 试验步骤 最初双嘧达莫用口服,由于敏感性低已经不用,现均采用静脉注射法。

（1）静脉注射双嘧达莫剂量不一,最初用 0.5mg/kg,于 10min 内注入,前 3min 注入 1/2 量;后 7min 注入 1/2 量。如阴性,将总量增至 0.75mg/kg;或按双嘧达莫 0.75mg/kg,于 10min 内注入;也可按 0.56mg/kg,于 4min 内注入,观察 4min。如阴性,则于 2min 内再注入 0.28mg/kg。目前认为,以 0.75mg/kg 于 10min 内注入较好。

（2）静脉注射完双嘧达莫,即刻、2min、4min、6min、8min、10min 分别描记 12 导联心电图,同时记录心率、血压、受试者症状。

（3）注射过程中或注射后若出现典型心绞痛或心电图达到阳性诊断标准,或受试者出现剧烈头痛等不良反应,应立即将氨茶碱 250mg(用生理盐水稀释至 20ml)于 3min 内静脉注射完毕。此时尚需观察受试者的反应情况,随时记录心电图、心率与血压。

(二)判定标准

1. 阳性标准

（1）出现典型心绞痛,经静脉注射氨茶碱后 3min 内缓解者。

（2）心电图 ST 段下垂型或水平型压低≥0.1mV,并能在静脉注射氨茶碱 30min 内恢复原态者。

（3）心电图 ST 段缺血型压低≥0.05mV,但<0.1mV,同时具备可疑阳性条件之一者。

2. 可疑阳性标准

（1）出现心绞痛,但未经使用氨茶碱自动缓解者。

（2）出现不典型心绞痛,但在注射氨茶碱后 3min 内缓解者。

（3）心电图 R 波占优势的导联 T 波由直立变平坦、双向或倒置者。

四、不良反应与试验评价

(一)不良反应

双嘧达莫试验引起的不良反应轻微,多为头胀、头痛、头晕,亦有心悸、面部发热、恶心、微热感、脐周隐痛等。国内刘一玮等报道不良反应发生率为 60%,张志寿等报道为 58.25%～76.2%。有 1 例稳定型劳力性心绞痛者,静息心电图有左前分支阻滞,静脉注射双嘧达莫后,心绞痛发作较明显,心电图 $ST_{II、III}$、aVF、V_2、V_5、V_6 水平型下移 0.1mV,而 ST V_3、V_4 下移 0.4mV。静脉注射氨茶碱后恢复,为了巩固给予硝酸甘油静脉滴注。陈建中等报道 720 例双嘧达莫试验过程中,仅有 6 例出现一过性窦性停搏、不完全性房室传导阻滞、短暂阵发性房性心动过速等。笔者等先后进行双嘧达莫心电图负荷试验 600 多例,患者无严重不良反应发生,均安全。本试验的主要不良反应是心绞痛的发生和 ST 段的下移,少数患者可出现室性期前收缩。文献报道曾有 2 例发生严重反应,1 例患者在静脉注射双嘧达莫过程中出现典型心绞痛伴严重窦性心动过缓,心电图 ST 段水平型下移 0.1mV,心率减慢到 37/min;另一例受试前已有 ST_{V_5} 下移 0.1mV 及 T 波对称性倒置,在静脉注射双嘧达莫 10min 时,出现持续心绞痛伴左心功能不全,心电图表现“伪性改善”,静脉注射氨茶碱后仍不能缓解症状,舌下含服硝酸甘油 0.6mg 后胸痛缓解,30min 后心电图恢复受试前形态。患者心绞痛和 ST 段下降发生率与病情有关,多发生于冠状动脉狭窄严重或多支血管病变者。故双嘧达莫试验安全性是相对的,应严格掌握适应证。偶有严重不良反应发生,为避免意外,试验应在有复苏抢救设施的条件下进行,医务人员应进行严密心电监护及仔细观察,以便做好应急处理。氨茶碱是双嘧达莫的竞争性抑制药,具有抗腺苷作用,对有明显不良反应者,可给予静脉注射氨茶碱 250mg,不良反应大多迅速消除。

(二)试验评价

据报道,双嘧达莫试验对冠状动脉粥样硬化性心脏病的敏感性为 67%～93%,特异性为 67%～100%,对冠状动脉多支病变预测的敏感性高于单支病变。假阴性多见于单支病变或轻度狭窄者,其诊断价值一般认为与平板运动试验相似。它不仅可检测潜在的冠状动脉供血不足,了解心肌的血流储备,辅助诊断冠状动脉粥样硬化性心脏病,而且可用于对冠状动脉粥样硬化性心脏病治疗方案的选择(如保守治疗、介入治疗及手术治疗)与疗效评估,及对不能运动又无症状的冠状动脉粥样硬化性心脏病患者进行危险分层,如进行心脏储备功能的评价。与平板运动试验相比,双嘧达莫试验还具有以下优点:①方法简便;②对心电图图像干扰少;③适用于因其他疾病或运动系统功能障碍,不能进行运动试验者,或不能耐受次极量运动试验者;④其诱发心肌缺血的作用和不良反应可被氨茶碱拮抗,安全性相对较大。

双嘧达莫试验是应用最广泛的药物负荷试验,对冠状动脉心肌桥患者有广阔的应用前景,不仅可以检出壁冠状动脉受压严重造成的心肌缺血,而且对于壁冠状动脉近段动脉粥样硬化造成严重狭窄或合并冠状动脉粥样硬化性心脏病者有重要价值(图 10-5～图 10-7)。

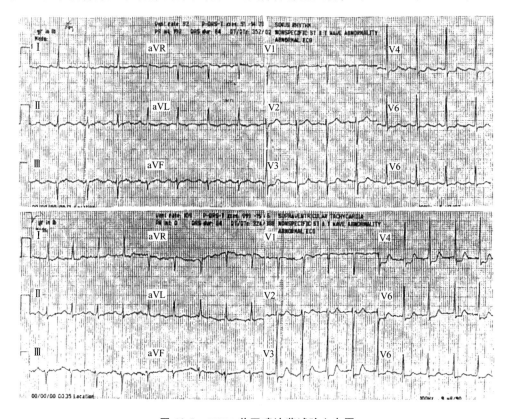

图 10-5　PTCA 前双嘧达莫试验心电图

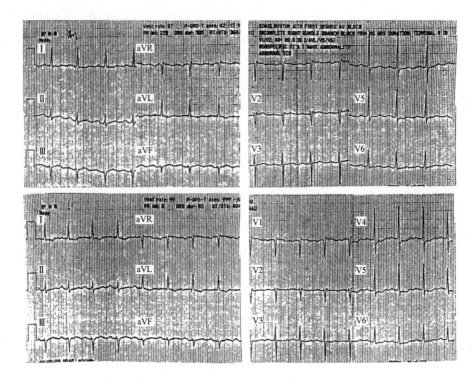

图 10-6　PTCA 后双嘧达莫试验心电图

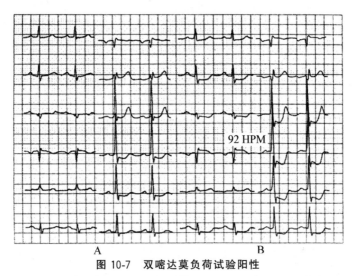

图 10-7　双嘧达莫负荷试验阳性

　　患者,男性,52 岁,临床诊断:劳力性心绞痛。图 A,试验前 12 导联静态心电图示窦性心律,$V_4 \sim V_6$ 导联 ST 段压低 0.05mV,T 波低平;图 B,试验中心绞痛发作,$V_3 \sim V_6$ 导联 ST 段呈水平型压低 $0.2 \sim 0.6$mV。为双嘧达莫负荷试验阳性。后经冠状动脉造影显示,左前降支近段狭窄 94%,右冠状动脉狭窄 $60\% \sim 80\%$

参 考 文 献

[1]　沈文锦,徐成斌.现代心功能学.北京:人民军医出版社,2002.

[2]　张鸿修,黄体钢,实用冠心病学.4 版.天津:天津科技翻译出版公司,2005.

[3]　杨庭树.冠心病实验诊断学.北京:科学技术文献出版社,2002.

[4]　马景林.临床心电图快速阅读.北京:科学技术文献出版社,1993.

[5]　Pina IL,Madonna DW,Sinnamin EA. Exercise test interpretation. Cardiol Clin,1993,11(2):215.

[6]　Gibbons L,Blair SN,Kohl HW,et al. The safety of maximal exercise testing. Circulation,1989,80:
　　　846-852.

[7]　Chandrasekhar Y,Kalita HC,Anand IS. Left anterior fascicular block:Anischemic respone during tread-
　　　mill testing. Br Heart J,1991,65:51-56.

[8]　Mckiman MD,Sullivan M,Jensen D,et al. Treadmill performance and cardiac function in selected patients
　　　with coronary artery disease. J Am Coll Cardiol,1984,3:253-261.

[9]　Shavelle DM,Budoff MJ,Lamont DH,et al. Exercise testing and elcctron beam computed tomography in
　　　the evaluation of coronary artery disease. J Am Coll Cardiol,2000,36:32.

[10]　Mohienkamp S,Hort W,Ge J,et al. Update on myocardial briding. Circulation,2002,106(20):
　　　2616-2622.

[11]　Angelini P,Tivellato M,Donis J,et al. Myocardial bridge:a review. Prog Cardiovasc Dis,1983,26:75-88.

[12]　Bourassa MG,Butnaru FA,Eesperance J,et al. Symptomatic myocardial bridges:overview of ischemic
　　　mechanisms and current diagnostic and treatment strategies. J Am Coll Cardiol,2003,41:351-359.

[13]　Voss H,Kupper W,Hanrath P,et al. Klinik,Laktatmetabolismus,Koronarvenenfluss and biphasisches
　　　201·Thallium-Myokardscintigramm bei Myokardbricken des Ramus Descendent Anterior:Verlanfsvari-
　　　ante oder obstruktion. Z Kardiol,1980,69:347-352.

[14]　Kramer JR,Kitazume H,Proudfit WL,et al. Clinical significance of isolated coronary bridge:benign and
　　　frequent condition involving the left anterior descending artory. Am Heart J,1982,103:283-288.

[15]　武娟.心肌桥研究的新进展,心血管病学进展,2007,38(1):145-149.

[16]　黄维义,石娟,彭永权,等.冠状动脉心肌桥的临床诊断与治疗.临床心血管病杂志,2005,21(6):
　　　344-345.

[17]　张志寿,淳玉林,李岩,等.潘生丁试验对冠心病诊断的临床研究.心功能杂志,1990,2(增刊):228.

[18]　张志寿,贺学英,李岩,等.潘生丁试验对冠心病诊断的临床研究.心功能杂志,1994,6(增刊):217-218.

[19]　张志寿,贺学英,李岩,等.潘生丁试验改进后对冠心病的诊断价值.临床心血管病杂志,1994(增刊):
　　　9-11.

[20]　张志寿.潘生丁-心电图负荷试验,心功能杂志,1993,5(增刊):123-125.

[21]　张志寿,高伟.潘生丁试验研究进展.心脏学会与心功能学会学术会议专题报告资料,2000,54-58.

[22]　Tavazzil. Dipyridamole test in angina pectoris:diagnostic value and patho physilogical implications. Cardi-
　　　ology,1982,60:34.

[23]　Tauchert M. A new pharmacorogical test for diagnosing coronary artory disease. Dtsch Mdel Wochens-
　　　chr,1976,101:35.

[24]　张开滋,肖传实,王红宇,等.临床心脏负荷试验学.北京:中国医药科技出版社,2007.

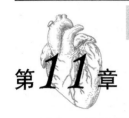

第11章 冠状动脉心肌桥动态心电图检查

动态心电图(dynamic electrocardiogram,DCG)是一种病人可以在医院外的日常生活和工作中,连续记录其心电图的仪器。该仪器由美国理学博士 Norman J Holter 于 1957 年发明,1961 年在美国用于临床。因此,也有学者将此项检查称为 Holter 心电图检查。经过几十年的发展,现在该技术已经比较成熟,克服了常规心电图只能短时间记录静止状态下仅数十次心动周期,信息量少及一过性缺血或心律失常易被遗漏的缺点,大大提高了心电信号记录的质和量,是心电诊断技术的一个重大进展。目前,动态心电图在国内外被广泛用于心血管病诊断检查,治疗研究及医学监护等方面,特别是在临床上监测心肌缺血和心律失常,成为非创伤性检查的重要诊断方法之一。

第一节 动态心电图的特点

一、动态心电图与普通心电图比较

普通心电图是在一定场合,于静态下记录,记录时间短,通过人工分析,可即时得出报告。而动态心电图是以随身携带的记录仪,在日常活动中连续地、长时间记录心电图资料后,经回放系统高速回放,并由电子计算机处理分析而获得结果。

(一)动态心电图较普通心电图的优点

1. 能获得大量心电资料,异常心电图检出的机会多。

2. 可检出普通心电图不易捕捉到的一过性、间歇性心电异常信息,如一过性缺血、心律失常等。

3. 不受活动限制,可监测日常生活中自然状态下(如活动、睡眠、情绪改变等)和一些特定的情况下(如潜水、登山、飞行等)所发生的心电变化。

4. 长时间连续记录的动态心电图资料,更能充分反映受检查者的临床症状与心电变化之间的关系,并有助于鉴别某些待查主诉,协助诊断,指导用药和观察疗效。

(二)动态心电图较普通心电图的缺点

1. 不能识别 P 波,不易准确判断房性、交界性及 QRS 增宽的室上性心律失常。

2. 如导联少,不能反映心电活动的全貌,不能观察心肌梗死和缺血的定位、分支阻滞等情况,12 导联动态心电图应尽快普及。

3. 其结果为回顾性,不能及时获得报告。

二、动态心电图与运动试验比较

动态心电图与运动试验比较,见表 11-1、表 11-2。

表 11-1　动态心电图与运动试验的差别

条件	动态心电图	运动试验
检查环境	日常生活环境中	特定的环境
检查中的精神状态	处于自然状态	处于紧张状态
持续时间	24～72h	30min 左右
危险性	无	有一定危险性
参加人员	检查过程中无须医务人员监护	需医务人员操作及监护
分析结果	不能及时得出结果	能及时得出结果
假阳性率	低	高
费用	较高	低廉

表 11-2　动态心电图与运动试验应用价值的比较

条件	动态心电图	运动试验
检出心律失常	最有用	一般
观察缺血性 ST 段变化	一般	最有用
心悸、昏厥的鉴别	最有用	无价值
药物疗效判定	最有用	一般
评定心脏储备力	一般	最有用
行动不便	最有用	无价值

第二节　动态心电图检查方法

一、导联选择与电极安置

(一)通用双极胸导联以双通道同步记录

常用模拟 V_1(MV$_1$)和模拟 V_5(MV$_5$)导联联合。MV$_1$ 正极置胸骨右缘第 4～6 肋骨处(选 P 波清楚点),负极置胸骨柄左上方,地极置右腋前线第 5 肋骨处。MV$_5$ 正极置左腋前线第 5 肋骨处,负极置胸骨柄右上方,地极与 MV$_1$ 公用。

组合中 MV$_1$ 的 P 波清楚,有利于心律失常的诊断;MV$_5$ 能较好地反映 ST 段及 QRS 形态变化,适于观察心肌缺血、室内激动或传导异常。另外,也可根据检查目的和既往心电图所见采用其他导联组合,如 MV$_5$ 与 M$_{aVF}$ 组合有利于检查下壁缺血。

(二)三通道导联系统

优于双通道导联,可以反映双通道导联所不能反映的其他部位心肌缺血、损伤、坏死情况,对某些心律失常分析也很有帮助。

双极三通道系统有 7 个电极,单极三通道有 5 个电极。可记录 XYZ 心电图,也可记录

$V_5+V_3+V_1$、V_5+V_2+aVF、$V_3+V_2+V_1$、$V_5+V_2+V_3$ 导联。也有学者建议采用 V_5+V_2+Y 导联,可使敏感性更高。

(三)12 导联动态心电图

可与常规 12 导联接轨,可以反映出不同部位心肌缺血、损伤、坏死的心电图变化,对心律失常的发源部位,传导情况,诊断与鉴别诊断有极大帮助,应予以推广。

二、记录回放装置与记录分析方法

(一)记录装置

1. **磁带记录** 用便携式小型磁带记录仪,由于用电池供电,以电极电缆与受检者的体表导联电极连接。记录器上附有由患者启动的标志通道、时间标志通道。在记录过程中,如患者出现症状或发生其他事件,可按记录器上的按钮使之标记在磁带上,并填写生活日记,从而有助于将心电图改变与患者症状相联系,以提高分析诊断的准确性。磁带盒式记录器,投入临床应用的时间最长,经过多次重大改进,记录器重量已减少到不足 0.5kg。过去存在的计时不准、波形失真等技术问题已被逐一解决。磁带记录仪的特点是信息量大,可长久保存原始资料,有利于科研和教学工作。缺点是回放速度慢,因有马达机械装置,易发生故障。

2. **固态记录器记录** 固态记录器兼具记录和分析功能。由电池启动,配有微机处理系统,把心电信息转换成数字储存在芯片上,在记录储存过程中同时做实时的初步分析。近年来才投入临床应用,具有后来居上的发展趋势。优点是处理速度快,故障率低,记录质量好,回放省时。缺点是容量小,误判率高,价值昂贵。

3. **硬盘记录器** 将心电信息以数字方式储存在硬盘上,结构简单,成本较低。

4. **数字型闪光卡记录** 随半导体器件的发展而研制成,是目前的最新式记录器。兼有磁带记录器和一般固态记录器的优点,避免了它们的不足,体积小,只有火柴盒大小,厚度仅有火柴盒的 1/4,信息储存量大,用数字化全息记录储存在芯片上(图 11-1)。

(二)回放分析

回放分析系统由计算机、分析软件、显示器、打印机等组成。

心电信息的储存、分析和处理均由计算机进行,盒式磁带记录可通过磁带读入器经机内 A/D 转换,将心电信号输入计算机硬盘。固态记录盒则通过专用的接口电缆或光纤把数据输入计算机进行回放分析。

回放过程中,通过软件功能分析心电

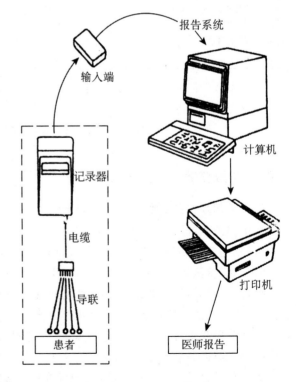

图 11-1 Holter 仪

图波形,包括 QRS 识别、分类(心律失常检测)、测算心率、计量 ST 段偏移情况及起搏脉冲的检测(起搏功能分析)等。同时,由显示器监视计算机的分析结果,通过人机对话进行修正,并编辑、描记、打印报告。

三、生活日志

生活日志是分析动态心电图不可缺少的资料,需由患者详细填写。内容包括一般记录,如患者姓名、性别、年龄、住址、病案号、用药情况、检查日期、记录起止时间、记录仪编号、磁带编号等。

生活日志由患者详细记录佩戴期间所发生的自觉症状,以及日常生活、工作、活动的确切时间。登记顺序为时间、活动内容及症状。活动包括站立、坐、散步、锻炼、吃饭、睡觉、吸烟、大小便、服药、情绪变化等,症状包括胸前、头臂等部位疼痛不适,心悸、胸闷、气短、头晕、恶心等。

总之,动态心电图仪器由硬件和软件两部分组成,包括主机(计算机、软件)、操作系统、记录器、打印机等。动态心电图仪器的质量和价格主要反映在它的软件上。高性能的 Holter 仪器具有分类准确性高,误判率低,有编辑、修改、合并、增减和转换等功能。软件系统控制着操作程序、编辑方法、报告格局等。

第三节　动态心电图在冠状动脉粥样硬化性心脏病的应用

一、有助于冠状动脉粥样硬化性心脏病的诊断

(一)有利于判别可疑冠状动脉粥样硬化性心脏病

有些具有非典型症状的患者,如胸闷、胸痛、心悸、气短等,是否为冠状动脉粥样硬化性心脏病,应用常规心电图常难肯定,用动态心电图连续监测则可能明确其是冠状动脉粥样硬化性心脏病还是其他原因造成,如二尖瓣脱垂综合征、肋软骨炎及循环神经官能症等。动态心电图诊断冠状动脉粥样硬化性心脏病心肌缺血的指标如下。

1. 缺血性 ST 段下移。须符合 3 个"1"标准:一是 ST 段呈水平型或下垂型下移≥1mm;二是 ST 段压低时间至少持续>1min;三是两次缺血发生时间至少间隔>1min。

2. 变异型心绞痛。其 ST 段抬高应≥1.5mm,并持续 12s。

3. 持续性 T 波倒置。

4. U 波倒置。

据研究,冠状动脉造影证实之动态心电图 ST 段改变者,93％有不同程度的冠状动脉狭窄。对年老体弱,不能做运动试验的冠状动脉粥样硬化性心脏病患者早期诊断更有价值。

典型心绞痛发作时,在心肌缺血区域的导联上,ST 段下降及 T 波倒置,症状缓解以后 ST-T 立即恢复正常,一般持续几分钟至十几分钟。ST 段下降越重,T 波倒置越明显,冠状动脉造影显示冠状动脉病变越重(图 11-2)。

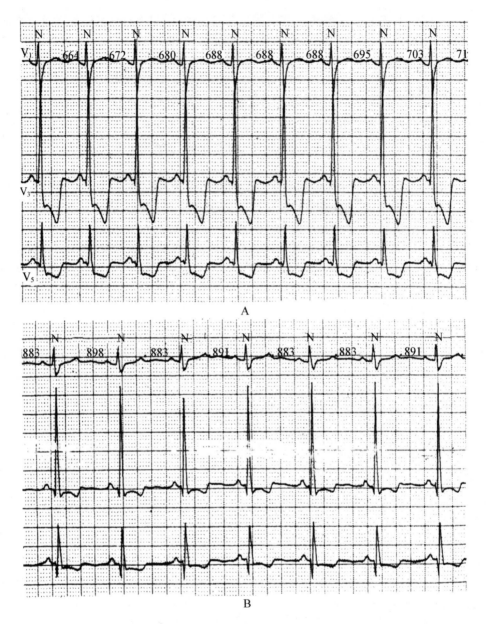

图 11-2　心绞痛发作时 Holter 记录 ST-T 改变

A. 心绞痛发作时 CM₃、CM₅ 导联 ST 段下降，T 波倒置；B. 症状缓解以后，ST 回至原来位置，显示出慢性冠状动脉供血不足

(二)有助于提高冠状动脉粥样硬化性心脏病的检出率

1. 动态心电图由于其具有随时随地、长时间、连续检测的功能，对冠状动脉粥样硬化性心脏病缺血发作引致 ST-T 改变的检出机会明显高于普通心电图。

2. 动态心电图有助于诊断无症状性心肌缺血。无症状心肌缺血具有以下特点：①常在日常生活中发生；②发作时持续时间可以较长，有时超过 20min；③发作时 ST 段下移可超过 2mm；④发作时心率多不增快；⑤发作频繁者可能预后不良；⑥发作可有昼夜节律，以上午

6:00－12:00 最多,0:00－6:00 最少;⑦与运动试验之间密切相关,两者符合率可达 98%(图 11-3)。

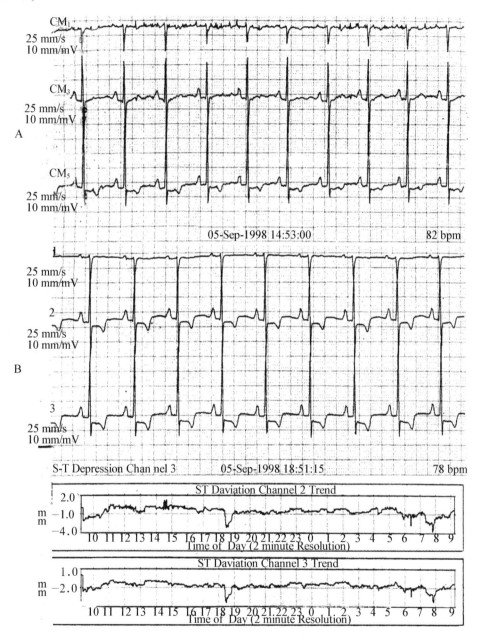

图 11-3　无症状性心肌缺血 Holter 记录 ST-T 改变

　　患者,男性,71 岁。临床诊断:冠状动脉粥样硬化性心脏病、三支病变。心电图取自 24h 动态心电图,图 A 窦性心律,慢性冠状动脉供血不足。图 B 显示症状心肌缺血发作时,CM$_3$ 导联 ST 水平型下降 0.10mV,T 波倒置,CM$_5$ 导联 ST 在原有基础上又呈水平型下降 0.15mV,T 波倒置增深。下方的 ST 段趋势图显示有 2 次 ST 段明显下降,分别发生于 18:50 及次日 8:00。2 次心肌缺血均无症状

3. 有助于诊断变异型心绞痛。变异型心绞痛发作时动态心电图出现损伤型 ST 段抬高，冠状动脉造影激发试验可显示某一支冠状动脉发生痉挛性狭窄或闭塞。这种血管痉挛可发生在病变血管基础上，也可发生在无明显影像学冠状动脉狭窄基础上。冠状动脉痉挛可导致局部心肌细胞缺血损伤，如痉挛持续存在，可发展成为急性心肌梗死。

同时，变异型心绞痛发作时约有 50% 的患者可出现频发多源室性期前收缩、房室传导阻滞、束支传导阻滞、室性心动过速等心律失常，严重者可发生心室颤动而猝死（图 11-4）。

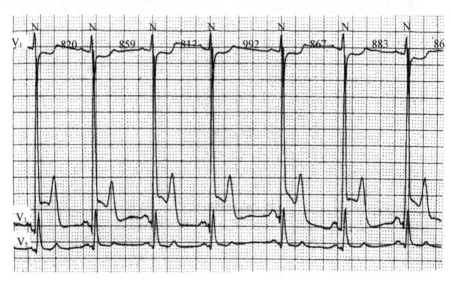

图 11-4 变异型心绞痛 Holter 监测 ST 段抬高

4. 与运动试验结合，可明显提高确诊率。动态心电图与运动试验联合可以明显提高冠状动脉粥样硬化性心脏病诊断的敏感性、特异性及准确性，减少运动试验的假阳性率和假阴性率，如自发性和变异型心绞痛者运动试验可以阴性，而动态心电图检查却很有价值。另外，对不能运动的患者早期诊断，动态心电图更独具优势。

二、检测冠状动脉粥样硬化性心脏病心律失常

动态心电图有助于检测以心律失常为主要表现的冠状动脉粥样硬化性心脏病，并可确定心肌缺血与心律失常之间的联系。主要为非急性心肌梗死心律失常。

（一）病态窦房结综合征

心电图主要有以下特征：①显著而持久的窦性心动过缓。②窦房结传导阻滞，分一度、二度Ⅰ型、二度Ⅱ型、三度。③窦性停搏。④逸搏及逸搏心律。⑤慢-快综合征。在窦房结起搏与传导功能低下所致的缓慢型心律失常基础上出现房性快速心律失常，慢-快心律失常转变时，常出现较长时间的窦性停搏，可伴有心悸、头晕等症状。⑥双结病变。当病变波及窦房结和房室结时，常发生复合性心律失常，如窦性心动过缓、窦性停搏、窦房结传导阻滞合并交界性停搏，心房颤动合并房室传导阻滞。⑦全传导系统障碍。心电图可表现为窦性心动过缓伴心脏传导系统阻滞的相应改变（图 11-5，图 11-6）。

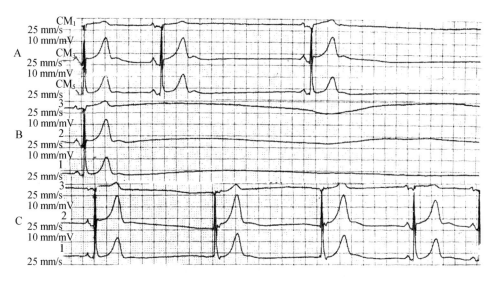

图 11-5 晕厥发作时,动态心电图显示窦性停搏

A～C 条连续记录,窦性停搏引起晕厥发作

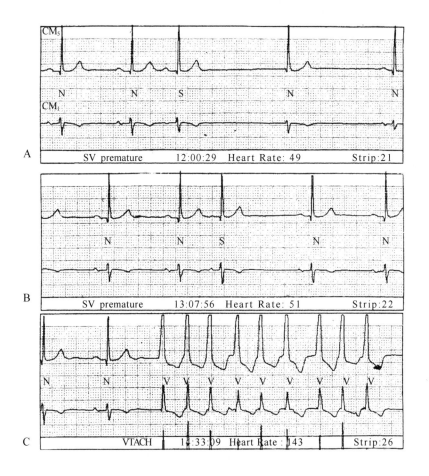

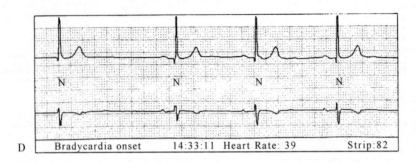

图 11-6　窦性停搏、交界性逸搏心律、房性期前收缩和阵发性室性心动过速
A. 窦性停搏;B. 交界性逸搏心律;C. 房性期前收缩;D. 阵发性室性心动过速

(二)房性心律失常

1. **房性期前收缩**　在各类期前收缩中,以房性期前收缩最多见,最常见的病因是风湿性心脏病、心肌病,其次才是冠状动脉粥样硬化性心脏病。多发偶发单源房性期前收缩,少数患者可出现频发单源或多源房性期前收缩,有时可形成二联律或三联律(图 11-7)。

2. **房性心动过速**　Holter 鉴别结果显示,10%~30%的冠心病患者有房性心动过速,大多数患者为偶发性房性心动过速,持续时间短暂,一般不超过 1min,心房率为 100~250bpm。少数房性心动过速为持续性或短暂反复发作。

3. **心房颤动与心房扑动**　一组 2352 例冠状动脉粥样硬化性心脏病患者 Holter 监测资料分析,检出心房扑动 53 例(占 2.3%),心房颤动 180 例(占 7.7%),包括阵发性、持续性两种类型。

(1)心房颤动:发生率约 8%。心电图特点为 P 波消失,代之以形态、间距、振幅及方向均不相同的 f 波,其频率为 350~700bpm;R-R 间期绝对不规则(图 11-8)。

心房颤动出现规则的心室率时,见于下列情况:①合并干扰性房室脱节,心室率>60bpm。②心房颤动合并高度房室阻滞,心室率<40bpm。③出现心室起搏心律。

(2)心房扑动:发生率约为 3%,分为Ⅰ型与Ⅱ型。Ⅰ型心房扑动多见,特点为 F 波在Ⅱ、Ⅲ、aVF 导联中为负向;心房率为 250~350bpm。射频消融术效果较好。Ⅱ型心房扑动少见,特点为 F 波在Ⅱ、Ⅲ、aVF 导联中为正向;心房率 250~420bpm。射频消融术效果欠佳(图 11-9,图 11-10)。

(三)室性心律失常

室性心律失常通常见于心肌梗死后(尤其是合并心室壁瘤者)、急性心肌缺血、心功能不全或由于慢性弥漫性心肌缺血所致心肌病患者,而一般稳定型劳力性心绞痛者较少有。

1. **室性期前收缩**　有单形性、多形性、多源性、成对室性期前收缩,以及 RonT 现象室性期前收缩、特宽型室性期前收缩(QRS 波群时间>0.16s,提示心室肌弥漫性传导障碍,冠状动脉粥样硬化性心脏病伴心功能不全时发生率较高)(图 11-11)。

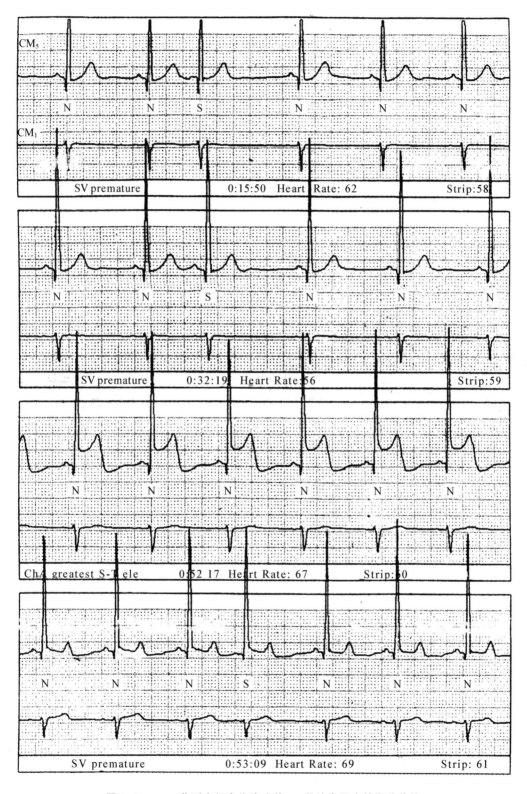

图 11-7 DCG 监测夜间发作胸痛伴 ST 段抬高及房性期前收缩

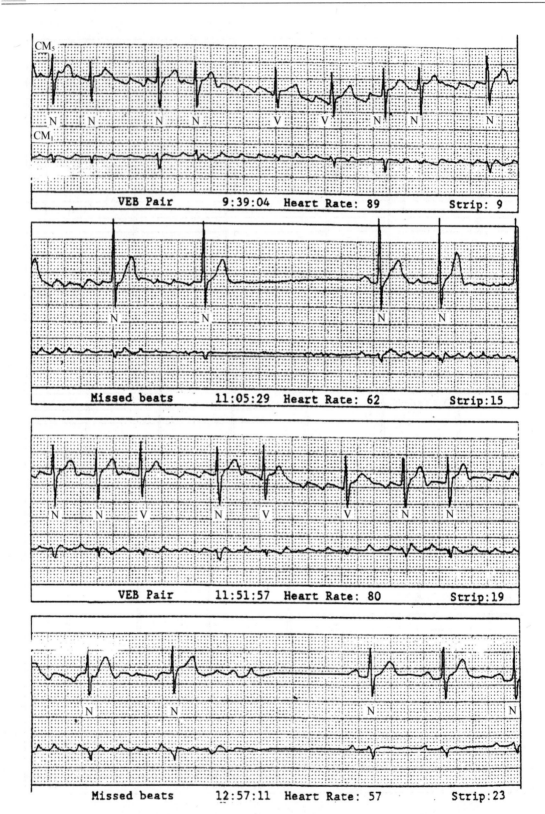

图 11-8　DCG 监测中出现阵发性心房颤动

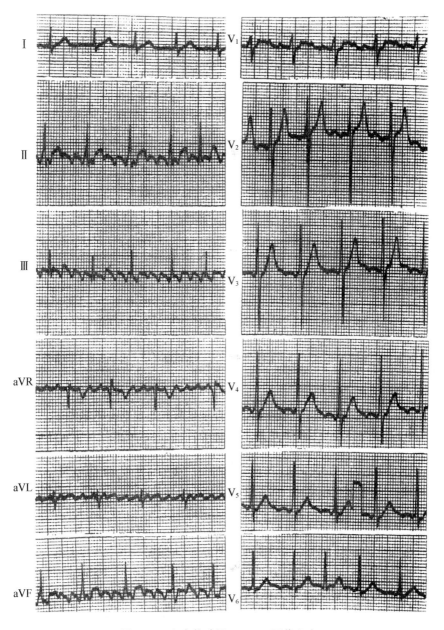

图 11-9　心房扑动呈 2:1、3:1 下传心室

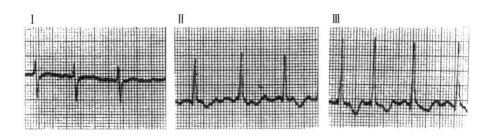

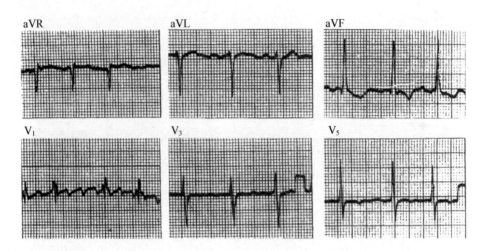

图 11-10　心房扑动呈 2:1～4:1传导、右心室肥厚、不完全性右束支传导阻滞

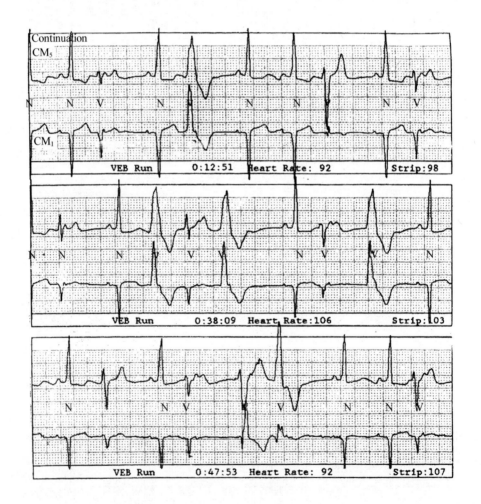

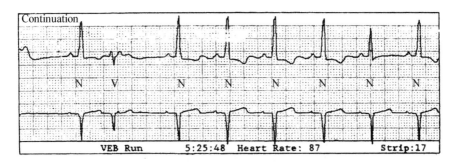

图 11-11　夜间发生多源性室性期前收缩
起床后室性期前收缩消失,患者无自觉症状

2. 室性心动过速　　Holter 监测检出率为 3.3%～10.0%,多数为偶发的短暂阵发性室性心动过速,少数为持续性室性心动过速(持续时间在 30s 以上)。心室率在 100～150bpm 的短暂阵发性室性心动过速,一般不引起明显的血流动力学改变。心室率>180bpm、持续 8s 以上的室性心动过速,可引起明显的血流动力学改变,可致阿-斯综合征发作(图 11-12)。

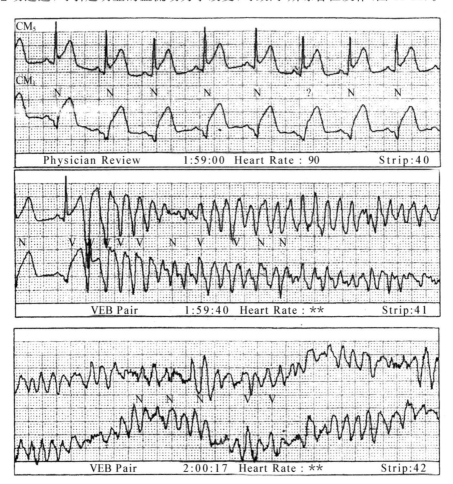

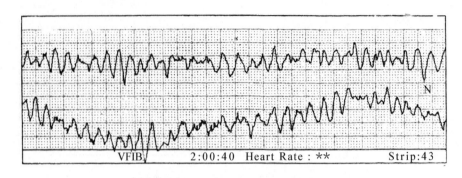

图 11-12　监测中 RonT 现象引起室性心动过速及心室颤动

3. 心室扑动与心室颤动　心室扑动与心室颤动是一种致命性心律失常,一旦发生,循环立即陷于停顿,如不及时处置,可致患者迅速死亡(图 11-13)。

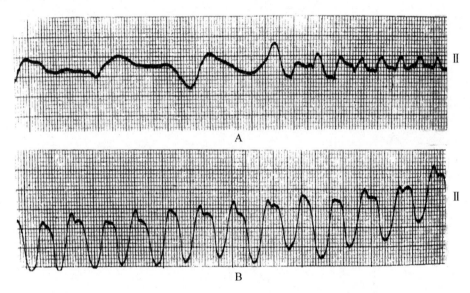

图 11-13　心室扑动与心室颤动

A. 心室扑动;B. 心室颤动

(1)心室扑动:心电图上 QRS-ST-T 无法辨认,代之以快速、规则、连续、波间无等电位线的大扑动波,波形呈正弦型,心室率 200~300bpm。波形振幅较大者,电击除颤成功率高。心室扑动波幅小者,常迅速转为心室颤动。

(2)心室颤动:心电图上 QRS-T 波群消失,代之以波形不同、间距不等、振幅大小不一的心室颤动波,频率在 180~500bpm。又分为粗、细两种波型。

①粗波型心室颤动:心室颤动波幅>0.5mV,见于心肌舒缩功能相对较好的患者,心室波频率>100bpm,电击复律效果较好。

②细波型心室颤动:心室颤动波幅<0.5mV,见于心肌舒缩功能较差的患者,电击疗效差,预后不佳。

（四）心脏传导阻滞

心脏传导阻滞也是冠状动脉粥样硬化性心脏病患者常见的心律失常，可见窦房结传导阻滞、房内传导阻滞、房室传导阻滞、束支传导阻滞或分支传导阻滞。根据阻滞程度不同，每一种类型的传导阻滞又可进一步分为不完全性传导阻滞或完全性传导阻滞两类。

1. **房室传导阻滞**

（1）不完全性房室传导阻滞

①部分一度房室传导阻滞可持续多年不变，少部分发展成为二度以上房室传导阻滞，需要置入人工心脏起搏器。

②一度房室传导阻滞与室内传导阻滞并存，心房扑动或心房颤动的发生率高。

③期前收缩伴发一度房室传导阻滞（实际上激动改由房室结慢径路前传），可以诱发房室结内折返现象，形成房性反复搏动及慢-快型房室结内折返性心动过速。

④窦性心动过速伴一度房室阻滞，T 波与 P 波重叠在一起不易辨别时，可能被误诊为交界性心动过速。

⑤卧位引起的一度房室传导阻滞，与迷走神经张力增高有关。立位记录心电图，房室传导恢复正常。

⑥二度房室传导阻滞，属于不完全性房室传导阻滞中最常见的一种类型，根据 P 波未下传心室前后有无 P-R 间期逐渐延长，又将二度房室传导阻滞分为Ⅰ型与Ⅱ型。Ⅰ型较多见，但Ⅱ型更具有意义。

二度Ⅰ型房室传导阻滞：房室传导系统绝对不应期和相对不应期均有病理性延长，以相对不应期延长为主。文氏周期开始，室上性激动落入反应期，下传激动的 P-R 间期正常或有轻度延长，自第 2 个心搏开始，激动进入房室传导系统相对不应期的早、中、晚期，表现为 P-R 间期逐渐延长，直至 P 波落入绝对不应期，脱落一次 QRS 波群，结束一次文氏周期，以后又开始新的周期性变化。希氏束电图证明，房室结是文氏周期好发部位。希氏束电图显示 A-H 间期逐渐延长，直至 A 波后至 H 波及 V 波，说明阻滞部位在希氏束近端，较多见。如希氏束电图显示 A-H 间期正常，而 H-V 间期逐渐延长并出现 H 波后无 V 波，说明阻滞部位在希氏束远端，比较少见。可见于病理情况，如冠状动脉粥样硬化性心脏病、心肌梗死（特别是急性下壁心肌梗死）、洋地黄中毒、高钾血症等，也可见于生理情况，如卧位型二度Ⅰ型房室传导阻滞可见于健康人，预后良好。

二度Ⅱ型房室阻滞：房室传导系统绝对不应期病理性延长，而相对不应期正常。因为延长的绝对不应期间歇地延伸，超过一个心房的心动周期时，下一个 P 波因阻滞则不能下传心室，所以心电图出现成比例的 QRS 波脱落。由于房室结相对不应期不延长，下传 P-R 间期正常。多由器质性心脏病引起，在缺血性损害、纤维化、高钾血症及药物毒性反应易发生，可发展成为高度以上房室传导阻滞。

（2）高度房室传导阻滞：50％以上的 P 波因阻滞未下传心室，称为高度房室传导阻滞。由于二度房室传导阻滞合并隐匿性房室传导或房室传导系统绝对不应期延长，房室传导系统绝对不应期异常延长大于 2 个或 2 个以上心动周期，致使 50％以上的 P 波因阻滞而不能传导至心室。如果绝对不应期间歇地异常延长，可引起连续 2 个或 2 个以上 P 波不能下传心室，易发展为几乎完全性房室传导阻滞或完全性房室传导阻滞。伴有过缓的交界性逸搏心律或室性逸搏心律者，可引起明显的血流动力学改变，需置入人工心脏起搏器治疗。

（3）几乎完全性房室传导阻滞：在以阻滞因素为主的房室脱节中，偶有室上性激动夺获心室者，称为几乎完全性房室传导阻滞，其阻滞程度比高度房室传导阻滞重。逸搏心律的频率往往缓慢而又不稳定者，应置入人工心脏起搏器。

（4）完全性房室传导阻滞：全部室上性激动均因阻滞未下传心室者，称为二度房室传导阻滞或完全性房室传导阻滞。

房室传导系统绝对不应期延长，指房室传导系统绝对不应期无间断地持续性延长占据全部心动周期，全部室上性激动受阻于房室传导系统未下传心室。亦有交界区的连续性中断，如心脏手术并发三度房室传导阻滞者，亦有电学损伤房室结。多为后天性，亦有先天性房室传导系统缺陷所致（图11-14）。

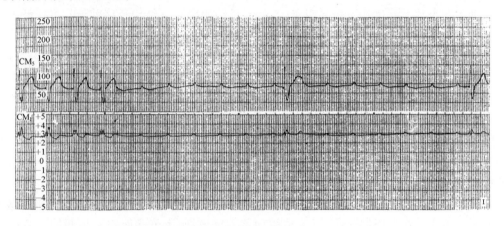

图11-14　阵发性完全性房室传导阻滞，致一过性晕厥

一过性完全性房室传导阻滞可在病情好转以后消失，持久性三度房室传导阻滞伴过缓的逸搏心律者，应置入人工心脏起搏器。

（五）束支传导阻滞

1. **右束支传导阻滞**　右束支传导阻滞分为完全性与不完全性两种类型，比左束支传导阻滞更多见，这与右束支细长、分支少、不应期长、接受单一血管供血而易受损伤有关。大多为器质性，儿童中多见于先天性心脏病、心肌炎、心脏手术后等；成人常见于高血压病、冠状动脉粥样硬化性心脏病、心肌病、药物毒性因素等。右心室扩大、右心室肥厚也常引起。心率的变化、右心室压力突然改变，机械性刺激，负荷试验，右心室造影，心导管刺激，冠状动脉造影，射频消融术等可引起一过性右束支传导阻滞。传导系统退行性变也是重要原因之一。

（1）完全性右束支传导阻滞（complete right bandle branch block，CRBBB）心电图：①QRS波群时间≥0.12s；②室上性激动下传者则P-R间期＞0.12s；③QRS波群终末部分增宽变形，V_1 或 V_2 导联可呈 rsR′型或 M 型，Ⅰ、V_5、V_6 导联的 S 波多增宽而不深，Ⅲ导联与 aVR 导联呈 qR 型，R 波一般增宽不高，Ⅰ、Ⅱ导联及 aVL 导联可出现宽而不深的 S 波；④可有继发性 V_1 导联或 V_2 导联 ST 段下降，T 波倒置，对应性的 V_5、V_6 导联 ST 段抬高，T 波直立；⑤V_1 导联室壁激动时间（VAT）＞0.03s。

（2）不完全性右束支传导阻滞（incomplete right bandle branch block，IRBBB）心电图：①QRS波群时间＜0.12s；②QRS波群形态符合完全性右束支传导阻滞图形改变；③有时 V_1

导联可呈 rSr′型或 rSR′型;④一般无 ST-T 改变(图 11-15)。

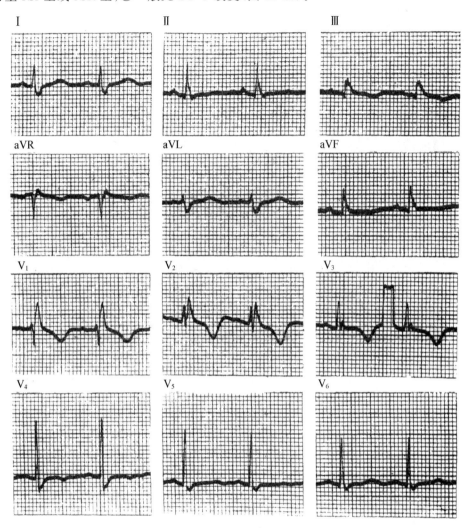

图 11-15 完全性右束支传导阻滞

2. **左束支传导阻滞** 左束支传导阻滞比右束支传导阻滞少见,但其临床意义比右束支传导阻滞更为重要。45 岁以上发生的左束支传导阻滞,猝死的发生率为无束支传导阻滞者的 10 倍。绝大多数左束支传导阻滞是由器质性心脏病引起的,常见有冠状动脉粥样硬化性心脏病、高血压病、心肌病、主动脉瓣疾病、原发性传导束退化症、先天性心脏病、心脏手术后等,极少数无明显器质性心脏病证据。

(1)完全性左束支传导阻滞(complete left brandle branch block,CLBBB)心电图:①QRS 波群时间>0.12s。②当室上性激动下传时,P-R 间期≥0.12s。③QRS 波群 V_1 导联呈宽大而深的 S 波,r 波极小,S 波增宽、粗钝或呈 QS 型,V_5、V_6 导联无 q 波,R 波增宽,顶端粗钝,Ⅰ、aVF 导联大致与 V_5、V_6 导联相同。$QRS_{Ⅱ、aVF}$ 导联多呈 QS 波,胸前导联图形改变是诊断的主要依据。④V_5 导联室壁激动时间(VAT)>0.05s。⑤在以 R 波为主的导联中,可见继发性 ST 段下降,T 波倒置。以 S 波为主导联中,ST 段上升,T 波直立(图 11-16)。

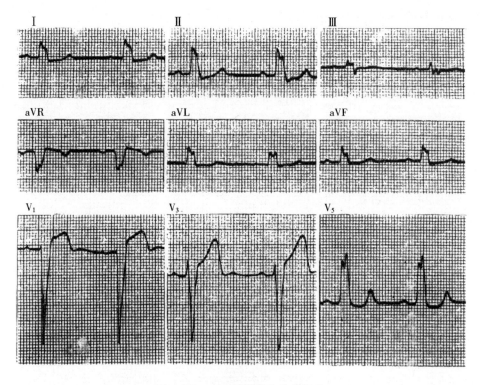

图 11-16　完全性左束支传导阻滞

(2)不完全性左束支传导阻滞(incomplete left brandle branch block,ILBBB)心电图:
①QRS 波群时间<0.12s。②QRS 波群形态和完全性左束支传导阻滞基本相同,但 R 波畸形程度较轻。③Ⅰ、V_5、V_6 导联中无 q 波。④ST 段和 T 波改变不显著,而 T 波可低平或倒置。⑤须与左心室肥厚区别及前后心电图对比,如出现间歇性或交替性不完全性左束支传导阻滞图形时,诊断较为可靠。

三、冠状动脉粥样硬化性心脏病病情观察与疗效评价

(一)病情观察

动态心电图监测可证实心绞痛发作时有缺血性改变,而且可了解缺血性 ST 移位的形态、程度、发生的频率、持续时间及发展、变动情况,以及与日常活动的关系等。有助于观察研究冠状动脉粥样硬化性心脏病心肌缺血的病情及其变化。同时根据其发作特点,可确定心绞痛的类型及程度。

(二)疗效评价

ST-T 改变可受日常生活中活动、体位、饮食、情绪变化及运动等生理因素的影响。用一次常规心电图检查评定治疗效果不很可靠。动态心电图则可细微地对比观察治疗(包括药物治疗、介入治疗、冠状动脉旁路移植术等)前后的心率及 ST-T 变化情况,以及症状和缺血型ST-T 之间的关系,有助于客观地评价疗效。

现已认识到,胸痛不是心肌缺血的敏感指标,无痛性 ST-T 改变的发生率远高于心绞痛发作。因此,临床治疗不仅应针对有症状的缺血,也要治疗无症状的缺血,即针对所谓缺血的"总

负荷"。"缺血总负荷"是缺血的定量指标,它是 24h 有症状和无症状性心肌缺血的总阵次和总时间,它必须用动态心电图检查才能得到结果。24h"缺血总负荷"的计算方法为:①24h ST 段下降幅度×发作阵数×持续时间;②在 24h ST 段趋势图上,计算 ST 段下移的面积。

四、指导冠状动脉粥样硬化性心脏病的康复

动态心电图检测可以了解 ST 及 T 波变化、心律失常、自觉症状和活动的关系,以及心肌缺血阈[心率×平均动脉压(或收缩压)×心肌收缩射血时间]等,判定允许的运动量和评价治疗效果,从而合理指导患者的康复。

五、识别高危患者和预测猝死的发生及预后判断

(一)对心肌梗死后心律失常的检测及预后估计

据研究,心脏性猝死的最主要因素为左心室功能较差及心律失常,心肌梗死后合并心律失常者预后较差,应做动态心电图检测。一般认为,急性心肌梗死后出现 Lown 分级 3 级以上的室性期前收缩死亡率高。动态心电图显示有频发和复杂性室性期前收缩者,其后的猝死发生率较无此类期前收缩者高 2～4 倍。

由于心肌梗死后 6～12 个月死亡率高,动态心电图监测十分重要。但监测时机最好选在稳定期后。因为早期监测得到的室性期前收缩、短暂阵发性室性心动过速等,多为心肌梗死急性期的心电不稳定所致,预后意义较小。有研究,动态心电图、左心室射血分数、晚电位三者联合应用,能明显提高预后预测的可靠性与准确性。

(二)对心肌缺血患者的监测

1. 冠状动脉粥样硬化性心脏病心肌缺血,尤其无症状缺血发作频繁者,往往预后不良。有学者认为无症状心肌缺血发作频繁≥60min 者是预测急性心肌梗死和心脏性猝死危险的最好指标。

2. 心肌梗死后有心肌缺血比无缺血者新的冠状动脉事件增加,预后不良。动态心电图监测出短暂心肌缺血是急性心肌梗死后筛选危险分级的有用信息,也是最特异的预后指标,故心肌梗死后即使无症状,也应定期做动态心电图监测,以便及时处理,改善预后。

第四节　动态心电图在冠状动脉心肌桥的应用

冠状动脉心肌桥中有部分患者可以发生心绞痛、心肌梗死、心律失常,甚至猝死,动态心电图对发现心肌缺血、心律失常,观察治疗效果,判断预后等方面具有重要意义。

李玉峰等对经冠状动脉造影确诊的 120 例冠状动脉心肌桥患者进行临床分析,120 例患者均进行心电图、动态心电图、超声心动图、血生化等检查。其中 87 例(72.5%)有不同程度的心电图或动态心电图异常,主要为 ST 段水平型压低≥0.05mV,心房颤动 16 例,频发室性期前收缩 14 例。

Yetman 等报道,儿童梗阻性肥厚型心肌病患者并有冠状动脉心肌桥,QTc 离散度增加,动态心电图检查发现,本型室性心动过速发生率较高。

张志寿等报道,冠状动脉心肌桥患者行 24h 动态心电图检查,可发现一过性心肌缺血。

参 考 文 献

［1］ 沈文锦,徐成斌.现代心功能学.北京:人民军医出版社,2002.

［2］ 张鸿修,黄体钢.实用冠心病学.4版.天津:天津科技翻译出版公司,2005.

［3］ 杨庭树.冠心病实验诊断学.北京:科学技术文献出版社,2002.

［4］ 王留义,吴淑伦.无创伤性心血管诊断技术.北京:中国医药科技出版社,1996.

［5］ 马景林.临床心电图快速阅读.北京:科学技术文献出版社,1993.

［6］ 董敏,钱菊英.冠状动脉心肌桥研究现状.中华心血管病杂志,2006,34(5):475.

［7］ Yetman AT,McCrindle BW,McDonald C,et al. Myocardial bridging in children with hyportrophic cardio-myopathy—a risk factor for sudden cardiac death. N Engl J Med,1998,339:1201-1209.

［8］ Mohlenkamp S,Hort W,Ge J,et al. Update on myocardial bridging. Circulation,2002,106:2619.

［9］ 张志寿,杨瑞峰.冠状动脉心肌桥的研究进展.心脏杂志,2009,21(3):417-420.

［10］ 李玉峰,王士雯,卢才义,等.心肌桥临床特点分析.中国循环杂志,2007,22(5):370-372.

［11］ Dimarco JP,Philbrik JT. Use of ambulatory electrocardiographic(Holter) monitoring. Ann Intern Med,1990,113:53-68.

［12］ Raby KE,Barry J,Treasure CB,et al. Usefulness of Holter monitoring for detecting myocardiol ischemia in patients with nondiagnostic exercise treadmill test. Am J Cardial,1993,72(12):889.

［13］ Goodman SG,Freemorn MR,Armstrong PW,et al. Does ambulatory monitoring contritube to exercise testing and myocardial perfusion scintigraphy in the prediction of the extent of coronary artery disease in stable angina. Am J Cardiol,1994,73:747.

［14］ Currie P,Ashby D,Staltissi S. Prognostic significance of transient myocardial ischemia on ambulatory monitoring after acute mydardial infarction. Am J Cardiol,1993,71(10):773.

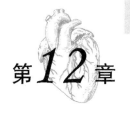

第12章　冠状动脉心肌桥超声心动图检查

超声心动图（echocardiography 或 ultrasound cardiography）自 1955 年由 Ealer 首先提出，并获得 M 型二尖瓣狭窄特征图像起，已有 60 多年历史，由于超声诊断技术的发展，相继形成了 M 型、二维型、超声造影、多普勒型超声心动图、彩色多普勒血流显像及食管超声心动图技术。近年来，超声新技术发展迅速，血管腔内超声影像技术已在临床广泛应用，心脏结构的三维、四维重建正在深入研究。总之，超声心动图在心血管疾病的诊断、治疗中日益发挥着重要的作用，本章重点讲述无创性超声心动图在检查冠状动脉粥样硬化性心脏病心肌缺血、心肌梗死及冠状动脉心肌桥方面的作用。有创性超声心动图对冠状动脉粥样硬化性心脏病、冠状动脉心肌桥方面的作用，将在以后章节中叙述。

第一节　超声心动图概论

一、基本原理与检查方法

声源在人耳的听觉频率范围内（20～20 000Hz）的振动即产生声振动，由声振动激起的疏密波称为声波（acoustic wave）。超声波亦属于一种疏密波，但频率在 20 000Hz 以上，超出了人的听觉感受范围，因此称为超声波（ultrasonic wave）。超声心动图检查常用的频率为 2.25～3.25MHz，婴幼儿检查时可采用 5MHz 的频率，外用血管超声检查采用的频率为 5～7MHz，经食管超声心动图采用 5～7MHz，心腔内超声检查采用的频率为 10～12MHz，而血管内超声的频率高达 20～40MHz。压电晶体是现代超声探头的主要部件。超声探头可分为机械探头和电子相控阵探头两大类。但在超声心动图仪器中，目前以数字化的电子相控阵探头占绝大多数，均采用可穿孔径技术和电子动态聚焦技术以提高分辨力。在电能和机械能的相互转换过程中，探头既可作为超声的发生器，也可作为从界面反映回来的超声的接收器。在超声向介质的传播过程中，遇到声阻差的界面将发生反射，形成的反射波亦为一种超声，返回到探头时，声压作用于压电晶体，使其表面产生正、负电荷。随着反射波压强的变化，将在压电晶体的两表面出现交替电压，电信号的频率等于反射波的频率，而电压的高低取决于反射波的振幅，将这种压电晶体产生的电信号加以放大并且显示在荧光屏上，即可形成超声心动图的图像。

超声心动图对于心血管结构的显示基于心内结构的以下 4 种反射类型：①心腔内的血液属无反射型；②心壁与间隔的心肌组织结构较均匀，属少反射型；③心内膜、瓣膜及大血管壁与血液间有声阻差较大的界面，属多反射型；④心脏与肺（含气组织）之间的界面则属全反射型。

超声心动图检查是通过观察与分析心脏与大血管的位置、瓣膜口的位置与大动脉的走向、心脏各腔室的内径大小、瓣膜形态及其活动规律、心壁的厚度、心壁的异常活动，以及心脏结构中附加的异常反射等，探讨形成机制、分析原因及推动血流动力学的变化，对正确诊断有重要意义。

超声在心内结构中传播时，依次产生强弱不同的反射，如声束方向固定不变，可显示出一条线（即一维空间）上心脏结构的活动曲线，此即 M 型超声心动图（M-mode echocardio-graphy）。如声束有规律地左右摆动，即可观察所扫描的平面（二维空间）上的结构形态，此即二维（或切面）超声心动图（two-dimensional or cross-sectional echocardiography）。反映血流动态的为多普勒超声心动图（Doppler echocardiography），可分频谱型多普勒超声心动图（spectral Doppler echocardiography）与彩色多普勒超声心动图（color Doppler echocardio-graphy）两种。前者分为脉冲多普勒（pulsed wave Doppler，PW）与连续多普勒（continuous wave Doppler，CW）；后者又可分为二维彩色多普勒血流成像（two-dimensional color Doppler flow imaging）与 M 型彩色多普勒超声心动图（M-mode color Doppler echocardiography）。

二、正常图像

(一)M 型超声心动图

探头发射声束的位置与角度基本固定，其发射电路、接收电路与时基扫描电路三者同时开始工作，荧光屏上回声信号沿扫描线依次排列，显示为一串光点。递质中界面声阻差大者，则反射光点强；声阻差小者，则反射光点弱。反射面距探头近者，反射光点距始脉冲近；反射面距探头远者，反射光点距始脉冲远。因此，由垂直扫描线上光点的强弱、多少及远近，即可推知递质中质地的均匀程度、组织结构及各界面之间的距离与其厚度。如加用慢扫描电路，使时基扫描线由左向右周而复始地运动，可将时基扫描线上活动的光点依时序展开，成为能观察声束所穿过的组织结构活动情况的光点轨道图像，此即 M 型超声心动图，它可与心电图、心音图、Doppler 频谱等同步记录。

目前，常在二维超声心动图左心室长轴断面引导下进行。常见波群与曲线如下。

1. 心底波群 将取样线置于主动脉根部，通过主动脉瓣，转换为 M 型。可见的解剖结构自前至后分别为胸壁、右心室流出道、主动脉根部及左心房。主要观察右心室流出道宽度、主动脉根部内径、主动脉壁及主动脉瓣活动情况。主动脉壁呈两条平行的回声，其内可见主动脉瓣开放与关闭的纤细回声（图 12-1A、B）。

2. 二尖瓣前叶波群 将取样线移至二尖瓣前叶水平，转换为 M 型。可见的解剖结构自前至后分别为胸壁、右心室、室间隔、左心室流出道、二尖瓣前叶及左心室后壁。正常人二尖瓣前叶舒张期呈双峰（E、A 峰），E 峰发生于快速充盈区，A 峰发生于心房收缩期。收缩期表现为前、后、中闭合的一条直线（图 12-1C）。

3. 心室波群 取样线移至二尖瓣腱索水平，转换为 M 型。可见的解剖结构自前至后分别为右心室、室间隔、左心室、左心室后壁，是测量右心室前后径、左心室前后径、室间隔及左心室后壁厚度及搏幅的标准区（图 12-1D）。

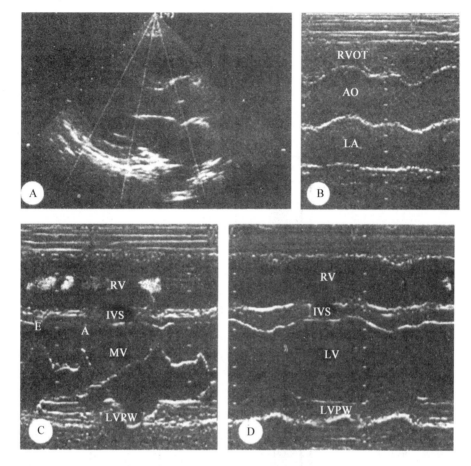

图 12-1　正常 M 型超声心动图

AO. 主动脉；IVS. 室间隔厚度；LA. 左心房；LV. 左心室；LVPW. 左心室后壁厚度；RV. 右心室；RVOT. 右心室流出道；MV. 二尖瓣

(二)二维超声心动图

探头声束的方向与位置有规则、快速地扫过心脏结构，借以获得心脏各个部位及平面的回声。与此同时，显示屏上时基扫描线的方向与部位亦做相应的改变，此即能显示心脏解剖结构实时快速活动的二维超声心动图（又称切面超声心动图）。这种成像方法主要用于实时观察心脏不同断面上的解剖轮廓，形态结构，空间方位，房室大小以及心血管壁之间的连续关系和活动情况。

1. 左心室长轴断面　将探头置于胸骨左缘第 3～4 肋间，声束与心脏长轴平行，纵断心脏获断面。显示的结构为主动脉根部、左心房、左心室、室间隔、右心室、主动脉瓣和二尖瓣等。该切面用途广泛，为最先常规检查断面。其特点如下：①主动脉前壁与室间隔相延续，后壁与二尖瓣前叶相连续；②主动脉腔内见回声纤细的主动脉瓣叶；③室间隔与左心室后壁呈逆向运动；④二尖瓣前叶较后叶长且活动度大，两瓣叶形态柔软（图 12-2A）。

2. 心底短轴断面　将探头置于胸骨左缘第 2～3 肋间，检查平面在心底水平，为声束与心脏长轴垂直，横断心脏所获断面。显示的结构为主动脉根部横断面、主动脉瓣、左心房、房间隔、右心房、三尖瓣、右心室、右心室流出道、肺动脉瓣和主肺动脉及左、右肺动脉。其特点如下：①主动脉根部横断面位于图像中央，其内可见 3 个瓣叶；②右心室流出道位于主动脉前方，与其相连为肺动脉瓣口、瓣叶和肺动脉主干；③右心室流入道处见三尖瓣叶(图 12-2B)。

3. 二尖瓣水平短轴断面　将探头置于胸骨左缘第 3～4 肋间，为声束与心脏长轴垂直，横断左心室所获的断面。显示的结构有二尖瓣前、后叶，左心室，右心室和室间隔。其特点如下：①二尖瓣前、后叶舒张期开放呈开口形状，收缩期闭合呈单一线样回声；②左心室横断面呈圆形，右心室呈月牙形。此图对观察二尖瓣的形态、厚度、开放面积有重要作用。

4. 乳头肌水平短轴断面　探头置于胸骨左缘第 4～5 肋间，探查方法同二尖瓣水平断面。显示的结构有左心室、左心室前外乳头肌和后内乳头肌、右心室。其特点是左心室前外乳头肌和后内乳头肌分别位于左心室壁横断面的"3"点和"8"点处，呈突向左心室腔的高回声结构，此图对观察左心室壁的运动协调性具有重要作用(图 12-2C)。

5. 心尖四腔断面　探头置于心尖冲动处，为声束与心脏长轴平行，心脏冠状断面所获的图像。显示的结构为左心室、右心室及左心房、右心房，房间隔，室间隔，二尖瓣，三尖瓣。探头若略向前倾，可显示含有左心室流出道和主动脉根部的心尖五腔断面。图像特点如下：①左心房与左心室相通，其间见二尖瓣前叶和二尖瓣后叶；②左心房与右心房相隔，其间有房间隔；③左心室与右心室间可见室间隔；④右心房与右心室相通，其间有三尖瓣前叶和膈叶；⑤房间隔、室间隔连线和二尖瓣、三尖瓣连线形成十字交叉；⑥右心室腔径略小于左心室，右心室腔近心尖部可见调节束(图 12-2D)。

6. 心尖两腔断面　探头在心尖位四腔断面位置逆时针旋转 90°，可获得左心房和左心室两腔断面。图像可显示左心室流出道、左心房、二尖瓣和左心室。

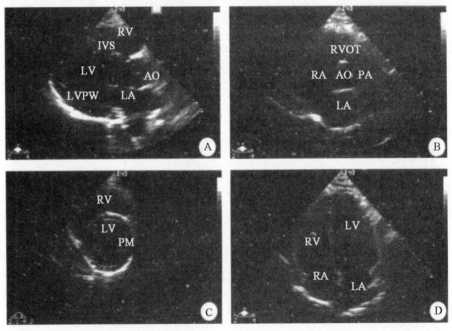

图 12-2　正常二维超声心动图

RV. 右心室；IVS. 室间隔；LV. 左心室；LA. 左心房；PM. 乳头肌

7. 主动脉弓长轴断面 将探头置于胸骨上窝,声束平面呈右前左后方向,与主动脉弓走行平面平行,可显示升主动脉、主动脉弓、降主动脉及主动脉弓部无名动脉、左颈总动脉、左锁骨下动脉的开口。

(三)多普勒超声心动图

目前,临床常用的多普勒超声心动图有频谱多普勒(脉冲式、连续式)和彩色多普勒血流显像。

1. 频谱多普勒超声心动图

(1)脉冲式多普勒超声心动图:将取样容积置于心脏大血管的不同部位,可获得该部位的血流频谱曲线。曲线横轴代表时间,纵轴代表血流速度,从频谱曲线上可了解血流性质、方向、流速等。

①二尖瓣口血流频谱:将取样容积置于心尖四腔断面二尖瓣口左心室侧,可见位于基线上方的正向舒张期双峰(E、A 峰)频谱。E 峰位于舒张早期,为左心室快速充盈血流流动形成;A 峰位于舒张晚期,由心房收缩而形成。正常时峰值流速和射血时间 E 峰均大于 A 峰(图 12-3A)。

②主动脉瓣口血流频谱:将取样容积置于心尖五腔断面主动脉瓣上方,可见位于基线下方的负向频谱,呈收缩期单峰(图 12-3B)。

③三尖瓣口血流频谱:将取样容积置于心尖四腔断面三尖瓣口右心室侧,频谱形态与二尖瓣口相类似,只是速度偏低,受呼吸影响较大。

④肺动脉瓣口血流频谱:将取样容积置于心底短轴断面肺动脉瓣上方,可见位于基线下方的负向频谱,呈收缩期单峰,其形态与主动脉瓣口血流频谱类似。

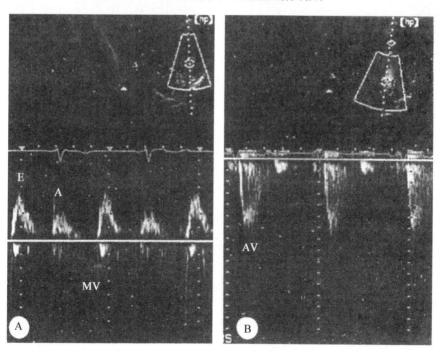

图 12-3　正常频谱多普勒超声心动图

AV. 主动脉瓣;MV. 二尖瓣

（2）连续式多普勒超声心动图：有测量高速血流能力，因超声发射无时间延迟而不能精确定位。正常人不做连续多普勒超声测量。

2. 彩色多普勒超声心动图　将血流信息叠加于二维或 M 型超声心动图上，以颜色表示血流方向，朝向探头的血流显示为红色，背离探头的血流显示为蓝色，以亮度表示血流速度，层流为单一颜色，紊乱血流为色彩明亮或五彩镶嵌。

（1）左心室流入道血流：在心尖四腔断面可见舒张期经二尖瓣口红色明亮的宽带血流，起源于左心房至左心室（图 12-4）。

（2）左心室流出道血流：在心尖五腔断面可见收缩期蓝色明亮的宽带血流，起源于左心室，经主动脉瓣口至升主动脉（图 12-5）。

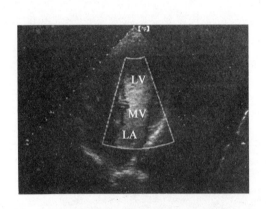

图 12-4　正常左心室流入道彩色血流

LA. 左心房；LV. 左心室；MV. 二尖瓣

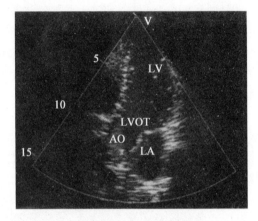

图 12-5　正常左心室流出道彩色血流

LA. 左心房；LV. 左心室；LVOT. 左心室流出道；AO. 主动脉

（3）右心室流入道血流：在心尖四腔断面可见舒张期经三尖瓣口红色明亮的宽带血流，起源于右心房至右心室。

（4）右心室流出道：在心底短轴断面可见收缩期经肺动脉瓣口蓝色明亮的宽带血流，起源于右心室流出道，充盈于肺动脉主干及分支（图 12-6）。

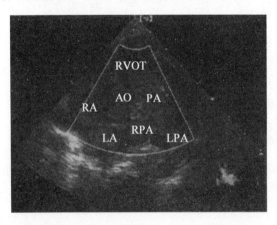

图 12-6　正常右心室流出道彩色血流

RVOT. 右心室流出道；PA. 肺动脉；RPA. 右肺动脉；LPA. 左肺动脉；AO. 主动脉；LA. 左心房；RA. 右心房

三、基本病变表现

(一)形态、大小异常

超声心动图可观察心脏各房室腔、升主动脉、主动脉弓及胸主动脉近段的形态、大小,并可准确测量其内径、形态、大小的异常,有助于疾病的诊断,如心肌梗死后心尖部局限性向外膨出,可诊断为室壁瘤形成。小儿右心系统扩大则首先考虑先天性心脏病房间隔缺损。

(二)位置及连接关系异常

超声心动图可根据心腔大血管的结构特征确定各房室腔及主动脉、肺动脉。在先天性心脏病检查时要注意有无房室位置异常、连接关系异常,大血管位置、走行和连接关系是否正常,对复杂型先天性心脏病的诊断具有重要价值。

(三)内部结构异常

1. 瓣膜异常　主要表现为位置、形态、厚度、回声、活动等异常。风湿性心脏病二尖瓣狭窄时,可见二尖瓣前后叶增厚、粘连、钙化、开放受限、瓣口面积变小。三尖瓣下移畸形时,可见三尖瓣环下移及三尖瓣前叶过长。肺动脉瓣狭窄时,可见收缩期瓣膜呈圆顶状凸向肺动脉。

2. 间隔异常　主要表现为连续性中断及厚度、回声、形态、位置异常。房间隔、室间隔缺损时,可见房间隔或室间隔的回声连续性中断。肥厚型心肌病时,常表现为室间隔与左心室后壁的非对称性肥厚,并且室间隔有回声异常,呈"毛玻璃样"改变。扩张型心肌病时,左心室呈球形扩张,室间隔呈弧形突向右心室。肺源性心脏病右心扩大时,室间隔突向左心室。

3. 心壁异常　主要表现为厚度、回声、运动异常。心壁厚度增加主要见于肥厚型心肌病、高血压心脏病及主动脉瓣狭窄。回声异常可见于肥厚型心肌病、尿毒症心肌病、陈旧性心肌梗死。运动异常见于心功能不全、扩张型心肌病、心肌缺血、缩窄性心包炎等。

4. 心腔异常　主要指心腔大小异常、心腔内异常回声,如黏液瘤时肿块回声,心肌梗死时心尖部血栓形成,二尖瓣狭窄时并发左心房血栓形成等。

(四)运动异常

超声心动图可实时观察室壁运动,可评估心室局部和整体的收缩功能。节段性室壁运动异常是超声诊断心肌缺血的可靠征象。扩张型心肌病时,常表现为左心室壁的弥漫性运动减弱。心肌缺血和梗死时,表现为局部室壁的运动减弱、运动消失或矛盾运动。高动力状态时,表现为心室壁的运动增强。

(五)血流异常

1. 血流速度异常　指所测流速高于或低于正常范围。大多数心脏疾病都会产生血流速度异常,如二尖瓣狭窄时,舒张期瓣口的血流速度明显增高。扩张型心肌病时,各瓣口的流速明显减低。

2. 血流时相异常　指血流的持续时间长于或短于正常,或出现于正常情况下不应出现的时期。在正常情况下,舒张期左心室流出道内无血流信号,但主动脉瓣反流可产生左心室流出道内舒张期异常血流。

3. 血流性质异常　指血流失去正常的层流状态而变为湍流状态,如二尖瓣反流的血流在左心房内产生血流紊乱,形成湍流。

4. 血流途径异常　指血流流经正常心脏中不存在的血流通道,如左心房的血流经过房间隔缺损流入右心房,左心室的血流通过室间隔缺损流入右心室。

第二节　心肌缺血超声心动图

探查缺血心肌的基本方法是注意缺血节段的异常运动和心肌收缩期收缩时厚度变化异常。

一、M型超声心动图探查室壁运动异常

(一)室壁运动幅度

正常时室间隔运动幅度为3～8mm,平均5mm。左心室后壁运动幅度为7～15mm,平均10mm。缺血节段的运动幅度异常可分为减低、消失、失调,少数患者可呈现运动失调(矛盾运动),即出现收缩期向外扩张的反方向运动。

(二)室壁运动速度

正常时,室间隔收缩期的向后运动速度慢于舒张期的向上运动速度,表现为收缩期室间隔向左心室后壁运动,呈较缓慢的斜坡形;舒张期背离左心室后壁运动,运动速度较快,呈较陡峭的斜坡。

(三)室壁收缩期增厚率减低

收缩期室间隔及左心室后壁均增厚,其增厚率分别为30％～60％及30％～80％,增厚率低于30％均为异常。增厚率计算公式如下:

$$室壁增厚率＝(收缩期厚度－舒张期厚度)/舒张期厚度$$

个别患者甚至在收缩期室壁反而变薄。也可用室壁的收缩末期厚径与舒张末期厚径比值衡量,如比值<1即为异常。

二、二维超声心动图探查室壁运动异常

心室壁运动与心肌供血密切相关,心肌缺血、缺氧时,心肌收缩运动异常。由于缺血只限于心肌的一部分,故表现为相应节段室壁运动障碍(RWMA)。根据缺血严重程度,表现为收缩力减弱,无收缩运动或呈反常运动(收缩期局部向外膨出),同时正常部位的心脏收缩力可能有代偿性增强,表现为左心室局部收缩幅度增大,左心室整体收缩活动不协调,短轴切面显示运动异常节段的室壁顺时针或逆时针扭动。早在1935年,Tenuamt和Wiggers在试验中就观察到,在冠状动脉阻断后数秒即出现缺血节段的室壁运动异常,其出现时间早于心电图及自觉症状。Hansez用二维超声检测出,RWMA始于冠状动脉阻塞后(19±8)s,心电图异常出现于30s,典型心绞痛则出现于(39±10)s。十余年来认为,二维超声心动图所显示的RWMA是无创性方法诊断室壁缺血和(或)心肌梗死的极好指标,其敏感性和特异性均高于心电图。一般认为,当冠状动脉狭窄>50％,缺血深度超过室壁厚度的20％,缺血区大小占左心室6％以上时,普通二维超声心动图可以检测出RWMA,若能与负荷试验相结合,可以检出更早期的病例。

亦有文献报道,将犬的冠状动脉一支血管用微米狭窄器缩窄冠状动脉至临界狭窄,即冠状动脉血流量减少超过40％,二维超声心动图切面显示心室壁肉眼可视的异常。冠状动脉血管管径狭窄程度与冠状动脉血流量并非线性关系,在冠状动脉狭窄<70％时,冠状动脉血流量相对稳定;当冠状动脉进一步狭窄时,才会出现冠状动脉血流的急剧下降。根据试验研究,限定

冠状动脉血流量＜40％，为轻度缺血；减少至 40％～70％，为中度缺血；＞70％为重度缺血。而＞90％，即可发生心肌梗死。在临床观察中，患者有一过性心肌缺血，出现心绞痛症状，但超声心动图检测，无心室壁运动异常表现。这种情况有两种可能：一是属轻度心肌缺血范围；二是超声检查时缺血已经恢复。冠状动脉造影显示心肌缺血患者以单支病变所占比例较大，其次为两支血管病变，三支血管病变较少见。典型心绞痛是心肌缺血主要症状。临床及试验证实，二维超声心动图检出的 RWMA 部位与病理解剖的心肌梗死部位和心电图梗死部位相关性较好，与心血管造影及核素造影缺血部位相关性亦较好。但心肌缺血程度与异常室壁运动范围并非完全一致。轻度心肌缺血（＜40％），通常无心室壁运动异常。中度心肌缺血，出现室壁运动异常，但局限于冠状动脉血管灌注区域的远端心肌节段，超声心动图切面仅显示 1～2 个节段运动减低。重度心肌缺血，则出现某支冠状动脉整个灌注区域的室壁运动异常。严重心肌缺血，由于机械牵引作用，可使邻近正常灌注区域出现运动减低。这可能是超声心动图较其他检查高位心肌梗死或缺血范围的原因之一。

（一）室壁的分级

为便于进行定位、定时分析左心室运动，对室壁运动的分段建立了多种体系，如 9 段划分法、16 段划分法、20 段划分法、22 段划分法等。目前，常见的为美国超声心动图学会所推荐的16 节段划分法。检查时，重点显示胸骨旁左心室长轴、心尖四腔与心尖两腔等 3 个长轴切面及其对应的 3 个短轴，将左心室分为 16 个节段。左心室被分为基底部、中部及心尖部三部分。基底部和中部被分为 6 个节段，而心尖部分则分为 4 个节段。人们既可从长轴切面也可从短轴切面上观察到这 16 个节段，每一节段可在 1 个以上的切面显示且检查可互为补充。4 个心尖节段由四腔和两腔切面划分，因为胸骨旁左心室长轴不能显示心尖，故不能评价心尖活动（图 12-7，图 12-8）。

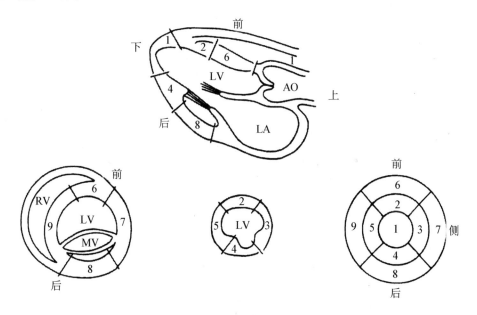

图 12-7　左心室壁 9 段划分法

LA. 左心房；LV. 左心室；AO. 主动脉；RV. 右心室；MV. 二尖瓣

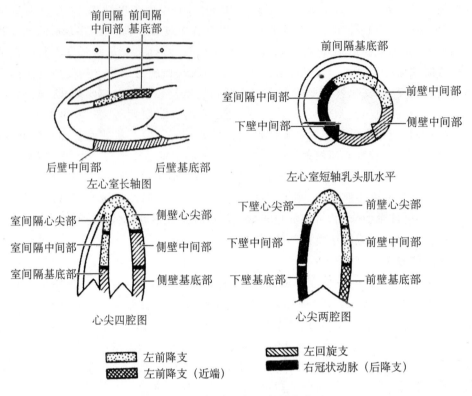

前间隔中间部 前间隔基底部

室间隔中间部 前壁中间部

下壁中间部 侧壁中间部

前间隔基底部

后壁中间部 后壁基底部

左心室长轴图

左心室短轴乳头肌水平

室间隔心尖部 侧壁心尖部

室间隔中间部 侧壁中间部

室间隔基底部 侧壁基底部

下壁心尖部 前壁心尖部

下壁中间部 前壁中间部

下壁基底部 前壁基底部

心尖四腔图

心尖两腔图

左前降支 左回旋支

左前降支(近端) 右冠状动脉(后降支)

图 12-8 左心室壁 16 段划分法

(二)室壁运动分析方法

1. **目测定性分析** 应用目测法观察心脏收缩与舒张过程中各节段的室壁运动情况,主要以心内膜的运动幅度来进行分析。室壁运动分为以下几种。

(1)运动正常:收缩期心内膜向内运动幅度≥5mm,收缩期增厚率>30％者。

(2)运动减弱:收缩期心内膜运动幅度 2～4mm,室壁增厚率<30％者。

(3)运动消失:收缩期心内膜运动幅度<2mm 者。

(4)矛盾运动或反常运动:收缩期室壁朝外运动者(图 12-9)。

(5)运动增强:室壁运动幅度较正常为大者(图 12-10)。

2. **缺血心肌的半定量分析** 美国超声心动图推荐的是 16 节段基础上的室壁记分法,即应用上述室壁运动评判标准,对各节段室壁运动进行记分。记分方法为运动增强记 0 分,运动正常记 1 分,运动减低记 2 分,运动丧失记 3 分,矛盾运动记 4 分,室壁瘤记 5 分。另外,分类中将伴瘢痕化的运动丧失和伴瘢痕化的矛盾运动列出,但前者仍记为 3 分,后者仍记为 4 分。评判公式如下:

室壁运动计分指数(wall motion score index,WMSI)

=各节段运动得分的总和/评分节段总数

一般将 WMSI=1.0 判定为正常,>1.0 为异常,≥2.0 为显著异常,与既往比较,如果 WMSI 降低,说明室壁异常运动有所好转。研究表明,室壁运动计分指数与左心室射血分数显著相关,室壁运动计分指数越高者,射血分数越低。

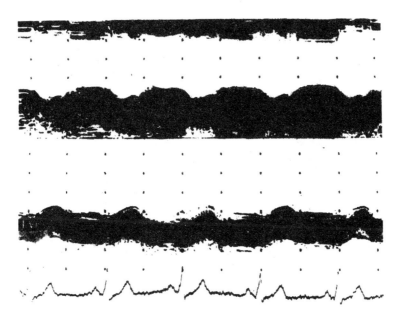

图 12-9　心尖部心肌梗死的 M 型超声心动图

为心肌梗死患者的双通道 M 型超声心动图。上为心尖后壁（APEX）的活动曲线,见有运动失常、收缩期向后膨出、舒张期向前回缩,呈现矛盾运动;下为左心室后壁活动曲线,收缩期向前、舒张期向后,呈正常状态,与心尖部的异常活动形成明显对照,符合心尖部后壁心肌梗死

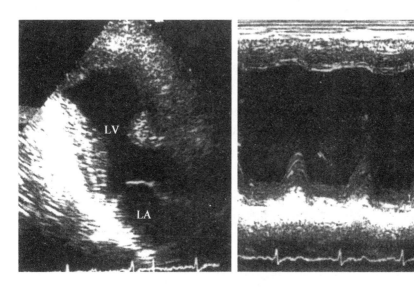

图 12-10　前间壁心肌梗死

此图为前间壁、心尖部及部分下壁急性心肌梗死患者的超声心动图。左图为左心长轴切面,显示左心室前壁变薄,活动减弱,向外轻度膨出;右图为同一患者的 M 型活动蓝线,见前壁活动减弱,并有轻度矛盾运动现象,而后壁中段活动方面正常,且有代偿性增强

LA. 左心房;LV. 左心室

3. 室壁运动的定量分析 许多研究开展室壁运动的定量分析,试图进行更为精确客观的室壁运动的评价,常用的包括以固定轴和浮动轴为参照轴系统的两种方法,均需在标准切面上勾画心内膜,并在不同的心脏收缩与舒张时相参照心内膜相应轮廓计算节段射血分数(EF)。由于分析程序复杂、费时,需借助计算机软件,且心脏除自身的收缩与舒张运动外,尚具有在胸腔内的移动与沿长轴的旋转运动的影响,使定量分析结果误差较大,重复性不佳,限制临床的实际应用。

(三)室壁节段与冠状动脉灌注的关系

随着冠状动脉旁路移植术和冠状动脉成形术的发展,了解哪条冠状动脉梗阻以及梗阻位于哪个部位变得日益重要。二维超声心动图通过观察心肌做功异常来判断动脉梗阻部位,是一良好手段。二维超声的室壁节段运动与供血冠状动脉之间的特定联系关系,已在冠状动脉造影和运动超声心动图相关研究中得到证明。

1. 左心室长轴 前部室间隔几乎均由左前降支供血,其中室间隔基底部 1~2mm 由第一穿隔支供血。由此可以判定阻塞发生在第一穿隔支之前还是之后(例如,基底段运动良好则可能发生在第一穿隔支之后)。此切面上左心室后壁常由左旋支供血,它并非常规地导致典型下壁心肌梗死,后者通常由后降支冠状动脉血流阻断引起。

2. 左心室短轴 可探查到 3 支冠状动脉供血心肌。

(1)前降支:位于右心室壁与左心室壁附着点之间的前凹槽,供应左心室游离壁的前部及室间隔的前半。

(2)后降支:位于后凹槽,供应左心室游离壁后中部分及室间隔的后半部。

(3)左回旋支:所供应的心肌范围是可变的,但通常供应短轴上的后侧壁。后降支通常是右冠状动脉的分支,在左优势型中,则起源于左回旋支。

3. 两腔切面 对应于冠状动脉造影的右前斜位。这一特殊检查位置观察的是几乎无一例外由前降支和后降支供血心肌,后降支供应此切面上后壁基底的 1/2 或 2/3,其余左心室壁由前降支供应。前壁基底部 1~2cm 由前降支近端供应。

4. 四腔切面 也可观察到所有 3 支冠状动脉灌注的心肌。室间隔心尖或远端的 1/2 或 2/3 由前降支供应,室间隔近端 1/3 通常由后降支分布,游离壁、侧壁通常由回旋支分支供应。

三、缺血左心室心功能的评价

(一)左心室收缩功能

左心室功能是冠状动脉粥样硬化性心脏病患者远期预后的主要决定因素,整体左心室功能正常或接近正常患者预后较好。而左心室功能严重受损者,无论自然转归、抑或药物治疗与介入治疗以及手术治疗,其死亡率均很高。

二维超声心动图测定左心室容积和射血分数,是临床上最常用和最重要的心功能指标。其基本原理是以二维超声中测得的左心室腔各内径与面积值为基础,依据不同的左心室几何模型公式,计算左心室舒缩末期容量,从而计算出每搏量和左心室射血分数。冠状动脉粥样硬化性心脏病存在节段室壁运动异常患者的左心室容量和左心室射血分数的测量方法,首推美国心脏病学会推荐的双平面 Simpson 公式。在无节段性室壁运动异常的患者,单平面 Simpson 公式和面积长度公式亦可采用。

1. 每搏量(SV) 左心室的舒张末期容积(Vd)减去收缩末期容积(Vs)即等于每搏排血

量,正常值为 $60\sim120\mathrm{ml}$。

2. 心排血量(CO)、心排血指数(CI)及射血分数(EF)　见以下公式:

$$CO=SV\times HR(心率)$$

正常值为 $3\sim7\mathrm{L/min}$。

$$CI=CO/BSA(体表面积)$$

正常值为 $2.5\sim5.5\mathrm{L/(min\cdot m)}$。

$$EF=SV/Vd \text{ 或 } EF=Vd-Vs/Vd\times100\%$$

BSA 可根据计算公式求出。

$BSA(m^2)=[0.0061\times H(cm)+0.0128\times W(kg)]-0.1529$。式中 H=身高,W=体重。

射血分数反映的是左心室泵血效率,即心脏收缩时左心室排空的程度,间接反映心肌收缩力。本项指标不受身高、体重、心率和心脏大小的影响,受心脏负荷的影响亦较小,因此较 SV、CO、CI 更为灵敏和可靠。除用于一般心功能检查外,还常用于评估心血管疾病的内科疗效、决定心血管外科手术指征等。其正常值为 $50\%\sim80\%$。$40\%\sim50\%$ 为左心室功能轻度降低,$30\%\sim40\%$ 为左心室功能中度降低,$<30\%$ 为左心室功能明显降低。

3. 左心室短轴缩短率　又称缩短分数($\Delta D\%$ 或 FS) FS 即左心室前后径向心缩短率,由左心室舒张末期短轴径(Dd)减去收缩末期短轴径(Ds),所得的差值占 Dd 的百分数,正常值为 $25\%\sim35\%$。计算公式如下:

$$FS(\Delta D\%)=(Dd-Ds)/Dd\times100\%$$

FS 是左心室心肌纤维缩短程度的指数,与 EF 有线性相关性,是一种较泵血功能指标更为简便、准确和敏感的指标,而当心室收缩不对称或心腔形态改变时,则极不可靠。

Doppler 有助于评价左心室整体功能,主要用于测量每搏量和心排血量。根据流体力学原理计算主动脉瓣或二尖瓣环血流量,即瓣环面积与通过瓣环的流速积分的乘积。心搏量正常值为每搏 $60\sim120\mathrm{ml}$ 或 $3.5\sim8.0\mathrm{L/min}$。但此指标不宜用于主动脉瓣或二尖瓣反流患者。此外,应用多普勒技术尚可获得主动脉血流参数,如最大速度、最大加速度、平均加速度或速度时间积分等,可丰富心脏收缩功能信息。

心肌缺血时,可能有左心室整体泵血功能轻度减低,或虽有但并不明显。心肌梗死患者其左心室大小、收缩功能等依据梗死的部位、范围、时间、侧支供血等不同有很大的差别。一般陈旧性心肌梗死、室壁瘤或广泛急性心肌梗死等患者,左心室收缩功能常明显下降。

(二)左心室舒张功能

1. 左心室顺应性低下

(1)左心室流入血流异常:由于心脏的舒张是一个消耗能量的主动过程,心肌供血不足对于舒张功能的影响常早于心室收缩功能。当左心室顺应性减退时,左心室充盈阻力增大,在脉冲多普勒频谱曲线上 E 峰峰值速度减低。如左心室充盈尚可代偿,则 E 波下降缓慢,E 波持续时间延长且 A 峰峰值上升。其结果是频谱曲线下面积即流速积分并无减小;如左心室充盈已失代偿,则 E 波和 A 波均显著降低,E 峰持续时间无延长,流速积分明显减小。心肌缺血时,二尖瓣口血流频谱常呈现舒张早期血流 E 峰幅度低于舒张末期血流 A 峰幅度,A/E 比值明显大于 1,表明舒张功能减低(图 12-11),常伴有 E 峰频谱持续时间延长(正常 A/E 比值只有 $0.5\sim0.7$)。但当左心室衰竭或二尖瓣反流时 E 峰可升高,甚至大于 A 峰。

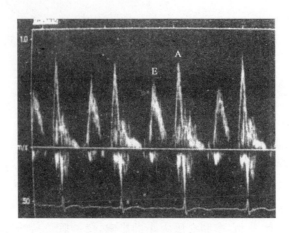

图 12-11　频谱型脉冲多普勒

冠状动脉粥样硬化性心脏病患者的二尖瓣口

血流频谱,见 E 峰较低,而 A 峰较高,二者比值<1

(2)左心室顺应性低下:其顺应性低下可由下式计算值来估测。

$$V/P=LVIDd\ index/(P\text{-}Q)-(A\text{-}C)$$

LVIDd 为左心室舒张期内径,index 为除以体表面积所得的内径指数,P-Q-A-C 为心电图 PQ 间期与二尖瓣前叶 AC 段的时间差值。如计算值≥65,即为左心室顺应性低下。

2. 左心室舒张末期压升高　左心室舒张末期压(LVEDP)的升高,是心肌缺血时左心室舒张期功能改变的重要表现。用超声估测 LVEDP 的方法如下。

(1)二尖瓣前叶曲线变化:二尖瓣关闭与左心室充盈模式密切相关,左心房收缩引起的异常二尖瓣关闭是冠状动脉粥样硬化性心脏病患者及左心室舒张压升高的常见表现。

①AC 时间延长和(或)在 A、C 点之间有一清晰的中断,伴随着 B 点处呈一"平台"或"凹陷"样曲线,具有诊断意义。

②DE 斜率减慢,特异性小。

③计算心电图 PQ 间期与二尖瓣前叶 AC 段的时间差值即(P-Q)-(A-C),正常值>0.06s。如≤0.06s,提示 LVEDP≥2.7kPa(20mmHg),左心房压力至少为 1.1kPa(8mmHg)。PQ 间期过短(<0.15s)时,可出现假阳性。

④A 峰减低,甚至消失。

上述变化中,以 B 点呈平台或凹陷样改变的诊断意义较大。

(2)估测 LVEDP:用 M 型超声心动图与心电图同步记录估测 LVEDP。

$$LVEDP=21.6(QC/A_2E)+1.1(mmHg)$$

公式中 QC 为心电图 QRS 波的起点到 M 型超声的二尖瓣前叶 C 点的时间。A_2E 为心音图的第二心音主动脉瓣成分至 M 型超声的二尖瓣前叶的 E 点的时间(如无心音图,也可采用双幅 M 型同时记录主动脉瓣曲线和二尖瓣曲线,由心电图上 QRS 波起点至主动脉瓣关闭的 G 点与至二尖瓣前叶的 E 点之间的差值即等于 A_2E)。该 LVEDP 估测值与 X 线心血管造影法测值相比相关密切,但严重的主动脉瓣病变或左束支传导阻滞不适用。正常值为 0.5~1.1kPa(4~8mmHg)。

第三节　心肌梗死超声心动图

一、急性心肌梗死

超声心动图目前是系列研究急性心肌梗死的理想工具。在急性心肌梗死早期,可帮助确定急性心肌梗死的诊断,并提供预后信息。评价梗死心肌与未被累及心肌的状况,局部和整体功能。特别是检出那些心电图未能表现的坏死区域,检出伴随心肌梗死可能出现的并发症,识别并发症所致高危患者。负荷超声心动图还能提供该患者远期预后的评价。另外,最主要的作用是对药物治疗、介入治疗、手术治疗实行再灌注治疗的疗效评价。特别是对顿抑心肌或冬眠心肌的检测,识别心肌存活性,对是否接受再灌注治疗具有重要意义。

心肌梗死超声特点主要包括①局部-整体心内膜壁运动力学改变:运动减弱,运动消失,运动障碍,射血分数减低;②局部正常收缩壁厚度:在缺血时变薄;③心脏代偿失调并发心腔容积增大;④再灌注损害征象:如心肌晕厥,梗死不可逆征象,突然的舒张期局部壁膨出局部回声增强。

(一)节段性室壁运动异常

急性冠状动脉闭塞后,立即出现和心绞痛一样的室壁节段性运动异常。和心绞痛发作不同的是节段性运动异常持久存在,且含服硝酸甘油也不能消除室壁运动异常。节段性室壁运动异常(regional wall motion abnormality,RWMA)的特征是心内膜运动的振幅和速度降低,以及室壁增厚率减低,可以肯定为 ST 段抬高的急性心肌梗死,非 ST 段抬高的急性心肌梗死不一定发生 RWMA。

早期研究数据已显示,在 ST 段抬高的急性心肌梗死患者超声心动图,检出左心室壁运动异常者达 89%～100%。最主要影响是心室壁收缩期向心性运动幅度减低和消失。可以初步判定心肌梗死的部位和可能相关冠状动脉血管阻塞及心肌梗死程度。与心肌梗死病理改变相对应,梗死灶中心室壁运动消失,环绕其中心的心肌严重缺血则表现心室壁运动显著减低。急性心肌梗死 24h 内,由于心肌细胞间质充血坏死,二维超声心动图观察心室壁无明确减薄。

研究表明,反映异常室壁运动程度的室壁运动记分和计分指数(WMSI),是很好的稳定的预测急性心肌梗死后并发症和死亡事件的指标,无论心肌梗死的类型还是超声心动图检测时限,对多支冠状动脉血管的评价 WMSI 有较高的特异性(95%)和敏感性(77%)。实验发现,梗死范围达到正常心肌的 20%～40%时,室壁增厚率开始减小,并且在开始阶段并不是所有心内膜节段都缩短。

(二)心肌梗死心功能评价

1. 收缩功能评价　心肌梗死时如全面评价左心室功能,应采用二维超声心动图面积公式方法。二维超声心动图计算左心室容积和射血分数常采用单平面公式法和双平面公式法。单平面公式法较双平面公式法高估左心室容积,且低估左心室射血分数。急性心肌梗死如心肌缺血和损伤数量达到足够多时,左心室泵功能就会受到抑制,表现心排出量、每搏心排出量以及左心室射血分数减少,而左心室收缩末期容积增大。

左心室射血分数在异常室壁运动超过 15%时即可出现减低。左心室舒张末期容积也是急性心肌梗死预测死亡率的有价值指标。

超声心动图是近年发展起来的新技术,在评价心肌梗死收缩功能方面显示其重要价值,如组织多普勒超声、AQ 和 CK 技术、实时三维超声等。

2. 舒张功能评价

(1)急性心肌梗死后左心室早期充盈方式:急性心肌梗死后左心室早期充盈方式可有 3 种不同类型的异常改变。根据多普勒超声心动图记录二尖瓣过瓣血流速度检测分型如下:Ⅰ型 E/A<1,E 峰减速时间>220ms;Ⅱ型 E/A>1,E 峰减速时间为 150～220ms;Ⅲ型 E/A>2.0,E 峰减速时间<150ms。Ⅰ型肺毛细血管压正常,Ⅱ型和Ⅲ型均伴肺毛细血管楔压增高,以Ⅲ型最为显著。Ⅰ型属左心室松弛功能减退,通常发生于心肌缺血和心肌梗死初期,此时左心室顺应性增加,表现左心房收缩异常增大(A 峰速度增大,左心室早期充盈分数减低)与左心室初期舒张末期压增高相关。然而,急性心肌梗死面积过大时,心室壁硬度增加,左心室舒张末期容积增大,可使左心室舒张功能向Ⅱ型甚至Ⅲ型转变。

(2)二尖瓣血流减速时间的预测价值:多普勒超声检测二尖瓣过瓣血流 E 峰减速时间(DT),反映左心室顺应性和充盈类型。二尖瓣 DT≤130ms 是最好的鉴别急性心肌梗死发生充血性心力衰竭危险的指标。急性心肌梗死早期,二尖瓣血流减速时间缩短,预示恢复期左心室扩大。

(3)急性心肌梗死左心室限制性舒张功能预测的重要性:左心室限制性舒张功能障碍,表现为多普勒超声检查主要指标二尖瓣过瓣血流 E 峰速度增快,E/A≥2.0,E 峰减速时间≤140ms。检测肺静脉血流收缩指数≤40%,心房收缩速度>40cm/s。研究表明,限制性左心室充盈与室壁运动计分指数,左心室射血分数,左心室舒张末期及收缩末期容积指数和心肌酶学检查肌酸激酶(CK)峰值及肌酸激酶同工酶(CK-MB),有同样好的相关性,并且是很好的独立预测心脏死亡的因素。

(三)确定心肌梗死的转归(自然和治疗后)

根据众多超声心动图研究,急性心肌梗死后异常室壁运动的进程有以下 5 种不同反应类型。

1. 梗死伸展　梗死面积增加而无梗死区的延展或正常功能心肌面积无明显改变,全部心内膜面积(ESA)至少增加 5%,在异常室壁运动区大于伸展 5%以上。

2. 心室扩大　正常和异常心内膜节段均衡扩大(比正常 ESA 增加>5%,而无异常室壁运动区百分率的增加)。

3. 梗死延展　异常室壁运动区的增加>5%并前壁运动的延展至先前超声心动图末显示异常运动节段的室壁。

4. 随时间推移无明显改变　AWM 的绝对伸展面积变化<5%。

5. 梗死消退　AWM 的绝对面积<5%。

超声心动图亦可评价早期再灌注治疗的效果。

二、陈旧性心肌梗死

陈旧性心肌梗死由于心肌坏死瘢痕形成,心肌细胞代偿性增大,纤维增生。二维超声心动图显示心室壁运动异常,与急性期一样分为运动减低、消失和反常运动。不同于急性期的是坏死心肌回声明显增强,舒张期心室壁进一步变薄(<7mm 或较周围正常区薄 30%),运动僵硬感更明显。梗死心肌段与正常心肌段交界较急性期更明确。急性心肌梗死后进入陈旧区可有

几种结果：一是心室重构更明显，大面积心肌梗死呈现室壁瘤，且瘤体较急性期突出更明显，瘤体边界与正常心肌边缘更明确。二是坏死心肌瘢痕化，梗死区面积较急性期缩小，室壁运动及室壁增厚率均减低，室壁运动异常节段数减少或程度减轻。三是进展至缺血性心肌病，由于冠状动脉硬化致心肌缺血、心肌梗死、广泛心肌纤维化引起心脏扩大和心力衰竭。超声心动图主要特点是左心室明显扩大，节段性室壁运动异常并室壁运动普遍减低，二尖瓣开放幅度减少，并二尖瓣 E 峰-室间隔距离（EPSS）增宽，左心室射血分数＜35％或更低。

三、梗死的并发症

（一）室壁瘤

约 20％的患者急性心肌梗死后并发室壁瘤，多发生于梗死后 5d 至 3 个月内，多侵犯左心室前壁，80％在心尖部。超声心动图表现为心室壁变薄，向外膨出，运动消失或呈矛盾运动。超声心动图可确定其部位、大小及范围，并可测室壁占左心室面积的比值，了解有功能室壁的数量，预测外科切除室壁瘤的效果。与左心室造影对照，超声心动图检出室壁瘤的敏感性为 93％，特异性 94％～100％（图 12-12）。

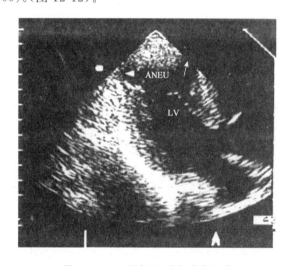

图 12-12　心肌梗死后室壁瘤形成

心尖三腔心切面显示心尖部心肌明显变薄，收缩功能消失，呈瘤样向外膨出（箭头所示）。ANEU. 室壁瘤；LV. 左心室

（二）假性室壁瘤

假性室壁瘤是新近心肌梗死的一种少见并发症。常发生于下后壁及侧壁，是心脏游离壁破裂后被血块堵塞和心包包裹而成，有窄道与心室相通，具有猝死可能。超声心动图可鉴别真性室壁瘤和假性室壁瘤，鉴别点如下：①与心室腔相通的口径较宽者为真性室壁瘤，较窄者为假性室壁瘤。②真性室壁瘤瘤体与心内膜相连，而假性室壁瘤则在通道连接处心内膜中断。③假性室壁瘤呈袋状或球形腔，内多有血块和血栓。④假性室壁瘤可压迫右心室向前转位（图 12-13）。

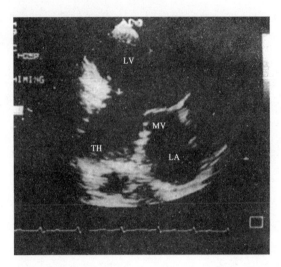

图 12-13　假性室壁瘤二维超声心动
图显示其所在

部位室壁回声断裂,形成一小瘤口与一大瘤体相通。LA. 左心房;LV. 左心室;MV. 二尖瓣;TH. 血栓

(三)附壁血栓

附壁血栓是心肌梗死常见的合并症,在急性心肌梗死数小时后即可在心尖部或前壁形成血栓。30%～50%的室壁瘤患者发生血栓。超声心动图表现在薄壁段心腔内有不规则团块状回声影像,亦可呈分层状。超声心动图对血栓的检出率很高,对其附着部位、大小和形状均能做出准确判断(图 12-14)。

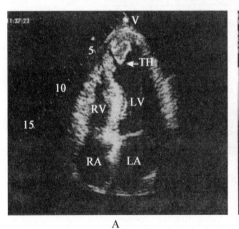
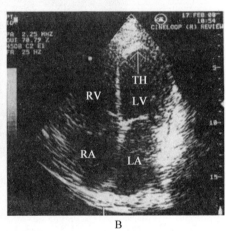

图 12-14　心肌梗死合并附壁血栓形成

A. 心尖四腔心切面心尖部新近形成的附壁血栓;B. 机化血栓,回声增强(箭头所示)。TH. 血栓;LA. 左心房;LV. 左心室;RA. 右心房;RV. 右心室

(四)室间隔穿孔

为急性心肌梗死的少见合并症,发生率约 1%。临床表现为突然于胸骨左缘出现响亮、性质粗糙的收缩期杂音,可伴有急性心力衰竭。超声心动图表现多为室间隔肌部回声中断(图12-15),以多普勒技术可于中断处右心室腔面检出收缩期湍流频谱或左向右彩色血流影像,对小的穿孔常需多切面仔细探查方能确诊。

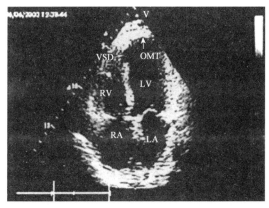

图 12-15　心肌梗死后合并室间隔缺损

心尖四腔心切面显示室间隔近心尖部回声中断,断端极不规则。VSD. 室间隔缺损;OMT. 陈旧性心肌梗死;LA. 左心房;LV. 左心室;RA. 右心房;RV. 右心室

(五)乳头肌断裂

为急性心肌梗死少见而严重的并发症。乳头肌断裂引起急性二尖瓣关闭不全。超声心动图特征为受累二尖瓣在收缩期翻转至左心房,呈连枷状运动,因而产生反流。有时可见到乳头肌断端(图 12-16),频谱及彩色多普勒可了解反流程度,其他所见与腱索断裂相似。

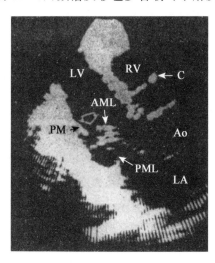

图 12-16　急性心肌梗死后乳头肌断裂
(箭头指乳头肌坏死断裂)

Ao. 主动脉;LA. 左心房;LV. 左心室;RV. 右心室;AML. 二尖瓣前叶;PML. 二尖瓣后叶;PM. 乳头肌

第四节　超声心动图负荷试验

静息状态下冠状动脉粥样硬化性心脏病患者或冠状动脉心肌桥患者可能具有正常的左心室功能,如无永久性心肌损害发生或检查当时无左心室缺血存在,超声心动图常呈阴性结果。通过增加体力运动或其他方法使心肌耗氧量增加或使冠状动脉供血减少,诱发心肌缺血,从而大大提高超声心动图对冠状动脉粥样硬化性心脏病或冠状动脉心肌桥心肌缺血的检出率。超声心动图负荷试验(stress echocardiography)具有安全、无创、直观且可重复,对冠状动脉粥样硬化性心脏病诊断、心肌缺血检出、心功能变化具有较高的定性及定量价值等优点,近十余年发展迅速。

一、运动试验超声心动图

运动试验超声心动图(exercise echocardiography,EE)是超声心动图负荷试验的一种。正常情况下,运动可增加心脏负荷,使心肌收缩力和心率增加,交感神经张力增加,使心肌耗氧量增加,当超过冠状动脉能力时即可诱发出心肌缺血,以此辅助临床对心肌缺血做出诊断。

(一)运动试验超声心动图适应证

1. 疑有冠状动脉粥样硬化性心脏病,但静息超声心动图结果阴性。

2. 心电图负荷试验阴性或可疑阳性。

3. 诊断冠状动脉粥样硬化性心脏病后,为了明确其缺血区和波及范围。

4. 识别左主干病变或多支病变。

5. 评价药物治疗、介入治疗、冠状动脉旁路移植术(CABG)疗效。

6. 判断心肌梗死患者的预后。

7. 心肌梗死患者是否需要行介入治疗的筛选等。

8. 协助确定心肌梗死患者运动计划或运动处方等。

9. 冠状动脉心肌桥。

(二)运动试验超声心动图禁忌证

1. 绝对禁忌证

(1)急性心肌梗死发病后1周内。

(2)不稳定型心绞痛病情尚未控制者。

(3)严重心律失常(室性心动过速或高度房室传导阻滞)者。

(4)重度高血压,收缩压>200mmHg者。

(5)心脏明显扩大伴心力衰竭者。

(6)有症状的严重主动脉瓣狭窄者。

(7)急性肺栓塞者。

(8)急性主动脉夹层者。

(9)急性心肌炎、心包炎、心内膜炎、肥厚梗阻性心肌病、严重全身疾病患者。

(10)严重运动障碍者。

2. 相对禁忌证

(1)冠状动脉左主干狭窄者。

(2)中度狭窄的心脏瓣膜病患者。

(3)中度高血压或肺动脉高压,血压160/100mmHg以上者。

(4)频发多源或连发室性期前收缩,窦性心动过速>120/min。

(5)癫痫或脑血管病、不合作者。

(6)固定频率起搏器置入者。

(7)合并轻-中度主动脉瓣狭窄、心肌病、中度左心功能不全者。

(8)电解质异常者。

(9)年老、体弱、行动不便者。

(三)运动试验超声心动图试验方法

1. 踏车超声心动图负荷试验方法

（1）记录基础状态下卧位超声心动图影像，包括胸骨旁左心室长轴切面、左心室短轴切面、心尖四腔和两腔心切面。

（2）记录基础状态的血压、心率和 12 导联心电图。

（3）坐在踏车上，记录基础状态下超声心动图心尖四腔心切面、两腔心切面和左心室短轴切面图像。

（4）开始踏车运动，起始负荷量为 25W。

（5）每 2 分钟增加 25W 负荷量。

（6）记录峰值超声心动图影像。采取坐位姿势，记录同样上述切面。

（7）共 8 级，踏车速度保持在 30～100r/min。

（8）每级运动前、运动后即刻、运动后 5min 观察记录相关指标。

（9）终止运动后立即卧位，于运动后 60min 内记录相关指标。

（10）记录每级负荷量及运动后的心率、血压和 12 导联心电图。

（11）以上过程同步录像并于试验后逐帧回放对比分析。

2. 平板超声心动图负荷试验方法　受检查者在带有能自动调节坡度和转速的活动平板仪上行走，按 Bruce 或修订的 Bruce（适于年龄较大者）方案，在一定时间内提高一定坡度和速度。运动前、运动后即刻观察超声心动图改变。

平板运动负荷超声心动图试验的缺点是不能在负荷过程中取像，丢掉了运动中室壁节段性运动异常的信息，但由于其负荷所致的心肌缺血在运动后持续时间相对较长（约 1min），弥补了以上不足。

（四）终止试验指征

1. 诱发出中-重度心绞痛或进行性胸痛。

2. 诱发出严重心律失常。

3. 无病理性 Q 波的导联出现 ST 段抬高≥1.0mm（V_1 导联及 aVF 导联除外）。

4. 随运动负荷增加收缩压较基础状态下降＞10mmHg，伴随其他缺血证据。

5. 出现头晕、眩晕、共济失调等神经系统症状。

6. 出现发绀、苍白等灌注不良征象。

7. 心电图出现 ST 段压低（≥2mm）。

8. 达到极量。

（五）运动试验超声心动图阳性标准

1. 出现节段性室壁运动异常或原有室壁运动异常加重，室壁运动异常出现越早，表示病情越重。

2. 收缩末期内径和舒张末期内径较运动前明显加大。

3. 左心室短轴缩短率较运动前明显减小。

4. 主动脉血流速度较运动前明显降低。

5. 出现明显的二尖瓣反流。

6. 出现典型心绞痛。

7. 收缩期血压不升高或下降≥10mmHg，出现室性奔马律、心尖部全收缩期杂音或心率不升（120/min，除外病态窦房结综合征或服用 β 受体阻滞药未停药者）。

8. 低负荷水平（运动心率小于最大心率 70%）出现频发或成对室性期前收缩或室性心动

过速。

9. 心电图 ST 段呈水平型或下斜型下移≥0.1mV 或抬高≥0.1mV。

超声心动图运动负荷试验检出心肌缺血的敏感性为 74%～100%，特异性为 64%～100%，多支血管病变时其敏感性可达 97%，特异性达 100%，检测心肌缺血的敏感性高于运动心动图，与核素检查及选择性冠状动脉造影结果有高度一致性。有文献报道，运动负荷超声心动图试验在鉴别心肌缺血上优于负荷核素试验。

二、药物负荷超声心动图

药物负荷超声心动图（pharmacologic stress echocardiography）是超声心动图诊断中的重要部分。20 世纪 80 年代开展此项检查主要用于冠状动脉粥样硬化性心脏病的诊断，90 年代以后，随着超声仪器的进步和临床经验的积累及丰富，临床应用更为广泛，其诊断的敏感性和特异性不断提高。因此，药物负荷超声心动图目前已成为检测和诊断心绞痛、梗死心肌、心肌缺血后存活心肌（包括冬眠心肌和顿抑心肌）和检测冠状动脉血流储备等的重要手段，对于评价冠状动脉粥样硬化性心脏病介入治疗后的疗效和判断预后有重要价值。尤其对不能进行运动负荷试验的患者，药物负荷试验则很好地解决了此问题。目前，药物负荷试验主要有双嘧达莫负荷试验和多巴酚丁胺负荷试验。

（一）双嘧达莫负荷试验

1. **试验原理** 同双嘧达莫心电图试验。由于双嘧达莫注入后引起狭窄冠状动脉供血区的心肌缺血进一步加重，诱发室壁运动障碍，从而提高超声心动图对冠状动脉粥样硬化性心脏病的检出率。目前认为，超声心动图双嘧达莫负荷试验也可用于评价心肌存活性，当用药后导致冠状动脉血流重新分布，将加重或恶化缺血坏死心肌运动的功能，而具有存活心肌运动则可因供血的改善而改善，双嘧达莫即使大剂量（0.84mg/kg）静脉注射时，对心率、血压和正常室壁运动的影响都很小，而局部血流可增加 3～4 倍。

2. **适应证、禁忌证** 基本同双嘧达莫心电图试验。已有心肌病者，中、重度高血压者亦属禁忌。

3. **试验准备** 基本同双嘧达莫心电图试验，停用 β 受体阻滞药 1 周。

4. **试验步骤**

（1）于 4min 内静脉注射双嘧达莫 0.56mg/kg，4min 后无室壁节段性运动异常时，可于 2min 内再注入双嘧达莫 0.28mg/kg，总量达 0.84mg/kg。

（2）试验前及注药过程中测心率、血压，描记心电图，并观察胸骨旁长轴、胸骨旁短轴、心尖四腔图及两腔图的各室壁节段。

（3）注射完双嘧达莫，每 2 分钟记录心率、血压、心电图 1 次，至 10min，再次采集超声心动图并存盘或心电图恢复时为止。

（4）试验过程中出现心绞痛、心电图呈缺血型改变，超声心动图发现新的心肌室壁运动异常或原有节段性室壁运动异常加重情况之一者，可立即静脉注射氨茶碱 250mg，以迅速对抗双嘧达莫的作用，如不能使心肌缺血消失，可含硝酸甘油。

（5）常见试验不良反应有头晕、头痛、面红、恶心、胸闷、胸痛和低血压，少见有室性心律失常，罕见有致命性心律失常、心肌梗死或支气管痉挛，如不良反应较明显，给予氨茶碱 100～250mg，稀释后静脉注射，可终止双嘧达莫作用。

5. 判断标准

(1)超声心动图分区与记分:超声心动图记录四平分面(胸骨旁长轴、胸骨旁短轴、心尖四腔图、心尖两腔图),分 16 个节段。采用半定量记分方法,运动增强记 0 分,运动正常记 1 分,运动减低为 2 分,运动丧失为 3 分,矛盾运动为 4 分,室壁瘤为 5 分。

(2)阳性标准

①给药过程中或用药后出现典型心绞痛,静脉注射氨茶碱后 1～3min 缓解。

②出现新的节段性室壁运动异常,或原有室壁运动异常范围扩大或程度加重,静脉注射氨茶碱 3min 内恢复或自行缓解。

③监护导联 ST 段(2 个以上)缺血型下降≥0.1mV 或 ST 段抬高≥0.1mV。

(3)可疑阳性标准

①未用氨茶碱自行缓解的心绞痛。

②不典型心绞痛,但静脉注射氨茶碱后 5min 内缓解。

③T 波由直立变为低平、双相或倒置,静脉注射氨茶碱后 3min 内不能恢复和部分恢复,但不能恢复到试验前水平。

④ST 段呈现缺血性改变但下降幅度＜0.1mV。

6. 临床评价

(1)用于诊断冠状动脉粥样硬化性心脏病:研究证明,心内膜下缺血可致区域性室壁运动失调,发生于心电图缺血性改变出现之前,甚至于无心电图改变时。当用小剂量双嘧达莫(0.56mg/kg)时,检出心肌缺血的敏感性为 30％～60％,而应用大剂量(0.84mg/kg)时诊断冠状动脉粥样硬化性心脏病的敏感性提高到 74％,并且特异性不降低,危险性也不增加。大剂量双嘧达莫超声心动图负荷试验对单、双支和 3 支冠状动脉病变检出的敏感性分别为 37％～50％、71％～86％、100％,总的特异性高达 95％～100％。双嘧达莫药物负荷试验有助于无创性地估计冠状动脉病变的范围和程度。对于多支病变者有更高的准确性,而且安全性、重复性均好。

(2)急性心肌梗死:通过此试验可确定与梗死相关血管解剖效应,亦可用于溶栓治疗前、后观察。

(3)评定心功能及运动耐量:一组研究双嘧达莫试验可明显增加冠状动脉血流速度,从而可有效地评价冠状动脉血流储备。

(4)评价冠状动脉介入治疗或冠状动脉旁路移植术后治疗效果及检测再狭窄率:一组检测再狭窄敏感性为 89％。

(5)预测冠状动脉粥样硬化性心脏病患者非心脏手术围术期心脏并发症的发生率:一组敏感性为 78％,特异性为 81％。

7. 不良反应　大量文献报道,该试验安全、可靠,不良反应轻微。一组报道,5 年间做了 1200 例本试验,均安全,有 2/3 的患者发生轻微不良反应。但国外有报道,试验后发生急性冠脉综合征,甚至出现心室颤动和猝死。对此必须予以重视。

(二)多巴酚丁胺药物负荷试验

1. 试验原理　多巴酚丁胺为异丙肾上腺素衍生物,是人工合成的儿茶酚胺类药物,具有较强的 β_1 受体兴奋作用,即正性肌力作用,对周围血管张力影响小。其药动学研究证实,静脉滴注后 1～2min 开始生效,8～10min 达高峰,血浆半衰期约 2min,停药后 5～10min 作用消失。以上特点非常适于药物负荷试验。静脉注射 $2.5\sim10\mu g/(kg\cdot min)$ 时,可使心肌收缩力增强,心排血量增加,左心室充盈压、肺毛细血管楔压和中心静脉压下降,以此可检出存活心肌。当应用 $20\mu g/(kg\cdot min)$ 以上时,可使心率加快,血压增高,心肌需氧增加,流向狭窄冠状动脉的血流减少,使本血管供血的心肌缺血,从而可检测出缺血心肌。

2. 适应证

(1)确定冠状动脉粥样硬化性心脏病的诊断。

(2)早期检出无临床症状的冠状动脉粥样硬化性心脏病。

(3)早期检出不稳定型心绞痛。

(4)评价心功能。

(5)评价心脏介入治疗的效果。

(6)预测心肌梗死患者的预后。

(7)心肌梗死后患者是否需要介入检查和治疗的筛选等。

3. 禁忌证

(1)绝对禁忌证

①急性心肌梗死或近期静息心电图有变化者。

②不稳定型心绞痛伴近期休息时胸痛者。

③严重心力衰竭患者。

④严重心律失常患者。

⑤重度主动脉瓣狭窄患者。

⑥急性心肌炎或心包炎患者。

⑦严重梗阻性肥厚型心肌病患者。

⑧未控制的严重高血压患者。

⑨肺动脉栓塞者。

⑩左心室附壁血栓者。

⑪严重心脏瓣膜病患者。

⑫急性系统性疾病患者。

(2)相对禁忌证

①症状明显的非心脏疾病患者。

②中度高血压患者。

③肺动脉高压者。

④中度主动脉狭窄或特发性主动脉瓣下狭窄者。

⑤快速心律失常或明显缓慢性心律失常者。

⑥使用非心脏性药物过量(如镇痛药、镇静药、麻醉药、乙醇等)者。

⑦固定频率的心脏起搏器置入术后等。

4. 试验方法　首先记录静息状态下各超声心动图切面,包括胸骨旁长轴切面、左心室短轴、心尖四腔和两腔切面,同时监测 12 导联心电图、血压、心率。然后用注射泵静脉注射多巴酚丁胺。常用剂量为起始浓度 $5\mu g/(kg\cdot min)$,之后每 3 分钟递增 $5mg/(kg\cdot min)$,至出现新的节段性室壁运动异常为阳性。如无室壁运动障碍,剂量达到 $40\mu g/(kg\cdot min)$ 为终点。若仍达不到次极量心率,可加用阿托品 $0.5mg$ 静脉注射以达到满意心率。以上各用药阶段后,均依次记录各切面超声心动图图像,同时录像以备分析。亦有报道,应用小剂量多巴酚丁胺评价存活心肌,起始浓度为 $2.5\mu g/(kg \cdot min)$,每次递增 $2.5\mu g/(kg \cdot min)$ 至 $10\mu g/(kg \cdot min)$ 或 $15\mu g/(kg \cdot min)$,每个剂量维持 5min。

5. 终止试验标准

(1)达到目标心率[(220－年龄)×85%]。

(2)出现典型的心绞痛发作。

(3)出现新的室壁运动异常。

(4)心电图出现典型心肌缺血图形(缺血型 ST 段压低或抬高≥0.1mV)。

(5)收缩压≥220mmHg 和(或)舒张压≥130mmHg。

(6)出现严重心律失常,如室性心动过速、心室颤动、异位室上性心动过速等。

(7)达到负荷试验的用药极量。

(8)心率减慢和(或)收缩压进行性并可重复地下降≥10mmHg。

(9)出现患者难以耐受的头痛、心悸等症状。

如出现上述任何一种情况,应立即终止试验,并采取相应的措施,以避免不良事件的发生。

6. 结果判定　将左心室分为 16 个节段。记录如下:1 分,室壁运动正常或增强(normal or hyperkinetic);2 分,室壁运动减弱(hypokinetic),即室壁心内膜运动幅度<5mm;3 分,室壁运动消失(akinetic),即心内膜运动幅度<2mm;4 分,室壁矛盾运动(dyskinetic);5 分,室壁瘤(aneurysm)。评分后计算室壁运动计分指数(wall motion score index,WMSI)。WMSI＝各节段室壁运动计分之和/检查的室壁节段数计分之和。患有心肌梗死时,计算梗死区室壁运动计分指数(infarct-zone wall motion score index,IWMSI)。IWMSI＝梗死节段室壁运动计分之和/梗死节段总数。

(1)存活心肌的判定:应用小剂量[5～10$\mu g/(kg \cdot min)$]多巴酚丁胺后,至少相邻两个节段的室壁运动记分减少 1 分或梗死区室壁运动计分指数减少>0.22。

(2)缺血心肌的判定:应用大剂量[30～40$\mu g/(kg \cdot min)$]多巴酚丁胺后,出现新的室壁运动异常或原有的室壁运动障碍加重。同时观察室壁收缩期增厚率($\Delta T\%$);正常时 $\Delta T>35\%$;心肌缺血时减低,<25% 即为异常。$\Delta T\%$ 越小,说明心肌缺血越严重,若为负值则说明室壁出现反常运动。应用多巴酚丁胺任何剂量时,出现心绞痛发作,心电图 ST 段缺血型下降≥0.1mV 或 ST 段抬高≥0.1mV 亦判为阳性结果。

7. 临床评价

(1)对因身体或病情不能进行运动试验的患者,本试验是早期诊断冠状动脉粥样硬化性心脏病敏感而特异的方法。

(2)判断心肌梗死患者的预后:近年研究表明,梗死区内存活心肌对防止心室重构、进行性心室扩大、改善左心室收缩功能均明显有益,而小剂量多巴酚丁胺负荷试验可有效识别梗死区内存活心肌,进一步判断患者的预后。

(3)对血管重建术有指导意义:心肌梗死患者在行 PCI 或 CABG 术前,有必要对梗死区内有无存活心肌进行评价,有存活心肌的患者梗死相关动脉(IRA)血供重建后获益更大。大剂量多巴酚丁胺负荷试验可对缺血心肌识别,提示对相应的血管进行血供重建。

多巴酚丁胺超声心动图预测存活心肌的准确率和 PET 及 ^{201}Tl-SPECT 相似,总阳性预测率为 83%,总阴性预测率为 81%。

8. 不良反应 多巴酚丁胺试验的最常见不良反应为心悸、头胀、期前收缩等。因多巴酚丁胺的半衰期仅为 1～2min,故停药后症状很快缓解。一般本试验是安全的,亦有报道诱发室性心动过速、心室颤动、严重心绞痛,甚至心肌梗死等严重事件。因此,入选患者应严格掌握适应证和禁忌证,试验时应严密监测患者情况,必要时及时终止试验,以减少严重不良反应的发生。

9. 局限性 目前超声心动图负荷试验的超声图像的分析均采用半定量目测法,其结果有一定的主观性,难以十分准确。少数患者超声图像不满意,影响结果判定。冠状动脉旁路移植术后,室间隔运动异常亦影响多巴酚丁胺负荷超声心动图对存活心肌检测的准确性。有学者认为,CABG 术后 6 周至 3 个月进行随访较为适宜。

第五节　冠状动脉心肌桥超声心动图

超声心动图对于冠状动脉心肌桥患者心肌缺血、心肌梗死、存活心肌、心功能、治疗效果、预后评定等方面,具有重要的临床意义。

黄维义等回顾性分析 317 例冠状动脉造影中检出的 11 例心肌桥患者临床资料,心肌桥的发生率为 3.5%,其中单桥 10 例,均位于前降支;双桥 1 例,位于前降支及回旋支。11 例冠状动脉心肌桥的患者中,心脏彩色超声检查有 7 例显示左心室舒张顺应性减低,其中 2 例尚具有左心室壁增厚及室壁运动不协调。

郭丽君等分析 35 例冠状动脉心肌桥患者,其中 24 例为孤立性心肌桥。本组 33 例患者进行超声心动图检查,并采用 Deverenx 校正公式计算左心室重量,当男性＞250g,女性＞230g 时,或室壁厚度＞1.1cm 时,诊断为左心室肥厚。在 35 例病例中,7 例有左心室肥厚,占 20%。左心室肥厚可能促进本不严重的冠状动脉心肌桥的发生。

李玉峰等对经过冠状动脉造影而证实的 120 例冠状动脉心肌桥患者进行临床分析,每例患者入院后均行多普勒超声心动图检查。超声心动图示室间隔增厚 18 例,前壁运动幅度减弱 22 例,左心室舒张功能降低 60 例。

肖佑生等对 64 层螺旋 CT 冠状动脉成像检出的 64 例冠状动脉心肌桥患者进行临床分析,其中 56 例患者行超声心动图检查有 21/56 例提示左心室舒张功能顺应性下降,7/56 例左心室壁增厚及左心室运动不协调,2/56 例室间隔增厚。

张志寿等研究冠状动脉心肌桥患者,超声心动图有时可显示节段性室壁运动障碍。

第六节　超声心动图检查新进展

一、心肌声学造影

心肌声学造影(myocardial contrast echocardiography,MCE)利用声学造影剂能产生强烈背向散射信号的特点,使其随冠状动脉循环灌注至心肌组织小血管中,以引起心肌视频灰度增加,定性与定量了解心肌血流灌注及冠状动脉血流储备,是超声心动图在冠状动脉粥样硬化性心脏病诊断应用中发展前景良好的一种方法。近年来,MCE 研究取得实质性进展,主要表现在声学造影剂的改进、二次谐波理论的应用,以及由于声场与微泡之间的相互作用进而改善图像等方面。

(一)心肌造影的声学造影剂

理想的心肌声学造影剂应具备安全无毒,所含微泡微小、均匀,具有半衰期较长及血液溶解性和血液弥散性较差的特点。第 3 代(如 QW7437)由 12-氟戊烷组成,通过表面负性电荷稳定,在负性水压力下可由液体变成气体,具有可观的开发价值。

(二)心肌造影显像新技术

1. 二次谐波显像技术 声学造影剂中气体微泡在声场中具有较强的非线性传播特性,它不仅可产生与发射频率相同的回波(谐波),而人体组织无此特性。因此,在使用声学造影剂进行心肌造影时,如改变仪器接收信号的程序,只接收比发射频率高 1 倍的回波信号时,声学图像发生明显改变。常规结构的信号减弱,而含有微泡造影剂的组织信号明显增强,此即二次谐波显像技术(second harmonic imaging)。

2. 脉冲反相谐波成像技术与能量造影谐波成像技术 脉冲反相谐波成像技术(pulse inversion harmonic imaging)与能量造影谐波成像技术(power contrast harmonic imaging)即分别在二次谐波基础上,通过发射相位反向的脉冲波与获得造影剂信号的振幅多普勒能量而改善心肌造影图像质量,丰富诊断信息,并为定量研究提供更高的分辨力和灵敏度,同时相对延长造影剂的显像时间,节省造影剂。

3. 瞬间反射成像 瞬间反射成像(transient response imaging,TRI)是声场与微泡之间存在着相互作用。使用门控方法控制超声脉冲的发放,使之仅在心动周期的某一部分时间瞬间成像,可使心肌影像强度均明显提高,并使微泡损失减少。其机制可能与发射能使气泡微泡体积空化相关。

(三)心肌声学造影的临床应用

1. 确定心肌灌注床大小。
2. 测定"危险区"面积及"梗死区"范围。
3. 了解冠状动脉血流状态及储备能力。
4. 判定心肌梗死后的存活心肌。
5. 了解侧支循环情况。
6. 评价经皮冠状动脉球囊成形术(percutaneous transluminal coronary angioplasty,PTCA)、冠状动脉旁路移植术(coronary arterial bypass graft,CABG)及急性梗死心肌再灌注治疗的疗效。
7. 利用声学造影剂充填左心腔能提高左心室内膜分辨率的特点,与负荷超声相结合,可准确分析室壁运动变化;心肌造影与三维超声重建系统相结合,可客观准确地确定梗死或危险心肌的重量与体积。
8. 无创性估测血管内皮功能。试验证明,超声波破碎奶白蛋白微气泡可快速通过正常心肌,而在内皮功能失调时其运动速度则较慢。

二、声学定量技术与彩色室壁动力分析技术

(一)声学定量技术的临床应用

声学定量技术(acoustic quantification,AQ)是一种使用声学自动边缘检测技术分析心脏收缩舒张时面积、容积变化的定量方法,它建立在心肌的后散射特征基础上。定量分析和显示

心肌后散射积分可鉴别组织信号、血液和噪声信号（即自动边缘检测系统、ABD系统）。

1. 测定心脏收缩功能　AQ技术能直接显示左心室容积、射血分数、心搏出量、面积/容积变化率等心功能参数，临床应用直观、方便、快捷。大量研究表明，其测值与有创性检查相比准确、可靠。与负荷超声心动图结合可有效揭示心功能负荷前后的变化。

2. 评估心脏舒张功能　AQ技术可自动显示心腔面积/体积-时间曲线，而左心室容积变化可以反映左心室舒张功能。

(二)彩色室壁动力分析(CK)技术的临床应用

彩色室壁动力分析(color kenesis,CK)技术采用ABD系统自动跟踪心内膜位移并将其用色彩表示出来。在收缩期中，心肌收缩使心室腔变小，组织-血液界面由外向内移动，CK技术将探测到的由心腔内血液所处位置的反射信号变为心肌组织反射信号时，每一幅图像的界面位移时相的先后，以不同的色彩表示，并逐帧积累以叠加，最终形成贯穿整个收缩期的多层彩带，覆盖在二维图像上。

1. 室壁运动的定量分析　CK技术能客观地分析室壁运动的轨迹，显示方法直观，图像分辨率高，检查快捷、准确，为室壁运动的定量分析开辟了新的途径。

冠状动脉粥样硬化性心脏病缺血或梗死心肌的CK图像特点如下：①局部彩带变窄或缺血；②收缩起始时间延迟；③局部心内膜运动不协调；④节段舒张时间缩短；⑤局部室壁矛盾运动。

2. 与超声心动图负荷试验相结合　CK技术能直观、快捷、准确地定量分析室壁运动，故可将其运用于负荷超声心动图中，提高检测心肌缺血的敏感性、特异性和准确性。

3. 评价整体与局部的心脏功能　由于CK技术应用彩色显示将心内膜的运动时间和运动幅度两者关联起来，使整体或局部的心脏功能，尤其是舒张功能得以简易、准确评定。此外，CK技术尚可评估右心室壁的舒张功能,，如肺动脉高压时各级彩色宽带明显变窄，部分色带缺如。

4. 其他　CK技术还可判断心血管动力状态，实时测量大血管或心腔的排出量、存血量的多少。

三、经胸或经食管超声心动图检查冠状动脉

采用高灵敏度、高分辨率的超声心动图仪或经食管超声检查，均可获得实时的近端冠状动脉二维图像，也可借频谱多普勒分析观察其血流特征。采用心底短轴主动脉断面可显示起源于主动脉的左主干、左回旋支、左前降支以及对角支，也可显示右冠状动脉，但经食管超声对冠状动脉的观察较经胸观察要满意得多。有报道经胸超声心动图对左主干的检出率为77%～99%，左前降支为63%，左回旋支为34%，右冠状动脉近端为46%。经食管超声心动图对左主干的检出率为80%～100%，左前降支为15%～80%，左回旋支为49%～88%，右冠状动脉为15%～20%(图12-17)。

冠状动脉粥样硬化的超声心动图对冠状动脉近端病变检查具有重要的临床意义，表现为内径变细，宽窄不均，腔内血栓或粥样斑块形成，同时管壁回声增厚、加强，走行迂曲呈螺旋状。结合心脏形态学及功能改变，不仅能定性诊断，还可提示某支冠状动脉病变。

冠状动脉粥样硬化做超声检查时，如有严重的、弥漫性的冠状动脉疾病时，可观察到动脉壁全程"肿块连肿块"(lumps and lumps)现象。孤立性病变时，冠状动脉局部增厚并可产生梗

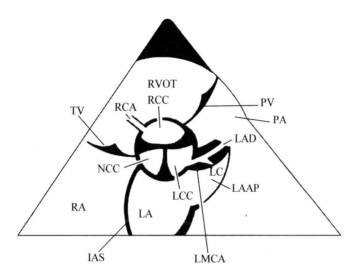

图 12-17　胸骨旁主动脉短轴显示左、右冠状动脉

LMCA. 左冠状动脉主干；LAD. 左前降支；LC. 左旋支；RCA. 右冠状动脉主
干；RCC. 右冠状动脉瓣；LCC. 左冠状动脉瓣；NCC. 无冠状动脉瓣；LA. 左心室；
RA. 右心室；TV. 三尖瓣；PV. 肺动脉瓣；RVOT. 右心室流出道；LAAP. 左心耳

阻。彩色多普勒可显示出接近梗阻处血流加速引起的"色彩反转"，主要病损常存在于左主干
与左回旋支结合处，也可见于回旋支内。

四、三维超声心动图发展

三维超声心动图(3DE)被誉为 20 世纪 90 年代心脏超声诊断领域中一划时代进展，
代表着未来超声心动图技术的发展方向，比二维超声技术能提供更多、更精确的有关心
脏解剖结构、病理和心功能方面信息的能力。而且这种技术将是一种自动的、实时的图
像采集、处理和显示技术发展，对操作者的依赖性将大大降低，使图像的重复性和可比性
更好。

3DE 能从不同角度完整、准确地观察左心室大小及形态，心室壁厚度及运动状况，对
冠状动脉粥样硬化性心脏病及其他心脏病引起的心功能改变可做出准确评估。对缺血
心肌不仅可观察其形态、范围，而且可确定其重量和体积，异常室壁节段数检出率为
96%。可以连续、准确地观测心内膜面积的变化，对梗死区的伸展和左心室整体扩张做
出定量观察。对心肌超声造影行三维重建，可供正常心肌、缺血心肌、坏死心肌分界更加
明显，对缺血或梗死心肌组织的定量检测更为准确。对血管内超声行三维重建，可以立
体观察血管内病变状况，对导管所经沿途组织、结构和性质一目了然，可使血管腔和管壁
的病变更加直观、生动、准确。

预期在不久的将来，实时动态 3DE 检查将逐渐进入临床应用，这将为临床冠状动脉粥样
硬化性心脏病的定性和定量诊断提供强有力的工具。

参 考 文 献

[1] 张鸿修,黄体钢.实用冠心病学.4版.天津:天津科技翻译出版公司,2005.

[2] 杨庭树,冠心病实验诊断学.北京:科学技术文献出版社,2002.

[3] 张兆琪,心血管影像诊断必读.北京:人民军医出版社,2007.

[4] 沈文锦,徐成斌.现代心功能学.北京:人民军医出版社,2002.

[5] 王留义,吴淑伦.无创伤性心血管诊断技术.北京:中国医药科技出版社,1996.

[6] 吴雅峰.冠心病超声诊断.北京:人民卫生出版社,2002.

[7] 张树彬.临床实用超声心动图学.北京:北京医科大学中国协和医科大学联合出版社,1996.

[8] Distante A,Rovai D,Picano E,et al. Transient chomges in left ventricular mechanics during attacks of prinzmetal's angina:A M-mode echocardiographic study. Am Heart J,1984,107:465.

[9] 周晓东,钱蕴秋,臧益民,等.两维超声心动图定量检测不同程度心肌缺血时局部左心收缩功能变化.中华超声影像学杂志,1994,3(1):41-44.

[10] Nixon JV,Narahara KA,Smitherman TC. Estimation of myocardial in volvement in patients with acute myocardial infarction by two-dimensinal echocardiography. Circulation,1980,62:1249.

[11] Juarsman W,Visser CA,Funke Kupper AJ,et al. Usefulness of two-dimensional exercise echocardiography shortly after myocardial infarction. Am J Cardiol,1986,57:86.

[12] Poulsen SH,Jensen SE,Gotzsche O,et al. Evaluation and prognostic significance of left ventricalar function assessed by Doppler echocardiography in the early phase of a first acute myocardial infarction. Eur Heart J,1997,18(12):1882-1889.

[13] 徐琳,吴雅峰,胡大一,等,急性心肌梗死早期二尖瓣血流减速时间预测左室扩大的价值.中华超声影像学杂志,2000,9(9):531-533.

[14] Nijland F,Kamp O,Karreman AJ,et al. Prognostic implications of restrictive left ventricular filling in acute myocardial infarction:a serial Doppler echocardiographic study. J Am Coll Cardiol,1997,30(7):1618-1624.

[15] Ryan T. Bicycle stress echocardiography. Echocardiography,1992,1:107-156.

[16] Crouse LJ,Kramer P. Clinical applicability of echocardiographically detected regional wallmotion abnormalities provoked by upright treadmill exercise. Echocardiography,1992,9(2):199.

[17] Waggoner AD,Barzilai B,Miller JG,et al. On line assessment of left atrial area and function by echocardiographic automatic bown dary detection. Circulation,1993,69:212-214.

[18] 潘文明,沈学东,施月芳,等.超声心动图自动边缘检测评价左房功能与左房血栓关系.中国超声影像学杂志,1997,1:8.

[19] 张志寿,高伟.潘生丁试验研究进展.心脏学会与心功能学会学术会议,2000,54-58.

[20] Picano E,Lattanzi F,Masini M,et al. Comparison of the high-dose dipyridamole-echocardiography test and exercise two-dimensional echocardiography for diagnosis of coronary artery disease. Am J Cardiol,1987,59:539.

[21] Perrone F,Pace L,Prastaro M,et al. Assessment of myocardial viability in patients chronic coronary artery disease:rest-4-hour-24 hour[201] Tl tomography versus dobutamine echocardiography. Circulation,1996,94(11):2712-2719.

[22] 黄维义,石娟,彭永权,等.冠状动脉心肌桥的临床诊断与治疗.临床心血管病杂志,2005,21(6):344.

[23] 郭丽君,谭婷婷,毛节明.冠状动脉心肌桥的临床和预后分析.中华医学杂志,2003,83(7):553-555.

［24］李玉峰,王士雯,卢才义,等.心肌桥临床特点分析.中国循环杂志,2007,22(5):370-372.

［25］肖佑生,杨立,赵玉生.心肌桥-壁冠状动脉 64 例临床分析.中国循环杂志,2007,22(2):103-104.

［26］张志寿,杨瑞峰.冠状动脉心肌桥的研究进展.心脏杂志,2009,21(3):418.

［27］Takuna S,Zwas DR,Fard A,et al. Realtime,3-dimensional echocardiography acquires all stadard 2-dimensional images from 2 volumes sets:a clinical demonstration in 45 patients. J Am Sor. Echocardiogr, 1999,12(1):1-6.

［28］Lang RM,Bignon P,weinert L,et al. Echocardiographic quantification of regional left ventricular wall motion with color kinesis. Circulation,1996,93(10):1877.

［29］穆玉明.超声心动图入门.北京:人民卫生出版社,2007.

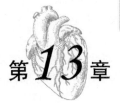

第*13*章 冠状动脉心肌桥核素心肌显像

20 多年前，^{201}Tl 心肌灌注显像开始应用于临床，以后应用越来越广泛，在心血管疾病诊断方面取得了令人鼓舞的进展。新的放射性药物的研制、单光子发射型计算机断层（SPECT）、正电子发射型计算机断层（PET）的应用，极大地促进了心肌显像在心血管疾病，特别是冠状动脉粥样硬化性心脏病方面的应用，为冠状动脉粥样硬化性心脏病的诊断、病变范围和程度的估计、疗效估计以及预后预测提供了可靠的无创性方法，而且使活体研究人体心脏的生理变化及代谢过程成为可能。为研究某些心血管疾病的病理生理提供了新的手段。冠状动脉心肌桥患者行核素心肌显像检查，有部分患者可以反映不同部位心肌节段性灌注缺损，这是心肌缺血的有力证据。

第一节　心肌显像

一、原理

心肌细胞对某些放射性阳离子有选择性摄取能力，静脉注射后心肌细胞对它们有较高的摄取率而使心肌显像。心肌聚集放射性的多少与心肌血流灌注量呈正相关，因此这种显像称作心肌灌注显像。如局部心肌缺血、细胞坏死或瘢痕形成则表现为放射性减低或缺损，故又称冷区显像。心肌缺血时，虽然冠状动脉管腔已有狭窄，由于冠状动脉的储备能力和侧支循环的建立，在静息状态下可不出现心肌缺血，心肌灌注显像可无异常表现。当患者进行运动时心脏增加做功，此时正常冠状动脉能自行扩张，血流量增加 3～5 倍。然而，已有病变的狭窄冠状动脉不能增加其血流量，以致该供血区心肌缺血充分呈现出来，此时心肌灌注显像上该区域出现局限性放射性减低区。除运动负荷外，还可通过药物负荷来暴露心肌缺血。急性心肌梗死与陈旧性心肌梗死病灶由于相应血管闭塞及心肌细胞坏死或瘢痕形成，在静息及负荷情况下，心肌灌注显像均表现为永久性放射性缺损区，用本法不能鉴别二者，但结合患者的临床情况可以区分。

二、显像剂

（一）^{201}Tl

^{201}Tl 由加速器生产，物理半衰期为 73h，生物特性与 K^+ 相似，为一价阳离子。静脉注射后能迅速从血液中清除，被心肌及体内某些脏器和组织所摄取，其心肌浓聚量与心肌血流灌注量呈正相关。^{201}Tl 静脉注射后有约 4% 进入心肌细胞，其余被甲状腺、肝和肌肉等软组织摄取。

心肌内浓度高于血浓度 10 倍,也高于肝与肺,24h 尿排出率为 3‰～8‰。运动时心肌血流量增加,所以进入心肌的 ^{201}Tl 总量高于静息时。^{201}Tl 在心肌的分布是两个动态过程,正常心肌于运动高峰时,摄取 ^{201}Tl 最高,以后,^{201}Tl 从心肌洗脱,放射性活度逐渐减少,一般在 3h 后达到新的平衡。一般静脉注射 10～20min,心肌摄取量即达到高峰,此时即可进行心肌显像。当心肌内浓度大于血液浓度时,^{201}Tl 不断通过弥散作用从心肌细胞清除到血液中,其清除速度与冠状动脉血流灌注量呈正相关。由于运动试验时局部血流减少,缺血心肌摄取 ^{201}Tl 减少,故在运动试验后的"即刻"显像呈现局部放射性稀疏或缺损。但由于缺血心肌局部的 ^{201}Tl 的洗脱明显减慢,因而,3～4h 后,其放射性活度恢复或接近正常,"延迟"显像表现为"再分布",这是心肌缺血的特征性表现。梗死或瘢痕组织对 ^{201}Tl 摄取不明显,在运动试验后的"即刻"和"延迟"显像均表现为放射性缺损或稀疏。有一部分患者 ^{201}Tl 再分布可能出现较早(2～3h),为了灵敏地发现缺损区,注射后应尽早显像。有些患者 ^{201}Tl 再分布时间可延长到 24h,这种差异可能与冠状动脉狭窄程度有关,狭窄越严重,完成再分布的时间越长。心肌严重缺血患者冬眠心肌摄取 ^{201}Tl 极为缓慢,运动后 2～5h 可能 ^{201}Tl 再分布不明显,但延迟至 24h 常有较明显的再分布。

(二) ^{99m}Tc-MIBI

^{99m}Tc-MIBI 也为一价阳离子,静脉注入后可以被心肌细胞摄取,心肌聚集 ^{99m}Tc-MIBI 量的多少也与该部位冠状动脉灌注量呈正相关。^{99m}Tc-MIBI 自心肌清除缓慢,半清除时间＞5h。除心肌外,肝、肺也摄取 ^{99m}Tc-MIBI,所以一般于注射后 1～2h 显像,此时 ^{99m}Tc-MIBI 在心肌中浓度仍很高,而肝、肺放射性已明显减低,可以得到质量好的心肌影像。^{99m}Tc-MIBI 主要由肝、肾排泄,注射后 20～30min 服用脂肪餐,可以加速显像剂向肠道排出,减少对心肌影像的干扰。在检测心肌缺血时,运动负荷试验可提高其灵敏度。

^{201}Tl 与 ^{99m}Tc-MIBI 相比,共同点是均为心肌灌注显像剂,心肌局部摄取量与血流量成正比;对冠状动脉粥样硬化性心脏病的检测率相似;均可用 γ 照相机与 SPECT 进行显像。不同点是 ^{201}Tl 延迟显像有明显的再分布,而 ^{99m}Tc-MIBI 再分布现象不明显;应用剂量 ^{201}Tl 一般为59～111MBq(1.6～3.0mCi),而 ^{99m}Tc-MIBI 可用到 740MBq(20mCi),由于 ^{99m}Tc 较 ^{201}Tl 有更适合 γ 照相机采集的 γ 射线(140keV),图像质量较 ^{201}Tl 为佳;由于 ^{99m}Tc-MIBI 没有明显的再分布,故运动和静息显像需要分 2 次检查,相对较 ^{201}Tl 烦琐;由于 ^{99m}Tc-MIBI 剂量高,可以做首次通过法核素心血管造影,同时也可以做门控平面或断层显像,除能观测到心肌灌注信息,还可估计心肌收缩功能。

三、检查方法

(一)静息显像

即患者在安静状态下,由静脉注射 ^{201}Tl 2.0～3.0MBq(2.0～3.0mCi),一般平面显像为2.0MBq(2.0mCi),SPECT 为 3.0mCi,^{99m}Tc-MIBI 15MBq(15mCi)。注射 ^{201}Tl 10～30min后,即可进行心肌断层显像,^{99m}Tc-MIBI 为注药后 1.5h 进行 SPECT 检查。

(二)运动试验

冠状动脉狭窄 50％～80％时,静息血流量可无明显降低,静息 ^{201}Tl 与 ^{99m}Tc-MIBI 心肌显像可表现为血流分布正常。只在运动负荷下,正常冠状动脉支配的心肌血流量增加 3～5 倍,而狭窄 50％以上的冠状动脉不能相应扩张,使局部心肌灌注减低。显像表现为病变血管支配的心肌灌注缺损。运动试验有助于冠状动脉粥样硬化性心脏病的诊断,冠状动脉粥样硬化性心脏病预后的估测,冠状动脉心肌桥缺血的检出,冠状动脉介入治疗及手术治疗效果的估测。运动方式可用活动平板或踏车,采用 Bruce 方案,当达到 85％峰值心率时,静脉注射示踪剂,并继续运动 30～60s,^{201}Tl 即刻进行显像,3～4h 后进行延迟显像。^{99m}Tc-MIBI 于注药后 1～1.5h 显像,如运动试验不正常,1～2d 后行静息显像。

(三)双嘧达莫试验

1. **适应证** ①患者不能进行有效的运动试验,如骨关节疾病、周围血管病变、脑卒中、严重的肺部疾病、体力太差;②运动量大可能不安全,如近期心肌梗死、主动脉瓣狭窄、近期外科手术后;③对估测冠状动脉血流储备,双嘧达莫试验优于运动试验;④冠状动脉心肌桥缺血的检出。

2. **机制** 同双嘧达莫心电图试验。双嘧达莫主要的作用是使冠状动脉扩张,可使正常冠状动脉血流量增加 3～4 倍。静脉注射双嘧达莫 2～5min 其作用达到高峰,并可维持 10～30min。当冠状动脉存在狭窄(50％以上),用药后冠状动脉血流量不能相应增加,心肌对示踪剂的摄取相对减少,表现为局部放射性稀疏或缺损。

3. **方法**

(1)试验准备:患者取平卧位,常规记录心率、心律、血压、心电监护。

(2)双嘧达莫用法:用 4min 内静脉注射双嘧达莫 0.56mg/kg,休息 4min,如患者无心绞痛或心电图缺血性改变,于 2min 内继续注射双嘧达莫(0.28mg/kg),总量为 0.84mg/kg。

(3)注射核素:双嘧达莫注射完 4min,静脉注射^{201}Tl 1.5～2.5mCi 或^{99m}Tc-MIBI 15～20mCi。

(4)密切观察受试者反应:如患者有明显胸痛等不适,可静脉注射氨茶碱 125～250mg 对抗之。

(5)采集图像:于^{201}Tl 注射完毕后 10～15min 开始采集图像,3～4h 后再分布显像;若用^{99m}Tc-MIBI,则在 1.5h 后开始显像,48～72h 后采用相同剂量进行静息显像,包括短轴显像、垂直长轴显像及水平长轴显像。

(6)进行图像分析:将心脏短轴、垂直长轴、水平长轴断层图像上左心室壁划分 13 或 16 个节段,根据各个室壁节段的放射性分布情况,做出放射性分布正常、稀疏、缺损的定性诊断。亦可加用定量法,其中以圆周剖面分析法和极坐标靶心图应用最多,亦可用积分法(图 13-1,图 13-2)。

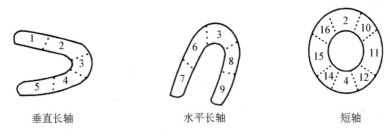

| 垂直长轴 | 水平长轴 | 短轴 |

图 13-1　心肌节段的划分

1. 前壁基底段;2. 前壁前段;3. 心尖部;4. 下壁;5. 后壁;6. 间壁前段;7. 间壁后段;8. 侧壁前段;9. 侧壁后段;10. 前侧壁段;11. 侧壁;12. 侧壁下段;13. 下壁(后);14. 下间壁段;15. 间壁;16. 前间壁段

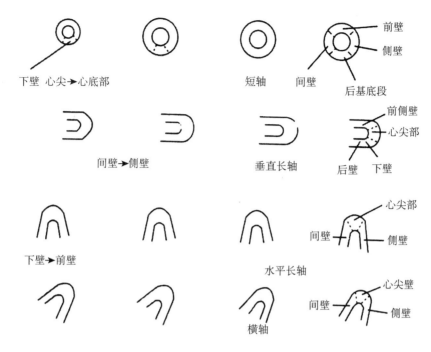

图 13-2　垂直长轴、水平长轴、短轴各室壁段的分布

4. 判断标准

(1)阳性:双嘧达莫负荷显像时,呈现放射性稀疏或完全缺损,延迟或静态显像有不同程度的改善。

(2)阴性:静息(延迟)显像及双嘧达莫负荷显像时均无放射性稀疏或缺损,或双嘧达莫负荷与静息(延迟)显像比较,其放射性稀疏或缺损无明显变化。

5. 临床评价

(1)诊断冠状动脉粥样硬化性心脏病:双嘧达莫 ^{201}Tl 试验同 ^{201}Tl 运动显像筛选冠状动脉粥样硬化性心脏病敏感性相似。

(2)判断冠状动脉粥样硬化性心脏病预后:双嘧达莫 ^{201}Tl 试验同双嘧达莫 ^{99m}Tc-MIBI 显像是预测未来心脏事件发生有价值的指标。

(3)在 PCI 中的应用:选择适应证,测定存活心肌,评定疗效。

(4)在 CABG 中的应用:有助于选择适合手术的患者,预测左心室整体和局部功能改善,诊断围术期心肌梗死,判定疗效。

6. 不良反应　有 50%～75% 的患者发生不良反应,绝大多数患者症状轻微。

第二节　心肌缺血的检出

从现代医学的观点,冠状动脉粥样硬化性心脏病的诊断应包括解剖形态学诊断,如冠状动脉狭窄的程度、部位,有无侧支循环;也包括冠状动脉狭窄所致的病理生理变化,如心肌功能、心肌血流灌注、心肌代谢、心肌缺血的程度与范围。这样才能全面分析病情,评估预后以及决定治疗方案。

一、心肌缺血检测的意义

^{201}Tl 或 ^{99m}Tc-MIBI 核素心肌灌注显像,已成为临床上诊断冠状动脉粥样硬化性心脏病心肌缺血的一项重要的无创性检查,灵敏度与特异性均在 85％～90％。^{201}Tl 或 ^{99m}Tc-MIBI 运动或药物负荷试验显像可见病变血管支配的心肌节段有明确的放射性缺损区。^{201}Tl 延迟显像(3～4h)或 ^{99m}Tc-MIBI 静息显像示原缺损区有放射性填充时,则是冠状动脉粥样硬化性心脏病心肌缺血的证据。与冠状动脉造影相比,阳性预测值在 90％～95％,准确性达 93％。

二、心肌灌注显像检测心肌缺血的特点

目前,主要应用单光子发射型(SPECT)断层显像。它较平面显像能更好地显示各个断面的心肌放射性分布,避免了由于组织重叠所引起的误差。

(一)有无心肌缺血

负荷试验可能有以下 3 种表现。

1. 正常　心肌灌注显像,运动和静息时均正常。

2. 可逆性放射性缺损(reversible defect)　即运动(药物)负荷下,心肌出现局限性按冠状动脉供血的节段分布的稀疏缺损区,静息显像可见放射性充填。

3. 不可逆性放射性缺损(irreversible defect)　运动(药物)与静息显像均有放射性缺损区,大小无变化。出现这种情况,有 3 种可能性,即心肌梗死(瘢痕组织)、心肌"冬眠"与技术误差(最常见为组织衰减效应)。

为了进一步明确诊断,可建议进行心肌存活测定(^{201}Tl 再注射法、硝酸酯 ^{99m}Tc-MIBI 法及 ^{18}F-FDG SPECT/PET 法)与门电路心肌灌注断层显像(gated SPECT)。心肌存活测定,可帮助鉴别梗死心肌与冬眠心肌;门电路心肌灌注断层显像可观察局部室壁运动,鉴别病变与组织衰减的技术性误差(表 13-1)。

表 13-1　3 种鉴别方法的应用

	心肌梗死(瘢痕)	心肌"冬眠"	组织衰减
^{99m}Tc-MIBI 静息灌注显像	(－)	(－)	(－)
心肌存活测定	(－)	(＋)	(－)
门电路 SPECT 室壁运动	(－)	(－)	(＋)

(二)心肌缺血的程度与范围

1. 缺血程度　可根据放射性降低的情况,一般采用 4 分法表示。0 分,放射性分布正常;1 分,放射性轻度减低;2 分,放射性分布明显减低;3 分,放射性缺损。

2. 缺血范围　一般将左心室心肌分为 9 个节段(同时利用短轴)(图 13-3,图 13-4)。

一般认为,缺血程度＋缺血范围等于缺血的严重性,范围越大,如 3 个节段以上,放射性分布越稀疏,表明患者缺血越严重,患者的预后越差,应采取积极的治疗方案,如 PCI 术或 CABG 术(图 13-5)。

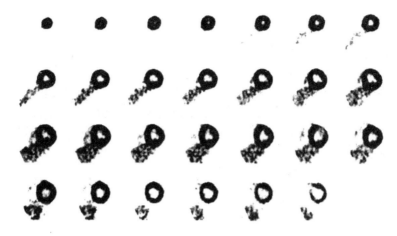

图 13-3　正常心肌 ^{99m}Tc-MIBI 左心室短轴图显像

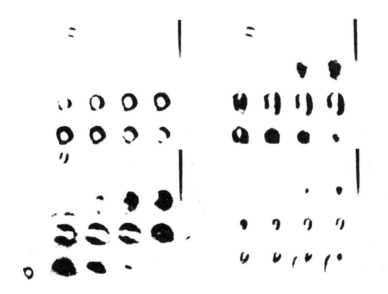

图 13-4　 ^{99m}Tc-MIBI 静息心肌显像示左心室前壁放射性缺损区心肌缺血

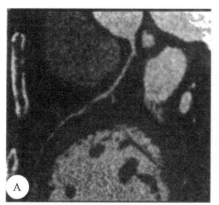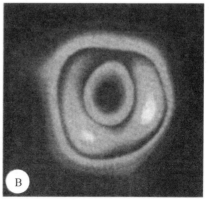

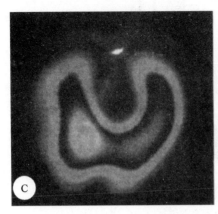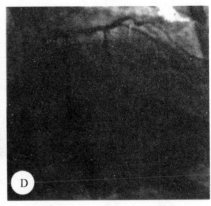

图 13-5 心肌缺血

A. 多排 CT 曲面重建显示左前降支中段重度狭窄,狭窄程度>75%;B. ^{99m}Tc-MIBI 静息心肌灌注显像,左心室短轴位,心肌灌注未见异常;C. 同一患者 ^{99m}Tc-MIBI 腺苷负荷心肌灌注显像,可见左心室前壁灌注缺损;D. 同一患者冠状动脉造影,可见左前降支中段重度狭窄

三、核素心室造影对心肌缺血的诊断价值

核素心室造影(radionuclide ventriculography)包括首次通过法与平衡法,其中又分 γ 相机法与核听诊器(γ 心功能仪法)。

首次通过法可显示核素在左、右心室的通过时间(transit time)以及心室大小与形态,对评估左、右心室整体功能有意义,常常在射血分数没有降低之前就可显示心室腔通过时间迟长,它仍是测定右心室射血分数最可靠的方法。但对左心室射血分数,仍以平衡法最好。一般来说,如患者无心肌梗死或室壁瘤形成,在静息情况下,冠状动脉粥样硬化性心脏病患者的左心室射血分数(left ventricular ejection fraction,LVEF)正常。心肌梗死患者,静息状态下左心室射血分数降低可达 66.7%。左心室前壁、广泛心尖部,以及外侧壁梗死均可见 LVEF 降低,间壁及下后壁梗死,常见右心室 EF 降低,左心室 EF 则影响不大。

运动试验心室核素显像造影是检测无心肌梗死冠状动脉粥样硬化性心脏病患者心肌缺血的较敏感方法,应用核听诊器监测冠状动脉粥样硬化性心脏病患者运动试验过程中左心血流动力学指标,如舒张期末期容积(EDV)、收缩期末容积(ESV)、LVEF、ST 段及心率。

由于心肌缺血,可见 LVEF 明显下降,ST 段降低,心率增快。LVEF 下降的速率以及降低的深度与心肌缺血的程度及范围相关。有研究报道,运动试验左心功能测定(主要为 EF 的反应)对冠状动脉粥样硬化性心脏病诊断的敏感性为 90%~94%,特异性为 83%~90%。

对冠状动脉粥样硬化性心脏病患者左心舒张功能临床意义的评价,意见尚不一致。目前认为,高峰充盈率(PFR)能较好地反映左心室舒张功能,冠状动脉粥样硬化性心脏病患者静息时左心室 PER 即不正常,一组单纯心绞痛组 PER 为 1.74±0.57,与正常人组 2.85±0.43,有明显的差异($P<0.01$)。随着病情加重,如陈旧性心肌梗死、室壁瘤形成,PFR 进一步降低(1.65±0.53,1.43±0.66),但心肌梗死组与室壁瘤组间无统计学差异。采用左心舒张功能检查冠状动脉粥样硬化性心脏病,特异性差,许多高血压、心肌病变、心瓣膜病患者,PFR 也可降

低,不可单纯根据 PFR 降低即诊断为冠状动脉粥样硬化性心脏病,但 PFR 在反映冠状动脉粥样硬化性心脏病患者心功能受损方面较安静状态下的 EF 敏感。

第三节　心肌梗死的检出

一、急性心肌梗死

临床已确诊的急性心肌梗死,核素显像仍有价值,至少可以提供急性心肌梗死的部位与范围。近年研究认为,心电图对急性心肌梗死的部位诊断有一定的局限性,尤其是心尖部的梗死心电图难以发现,也不易分辨间壁梗死与前间隔或后间隔梗死,然而核素心肌断层显像就可以准确判断。心肌梗死的部位和范围对预后评价也很重要。测定心肌梗死患者恢复期心肌灌注缺损区的大小,对估测心脏事件的发生率也有很大价值。

1. ^{201}Tl 心肌平面显像　Wakers 等于 20 多年前即证明,^{201}Tl 心肌灌注显像对急性心肌梗死的诊断很有价值。胸痛发作 6h 以内,阳性率为 100%,24h 后敏感性降为 78%,而且随着时间推移,^{201}Tl 灌注缺损的面积逐渐减少,但平面显像难以准确地测定梗死区的大小。

Ritchie 于 1982 年,首先应用^{201}Tl 心肌断层显像(SPECT)检查急性心肌梗死患者。Tamaki 等比较^{201}Tl SPECT 与平面显像对急性心肌梗死的诊断价值,对于 160 例梗死发作时间在 1~7d,^{201}Tl SPECT 诊断的阳性率为 96%,而^{201}Tl 平面显像为 78%,梗死灶越小,平面显像的阳性率越低(图 13-6)。

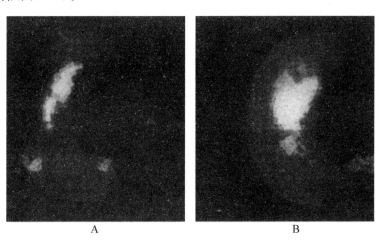

A　　　　　　　　　　B

图 13-6　^{99m}Tc-MIBI 心肌断层显像靶心图

急性高侧壁心肌梗死,图 A 为发病 7h 心肌显像图,图 B 为心肌梗死后 2 周再次显像图

2. ^{99m}Tc-MIBI 心肌显像　^{99m}Tc-MIBI 心肌灌注显像对急性心肌梗死的诊断阳性率为 90%~95%,而且可用来估测梗死与缺血的范围与大小,与心电图结合,可以将急性心肌梗死的诊断准确率提高到 95%~98%。如果患者有陈旧性心肌梗死,则难以鉴别急性心肌梗死与陈旧性心肌梗死,需要采用亲心肌梗死的显像剂,如^{99m}Tc-焦磷酸盐、^{111}In 应置于中央抗肌凝蛋白单克隆抗体。^{99m}Tc-MIBI 心肌显像在评价急性心肌梗死患者可挽救的心肌组织大小,以

及溶栓疗法血管再通的情况很有价值。Gibbons Wackers 等应用^{99m}Tc-MIBI 心肌显像在急性心肌梗死患者溶栓治疗与急诊 PTCA 治疗进行系统研究,发现如最后一次灌注缺损区面积减少 15％以上,梗死相关血管的再通可能性很大,阳性预测值为 72％～79％;相反,如两次显像缺损区大小变化不大,则血管未通的可能性为 92％～100％。Gibbons 等还对比了前壁心肌梗死患者溶栓疗法与 PTCA 治疗,得到可挽救的心肌量为 27％与 31％,两者无明显差别。

3. ^{99m}Tc-焦磷酸盐心肌显像　急性心肌梗死后有 Ca^{2+} 迅速进入梗死灶,形成羟基磷灰石结晶。骨骼显像剂^{99m}Tc-焦磷酸盐(^{99m}Tc-PYP)静脉注入后,被吸附在羟基磷灰石结晶上,从而使梗死灶与骨骼同时显像,正常心肌不显影,故称"热区"显像。一般用量为 370～555MBq(10～15mCi),静脉注射后 2h 进行心前区多位体显像。断层显像可对病灶大小做出更准确的估计,并可排除骨骼影像的重叠干扰。

(1)急性心肌梗死发病后 10～12h,病灶即可显示出很明显的局限性"热区",即放射性浓集灶。据此可直观心肌梗死的大小、部位、范围。对病情估计和预后判断极有帮助。一旦出现"热区",诊断较心肌灌注显像更明确。穿壁梗死灶在发病 2 周内阳性率为 90％左右,2 周后转为阴性。本法对心电图和酶系检查结果分析有困难的患者诊断价值尤为突出,但心内膜下心肌梗死的阳性率较低,约为 60％。心肌弥漫性放射性浓集多不是急性心肌梗死,注意识别骨骼、乳房、心包膜、心瓣膜的钙化影,可大大减低假阳性。

(2)本法可鉴别急性心肌梗死和陈旧性心肌梗死,对发现在陈旧性心肌梗死基础上的再梗死极有价值。

(3)心肌梗死同时有左束支传导阻滞时,心电图诊断很困难。心肌灌注显像左束支阻滞有时也表现间隔放射性缺损,与梗死不易鉴别。此时心肌"热区"显像可以鉴别。

(4)冠状动脉旁路移植术后,怀疑有新的梗死发生的患者,"热区"显像极有帮助。

(5)新近有学者用^{111}In 或^{99m}Tc 标记抗肌凝蛋白单克隆抗体使心肌梗死显像成功。其特异性高,不仅能做出定性诊断,还可以进行定位、定量分析。

二、陈旧性心肌梗死

对于陈旧性心肌梗死患者,临床上需要了解心肌瘢痕组织基础上是否会合并有原部位或其他部位的心肌缺血及缺血范围,这对于治疗方案的选择很重要。一般认为,如果陈旧性心肌梗死无严重并发症,临床上一般情况良好,核素心肌显像无明确活动性心肌缺血征象时,暂时可采用保守治疗。反之,若核素显像提示梗死区外还有其周围或其他部位的心肌缺血,则往往是 PCI 或 CABG 术的适应证。

异常 Q 波待诊患者核素检查有如下重要意义:胸痛症状及病史不典型者,特别是部分老年患者的无痛性心肌梗死(占急性心肌梗死患者的 10％～20％),与心电图改变不典型者这两类患者,可以通过核素心肌灌注显像确诊。异常 Q 波亦可见于心肌病、克山病、心肌炎、肺源性心脏病、预激综合征、心脏手术后和左心室负荷过度等。

第四节　冠状动脉心肌桥核素心肌显像

冠状动脉心肌桥患者中有部分患者可以出现心绞痛、心肌梗死等表现,通过核素心肌显像,可以检出心肌缺血、心肌梗死、心功能等变化,这对于判断冠状动脉心肌桥患者的病情严重程度、治疗决策、预后有重要意义。

　　刘幼文等对冠状动脉造影证实的 10 例有明显心肌缺血表现的心肌桥患者行支架置入术治疗。冠状动脉造影示心肌桥位于前降支,心脏收缩时壁冠状动脉狭窄率为 75%～100%,狭窄长度 8～20mm。4 例行核素心肌显像均有动态心肌缺血,缺血部位与出现心肌桥的冠状动脉所灌注的心肌部位一致。术后住院期间,所有患者的心绞痛症状均明显减轻或完全消失。4 例术前行核素心肌显像有左心室前壁缺血者,术后 2 个月复查,其缺血征象消失。

　　Mouratidis 等报道部分冠状动脉心肌桥患者行[201]Tl 心肌显像可见灌注缺损。他还报道 1 例 40 岁男性患者,有典型心绞痛,冠状动脉造影显示左前降支远段至第一间隔支收缩期 60% 狭窄。在运动 SPECT [201]Tl 显示室间隔灌注严重减少,左心室前壁灌注中度减少,再分布显像证明灌注缺损明显恢复,代表心肌桥患者引起的可逆性心肌缺血(图 13-7,图 13-8)。

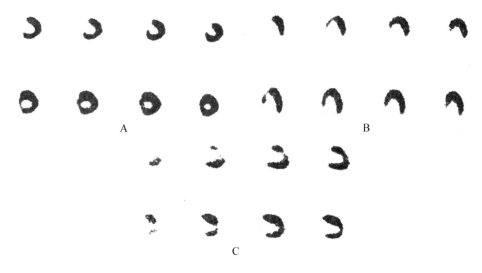

图 13-7　相应单光子发射型计算机断层(SPECT)部分在负荷(A、B 图)和延迟 3h(C 图)显像
A. 短轴;B. 水平长轴;C. 垂直长轴左前降支心肌桥引起广泛的、可逆性前间壁心肌缺血

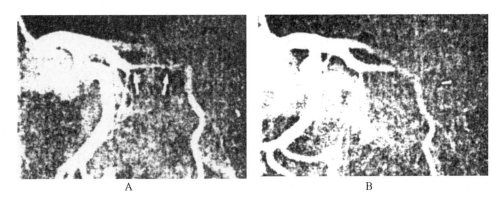

图 13-8　冠状动脉造影显示
A. 左前降支(箭头间)远段至第一间隔支收缩期狭窄;B. 舒张期恢复至正常管径

赵明等分析 2009 年 6 月至 2014 年 2 月经 64 排冠状动脉 CT 血管造影(CTA)检查诊断为心肌桥的 105 例患者资料,男性 60 例,女性 45 例,年龄 41－75 岁,平均(50.0±7.2)岁,均存在壁冠状动脉狭窄,并接受运动-静息 ^{99m}Tc-MIBI 心肌灌注显像。所有患者均有胸闷或胸痛,临床拟诊冠状动脉粥样硬化性心脏病或心肌缺血并接受冠状动脉 CTA 检查,且证实无其他冠状动脉狭窄性病变。60 例出现心肌缺血改变,45 例未出现心肌缺血改变。缺血组与非缺血组心肌桥患者冠状动脉 CTA 显示狭窄程度的差异有统计学意义($P<0.05$),Ⅰ级与Ⅲ级、Ⅱ级与Ⅲ级间的差异有统计学意义(P 均<0.05)。105 例中,70 例前降支心肌桥,36 例出现心肌缺血,35 例均位于左心室前壁和(或)心尖部,1 例位于下壁;20 例回旋支心肌桥,15 例出现心肌缺血,6 例位于前壁,6 例为后壁和后间壁,3 例为下壁;15 例右冠状动脉心肌桥,9 例出现心肌缺血,1 例位于右室前壁,3 例为后壁和后间壁,5 例为下壁。不同部位心肌桥血管支发生异常灌注的差异无统计学意义。

一项关于 42 例孤立性心肌桥并无冠状动脉粥样硬化性心脏病的患者的回顾性分析,患者行静息-负荷 SPECT 显像,结果显示在心肌桥引起 50% 以上冠状动脉狭窄的患者中 43% 的患者灌注异常。

1 例 40 岁男性患者,有典型心绞痛,冠状动脉造影显示左前降支远端至第一间隔支收缩期有 60% 狭窄。运动时心肌核素显像显示室间隔灌注严重减少,左心室前壁灌注中度减少,而静息时再分布显像发现灌注缺损明显恢复,表明心肌桥可引起可逆性的心肌缺血。

张鹏翔等应用 ATP 负荷门控心肌灌注显像评价心肌桥患者心肌缺血,结果显示心肌桥患者主要以轻、中度缺血为主,缺血的部位主要表现在前壁、间壁及心尖部,少数为下壁和侧壁。而且,ATP 负荷门控心肌灌注显像心肌缺血的检出率明显高于动态心电图。

第五节　核素心肌显像临床应用

一、明确冠状动脉粥样硬化性心脏病的诊断

核素心肌显像对心肌缺血、心肌梗死的诊断具有重要价值。对不稳定型心绞痛患者亦有重要意义。Berger 等研究 ^{201}Tl 静息显像在不稳定型心绞痛的应用,29 例中 26 例有灌注缺损,76% 可见再分布。Hakki 等发现,1/3 的患者在安静时见可逆性灌注缺损。Parodi 等对不稳定型心绞痛患者在发作期注射 ^{201}Tl,全部都有灌注缺损,比稳定型心绞痛患者检出率要高。^{99m}Tc-MIBI 较 ^{201}Tl 应用更方便,因为 ^{99m}Tc-MIBI 可以在急诊室症状发作时注射,2～3h 待病情稳定后再进行显像。Bilodeau 等对 45 例患者发作期注射 ^{99m}Tc-MIBI,1～6h 后再进行心肌显像。结果表明,26 例证实为冠状动脉粥样硬化性心脏病患者,25 例 ^{99m}Tc-MIBI 心肌 SPECT 阳性,阳性率为 96%;而心电图的阳性率仅为 35%,17 例证实为冠状动脉粥样硬化性心脏病患者,15 例(88%)^{99m}Tc-MIBI 心肌断层阴性。

二、冠状动脉粥样硬化性心脏病危险性分级和预后估测

对于冠状动脉粥样硬化性心脏病患者,治疗的主要目的是要降低随后发生的心肌梗死、严重心律失常和心脏性猝死的发病率,因此区分低危患者与易发生心脏事件的高危患者有助于临床医师决定最佳治疗方案。心肌灌注显像提供一个无创的可对冠状动脉粥样硬化性心脏病

患者进行危险性分级和预后估测的方法。凡心肌显像正常的冠状动脉粥样硬化性心脏病患者危险性低，预后良好，Brown 汇集了 3573 例 ^{201}Tl 心肌显像正常者的资料，平均随访 28 个月，其每年心脏事件(指心源性死亡或非致死性心肌梗死)的发生率仅为 0.9%，接近于年龄期匹配的正常人群。对这类低危患者进行有创性介入治疗是不必要的，当以内科治疗为主。心肌显像示多支病变、心肌缺血范围大、肺摄取 ^{201}Tl 增高、负荷试验左心室腔暂时性扩大等，是预后不良的表现，提示患者处于高危状态。朱玫等随访 69 例运动负荷心肌显像异常的冠状动脉粥样硬化性心脏病患者，平均随访 30 个月，心脏事件的年发生率为 8.7%，明显高于心肌显像正常或仅呈不可逆缺损且范围不大者。经统计分析表明，可逆性缺损的节段数越多预后越差。对这种处于高危状态的冠状动脉粥样硬化性心脏病患者，应及时给予积极治疗。

三、判断梗死区是否有存活心肌

文献报道，^{201}Tl 再注射法与 24h 延迟显像法判断冠状动脉再通术后左心室功能改善的阳性预测率为 57%～92%，阴性预测率为 62%～80%。

四、在 PCI 与 CABG 中的应用

(一)对再通治疗有指导意义

存在负荷试验诱发的心肌缺血及检出梗死区有存活心肌是血管再通术的适应证。核素心肌灌注显像可以帮助临床医师了解患者术前的心肌血流储备功能、心肌存活能力并检出"罪犯"血管。术后观察心肌血流灌注的改善、再通程度与并发症，以及再狭窄的诊断。

术前心肌灌注显像可提供缺血部位与范围，鉴别心肌细胞处于缺血还是坏死。这对于决定旁路移植的部位、坏死心肌切除范围(如左心室室壁瘤切除)均有价值。研究表明，术前灌注显像提示心肌缺血者，术后有 73% 的节段血流恢复正常。如术前检查为不可逆损伤者，术后心肌灌注改善者仅占 21%。

对于冠状动脉造影发现的多支血管病变患者，有时血管狭窄的程度与心肌缺血程度、部位并非完全相关。核素心肌灌注显像可以根据灌注缺损来判断哪支血管对心肌血流影响最大，找出"罪犯"血管，使 PCI、CABG 再通术有的放矢，避免盲目性。

一组 28 例心肌缺血患者，PTCA 后 75% 的患者心肌显像恢复正常，17.9% 的患者有不同程度改善，总的有效率达 92.9%。

(二)急性心肌梗死溶栓或 PCI 疗效判断

急性心肌梗死患者于治疗前注入 ^{99m}Tc-MIBI 或 ^{201}Tl，然后立即进行溶栓或 PCI 治疗。待治疗后胸痛缓解或病情稳定后(1～6h)进行心肌显像。由于显像剂是在治疗前注入，所以显像结果是反映治疗前心肌血流灌注及心肌受损情况。数日后再次注射 ^{99m}Tc-MIBI 或 ^{201}Tl 并显像，与治疗前影像比较，用以评价疗效。

五、测定心室功能、观察室壁运动

在用 ^{99m}Tc-MIBI 进行心肌显像时，采用首次通过技术，可以在得到心肌影像的同时测定左、右心室功能及观察室壁运动。

进行心肌门电路断层显像时，可以同时观察室壁运动情况及测定左心室功能。

六、对已做过冠状动脉造影患者，心肌显像意义

冠状动脉造影只是显示较大的冠状动脉及其分支的形态结构，有一定的局限性。如有关小动脉病变综合征，冠状动脉造影难以显示这种小冠状动脉的舒缩功能障碍，也不能提供心肌血流灌注与心肌存活情况，而心肌核素显像却都能够做到。在实际工作中，也常会看到冠状动脉造影结果与心肌灌注显像的差异，往往冠状动脉造影显示单支病变（如左前降支），但心肌核素显像却能显示广泛的缺血或梗死，以及左心室室壁瘤形成。

七、在冠状动脉心肌桥应用

有症状的冠状动脉心肌桥患者，通过核素心肌显像，可以发现心肌缺血、心肌梗死、左心室功能障碍等方面的表现，有助于判断心肌桥内壁冠状动脉受压程度、狭窄严重程度，有助于指导是采用药物治疗、介入治疗或手术治疗，有助于观察治疗效果及对预后的判断。

参 考 文 献

[1] 张鸿修,黄体钢.实用冠心病学.4 版.天津:天津科技翻译出版公司,2005.

[2] 张志寿,高伟.潘生丁试验研究进展.心脏学会与心功能学术会议专题报告资料,2000,56.

[3] 杨庭树.冠心病实验诊断学.北京:科学技术文献出版社,2002.

[4] 沈文锦,徐成斌.现代心功能学.北京:人民军医出版社,2002.

[5] 王留义,吴淑伦.无创伤性心血管诊断技术.北京:中国医药科技出版社,1996.

[6] 刘秀杰.核心脏病学的进展.中国循环杂志,1994,9(9):708.

[7] 刘幼文,刘强,金光临,等.支架置入术治疗有心肌缺血症状心肌桥的疗效观察.临床心血管病杂志,2004,20(6):332-333.

[8] Mouratidis B, Lomas FE, McGill D. Thallium-201 myocardial SPECT in myocardial bridging. J Nucl Med,1995,36:1031-1033.

[9] Mohlenkamp S, Hort W, Ge J, et al. Update on myocardial bridging. Circulation,2002,106:2616-2622.

[10] 张志寿,杨瑞峰.冠状动脉心肌桥的研究进展.心脏杂志,2009,21(3):417-420.

[11] Brown KA, Altland E, Kowen M. Prognostic value of normal ^{99m}Tc-sestamibi cardiac imaging. J Nucl Med,1994,35:554-557.

[12] 朱玫,潘中允,林景辉,等.运动试验心肌显像异常及其类型对冠心病患者预后判断的价值.中华核医学杂志,1998,18:95-96.

[13] Munakate K, Sato N, Sasaki Y, et al. Two cases of variant form angina pectoris associated with myocardial bridge:possible relationship among coronary vasospasm, atherosclerosis and myocardial bridge. Jpn Circ J,1992,56:1248-1252.

[14] Ferreira AG, Trotter SE, Koning B, et al. Myocardial bridges:morphological and functional aspects. Br Heart J,1991,66:364-367.

[15] Rivitz MS, Yasuda T. Predictive value of dipyridamole thallium imaging in a patient with myocardial bridging but without fixed obstructive coronary disease. J Nucl Med,1992,33:1905-1913.

[16] Greenspan M, Iskandrian AS, Catherwood E, et al. Myocardial bridging of the left anterior descending artery:evaluation using exercise thallium-201 myocardial scintigraphy. Cathet Cardiovase Diagn,1980,6:173-180.

［17］赵明,钦建平,郑义,等.核素心肌灌注显像与多层螺旋 CT 血管成像对心肌桥的对比分析.中国医学影像技术,2015,31(2):232-235.

［18］骆雅丽.冠状动脉心肌桥临床研究进展.心血管病学进展,2018,39(1):49-52.

［19］张鹏翔,王丽娟.负荷心脏灌注显像在心肌桥临床应用中的研究进展.心血管病学进展,2014,35(2):253-256.

［20］柳景华,吕树铮.冠心病:解剖、功能及影像学.北京:中国协和医科大学出版社,2013.

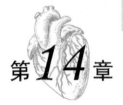

第14章 冠状动脉心肌桥多层螺旋CT冠状动脉成像

从X线诊断到21世纪的多层螺旋CT(MSCT),放射心脏病诊断经历了一个多世纪。自2000年推出4层MSCT至2004年底推出的64层MSCT,仅用了短短的4年多时间。由于64层MSCT的时间和空间分辨率大大提高,加上强大图像后处理技术的应用,使得心脏CT检查技术得以成熟。目前,国内已经有多家医院引进64层MSCT,有少数医院引起128层MSCT,国外已将256层MSCT应用于临床。MSCT冠状动脉造影成像正成为心血管医师和影像医师共同研究的热点。这不仅为冠状动脉粥样硬化性心脏病的无创检查提供了一种安全可靠的手段,而且为检出和诊断冠状动脉心肌桥提供了一项新技术,其检出和诊断冠状动脉心肌桥的价值越来越得到重视,国内外对此进行了许多研究,并广泛应用于临床。本章主要介绍64层螺旋CT冠状动脉成像(64-slice computed tomography coronary angiography)在冠状动脉心肌桥患者中的应用。

第一节 多层螺旋CT成像原理

多层螺旋CT以多层排列的探测器代替以往的单层探测器,并且随着探测器的增宽,X线球管发射的也不再是传统的扇形X线束,而是锥形X线束。多层螺旋CT的X线球管每旋转一周,就可获得探测器宽度范围上的多层图像,因此扫描速度大大提高,完成单器官扫描时间缩短到数秒至十余秒。也正是因为探测器的增宽,多层螺旋CT在实现快速扫描的同时,可实现大范围的扫描,所以多层螺旋CT也被称为容积CT(volume CT,VCT)。

多层螺旋CT的快速大范围扫描使心脏CT检查得以成熟,使冠状动脉CT得以发展。具体来说,针对心脏不间断有规律搏动的特点,多层螺旋CT主要通过软、硬件技术手段在下列方面进行设计及优化。

一、提高时间分辨率

提高时间分辨率的意义在于降低心率对心脏冠状动脉成像质量的影响,提高检查的成功率。多层螺旋CT心脏冠状动脉成像的时间分辨率包括形成单层图像的时间分辨率(X-Y轴时间分辨率)和完成整个心脏扫描所需的时间(Z轴时间分辨率)。X线球管旋转的速度越快,探测器宽度越宽,时间分辨率也就越高,同时扫描原始数据的重建算法也影响时间分辨率,采用多扇区重建算法比单扇区重建算法能获得更高的时间分辨率。现在,64层螺旋CT可以在特定条件下实现最高40多毫秒的图像时间分辨率,5s内完成整个心脏的扫描。据文献报道,

64 层螺旋 CT 冠状动脉成像扫描全过程为 6～13s。目前,又有双源 CT 推出,即配置两个 X 线球管及两个对应的探测器,能够进一步提高时间分辨率。

二、提高空间分辨率(尤其是 Z 轴室间分辨率)

提高空间分辨率的意义在于使心脏冠状动脉的精细结构显示得更清晰。CT 扫描获得的是 X-Y 轴图像,即轴位(横断位)图像,但心脏结构具有复杂的几何构象和空间走行,尤其是冠状动脉,需要在轴位以外的层面观察其解剖形态。因此,必须利用 Z 轴数据对轴位图像重组。过低的 Z 轴空间分辨率将使重组图像模糊且出现锯齿状边缘。自 16 层 CT 起,CT 实现了体素各向同性,即横断面图像的空间分辨率(也称 X-Y 轴分辨率)基本等同于纵向的空间分辨率(也称 Z 轴分辨率),这就意味着扫描获得的横断面图像重组为冠状、矢状或其他方位的图像后无明显失真。多层螺旋 CT 的空间分辨率与单排探测器的采集厚度、探测器的排列方式、原始数据的插值重建算法、X 线球管的焦点尺寸形状等因素有关。目前,64 层螺旋 CT 的 Z 轴空间分辨率可以达到 0.4mm 左右,128 层螺旋 CT 的分辨率可达 0.31mm。

三、优化图像后处理技术

薄层大范围的 CT 扫描使数据量骤增,优化影像后处理技术的意义在于更高效地处理庞大的数据流,同时使 CT 诊断由二维平面模式向多维空间模式发展。在心脏 CT 领域,可以实现冠状动脉分析、心功能分析、计算机辅助诊断技术等。优化图像后处理技术主要依赖工作站的软、硬件完成。

电子束 CT(electro beam CT,EBCT),也称超高束 CT。在 1983 年前后发明并应用于临床。它采用电子枪产生电子束,并通过聚集及偏转线图控制电子束方向,使之扫描环形阳极靶(钨靶),代替传统 CT 上机械旋转运动的 X 线球管;没有任何机械运动,工作过程全部电子化,扫描速度快,成像时间短,其每周扫描时间最快约 50ms,适合于心脏等运动器官,也是 CT 技术的巨大进步。但电子束 CT 设备昂贵,国内外装机数量有限,除了扫描速度快外无其他明显优势,64 层及 64 层以上螺旋 CT 的最高时间分辨率已经与电子束 CT 接近或相当,而多层螺旋 CT 的空间分辨率优于电子束 CT。因此,多层螺旋 CT 普及率明显高于电子束 CT。电子束 CT 在心脏 CT 领域的工作是开拓性的,现在多层螺旋 CT 对心脏检查中的许多技术和方法即源于电子束 CT。

第二节　适应证与禁忌证

一、适应证

(一)冠状动脉粥样硬化性心脏病诊断

1. 中年以上原因不明胸痛或劳力性心绞痛者。
2. 中年以上静息心电图 ST-T 改变,考虑心肌缺血者。
3. 中年以上心电图、超声心动图或核素心肌灌注并负荷试验阳性或可疑阳性者。
4. 中年以上原因不明心脏扩大,心电图异常或心力衰竭者。

(二)无症状冠状动脉粥样硬化性心脏病筛查

1. 中年以上存在多项冠状动脉粥样硬化性心脏病危险因素者。

2. 中年以上无症状而心电图异常者,负荷试验阳性或可疑阳性者。

3. 中年以上超声心动图检查怀疑心肌缺血者。

4. CT 平扫发现冠状动脉钙化,分值超过年龄组预计分值者。

(三)先天性冠状动脉异常

1. 疑冠状动脉心肌桥者。

2. 心脏及大血管手术前除外冠状动脉病变者。

3. 各年龄组先天性心脏病治疗前除外并存冠状动脉起源、走行、分布异常者。

4. 心肌梗死、心脏扩大、左心功能衰竭怀疑冠状动脉先天性畸形者。

(四)其他

1. 高龄(>65 岁),原因不明的心脏扩大,心电图异常,心力衰竭,待除外冠状动脉粥样硬化性心脏病者。

2. 冠状动脉插管困难,如外周血管病变、怀疑冠状动脉开口异常导管不到位;患者过度紧张拒绝有创检查者。

3. 选择性冠状动脉造影并发症,如主动脉夹层、壁内血肿的诊断与复查。

4. 冠状动脉支架置入术或冠状动脉旁路移植术后的随访手术。

5. 小儿川崎病临床怀疑冠状动脉受累者。

6. 急诊患者急性胸痛鉴别诊断。主要考虑三大类主要疾病,即冠状动脉粥样硬化性心脏病(急性心肌梗死、不稳定型心绞痛等)、主动脉夹层及肺动脉栓塞。

7. 心脏外科术前、血管病外科术前除外冠状动脉粥样硬化性心脏病。

8. 心脏电生理检查前后除外冠状动脉病、观察肺静脉解剖。

二、禁忌证

1. 碘过敏者为绝对禁忌证。

2. 严重心、肺、肾功能异常者为相对禁忌证。

3. 心律失常患者。MSCT 对心率与心律有严格要求,特别是心律失常者直接影响采像,导致重建失败。64 层 MSCT 在心率<75/min 冠状动脉重建效果最佳,心率过快者必要时仍需要给予适量的 β 受体阻滞药。对于窦性心律失常、期前收缩、房性心律失常或室性心律失常等均为禁忌。

第三节　检查步骤

一、患者准备与对比剂使用

(一)患者准备

1. 患者检查前 4h 禁食水、茶、咖啡等,避免引起心率过快或控制困难。

2. 患者应提前 1h 到达检查室,静坐以稳定心率。当心率>75/min 时,检查前 1h 口服 β 受体阻滞药(美托洛尔 50~100mg)降低心率(有传导阻滞的患者禁用)在 70~65/min 或以下。

3. 患者应去除身上饰物及紧身内衣,使患者处于较舒适的状态,同时也可避免内衣对电极的摩擦。

(二)对比剂使用

对比剂的选择和准备将直接影响 MSCT 冠状动脉造影的效果,恰当选择对比剂的类型和注射方式是确保造影成功的一个重要因素。

1. 对比剂种类的选择　目前有两种碘对比剂:离子型(泛影葡胺)和非离子型(如碘普罗胺、碘海醇等)。由于离子型造影剂高渗透压,而有一定的不良反应,包括能透过血脑屏障产生神经系统不良反应;对心肌的不良反应;对肾的不良反应;红细胞皱缩、聚集,加重肺动脉高压;一过性血容量增加,加重心力衰竭;末梢血管扩张引起一过性低血压。因此,MSCT 冠状动脉造影不宜应用离子型碘对比剂,以用非离子型碘对比剂最为安全,以避免离子型碘对比剂高渗透压带来的不良反应,减少增强检查的并发症。

2. 对比剂浓度的选择　目前,常用的 CT 对比剂浓度分为 270mg/ml、300mg/ml、320mg/ml、350mg/ml、370mg/ml。由于冠状动脉细长曲折的解剖特点,低浓度碘对比剂不利于冠状动脉远端和小分支的显示。同时,由于管腔浓度不高而降低与软斑块的密度差,不利于斑块的观察和测量;浓度 320mg/ml、350mg/ml 和 370mg/ml 的对比剂均能提供对冠状动脉远端和细小分支的显示,但是在对比剂首次经肘静脉回流至右心室时,在上腔静脉和右心房可产生强的高密度伪影,以 370mg/ml 尤为明显,特别是在使用单筒高压注射不用盐水续灌注的情况下,这种伪影会影响对右冠状动脉的观察。小儿可用低浓度对比剂及降低流速,以尽量减少对比剂的注入;超体重患者可用高浓度对比剂(370mg/ml 或 400mg/ml)并提高流速,以保证冠状动脉对比度,提高信噪比,提高重建图像。

3. 对比剂的用量　对比剂的用量包括以下几个因素:延迟时间,注射速率,扫描时间,循环时间,扫描部位、范围,高压注射器类型,年龄,体重。

应用 64 层 MSCT 心脏-冠状动脉扫描在 5s 左右即可完成。因此,对比剂的用量为 70～80ml 即可,但是为了使设定造影的扫描延迟时间更有把握,对比剂总量约为 100ml(包括循环时测定)为宜。具体如下:①单筒高压注射器。吸入 100ml 对比剂,其中 20ml 用于测定循环时间,80ml 用于冠状动脉造影;也有学者建议先吸入 90ml 对比剂,再缓慢吸入 30ml 生理盐水,可降低上腔静脉和右心房的伪影,促使对比剂自右心室内快速流出。②双筒高压注射器。一个筒中吸入 100ml 对比剂,另一个筒中吸入 40ml 生理盐水。

4. 对比剂的注射速率　由于扫描时间缩短(约 5s),所以有机会使用较高的注射速率,以增强对比剂的团注效果,通常使用 4.5～5.0ml/s。小儿适当降低注射速率,相应降低对比剂总量;超体重患者适当提高注射速率,相应增加对比剂用量。

5. 对比剂注射反应的告知

(1)告知对比剂注射过程中的一些正常反应,如注射时的前臂发热感。

(2)如果发生手臂剧烈疼痛,可能发生对比剂外溢,应停止检查。

(3)注入对比剂检查完毕后,应适当观察一定时间,并询问患者有无不适(如瘙痒、荨麻疹、咽喉发紧、哮喘、气管痉挛等),将结果告知主管检查医师,无任何异常情况时,患者方可离去。

二、扫描准备

(一)患者体位与穿刺

1. 患者体位　患者仰卧于检查床上,双臂上举。

2. 静脉穿刺针与穿刺部位　由于注射速率相对较高,成人采用18G的静脉留置针(套管针),与头皮针相比,明显减少对比剂外漏的风险。对于静脉穿刺位置,建议使用肘正中静脉,比手背或前臂的浅静脉穿刺有流量大、少外漏的优点,也减少穿刺时的疼痛。

(二)安装心电监护仪电极

心电门控必须在患者前胸安装电极,保证扫描与心动周期同步,为确保电极与皮肤连接有效,患者放置电极处的皮肤应保持干燥、清洁,粘贴好电极(图14-1)后,应避免手臂移动时导致电极移位。心电监护仪默认显示Ⅱ导联的信号,有时Ⅱ导联的信号可能会较弱,除调整监护仪的设置外,也可以改用Ⅰ导联或Ⅲ导联的信号。

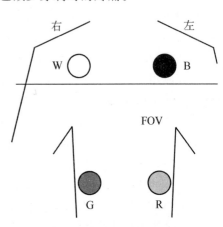

图14-1　心电图安装位置

(三)呼吸训练

连接心电图导线后对患者进行屏气训练,通常为平静吸气后屏气。虽然冠状动脉的扫描时间为5s左右,但为了获得稳定的心律和心率,通常在患者屏气后5s开始扫描,这样患者的实际屏气时间为10s左右。因此,在进行呼吸训练时要对患者进行超过10s的屏气训练。在训练时注意观察患者的心律及心率变化,如果患者的心率变化在10s内超过5次,会影响扫描与重建,此时患者可以进行纯氧吸入(2～4L/min),5s后进行同样的训练,心率常可维持稳定。没有氧气设备时,可采用深度换气法,即让患者深吸气,然后深呼气,重复两次后屏住气,此法亦能有效减少患者扫描中的心率波动。

(四)通话器的检查

测试通话器是否正常。同时将音量调至适当的大小,既能让患者清楚地听到,又避免声音过大而造成患者烦躁或紧张。

三、扫描

检查一开始,应尽量保持操作过程的流畅,减少患者在检查台上的等候时间,以避免患者因情绪引起的心率波动。

(一)扫描模式

1. 心脏扫描　目的是观察冠状动脉、心腔、瓣膜、心肌和心包;扫描范围120～150mm,采集5～6s,640mA,120kV,球管转速为每周0.35s,螺距0.2～0.26或0.16～0.26,层厚0.625mm。

2. "胸痛三联征"扫描模式　目的是观察冠状动脉、肺动脉栓塞、主动脉夹层以及冠状动脉旁路移植(CABG)血管等。扫描范围240～280mm,采集时间为10～12s,640mA,120kV,球管转速为每周0.35s,螺距0.2～0.26,层厚0.625mm。

以上采集均采用心电门控。

(二)扫描程序

1. 定位相　非门控低剂量扫描(平扫)是一个可选程序,扫描范围从主动脉弓至心尖,层厚、间隔均为5mm,管电池为80mA,球管转速为每周0.5s。其目的是为冠状动脉造影扫描和测定峰值时间的同层动态扫描提供断层定位。

2. 冠状动脉钙化积分扫描(smartscore)　钙化积分扫描也是一个可选程序,扫描范围自气管隆嵴下1cm至心尖部,间隔、层厚均为2.5mm,需要注意的是显示野(DFOV)为固定值25cm,不要调整。

3. 峰值时间测定扫描(timing bolus)　测定峰值时间,又称循环时间。从肘静脉注射15~20ml对比剂,注射速率为5ml/s,同时对同一层面(一般选择主动脉根部左主干开口处)行电影扫描(图14-2,图14-3),可以记录完整的时间密度曲线,能提供准确的峰值时间,用以决定增强扫描的延迟时间;同时,可以根据对比剂从注射点(肘静脉)到达主动脉的时间,从而决定对比剂的最佳用量,保证图像采集和对比剂增强的同步化。

对比剂跟踪技术(smart prep)替代峰值测量程序,虽然可以节省少量对比剂,但不能观察到完整的时间密度曲线,很难准确地在团注峰值区内触发扫描,保证图像采集和对比剂增强的同步化。特别是在冠状动脉扫描时对比剂的注射速率快,而对比剂的总量相对少,其平台期相对较短,就更容易错过冠状动脉的最佳强化期。

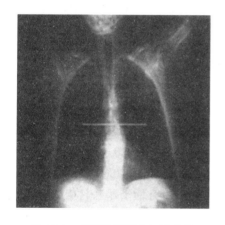

图14-2　峰值时间测定扫描定位

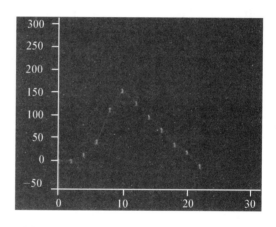

图14-3　时间密度曲线,提供准确的峰值时间

4. 冠状动脉造影扫描程序　该扫描程序完成对心脏-冠状动脉的扫描及数据采集。扫描类型为Cardiac Helical,由于目前360°扫描时间为0.35s,采用回顾性心电门控多时相采集与重建。GE Light Speed 64 VCT后门控模式时,心率为50~75/min时,采用Snapshot segment方式,单扇区采集与重建,一周扫描完成240°,时间分辨力为175ms。心率为76~113/min时,采用Snapshot segment+burst方式二扇区采集与重建,一周扫描完成120°,时间分辨力为88ms。心率≥114/min时,采用Snapshot segment+burst+plus方式四扇区采集与重建,一周扫描完成60°,时间分辨力为44ms。

基于定位像确定扫描范围,通常为12cm,层厚为0.625mm,间距为0.625mm(因心脏扫描为特殊的后门控螺旋扫描方式,不要对图像进行重叠重建,否则会出现伪影),螺距值由系统根据患者的心率自动设定,一般为0.2~0.26。

管电压一般比较恒定为 120kV,根据患者的体重指数也可以适当调整。管电流可根据患者的情况而定,通常为 550～710mA,也可以采用 ECG 自动调节毫安。

5. 胸痛三联征检查程序

(1)"胸痛三联征"扫描模式(triple rule out):目的是观察冠状动脉、肺动脉栓塞、主动脉夹层以及冠状动脉旁路移植(CABG)血管等。

(2)技术参数:电流 650mA,电压 120kV,球管旋转时间每周 0.35s,螺距 0.2～0.26,层厚 0.625mm,其他扫描参数与常规冠状动脉检查相同,采集时采用心电门控。

(3)延迟时间测定:经肘静脉高压注射 15ml 非离子型造影剂(碘氟醇,碘浓度为 350mg/100ml),注射速率 4.5ml/s,采取团注测试(test bolus)技术测定肺动脉造影剂浓度达峰值时间。心功能正常者延迟时间约 17s。

(4)造影剂总量:造影剂注射速度 4.5～5ml/s,总量约 80ml。

(5)扫描范围:扫描从主动脉弓顶至心脏膈面为 240～280mm,从头向足侧方向,采集时间为 10～12s。从足向头侧方向,有助于那些只能在较短时间里屏气的患者,减少移动伪影。对使用呼吸机患者做扫描时,应在呼吸落差最小值时或被动呼吸暂停期间扫描。在一次屏气的时间从主动脉弓到心室中部水平或膈肌,至少扫描 15cm 的长度,以包括主肺动脉、上、中、下叶和段的肺动脉,平均采集时间约为 5s。

(6)图像后处理:采用 0.625mm 重建,常用的重建方法有最大密度投影(MIP)、曲面重建(CPR)、容积重建(VR)等三维重建技术对动脉血管进行重建,均可获得较满意的肺动脉、冠状动脉及主动脉图像。

四、扫描后的处理

扫描图像必须经过处理后才可进行分析和判断,一般采用回顾性心电图门控技术。它与前瞻性心电图门控不同之处在于前者是一种连续采集,可在扫描后对原始数据进行挑选和处理以获得最好的图像质量。CT 扫描时,扫描程序默认的后门控取样期相为 75%,但扫描本身是一个连续采集过程,将从 0～99% 的期相图像全部重建出来,这样图像可能会达到 10 000 幅以上,分析一个患者的图像需要很长时间。在实际工作中,一般应用多重期相重建,通常可以按从 5%～95%、间隔 5% 进行重建,对各个期相的图像进行观察,也可以通过电影回放来观察心脏的运动状态。根据实践经验,约有 50% 的右冠状动脉和 10% 的左冠状动脉在 45% 左右的期相显示较好,而且心率越快,这种趋势会越明显。一般建议在 35%～50% R-R 间期和 65%～80% R-R 间期,以间隔 5% 重建,这样既不会有太多的图像,也能保证图像质量。

64 层 MSCT 可以依照下述原则对原始数据进行冠状动脉重建。

首先,如果患者心率 <75/min,先选择 75% R-R 时相重建,约 90% 的患者可以成功得到理想重建图像;如果图像不满意,可以以 ±5% R-R 间期的间隔重建,可以得到理想重建图像。

其次,如果患者心率 >75/min,首先选择 75% R-R 时相重建,约 50% 的患者可以成功得到理想重建图像,如果图像对位不满意,可以选择 40%～50% 重建,如果图像对位仍不满意,可以以 ±5% 的间隔重建,可以得到理想重建图像。

最后,左冠状动脉与右冠状动脉有时可以分别以不同时相重建。

当测量、计算心室容积及射血分数时,原设备设定的 R-R 间期时相程序不一定合适,应重新选择 20%～40% 及 75%～90% 的 R-R 间期重建心室图像,用肉眼选择左心室最大收缩容积及最大舒张容积,用以计算左心射血分数。

观察心室壁运动或瓣膜运动,可以选 5%～95% R-R 间期,以 10% 的间隔重建 10 幅图像,然后以电影连续回放,可以获得心室壁或瓣膜运动电影图像。

心脏和冠状动脉多层螺旋 CT 血管造影检查之后,应对原始图像进行相应处理,从而确定患者是否存在心脏和冠状动脉异常,判定冠状动脉有无动脉粥样硬化斑块,以及斑块的性质和斑块影响管腔狭窄的程度,有无冠状动脉心肌桥或其他冠状动脉畸形等。横断面原始图像受伪影影响小,对评价冠状动脉狭窄以及粥样硬化斑块的特征准确可靠,是最真实的诊断依据。经验丰富的诊断医师应该能够通过观察原始图像,对冠状动脉主要管腔及管壁情况做出基本的评判。对于因血管走行曲折而难以观察或评价不满意之处,再通过相应的重建图像进行补充观察。多层螺旋 CT 心脏成像后处理技术方法较多,技术相对复杂,目前所有 MSCT 心脏冠状动脉成像后处理技术均需要在独立诊断工作站上完成,可以进行图像的冠状位、矢状位、曲面重建、三维立体重建、心脏的长短轴重建等,根据图像重建结果,对心脏和冠状动脉的疾病做出定性和定量的分析和评估。一般冠状动脉 MSCT 显示血管的情况分为以下 4 个等级:1 级为血管连续通畅,管壁光滑;2 级为血管连续通畅,管壁模糊但与周围组织分界清楚;3 级为血管连续通畅,管壁模糊,部分与周围组织界限轻微欠清;4 级为血管与周围组织界限不清,图像出现错层,血管不连续等情况或其中之一者;其中 1 级、2 级和 3 级血管可用于分析评估。

五、采用方法与技术

(一)最大密度投影法

对投影平面上的容积数据中的最大密度进行编码和图像重建称为最大密度投影法(maximal intensity projection,MIP)。目前,广泛应用于临床的两种方法分别为冠状动脉提取后最大密度投影法和薄层最大密度投影法。前者可全程显示所提取的冠状动脉,图像直观清楚(图 14-4)。后者只能显示所投影平面中冠状动脉的某一节段,但同时可以显示心脏结构,因此对冠状动脉的走行与心脏的对应关系显示更佳,但随着更为成熟的曲面重建技术的出现,薄层最大密度投影法已经较少在冠状动脉重建领域中应用(图 14-5,图 14-6)。最大密度投影法重建图像整体优势在于可以很好地显示管壁钙化。但较小的软斑块可被遮掩而难以显示,且因图像有一定厚度,对冠状动脉管腔内的情况评判准确性低于多平面重建法。

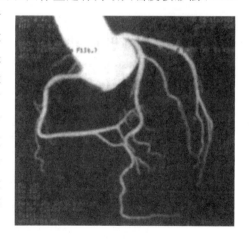

图 14-4 冠状动脉提取后 MIP 重建图像

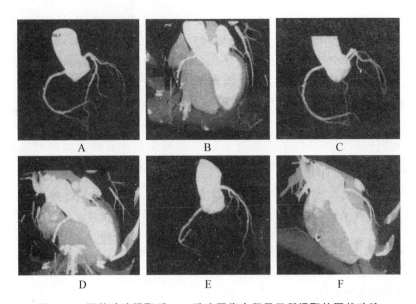

图 14-5　冠状动脉提取后 MIP 重建图像全程显示所提取的冠状动脉

　　A、C 和 E. 图像直观显示全冠状动脉;B、D 和 F. 图像为同一患者薄层 MIP 重建图像,显示相应冠状动脉的部分节段,同时可以显示冠状动脉与心脏对应关系

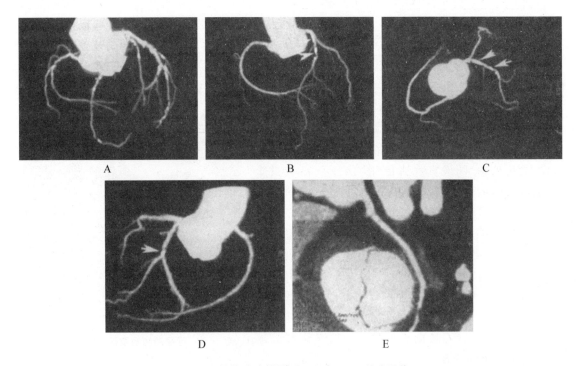

图 14-6　冠状动脉提取后 MIP 与 CPR 重建图像

　　A. 冠状动脉提取后 MIP 重建图像清晰显示冠状动脉壁弥漫性钙化;B 和 C. 多角度显示左前降支管壁弥漫性钙化(箭头所指);D 和 E. 同一患者冠状动脉提取后 MIP 与曲面重建图像显示回旋支管壁钙化能力的对比,前者显示清晰(箭头所指),而后者因钙化灶较小,可被掩盖,显示欠清

（二）多平面重建法

在横断面图像的基础上，用任意平面截取的三维体积数据获得冠状位、矢状位或任意角度斜面的重建图像为多平面重建法（multiplanar reformalting，MPR）。因而产生的是断层图像，且层面很薄，故难以显示复杂的空间结构，但对于冠状动脉管腔内情况的评价准确性高于薄层最大密度投影法（图 14-7）。在血管分析工具中，常用方法包括冠状动脉长轴多平面重建法与冠状动脉短轴多平面重建法。后者可以截取所需要观察的任意节段冠状动脉，显示该节段管腔的横断面，对明确是否有斑块存在提供重要依据，特别是粥样硬化斑块的大小、形态与 CT 值可被如实反映，因此对斑块性质的判定尤为重要（图 14-8）。

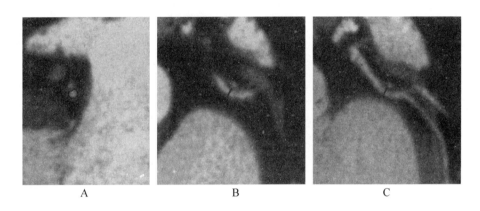

图 14-7　冠状动脉提取后 MPR 重建图像

A～C. MPR 重建图像可以以横轴位、矢状位、冠状位以及任意角度显示所需观察的冠状动脉

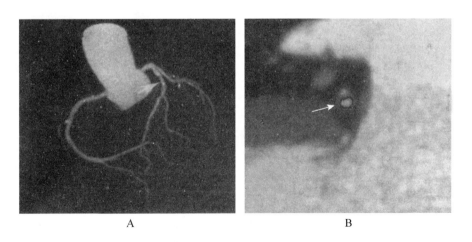

图 14-8　冠状动脉提取后 MIP 重建图像与 MPR 短轴重建图像

A. 冠状动脉提取后 MIP 重建图像显示前降支狭窄，可疑软斑块形成（箭头所指）；B. MPR 短重建图像清晰显示局部腔内软斑块形成，并可通过人工勾画估计管腔狭窄程度（箭头所指）

（三）容积再现技术

设定一段阈值，将此段阈值内的全部像素总和以不同灰阶的形式显示，对不同结构的 CT 值使用不同的透明度，而将阈值以外的像素设为透明，此为容积再现技术（volume rendering technique，VR）。

容积再现技术图像可同时显示心脏、大血管及冠状动脉。图像直观，可展示各支冠状动脉与心脏的对应关系（图 14-9）。其不足之处为无法显示血管腔的病变，小钙化及软斑块容易遗漏，且受到心脏及大血管的影响，有些冠状动脉无法得出最佳显示角度（图 14-10）。另外，由于受阈值设定的影响，容积再现技术重建图像可能不会真实反映冠状

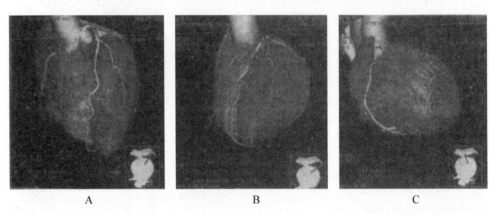

图 14-9　64 层 MSCT 心脏 VR 重建图像

A～C. 多角度清晰显示各支冠状动脉及其与心脏的相应解剖关系

动脉狭窄程度及粥样硬化斑块（图 14-11），但可以显示狭窄和闭塞的位置及影响累及的范围。因此，在实际工作中，通常在明确冠状动脉狭窄或斑块的情况下，可以用容积再现技术图像给临床医师一个直观的印象。此外，某些多层螺旋 CT 供应商已研发出冠状动脉提取技术，其容积再现技术重建图像只显示冠状动脉树，而将心脏及大血管影像全部删除，其冠状动脉影像清晰、无遮挡，可转动图像至最佳角度以显示需要观察的冠状动脉（图 14-12）。通过 VR 重建技术可以显示完整的心脏及冠状动脉图像，使得临床医师对患者的冠状动脉有一个全面直观的了解。该重建方法对观察冠状动脉起源异常、冠状动脉心肌桥形成、冠状动脉钙化、冠状动脉严重狭窄、冠状动脉支架置入术后支架外形观察、心脏冠

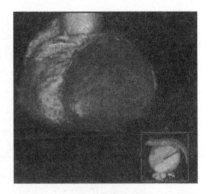

图 14-10　因心脏部分结构的遮挡，右冠状动脉远端分支显示不满意

状动脉旁路移植术后移植血管外形观察及冠状动脉瘤样扩张均有非常大的优势，是一个非常有用的重建方法。

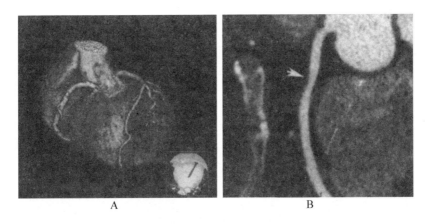

图 14-11　右冠状动脉局限狭窄

A. VR 重建图像对右冠状动脉局限狭窄显示不佳；B. 曲面重建图像清楚
显示右冠状动脉近段局限性管腔狭窄（箭头所指）

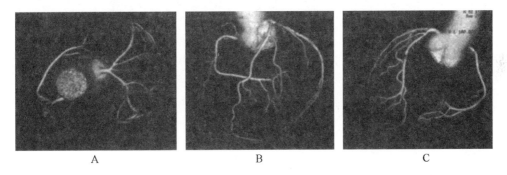

图 14-12　64 层 MSCT 心脏 VR 重建图像显示冠状动脉血管树

A～C. VR 重建图像从不同角度清晰显示冠状动脉血管树，避免心影及大血管对冠状动脉的遮盖

（四）曲面重建

采用曲面来截取容积数据，将此曲面展开显示截得的体素值称为曲面重建（curved planar reformatting，CPR）。此种方法可以将纡曲的血管全程展示清晰，是目前判断冠状动脉狭窄程度以及显示钙化灶和软斑块的方法中最为常用和最具综合优势的重建方法之一，是做血管分析的主要方法（图14-13）。但重建图像一定程度的变形和对于垂直于曲面的较小病灶容易遗漏是其缺点。因此，在进行曲面重建勾画时，务必要使重建路径走行于血流中央，以避免因路径走行的偏差而造成的假性狭窄。

（五）CT 仿真内镜（CT virtual endoscopy，CTVE）

CT 仿真内镜技术在容积重现时使用透视算法，使三维物体看上去有近大远小的效果，操作者可以"飞进"物体的腔内，如同使用内镜，对冠状动脉粥样硬化斑块及狭窄的显示国内外也有文献报道，但此方法交互式应用的实时性尚不尽如人意，所以一般采用预先规定路线，计算并保存图像，然后连续演示，此种方法局限性较大，不作为常规诊断方法。

三维重建可用容积再现（VR）方案完成心脏及冠状动脉的 3D 成像，用以了解心脏冠状动脉解剖的总体概念。使用 RCA 和 LAD 系统确定最佳 R-R 间期；用 VR 冠状动脉树、MIP、

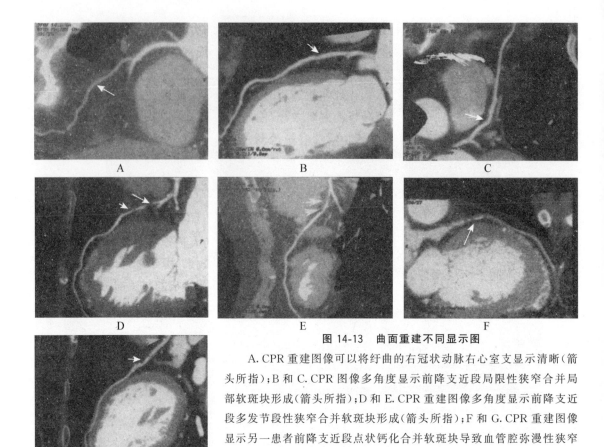

图 14-13　曲面重建不同显示图

A. CPR 重建图像可以将纡曲的右冠状动脉右心室支显示清晰(箭头所指);B 和 C. CPR 图像多角度显示前降支近段局限性狭窄合并局部软斑块形成(箭头所指);D 和 E. CPR 重建图像多角度显示前降支近段多发节段性狭窄合并软斑块形成(箭头所指);F 和 G. CPR 重建图像显示另一患者前降支近段点状钙化合并软斑块导致血管腔弥漫性狭窄(箭头所指)

CPR 及横断重建等软件取得不同角度的冠状动脉影像。MIP 的窗宽、窗位应不同于断层图像,要适当调节。尤其是窗位过低会把周围心脏影包括进来,过高则会夸大冠状动脉的狭窄程度。有时扫描过程中造影剂密度有变化,有时有轻微的移动(呼吸或心律失常),这些检查中的缺陷会在冠状动脉 MIP 图像上造成假阳性。CPR 是必要的,CPR 反映真实的 CT 值,不但有冠状动脉,而且有周围组织、器官。造影剂密度的变化或是移动,周围组织、器官也应有相应的变化。

第四节　冠状动脉心肌桥在多层螺旋 CT 冠状动脉成像的表现及特征

一、成像表现

冠状动脉心肌桥在多层螺旋 CT 冠状动脉成像上有如下主要表现。

1. 利用多平面重建(multiple planar reconstruction,MPR)的三维正交技术,沿着冠状动脉的最长轴作切面,以及在最长轴的垂直方向上作切面,都可看到冠状动脉的某一阶段位于心肌内,充盈造影剂的血管被一定厚度的软组织所覆盖,这一现象是诊断冠状动脉心肌桥的直接征象。

2. 沿着冠状动脉的最长轴方向,分别做多平面重建(MPR)、容积再现(VR)或最大密度投影(MIP),可发现心肌桥的近段冠状动脉血管在进入心肌前逐渐向心室弯曲靠拢,壁冠状动脉整个节段弯向室壁,远段冠状动脉血管出行心肌后逐渐远离心室,使这相邻的三支血管段组成一个"余弦曲线样"改变,但有少量壁冠状动脉表现并不典型(图 14-14)。

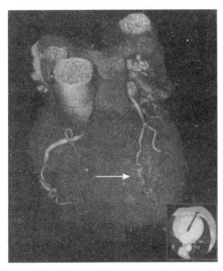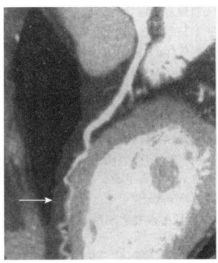

图 14-14　前降支冠状动脉心肌桥(↑)

3. 正常冠状动脉沿走行逐渐变细,而壁冠状动脉节段往往在进入心肌处突然变细,其远段血管又增粗。这种现象在缩窄收缩期(约 R 波后 35％期相)重建图像上较舒张期(约 R 波后 75％期相)重建图像更为明显,且在收缩期壁冠状动脉缩窄程度较舒张期为重。

4. 壁冠状动脉的管腔形态随期相不同而改变,舒张期(约 R 波后 75％期相)最大截面重建图像显示为圆形或类圆形,而收缩期(约 R 波后 35％期相)最大截面重建图像显示为椭圆形或不规则形。

5. 心肌桥近段冠状动脉往往较易发现管腔狭窄和斑块。

6. 壁冠状动脉在舒张期(约 R 波后 75％期相)重建图像上显示清晰,边缘清楚锐利,管腔内密度均匀,而在收缩期(约 R 波后 35％期相)重建图像上往往显示不佳,边缘模糊不整,管腔内部密度不均,而其相邻近段及远段冠状动脉血管表现正常,推测其表现可能与壁冠状动脉管腔内部血流动力学异常有关,收缩期心脏运动加剧,壁冠状动脉内血流加速,此处冠状动脉数据采集不够,管壁受力增加,压力分布不均,致使管壁运动不均,产生运动伪影,导致管壁显影模糊,从而使壁冠状动脉显像不佳。

7. 壁冠状动脉内极少发现斑块和钙化灶。

二、其他特征

通过对壁冠状动脉的征象分析不难诊断壁冠状动脉和心肌桥。据文献报道,冠状动脉

CTA 诊断心肌桥的敏感性和检出率均高于传统的冠状动脉造影,利用血管分析软件,多期相重建原始冠状动脉 CTA 数据,可以定量分析壁冠状动脉在收缩期和舒张期的狭窄程度,并能测量心肌桥的厚度、长度及距离起始部的距离等。文献报道,利用冠状动脉 CTA 测量心肌桥的厚度为 1.0~2.5mm(平均 1.5mm),长度为 1.5~4cm(平均 1.8cm)。还有研究利用冠状动脉 CTA 测量 30 例心肌桥厚度为 0.8~2.9mm(平均 1.4mm),长度为 1.1~4.3cm(平均 2.4cm),与解剖及相关文献相符。冠状动脉 CTA 是测量心肌桥长度和厚度的一个可靠手段。在扫描检查时给予患者一定的硝酸甘油,可明显提高心肌桥的检出率;利用曲面重建(CPR)和三维容积重建(3D-VR)全程显示冠状动脉,可以同时发现多部位分布的心肌桥及浅表型的心肌桥,减少漏检率。

第五节　冠状动脉心肌桥多层螺旋 CT 冠状动脉成像研究

一、64 层螺旋 CT 冠状动脉成像研究

杨立等报道,对 2005 年 9 月至 2006 年 1 月,解放军总医院共计 900 例可疑冠状动脉粥样硬化性心脏病患者行 MSCT 冠状动脉成像检查。检查前 4h 禁食、水,当心率>75 次/min 时,检查前 1h 口服 β 受体阻滞药(美托洛尔 50mg),降低心率在 65/min 以下。窦性心律失常、频发期前收缩为此检查禁忌证。扫描前需反复训练患者配合屏气,不能配合屏气者,放弃检查。冠状动脉检查采用 64 层螺旋 CT 扫描仪(德国西门子公司 sensation 64 cardiac),扫描条件为管电压 120kV,有效管电流 800mAs(因体重不同有最大±150mAs 的增减),扫描层厚为 0.6mm,球管旋转 1 周时间为 0.33s,扫描时间为 9~11s。扫描范围从主动脉根部(相当于气管隆嵴水平)到膈肌水平,自头向足侧扫描。应用人工智能触发扫描系统,当兴趣区(一般设在升主动脉中段)密度达到预设值(100HU)时,扫描自动开始。CT 对比剂采用碘普罗胺(lopromide,德国 Schering 公司,370mg/ml),以 5ml/s 速率、总量 60~70ml 经肘静脉注射,并立即用生理盐水按 4ml/s、总量 40ml 注射,促使对比剂自右心室内快速流出,减少对右侧冠状动脉成像的干扰。冠状动脉重建首先采用冠状动脉预览模式,确定血管最为清楚的心动周期时相作为常规轴位图像的重建对相。重建图像层厚 0.75mm,以此图像为基础,发现心肌桥-壁冠状动脉(MB-MCA)后,以最大密度投影重建(MIR)显示壁冠状动脉(MCA)整体形态,与该节段血管垂直方向显示 MB-MCA 横断面。图像和统计分析由 3 名放射学医师独立在 MSCT 工作站上(Syngo,德国西门子公司),分别观察左主干(left main coronary artery,LM)、左前降支(left anterior descending coronary artery,LAD)、左回旋支(left circumflex coronary artery,LCX)和右冠状动脉(right coronary artery,RCA)。观察统计 MB-MCA 位置,测量 MCA 长度,心肌桥包绕血管程度和心肌桥的厚度,以平均数描述其分布情况。观察记录 MB-MCA 邻近血管形态,判断 MB-MCA 节段前后血管有无动脉硬化征象和狭窄程度,分析两者的相互关系,统计学处理应用 CHISS 2004 版统计软件,Wilcoxon 秩和检验分析,$P<0.05$ 为差异有统计学意义。结果显示,LAD 一般在与左心室长轴平行方位上显示最佳(图 14-15)。

[例1]　患者,男性,45 岁。自觉胸闷不适 3 个月余,ECG 未发现异常。MSCT 未发现冠状动脉硬化和形态结构异常,与左心室长轴平行 MIR 图像显示 LAD 管腔均匀,走行平滑自

然,无迂曲。

[例 2]　患者,男性,49 岁。发作性心悸、胸闷 10 年,加重 10d。MSCT 显示,LAD 远段走行在心肌内,提示壁冠状动脉存在,表面心肌厚度为 2mm。MSCT MIR 成像显示 LAD 远段壁冠状动脉,长为 32mm,管腔明显狭窄＞50％,MB-MCA 近段和远段成角迂曲。LAD 未见动脉硬化征象。MSCT VR 成像显示 LAD 远段壁冠状动脉结构模糊。

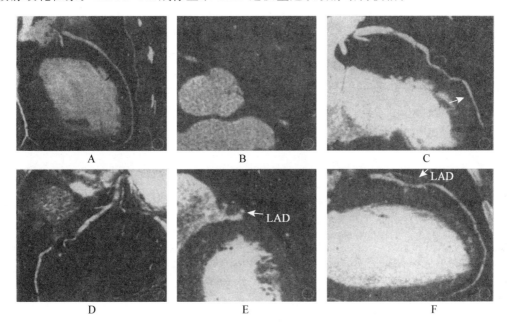

图 14-15　3 例 MSCT 冠脉成像检查图示

[例 3]　患者,男性,43 岁。发作性心前区不适 4 年余。MSCT 显示 LAD 中段壁冠状动脉,血管内侧环周 1/2 被心肌包绕。MSCT MIP 成像显示 LAD 中段壁冠状动脉,长 25mm,管腔狭窄＜50％,载壁冠状动脉近段平滑,远段成角迂曲,LAD 未见动脉硬化征象。

在总计 900 例患者中,167 例(18.56％)发现 180 处 MB-MCA。其中,男性 112 例,女性 55 例,男：女为 1：0.49,平均年龄为 54.46 岁(33－84 岁)。180 处 MB-MCA 分布见表 14-1。位于 LAD 者,占 92.78％(167/180),其他部位占 7.22％(13/180)。重复 MB-MCA 13 例,占 7.78％(13/167),即 LAD 近段＋LAD 中段 3 例,LAD 中段＋LAD 近段 5 例,LAD 远段＋第一对角支 1 例,LAD 远段＋第二对角支 3 例,LAD 近段＋钝缘支 1 例,结果见表 14-2。MCA 长度测量结果为血管完全或 1/2 以上被心肌包绕的 MSCT 层数×层厚,结果显示,MCA 长度＜10mm 者 38 处(21.11％),MCA 在 10～20mm 者 80 处(44.44％),MCA 长度＞20mm 者 63 处(35.00％),平均长度为 18.7mm±10.2mm。MSCT 显示血管节段被心肌包绕 1/2～2/3 者 65 处,占 36.11％,2/3＜环周＜1 被心肌包绕 50 处,占 27.78％(50/180),完全包绕 65 处,占 36.11％(65/180)。心肌桥厚度测量结果为血管被心肌完全包绕 65 处,在横断面测量管理表现心肌厚度,即自动脉外侧管壁到心肌外膜的最大距离,厚度＜1mm 者 19 处(29.23％),厚度在 1～2mm 者 26 处(40.00％),厚度＞2mm 者 20 处(30.77％),平均厚度为 1.7mm±1.2mm(图 14-15B～F)。MB-MCA 形态判断为在 MIR 冠状动脉全程图像上,当

MB-MCA 前或后段血管显示平直或平滑弧形,则判断为正常,出现可测量的角度时,判断为折曲成角。结果显示,MB-MCA 邻近血管平滑者 54 处(30.00%),近段成角者 23 处(12.78%),远段成角者 63 处(35.00%),近、远段同时成角者 40 处(22.22%)。180 处中,57.22%出现远段单处或与近段同时成角(图 14-15C～F)。

表 14-1　180 处 MB-MCA 位置分布结果

位置	LADp	LADm	LADd	LCX	RCA	其他部位	合计
数量	4	130	33	3	1	9	
百分比(%)	2.22	72.22	18.33	+1.67	0.56	5.00	180

﹡第 1 对角支 1 处,第 2 对角支 5 处,钝缘支 3 处(包括重复者)

对 MB-MCA 进行上述测量和邻近血管形态判断后,对载 MB-MCA 冠状动脉分支进行综合形态评分,并初步提出参考评分标准(表 14-2)。3 项得分总和为该冠状动脉分支血管形态评分,得分越高,提示载 MB-MCA 冠状动脉分支形态纤曲程度越重。167 例中,79 例冠状动脉分支未见血管硬化征象;88 例可见血管硬化征象,主要表现为邻近管壁钙化斑块 28 例,非钙化斑块 21 例,混合斑块 39 例,合并>50%狭窄 18 例,<50%狭窄 45 例,无明显狭窄 25 例。MCA 本身未见血管硬化征象,未测量 MCA 狭窄程度。载 MB-MCA 冠状动脉无硬化与合并硬化两组,血管评分结果见表 14-3。结果提示,虽然血管积分>8 分时,血管硬化比例增高,但各组间差异无统计学意义($u=1.234,P>0.05$)。

表 14-2　载 MB-MCA 冠状动脉分支形态评分参考标准

评分	1	2	3
MCA 长度(mm)	<10	10～20	>20
MB 厚度(mm)	不全包绕	<1	>1
MCA 近、远段血管形态	血管平滑	一侧(近或远段)成角	两侧成角

表 14-3　载 MB-MCA 冠状动脉正常与合并硬化形态评分结果

冠状动脉硬化情况	3～4 分	5～6 分	7 分	8～9 分	合计
无硬化征象(例)	12(15.19)	46(58.23)	13(16.46)	8(10.13)	79
合并硬化征象(例)	11(12.50)	47(53.41)	13(14.77)	17(19.32)	88
合计	23	93	26	25	167

注:括号内数字为百分率

张树桐等对武汉市中心医院 2005 年 7 月至 2006 年 7 月所有行冠状动脉 CTA 检查患者 1422 例,共检出冠状动脉心肌桥患者 104 例。其中男性 89 例,女性 15 例,年龄 31－77 岁,平均(52.1±16.2)岁。使用东芝公司 64 层螺旋 CT,工作站为 Vitrea 2.0。扫描参数为管电压 135kV,管电流 350～400mA,球管旋转时间为每周 0.4s,层厚为 0.5mm×64 排,进床速度为每周 6.6mm,螺距(HP)为 13.2,FOV 250mm,扫描时间为 6.7～8.3s。注射器采用 Nemoto 公司双筒高压注射器,于肘静脉以 4ml/s 速率注射非离子型造影剂碘海醇(350mg/L)50～

75ml(依患者体重情况酌情加减),注射完成后以相同速率注射生理盐水 40ml。对于心率＞70/min 的患者于检查前 1h 口服美托洛尔 50mg,所有患者心率控制在 70/min 以下。常规行前瞻性 ECG 门控冠状动脉钙化积分扫描,并确定冠状动脉成像的上、下界。增强扫描采用阈值触发法,监测平面设定于升主动脉根部,测量感兴趣区 CT 值,预设冠状动脉扫描启动阈值(基础值＋130HU)。当 ROI 的 CT 值达到启动阈值时,CT 机智能启动心脏容积扫描。所有扫描均在患者静息状况下吸气后屏气完成。图像重建及后处理方法为心脏容积数据重建采用 3～5 扇区,回顾性心电门控方式锥形束扫描(true conebeam tomography,TCOT)技术心脏算法,重建函数为 FC43。以 0.5mm 层厚、0.3mm 层间隔常规重建 R 波后 75％的容积图像,并传至工作站,将原始数据进行容积再现(VR)、多平面重建(MPR)、曲面重建(CPR)、冠状动脉探针(probe)、最大密度投影(MIP)等后处理。重建后按 LM、LAD、LCX、RCA 分别分析。数据处理及图像评价方法采用单盲法阅片,CTA 图像由一名有经验的放射科医师在不知晓研究目的的情况下阅片,观察血管走行和其他心肌的关系,当 CTA 显示血管节段性完全被心肌包绕而其近、远段走行在心外膜脂肪组织中,该段冠状动脉被判断为 MCA。心肌桥测量数据包括长度、厚度、壁冠状动脉血管管径等。在工作站上完成测量,长度测量在 CPR 上进行,厚度测量选择 MCA 横截面上心肌覆盖最厚处测量。CTA 对 MCA 内径狭窄程度判断为人工估算法。结果为 64 层螺旋 CT 冠状动脉成像发现心肌桥 104 例 119 段,其中单支冠状动脉心肌桥患者 93 例,LAD 两段心肌桥患者 6 例,LAD 合并对角支心肌桥 1 例,LAD 合并 LCX 心肌桥 1 例,LAD 多段心肌桥 3 例,RCA 未检出心肌桥。心肌桥分布及特点见表 14-4。心肌桥最大厚度在 2mm 以内的共 86 段,2～5mm 的 26 段,5mm 以上的 7 段。

表 14-4　CTA 检出的心肌桥分布及特点

部位	肌桥段数	长度(mm)	厚度(mm)	狭窄程度	合并近端冠状动脉硬化
LAD	90(76％)	5.4±3.2	2.3±1.8	34％±18％	42
对角支	17(14％)	3.7±2.2	1.5±1.1	18％±15％	16
LCX	12(10％)	2.3±1.8	1.9±0.6	23％±16％	3
合并	119(100％)	5.0±2.7	2.0±1.6	31％±17％	61

　　冠状动脉粥样硬化指心肌桥近段的冠状动脉有斑块形成

　　崔艳等选择 2006 年 6 月至 2007 年 6 月入院高度怀疑冠状动脉粥样硬化性心脏病者,均行 64 层螺旋 CT 冠状动脉成像检查(CTA)并冠状动脉造影(CAG)的患者 100 例,其中男性 56 例,女性 44 例,年龄(62.54±11.58)岁。入选所有患者都为窦性心律,CTA 检查前 1h 心率＞70/min,即给予美托洛尔片 50～100mg 口服,同时指导患者在检查过程中控制呼吸,即每做 1 次深呼吸后持续屏气 20s。CTA 检查时,心率平均(63±10)/min。CTA 检查均在 CAG 前 1 周内进行。均使用 64 层螺旋 CT,注入造影剂前均常规进行造影剂过敏试验,无反应患者再进行检查。检查用对比剂是碘海醇,用 10～20 号针经压力注射器从肘静脉注入。造影剂量和注射速度分别为 20ml/s 和 40ml/s。通过心动周期不同阶段(主要 R-R 间期的 25％～35％段和 R-R 间期的 55％～70％段)来重建数据。狭窄程度的判定标准同冠状动脉造影。将 CT 值＞130HU 的斑块定义为钙化斑块。将 CT 值＜100HU 的斑块定义为非钙化斑块。结果为 CTA 对不同性质冠状动脉病变显影效果:所有患者 CTA 检查冠状动脉无法获得良好的三维重建,冠状动脉主干及重建分支均显影清晰,400节段冠状动脉血管中385节段(96.1%)获得良好显影。100例的400节段血管CTA发现钙化节段,CAG仅发现钙化病变136节段。冠状动脉旁路移植患者10例行CTA检查获良好显影。CTA对冠状动脉病变诊断的可靠性以CAG为金标准,CTA诊断冠状动脉粥样硬化性心脏病的灵敏度为96.36%,特异度为96.14%,阳性预测值为95.88%,阴性预测值为96.6%。CTA对不同部位冠状动脉病变的准确性见表14-5。CTA对左主干和前降支病变诊断价值较高。CTA对冠状动脉不同狭窄病变诊断准确性见表14-6,CTA对于病变较重者诊断灵敏度和特异度较高。

表 14-5 CT冠状动脉成像(CTA)对于不同部位冠状动脉病变诊断的准确性

冠状动脉病变节段	CTA证实病变数量	CAG证实病变数量	两者阳性	两者阴性	灵敏度(%)	特异度(%)	阳性预测值(%)	阴性预测值(%)
左主干	10	10	10	10	100	100	100	100
左前降支	43	44	43	56	97.73	96.55	100	94.91
左回旋支	35	38	33	64	86.84	96.97	94.29	95.52
右冠状动脉	36	42	34	65	80.89	95.59	94.44	94.20
双支病变	46	49	43	51	87.75	96.22	93.47	94.44
三支病变	16	18	15	81	83.88	98.78	93.75	97.59
闭塞病变	8	10	5	90	50	96.77	62.5	94.73

表 14-6 冠状动脉不同狭窄程度CTA诊断准确性结果

冠状动脉狭窄程度(%)	灵敏度(%)	特异度(%)	阳性预测值(%)	阴性预测值(%)
>75	95.59	93.75	94.20	95.23
50~74	84.85	92.30	91.80	85.71
<50	79.17	93.33	93.82	77.77

郭曦等研究对心肌桥患者行64层螺旋CT冠状动脉成像检查结束,以三维容积再现(VR)、最大密度投影(MIP)、曲面重建(CPR)和探针技术多种手段显示冠状动脉。VR属于三维成像,将冠状动脉的走行通过三维成像的任一角度显示,图像立体,直观而准确,可直接从VR图像发现冠状动脉突然消失,进入心肌并在其顺延方向走行,后"钻出"心肌表面。MIP、CPR和探针属于二维成像,其中横轴位MIP因受运动伪影影响最小,易于判定冠状动脉与心肌的关系,并且可以准确地测量壁冠状动脉的位置、长度、深度,心肌桥的长度等。而CPR不仅可以显示冠状动脉与相邻心肌关系,而且还可以显示壁冠状动脉的情况,如病变部位、性质、程度和范围等,特别是当壁冠状动脉周围存在斑块及钙化时,可以更加准确地诊断其对前向血流的影响,直接指导治疗。探针不仅可以显示冠状动脉与相邻心肌关系,而且还可以测量壁冠状动脉的管腔狭窄,并定量分析狭窄的程度、性质等。依据冠状动脉走行与浅表心肌的关系分为以下4类:①心肌桥(一般冠状动脉完全走行于浅表心肌内),通过MIP、CPR观察,可见高密度的壁冠状动脉上面存在明显的偏低密度心肌影,冠状动脉在某一段呈突然下降,顺行后又突然突破心肌,在探针技术图像上可以在兴趣区进一步佐证(图14-16)。②与浅表心肌关系密切(一段冠状动脉不完全走行于浅表心肌内),通过MIP、CPR观察,可见高密度的壁冠状动脉上面的低密度心肌影并不明确,但冠状动脉在某一段呈突然下降,顺行后又突然突破心肌(图

14-17)。③走行于浅表心肌表面(一段冠状动脉走行紧邻浅表心肌),通过 MIP、CPR 观察,可见部分高密度的壁冠状动脉埋藏在低密度的浅表心肌影内,冠状动脉的突然"钻入和钻出"并不明显(图 14-18)。④无心肌桥(冠状动脉完全走行于心外膜下脂肪内)(图 14-19)。64 层 CT 冠状动脉成像诊断按以上第 1 类结果为阳性,并可在后处理工作站上进行定量测量,测量狭窄最重处管腔管径,依据狭窄近端 10mm 内相对正常的管径做参考,测量心肌桥的长度及深度。

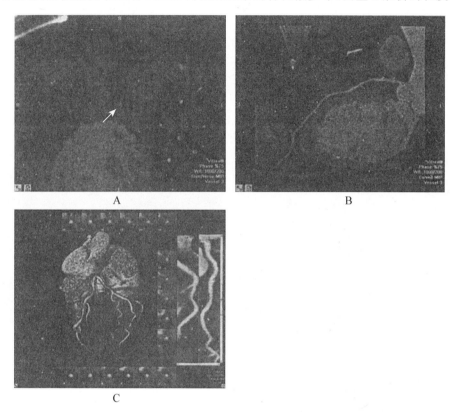

图 14-16　冠状动脉前降支走行于心肌内
A. 横轴位;B. 曲面;C. 探针技术

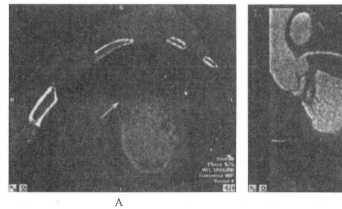

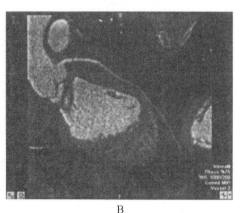

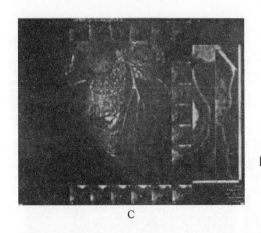

C

图 14-17　冠状动脉前降支走行与浅表心
肌关系密切
A. 横轴位;B. 曲面;C. 探针技术

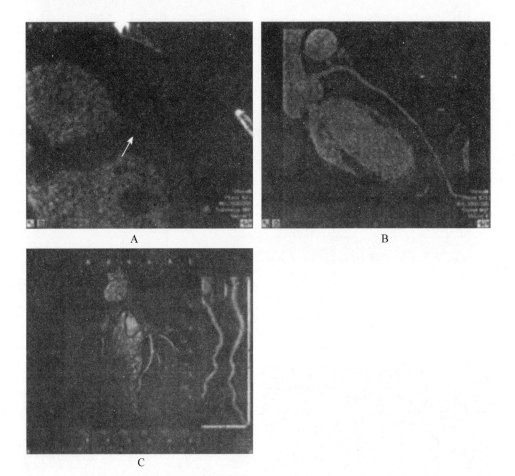

A

B

C

图 14-18　冠状动脉前降支走行于浅表心肌表面
A. 横轴位;B. 曲面;C. 探针技术

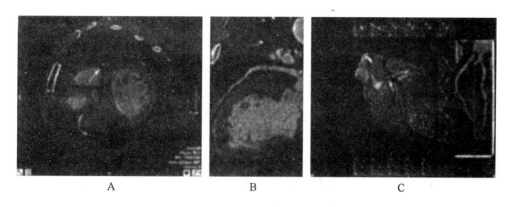

图 14-19　冠状动脉前降支走行与浅表心肌无接触
A. 横轴位；B. 曲面；C. 探针技术

二、多层螺旋 CT 冠状动脉成像发展

朱红伟等进行 128 层 CT 与超声在评价心肌桥-壁冠状动脉致左心功能改变中的应用研究。收集了保定市第二医院 2015 年 1 月至 2016 年 3 月经冠状动脉 CTA 检查证实心肌桥存在患者 150 例，排除冠状动脉图像质量不能满足要求、壁冠状动脉前后合并斑块导致中、重度狭窄者 46 例，共计 104 例，男性 58 例，女性 46 例，年龄 35－74 岁，平均 54.6 岁。受检者采用飞利浦 128 层螺旋 CT 进行冠状动脉 CTA 检查，对比剂碘海醇（350mgI/ml），速率 5.0～5.5ml/s，CT 机扫描参数 120kV/800～900mAs，层厚 0.625mm，分辨率 512×512。以 10% 重建间隔对原始数据进行重建，数据传输至 EBW 工作站，应用心功能后处理软件进行心功能分析。将 104 例心肌桥患者，按检查方法分为 CT 组和超声组，测量评估指标分别为：左心室收缩末期最大内径、舒张末期最大内径和短轴收缩率（FS）、腱索水平室间隔（IVS）收缩末期厚度、舒张末期厚度、收缩率、运动度，腱索水平左心室后壁（LVPW）收缩末期厚度、舒张末期厚度、收缩率和运动度，左心室收缩末期（ESV）、舒张末期容积（EDV）和射血分数（EF）。104 例受检者在进行 CTA 检查后 48h 内应用超声仪进行心功能检查。两种检查方法均采用 Simpson 法进行图像观察和评价。将 CT 和超声各相关数进行两样本的 t 检验及相关性比较分析。结果表明：CT 和超声的左心室功能各指标值具有较好的相关性，r 均>0.7。结论：128 层 CT 与心脏超声在评价心肌桥患者腱索水平左心室肌段的收缩功能、EDV、ESV 和 EF 等指标具有较好的一致性，可将 CT 作为客观评价该类患者常用的检查手段之一。在 CT 组和超声组腱索水平 IVS 运动度、LVPW 收缩末期厚度和 EF 各自的相关性显著高于其他指标。

谢燕青等收集 2014 年 10 月至 2016 年 7 月在宁波大学医学院附属医院行 256 排螺旋 CT 冠状动脉造影检查的 MB 患者 198 例，分析心电图学资料与 MB 形态学间的关系。其中男性 118 例，女性 80 例；年龄 29－84 岁，平均 59.4 岁±11.9 岁。位于左前降支最多（178 例，占 89.9%），左回旋支 14 例，右冠状动脉 4 例，对角支 4 例，后降支 1 例。重复 MB 3 例，左前降支中段＋对角支 2 例，左前降支＋右冠状动脉 1 例。其中静息心电图提示心肌缺血者 35 例，24h 动态心电图提示心肌缺血者 10 例，运动平板试验阳性者 11 例，其余 142 例心电图学阴性。根据心电图、动态心电图、运动平板试验的结果分成心电学阴性组和心电学阳性组。两组男、女分布，胸痛症状，MB 位置、长度差异均无统计学意义（均 $P > 0.05$）。狭窄程度及厚度与心肌缺血呈正相关（均 $P < 0.05$）。随着 CT 技术的发展，其强大的图像后处理技术，能对 MB 的位置、形态及其与 MCA 的关系加以诊断。其中 256 排螺旋 CT 具有扫描速度更快，扫描范围更广，时间及空间分辨率更高等优势。

余显冠等收集 400 例从 2008 年 8 月至 2010 年 12 月在中山大学附属第三医院接受 320 排 CT 冠状动脉成像检查的住院患者。采用 Toshiba 320 排 CT（Aquilion One 动容 CT）在非螺旋模式下动态容积扫描。扫描范围为气管分叉下方 10～15mm 至心脏膈面。扫描参数：管电压 100～120kV，管电流 300～450mA。在肘静脉埋置 18G 静脉留置针，采用 Mallinckrodt 双通道高压注射器，以 6ml/s 注入 50～60ml 非离子对比剂碘普罗胺（优维显）370mg/ml 和后续 20～40ml 生理盐水。选择心动周期 75％时相的数据重组冠状动脉图像，层厚 0.5mm，间距 0.5mm。采用 Basic Vitrea 2 软件进行后处理重组图像，行容积再现（VR）、最大密度投影（MIP）、多平面重建（MPR）及曲面重建（CPR）。最后进入随访的共 326 例。入选随访的患者冠状动脉粥样硬化性心脏病的患病率为 46.0％，共发现心肌桥 104 段，其中位于 LAD 中段的占 78.9％（82/104）。104 段心肌桥分布在 99 例患者，5 例患者有 2 段心肌桥，心肌桥的检出率是 30.4％（99/326），单纯心肌桥 36 人。分为冠状动脉完全正常组、冠状动脉存在斑块组及单纯心肌桥组进行随访，随访时间中位数为 26.5 个月，最长 43.4 个月。研究表明，单纯心肌桥的事件发生率并不比冠状动脉完全正常的高。

付熙等认为，心肌桥 320 排 CT 表现：①"台阶"征，肌桥血管在心肌内走行一段距离后又浅露于心肌表面；②肌桥血管略细于邻近两端正常走行的血管，边缘稍模糊；③心肌桥覆盖于肌桥血管上，与心肌呈等密度。320 排 CT 冠状动脉成像是一种有效且无创性显示心肌桥的手段，可对心脏进行精细成像，提高心肌桥检出率，4D 电影模式还可观察到类似 DSA 造影效果，可直观、清晰显示冠状动脉与心肌的解剖关系，提示心肌桥发生部位、宽度、厚度、长度，并可显示肌桥血管的长度、管腔形态、管腔有无狭窄及狭窄程度、有无血管的动脉粥样硬化改变，以及心腔、瓣膜情况。随着 320 排 CT 冠状动脉成像的应用，心肌桥的检出率明显提高，特别是对显示长段和较深的心肌桥有重要的临床意义。

杨俊辉等选取 2015 年 8 月至 2016 年 7 月住甘肃省陇南市第一人民医院的 200 例可疑冠状动脉粥样硬化性心脏病患者为研究对象，所有患者均行双源 CT 冠状动脉成像，由两名资深影像科医师进行图像观察，判断有无心肌桥-壁冠状动脉存在，观察心肌桥厚度与壁冠状动脉长度，并结合患者的影像学资料分析壁冠状动脉近端及远端状况。采用德国西门子第二代 128 排炫速双源 CT 机，MMWP 图像工作站，电压为 120kV、电流为 400mAs，螺距—心率采用自动匹配技术，参数为 0.2～0.45。扫描前不服用降心率药物，扫描 5min 后常规给予硝酸甘油 0.5mg 来扩张冠状动脉。检查前训练患者的呼吸，扫描前快速注射 20ml 生理盐水。扫描开始后以 3.5ml/s 速率肘静脉注射 60～70ml 非离子型对比剂，然后快速注射 40ml 生理盐水。扫描范围为支气管分叉平面至膈面。200 例可疑冠状动脉粥样硬化性心脏病患者中，发现存在心肌桥-壁冠状动脉 64 例（32.0％），共计 76 处；其中心肌桥-壁冠状动脉位于左前降支部位共计 61 处，所占百分比为 80.3％（61/76），其中左前降支中段 45 处（59.2％），左前降支远段 14 处（18.4％）、左前降支近段 2 处（2.6％）；左冠状动脉回旋支 1 处（1.3％），右冠状动脉 1 处（1.3％），对角支 8 处（10.5％），钝缘支 5 处（6.6％）；心肌桥厚度为 0.8～13.1mm，平均（3.6±0.8）mm；壁冠状动脉长度为 7.8～62.8mm，平均为（24.6±3.5）mm；心肌桥-壁冠状动脉合并近端血管粥样硬化斑块者 36 例（56.3%），合并近端及远端粥样硬化斑块者 2 例（3.1%）。双源 CT 具有较好的诊断效果，空间及组织分辨度较高，能够有效评估患者的心肌桥-壁冠状动脉情况，能够获得精确的 CT 影像学图像，能够观察到患者的冠状动脉情况，并且三维重建后的图像能够动态观察患者的心血管状况。

张凯等选取 2015 年 2 月至 2016 年 1 月广东医学院附属南山医院收治的可疑冠状动脉粥样硬化性心脏病患者 80 例，使用双源 CT（DSCT）技术进行冠状动脉成像检查，3 周后给予所有患者冠状动脉造影（CAG）检查，观察两种检查方式对心肌桥及心肌桥相关冠状动脉病变检出情况，并对数据进行统计学比较与分析。为防止年龄影响研究结果，所有可疑患者年龄均在 18-29 岁，平均 24.63 岁，其中女性 36 例，男性 44 例。DSCT 检出心肌桥 71 例（88.75%），共 94 支心肌桥，其中单支 48 例（66.00%）、双支 23 例（28.75%），MB 合并动脉粥样硬化（atherosclerosis，AS）54 例（67.50%），而 CAG 检出心肌桥 47 例（58.75%），共 61 处，单支 35 例（43.75%）、双支 13 例（16.25%），MB 合并 AS 的 41 例（51.25%），两组数据进行统计学分析显示，DSCT 和 CAG 的检测差异有统计学意义（$P<0.05$）。本研究表明，双源 CT 对于心肌桥及心肌桥相关冠状动脉病变的检出率明显高于 CAG，可作为冠状动脉粥样硬化性心脏病高危人群进行检查筛选的主要手段，值得临床推广应用。

双源 CT 与单源 CT 不同，其机架内有两套相互独立间隔 90°的 X 线球管，并相应有两套 X 线探测器系统，当此 2 套图像采集系统联合应用时，X 线球管只需旋转 90°就可产生 180°的投影数据信息，因此，双源 CT 的时间分辨率得到提高，只是旋转时间的 1/4（时间为 82.5ms）。其时间分辨率的提高，使双源 CT 冠状动脉成像能常规临床应用，而且一般不需要控制患者的心率。双源 CT 的 2 套 0.6mm 准直层厚，采样距离 0.3mm，机架旋转 1 圈，每个探测器可采集重叠的 0.6mm 层厚的 64 层图像。双源 CT 最短旋转时间为 0.33s，其主要用于冠状动脉成像的数据采集。同时，双源 CT 2 个 X 线球管可以设置不同管电压和管电流的扫描条件，所以能够采集双能量数据信息。双源 CT 通过调整扫描技术参数，可以降低患者的 X 线有效辐射剂量，在保证患者的图像质量、同样图像噪声的条件下，双源 CT 的辐射剂量与单源 CT 相比，可减少约一半。

双源 CT 在心血管临床中的应用有：心脏冠状动脉成像检查、心脏功能的评估、心脏灌注检查等。随着双源 CT 的进一步发展、软件技术的提升，双源 CT 会在高心率患者、多发心脏期前收缩患者，超低 X 线辐射剂量等冠状动脉 CTA 检查中有所应用，并逐步应用于常规的临床冠状动脉检查。

双源 CT 是当今最先进的 CT 设备之一，可以改进时间分辨率、减少运动伪影、减少线束硬化伪影、移除或减少血管钙化的影响，并进行物质成分分析等。经历了第 1 代及第 2 代双源 CT 之后，双源 CT 推出了第 3 代机型，进入了新的发展阶段。192 层的第 3 代双源 CT 比 128 层的第 2 代双源 CT 具有多项技术进步，例如，管球旋转速度由 280ms 提高到 250ms，单扇区时间分辨率由 75ms 提高到 66ms，长轴方向准直的覆盖范围由 38mm 增加到 58mm，管球电流功率由 $2\times100kW$ 增加至 $2\times120kW$，最大管电流达到 1300mA。迭代重建在第 3 代双源 CT 也有了进一步的改进。第 3 代双源 CT 的诸多优异性能，拓展了 CT 的临床应用空间，使得低辐射剂量、低对比剂用量（所谓"双低"）的扫描模式广泛应用于临床。这将扩大 CTA 应用人群的范围，有望使传统检查禁忌证的肾功能不全患者实现常规 CTA 检查。第 3 代双源 CT 提供了更为广泛的双能量选择，将满足不同的患者和检查需要。目前第 3 代双源 CT 研究亦存在一定的局限性,有待进一步的改进。

第六节　冠状动脉狭窄分析

一、多层螺旋 CT 冠状动脉成像正常结构

目前,对多层螺旋 CT 冠状动脉成像分析一般采用分段法,通常根据美国心脏学会的冠状动脉分段法,将冠状动脉主要分支分为 13 个节段(图 14-20):①右冠状动脉近段(RCAp);②右冠状动脉中段(RCAm);③右冠状动脉远段(RCAd);④右冠状动脉后降支(PDA);⑤左主干(LM);⑥左前降支近段(LADp);⑦左前降支中段(LADm);⑧左前降支远段(LADd);⑨第一对角支(1stD);⑩第二对角支(2ndD);⑪左回旋支近段(LCXp);⑫左回旋支远段(LCXd);⑬第一钝缘支(OM1)。当冠状动脉血管节段管腔直径≤2mm 时,在多层螺旋 CT 冠状动脉图像上显示不太清晰,对血管有无病变的判断就不一定准确,故目前对冠状动脉直径<2mm 的图像不做分析。多层螺旋 CT 冠状动脉图像的空间分辨率,仍低于选择性冠状动脉造影。

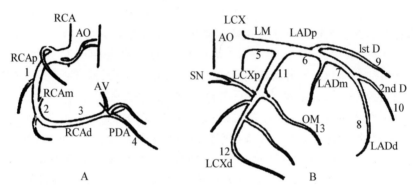

图 14-20　冠状动脉分段模式
A. 右冠状动脉;B. 左冠状动脉

二、多层螺旋 CT 冠状动脉成像血管狭窄分析

目前,对冠状动脉狭窄程度的测定方法包括直径测量法和面积测量法。其中以直径测量法最为常用,即将狭窄处管腔直径与相邻近端和远端正常管腔直径做比较,得出比值。尽管直径测量法准确性不及面积测量法,但相对简单易学,临床容易推广。在对冠状动脉狭窄程度进行评价时,应至少在两个垂直位评价狭窄,以确定是否存在显著的狭窄。

常用人工直径测量法判断。管腔狭窄公式如下:
$$狭窄程度(\%) = 1 - SD/[(PRefD + DRefD)/2] \times 100\%$$
SD:狭窄处管腔直径;PRefD:近端参考点管腔直径;DRefD:远端参考点管腔直径

目前,在多层螺旋 CT 图像上判断冠状动脉狭窄的方法主要有以下 3 种。

1. **直接血管评估**　即"肉眼"定性分析(目测法)。在临床上经常应用,不同的临床医师对狭窄的视觉估计一致性差异为 20%。一般心脏科医师的目测误差导致对冠状动脉狭窄程度

高估达 20%。

2. 在横断面或长轴位上人工直接测量狭窄对其进行定量分析　①用横断面成像经血管中心做一条垂线,评价最窄处的最小管腔直径并与正常参照部位比较。②用 3～5mm 厚层 MIP 与血管长轴平行,形成狭窄部位的长轴,比较狭窄部位与正常参照部位的管腔直径。

这两种方法评价冠状动脉狭窄的一致性非常好,与定量冠状动脉造影也有很高的一致性。

3. 使用工作站的自动血管分析软件进行定量分析(QCT)　这种方法较人为直径测量法准确,但也依赖于计算机对狭窄区管腔截面勾画的准确性,操作有一定难度,且费时、费力,目前临床较少应用。

对多层螺旋 CT 冠状动脉狭窄程度进行分析报告,目前一般采用如下的报告表:冠状动脉正常——无病变;冠状动脉轻度病变——狭窄＜50%;冠状动脉显著狭窄——狭窄＞50%;冠状动脉高度狭窄——狭窄＞70%;冠状动脉完全闭塞——狭窄 100%。

三、影响多层螺旋 CT 诊断冠状动脉狭窄因素

一是多层螺旋 CT 的空间分辨率不如 CT 造影的分辨率,目前 MSCT 最高分辨率为 0.31mm,而 CAG 的分辨率可达 200μm,这影响 MSCT 对狭窄的判断。

二是 CAG 只能显示血管腔内的病变,而不能评价血管壁的结构改变,不能用于评价血管壁正性重构;而 MSCT 可以识别血管壁上的粥样硬化斑块,对血管正性重构更容易检出。

三是 QCT 和 QCA 测量技术存在差异,可能导致它们对血管狭窄程度测量结果的差异。

四是临床医师与放射科医师的视觉估计存在差异。

五是冠状动脉不同程度的钙化对冠状动脉狭窄的诊断影响也是不一样的。血管壁上散在小点状钙化不影响对冠状动脉狭窄的判断,血管壁外局部斑片状钙化,通过不同角度旋转血管仍可以识别冠状动脉狭窄程度,当血管壁上出现条束状钙化时,则影响冠状动脉狭窄的判断。

六是心脏内金属异物影响多层螺旋 CT 冠状动脉图像的判断,如冠状动脉内置入支架、置入人工心脏起搏器和冠状动脉旁路移植术后金属夹的影响。

七是患者移动、心动过速、冠状动脉心肌桥和心律失常等多种因素可能影响对冠状动脉狭窄的判断。

由于上述主要原因,多层螺旋 CT 评价冠状动脉狭窄的准确性与冠状动脉造影比较有一定的差异,MSCT 一般高估狭窄程度。

四、多层螺旋 CT 成像与冠状动脉钙化斑块

冠状动脉钙化(coronary artery calcium,CAC)与动脉粥样硬化密切相关,是冠状动脉粥样硬化的一个重要标志,并已由病理所证实。冠状动脉钙化表现为冠状动脉走行区内的 CT 值＞60HU 的点状或线状影,钙化长度的测量方法为水平距离直接测量,垂直距离则以层厚计算,一般是以＋130HU≥2mm² 为钙化灶。血管钙化量分析以质量积分法较好,可能成为今后临床应用的主要方法。多层螺旋 CT 可用于冠状动脉钙化定量的分析,其准确性和重复性等于或稍好于电子束 CT。

冠状动脉钙化对动脉粥样硬化的诊断特异性为 100%,但对阻塞性疾病诊断的特异性差,因为阻塞和非阻塞病变的内膜均可以钙化,点对点病理标本研究显示,管腔狭窄程度与钙化程度相差性差。随着钙化总积分的增加,阻塞有明显增加的趋势。

2003 年,欧洲心血管病临床防治指南指出,冠状动脉钙化扫描特别适合中危患者,可应用钙化积分定量分析危险因素。0 钙化积分的患者不易发展为可检测的动脉钙化性粥样硬化,但可以积聚脂质,形成斑块的早期阶段。0 钙化积分的事件发生率非常低,多为 0.11% ~ 0.12%。由于用冠状动脉钙化积分诊断冠状动脉粥样硬化性心脏病的参考值不同,其诊断冠状动脉粥样硬化性心脏病的敏感性和特异性各家报道不一,敏感性为 68% ~ 100%,特异性为 21% ~ 100%。

美国心脏病学会杂志报道的诊断基准,冠状动脉钙化积分 ≥ 100 分定为诊断冠状动脉粥样硬化性心脏病的界限值。潘庆敏等认为,该界限值应因年龄段的不同而异。由于冠状动脉粥样硬化中钙盐的沉积随年龄的增长而增加,无论冠状动脉粥样硬化性心脏病或非冠状动脉粥样硬化性心脏病患者,冠状动脉钙化积分均随年龄的增长而加重,平均每年增加 24%,因而不同年龄段冠状动脉钙化积分诊断冠状动脉粥样硬化性心脏病的界限值应不同。老年人的界限值应定高一些,否则会降低诊断老年冠状动脉粥样硬化性心脏病的特异性。Agaston 等的研究结果认为,60—69 岁人群冠状动脉钙化积分界限值应为 300 分,冠状动脉钙化积分 > 300 分,对诊断冠状动脉粥样硬化性心脏病的敏感性与特异性分别为 70.5% 及 66.6%。

现有证据提示,冠状动脉钙化积分是 3 ~ 5 年冠状动脉粥样硬化性心脏病死亡或心肌梗死的预测因素。对中等 Framingham 危险评分(FRS)患者的亚组分析显示,如果患者冠状动脉积分 ≥ 400 分,10 年内冠状动脉粥样硬化性心脏病危险与糖尿病或周围血管疾病患者相当。因此,对于最初评价为中度危险(10 年内发病率 10% ~ 20%)的患者进行冠状动脉钙化检测有可能改变临床治疗方案。

无症状患者中,适于选择中等 FRS 的个体进行冠状动脉钙化检测,了解有无冠状动脉粥样硬化性心脏病,可修正危险预测并修改治疗方案。对 FRS 较低患者进行冠状动脉钙化测定意义不大。FRS 较高患者应直接给予积极的二级预防治疗。高危无症状个体即使冠状动脉钙化积分为 0 分,目前相关文献也建议应用药物治疗。

对于有症状患者,可先采用冠状动脉钙化检测以排除冠状动脉粥样硬化性心脏病诊断,或判断是否有必要行有创检查或进一步住院治疗。任何分值的冠状动脉钙化积分都预示着冠状动脉粥样硬化,特异性接近 100%。以心导管造影检查为标准,冠状动脉钙化诊断阻塞性病变的总体敏感性为 95%,特异性为 65%。如果以冠状动脉钙化积分 > 80 分为界点,则敏感性为 79%,特异性为 72%。冠状动脉钙化积分若 < 100 分,核素负荷试验检出血管异常灌注的可能性 < 2%,CAG 检测出显著血管阻塞(狭窄 > 50%)的可能性 < 3%。快速 CT 检测冠状动脉钙化预测冠状动脉疾病血管阻塞(狭窄 > 50%)敏感性高达 95% ~ 99%,但特异性有限。超过 7600 例有症状患者的冠状动脉钙化研究表明,无冠状动脉钙化(积分 = 0)者无阻塞血管疾病的可信度非常高,其阴性预测值为 96% ~ 100%。

笔者等曾于 1997 年进行心脏螺旋 CT 对冠状动脉粥样硬化性心脏病诊断的临床研究,对冠状动脉粥样硬化性心脏病患者行双嘧达莫心电图负荷试验及心脏螺旋 CT 冠状动脉钙化评定。冠状动脉粥样硬化性心脏病患者 30 例,分为心绞痛组(23 例)和陈旧性心肌梗死组(7 例);心绞痛组又分为两个亚组,即稳定劳力型心绞痛组(8 例)和不稳定型心绞痛组(15 例)。对心绞痛组患者进行双嘧达莫心电图负荷试验,对全部患者行心脏螺旋 CT 检查,当时只能以冠状动脉钙化情况来评定冠状动脉粥样硬化性心脏病。在稳定劳力型心绞痛组,双嘧达莫心电图试验,症状阳性为 87.5%,症状阴性为 11.5%;心电图阳性为 37.5%,心电图可疑阳性为

25％,心电图阴性为 37.5％;心脏螺旋 CT 检查冠状动脉钙化阳性率为 75％(单支血管病变为 83.33％,多支血管病变为 16.67％),冠状动脉钙化阴性率为 25％。在不稳定型心绞痛组,双嘧达莫心电图试验症状阳性为 73.33％,可疑症状阳性为 6.67％;心脏螺旋 CT 检查冠状动脉钙化阳性率为 60％(单支血管病变 44.44％,多支血管病变 55.56％),冠状动脉钙化阴性率为 40％。在陈旧性心肌梗死组,心脏螺旋 CT 检查冠状动脉钙化阳性率为 100％(单支血管病变 28.57％,多支血管病变 71.43％)。这表明心脏螺旋 CT 对诊断冠状动脉粥样硬化性心脏病敏感性较高。心脏螺旋 CT 冠状动脉钙化诊断多支病变,QMI＞USAP＞SAP。心脏螺旋 CT 冠状动脉钙化诊断单支病变,SAP＞USAP＞QMI。心脏螺旋 CT 不仅对诊断冠状动脉粥样硬化性心脏病有肯定的意义,而且可以测定病变的范围与程度。如今 64 层及 128 层螺旋 CT 冠状动脉成像在确定冠状动脉狭窄程度、冠状动脉斑块性质、存活心肌等方面发挥着更为重要的作用。

五、多层螺旋 CT 与冠状动脉易损斑块

(一)冠状动脉易损斑块的特征

临床上绝大多数冠状动脉粥样硬化性心脏病是由冠状动脉血管壁上发生粥样硬化而引起心肌缺血或坏死。动脉粥样硬化斑块一般由 3 种成分组成,即胆固醇酯和磷脂,结缔组织和细胞外基质及平滑肌细胞、炎症细胞,如 T 淋巴细胞和巨噬细胞等。这些动脉粥样硬化斑块组成成分的比例发生变化而产生不同种类的斑块。Virmani 等将与急性冠脉综合征有关的最常见的易损斑块,称薄纤维帽的纤维斑块(thin cap fibroatheroma,TCFA),其特征是纤维帽较薄(＜65μm),纤维帽内有大量巨噬细胞和淋巴细胞浸润,同时含有平滑肌细胞和少量胶原纤维,纤维帽下有大的脂质核心(大于斑块面积的 25％或大于斑块体积的 40％),脂质核心可出现出血和坏死,并伴有新生血管浸润,同时在引起疾病的血管节段发生血管壁扩张,称为正性重构或向外重构(positive remodeling),一般用重构指数(remodeling index,RI)表示。这种不稳定斑块很容易破裂,最终导致急性冠脉综合征。

(二)多层螺旋 CT 评价易损斑块

血管内超声(IVUS)是目前临床上用于评价冠状动脉粥样硬化斑块最常用的方法。IVUS 可以显示血管壁上的粥样硬化斑块,并可以分辨出斑块的分布及组成成分。目前根据超声的回声结果,一般将斑块分为至少 3 类,即与血管壁外膜比较呈无回声区,代表软斑块和富含脂质斑块;密度等于或大于血管壁外膜的非钙化的强回声,代表纤维斑块;密度比血管壁外膜回声强并后方有清楚的声影,代表钙化斑块。

MSCT 评价冠状动脉硬化斑块的临床研究始于 2001 年。由于 IVUS 测定的不同斑块超声回声与 MSCT 值高度相关,目前 MSCT 评价不同斑块图像特点的临床研究都是以 IVUS 作为参考标准进行对比分析,并应用 CT 软件对斑块密度的 CT 值(HU 单位)的不同来确定斑块不同组成成分。根据冠状动脉斑块的密度由低到高可分为软斑块、中间斑块、钙化斑块。MSCT 根据测定斑块的 CT 值对斑块成分进行定性分析,一般脂质斑块的 CT 值为 0～50HU,纤维斑块的 CT 值为 50～100HU,钙化斑块的 CT 值一般＞350HU。血管腔内造影剂的差异也影响非钙化性斑块的密度,为了可靠识别脂质斑块和纤维斑块,一般认为血管腔内造影剂的密度值为 300～350HU 比较合适。目前,MSCT 诊断非钙化性斑块敏感性为 53％～94％,钙化斑块为 88％～95％,特异性为 92％～94％。与 IVUS 比较,MSCT 空间分

辨率仍不够理想，MSCT 往往低估非钙化斑块及混合性斑块的体积。另外，由于脂质斑块和纤维斑块的 CT 值有重叠，因此准确测量各种斑块的体积还有困难，需要进一步进行临床研究（图 14-21）。

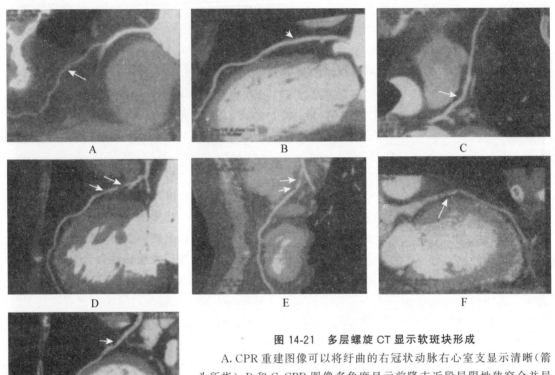

图 14-21　多层螺旋 CT 显示软斑块形成

A. CPR 重建图像可以将纡曲的右冠状动脉右心室支显示清晰（箭头所指）；B 和 C. CPR 图像多角度显示前降支近段局限性狭窄合并局部软斑块形成（箭头所指）；D 和 E. CPR 重建图像多角度显示前降支近段多发节段性狭窄合并软斑块形成（箭头所指）；F 和 G. CPR 重建图像显示另一患者前降支近段点状钙化合并软斑块导致血管腔弥漫性狭窄（箭头所指）

虽然 IVUS 用于评价易损斑块取得了一定成果，但 IVUS 最大的分辨率为 $100\mu m$，对易损斑块的纤维帽及血栓等识别能力不足。新近临床应用的光学相干断层扫描（OCT）成像技术原理有些类似，它使用能量束在管腔内进行 $360°$ 周向扫描，获得血管横断面图像。OCT 技术是根据低相干的近红外光线从组织反射回来的不同光学特征进行组织分析成像，成像速度快。OCT 成像的最大优势在于它的高分辨率，到目前为止，它是分辨率最高的血管内成像技术，分辨率约为 $10\mu m$，比血管内超声成像分辨率高 10 倍，观察接近到组织水平，能够清晰地显示正常血管壁的 3 层结构，可以从组织水平清晰显示易损斑块的特点，被称为"光活检"技术。OCT 评价斑块的特征为纤维斑块是均一的强回声区，边界轮廓清晰的弱信号区；富含脂质斑块的图像是边界模糊的弱信号区。OCT 成像技术用于评价易损斑块，近几年临床研究报道不断增多，有报道急性心肌梗死患者中有易损斑块的占 72%，急性冠脉综合征者为 50%，稳定型心绞痛只有 20%。OCT 成像技术能够提供图像接近组织分辨率，能够识别血管壁和管腔的形态学改变，包括管腔大小、斑块情况、血管夹层、血栓、组织裂片等，能够比 IVUS 提供更多的形态信息，改善对斑块的特征认识，有利于早期识别高危破裂斑块（图 14-22）。

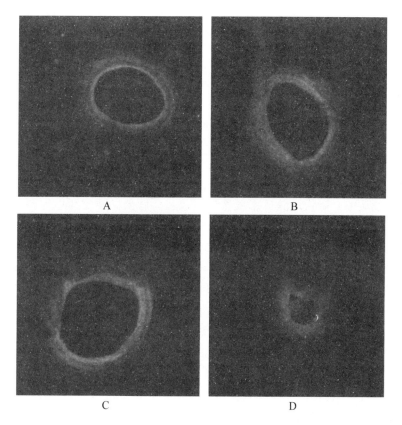

图 14-22　OCT 显示动脉粥样硬化斑块

A. OCT 显示正常冠状动脉 3 层结构;B. OCT 显示纤维斑块;C. OCT 显示钙化斑块;D. OCT 显示富含脂质斑块及斑块破裂

尽管 MSCT 空间分辨率尚不足以准确识别易损斑块,但可以利用 MSCT 与 OCT 测得的不同斑块结果进行比较分析,以提高 MSCT 识别易损斑块的能力。

近几年,用 MSCT 可以检查到引起急性冠脉综合征的易损斑块,患者大多数无显著血管狭窄,可到低密度斑块,斑块面积显著增大,一般无钙化或有点钙化,血管正性重构,有时可见到血栓或斑块破裂。MSCT 诊断 ACS 的敏感性为 95.5%,特异性为 88.9%,在急诊室筛查 ACS 患者具有重要意义。有研究 MSCT 显示 ACS 患者斑块平均最小 CT 值为($25HU\pm15HU$),明显低于稳定型心绞痛患者($71HU\pm16HU$)($P<0.001$);罪犯血管节段斑块的平均最小 CT 值为($26HU\pm16HU$),明显低于非罪犯血管节段($48HU\pm17HU$)。

随着 MSCT 技术的发展,有可能对软斑块的评价更加准确,能够更准确发现易损斑块,使 MSCT 真正成为一种重要的无创检查技术。通过 MSCT 准确识别斑块的特征对已知或怀疑冠状动脉粥样硬化性心脏病患者进行危险分层,判断患者的预后,评价各种药物治疗、介入治疗、手术治疗的效果。

第七节　冠状动脉 MSCT 与 CAG

选择性冠状动脉造影术一直是诊断冠状动脉有无病变及评判病变程度和范围的"金标准"。自 2002 年,16 层螺旋 CT 在临床应用以来,使得冠状动脉 CT 成像向前迈进了一大步,2004 年底推出的 64 层螺旋 CT 和 2005 年底推出的 128 层螺旋 CT,扫描速度更快,时间分辨率显著提高。128 层螺旋 CT 的分辨率达到 0.31mm,通过功能强大的后处理软件,可以获得优良的冠状动脉 CT 图像,对心率要求也不再严格,检查成功率明显提高,目前成功率可达到 90% 以上,可部分替代选择性冠状动脉造影术。

目前,多层螺旋 CT 冠状动脉造影成像诊断冠状动脉粥样硬化性心脏病的准确性及敏感性的评价,有赖于同选择性冠状动脉造影结果进行比较分析。自 2005 年开始,64 层螺旋 CT 冠状动脉成像在临床应用的报道日益增多,若以血管节段数作为评估对象,64 层螺旋 CT 诊断冠状动脉粥样硬化性心脏病的敏感性为 64%~99%,特异性为 94%~98%,阳性预测值为 56%~89%,阴性预测值为 93%~100%;若以血管支数作为评估对象,敏感性为 87%~97%,特异性为 92%~96%,阳性预测值为 64%~94%,阴性预测值为 96%~99%;若以患者人数作为评估对象,敏感性为 88%~100%,特异性为 75%~100%,阳性预测值为 83%~100%,阴性预测值为 82%~100%。

梁晓正等对 2006 年 1 月－2007 年 3 月住院的 40 例临床确诊或可疑冠状动脉粥样硬化性心脏病患者进行 64 层螺旋 CT 冠状动脉血管成像检查,其中男性 23 例,女性 17 例;年龄 41－78 岁,平均年龄 66.5 岁。稳定型心绞痛 13 例,不稳定型心绞痛 20 例,急性心肌梗死 2 例,陈旧性心肌梗死 5 例,均行冠状动脉造影。二者均阳性 25 例,均阴性 7 例,螺旋 CT 检查阳性而冠状动脉造影阴性 2 例,螺旋 CT 检查阴性而冠状动脉造影阳性 6 例。通过 64 层螺旋 CT 冠状动脉成像诊断冠状动脉粥样硬化性心脏病的敏感性为 87.1%,特异性为 67.5%,准确性为 80.0%。多层螺旋 CT 对各冠状动脉狭窄检查结果,与冠状动脉造影对照见表 14-7。

表 14-7　多层螺旋 CT 对各冠状动脉狭窄检查结果分析

项　　目	敏感性(%)	特异性(%)	准确性(%)
左主干	88.2	57.5	90.5
左前降支	80.3	60.0	81.5
左回旋支	76.6	61.5	84.0
右冠状动脉	90.7	67.5	72.5

崔艳等对 2006 年 6 月至 2007 年 6 月入院高度怀疑为冠状动脉粥样硬化性心脏病者,均行 64 层螺旋 CT 冠状动脉成像检查(CTA),并行冠状动脉造影(CAG)的 100 例患者进行对比研究。其中男性 56 例,女性 44 例,年龄(62.54±11.58)岁。对冠状动脉主干及主要分支 400 节段进行重建和分析。64 层螺旋 CT 能清晰显示冠状动脉主干及分支狭窄、钙化和开口起源异常及桥血管病变,对冠状动脉狭窄性病变的诊断准确性高,诊断冠状动脉病变的灵敏度为 96.37%,特异度为 96.14%,阳性预测值为 62.5%,阴性预测值为 94.73%。笔者认为,64 层

螺旋 CT 冠状动脉成像对冠状动脉狭窄病变、桥血管、心肌桥、支架管腔均显影良好,对钙化病变诊断优于冠状动脉造影,可以作为冠状动脉粥样硬化性心脏病高危人群无创性筛选检查及冠状动脉支架、冠状动脉旁路移植术后随访手段。

樊明回顾性分析了 877 例冠状动脉粥样硬化性心脏病患者螺旋 CT 冠状动脉造影(SCT-CA)与冠状动脉造影(CAG)影像学资料,比较两种影像学检查方式诊断冠状动脉心肌桥的一致性,心肌桥长度及壁冠状动脉狭窄程度的测量结果。男 521 例,女 356 例,年龄 41－78 (53.12±6.44)岁。其中合并原发性高血压 64 例,既往心肌梗死 7 例,糖尿病 27 例,冠状动脉支架置入 10 例。SCTCA 检查发现心肌桥 98 例,121 段,其中浅表型 79 段,深在型 42 段; CAG 检查发现冠状动脉心肌桥 92 例,114 段,其中浅表型 72 段,深在型 42 段;两种影像学检查方式诊断冠状动脉粥样硬化性心脏病患者浅表型心肌桥和深在型心肌桥一致性良好(Kappa＝0.872)。CAG 测量浅表型和深在型心肌桥的长度均明显短于 SCTCA 测量结果 [(5.46±2.21)mm 比(7.12±3.04)mm 和(9.75±3.28)mm 比(11.38±4.44)mm],差异有统计学意义($P<0.05$)。CAG 测量浅表型和深在型壁冠状动脉狭窄程度明显高于 SCTCA [(38.08%±6.37%)比(31.69%±5.11%)和(60.40%±11.86%)比(52.38%±9.27%)],差异有统计学意义($P<0.05$)。本研究证明 SCTCA 与 CAG 用于冠状动脉粥样硬化性心脏病患者冠状动脉心肌桥诊断临床价值接近,且 SCTCA 诊断心肌桥长度准确性更佳,而 CAG 测量壁冠状动脉狭窄程度更佳。

韩虎魁选择了成都大学附属医院心内科在 2014 年 1 月至 2015 年 12 月期间行冠状动脉 CT 成像检查(CTA)后可疑冠状动脉病变并进行了冠状动脉造影检查的 256 例患者,对比性分析两种检查方法对心肌桥诊断的敏感度和特异性。结果:经冠状动脉 CTA 共检出的 56 例心肌桥患者,阳性率为 21.9%;冠状动脉造影共检出心肌桥患者 36 例,阳性率为 14.1%,冠状动脉 CTA 对心肌桥诊断的敏感度为 55.6%,特异性为 83.6%,准确性为 79.7%,阳性预测值为 35.7%,阴性预测值为 92%,患病率为 14.1%,与冠状动脉造影比较差异有统计学意义(χ^2＝27.81,$P<0.001$)。本研究发现冠状动脉 CTA 检查心肌桥长度大于冠状动脉造影(5.20±0.32)mm 比(3.5±0.45)mm,差异有统计学意义($t＝49.26,P<0.001$);壁冠状动脉(MCA)狭窄程度小于冠状动脉造影,(40.9%±6.89%)比(46.5%±12.8%),差异有统计学意义($t＝6.164,P<0.001$)。本研究证明,冠状动脉 CTA 和冠状动脉造影是诊断心肌桥的可靠方法,与金标准冠状动脉造影相比,冠状动脉 CTA 对心肌桥有更高的检出率和更好的特异性。

Achenbach 等研究 MSCT 冠状动脉成像表明,冠状动脉不同分支在心动周期的不同时期显示效果不同,左冠状动脉主干和前降支在心动周期的 70% 或 80% 显示最佳,而右冠状动脉和左冠状动脉回旋支在心动周期的 50% 显示最佳。左主干显示长度为(9±4)mm,左前降支为(112±34)mm,左冠状动脉回旋支为(80±29)mm,右冠状动脉(116±33)mm。在可显示的这些冠状动脉中平均 78%±16% 无运动伪影。MSCT 显示的冠状动脉直径与导管法冠状动脉造影相关性良好(CT 3.3mm±1.0mm,DSA 3.2mm±0.9mm,$R＝0.86$)。

王照谦等对 70 例 866 个冠状动脉节段的 MSCT 冠状动脉成像研究,CT 图像质量能满足影像学分析者为 680 段,占 78.5%。左冠状动脉主干、前降支、对角支、回旋支近段和右冠状动脉近段的 CT 图像质量大多能满足对管腔的评价,占 82.8%～94.3%;回旋支远段、钝缘支、右冠状动脉中远段的 CT 图像质量受心脏搏动的影响较大,能满足影像学评价的比例偏低,占 61.8%～71.4%。

MSCT 冠状动脉成像对诊断冠状动脉狭窄有良好的效果。Achenbach 等采用 CTA 与 CAG 双盲法对比,对 64 例冠状动脉狭窄的显示情况进行研究。冠状动脉及分支直径≥2.0mm 的重度狭窄(>70%)或阻塞,MSCT 冠状动脉成像的敏感性为 91%,特异性为 84%。狭窄>50%,敏感性为 85%,特异性为 76%。王照谦等对 70 例冠状动脉粥样硬化性心脏病患者进行 MSCT 冠状动脉成像与 CAG 对比研究,MSCT 显示中度或以上狭窄(≥50%)和高度狭窄(≥75%)与闭塞的敏感性和特异性分别为 85.9%、96.9% 和 90.9%、98.9%。

MSCT 冠状动脉成像可用于冠状动脉内支架置入术后的随访观察,清楚地显示冠状动脉支架的位置和形态结构,检测支架有无明显变形,可以有效地评价支架近侧和远侧血流充盈的情况。

MSCT 可以用于 CABG 术后患者桥血管通畅情况的观察。Dietor 等对 65 例 CABG 术后患者进行 MSCT 冠状动脉成像和导管法冠状动脉造影的比较,结果比 MSCT 冠状动脉成像质量良好,对桥血管检测的敏感性为 98%,特异性为 99%,检测桥血管高度狭窄的敏感性为 75%,特异性为 92%。

有文献报道,64 层螺旋 CT 冠状动脉成像检查中,95% 的患者可获得高质量影像,诊断冠状动脉粥样硬化性心脏病灵敏性为 92%~95%,特异性为 80%~85%,阳性预测值为 65%~80%,阴性预测值为 98%~99%。

总之,MSCT 冠状动脉成像作为一项无创性技术,是一种安全、方便、有效的冠状动脉粥样硬化性心脏病检查方法,对冠状动脉狭窄(>50%)和 CABG 桥血管阻塞的诊断、冠状动脉狭窄介入治疗适应证的选择,以及介入治疗和手术治疗后的随访及其疗效观察、冠状动脉心肌桥的检出及观察等方面,具有重要价值。对于冠状动脉粥样斑块组织结构的分析亦有重要意义。对于那些有可疑胸痛症状,但不典型,估计无冠状动脉病变,或不明显的冠状动脉粥样硬化性心脏病高危人群,或对造影剂及放射性损伤耐受性高的人群可行 64 层螺旋 CT 冠状动脉成像进行筛查。MSCT 对于浅表型心肌桥的检出和诊断较为敏感,这对提前预防心肌桥患者心肌缺血和监控心肌桥的演变有着尤为积极的意义,将会成为检测、诊断和量化心肌桥以及监控心肌桥的首选手段。这项检查可以在门诊开展,费用较 CAG 低。缺点是图像可能不够清晰,冠状动脉钙化明显会影响对冠状动脉狭窄程度的判定,如发现有严重病变,仍需行冠状动脉造影,且其放射剂量过大,无法及时对检查结果进行校正和补充造影,不能即刻开始 PCI,不能作为 CABG 的依据,存在假阳性与假阴性(图 14-23)。

与 MSCT 相比,冠状动脉造影的优点是影像清晰、明确,是诊断冠状动脉粥样硬化性心脏病、选择 PCI 或 CABG 的金标准。冠状动脉造影可以提供更多信息,如冠状动脉狭窄的百分比、部位、病变形态等,最小管腔直径,狭窄长度、参考血管段直径,狭窄的血管数、血管狭窄处的数量,TIMI 血流分级及 TIMI 心肌灌注分级等。冠状动脉造影还能联合冠状动脉超声(IVUS)、光学相干断层扫描(OCT)、冠状动脉血流储备(CFR)、血流储备分数(FFR)等技术进行冠状动脉形态及功能检查,提供侧支循环信息、冠状动脉开口或分布异常、冠状动脉痉挛、冠状动脉心肌桥、冠状动脉微循环的相关信息。了解以上情况后才能制订或选择相应的药物,或 PCI 或 CABG 治疗计划。对于一个冠状动脉的狭窄,冠状动脉造影可以辨别是斑块还是夹层;也能为血流速度包括灌注速度及排空的速度提供信息。有胸痛症状的冠状动脉粥样硬化性心脏病高危人群,如估计冠状动脉存在明显病变,需要考虑 PCI 或 CABG 治疗者,应首选冠状动脉造影。冠状动脉造影的缺点是有创、需住院、费用较 MSCT 高,安全性不如 MSCT。

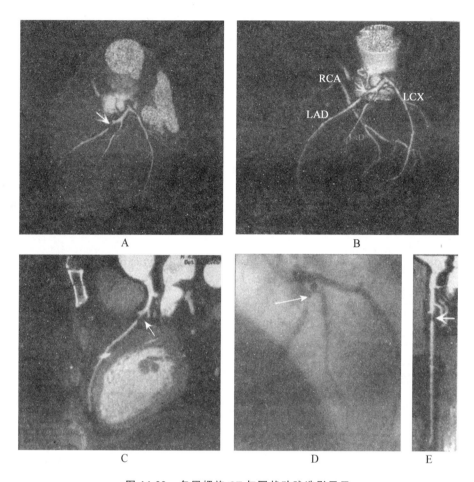

图 14-23　多层螺旋 CT 与冠状动脉造影显示

患者,男性,42 岁。不稳定型心绞痛患者的 128 层 MSCT 心脏成像与冠状动脉造影。

A. 心脏 VR 三维重建图像显示前降支(LAD)中段有狭窄病变(箭头所指);B. 心脏 VR 三维重建图像显示冠状动脉血管树(箭头所指为病变部位);C. 前降支的 CPR 重建图像显示有软斑块(箭头所指)伴血管严重狭窄;D. 选择性冠状动脉图像显示前降支近中段 90% 狭窄(箭头所指);E. 前降支 CT 拉直图像(箭头所指为病变部位)

冠状动脉造影无法显示冠状动脉血管管壁及管壁外的异常情况,又无法观察心肌包绕壁冠状血管的情况。国内外多项研究表明,采用冠状动脉 CTA 检查时,心肌桥的发现率明显高于冠状动脉造影检查,且定位准确,便于测量,MDCT 对心肌桥的诊断向传统的冠状动脉造影发起了挑战,动摇了 CAG 诊断心肌桥的金标准的地位。冠状动脉 CTA 不但在心肌桥诊断方面安全可信,而且采用冠状动脉 CTA 和冠状动脉血流储备测量(FFR)相结合的 FFR-CT 对心肌桥功能学评价已经显示出较好的临床前景。

第八节　多层螺旋 CT 冠状动脉血流储备分数研究

从冠状动脉 CT 血管成像(CTA)获得的无创血流储备分数(noninvasive fractional flow

reserve derived from coronary CT angiography，FFR_{CT}）是一种利用冠状动脉 CTA（coronary CT angiography，CCTA）影像数据得到的冠状动脉功能性无创检查。有创冠状动脉造影（invasive coronary angiography，ICA）是诊断冠状动脉粥样硬化性心脏病的"金标准"。利用 ICA 或 CCTA 仅从解剖结构角度观察到的冠状动脉狭窄程度，不能客观有效地判定冠状动脉血流动力学情况，进而不能提供正确的治疗策略。基于前瞻性、随机对照试验研究结果、在冠状动脉造影术中行有创 FFR 测定已经成为评价冠状动脉血管生理学功能的"金标准"。传统 FFR 是在心脏介入手术中使用压力导丝测定的，它是一种有创检查，手术费用高，增加手术风险、时间和辐射量，应用腺苷可能引起不良反应，故未能在临床中广泛普及。因此，若能在导管检查前利用 FFR_{CT} 评估患者 FFR，可以节省医疗费用，避免过度医疗。世界范围内许多机构均进行过 FFR_{CT} 研究，美国 HeartFlow 中心联合荷兰 Cardialysis 中心以及鹿特丹伊拉斯姆斯大学在无创 FFR 的方法学研发与临床试验方面均处于世界前列。

一、FFR_{CT} 的原理

CTA 影像的数学模型三维重建技术可以模拟循环系统中的冠状动脉血管床、主动脉、脑动脉、肺动脉、肾动脉等特殊结构的形态。计算流体力学（computational fluid dynamics，CFD）是利用计算机进行流体力学计算的学科。CFD 被普遍用于医学影像三维重建模型中，进而计算血流动力学指标，如流速、压力、能量衰减与管壁剪切应力等。快速而精细的动态血管重建模型依赖于三维技术及有限元技术与超级计算机对复杂的血流控制方程的计算。

FFR 是 Pijls 等于 1993 年首先提出的概念，指冠状动脉存在狭窄病变的情况下，对供血心肌区域提供的最大血流量与同一区域正常情况下所能提供的最大血流量之比，计算公式为：$FFR=Pd/Pa$（Pd 表示冠状动脉最大充血状态下狭窄远端的冠状动脉平均值，Pa 表示冠状动脉最大充血状态下主动脉平均值）。$FFR \leqslant 0.80$ 作为诊断有功能性狭窄的标准。通过对 CCTA 三维模型的 CFD 计算，模拟出冠状动脉血流动力学特点，进而利用得到的参数计算 FFR，即 FFR_{CT}。这种无创冠状动脉血流模拟可以得到流经冠状动脉树血流压力及速度等许多信息。FFR_{CT} 的计算与有创 FFR 相同，是近似冠状动脉狭窄处远端的压力与主动脉压力的比值。ICA 术中单压力导丝只能对 1 支血管进行 FFR 测定，而 FFR_{CT} 理论上可以同时计算出冠状动脉血管任何部位的 FFR 值。冠状动脉血流量与心肌总质量、管腔系统的 3 次方以及管壁剪切应力成正比，与流体动力黏性常数成反比。

二、FFR_{CT} 的临床有效性

虽然 FFR_{CT} 技术日益完善、有广泛的临床应用前景，但是其临床有效性仍需要严格评价。目前，无创 FFR_{CT} 的临床有效性可以通过与有创 FFR 结果进行对比而得出。HeartFlow 中心以及鹿特丹伊拉斯姆斯大学的研究证明，与单纯 CCTA 相比，FFR_{CT} 显著提高诊断准确率。所有入组患者均行 CCTA 检查以及 FFR_{CT} 计算，使用 ICA 中的 FFR 检查结果作为参考诊断标准为 $FFR \leqslant 0.8$，在 CCTA 以及 ICA 中显示狭窄程度 $\geqslant 50\%$。

1. DISCOVER-FLOW 研究　DISCOVER-FLOW 研究是对 FFR_{CT} 计算结果的首次研究，该研究包含 5 个临床中心，103 个患者（159 处病变）。在评价单支血管时，敏感度、特异度、阳性预测值、阴性预测值与 FFR_{CT} 准确度分别为 88%、82%、74%、92%、84%，相对的单纯 CCTA 为 93%、40%、47%、89%、59%。尽管单纯 CCTA 扫描有较高的敏感度和阴性预测值，

但其特异度及阳性预测值较低。FFR$_{CT}$ 在识别狭窄处血流动力学特征的特异度由单纯 CCTA 的 40% 提高到 82%。总体上,诊断精确度由 59% 提升到 84%,提示在诊断精确度上提高了 42%,而且降低了 70% 的假阳性率。根据受试者工作特征(ROC)曲线的曲线下面积(AUC)(FFR$_{CT}$ 为 0.90,CCTA 为 0.75,$P=0.001$)可以看出,FFR$_{CT}$ 在辨别狭窄病变是否造成缺血方面的能力显著提高。在诊断冠状动脉临界病变方面,FFR$_{CT}$ 使单纯 CCTA 的诊断准确度由 56% 提高到 86%,而特异度约提高 3 倍(83% 与 26%);与单纯 CCTA 比较,FFR$_{CT}$ ROC 曲线的 AUC 为 0.95($P<0.0001$)。FFR$_{CT}$ 诊断准确度与 CCTA 影像的质量有密切关系,FFR$_{CT}$ 对于图像质量的容错能力也比单纯 CCTA 高,FFR$_{CT}$ 对于由于钙化影响的图像质量降低有很强的容错能力。

2. DeFACTO 研究　DeFACTO 研究主要涉及 FFR$_{CT}$ 与 CCTA 联合对冠状动脉狭窄处血流动力学特点的诊断能力的评估。本研究包括可疑或确诊冠状动脉粥样硬化性心脏病患者 252 例,在入组的患者中,137 例(54%)有创 FFR 结果≤0.80,提示有冠状动脉血供障碍,结果表明 CCTA 与 FFR$_{CT}$ 联合诊断局部血供障碍提高单纯应用 CCTA 的诊断准确率(73% 和 64%),前者与后者相比敏感性(90% 和 84%)与阴性预测值(84% 和 72%)较高,表明前者具有较低的假阴性率。上述结果提示临床医师可以在 CCTA 与 FFR$_{CT}$ 结果均正常时确定患者不需要行有创检查。然而 FFR$_{CT}$ 的特异度(54%)与阳性预测值(67%)低于预期结果,表明即使假阳性率有所降低,对于 FFR$_{CT}$ 阳性结果的患者,可能仍有必要进行有创 FFR 检查。FFR$_{CT}$ 在辨别冠状动脉临界病变患者方面,ROC 曲线的 AUC 为 0.81,而单独 CCTA 为 0.68($P<0.001$)。在临界病变方面,FFR$_{CT}$ 的诊断能力也高于单独 CCTA。FFR$_{CT}$ 与 CCTA 的诊断准确率分别为 71% 和 57%,敏感度分别为 82% 和 37%,且两者特异度相近,均为 66%。尽管 FFR$_{CT}$ 未能达到实验设计的主要终点,FFR$_{CT}$ 与单独 CCTA 结果比较,前者诊断性能更优越,优于其他所有非侵入性检查结果。FFR$_{CT}$ 可以提高稳定型心绞痛及可疑冠状动脉粥样硬化性心脏病患者的诊断准确性。

3. NXT 研究　NXT 研究是一项前瞻性、国际性、多中心研究,其主要目的是评估 FFR$_{CT}$ 对可疑稳定型冠状动脉疾病的诊断价值。在 NXT 研究中,纳入 254 例冠状动脉狭窄程度 30%～90% 的患者(484 支血管),其优点为参与研究的各中心均可以更加严格地遵循最新指南进行规范化的患者管理,在计算机三维建模和计算软件方面均有所升级。结果显示,FFR$_{CT}$ 与 CCTA 相比 ROC 曲线下面积(分别为 0.90 和 0.81,$P<0.001$)以及准确度(81% 和 53%)、特异度(79% 和 34%)、阳性预测值(65% 和 40%),均高于单纯 CCTA。在临界病变方面,FFR$_{CT}$ 对比 CCTA 也显示更高的诊断性能:准确度分别为 80% 和 51%,特异度分别为 79% 和 32%,阳性预测值分别为 63% 和 37%。此外,FFR$_{CT}$ 在诊断可疑冠状动脉粥样硬化性心脏病方面有很高的价值,并且比单纯 CTA 具有较高的特异度。在反映钙化程度的 Agatston 评分>400 分的患者中 FFR$_{CT}$ 与 CCTA 对比准确度(75% 和 44%)和特异度(69% 和 23%)显著提高。FFR$_{CT}$ 诊断能力的提升尤其是特异性方面与患者的标准化管理、FFR$_{CT}$ 计算技术、生理模型及 CT 图像质量的提高密切相关。另外,NXT 研究还根据先前对其他心脏无创功能学检查(如心脏 MRI、多巴酚丁胺超声心动图负荷试验)与 FFR$_{CT}$ 在敏感度与特异度方面进行对比,间接比较这两种无创功能学检查与 FFR$_{CT}$ 的诊断能力,结果表明 FFR$_{CT}$ 的敏感度与特异度在诊断多支病变以及可疑心绞痛方面均高于这两种心脏无创功能学检查。

三、FFR_CT 的局限性

CT 伪影及患者个体因素均可能对图像质量产生不利影响,如严重钙化、金属支架影等,甚至可能会使相当一部分患者无法进行 FFR_CT 计算。另外,FFR_CT 有着庞大的计算量,需要较长时间的图像处理及几何建模。今后应在血管模型分割与计算程序优化方面继续提高,以更高效地应用于临床实践中。

四、FFR_CT 未来可能的应用

安全、无创、快速、准确、经济等优点可能会扩大 FFR_CT 的应用。未来可能用于临床诊断方面:①对可疑冠状动脉粥样硬化性心脏病患者进行无创形态学与功能学的联合检查,确定是否进行介入干预;②对已确诊的冠状动脉粥样硬化性心脏病患者,尤其是多支病变患者的功能学评估;③冠状动脉旁路移植术桥血管的血流功能评价,利用计算机假设模拟介入干预后的血流动力学恢复情况;④对于大规模临床试验不适合于有创随访而 CCTA 可以获得清晰冠状动脉影像者,如在完全可吸收支架临床研究——ABSORB 队列研究的随访中的应用;⑤在其他动脉血管中的应用,如在脑血管功能、肾动脉狭窄压力梯度(TSPG)研究中的尝试等。

第九节 多层螺旋 CT 冠脉成像评估心肌桥-壁冠状动脉左心功能

多层螺旋 CT 冠状动脉成像,不仅能发现心肌桥-壁冠状动脉,以及是否合并冠状动脉粥样硬化或冠状动脉粥样硬化性心脏病,还能够评估左心功能。

朱红伟等探讨 128 层 CT 检查和超声心动图检查心肌桥-壁冠状动脉患者左心室局部心肌的收缩功能和整体心功能指标相应数据相关性及其应用价值。他们收集保定市第二医院 2015 年 1 月至 2016 年 3 月经 128 层螺旋 CT 检查证实心肌桥存在患者 150 例,排除冠状动脉图像质量不能满足要求、壁冠状动脉前后合并斑块导致中、重度狭窄者 46 例,共计 104 例,分为 CT 组和超声组,测量评估指标分别为:左心室收缩末期最大内径、舒张末期最大内径和短轴收缩率(FS),腱索水平室间隔(IVS)收缩末期厚度、舒张末期厚度、收缩率、运动度,腱索水平左心室后壁(LVPW)收缩末期厚度、舒张末期厚度、收缩率和运动度,左心室收缩末期容积(ESV)、舒张末期容积(EDV)和射血分数(EF)。将 CT 和超声各相关数进行两样本的 t 检验及相关性比较分析。结果:CT 和超声的左心室功能各指标值具有较好的相关性,r 均 >0.7。结论:128 层 CT 与心脏超声在评价心肌桥患者腱索水平左心室肌段的收缩功能、EDV、ESV 和 EF 等指标具有较好的一致性,可将 CT 作为客观评价该类患者常用的检查手段之一。

总之,MSCT 冠状动脉成像与 CAG 相比有各自优点和缺点,应根据患者的不同临床情况,合理地选用,以有利于患者的诊断与治疗。

参 考 文 献

[1] 陈步星,胡大一,洪楠.多层螺旋 CT 心脏成像与冠状动脉造影.北京:北京大学医学出版社,2007.
[2] 戴汝平,高建华.冠状动脉多排螺旋 CT 成像.北京:科学出版社,2007.

［3］　姬尚义,沈宗林.缺血性心脏病.北京:人民卫生出版社,2005:122-123.

［4］　Napel S,Marks MP,Rubin GD,et al. CT angiography with spiral CT and maximum intensity projection. Radiology,1992,195:607-610.

［5］　Achenbach S,Moshage W,Ropers D,et al. Curved multiplanar reconstructions for the evaluation of cont-rastenhanced electron keam CT of the coronary arteries. Am J Roentgenol,1998,170:895-899.

［6］　Goitein O,Lacomis JM. Myocardial bridging:noninvasive diagnosis with multi-detector CT. J Comput Assist Tomogr,2005,29:238-240.

［7］　王升平.心肌桥及其影像学评价.医学影像学杂志,2008,918(4):435-436.

［8］　Yoko K,Yukio I,Tatsuya G,et al. Detection of myocardial bridge and evaluation of its anatomical proper-ties by coronary multislice spiral computed tomography. Europ J Radiol,2006,61:130-138.

［9］　杨立,赵林芬,李颖,等.心肌桥和壁冠状动脉的多层螺旋 CT 诊断及其临床意义.中华医学杂志,2006,86(40):2858-2862.

［10］　张树桐,金朝林,肖建伟,等.心肌桥和壁冠状动脉 64 层螺旋 CT 成像与冠状动脉造影比较.中国动脉硬化杂志,2007,15(4):303-306.

［11］　崔艳,钟丽华,白露,等.64 层螺旋 CT 冠脉成像与冠脉造影对冠心病诊断比较.心血管康复医学杂志,2008,17(3):245-247.

［12］　Cury RC,Pomerantsev EV,Ferencik M,et al. Comparison of the degree of coronary stenoses by maltide-tector computed tomography verus by guentitative coronary angiography. Am J Cardiol,2005,96:784-787.

［13］　Hoffmanu U,Ferencik M,Cury RC,et al. Coronary CT angiography. J Nucl Med,2006,47:797-806.

［14］　Cury RC,Ferencik M,Achenbach. S,et al. Accuracy of 16-slice multi-detector CT to quantify the degree of coronary artery stenosis:assessment of cross-sectional and longitudial vessel reconstructions. Eur J Ra-diol,2006,57:345-350.

［15］　Cury RC,Pomerantsev EV,Ferencik M,et al. Comparison of the degree of coronary stenosis by multide-tector computed tomography versus by quantitative coronary angiograhy. Am J Cardiol,2005,96:784-787.

［16］　Raggi P,Cooil B,Callister TQ. Use of electron beam tomography data to develop models for prediction of hard coronary events. Am Heart J,2001,141:375-382.

［17］　Arad Y,Goodman KJ,Roth M;et al. Coronary calcification,coronary disease risk factors,C-reactive pro-tein,and atherosclerotic cardiovascular disease events:the st. Francis Heart study. J Am Coll Cardiol,2005,446:158-165.

［18］　潘庆敏,代娟丽,万春辉,等.冠状动脉钙化积分在老年冠心病中的诊断价值及其界限研究.现代中西医结合杂志,2006,6:703-704.

［19］　张志寿,贺学英,周才,等.心脏螺旋 CT 对冠心病诊断的临床研究.中国医学影像技术,1998,14(增刊):382-383.

［20］　Macneill BD,Lowe HC,Takano M,et al. Intravascular modalities for detection of vulnerable plaque:cur-rent status. Arterioscler Thromb Vasc Boil,2003,23:1333-1342.

［21］　Achenbach S,Moselewski F,Ropers D,et al. Detection of calcified and noncalcified coronary atheroscle-rotic plaque by contrasrennanced submil limeter multidetector spiral computed tomography. Circulation,2004,109:14-17.

［22］　Kawawa Y,Ishikawa Y,Gomi J,et al. Detection of myocardial bridge and evaluation of anatomical prop-erties by coronary multislice spiral computed tomography. Eur J Radiol,2007,61:130-138.

［23］　张志寿,杨瑞峰.冠状动脉心肌桥的研究进展.心脏杂志,2009,21(3):417-420.

［24］梁长虹,刘辉.多层螺旋 CT 在心血管疾病中的应用及技术进展.中华心血管病杂志,2008,36(11):966-967.

［25］谢燕青,何文明,周忠.256 排螺旋 CT 冠脉成像对冠状动脉心肌桥致心肌缺血的形态学特征分析.现代实用医学,2016,28(11):1521-1522.

［26］余显冠,余舒杰,凌叶盛,等.320 排 CT 冠状动脉造影诊断的心肌桥患者预后的研究.新医学,2016,47(7):493-496.

［27］杨俊辉,闫荣,王勇斌,等.双源 CT 冠状动脉成像在心肌桥和壁冠状动脉诊断中的应用.医药前沿,2017,7(1):15-17.

［28］MohlenKamP S,Hort W,et al.Update on myocardial bridging.Circulation,2002,106(20):2616-2622.

［29］朱红伟,王丽丽,李艳,等.128 层 CT 与超声在评价心肌桥-壁冠状动脉致左心功能改变中的应用.陕西医学杂志,2017,46(7):888-891.

［30］谭理连,刘世明.心脏三维影像学-320 排 CT 成像技术.广州:广东科技出版社,2015.

［31］张凯,姜梅,张大波,等.双源 CT 对心肌桥相关冠脉病变的临床诊断分析.吉林医学,2016,37(12):2968-2969.

［32］邱晓晖,章辉庆.双源 CT 低辐射剂量冠状动脉 CTA 成像的应用现状及进展.安徽医学,2016,37(10):1309-1310.

［33］陈钰,金征宇.第 3 代双源 CT 的临床应用现状与展望.中国医学科学院学报,2017,39(1):1-3.

［34］Linsen PV,Coenen A,Lubbers MM,et al.Computed tomography angiography with a 192-Slice dual-Source computed tomography system:improvements in image quality and radiation dose.J Clin Imaging Sci,2016,6:44.[2016-10-21].https://www.ncbi.nlm.nih.gav/pmc/articles/PMC5093882/.

［35］Meyer M,Haubenreisser H,Schoepf UJ,et al.Closing in on the K edge:coronary CT angiography at 100,80,and 70 kV-initial comparison of a second-Versus a third-generation dual-source CT system.Radiology,2014,273(2):373-382.

［36］赵冠棋,刘广忠.从冠状动脉 CT 血管成像获得的无创血流储备分数研究新进展.中国医学影像学杂志,2015,23(5):397-399.

［37］王玉科.基于冠状动脉 CTA 图像评价冠状动脉功能性狭窄的研究进展.中国医学影像技术,2015,31(5):788-791.

［38］Koo BK,Erglis A,Doh JH,et al.Diagnosis of ischemia-causing coronary stenoses by noninvasive fractional flow reserve computed from coronary computed tomographic angiograms.Results from the prospective multicenter DISCOVER-Flow (Diagnosis of Ischemia-Causing Stenoses obtained Via Noninvasive Fractional Flow Reserve)Study.J Am Coll Cardiol,2011,58(19):1989-1997.

［39］Min JK,Leipsie J,Rencina MJ,et al.Diagnostic accuracy of fractional flow reserve from anatomic CT angiography.JAMA,2012,308(12):1237-1245.

［40］Nørgaard BL,Leipsic J,Gaur S,et al.Diagnostic performance of noninvasive fractional flow reserve derived from coronary computed tomography angiography in suspected coronary artery disease.The NXT trial (analysis of coronary blood flow using CT angiography:Next steps).J Am Coll Cardiol,2014,63(12):1145-1155.

［41］Pijls NH,Van Son JA,Kirkeeide RL,et al,Experimental basis of determining maximum coronary,myocardial,and colleteral blood flow by pressure measurements for assessing functional stenosis severity before and after percutaneous transluminal coronary angioplasty.Circulation,1993,87(4):1354-1367.

［42］冠状动脉血流储备分数临床应用专家共识专家组.冠状动脉血流储备分数临床应用专家共识.中华心血管病杂志,2016,44(4):292-296.

［43］樊明.螺旋 CT 冠状动脉造影与冠状动脉造影诊断冠心病患者冠状动脉心肌桥的比较.中国医师进修杂

志,2016,39(10):877-879.

[44] 韩虎魁.冠状动脉 CT 成像与冠状动脉造影对冠脉心肌桥诊断价值研究,四川医学,2017,38(7):739-741.

[45] 韩虎魁.冠脉造影与冠脉 CT 成像对心肌桥诊断价值进展.四川医学,2017,38(6):708-709.

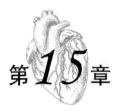

第15章　冠状动脉心肌桥冠状动脉造影

选择性冠状动脉造影是临床上常用的一种有创性检查方法,是指选择性地向左和右冠状动脉开口插入导管,注射造影剂,从而显示冠状动脉走行和病变的一种血管造影方法。1953年,Seldinger首先介绍经皮穿刺动脉的方法,1958年,Sones首先开展经肱动脉切开行冠状动脉造影。1967年,Judkins和Amplatz相继采用经股动脉穿刺途径插入预成形导管进行冠状动脉造影,该方法在临床上也日趋广泛应用。其主要目的是为明确冠状动脉有无病变及其病变狭窄程度和狭窄特征,为需要经皮冠状动脉介入治疗(PCI)、冠状动脉支架置入术、冠状动脉旁路移植术(CABG)或药物治疗的患者提供可靠的临床资料。冠状动脉造影是诊断冠状动脉粥样硬化性心脏病的"金标准",也是诊断冠状动脉心肌桥的"金标准"。1960年Portmanu和Iwing首先报道冠状动脉心肌桥的冠状动脉造影的影像学表现,即收缩期狭窄(systolic narrowing),以后对此研究不断增多,不断深入。

第一节　冠状动脉造影的适应证与禁忌证

一、适应证

随着医疗技术的提高和经验的积累,只要操作医师称职合格,设备完善,对患者的危险性在可以接受的范围,凡是需要显示冠状动脉才能解决的临床问题都有冠状动脉造影的指征。冠状动脉造影适应证如下。

1. 稳定型心绞痛或无症状心肌缺血,给予药物治疗的加拿大心绞痛分级(CCS分数)的Ⅲ级或Ⅳ级心绞痛患者。

2. 稳定型心绞痛的高危或中危患者,对早期积极内科保守治疗效果差或病情稳定后又复发患者,推荐急诊早期行冠状动脉造影检查。若内科保守治疗病情稳定后,可择期行冠状动脉造影检查。

3. 有症状的不稳定型心绞痛患者。

4. 急性心肌梗死发病在12h以内或已超过12h但仍有心肌缺血症状的患者。

5. 急性心肌梗死并发室间隔穿孔、乳头肌断裂、心搏骤停、心脏性休克,经内科治疗病情无法控制,需要急诊手术治疗者。

6. 陈旧性心肌梗死并发室壁瘤,临床上有心功能减退,严重心律失常及心绞痛者。

7. 不明原因的心脏扩大、心律失常、心功能不全,同时存在冠状动脉粥样硬化性心脏病高危因素患者。

8. 评价 PCI 或 CABG 术后是否发生冠状动脉再狭窄,以及 PCI 或 CABG 术后心绞痛症状复发,药物治疗不能控制,需考虑进一步血供重建治疗者。

9. 心脏性猝死心肺复苏成功的患者,或者有持续性单形室性心动过速(>30s)或非持续性复形性室性心动过速(<30s)患者。

10. 年龄在 45 岁以上的瓣膜病患者,欲行瓣膜置换术,术前应进行冠状动脉造影,以除外有无合并冠状动脉粥样硬化性心脏病。

11. 肥厚型梗阻性心肌病患者,欲行化学消融或外科手术前,应行冠状动脉造影。

12. 其他非心血管疾病,如外科胸部、腹部大手术前需排除冠状动脉粥样硬化性心脏病者。

13. 先天性心脏病,疑有冠状动脉畸形,如冠状动脉瘘、冠状动脉起源和(或)近心段走行异常等。

14. 疑有冠状动脉心肌桥患者,或冠状动脉心肌桥患者拟行 PCI 或 CABG 者。

15. 心脏移植术后需评价冠状动脉血流情况者。

16. 各种新技术及新产品的临床效果评价。

二、禁忌证

冠状动脉造影没有绝对禁忌证,相对禁忌证如下。

1. 未控制的严重充血性心力衰竭或急性左心衰竭患者。

2. 严重的未控制的高血压患者。

3. 严重的肝功能、肾功能障碍患者。

4. 严重的电解质紊乱者。

5. 严重的活动性出血者。

6. 碘制剂过敏者。

7. 发热及感染性疾病患者。

8. 急性心肌炎患者。

9. 严重心律失常患者。

10. 严重贫血者。

11. 急性卒中者。

12. 凝血功能障碍者。

13. 主动脉瓣心内膜炎患者。

14. 洋地黄中毒者。

15. 预后不好的心理或躯体疾病患者。严重的痴呆或病情呈进行性加重的精神障碍,晚期播散性癌,冠状动脉造影显然没有任何治疗价值者。

16. 严重的周围血管疾病,导管进入受限。

17. 患者拒绝决定性的治疗,如 PCI、CABG 或换瓣术者。

冠状动脉造影禁忌证中对肾功能不全的研究最为广泛。冠状动脉造影后肾功能显著恶化的发生率为 10%～40%,这一危险随手术前肾功能不全的严重程度而增加。手术前无肾功能不全的患者,这一危险的发生率为 0～0.5%。75% 以上肾功能不全患者的肾功能可以恢复,>10% 患者会出现需要透析的肾功能不全。注入造影剂后,基础肌酐水平、男性、糖尿病和造影剂量是肾功能不全进展的独立预测指标。要严格掌握患者的适应证、禁忌证,使患者的风险减少到最低程度。

第二节 冠状动脉造影方法

一、做好充分的准备工作

选择性冠状动脉造影与一般的无创性检查,如超声心动图、心电图及负荷试验不同,因其具有创伤性,故有一定危险性。术前在理论、操作及仪器设备上要有充分的准备,除要求有一个配合默契、技术娴熟的操作团队外,还需要检查仪器性能良好,复习病史,根据无创性检查结果,粗略地估计冠状动脉阻塞的部位及程度,准备好急救设备及药品。

观察冠状动脉及其分支的解剖、病理改变和病变程度,选择性冠状动脉造影仍为目前广泛应用且可靠的方法。使用按冠状动脉解剖构型的导管,经外周动脉将导管插入并送至冠状动脉开口,把造影剂直接注入左、右冠状动脉,显示冠状动脉及其分支的解剖形态、病变部位和病变程度。

选择性冠状动脉造影应配有相应的 X 线造影系统的高级计算机,其中包括单 C 形臂或双 C 形臂装置,可多方位、多角度投照。能以数字影像和数字减影形式显示及大容量存储图像,并以录像或光盘形式保存。一般需要 800～1000mA 的 X 线机,电压为 100～150kV,以保证以 0.1s 以下的曝光时间进行拍摄或投照。这种大型 X 线机需配有影像增强装置、电视·录像系统、电影摄像机、高压注射器、可移动的导管床、C 形臂支持系统,还需要多导生理记录仪(能进行心电监护及测压)、器械台、心脏除颤器、主动脉内球囊反搏泵(IABP)、喉镜、气管导管、吸氧系统、右心室心内膜临时起搏系统等。

左心室[和(或)升主动脉]造影应用高压注射器将造影剂以 15～20ml/s 的速度注入心室和(或)血管腔内,方可显示心室和主动脉根部的解剖的血流动力学改变。选择性冠状动脉造影必须通过特制注射器手推造影剂。

完成一次冠状动脉造影,至少需 5 名工作人员密切配合。包括术者、助手各 1 名,护士 1 名,心电监护及放射员技术员各 1 名。如需全身麻醉时,可临时配 1 名麻醉师。为保证患者安全,使检查和治疗成功,参加人员应分工明确,各尽其责。

冠状动脉造影前,医务人员对患者进行必要检查。术前认真讨论了解以下内容:①了解病情,确定有无适应证、禁忌证。②通过病史、体征、无创性检查结果,对冠状动脉病变部位、程度做出粗略估计,以利术前各项准备和预测可能发生的问题。③大多数患者在冠状动脉造影术后,根据病情可直接选择介入治疗,术前应做必要的准备。④全面了解患者造影前的周身状况,如有无贫血、离子紊乱、心力衰竭等,必要时在术前予以纠正。⑤决定术者、助手。

和患者谈话,充分向患者说明冠状动脉造影术的必要性和术中操作步骤,使患者充分理解该项检查的必要性、危险性和术中如何配合,帮助患者树立信心、消除顾虑和恐惧心理是十分重要的。对患者术前进行必要的训练,冠状动脉造影过程中,可对患者造成一定的不适,如动脉穿刺前的皮肤麻醉、穿刺时的疼痛、左心室造影时的灼热感、心悸,以及向冠状动脉内推注造影剂时的胸闷,甚至诱发心绞痛等,往往给患者造成心理压力,严重时会诱发患者动脉血管痉挛。此外,摄片时要求患者憋气,摄片后要求患者强有力的咳嗽,以促使造影剂从冠状动脉内排空。患者在术后要平卧 8～12h,部分患者因体位受限而不能排尿以致不得不接受导尿,故在术前可嘱患者做平卧位排尿训练及上述训练,以取得患者配合。术后对设备、抢救药品认真检查。对患者做好皮肤准备及术前用药。

二、严格操作规范,安全实施造影

在冠状动脉造影全过程中必须进行心电和压力监测,了解患者的感受,随时观察操作过程中患者病情变化,以便及时处理。

冠状动脉造影多取四肢动脉为入路,以取股动脉为主。近年有些术者取肱动脉或桡动脉穿刺为入路。选择性冠状动脉造影常用的导管有 Judkin 导管、Sones 导管和 Amplatz 导管。其中以 Judkin 法经皮股动脉穿刺插管,操作简便,并发症相对少且成功率高早已被普遍应用。Sones 法采用肱动脉穿刺插管,主要应用于髂-股动脉重度狭窄、阻塞,或降主动脉、腹主动脉病变(包括狭窄、动脉瘤、主动脉夹层等患者)。Amplatz 法可用于冠状动脉窦扩张或冠状动脉开口变异的患者。现今已有一些单位开展桡动脉穿刺插管技术,使用 4/5F 的导管,减少血管损伤,同时术后患者活动方便,逐渐为患者接受,但在操作技术上相对要求较高。

目前,冠状动脉造影一般选用非离子型造影剂,为非盐类三碘苯甲酸衍生物,碘浓度高,低渗透压,在溶液中不分解成离子,对血管和心脏传导系统的影响较小,对心肌收缩力无抑制作用,不良反应小。常用的有碘海醇(omnipaque)、碘普胺(ultravia)和碘帕醇(iopamidol)等。成人左心室造影用量一般为每次 30~40ml,速率 15~20ml/s。左冠状动脉为每次 6~8ml,右冠状动脉为每次 4~6ml。总量一般不超过 150~200ml。

Judkin 法冠状动脉造影术采用经皮股动脉穿刺经路,操作方便,对患者的损伤性小,造影成功率高。该技术包括左冠状动脉造影、右冠状动脉造影和左心室造影 3 个部分,该技术是目前世界上使用最广泛的冠状动脉造影技术。采用左冠状动脉插管术,具体为经皮股动脉穿刺成功后,插入 150cm 或 175cm 的 0.035 英寸(1 英寸＝2.54cm)或 0.038 英寸 J 形导丝,在 X线透视下看到导丝进入腹主动脉后再送入动脉鞘,确保导管走行在真腔。沿动脉鞘送入导丝和 Judkin 左冠状动脉导管。注意导丝一定要走在导管前,当送至升主动脉后,此时撤出导丝,吸出 3~4ml 可能含血栓的血液并弃之,用肝素盐水冲洗导管,将导管末端与三联相连。沿导管注入少许造影剂,随时测定主动脉压力。然后在前后位 X 线透视下,缓缓向前推送导管,导管自动滑进入左冠状动脉开口,此时可在荧光屏上看到管头突然向左上运动。当导管尖端进入左冠状动脉开口后,应立即监测压力,并向左冠状动脉导管内注入少许造影剂以确定导管是否在冠状动脉内。一旦确定导管在冠状动脉内,压力正常,就应行多体位冠状动脉造影。每次手推造影剂 4~8ml,冠状动脉显影满意后,撤出导管。采用右冠状动脉插管术,首先要导引钢丝将右冠状动脉导管送至升主动脉内,撤出导丝并连接好三联三通。然后在 45°~50°左前斜位 X 线透视下操纵导管。常用的方法是先将导管尖端送至主动脉根部,然后一边轻轻地顺时针方向旋转导管,一边上提导管,后一动作的目的在于防止导管在旋转过程中自然下滑进入左心室。当导管被旋转接近 180°时,导管尖端可滑入右冠状动脉开口。若该操作不成功的话,则可采取先将导管尖端置于主动脉根部上方 3~5cm 处,再单纯做顺时针旋转导管动作,可不做上提。当导管被旋转接近 180°时,导管尖端可滑入右冠状动脉口内,术者在荧光屏上可看到导管尖端的突然右向运动(图 15-1)。此时术者应立即检查心电和压力,并向导管内注入少许造影剂。当确定导管尖端已在右冠状动脉口内,若患者无不适,心电和压力正常,则可进行造影,每次注入造影剂 3~5ml。左心室造影与其他左心导管检查相同(图 15-2)。

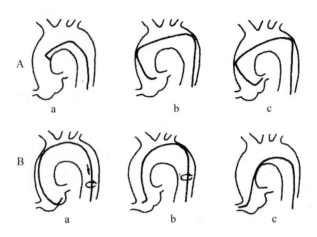

图 15-1　左(A)、右(B)冠状动脉插管示意图

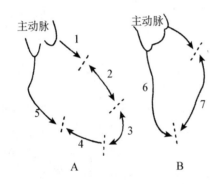

图 15-2　左心室造影

A. 右前斜位　B. 左前斜位

1. 前基底段;2. 前侧壁;3. 心尖部;4.

膈面段;5. 后基底段;6. 间隔段;7. 后侧段

三、冠状动脉(含左心室)造影的投照体位

由于冠状动脉的解剖特点,需通过不同体位的投照显示左、右冠状动脉及分支的全貌和相应病变情况。

(一)左冠状动脉及分支

1. 左前斜位 45°～60°显示前降支、对角支和回旋支及其分支钝缘支,但左主干和前降支、回旋支近心段在此体位有所缩短。

2. 左前斜位 45°～60°+足头位 20°较前一体位可展开缩短的前降支和回旋支近心段。

3. 左前斜位 45°～60°+头足位 20°亦称蜘蛛位,观察左主干和前降支及回旋支起始段。

4. 右前斜位 30°显示冠状动脉左主干及分支,特别是适于观察回旋支及其分支钝缘支。

5. 右前斜位 30°+头足位 20°显示前降支及其分支全貌,易于观察对角支近心段的病变,在此体位回旋支短缩。

6. 右前斜位 30°+足头位 20°显示前降支全貌并可展开回旋支。

以上见图 15-3～图 15-6。

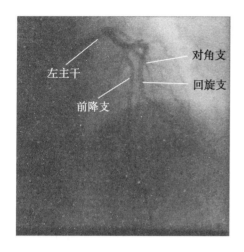

图 15-3　左冠状动脉 AP＋头位 31°

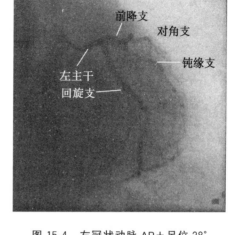

图 15-4　左冠状动脉 AP＋足位 28°

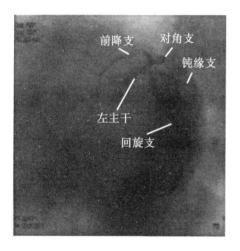

图 15-5　左冠状动脉 LAO 35°＋足位 29°

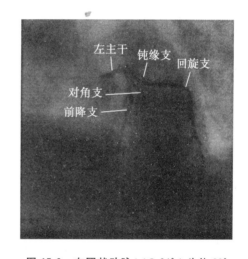

图 15-6　左冠状动脉 LAO 31°＋头位 29°

(二)右冠状动脉

1. 左前斜位 45°～60°显示右冠状动脉全貌,但其分支短缩。

2. 左前斜位 45°～60°＋头足位 20°深吸气摄片,可以展开后降支与左心室后支,尤其适用于横位心者,有助于观察后降支的起始段。

3. 右前斜位 30°～60°显示右冠状动脉侧房室沟段,有利于观察窦房结支、圆锥支和后降支。

以上见图 15-7～图 15-9。

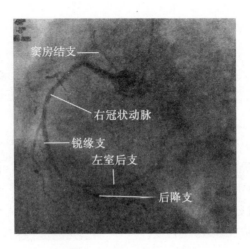

图 15-7　右冠状动脉 LAO 45°

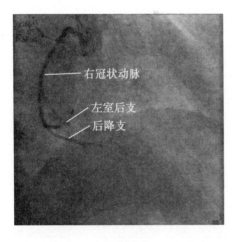

图 15-8　右冠状动脉 RAO 30°

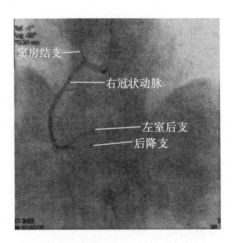

图 15-9　右冠状动脉 AP＋头位 30°

（三）左心室

一般左心室造影最好一次双相投照，采用右前斜位 30°和左前斜位 50°～60°。如只有单相投照则首选前者。右前斜位以轴线法（图 15-2）。将左心室分为 5 段，即前基底、前侧壁、心尖、下壁和后基底段。一次双相投照的左心室造影对于观察室壁的整体情况，罕见的亚急性室壁穿孔等优于其他检查方法，如超声心动图、CT 和 MRI。

造影结束后拔除动脉外鞘管，穿刺局部压迫止血并加压包扎后送回病房，卧位 24h，密切观察心电图和血压情况、穿刺局部出血情况和足背动脉情况。

第三节　冠状动脉造影并发症

诊断性冠状动脉造影技术相对简单，并发症发生率相对较低，并且与术者的经验有关。随着设备、器材不断改进，经验积累，并发症和死亡率较前显著降低。常见并发症如下：

一、与冠状动脉相关并发症

(一)心律失常

发生率为 0.1%～0.4%。在冠状动脉造影过程中,一过性心律失常和传导阻滞很常见,如室性期前收缩、房性期前收缩、室性心动过速及窦性心动过缓,以室性期前收缩最为常见,调整导管位置或撤出导管可一般自行恢复。如操作过程中出现严重心律失常,如窦性心动过缓、窦性停搏、室性心动过速时,应停止操作,及时处理。个别患者持续性严重心动过缓达 40/min 以下,或二度以上房室传导阻滞时,可静脉注射阿托品 0.5～1mg,若不能恢复则需要安装临时人工心脏起搏器。心室颤动是冠状动脉造影中最严重的并发症之一,发生率为 0～5%,一旦出现,立即撤出导管,进行心外按压并立即电除颤,用 200～300Ws 除颤,一次不能转复可继续除颤,绝大多数可抢救成功。

(二)心肌梗死

心肌梗死是冠状动脉造影少见而严重的并发症,发生率为 0.05%～0.07%。

(三)一过性 ST 段改变

造影过程中冠状动脉内注入造影剂可致 ST 段一过性抬高或压低,反映心肌缺血。停止注射,让患者咳嗽,增加胸腔压力,有助于血管内造影剂的排出,心电图改变可自行恢复。

(四)死亡

死亡是诊断性冠状动脉造影最为严重的并发症。目前,死亡发生率为 0.03%～0.08%。与死亡密切相关的疾病有左主干严重病变、严重多支病变、左心室功能严重受损(LVEF <30%)。

二、并发症

(一)局部出血和血肿

严重出血和血肿发生率为 0.1%,轻者发生率为 1%～2%。小血肿可自行吸收。出血或血肿过大,失血过多时,特别是伴血压下降(<90/60mmHg)、贫血时,应重新压迫止血,补液扩容,并给予配血和输血,必要时给予升压药。

(二)穿刺部位动脉血栓形成或远端栓塞

股动脉细小时,如外周血管疾病、糖尿病、女性患者,插入大的鞘管和导管留置时间过长,导管或钢丝造成血管内损伤等,可致血栓或栓塞。

(三)重要脏器栓塞

栓子来自导管或导丝表面形成的血栓或因操作不慎致动脉粥样硬化斑块脱落或注入气泡等,左心室造影时高压注射造影剂或导管操作不当,也可使原附壁血栓脱落而发生栓塞。栓塞部位可为脑血管、肺动脉、肾动脉、肠系膜动脉及下肢动脉等。一旦发生,应积极用扩血管药物或溶栓治疗。

(四)假性动脉瘤

均局限在穿刺部位,多在穿刺后 3～5d 发现局部有 2～3cm 的包块,可有搏动和血管杂音。小的假性动脉瘤可压迫包扎,减少活动,1 周内可以消失;大的假性动脉瘤应请外科医师进行手术矫正。

(五)动-静脉瘤

偶可发生在穿刺部位,主要表现局部出现搏动性包块,局部有血管杂音,行走时可以出现患侧肢体无力、发凉及疼痛。

(六)血管迷走反应

常发生在冠状动脉造影术中及术后,拔除鞘管及压迫止血时发生。主要表现为面色苍白、大汗淋漓、头晕或神志改变,严重者可意识丧失。部分患者感气促、心悸、乏力。体检时有心动过缓和低血压症状。应注意预防和及时处理。

(七)变态反应

冠状动脉造影过程中所使用的药物均可产生变态反应。对局部麻醉药的变态反应很少见。对碘造影剂过敏者约占 1%,表现为组胺释放反应,如打喷嚏、荨麻疹、口唇或眼睑血管性水肿、气管痉挛,严重者发生过敏性休克。术中一旦出现变态反应,可给予激素和组胺受体拮抗药治疗,特别是发生过敏性休克时,给予肾上腺素和激素治疗。

(八)其他并发症

包括导管打结或断裂、感染等。

北京阜外医院心血管介入中心对 1987—2000 年 9196 例冠状动脉造影患者分析,主要并发症发生率为 1.33%,死亡 2 例(占 0.02%),严重心律失常 27 例(占 0.29%),严重造影剂变态反应 4 例(占 0.04%),非致死性急性心肌梗死 1 例(占 0.01%),冠状动脉夹层 2 例(占 0.02%)。

第四节　冠状动脉心肌桥冠状动脉造影特征

冠状动脉造影目前仍然是诊断冠状动脉心肌桥的"金标准",随着 64 层螺旋 CT 冠状动脉成像在临床应用增多,发现冠状动脉心肌桥更多,而且有其优势,冠状动脉造影面临新的挑战。

冠状动脉造影并不能显示心肌桥本身,但可见到壁冠状动脉在收缩期变得狭窄、模糊或显示不清,甚至完全不显影,而在舒张期该段血管腔正常,显示清晰。冠状动脉心肌桥在冠状动脉造影时的诊断标准为:心脏收缩时冠状动脉狭窄具有短暂性、间歇性的特点,而舒张期恢复正常或狭窄减轻明显,这种特征性被称为"挤牛奶现象"或"挤奶征"(milking effect)或"收缩期狭窄"。这种改变是由于壁冠状动脉管腔在收缩期受到心肌桥的压迫,而在舒张期该压迫消失所致(图 15-10)。

国外冠状动脉造影时冠状动脉心肌桥的检出率为 0.4%～4.6%。统计 6 个大系列 18 231 例冠状动脉造影心肌桥的检出率为 1.02%。国内有报道冠状动脉造影的检出率仅为 0.665%,一般为 2%～2.5%,亦有报道在 16%～40%,而 MSCT 冠状动脉成像对冠状动脉心肌桥的检出率可达 18.56%～58%。冠状动脉造影检出心肌桥的差异受多种因素的影响,如心肌桥的长度、与左前降支相关的桥纤维准确定位、心肌桥与毗邻动脉间的关系等。血管造影仅察觉深部肌桥,而浅部肌桥不易发现,发现心肌桥与肌桥长度不相称。此外,由于冠状动脉变异较多,走行及其分布多样,且造影图像是二维图像,不能全面显示冠状动脉三维空间的直接征象。部分学者认为,冠状动脉造影检出冠状动脉心肌桥最有效的体位是左、右斜位,而左、右斜头位可能更清晰。通过多体位、多角度观察,造影中使用硝酸甘油可以提高壁冠状动脉的检出率。

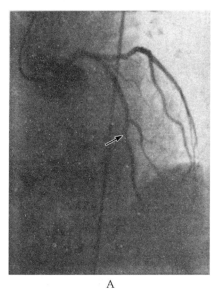 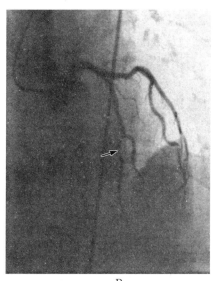

图 15-10　冠状动脉心肌桥冠状动脉造影特征

A. 前降支在舒张期时血管正常（箭头所指）；B. 前降支在收缩期时明显狭窄（箭头所指）

冠状动脉造影能否显示心肌桥对壁冠状动脉的压迫可能和以下因素有关：①心肌桥的厚度和宽度。②心肌桥与壁冠状动脉的解剖关系。③壁冠状动脉周围结缔组织和脂肪组织的多少。④血管扩张药（如硝酸甘油、硝普钠、异丙肾上腺素）可加重收缩期狭窄，而血管收缩药（如麦角新碱、去氧肾上腺素、去甲肾上腺素）则减轻收缩期狭窄。⑤心肌桥近段冠状动脉有粥样硬化狭窄，降低其心肌桥远段的压力，使可能存在的收缩期狭窄显示不清。⑥冠状动脉造影投照体位，常规左、右前斜位＋头位会更清晰显示。但对心肌功能不能提供什么信息，当壁冠状动脉近段狭窄时，该段血管内压较高，冠状动脉储备功能低下。在浅表肌桥患者，看不到"挤牛奶现象"，新的影像技术和刺激试验有助于发现心肌桥患者。

Bourassa 等研究定量冠状动脉造影显示肌桥段壁冠状动脉大多有严重狭窄，对近段及远段收缩期和舒张中、晚期狭窄腔径平均减少值进行测量。当收缩期壁冠状动脉平均腔径减少≥70％时，冠状动脉造影显示"挤牛奶现象"，当舒张中期至晚期狭窄腔径减少≥35％时，亦呈现此现象。

金志刚等对 2003 年 1 月至 2007 年 12 月 900 例患者进行冠状动脉造影，男性 601 例，女性 299 例，年龄 24－83 岁。采用 Judkins 法行股动脉或肱动脉多体位的选择性冠状动脉造影，少数患者行升主动脉造影以显示冠状动脉，并由有经验的心脏介入医师对造影结果进行判定。900 例患者中，共检出冠状动脉先天性变异 67 例（占 7.44％）男性 45 例，女性 22 例，年龄 24－83 岁。具体如下：①冠状动脉瘘 9 例（男性 6 例，女性 3 例），检出率为 1.00％。②冠状动脉开口起源异常 12 例（男性 8 例，女性 4 例），检出率为 1.33％。③壁冠状动脉 46 例（男性 31 例，女性 15 例），检出率为 5.11％。其中左冠状动脉心肌桥 43 例，左前降支心肌桥 37 例，左回旋支心肌桥 6 例；右冠状动脉心肌桥 3 例（6.6％）。

张树桐等进行心肌桥和壁冠状动脉 64 层螺旋 CT 成像与冠状动脉造影比较研究,对 2005 年 7 月至 2006 年 7 月所有行冠状动脉 CTA 检查患者 1422 例,共检出心肌桥患者 104 例,其中男性 89 例,女性 15 例,年龄为 31—77 岁,平均年龄(52.1±16.2)岁。由 CTA 检出的心肌桥患者均于查出后 10~30d 内行 CAG 检查。采用 Philips Intergris 血管机、Judkin 法常规检查,造影剂采用非离子型造影剂碘海醇,注射速度为 6~8ml/s,进行多角度投照,检查范围主要为 LMA、LAD、LCX、RCA 及其主要分支。64 层螺旋 CT 冠状动脉成像发现心肌桥 104 例 119 段,其中单支冠状动脉心肌桥患者 93 例,LAD 两段心肌桥患者 6 例,LAD 合并对角支心肌桥 1 例,LAD 合并 LCX 心肌桥 1 例,LAD 多段心肌桥 3 例,RCA 未检出心肌桥。心肌桥最大厚度<2mm 的共 86 段,2~5mm 的 26 段,>5mm 的 7 段。CAG 检查 104 例心肌桥患者中共检出 42 例共 44 段肌桥,其长度为(5.1±3.6)mm,狭窄程度为 70.2%±28.4%。与此相比,测得相应的 CTA 数据为平均长度(7.4±3.3)mm,狭窄率为 40.2%±22.8%。

将 44 段肌桥长度及狭窄程度的 CTA 及 CAG 数据分别做两面配对 t 检验显示,两组检验均有显著性差异($P<0.05$)(表 15-1)。

表 15-1　多层螺旋 CT 血管造影与常规冠状动脉造影对心肌桥及壁冠状动脉数据比较

指标	CTA 结果	CAG 结果
心肌桥长度(mm)	4.4±3.1[a]	3.1±2.3
壁冠状动脉狭窄程度	41%±20%[a]	60%±23%

a. $P<0.05$,与 CAG 组比较

CTA 对于心肌桥的检出率较 CAG 有所提高,本研究中 CTA 心肌桥检出率为 7.3%,CAG 对心肌桥检出率为 2.9%。据有关资料显示,CAG 检查中只有 MCA 的管径狭窄变化程度在 25% 以上时才容易被发现,在心脏搏动下狭窄程度<25% 的 MCA 多被漏诊。而 CTA 可清晰显示冠状动脉血管在整个心动周期内存在狭窄或闭塞情况与否,结合 CTA 的 VR、MPI、CPR、MIP 等图像,均可对心肌桥做出准确的诊断,因而心肌桥及 MCA 的检出率明显提高。本组患者中 CTA 可以清晰地显示心肌桥对血管的包绕形式,表浅型 MCA 多走行于心外膜下呈"C"形包裹,其上方所覆盖的心肌桥厚度大多<2mm;心肌桥对 MCA 包埋较深的情况较少,呈环形厚度常>2mm,并且有 7 例 7 段心肌桥厚度>5mm,甚至出现部分 MCA 走行于心内膜下的情况。患者一般临床症状重(胸闷、气短、心绞痛等),并且 ECG 显示 ST 段压低,提示明显心肌缺血的存在。本组患者中环形心肌桥包裹的 MCA 均能被 CAG 检出,但是 CAG 无法显示心肌桥的包裹形式及心肌桥厚度。本研究通过 CTA 对 44 段心肌桥的长度测量显示其数据较 CAG 数据要大,分析可能是由于心肌桥两端肌桥较薄,对 MCA 的挤压作用较弱而使 CAG 低估心肌桥的长度所致。因此,通过本研究结果可以认为,CTA 较 CAG 在指导心肌桥和 MCA 治疗方面更有价值。本组 CTA 发现有多达 63% 的近段冠状动脉合并软、硬斑块形成现象,致使血管管腔狭窄。目前,64 层螺旋 CT 时间分辨率尚达不到在所有相位上清晰显示冠状动脉结构的要求,因而不能观察到 CAG 显示的 MCA"吮吸作用",不能准确反映 MCA 的真正狭窄情况,说明在目前 CT 技术下分析 MCA 狭窄程度只能作为一定参考依据。

李玉峰等对经过选择性冠状动脉造影而诊断心肌桥患者进行临床分析。冠状动脉造影如

发现冠状动脉有收缩期狭窄或合并舒张期松弛延迟现象,则考虑有心肌桥存在,同时目测判断心肌桥部位收缩期较舒张期狭窄程度。按照 Noble 的分级方法,将冠状动脉直径收缩期较舒张期狭窄程度分为 3 级：Ⅰ级,直径狭窄<50%；Ⅱ级,直径狭窄 50%～75%；Ⅲ级,直径狭窄>75%。本组心肌桥冠状动脉造影结果为狭窄Ⅰ级的 6 例(5%),Ⅱ级的 78 例(65%),Ⅲ级的 36 例(30%)。肌桥分布于前降支者 114 例(95%),其中近中段者 108 例,远段者 6 例。回旋支者 6 例(5%)。同时合并有动脉粥样硬化者 24 例,18 例为肌桥近端血管粥样硬化。18 例中,肌桥Ⅰ级 2 例,Ⅱ级 8 例,Ⅲ级 8 例。粥样硬化狭窄程度<30%者 6 例,狭窄 30%～50%者 8 例,狭窄 50%～70%者 2 例,狭窄>70%者 2 例;6 例为肌桥以外其他分支粥样硬化,狭窄程度均<50%。心肌桥长度<10mm 者 78 例;10～20mm 者 30 例;>20mm 者 12 例。入院前诊断冠状动脉粥样硬化性心脏病心绞痛者 102 例,胸闷原因待查者 9 例,心脏神经官能症者 9 例。所有患者均未在造影之前做出心肌桥的诊断。冠状动脉造影能否显示心肌桥,主要取决于以下因素：①心肌桥的厚度、宽度与长度；②心肌桥与壁冠状动脉的关系,尤其是壁冠状动脉周围结缔组织和脂肪组织的多少；③血管扩张药和血管收缩药的影响；④造影体位和观察者的细心程度。

杨瑞峰等分析 2003 年 1 月至 2006 年 1 月 580 例冠状动脉造影检出的 62 例心肌桥患者的临床特征,心肌桥检出率为 10.69%。其中孤立性心肌桥 43 例(69.36%),心肌桥合并冠状动脉病变 19 例(30.65%),冠状动脉直径>1.5mm,狭窄≤50%者有 9 例,其中严重狭窄者 6 例(含 3 支病变和心肌桥合并同支严重冠状动脉狭窄>80%)。59 例心肌桥均发生在左冠状动脉(占 95.17%),其中前降支 38 例(占 61.29%),回旋支 11 例(占 17.75%),发生在对角支 10 例(16.13%)。发生在前降支近段 6 例,中段 24 例,远段 8 例。其中第一对角支 7 例,第二对角支 3 例。3 例肌桥发生在右冠状动脉(4.84%),其中 1 例在右冠状动脉中段,2 例在远段。心肌桥长度为 8～31mm。根据 Noble 分级方法,15 例为Ⅰ级,40 例为Ⅱ级,7 例为Ⅲ级。

黄维义等对 317 例患者行选择性冠状动脉造影,全部采用 Seldinger 技术经皮穿刺股动脉,左冠状动脉造影常规采用右前斜位+头位,右前斜位+足位,左前斜位+头位,左前斜位+足位;右冠状动脉造影采用左前斜位及右前斜位。设备采用 Philips Intergris V5000 数字减影血管造影机。造影剂选用碘帕醇 370,速度为 25 帧/s。造影后即刻由两位有经验的术者对图像做分析判断,对疑似病变给予硝酸甘油 200μg 冠状动脉内注入后再重复造影。以冠状动脉于心室收缩期出现短暂间歇性狭窄而于舒张期恢复正常者,诊断为冠状动脉心肌桥。本组共检出心肌桥 11 例(占 3.5%),其中单桥 10 例,均位于左前降支(近段 4 例,中段 5 例,远段 1 例);双桥 1 例,位于左前降支中段及左旋支中段。心肌桥长 8～30(平均 16.2)mm。依据 Nobel 分级法,Ⅰ级 2 例,Ⅱ级 4 例,Ⅲ级 5 例。同时并发冠状动脉粥样硬化者 3 例(占 27.3%),其中 2 例粥样硬化病变处管腔狭窄<50%,1 例狭窄程度达 70%。据报道,左肩位心肌桥检出率最高。有时由于近端冠状动脉粥样硬化产生的固定性狭窄或痉挛的存在限制冠状动脉的血流灌注,致使造影很难发现心肌桥的存在,这些心肌桥只有在 PCI 后或冠状动脉内注入硝酸酯类药物后才得以暴露。在造影表现上,心肌桥应注意与假性心肌桥相鉴别,后者是由于心脏明显增大、紧贴胸壁,在心脏舒张期出现局限性冠状动脉狭窄,而在收缩期冠状动脉狭窄消失。

韩虎魁等选择成都大学附属医院心内科在 2014 年 1 月至 2015 年 12 月期间行冠状动脉 CT 成像检查(CTA)后可疑冠状动脉病变并进行冠状动脉造影检查的 256 例患者,

对比性分析两种检查方法对心肌桥诊断的敏感性和特异性。结果显示,经冠状动脉CTA共检出56例心肌桥患者,阳性率为21.9%;冠状动脉造影共检出心肌桥患者36例,阳性率为14.1%。冠状动脉CTA对心肌桥诊断的敏感度为55.6%,特异性为83.6%,准确性为79.7%,阳性预测值为35.7%,阴性预测值为92%,患病率为14.1%,与冠状动脉造影比较差异有统计学意义($\chi^2 = 27.81, P < 0.001$)。本研究证明,冠状动脉CTA和冠状动脉造影是诊断心肌桥的可靠方法,与金标准冠状动脉造影相比,冠状动脉CTA对心肌桥有更高的检出率和更好的特异性。

总之,目前仍认为选择性冠状动脉造影是心肌桥诊断的"金标准"。造影中若发现冠状动脉有收缩期狭窄和(或)舒张早期血管扩张延迟,到舒张晚期才达到扩张高值,这种扩张延迟现象提示心肌桥存在。按照Nobel进行程度分级。造影诊断应注意与冠状动脉痉挛、长段均匀固定性狭窄鉴别。

第五节　冠状动脉粥样硬化病变造影征象

冠状动脉心肌桥中有孤立性心肌桥,壁冠状动脉近端易发生粥样硬化性病变,亦有部分患者合并冠状动脉粥样硬化病变,甚至严重狭窄、闭塞病变,本节将重点介绍冠状动脉粥样硬化病变冠状动脉造影征象,这有助于对冠状动脉心肌桥患者冠状动脉病变全面、深入地了解。

一、冠状动脉分段与狭窄分级

(一)冠状动脉分段

目前大多数采用1975年美国心脏协会(AHA)制定的15个节段标准。

1. RCA近段:起始于右冠状动脉开口部到第1个较大的右心室支动脉发出处或右冠状动脉的第1个弯曲部。

2. RCA中段:始于第1个较大的右心室支动脉发出处或右冠状动脉的第1个弯曲部,到锐角支发出处(位于右冠状动脉的第2个弯曲部,右心室的锐角缘上)。

3. RCA远段:起于锐缘支动脉,至后降支与左心室后侧支分叉处。

4. 后降支和左心室后侧支。

5. 左主干。

6. LAD近段,左主干末端到第1间隔支动脉或第1对角支动脉发出处。

7. LAD中段,第1间隔支动脉到左前降支动脉转角处(走行方向由前转为向下)。

8. LAD远段,前降支动脉转角处以下部分。

9. 第1对角支。

10. 第2对角支。

11. LCX近段,从开口部到第1钝缘支动脉发出处。

12. 钝缘支。

13. LCX远段,从第1钝缘支动脉发出处起,到回旋支动脉终末。

14. LCX左心室后支。

15. LCX后降支。

（二）**冠状动脉狭窄分级**

冠状动脉狭窄的判断主要有 3 种方法，即目测直径法、定量冠状动脉测量（OCA）和冠状动脉内超声（IVUS）等方法。冠状动脉狭窄程度可用狭窄直径减少的百分比或狭窄面积减少百分比来表示。目前，通常采用的是目测直径法，即以紧邻狭窄近心端和远心端的正常血管段内径为 100%，狭窄处血管直径减少的百分数为狭窄程度。估测直径时，参照已知导管的直径与动脉的粗细比较便可。直径减少 1/2 称为 50% 狭窄，减少 9/10 称为 90% 狭窄，线条影称为 99% 狭窄，完全闭塞则为 100% 狭窄。面积与直径的关系，用冠状动脉管腔狭窄程度可间接推断面积狭窄程度，其对应关系是直径狭窄 50%、75% 和 90%，分别对应面积狭窄 75%、95% 和 99%。国际上一般习惯用狭窄直径表示。当冠状动脉直径减少 50% 以上时，运动中诱发心肌缺血，称为有意义的病变；当狭窄直径减少 80%～85% 以上时，方会引起静息冠状动脉血流量减少；当狭窄直径 <50% 时，血管血流动力学上无显著意义，但临床上不一定是良性的，病变可慢性发展，也可发生斑块破裂而演变为急性冠脉综合征（图 15-11，图 15-12）。

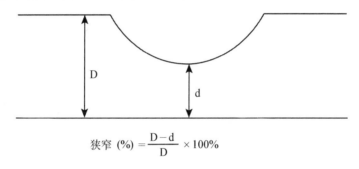

$$狭窄(\%) = \frac{D-d}{D} \times 100\%$$

图 15-11 测量冠状动脉直径狭窄

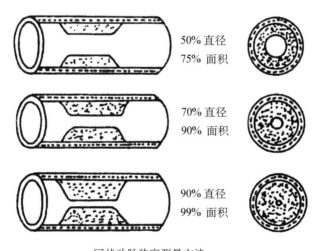

50% 直径
75% 面积

70% 直径
90% 面积

90% 直径
99% 面积

冠状动脉狭窄测量方法

图 15-12 冠状动脉狭窄测量方法

二、冠状动脉病变形态

冠状动脉病变可分为左主干病变、单支病变、双支病变、三支病变。

(一)狭窄性病变

由于内膜斑块形成和(或)管壁增厚造成管壁不规则,以及不同程度的狭窄和阻塞。冠状动脉狭窄分级亦有按冠状动脉造影冠状动脉管腔直径≤50％、50％～74％、75％～99％及100％,一般分为轻度、中度、重度狭窄和阻塞。按冠状动脉管腔面积狭窄分为Ⅰ级(正常)、Ⅱ级(管腔狭窄面积＜50％)、Ⅲ级(管腔狭窄面积50％～75％)、Ⅳ级(管腔狭窄面积75％～90％)、Ⅴ级(管腔狭窄面积＞90％)、Ⅵ级(完全闭塞)。

1. 冠状动脉狭窄的形态特征

(1)向心性狭窄:指狭窄部位的冠状动脉粥样硬化斑块以冠状动脉管腔中心线为中心均匀地向内缩窄,冠状动脉造影显示在不同体位其狭窄程度均相同。多为稳定型心绞痛。

(2)偏心性狭窄:指狭窄部位的冠状动脉粥样硬化斑块向冠状动脉管腔中心线不均匀缩窄或从中心线一侧造成缩窄,冠状动脉造影显示同一狭窄病变在不同的投照角度显示的狭窄程度不同。多为不稳定型心绞痛(图15-13)。

①Ⅰ型:表面光滑,基底宽。

②Ⅱ型:基底窄,呈尖角状,边缘锯齿状或火山口样。

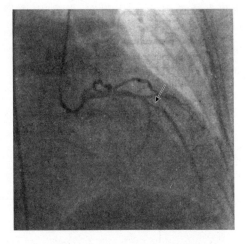

图15-13　冠状动脉偏心性狭窄
左冠状动脉右前斜位＋头位造影图像,箭头所指为前降支中段有一处90％偏心狭窄

2. 冠状动脉病变的长度

(1)局限性狭窄:指病变长度＜10mm的狭窄。

(2)管状狭窄:指长度为10～20mm的狭窄,其发生率仅次于局限性狭窄。

(3)弥漫性狭窄:指长度＞20mm的狭窄,多发生在高龄冠状动脉粥样硬化性心脏病患者或糖尿病患者的冠状动脉上,常伴有明显的钙化。

3. 管腔不规则　指管腔狭窄程度＜25％的弥漫性狭窄,冠状动脉造影显示长段冠状动脉管壁不规则或不光滑。它是冠状动脉粥样硬化较轻的表现,其不产生血流动力学改变。但在此基础上,冠状动脉易发生痉挛。

4. 闭塞性病变

(1)完全闭塞性病变:远端无任何前向血流,周围多有侧支循环的表现。

(2)次全闭塞性病变:可见微弱、缓慢的前向血流。

以上病变是冠状动脉粥样硬化造影的主要征象,占90％以上。

(二)瘤样扩张

瘤样扩张指冠状动脉粥样硬化或先天性因素改变破坏血管壁内层及内弹性纤维层,导致管壁向外扩张,冠状动脉造影显示冠状动脉管壁不同程度地向外扩张。如为局限性扩张(＜7mm)则称为冠状动脉瘤,如为弥漫性扩张(＞7mm)则称为冠状动脉扩张。冠状动脉扩张可不伴有狭窄,也可与狭窄混合存在而呈半球样改变。检出率可达7％,以右冠状动脉为多见,其次为左主干、前降支及左回旋支。

(三)斑块溃疡

冠状动脉粥样硬化斑块溃疡,冠状动脉造影时可见斑块基础上的"龛影"。冠状动脉溃疡具有重要的临床意义,其是动脉粥样硬化斑块最不稳定状态,易于诱发局部血栓而导致管腔闭塞,其破裂下来的碎片还可以阻塞远端血管或分支。

(四)冠状动脉钙化

冠状动脉钙化指钙质在冠状动脉管壁内或粥样硬化斑块内沉积,X 线透视显示沿冠状动脉走行分布的密度不均的高密度影像。有报道冠状动脉内超声检查在 $60\%\sim70\%$ 的病变中有不同程度的钙化,而 X 线透视时只有 $8\%\sim14\%$ 的病变有钙化影像存在,影像增强透视检出率仅为 20%。

(五)冠状动脉夹层

冠状动脉夹层指冠状动脉内膜及其斑块自发地或在外力的作用下,发生在造影条件下可见的断裂,冠状动脉造影显示冠状动脉管腔内有被线状造影剂影像隔离的充盈缺损。冠状动脉夹层分为医源性冠状动脉夹层、自发性冠状动脉夹层。

(六)冠状动脉血栓

冠状动脉血栓指急性、亚急性血栓在冠状动脉内形成,冠状动脉造影显示,造影剂充盈冠状动脉时,血栓存在处可见被造影剂包绕的椭圆形、长条形或略有不规则形的低密度影,造影剂消散后血栓存在处及近段仍有少量造影剂残留。

(七)冠状动脉痉挛

一过性冠状动脉狭窄或阻塞称为冠状动脉痉挛,前者可为局限性或节段性。冠状动脉自发或受导管顶端等刺激而发生的局限性或弥漫性收缩,冠状动脉造影显示痉挛处呈管壁光滑或不光滑的局限性或弥漫性狭窄样改变。痉挛可发生在冠状动脉粥样硬化基础上,也可发生在正常冠状动脉上,给予硝酸甘油可缓解或消失。自发性冠状动脉痉挛可引起心绞痛和一过性 ST 段抬高,也可发生心肌梗死。医源性冠状动脉痉挛常见于左、右冠状动脉开口部,多为导管刺激所致。术中动脉内注入硝酸甘油(0.2mg)或移动导管,血管痉挛的管腔可开放,借此可与冠状动脉固定性狭窄相鉴别。导管顶端刺激造成的痉挛多发生在右冠状动脉。冠状动脉痉挛造影检出率仅占 $0.2\%\sim3.4\%$。

(八)冠状动脉栓塞

造影表现为杯口状的完全或次全阻塞,或圆状"充盈"缺损。如为气栓,是由于某种原因气体进入冠状动脉内并滞留,形成栓子,冠状动脉造影显示冠状动脉内有被造影剂包绕的边缘清晰的圆形透亮区。少量气体进入冠状动脉内不会引起栓塞,而会随前向血流或造影剂前移并消失,大量气体进入冠状动脉会阻滞前向血流而引起心室颤动。

(九)冠状动脉变异和畸形

冠状动脉的起源和分布可有变异,这些变异大多数是生理性的,少数可引起心肌缺血、梗死或猝死。冠状动脉心肌桥是一种先天性冠状动脉畸形。冠状动脉变异可给冠状动脉造影操作和造影结果的解释带来困难。

(十)冠状动脉侧支循环

冠状动脉之间彼此存在交通支,当某支冠状动脉或较大分支发生严重狭窄或闭塞时,其他血管可经交通支向病变血管远端供血,该循环系统称侧支循环。冠状动脉造影显示某一冠状动脉向有严重狭窄或闭塞的血管远端供血。侧支循环主要有两种方式:一是冠状动脉内侧支循环,即侧支循环来自同一血管的严重狭窄或闭塞段的近侧,行前向性供血。二是冠状动脉间侧支循环,即侧支循环来自同侧或对侧血管,行逆行性供血。侧支循环的重要性,一是表明病变的血管存在明显的血流动力学障碍,远端压力下降。二是良好的侧支循环提供的血供只相当于病变血管狭窄90%时提供的血供。三是经侧支循环显示的病变血管远端大小并不能真实地反映其实际的大小。侧支循环的建立,尤其侧支循环供血良好者保护缺血心肌活性、缩小心肌梗死面积。当前,冠状动脉造影是唯一能够全面展示侧支循环及其供血情况的影像学技术。侧支循环目前分级如下。

0级:无侧支循环存在。

1级:勉强能检出的侧支血流。造影剂仅充盈小分支侧支血管,但在任何时候心外膜血管都不显影。

2级:部分侧支血流。狭窄或闭塞远端血管被侧支充盈,但造影剂密度较供血血管低且充盈缓慢,不能使心外膜血管完全显影。

3级:完全灌注。狭窄或闭塞血管远端通过侧支显影,造影剂密度与供血血管相同且充盈迅速,使心外膜血管完全显影。

三、冠状动脉病变分布与冠状动脉血流

(一)冠状动脉病变分布

根据 Proudifc 等对 1000 例冠状动脉造影进行分析,前降支受累占 82.5%,右冠状动脉为 72.9%,左回旋支为 66%,左主干为 11.5%。

1. 左主干有意义狭窄占 8%～14%,同时多累及前降支和左回旋支开口,导致多支病变。因此,左主干病变具有更大的危险性。

2. 前降支病变 90% 好发于第 1 间隔支开口附近的近心段。病变累及与保留第 1 间隔支为提供侧支循环,可直接影响预后,死亡率可相差 3 倍。

3. 右冠状动脉发病率占第二位,好发于近 1/3 段或末梢 1/3 段。约 1/3 的患者呈弥漫性病变。

4. 左回旋支发病率占第三位,以近、中段并波及钝缘支开口部为多见。

(二)冠状动脉血流

左、右冠状动脉分别开口于左、右冠状动脉窦。正常情况下,冠状动脉血液供应约为心排血量的 5%,其血流量的 75% 来自心脏舒张期,平均冠状动脉循环时间约为 4s。休息时,流经心肌血液中的氧 75%～80% 被细胞摄取,运动时,心肌需氧量增加,冠状动脉通过增加血流量来满足代谢的需要,冠状动脉这种增加血流量的能力称为冠状动脉血流储备能力。正常人冠状动脉最大血流量可为休息时的 4～5 倍。有 15%～20% 静息心电图或运动心电图异常的患者,其典型心绞痛来自于冠状动脉血流储备异常。冠状动脉血流量受多种因素的调节和影响,包括冠状动脉灌注压、自心外膜至心内膜室壁的张力、心肌代谢因素、自主神经调节、侧支循环及各种药物影响等,但最终都体现在冠状动脉横截面积和血流速度的变化上。当冠状动脉内径狭窄≥40%～50%时,冠状动脉对血管扩张药的反应出现下降,即冠状动脉血流储备能力降低。当储备能力由正常时的 4～5 倍下降至 2～2.5 倍时,便会出现临床心绞痛症状。测定冠状动脉血流速度的方法有很多,但常用的方法是冠状动脉造影法,其包括计算机密度测定法、

TIMI 计帧法和目测法等。

TIMI(thrombolysis in myocardial infarction trial,TIMI)计帧法一直被作为冠状动脉造影法判断冠状动脉血流状态的"金标准",将冠状动脉血流速度分为 4 级。

TIMI　0 级:无再灌注或闭塞远端无血流。

TIMI　Ⅰ级:造影剂部分通过闭塞部位,不能充盈冠状动脉远端。

TIMI　Ⅱ级:部分再灌注或造影剂能完全充盈冠状动脉远端,但造影剂进入和清除的速度都较正常的冠状动脉慢。

TIMI　Ⅲ级:完全再灌注,造影剂在冠状动脉内能迅速充盈和清除。

四、左心室造影征象

左心室造影是冠状动脉造影的重要组成部分,用以观察心腔整体形态、大小及心室壁各段的形态和运动功能,包括射血分数(EF)值的测量、有无并发症,如室壁瘤、室间隔及游离壁穿孔及二尖瓣关闭不全等。

(一)左心室运动情况

左心室正常运动为室壁整个节段的收缩运动幅度一致,即心室腔的横径和纵轴均呈向心性缩短,心尖向心底部运动(图 15-14),正常收缩幅度为 25%～30%。

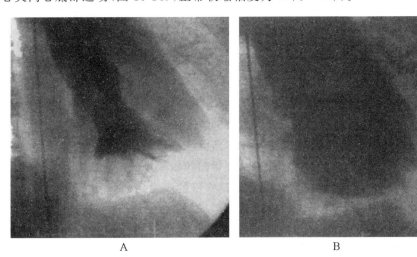

图 15-14　右前斜位正常左心室造影图像

A. 左心室收缩期;B. 左心室舒张期

1. **室壁运动分级**　左心室造影一般取右前斜位 30°,有时取左前斜位 60°造影作补充。右前斜位分为 5 段,即前基底段、前侧壁、心尖部、下壁和后基底段。左前斜位分为 2 段,即室间隔和后侧壁(图 15-15)。

2. **室壁节段运动异常分类**(图 15-16)

(1)室壁运动减弱(hypokinesis):包括节段性室壁运动减弱和弥漫性室壁运动减弱,前者多见于冠状动脉粥样硬化性心脏病和肥厚型心肌病,后者多见于扩张型心肌病或缺血性心肌病。

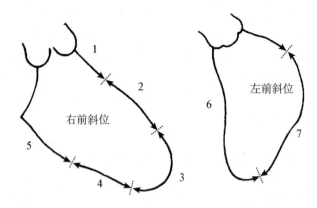

图 15-15　右前斜位左心室造影分为 5 段,左前斜位分为两部分

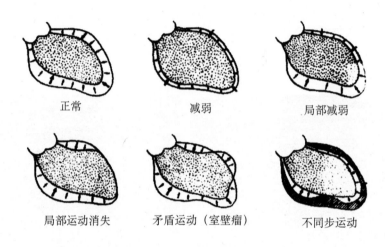

图 15-16　各种室壁运动异常类型

（2）运动消失(akinesis)：某一节段或几个节段完全无收缩功能。

（3）矛盾运动(dyskinesis)：某一节段在收缩期时向外膨胀,与邻近节段运动方向相反,形成矛盾运动,提示室壁瘤形成。

（4）不同步运动(asynchrony)：束支阻滞或右心室起搏的患者,常可见到左心室壁向内运动的开始时间在不同部位不一致的表现。

（二）室壁运动定量分析

局限性室壁运动异常,总是与对应的支配该区的冠状动脉病变有关,对室壁运动进行定量分析以反映心肌受损的程度具有重要的临床意义。目前,有多种方法可对室壁运动进行定量分析,但近年的 X 线机都备有心脏计算机专用软件,可自动描绘出左心室造影时的心脏舒张期和收缩期的室壁运动曲线,分析各节段室壁运动情况,计算出左心室的收缩期和舒张期容积、节段射血分数和左心室射血分数(LVEF)。

（三）左心室压力测定

左心室压力包括左心室收缩压和舒张压。左心室舒张末压＞12mmHg 或造影后明显升高,提示左心室功能不良。左心室-主动脉连续压力曲线测定若有收缩压力阶差＞20mmHg则提示有主动脉瓣狭窄。

(四)其他异常征象

1. 室壁瘤形成　解剖性室壁瘤表现为不同心动周期均见心室某部恒定膨凸或扩张,局部肌小梁结构消失。功能性室壁瘤实为左心室节段或区域性运动异常,于心室收缩期该部向外膨凸,舒张期恢复正常,且局部室壁可见肌小梁结构。瘤腔不规则特别是心尖部凹陷呈波浪状改变为附壁血栓征象。

2. 室间隔和心室游离壁破裂　室间隔破裂发生在肌部间隔,左心室造影可见右心室和肺动脉逆行显影,以左前斜位显示为佳。心室游离壁破裂形成血肿或假性动脉瘤,多见于下后壁。前者于室壁外见造影剂外溢,一般较少,无明确瘤壁。后者于心腔外见不规则瘤腔与心腔相交通,部分患者可见破口形成的瘤颈,一般较小。急性心室游离壁的破裂往往造成猝死,按近期国外报道占住院心肌梗死的10%～20%,但亚急性游离壁破裂可无明确的临床征象,易于误诊、漏诊。单相左心室造影常规选用右前斜位30°,对于回旋支或右冠状动脉病变造成后侧壁的破裂容易遗漏,而左前斜位40°～60°显示最佳。

3. 二尖瓣关闭不全　反映乳头肌断裂和功能失调,有助于临床评估病情和预后。左心室收缩期见造影剂反流入左心房,提示二尖瓣关闭不全。根据反流量的大小可评估关闭不全的程度。但造影不能观察瓣膜和乳头肌的病变情况。

参 考 文 献

[1] 陈步星,胡大一,洪楠.多层螺旋 CT 心脏成像与冠状动脉造影.北京:北京大学医学出版社,2007.

[2] 姬尚义,沈宗林.缺血性心脏病.北京:人民卫生出版社,2005.

[3] 李占全,金元哲.冠状动脉造影与临床.沈阳:辽宁科学技术出版社,2007.

[4] 沈文锦,徐成斌.现代心功能学.北京:人民军医出版社,2002.

[5] 张兆琪.心血管影像诊断必读.北京:人民卫生出版社,2007.

[6] Johnson LW,Krone R. Cardiac catheterization 1991:A report of the Registry of the society for cardiac Angiography and Interventions. Cather Cardiovase Diagn,1993,28:219-220.

[7] Hernander F,pombo M,Dalmau R,et al. Acute coronary embolism:Angiographic diagnosis and treatment with primary angioplasty. Catheterization and Cardiovascular Intervention,2002,55:491-494.

[8] 王升平.心肌桥及其影像学评价.医学影像学杂志,2008,18(4):434-435.

[9] Lozano I,Baz JA,Lopez P,et al. Long-term prognosis of patients with myocardial bridge and angiographic milking of the left anterior descending coronary artery. Rev Esp Cardiol,2002,55:359-364.

[10] MohlenKamp S,Hort W,Ge J,et al. Update on myocardial bridging. Circulation,2002,106:2619.

[11] Ge J,Erbel R,Ruprecht HJ,et al. Comparison of intravascular ultrasound and angiography in the assessment of myocardial bridging. Circulation,1994,89:1725-1732.

[12] Schwarz ER,Klues HG,Vom Dahl J,et al. Functional charactersitics of myocardial bridging—a combined angiographic and intracoronary Doppler flow study. Eur Heart J,1997,18:434-442.

[13] Bourassa MG,Butnart FA,Lesperance J,et al. Symptomatic myocardial bridges:Overview of ischemic mechanisms and current diagnostic and treatment strategies. Am Coll Cardiol,2003,41:356.

[14] 戴汝平,支爱华.提高对冠状动脉肌桥及其临床意义的认识.中国循环杂志,2007,22(5):322.

[15] 董敏,钱菊英.冠状动脉心肌桥研究现状.中华心血管病杂志,2006,34(5):474-475.

[16] Low AF,Chia BL,Ng WL,et al. Bridge over troubling spasm:is the association of myocardial bridging and coronary artery spasm distinct entity three case reports. Angiology,2004,55:217-220.

[17] 张志寿,杨瑞峰.冠状动脉心肌桥的研究进展.心脏杂志,2009,21(3):417-420.

[18] 金志刚,吕学祥,邓建丽,等.冠状动脉造影中冠状动脉先天性变异的分析.临床心血管病杂志,2008,24(5):339-340.

[19] 张树桐,金朝林,肖建伟,等.心肌桥和壁冠状动脉64层螺旋CT成像与冠状动脉造影比较.中国动脉硬化杂志,2007,15(4):303-306.

[20] 李玉峰,王士雯,卢才义,等.心肌桥临床特点分析.中国循环杂志,2007,22(5):370-371.

[21] 杨瑞峰,尚士芹,马逸.心肌桥的冠脉造影与临床研究.中国实验诊断学,2008,12(3):345-346.

[22] 黄维义,石娟,彭永权,等.冠状动脉心肌桥的临床诊断与治疗.临床心血管病杂志,2005,21(6):344-345.

[23] 戴汝平,高建华.冠状动脉多排螺旋CT成像.北京:科学技术出版社,2007:97-103.

[24] Prendergast BD,Kerr F,Starkey IR. et al. Normalization of abnormal coronary fractional flow reserve associated with myocardial bridging using an intracoronary stent. Heart,2000,83:705-707.

[25] Mohlenkamp S,Eggebrecht H,Ebralidze T,et al. Normal coronary angi ography with myocardial bridging:a variant possibly relevant for ischemia. Herz,2005,30:37-47.

[26] 韩虎魁.冠状动脉CT成像与冠状动脉造影对冠脉心肌桥诊断价值研究.四川医学,2017,38(7):739-741.

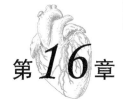

第16章 冠状动脉心肌桥冠状动脉超声

随着冠状动脉介入检查及治疗的发展,冠状动脉内超声也随之不断发展,冠状动脉血管内超声(intracoronary ultrasound,ICUS)或称血管内超声(intravascular ultrasound,IVUS)及冠状动脉内多普勒技术(intracoronary Doppler ultrasound,ICD),它们不仅对冠状动脉粥样硬化病变、狭窄、血流的诊断及治疗的指导、观察有重要意义,而且对冠状动脉心肌桥的诊断及治疗观察也有重要而具特征性的意义。

第一节　冠状动脉血管内超声

冠状动脉血管内超声显像技术自 20 世纪 90 年代初开始应用于临床,将微型化的超声探头通过导管的技术送入血管腔内,可以提供包括管腔和管壁在内的横截面图像,既可以观察冠状动脉管腔的形态,也可以观察管壁的形态,并可以根据病变的回声特性和血管特征判断病变的性质,精确测定管腔、血管的大小及病变的狭窄程度,并可用于指导介入治疗。

一、血管内超声显像仪器和操作方法

(一)血管内超声显像仪器系统

IVUS 系统由超声仪器(包括超声主机、导管驱动系统和图像后处理系统)和 IVUS 超声导管构成。IVUS 利用安装在血管内超声顶端的微型超声换能器,在血管内发射和接收高频超声信号。根据 IVUS 超声探头的不同,分为机械旋转型和电子相控阵型两种(图 16-1)。两种探头各有优缺点。机械旋转探头利用外置的马达和驱动轴旋转安装于导管顶端的单一压电晶体换能器,旋转速度通常为 1800rpm,可以每秒 30 帧的速度成像。目前,所用的导管均采用单轨形式,导管前端的单轨部分较短,导管也较柔软,但对扭曲病变的通过能力相对较差。此型导管可因导管的不均匀旋转而产生图像的变形,即不均匀旋转伪像。电子相控阵型探头无旋转部件,其采用环形安置于导管顶端的 32～64 个换能器,不但可显示血管断面的灰阶实时图像,而且还具有提供冠状动脉内血流信息的功能,稳定性很好,没有旋转伪像和导丝伪像,导引导丝的轨道作用较好,导管的推送能力较优。但是,单图像分辨率较机械性探头稍差,导管周边存在超声盲区。新一代的相控阵型 IVUS 图像质量已有明显的提高,与机械旋转型无显著的差别。利用相控阵型 IVUS 成像系统,还可以根据病变回声性质的不同,标上伪彩,分别代表不同性质的病变,即虚拟组织成像(virtual histology),可用于帮助识别不稳定的病变。

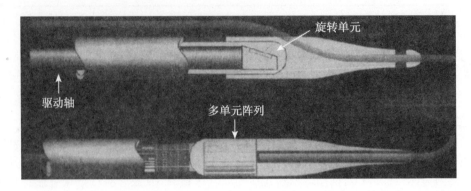

图 16-1　两种不同的 IVUS 探头

(二)血管内超声检查操作方法

血管内超声成像检查均需在导管室完成,在造影检查的基础上,选定所需检查的血管和病变部位。IVUS 检查需和冠状动脉造影同时进行。目前所用的 2.6F 的 IVUS 导管可通过 6F(内径 1.8mm)的指引导管的内腔,因此可采用 6F 及以上的指引导管进行检查。在完成冠状动脉造影检查后,进行 IVUS 检查。为减少 IVUS 导管刺激可能诱发的血管痉挛,在放置好指引导管后,可事先在冠状动脉内注射 200μg 硝酸甘油,需加用 3000U 肝素。首先,将指引导丝送至靶血管的远端,将 IVUS 导管沿指引导丝送至需要进行检查的病变部位的远端,一般采用从靶血管的远端往近端以一定的速度连续回撤(手动或自动)的方法进行检查。然后,对感兴趣的部位再进行重点检查,尤其是在使用自动回撤装置时中间不要随意停顿,否则会影响重建图像的准确性,将图像记录在光盘或录像带上,在专用图像处理工作站上完成最后的测量和评价。使用相控阵型血管内超声仪器时,需在导管刚送出指引导管口、进入冠状动脉开口部分时,选择在管腔中央的位置,去除环晕伪像,否则会干扰图像的判断,尤其是邻近导管的图像。机械旋转型 IVUS 导管远端的保护鞘供导丝和超声导管共用,每次检查需要撤出导丝,检查完后需要重新放置导丝,有一定风险,可能对血管产生新的损伤,目前此型导管已很少使用。

(三)正常冠状动脉 IVUS 图像

IVUS 图像显示血管的横截面,血管腔内流动的血液在超声横断面图像上是环形无回声区。正常冠状动脉 IVUS 上为 3 层结构,是由不同界面的超声波反射引起,并不真正代表内膜、肌层和外膜,内层高回声环为管壁内弹性膜,中层低回声区为中层平滑肌,外层高回声环由外弹性膜和血管外膜组成,这对于人们正确理解三层结构以及介入治疗的评价,提供重要的参考价值。

二、冠状动脉心肌桥血管内超声特征

冠状动脉 IVUS 是一种以导管为基础的高频(20～40MHz)超声成像技术,在导管的顶端镶嵌小型高频超声换能器(即超声探头)经股动脉放置到心脏和冠状动脉的某一部位,可提供管腔的横断面图像。IVUS 在定量评价壁冠状动脉管腔面积,以及显示心肌桥收缩期狭窄等特征方面具有很高的准确性和可重复性。目前使用的导管(与换能器结合)其直径为 0.96～1.17mm。空间分辨力与探针频率有关,为 100～250μm。

葛均波等率先将血管腔内超声显像和多普勒技术运用于冠状动脉心肌桥患者的检查,为人们认识心肌桥对冠状动脉血流动力学的影响提供了新的途径。冠状动脉内超声可以观察到心肌桥周围特征性的无回声区,称为"半月征",位于心外膜组织和心肌桥内冠状动脉之间,在整个心动周期都可观察到,但其生理学意义尚不清楚。"半月征"仅在壁冠状动脉出现,在心肌桥近段、远段冠状动脉和其他动脉见不到,被认为是心肌桥存在的特征。当血管内超声存在"半月征"时,即使冠状动脉造影未发现心肌桥,冠状动脉内激发试验也可诱发出"吮吸现象"或"挤牛奶现象"。IVUS 亦可看到壁冠状动脉收缩期受压,而且可持续至舒张中、晚期,此为心肌桥的"挤压现象",可在冠状动脉内给予硝酸甘油而增强。IVUS 可增加冠状动脉造影对心肌桥的检出率,提高对心肌桥诊断的敏感性和特异性。研究发现,心肌桥近端动脉粥样斑块发生率高,1994 年及 1999 年对两组心肌桥患者行 IVUS 检查,发现心肌桥近端壁冠状动脉粥样硬化斑块发生率为 86％(12/14)和 88％(61/69)。1999 年组心肌桥近端壁冠状动脉平均面积狭窄率为 40％,而心肌桥内及心肌桥远端壁冠状动脉未发现粥样硬化斑块(图 16-2)。

　　Bourassa 等研究发现,冠状动脉心肌桥患者采用 IVUS 检查,在心肌桥内壁冠状动脉可以有特殊的"半月征现象",而在心肌桥内近段或远段壁冠状动脉不存在此现象。这比冠状动脉造影有其优越性。

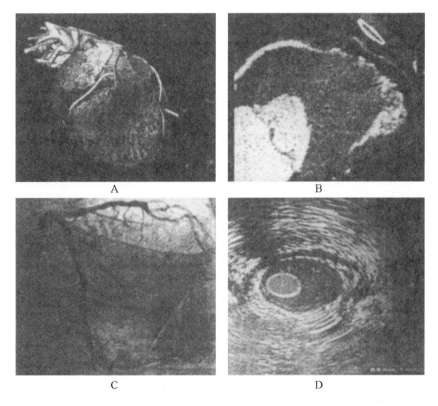

图 16-2　冠状动脉 IVUS 成像及"半月征"像

A、B. 左前降支中段心肌桥常规冠状动脉造影和 MDCT(VR、CPR),可见收缩期(CT 显示)冠状动脉中段表面见菲薄之肌肉软组织密度影;C. 冠状动脉造影较好地显示其在收缩期更为显著的陷下改变;D. 血管内超声显像(intravascular ultrasound,IVUS)可见明显"半月征"像

Mohlenkamp 等研究发现,当使用 IVUS,冠状动脉内多普勒超声及冠状动脉内压力装置,冠状动脉心肌桥的形态学和功能性特征可以看到并能定量。IVUS 观察到具有特征的"半月征",关于它的生理学和解剖学还不完全清楚,因为其仅发生在心肌桥段内壁冠状动脉,具有特异性,对于心肌桥近段、远段或其他的冠状动脉并不存在。在有"半月征"时,通过冠状动脉内刺激试验可以诱发吮吸现象,收缩期壁冠状动脉受压后,舒张期延迟。而且在 IVUS 撤回时,支持心肌桥段内壁冠状动脉不存在动脉粥样硬化,然而 90% 的患者显示心肌桥近段壁冠状动脉有粥样硬化斑块形成。当心肌桥段接近右心室心内膜下时,通过 IVUS 可以看到右心室心肌及右心室腔。

三、冠状动脉粥样硬化血管内超声特征

冠状动脉造影仅显示的是管腔而不能显示管壁的结构和病变,冠状动脉病变通常是弥漫性的,所参照的血管段可能是不正常的。因此,造影常不能反映真实的狭窄程度,可能有时低估狭窄的严重性;冠状动脉粥样硬化斑块常常是偏心性或不规则的斑块,冠状动脉造影只能显示某几个角度血管腔的图像;冠状动脉粥样硬化斑块形成部位的血管常发生代偿性扩张即正性重构,导致管腔面积增加。因此,冠状动脉造影有可能忽视或低估这些病变的存在。IVUS 可以直接显示血管管腔形态和管壁结构,了解病变的范围和程度,并对斑块的性质进行分类。IVUS 仍是目前评价斑块形态的"金标准",能实时显示血管的切面图像,清晰显示管壁结构的厚度、管腔大小和形态等,在斑块性质评价上具有冠状动脉造影无法比拟的优势。

早期动脉硬化病变表现为内膜增厚、回声增强,中层回声带变薄或消失,血管壁的 3 层结构变模糊。血管腔可出现斑块,根据不同的图像特点将斑块分为钙化、纤维化和脂质等病变,脂质斑块表现为均匀一致的低密度回声,其回声强度低于血管外膜回声;钙化斑块回声强度显著高于血管外膜,呈强烈的回声反射,且其后面伴有声影;纤维性斑块,回声强度高于血管外膜;混合性斑块,兼具上述斑块的特点(图 16-3)。

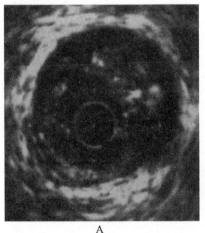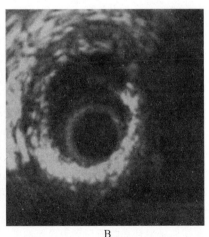

A   B

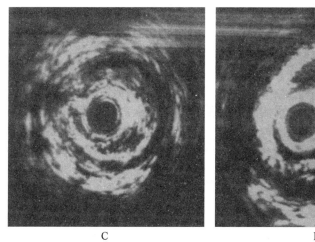
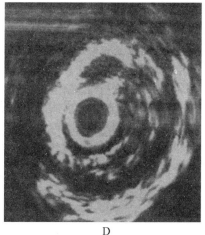

图 16-3　不同斑块类型的 IVUS 图像

A. 脂质斑块；B. 钙化斑块；C. 纤维性斑块；D. 混合斑块

四、血管内超声临床应用

(一)诊断方面

主要用于造影不能明确病变性质和程度时,如造影结果无法解释临床表现,血管的开口、分叉处部位等造影有时难以显示清楚等。

1. 冠状动脉造影未能检出的病变　疑诊冠状动脉粥样硬化性心脏病而进行血管造影患者有 10%～15% 的冠状动脉造影结果正常,在这些患者中 IVUS 常可证实有斑块形成。Erbel 等对冠状动脉造影正常而怀疑有冠状动脉粥样硬化性心脏病的患者进行 IVUS 检查,其中 48%(21/44) 的患者有动脉粥样硬化斑块,如果把功能参数考虑在内(冠状动脉血流储备和内皮细胞介导的血管舒张反应),仅 36% 的患者证实为完全正常。另外,由于动脉粥样硬化形成的早期多有冠状动脉血管重构,表现外膜的扩张,虽然内膜增厚明显,但内腔径由于冠状动脉重构,相对正常,冠状动脉造影亦显示正常。这些发现提示,对冠状动脉造影无明显异常的胸痛或 X 综合征患者进行重新设计和分类。对这些患者在推荐应用 IVUS 常规评价前,有必要证实这些发现的临床价值,特别是伴有或不伴有 IVUS 检测到动脉粥样硬化斑块患者的预后差异。IVUS 同样可用于评价其他血管异常,如冠状动脉心肌桥、自发性冠状动脉夹层等。当造影结果不能解释临床症状时,如造影无明显狭窄的急性冠脉综合征等,应对临床怀疑的罪犯血管进行 IVUS 检查,常能识别发病原因。有研究显示,在临床上有胸痛症状而造影无明显狭窄的人群中,对前降支的 IVUS 检查在近 70% 的患者中检出早期的粥样硬化病变,可提示患者通过生活方式改善、危险因素控制及必要的药物治疗等,预防病变的进展。

2. 严重程度不明确的病变　IVUS 不受投照位置的影响,能检出造影无法做出明确判断的病变,如某些特殊部位(如血管的开口、分叉处等)的病变,并能精确定量测定狭窄程度,还可阐明造影上所见的临界性病变的性质和狭窄程度。由于造影剂的充盈常不够满意,且血管开口与主动脉之间的成角会影响造影对开口处病变(左主干及右冠状动脉开口)的程度和性质的判断。此时,IVUS非常有价值,能帮助得出正确的诊断并指导治疗方案的选择。判断有临床意义的左主干病变的最小管腔面积界限值为 $6.0mm^2$,最小管腔直径的界限值为 $3.0mm$,前降支近段血管的最小管腔面积界限为 $4.0mm^2$。分叉病变的处理方案可因分支血管累及程度的不同而不同,造影常不能充分暴露分叉病变的程度,IVUS导管可分别送入不同的分支,以确定分叉病变的程度和累及范围。两个大的前瞻性研究表明,在冠状动脉介入前行 IVUS 检查,20%以上的患者改变治疗策略。IVUS能帮助解决冠状动脉造影不明确或中等程度狭窄的临床难题,特别是由 IVUS 面积测量衍生的最小腔径与某些生理参数有较好的相关性,如冠状动脉血流。然而,在导管室中等程度狭窄的严重性的分析常需要功能检查,如冠状动脉内多普勒和狭窄远端的压力测量。

3. 动脉粥样硬化斑块的观察

(1)易损性斑块检出:血管内超声易损性斑块多为偏心性软斑块,一般有薄的纤维帽,斑块内有面积较大的低回声或无回声暗区,代表脂核。纤维帽可完整,发生破裂者则纤维帽不完整,表面可出现溃疡或糜烂,一旦发生破裂,则可继发血栓的形成。葛均波等提出,血管内超声判断易损性斑块的定量指导包括斑块的脂核的面积$>1mm^2$ 或脂核占斑块的面积比$>20\%$,且斑块的纤维帽厚度$<0.7mm$。然而,由于血管内超声的分辨率有限,无法识别更薄的纤维帽和小的破裂口。血管内光学相干断层扫描显像(optical coherence tomography,OCT),分辨力进一步提高,在易损性斑块的识别方面可能优于 IVUS 显像。

(2)观察斑块进展、消退:IVUS的三维重建图像可用于斑块容积的定量测定,并根据与邻近结构如分支血管等关系进行定位,从而可用于对病变进行进展和消退的定量研究。有报道,采用强化降脂治疗后,经 IVUS 研究证实粥样硬化斑块可发生消退。也有 IVUS 证据显示,长效钙离子拮抗药有使斑块进展延缓的作用。

4. 移植心脏血管疾病 心脏移植 1 年以后,移植心脏冠状动脉疾病的增加是影响心脏接受者发病率和死亡率最重要的原因,可能与慢性排斥有关。因为同种心脏移植是功能上去除神经的,故进行性冠状动脉粥样硬化导致主要的临床事件,如心肌梗死、心力衰竭和猝死通常无心绞痛发作,因此对这类患者应反复进行冠状动脉造影以监视冠状动脉疾病进展情况。短暂血管病变的病理特征,开始是整个冠状动脉树内膜增生,然后进展为弥漫性闭塞。各冠状动脉血管呈长轴狭窄伴远端血管剪切是冠状动脉造影的特征。冠状动脉造影有其局限性。IVUS 是测量心脏移植受体内膜增生的一种有效和可重复的方法。心脏移植后 1 年或数年,大多数患者 IVUS 显示血管造影所不能见到的内膜增厚。IVUS 可对移植冠状动脉疾病进行早期检测和定量,同时提供血管壁形态学特征。一些心脏移植中心,在每年对这些患者进行导管检查时常规进行 IVUS 检查,以检出病变并确定其严重程度。

(二)冠状动脉介入治疗

IVUS 通过对病变程度、性质、累及范围的精确判断,可用于指导介入治疗的过程,并可帮助监测并发症。

1. 确定斑块性质和范围,帮助治疗方法的选择 严重的表浅钙化病变应用球囊扩张不仅效果不佳,且可能发生严重的夹层分离,而高频旋磨是治疗表浅钙化病变最佳治疗方法。对开口部位的软斑块,较适合定向旋切治疗,且 IVUS 可指导手术的进行。对分叉病变主支和分支血管病变累及范围的精确判断,可用于指导手术方案的确定。近来有研究认为,采用 IVUS 指导下的介入治疗较造影指导下的介入治疗能提高近期和远期的效果,尤其是左主干病变。精确定量血管直径是 IVUS 指导介入治疗的重要依据,有利于选择更合适的器械。

2. 指导介入治疗的过程　定向旋切过程中可利用 IVUS 观察残余病变的程度和血管的完整性,以避免过度切割导致血管穿孔等并发症的发生。IVUS 对定向旋切后效果的评价也用于指导是否需进一步采用其他的介入治疗手段(如是否需置入支架)。IVUS 常用于指导 PTCA 和支架置入术,推动支架置入术方法的改进,即常规使用高压球囊扩张以使支架完全扩张和贴壁。支架置入理想的 IVUS 标准包括支架贴壁良好;支架最小的横截面积(CSA)与正常参照血管 CSA(支架近端与远端 CSA 的平均值)之比>0.8;对称指数(支架最小直径与最大直径之比)>0.7(图 16-4－图 16-6)。

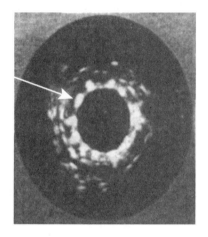

图 16-4　血管内超声显示冠状动脉内支架回声(箭头示),表明支架支撑完好

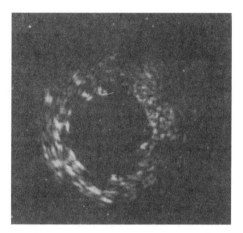

图 16-5　支架置入后,血管内超声示扩张后的支架偏向一侧,呈非对称性

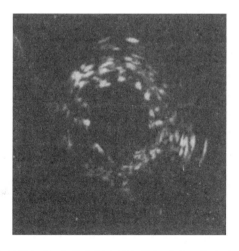

图 16-6　支架置入后,血管内超声显示置入后支架的大小和贴壁情况

3. 并发症的监测 IVUS 证实,成功的球囊扩张术后,40%～80%的病变存在单个或多个夹层分离,通常发生在软、硬斑块交界处。IVUS 对夹层分离深度和范围的判断有助于指导下一步治疗方案的选择,指导支架置入的时机以及置入的位置。IVUS 也可识别壁内血肿,指导采取进一步的治疗措施。药物支架年代,IVUS 是检出晚期支架贴壁不良方面最有价值的方法。

4. 研究介入治疗扩大管腔机制 通过 IVUS 观察,对大多数患者来说,球囊扩张所引起的夹层分离是其扩大管腔最主要或唯一的机制。而斑块的"挤压"或再分布所引起的管腔扩大并不常见。定向旋切后,管腔扩大的主要机制是斑块的清除,支架置入术后管腔扩大最显著。

5. 支架内再狭窄的评价 IVUS 研究显示,支架置入术后发生再狭窄的主要机制是支架内的内膜增生,目前所用的支架很少发生弹性回缩。药物洗脱支架,抑制平滑肌增生,明显预防再狭窄发生。IVUS 可用来评价药物支架内膜增生情况,IVUS 测定的晚期管腔丢失明显较造影评价更有说服力。

五、血管内超声检查的局限性与安全性

(一)血管内超声检查的局限性

由于导管本身直径为 1mm 左右,导管本身的推送能力较目前常用的球囊、支架明显逊色,在病变狭窄程度严重的情况下,导管无法通过病变,导管本身或因冠状动脉的特殊解剖特征等因素,均可引起一些伪像,常见的伪像如下。

1. 环晕伪像 由于声波的振荡导致近场图像模糊所致,使其不能显像邻近换能器周围的结构,表现为围绕超声导管较亮的回声,有不同的厚度,因而图像上导管的大小大于其实际大小。

2. 不均匀旋转伪像 主要见于机械旋转型 IVUS 导管。可产生不均匀旋转伪像,会引起图像的"伸展"或压缩。常见于冠状动脉有明显的成角或扭曲,也常见于采用 Judkin 导管行回旋支检查时。

3. 血液回声 可影响对管腔和组织的鉴别,尤其是一些回声较低的组织,如软斑块、新生的内膜和血栓。当血管高度狭窄或发生夹层分离,或壁内血肿时此现象更显著。

4. 导丝伪像 只见于单轨很短的机械旋转型 IVUS 导管,表现为强回声的点状影,但很少对图像的判断和测量产生影响。

5. 图像的几何扭曲 当超声导管在血管内呈倾斜的角度,超声束不垂直于血管壁时,圆形的管腔成像为椭圆形,应尽可能将导管放于同轴的位置。

6. 对图像判断的局限性 对图像判断依赖于相邻组织间声阻抗的差别。图像的重建是基于来自组织的声反射,而不是真正的组织,不同组织的声学特性(回声密度)可能相同。例如,低密度的病变可能代表冠状动脉内血栓,但也可能为富含脂质的软斑块。IVUS 不能可靠地识别血栓,不如血管镜。OCT 的分辨率是 IVUS 导管分辨率的近 10 倍,达到 $10\mu m$,对检出细微的斑块破裂有重要价值。

(二)血管内超声检查的安全性

如果熟练掌握血管内超声检查技术,是非常安全的,严重的不良反应并不常见,5%的患者发生短暂冠状动脉痉挛,可由冠状动脉内注射硝酸甘油迅速缓解。在对严重狭窄和小血管进行检查时,可能引起短暂心肌缺血,在回撤导管的过程中需要观察患者的症状、心电监护和造

影情况,以及时发现诱发的缺血或痉挛,一般撤出导管后可缓解。单轨很短的机械旋转型导管,回撤过程中要防止导丝打折。

第二节　冠状动脉内多普勒血流测定

冠状动脉腔内多普勒血流测定可以对壁冠状动脉的血流情况进行定性和定量分析,这对冠状动脉心肌桥的诊断、治疗及观察具有重要的临床价值。

一、多普勒血流测定原理和检查方法

(一)多普勒血流测定原理

由于静息状态下心肌组织从冠状动脉血液中摄取的氧的比率已达到最高,冠状动脉循环只能通过增加心肌的血流量来增加心肌的供氧量。心肌血流量是通过冠状动脉循环小动脉水平血管阻力的变化来调节的。随心肌需氧量的增加,冠状动脉扩张而血管阻力下降,血流量增加。冠状动脉阻力血管最大程度扩张情况下,血流增加的能力即为冠状动脉血流储备(coronary flow reserve,CFR)。临床上直接测定冠状动脉血流量有困难,在假定冠状动脉血管的横截面积保持恒定的情况下,冠状动脉血流速度的变化和血流量的变化是相同的。因此,临床上可通过测定冠状动脉的血流速度来测定 CFR,此时 CFR 为充血状态与基础状态下的血流速度之比。当心外膜血管或壁冠状动脉存在限制血流的病变时,远端的微血管扩张以维持静息状态下的基础血流,CFR 会降低。同样,微血管功能存在障碍时,冠状动脉的扩张能力受限,CFR 同样会降低。因此,CFR 可反映冠状动脉循环的功能和心肌的血流情况。

20 世纪 70 年代末期,多普勒超声导管探头的发明开创了血管内多普勒超声检测冠状动脉血流的新纪元。定量冠状动脉造影(QCA)和冠状动脉血管内超声(ICUS)是解剖形态学方法,而冠状动脉血管内多普勒超声是评估冠状动脉狭窄的生理学方法。血管内多普勒超声基于心导管技术,用 Dopple 血流导丝(flow wire)测定冠状动脉血流,评价心外膜冠状动脉和心肌内微血管的完整性,从而评价 CFR。研究资料显示,多普勒导丝在许多临床和介入手术过程中有辅助诊断价值。

冠状动脉内多普勒血流速度的测定是根据多普勒效应的原理,当多普勒信号到达移动的靶物质(在冠状动脉内为红细胞)后,探头接收到的反射频率与探头的发射频率之间会产生差异,即多普勒频移,从多普勒频移可根据以下的多普勒方程计算血流移动的速度。

$$V=[(ft-fr)\times C]/[(2fr)\times Cos\theta]$$

其中:V=血流速度;ft=探头发射频率;fr=接收频率;C=常数,声音在血液中的传播速度;θ=声束与血流之间的夹角。

当探头发射的声束与血流平行,θ 为 0,$Cos\theta=1$ 时,能最精确地测得最大血流速度,血流的流量即血管横截面积与平均血流速度的乘积。

(二)多普勒仪器

多普勒血流测定仪器由两部分组成:一是信号处理仪器,发射和接收来自多普勒探头的信号并经处理得到血流速度和其他参数,配备有显示、存储和打印设备。二是送入冠状动脉的多普勒导管或导丝。初期使用的是 3F 多普勒超声导管,后又有直接安装于球囊导管前端、仅 1mm 的环形导管探头。20 世纪 90 年代初,又发明了经皮冠状动脉内描记多普勒血流速度的导引钢丝（Dopple guide wire）。这种新装置长 175cm，直径 0.018 英寸，频率 12MHz，取样容积 1.7～2.25mm，探测深度 5mm，脉冲重复频率 17～96kHz，脉冲周期 0.83μs，声束散射角＜25°，最大测量速度 4m/s。

目前，所应用的多普勒血流描记仪器主要为 Cardiometrics 公司（现为 VALCANO 公司）生产的 Flow Map，采用多普勒导丝（Flowire R）可以在导管室中非常安全、容易和可靠地测定 CFR 和其他血流指标。多普勒导丝顶端的换能器发射并接收反射回的多普勒超声信号，传到 Flow Map 仪器中，经快速傅里叶转换，以频谱的方式将血流速度显示在监视器上。目前，VALCANO 公司已生产出新一代的 Combo Map 仪器，同时兼有冠状动脉内多普勒血流测定和压力测定的功能。可分别采用多普勒导丝和压力导丝，可同时测定血流速度和压力的导丝已问世。

多普勒导丝 Flowire R 为柔软、容易操作的导引导丝，顶端安装有压电多普勒晶体，直径为 0.018 英寸或 0.014 英寸，顶端可为直形或预塑成 J 形。多普勒导丝发射的超声声束在导丝顶端前方 5.2mm 处的发射角度为 28°，取样容积约为 0.65mm 厚，直径为 2.25mm。取样位置已远离多普勒导丝产生的血流变形区，能在小冠状动脉血管（或狭窄远端）及冠状动脉系统的多位置获得高质量的多普勒信号。Flowire 具有可调的脉冲重复频率（16～94kHz），脉冲时间为 0.83μs，取样延迟 0.65μs，已足可提供频谱分析的满意参数。由于该技术具有低频和重复频率的特点，能精确测定高达 4m/s 的血流速度。从探头得到的信号，经联机的实时频谱分析仪用快速傅里叶转换，得到灰阶频谱显示和音频转出，计算频率约为 90 频谱/s，以上技术指标确保在绝大多数情况下能获得满意的血流信号。多普勒血流频谱及其音频信号可用录像记录，以供以后离机分析，在记录频谱速度时应同时记录心电图和血压。应注意将取样范围保持在血管内血流速度最快的部分（流线中央），以获得高质量的多普勒信号，从而为临床提供准确的信息。

（三）多普勒血流测定检查方法

冠状动脉内多普勒血流测定在心导管中进行。冠状动脉造影后，选取需测定血流的冠状动脉，选用指引导管放置到冠状动脉口，一般在冠状动脉内注射硝酸甘油后，将多普勒导丝送至冠状动脉内。目前所采用的多普勒导丝直径和普通的冠状动脉成形术导丝一样，均为 0.36mm，其操作也和普通导丝相同。在导丝尖端塑形时需手法轻柔，以免损坏顶端的探头，预塑成 J 形的多普勒导丝无须再次塑形，在送入冠状动脉后导丝能靠在血管壁上，维持多普勒探头在管腔中央的固定位置。注意多普勒探测的范围（取样容积的位置）是其前方 5mm 左右。将多普勒超声导丝送入目标血管，分别在血管近端、狭窄前、狭窄后及远端检测基础状态下冠状动脉血流，然后给予冠状动脉阻力血管扩张药物，待阻力血管达到最大程度扩张后，记录充血状态的血流参数，仪器可自动得出 CFR。在重复测定时，可采用趋势显示的模式，待观察到冠状动脉血流速度恢复到基础状态时，可重复进行血流储备的测定。

在目标血管段获满意冠状动脉血流后，向冠状动脉内注射罂粟碱 9～12mg 或腺苷 2.5～4mg 至最大充血反应时。研究表明，罂粟碱产生冠状动脉内最大充血反应时间＜30s，作用持续时间＜3min，因而可多次或系列用于多支血管的冠状动脉 CFR 检测。亦有研究表明，冠状动脉注射罂粟碱可能导致 Q-T 间期的延长，有诱发严重室性心律失常（包括心室颤动）的危险，而腺苷不延长 Q-T 间期，能避免危险性心律失常，冠状动脉扩张效应与罂粟碱的反应相同，但从冠状动脉内注射腺苷到产生最大充血反应的时间，以及充血反应所持续的时间均较罂粟碱短 4 倍,因而大多数的导管室采用冠状动脉内注射腺苷作为冠状动脉扩张药,使用方便、作用持续时间短且安全。一般在行右冠状动脉检查时,冠状动脉内注射腺苷 $12\mu g$,在左冠状动脉内注射腺苷 $18\mu g$。在预先给予硝酸甘油后能达到最大的扩张效应,心外膜传导血管被扩张且直径相对固定,所测定的血流速度的变化就可反映血流量的变化,血流速度储备可以反映血流量的储备。注射药物同时做心电图、血压连续记录监测。

二、多普勒血流参数

正常冠状动脉血流参数如下。

1. 冠状动脉血流舒张期(PDV)和收缩期峰值速度(PSV)。

2. 平均峰值血流速度(APV)。

3. 舒张期速度与收缩期速度比值(DSVR)。

4. 血管近端与远端血流速度比值(P/D)。

5. 循环周期最初 1/3 和 1/2 血流分数,反映冠状动脉灌注的狭窄阻力和心肌内阻力。

6. 冠状动脉血流储备指标是最大充血反应时的血流速度与基础状态血流速度比值。充血反应通过冠状动脉内注入腺苷来完成。测量 CFR 的目的是评价冠状动脉最大舒张能力。检测参数为远侧冠状动脉血流储备(distal CFR,dCFR)。

7. 相对冠状动脉流速储备(RFVR),即靶血管与参考冠状动脉 CFR 之比。

8. 冠状动脉血管面积狭窄率:应用修正的连续性方程方法(MCE)计算。

$$面积狭窄率(AS\%)=(1-参考段流速/狭窄段流速)\times100\%$$

9. 狭窄段面积(MLA):应用修正的连续性方程方法计算。

$$MLA=QCA 参考段管腔面积\times参考段流速/狭窄段流速$$

10. 冠状动脉血管阻力(CVRI):常用参数包括 APV、DSVR、P/D、1.5～90min 的 APV 变化趋势。其中 APV 为连续 2 个心动周期中内收缩期和舒张期血流速度时间-面积积分的平均值,给予扩血管药物后,可测定充血相血流参数,仪器可根据基础 APV 和充血相 APV 自动得出 CFR(图 16-7)。

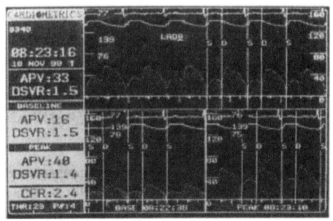

图 16-7　左前降支(LAD)的多普勒血流速度和血流储备图像

同时记录并显示血压和心率。APV. 平均峰值血流速度;CFR. 冠状动脉血
流储备;DSVR. 舒张期与收缩期血流之比;S. 收缩期;D. 舒张期

表 16-1 列出了多普勒测得的冠状动脉血流速度"正常值"范围。必须指出,冠状动脉血流测定的各项指标缺乏明确的正常值,对具体测值的判断必须参考其他指标、造影特征及患者的临床情况。应用冠状动脉内多普勒血流检测 CFR 评价病变时,如 CFR 正常则提示该支冠状动脉狭窄无生理意义。当微血管功能正常时,异常的 CFR 提示心外膜冠状动脉严重狭窄;当心外膜血管正常时,异常的 CFR 说明微血管功能异常。

表 16-1 多普勒血流速度参数

变量	正常值参考范围
平均峰值血流速度(APV)	
静息状态	≥20cm/s
充血状态	≥30cm/s
舒张期/收缩期平均流速之比(DSVR)	
LAD	>1.7
LCX	>1.5
RCA	>1.2
远端/近端平均流速之比(PDR)*#	<1.7
远端冠状动脉血流储备(CFR)	≥2.0

*. RCA 远端或 PDA 的正常 DSVR>1.4;#. 也称为跨狭窄流速阶差

三、冠状动脉心肌桥冠状动脉内多普勒血流特征

冠状动脉心肌桥患者采用冠状动脉内多普勒血流测定技术,可以对壁冠状动脉的血流情况进行定性和定量分析。应用多普勒血流测定导丝对壁冠状动脉血流全貌定性分析,可以揭示心肌内冠状动脉特征性血流类型,包括舒张早期血流急剧加速,随后舒张中期血流很快减速,舒张中、晚期血流恒定,从而使心肌桥段血流图形具有如下明显特点:舒张早期冠状动脉血流突然加速,形成突出的峰,呈"指尖样(finger-tip)现象"或"峰坪征"。舒张中期血流速度快速下降,随后下降速度减慢,构成舒张中、晚期平台。大多数患者在收缩期心肌桥近段显示逆向血流现象。桥内段静息时,平均峰流速度(APV)和平均舒张期峰流速度(ADPV)明显高于近端与远端。心肌桥内平均收缩期峰流速度(ASPV)增加最少。心肌桥内瞬时最大峰流速度(MVP)较近、远段冠状动脉增加 1 倍。因此,心肌桥段血流速度的改变主要发生在舒张期,而收缩期血流速度变化较小。舒张期流速异常导致冠状动脉远段血流储备下降,正常冠状动脉血流储备为 4.0~6.0,而心肌桥患者冠状动脉血流储备为 2.0~2.6。这些改变也对提示心肌桥在减少冠状动脉血流储备方面有积极的作用(图 16-8)。

Ge 等应用 IVUS 和冠状动脉内多普勒超声诊断冠状动脉心肌桥,在 62/69 例患者冠状动脉造影出现典型的"挤奶效应",其中 48 例实行冠状动脉内多普勒超声检测。所有患者心肌桥段血管腔均出现"半月"特征。半月面积的宽度在舒张期是 0.47mm±0.19mm,收缩期为 0.52mm±0.23mm。存在心肌桥收缩期压缩现象,血管腔面积被减少 36.4%±8.8%。用冠状动脉内多普勒超声检测,42 例(87%)表现舒张早期"手指尖"频谱特征。所有患者未发现心脏收缩血流减少。冠状动脉内注射硝酸甘油后计算 CFR 为 2.03±0.54,48 例患者中 37 例(77%)收缩期血流方向反转,平均为(−22.2±13.2)cm/s。IVUS 发现血管内动脉粥样硬化

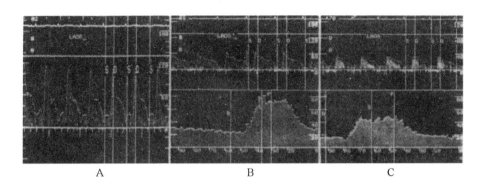

图 16-8 冠状动脉心肌桥冠状动脉内多普勒血流特征
A. 壁冠状动脉段多普勒频谱血流图形呈特征性的指尖样现象;B. 壁冠状动脉近段血流储备;C. 壁冠状动脉远段血流储备

累及近端的有 61/69 例(88%),平均面积狭窄率为 42%±13%,但在心肌桥和远端未发现斑块。结论认为,心肌桥的特征是在心肌桥节段血管腔呈半月形,并存在于整个心动周期;收缩期心肌桥血管段受压;舒张早期血流加速(手指尖现象);收缩期顺行血流无或减少,舒张期/收缩期血流速度比值减低;注射硝酸甘油可使近端血流增加并收缩期血流反转。

Spes 等关于心肌桥冠状动脉内多普勒超声的研究证实,定量冠状动脉血管造影显示收缩期最大血管直径减少 71%±16%,舒张期持续直径减少 35%±13%。心肌桥内舒张期冠状动脉血流速度增加,冠状动脉血流储备在远端较近端减低 2.3±0.9(近端是 2.9±0.9,$P <$ 0.05)。心肌桥段舒张早期血流持续时间明显缩短。这些发现都支持这类患者心绞痛的发生。

张奇等对 2000 年 9 月至 2003 年 1 月,13 例经冠状动脉造影显示心肌桥患者即刻测定冠状动脉血流储备,与同期 32 例冠状动脉造影正常对照者比较。各例以 Seldinger 法自股动脉插入动脉鞘并注入肝素 2500U,以标准 Judkin 法行冠状动脉造影。冠状动脉造影结果由两位经验丰富的心血管专家医师目测,并以定量计算机分析法(QCA)测定狭窄程度。心肌桥判定标准为收缩期冠状动脉狭窄>50%,但舒张期恢复正常或大致正常。应用 Flow Map Ⅱ(cardiometrics)超声设备及 0.014 英寸多普勒超声钢丝(flowire XT, cardiometrics)测定心肌桥冠状动脉血流速度。以腺苷作为冠状动脉微循环的激发药物(左冠状动脉 18μg,右冠状动脉 12μg,3s 内注完)。以激发后血流平均峰值流速与基础血流平均峰值流速之比值作为冠状动脉血流储备。心肌桥组多普勒超声钢丝置于收缩期狭窄近端 10mm 处。所有患者注射腺苷前 5min 冠状动脉内注射硝酸甘油 0.2mg。心肌桥组,男性 9 例,女性 4 例,均有稳定型心绞痛,心肌桥均位于左前降支(中段 11 例,中、远段 2 例),收缩期及舒张期冠状动脉狭窄分别为(78%±7%)和(15%±5%),血流储备较对照组显著降低(2.0±0.3 和 3.3±0.6,$P <$ 0.001)。7 例心肌桥患者冠状动脉收缩期血流频谱显示一过性反流信号。

张国辉等研究 16 例经冠状动脉造影诊断为心肌桥患者做冠状动脉内多普勒检查,观察并记录壁冠状动脉及其远、近段血流图形及特点,壁冠状动脉远段、近段的基础平均峰值流速(bAPV)和充血平均峰值流速(hAPV),分别计算出壁冠状动脉远段、近段的血流储备(CFR)并予以比较,做配对 t 检查。患者均为男性,年龄为 47—79(58.9±9.8)岁,有不同程度的胸痛或胸闷。16 例患者的心肌桥均位于左前降支,其壁冠状动脉多普勒频谱血流图形呈特征性的舒张早期指尖样变化,壁冠状动脉近段和远段 bAPV 无明显差异[(18.8 ± 9.2)cm/s vs. (17.5 ± 7.8)cm/s,$P>0.05$],而 hAPV 的增加明显高于其远段[(55.5 ± 19.5)cm/s vs. (41.1 ± 17.9)cm/s,$P<0.05$]。壁冠状动脉近段 CFR 明显高于其远段[(3.13 ± 1.15)vs. (2.38 ± 0.76),$P<0.01$]。本研究表明,心肌桥使壁冠状动脉的多普勒血流图形呈特征性指尖样现象,其远段 CFR 下降,低于其近段值。

此外,应用纤维光学压力微传感器测定冠状动脉内压力,通过移动导丝测定多部位冠状动脉内压力,发现心肌桥内冠状动脉峰收缩压力增高显著,与近段冠状动脉压力和远段冠状动脉压力相比,有显著差异,证实心肌桥近段和远段之间存在高压腔。而血压增高和动脉粥样硬化的发生密切相关且有量效关系。

四、冠状动脉内多普勒血流测定临床应用

冠状动脉内多普勒血流测定,除上面介绍的用于冠状动脉心肌桥的诊断、治疗观察外,还可用于在导管室内评价冠状动脉病变的生理功能,在临床诊断和介入过程中均有应用价值。

(一)诊断方面

1. 定量冠状动脉造影(QCA)分析 冠状动脉造影目前仍为诊断冠状动脉狭窄的金标准,但不能明确地说明是否造成生理功能障碍。冠状动脉内多普勒血流测定能提供冠状动脉狭窄程度的病理生理学意义,从而增强诊断的准确性。常用参数为 dCFR、RFVR 和利用连续性方程测出的面积狭窄百分数。

修正的连续性方程方法(MCE)是指动物和人体研究,均显示冠状动脉内血流测定和连续性方程方法获得的狭窄程度与造影反映狭窄程度有极好的相关性。修正的连续方程方法(图 16-9)适用于所有病灶。正常冠状动脉由近端向远端逐渐变细,而冠状动脉内血流无明显变化。如果狭窄远端动脉是正常的,其血流也将保持不变。在有冠状动脉中度及重度狭窄时,检测发现冠状动脉狭窄远端血流速度较正常血管无明显减低,注射扩血管药后,血流速度增加较小,计算用药前后血流速度比值亦较正常减低。张梅等应用冠状动脉内多普勒超声检测冠状动脉病变狭窄远端的冠状动脉血流和 CFR,冠状动脉狭窄组 CFR 明显低于正常组的测值,以CFR<3.0 作为 CFR 减低的临界点,诊断 50% 以上冠状动脉狭窄病变特异性为 90%,敏感性为 93%。

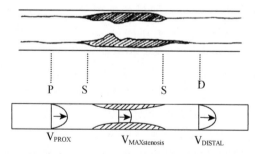

图 16-9 修正的连续性方程计算方法

$$\text{狭窄面积百分率}=1-\frac{V_{REF}}{V_{MAXstenosis}}\times VREF=1/2(V_{PROX}+V_{DISTAL})$$

V_{PROX}:近端速度;$V_{MAXstenosis}$:狭窄端最大血流速度;V_{DISTAL}:远端速度

2. **冠状动脉小血管病变** 一些有心绞痛的胸痛患者,经冠状动脉造影显示心外膜冠状动脉血管正常,为判定是否由小血管病变引起,血管内多普勒超声可通过冠状动脉内注射腺苷或罂粟碱,在用药前后检测冠状动脉血流速度变化比值。冠状动脉小血管病变主要发生在冠状动脉造影无法显示的前毛细血管上,这些小冠状动脉受累,使冠状动脉血流储备减低。常见于冠状动脉造影正常,而血管内多普勒超声检测 CFR 减低的患者。

有研究显示,利用血管内超声和多普勒血流测定技术,将临床上有胸痛但冠状动脉造影正常的人群分为以下 4 组:Ⅰ组,无动脉粥样硬化斑块且 CFR≥3.0,占研究人群的 9.2%;Ⅱ组,无动脉粥样硬化斑块但 CFR<3.0,占 21.1%;Ⅲ组,有动脉粥样硬化斑块但 CFR≥3.0,占 26.6%;Ⅳ组,有动脉粥样硬化斑块且 CFR<3.0,占 43.1%。其中,Ⅰ组的冠状动脉无论形态和功能均正常,其余的患者或存在早期的动脉粥样硬化病变或存在 CFR 的降低。从严格意义上说,只有Ⅱ组患者才是真正的心脏 X 综合征。在诊断 X 综合征之前还必须除外严重的主动脉瓣狭窄和其他原因引起的严重左心室肥厚,也能引起心绞痛和 CFR 降低。

部分患者既有心外膜冠状动脉固定狭窄,又有冠状动脉微血管病变,经 PTCA 治疗后发现虽然狭窄已明显解除,但血管内多普勒检测该血管近端、原狭窄段及远端冠状动脉血流储备仍呈较一致性的减低,说明这类患者存在双重狭窄。

3. **心肌梗死** 急性心肌梗死直接 PCI 术后,尽管心外膜血流可恢复 TIMI 3 级,但仍可能存在微血管功能障碍。有研究表明,心肌梗死后急性期和恢复期梗死相关冠状动脉的血流速度、血流形式和 CFR 的变化与心肌灌注和 ST 段的恢复有关,能预测微循环和收缩功能的恢复情况。

4. **CABG 术** 成功的 CABG 术可使冠状动脉的血流储备恢复正常。静脉桥和动脉桥血管静息状态下血流的形式存在差异,这可能是两者远期通畅性不同的影响因素。

5. **心脏移植** 移植心脏冠状动脉 CFR 的改变可能有助于识别排异和弥漫性的冠状动脉粥样硬化(即移植动脉病,transplant arteriopathy),用于指导这些患者的干预性治疗。

移植冠状动脉血管病变是限制心脏移植术后患者长期存活的主要因素。已经证实,移植冠状动脉血管改变初期,解剖学形态仅表现为冠状动脉血管外膜、内膜的增厚,是否存在生理学改变则需要血管内多普勒超声检测。一项对 76 例冠状动脉造影无明显冠状动脉狭窄(直径狭窄率<50%)的心脏移植者进行血管内超声和多普勒超声联合研究,其中 54 例在 0.5～127 个月施行 IVUS 和冠状动脉内多普勒超声检查。结果:冠状动脉血流速度储备(CFVR)和冠状动脉血管阻力指数(CVRI)与平均内膜指数(平均 20.0±10%)无相关性(CFVR 2.9±0.7,$r=0.12$,CVRI 0.33±0.1,$r=0.16$)。而平均内膜指数与最大充血反应时平均主动脉压/血液速度比值(APV)显著相关[1.52±0.47mmHg/(cm·s),$r=0.74$,$P<0.0001$]。最大充血反应时平均主动脉压/血流速度比值是较好反映移植冠状动脉病变功能性严重程度的指标。

6. **侧支循环检测** 冠状动脉内多普勒超声还用于冠状动脉严重病变患者侧支循环血流速度和压力的测量。冠状动脉严重狭窄或闭塞后,心肌坏死范围除缺血程度、时间影响外,还与侧支循环的建立密切相关。所以,定量测定侧支循环血流对指导临床治疗,促进侧支循环的建立具有重要意义。用冠状动脉内多普勒导丝研究表明,在完全或不完全闭塞的冠状动脉,侧支循环迅速或缓慢形成,狭窄远端的侧支循环血流特征是逆向血流。

(二)介入治疗

1. 评价临界病变 临界病变的处理需要结合患者的临床症状、病变的性质(是否稳定)和功能(是否导致心肌缺血)综合考虑。CFR 是评价中等狭窄或临界狭窄病变生理意义的可靠方法。尤其对存在多支血管病变,而缺乏可用于定位的心电图改变的心绞痛患者中,CFR 能识别"罪犯血管",指导临床进行有针对性的介入治疗。跨狭窄速度阶差和(或)CFR 正常提示狭窄病变对血流无限制作用。对这样的病变推迟介入治疗是安全的。

2. 评价介入治疗效果 冠状动脉血流速度可用于评价介入治疗的效果,有报道在成功的PTCA、DCA、ELCA、高频旋磨和支架置入术后,APV 和 DSVR 能恢复正常。但 CFR 的恢复正常并不常见,而置入支架后,CFR 能得到进一步的提高。DEBATE 研究的初步资料显示,PTCA 后病变远端的血流速度测定和 CFR 能预测心肌缺血的复发和再狭窄的发生。当介入治疗术后效果不理想时,如出现无玻璃样改变或中等度残余狭窄等情况,可进行多普勒血流测定以决定是否需进一步的介入治疗。多普勒导丝可用作常规的 PTCA 导引导丝。

3. 并发症监测 Flow Map 可设置为"趋势模式"以连续记录冠状动脉血流随时间的变化,用于在介入治疗后及时发现由于夹层分离、血管痉挛、血小板聚集或血管张力变化所引起的造影上不明显的血流受损(表 16-2),对发现血流不稳定的患者采用放置支架或强化抗血小板治疗可能改善其预后。

表 16-2　连续多普勒血流速度监测(趋势模型)

变化形式	原因
血流突然加速	暂时性痉挛
血流突然停止	血管迷走反应
血流突然降低	急性闭塞
周期性血流改变	突然闭塞或血栓形成

4. 无复流(no-reflow)的评价 可采用多普勒血流监测存在"无复流"高危患者的介入治疗过程,并评价冠状动脉内注射维拉帕米等治疗措施对血流恢复的作用。

五、局限性和安全性

(一)局限性

冠状动脉内多普勒的局限性,是其测定冠状动脉血流速度的变化而不是血流量的变化,如果基础和充血状态下冠状动脉的横截面积维持恒定,则血流速度的变化和血流量的变化是平行的,即血流速度的储备为血流量的储备。

CFR 的影响因素较多,除了狭窄病变限制血流引起 CFR 降低外,微循环功能障碍也导致CFR 的降低,同时存在微血管功能障碍和狭窄病变时,影响 CFR 对病变狭窄程度的判断。CFR 也可能对血流动力学条件的变化比较敏感,如心率、血压和收缩力均可影响 CFR。相对CFR,rCFR 则不受微血管功能的影响,可用于更精确评价狭窄病变的生理意义。另外,CFR还缺乏公认的明确的正常值。在急性心肌梗死患者行 PTCA 治疗中,CFR 在评价残余狭窄的功能意义方面的价值较小,因为这些患者梗死相关冠状动脉的 CFR 是受损的。

另外,冠状动脉血流速度的测定还受以下一些技术和解剖因素的影响:①多普勒导丝技术。实时瞬间血流速度跟踪不当,APV 及 DSVR 假性降低;QRS 波 ECG 门控不当,舒张期及收缩期时间错误;多普勒血流信号不稳定、多普勒探头位置并非最大流速位置,均可使 APV 假性降低。②影响跨狭窄流速阶差(TVG、PDR)因素。开口处病变,无近端测值以供评价病变;单支无分支血管,TVG 可能假性降低;扭曲血管,不能得到可靠的远端峰值流速;弥漫性远端血管病变、串联或系列性病变,由于远端流速假性增高而 TVG 假性降低;偏心性病变,由于近端流速假性增高而 TVG 假性增高。③可能影响冠状动脉血流储备的因素(CFR)。微循环异常(心肌肥厚、糖尿病、结缔组织病、陈旧性心肌梗死、X 综合征),可能引起 CFR 降低;血管张力的改变、药物未达到最大扩血管的剂量,远端血流的短暂增加,在基础和充血相对多普勒导丝位置发生改变、血流动力学状态发生改变,可能引起 CFR 假性降低;系列性病变,远端CFR 是所有病变生理效应的联合作用。

(二)安全性

冠状动脉内多普勒血流速度测定总体上相当安全。一组研究分析 906 例冠状动脉多普勒血流测定的安全性,与多普勒血流测定有关的心血管并发症发生率为 2.98％。其中,较严重短暂的心动过缓发生率为 1.66％,冠状动脉痉挛发生率为 0.99％,心室颤动为 0.22％(其中 1例为冠状动脉内注射罂粟碱,另一例为急性下壁心肌梗死右冠状动脉球囊成形术后),心脏移植患者中并发症的发生率明显高于非心脏移植患者。右冠状动脉行多普勒检查时的并发症,尤其是心动过缓明显高于左冠状动脉。检查前冠状动脉内给予硝酸甘油可预防冠状动脉痉挛的发生,冠状动脉内注射扩血管药物要缓慢,尤其是右冠状动脉。

参 考 文 献

[1] 李占全,金元哲.冠状动脉造影与临床.沈阳:辽宁科学技术出版社,2007.

[2] 吴雅峰.冠心病超声诊断.北京:人民卫生出版社,2002.

[3] 戴汝平,高建华.冠状动脉多层螺旋 CT 成像.北京:科学出版社,2007.

[4] 陈步星,胡大一,洪楠.多层螺旋 CT 心脏成像与冠状动脉造影.北京:北京大学医学出版社,2007.

[5] 姬尚义,沈宗林.缺血心脏病.北京:人民卫生出版社,2005.

[6] 王升平.心肌桥及其影像学评价.医学影像学杂志,2008,18(4):4340.

[7] Ge J,Jeremias A,Rupp A,et al. New signs characteristic of myocardial bridging demonstrated by intracoronary ultrasound and Doppler. Eur Heart J,1966,20:1707-1716.

[8] Bourassa MG,Butnaru FA,Lesperance J,et al. Symptomatic myocardial bridges:Overview of ischemic mechanisms and current diagnostic and treatment strategies. Am Coll Cardiol,2003,41:356.

[9] Klues HG,schwarz ER,Vom Dahl J,et al. Disturbed intracoronary hemodynamics in myocardial bridging. Early normalization by intracoronary stent placement. Circulation,1997,96:2905-2913.

[10] Hongo Y,Tada H,Ito K,et al. Augmentation of vessel squeezing at coronary-myocardial bridge by nitroglycerin:study by quantitative coronary angiography and intravascular ultrasound. Am Heart J,1999,138:345-350.

[11] Mintz GS,Potkin BN,Cooke RH,et al. Intravascular ultrasound imaging in a patient with unstable angina. Am Heart J,1992,123(6):1692-1694.

[12] Nissen SE,Tuzcu EM,De Framco AC,et al. Intravascular ultrasound evidence of atherosclerosis at"normal"reference sites predicts adverse clinical outcomes following percutaneous coronary interventions. Am Coll Cardiol,1994,271-A.

[13] Little W,Constantinescu M,Applegate R,et al. Cancoronary angiography predict the site of a subsequent myocardial infarction in patients with mild-to-moderate coronary artery disease? Circulation,1988,78 (5pt 1):1157-1166.

[14] Daimon M,Yamagishi H,Muro T,et al. Physiologic assessment of coronary artery stenosis by coronary flow reserve measurements with transthoracic Dopple echocardiography:comparison with exercise thalliam-201 single-photon emission computed tomography. J Am Coll Cardiol,2001,37(5):1310-1315.

[15] 刘文旭,李治安,杨娅,等.经胸彩色多普勒血流显像技术对冠状动脉左前降支心肌桥的初步研究.中华超声影像学杂志,2006,15:646-650.

[16] Spes CH,Klauss V,Rieber J,et al. Functional and morphological findings in heart transplant recipients with a normal coronary angiogram:an analysis by dobutamine stress echocardiography,intracoronary Dopple and intravas cularultrasound. J Heart Lung Tromsplant,1999,18(5):391-398.

[17] 张奇,沈卫峰,张建盛.心肌桥患者冠状动脉血流储备研究.上海第二医科大学学报,2003,23(5):436-437.

[18] 张国辉,钱菊英,樊冰,等.心肌桥对冠状动脉血流储备的影响.中华心血管病杂志,2002,30(5):279.

[19] 张梅,松崎益德.经皮冠状动脉内多普勒超声技术对冠状动脉血流储备的研究.中华超声影像学杂志,1998,7:135-137.

[20] Kearney PP,Ramo MP,Shaw TR. Analysis of reproducibility of reference lumen quantitation with intravascular ultrasound in stented coronary artcries. Cathet Cardiovase Diagn,1997,40(1):1-7.

[21] Wakatsuki T,Oki T,Sakabe K,et al. Coronary flow velocity immediately after reperfusion reflects myocardial microcirculation in camne models of acute myocardial infarction. Source Angiology,1999,50(11):919-928.

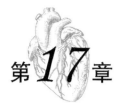

第17章 冠状动脉心肌桥的诊断

冠状动脉心肌桥的诊断有赖于患者的临床表现和特殊检查的综合判断,临床表现能为诊断提供一些线索或可疑的迹象,确诊还有赖于特殊检查,特别是目前应用比较普通的 64 层螺旋 CT 冠状动脉成像和选择性冠状动脉造影术,可以为冠状动脉心肌桥提供定性和定量诊断。

第一节 冠状动脉心肌桥的临床表现

前已述及,冠状动脉心肌桥的发生率较高,但多数患者没有临床症状,除非进行某些特殊检查,如 64 层螺旋 CT 冠状动脉成像对某些特殊人群进行筛查,否则难以发现。部分患者临床上可有各种表现,多为不同程度的胸闷、胸痛,可以表现为心绞痛或类心绞痛,可似劳力性稳定型心绞痛或不稳定型心绞痛,可以短暂至数秒、数分,也可长达数小时或数天。多与劳累、情绪有关。对硝酸甘油或速效救心丸,有的患者有效,多数患者效果不佳,有的患者使用后胸痛或胸闷气短加重。亦有表现为急性冠脉综合征,发生急性心肌梗死,还可出现急性心肌梗死并发症及各种类型的心律失常,如房性期前收缩、室性期前收缩、心房颤动、心房扑动、房室传导阻滞、致命性心律失常和猝死。甚至有的患者发生晕厥、心肌顿抑、左心室功能障碍等。多发生于男性、中青年较多,常缺乏冠状动脉粥样硬化性心脏病的危险因素。上述临床表现,不仅要考虑是否有冠状动脉粥样硬化性心脏病,更要想到是否有冠状动脉心肌桥的存在。

孤立性心肌桥,临床表现要单纯些,如合并冠状动脉粥样硬化、冠状动脉粥样硬化性心脏病、心肌病、心脏瓣膜病等临床表现更为复杂。

冠状动脉心肌桥患者,对于无症状患者,也缺乏阳性体征。对于有症状患者,当出现心绞痛时,可以发生心率增快、血压升高,也可出现心动过缓、血压降低,心尖听到Ⅱ、Ⅲ级收缩期杂音,有可能是心肌缺血造成的乳头肌功能失调、一过性二尖瓣关闭不全。患者亦可以出现各种心律失常,也可发生急性心肌梗死及其并发症的相应体征。遇到上述情况,除冠状动脉粥样硬化性心脏病外,亦应想到冠状动脉心肌桥的可能性,从而进行相应的特殊检查,以进一步明确诊断。

第二节 特殊检查

特殊检查分为无创性检查和有创性检查两大类。

一、无创性检查

无创性检查是对怀疑冠状动脉心肌桥患者的首选检查,这其中包括冠状动脉心肌桥的间接征象,如静息心电图、心电图负荷试验、动态心电图、超声心动图、核素心肌显像等,可以显示冠状动脉心肌桥壁冠状动脉收缩期受压比较严重或严重和(或)合并冠状动脉粥样硬化、冠状动脉明显狭窄造成的心肌缺血、心肌梗死、心律失常、心功能障碍等的表现;还有的可以表现冠状动脉心肌桥的直接征象,如多层螺旋 CT 冠状动脉成像,特别是目前应用最多的 64 层螺旋 CT 冠状动脉成像,可以对冠状动脉心肌桥做出定性和定量诊断,在临床上具有重要意义。

(一)心电图

1. 静息心电图 是检查冠状动脉心肌桥患者伴有心肌缺血、心肌梗死、心律失常、左心功能失常等一项最简单而又十分重要且经济的检查方法。多数冠状动脉心肌桥患者,静息心电图正常,部分冠状动脉心肌桥患者可发生心绞痛、急性冠脉综合征、各种心律失常等表现,心电图可出现相应的改变。有文献报道,冠状动脉心肌桥患者,心电图的变化无特征性,仅有心肌桥而无冠状动脉固定性狭窄者,可表现为持续性或短暂性 T 波变化、ST 段移位,部分导联上可出现病理性 Q 波及室间隔纤维化的表现。Angelini 报道静息心电图 T 波变化的发生率为23%。亦有学者报道,重症或有临床症状者 $V_3 \sim V_6$ 导联或 $V_4 \sim V_6$ 导联有缺血性 ST-T改变。

2. 心电图负荷试验 有部分冠状动脉心肌桥患者静息心电图正常,当进行心电图负荷试验时可以呈现阳性改变,往往说明心肌桥比较深在,壁冠状动脉在心肌收缩时受压比较明显,或伴有明显的冠状动脉粥样硬化,或伴有冠状动脉粥样硬化性心脏病,这对心肌缺血的检出及病情的判断相当有帮助。

(1)活动平板运动试验:心电图负荷试验中目前开展较普遍的是活动平板运动试验,最常用的是 Bruce 方案。要掌握好适应证、禁忌证、目标心率。运动中要密切进行心电、血压、心率、心律、患者症状等方面监测,以确保患者安全。要准备好抢救仪器及药品,一定要有心内科医师在场,以防万一。活动平板运动试验不仅有助于心肌缺血及严重程度的判断,冠状动脉粥样硬化性心脏病的诊断、疗效判定、预后,并对心功能及劳动力鉴定有帮助。对于冠状动脉心肌桥心肌缺血的检出,壁冠状动脉受压程度的判定,疗效的判定及预后评估也有重要意义。有学者报道,冠状动脉心肌桥患者次极量活动平板试验阳性率为13.6%。Bourassa 等研究经冠状动脉造影检查确诊的冠状动脉心肌桥患者,进行心电图运动试验,28%~67%的患者显示前壁阳性。黄维义等研究 11 例冠状动脉心肌桥患者,有 4 例平板运动试验阳性。李斌等报道 6例冠状动脉心肌桥患者,心绞痛症状明显,平板运动试验阳性,置入支架后,壁冠状动脉受压影像完全消失,随访 6~18 个月,患者自觉无不适,平板运动试验阴性。

(2)双嘧达莫试验:心电图药物负荷试验中应用较多的是双嘧达莫试验。对于年老体弱、下肢骨关节疾病、神经与肌肉疾病患者,不适合进行活动平板试验者可选择此试验。要掌握好适应证、禁忌证、检查方法。试验中亦要密切进行心电、血压、心率、心律、患者症状等方面监测,以确保患者安全。要准备好抢救仪器及药品,要有心内科医师在场观察。这不仅有助于对冠状动脉心肌桥患者心肌缺血的检出,对病情严重程度判断、疗效的评定、预后的评估有重要意义;而且对冠状动脉粥样硬化性心脏病的诊断,疗效评定,预后评估亦有重要意义。笔者等曾对 600 多例可疑冠状动脉粥样硬化性心脏病或冠状动脉粥样硬化性心脏病患者进行此试验,无严重不良反应发生。对于可疑或确诊冠状动脉心肌桥患者,今后可多进行这种检查,值得临床推广。

3. 动态心电图　动态心电图是心电诊断技术的一个重大进展,经过几十年临床应用及不断改进,目前在国内外广泛用于心血管疾病的诊断、治疗、监护等方面,特别是监测心肌缺血、心律失常意义更大,且方便、安全、有效。十二导联动态心电图对于监测心肌缺血更显示其优越性。

有部分冠状动脉心肌桥患者可以发生心绞痛、急性心肌梗死、各种心律失常,甚至猝死,动态心电图对于发现心肌缺血,特别是无症状心肌缺血,缺血的部位、程度,各种心律失常,尤其严重心律失常,观察治疗效果,预后评估等方面具有重要意义,易为患者所接受。当然,对于冠状动脉粥样硬化性心脏病的诊断、疗效评定、预后评估、病情观察、康复指导等亦有重要意义。

(二)超声心动图

超声心动图对于冠状动脉心肌桥患者心肌缺血的检出,心肌梗死的发现,存活心肌、心脏功能,治疗效果评定及预后的评估等方面具有重要意义。

冠状动脉心肌桥患者如静息经胸超声心动图无异常发现时,可进行运动试验超声心动图,以发现更多缺血的患者。若患者不能进行运动试验超声心动图,可进行药物负荷超声心动图,常用双嘧达莫负荷试验或多巴酚丁胺药物负荷试验,常可发现节段性室壁运动障碍。

部分文献报道,冠状动脉心肌桥患者超声心动图检查可以发现左心室室壁运动不协调、室壁节段性运动障碍、室间隔增厚、左心室肥厚、左心室舒张功能减退等。如合并冠状动脉粥样硬化性心脏病、心肌缺血、心肌梗死、心功能减退等改变时,会更加明显。

(三)核素心肌显像

冠状动脉心肌桥患者,有部分患者可以出现劳力性或静息性心绞痛、心肌梗死等表现。通过核素心肌显像,可以检出心肌缺血、心肌梗死、心功能改变等;对于静息核素阴性患者,可酌情进行运动核素试验或双嘧达莫核素试验,以发现更多的缺血患者。这对于判断冠状动脉心肌桥患者的病情、治疗决策、预后判断等方面均有重要意义。核素心肌显像缺血明显的患者,需要积极有效的治疗及密切的观察。

(四)多层螺旋 CT 冠状动脉成像

64 层螺旋 CT 冠状动脉成像,由于其覆盖范围大,扫描速度快,扫描层厚薄,有较高的时间分辨率和空间分辨率,可以进行多种三维图像技术的后处理,获得较高质量的重建冠状动脉影像。可显示壁冠状动脉以及覆盖于血管表面的心肌组织,能够清晰显示冠状动脉远端及分支血管与心肌桥的关系,大大提高了检出率。同时,还可以明确壁内冠状动脉的长度、深度、确切部位和是否存在斑块。与冠状动脉造影对照,64 层螺旋 CT 冠状动脉成像诊断冠状动脉心肌桥的敏感性为 $95.45\% \sim 95.7\%$,特异性为 $89.58\% \sim 91.8\%$,准确性为 92.24%。目前,虽然冠状动脉造影仍是诊断冠状动脉心肌桥的金标准,但 64 层螺旋 CT 冠状动脉成像在诊断冠状动脉心肌桥方面已日益显示其优越性,可以部分取代冠状动脉造影。其 CT 表现如下。

1. 冠状动脉部分或完全走行于浅表心肌内。在心脏轴位图像及心脏短轴位 MPR 图像上,该段冠状动脉下方脂肪层消失,冠状动脉部分或全部被周围心肌组织覆盖。在胸部轴位图像及心脏短轴位 MRP 图像上清楚显示壁冠状动脉的深度,周围心肌覆盖小于管径 1/2 的为表浅壁冠状动脉,主要走行于室间沟内。大于管径 1/2 的为纵深壁冠状动脉,主要走行于靠近右心室的室间隔内。

2.心脏长轴位的 MPR 及切线位 CPR 图像可清楚显示壁冠状动脉的长度。其长度差异较大。

3.在心脏长轴位的 MPR 及切线位 CPR 图像上,血管走行不自然、边缘模糊,可间接提示壁冠状动脉的存在。

4.在 3D-MAP 图像上,壁冠状动脉段血管两侧脂肪消失并与心肌紧密相连。

二、有创性检查

(一)冠状动脉造影

冠状动脉造影目前仍然是诊断冠状动脉心肌桥的"金标准"。冠状动脉心肌桥在冠状动脉造影时的诊断标准为心脏收缩时,壁冠状动脉狭窄、模糊或显示不清,具有短暂性、间歇性的特点;心脏舒张期恢复正常或狭窄明显减轻。这种特征性改变被称为"挤牛奶现象"或"挤奶征"或"收缩期狭窄"。这是由于壁冠状动脉管腔在收缩期受到心肌桥的压迫,而在舒张期该压迫消失所致。

(二)冠状动脉超声

1.冠状动脉血管内超声 冠状动脉心肌桥患者,采用冠状动脉血管内超声,在定量评价壁冠状动脉管腔面积以及显示心肌桥收缩期狭窄等特征方面具有很高的准确性和可重复性。冠状动脉内超声可以观察到心肌桥周围特征性的无回声区,称为"半月征",位于心外膜组织和心肌桥内冠状动脉之间,在整个心动周期都有观察到。"半月征"仅在壁冠状动脉出现,在心肌桥近段、远段冠状动脉和其他动脉见不到,被认为是冠状动脉心肌桥存在的特征。当血管内超声存在"半月征"时,即使冠状动脉造影未发现心肌桥,冠状动脉内激发试验也可诱发出"挤奶征"。冠状动脉内超声亦可显示壁冠状动脉内斑块的性质。

2.冠状动脉内多普勒血流测定 冠状动脉心肌桥患者,采用冠状动脉内多普勒血流测定,冠状动脉血流图形有明显特点,即舒张早期冠状动脉血流突然加速,形成一突出的峰呈"指尖样(finger-tip)现象"或"峰坪征",舒张中期血流速度快速下降,随后下降速度减慢,构成舒张中、晚期平台。大多数患者在收缩期心肌桥近段显示逆向血流现象。心肌桥段壁冠状动脉血流速度的改变主要发生在舒张期。舒张期血流速度异常导致冠状动脉远段血流储备下降。

第三节 诊断标准

目前,冠状动脉心肌桥患者发现日多,虽然国内外进行了不少研究,但仍有待深入。现在国内外对此尚无统一的诊断标准或诊治规范。以下参考国内外文献及个人的临床经验提出以下诊断意见供同道们参考。

一、直接征象

(一)定性诊断

1.多层螺旋 CT 冠状动脉成像 目前,64 层螺旋 CT 冠状动脉成像在诊断冠状动脉心肌桥方面起着越来越重要的作用。利用多平面重建(multiple planar reconstruction,MPR)的三维正交技术,沿着冠状动脉的最长轴作切面,以及在最长轴的垂直方向上作切面,都可看到冠状动脉的某一阶段位于心肌内,充盈造影剂的血管被一定厚度的软组织所覆盖,这一现象是诊断心肌桥的直接征象。

2. 冠状动脉造影　冠状动脉造影目前仍然是诊断冠状动脉心肌桥的"金标准"。冠状动脉造影确定的标准是在心脏收缩期,某段冠状动脉在两个以上投照角度显示不同程度的狭窄,而在舒张期冠状动脉血流恢复正常,即出现所谓"挤奶效应"(milking effect),也称"挤奶征"。

3. 冠状动脉血管内超声　冠状动脉心肌桥患者,采用冠状动脉血管内超声检查时,可以观察到心肌桥周围特征性的无回声区,称为半月征(half-moon phenomenon),位于心外膜组织和心肌桥内壁冠状动脉之间,在整个心动周期都可观察到。

4. 冠状动脉内多普勒血流测定　冠状动脉心肌桥患者,采用冠状动脉内多普勒血流测定,可发现 87% 的心肌桥患者壁冠状动脉血流具有明显特点,即呈"指尖样现象"(finger-tip phenomenon),可见特征性快速舒张早期充盈,舒张中期快速减退,舒张中晚期平台、收缩期开始血流速度两次迅速下降,并于心肌桥近段出现逆向血流。

以上检查可以定性诊断冠状动脉心肌桥,目前应用较多的是多层螺旋 CT 冠状动脉成像和冠状动脉造影。冠状动脉造影如未发现该段冠状动脉收缩期狭窄,而该段冠状动脉僵硬、缠结、扭曲、压陷等为可疑诊断。冠状动脉造影不易发现浅表型冠状动脉心肌桥。

(二)定量诊断

1. 多层螺旋 CT 冠状动脉成像　目前 64 层螺旋 CT 冠状动脉成像利用血管分析软件,多期相重建原始冠状动脉 CTA 数据,可以定量分析壁冠状动脉在收缩期和舒张期的狭窄程度,并能测量心肌桥的厚度、长度以及到起始部的距离等。可以区分浅表型、纵深型,单部位,多部位,单个、多个冠状动脉心肌桥。还可显示斑块性质,测定其 CT 值。

2. 冠状动脉造影　冠状动脉造影,可以显示冠状动脉心肌桥患者壁冠状动脉收缩期狭窄。Noble 等按其狭窄程度分为 3 级:Ⅰ级,狭窄<50%,无临床表现;Ⅱ级,狭窄 50%~75%,乳酸增加,有局部心肌缺血表现;Ⅲ级,狭窄>75%,乳酸明显增加,心电图有心肌缺血表现,有临床症状。

3. 冠状动脉血管内超声　冠状动脉心肌桥患者,采用冠状动脉内超声检查,在定量评价壁冠状动脉管腔面积以及显示心肌桥内壁冠状动脉收缩期狭窄等特征方面,具有很高的准确性和可重复性。

4. 冠状动脉内多普勒血流测定　冠状动脉心肌桥患者,采用冠状动脉内多普勒血流测定,不仅对壁冠状动脉血流情况进行定性分析,而且可以进行定量分析。桥内段静息时平均峰流速度(APV)和平均舒张期峰流速度(ADPV)明显高于近端与远端。心肌桥内瞬时最大峰流速度(MVP)较近、远段冠状动脉增加 1 倍。心肌桥患者冠状动脉血流储备下降。

(三)定位诊断

64 层螺旋 CT 冠状动脉成像及冠状动脉造影不仅对冠状动脉心肌桥患者能进行定性、定量诊断,而且能对壁冠状动脉进行定位诊断,即多发生于左冠状动脉,其中又以前降支占多数,前降支又以中段居多;回旋支较少,右冠状动脉更少。由于冠状动脉造影表浅型冠状动脉心肌桥检出困难,64 层螺旋 CT 冠状动脉成像比冠状动脉造影对冠状动脉心肌桥的检出率更高,对斑块能进行分析,且无创、安全,对发现冠状动脉心肌桥日益显示其重要价值。目前已有 128 层、256 层、320 层螺旋 CT 及双源 CT 冠状动脉成像,发现心肌桥较前有所增多,扫描速度更快,扫描范围更广,时间及空间分辨率更高。

二、间接征象

患者有心绞痛、心肌梗死、心律失常、心功能不全、猝死等,除考虑冠状动脉粥样硬化性心脏病或有关疾病外,一定要考虑到冠状动脉心肌桥的可能,应进一步检查。

患者行心电图、心电图负荷试验、动态心电图、超声心动图、心肌核素等检查,如发现有心肌缺血、心肌梗死、心律失常、心功能不全等时,除考虑冠状动脉粥样硬化性心脏病或有关疾病外,一定要考虑到是否有冠状动脉心肌桥的可能,应进一步检查,特别是 64 层螺旋 CT 冠状动脉成像、冠状动脉造影等检查,以进一步明确诊断。

三、临床分型

1. 隐匿型 此型占大多数。患者有冠状动脉心肌桥,但无临床症状,亦无心肌缺血征象。

2. 心绞痛型

(1)稳定型心绞痛:心绞痛症状发生 1 个月以上,发作多与劳累、情绪有关,多数患者对硝酸甘油或速效救心丸效果不佳,部分患者可有心肌缺血征象。

(2)不稳定型心绞痛:心绞痛症状发生小于 1 个月,有的患者与劳累、情绪有关,不少患者是静息时发生或夜间发生,持续时间长短不一,对硝酸甘油或速效救心丸效果不佳,多数患者可有心肌缺血征象。不稳定型心绞痛亦包括梗死后心绞痛。

3. 心肌梗死型

(1)急性心肌梗死:患者临床表现有持久的心前区剧烈疼痛,超过 30min,甚至可达数小时,休息及含服硝酸甘油也不能使其缓解。可有心肌坏死的表现,如发热、白细胞计数增高、红细胞沉降率加快、心肌酶和肌钙蛋白 T 或肌钙蛋白 I 增高呈序列变化。心电图可出现心肌梗死特征性改变,根据 ST 段有无抬高,可分为 ST 段抬高的急性心肌梗死和非 ST 段抬高的急性心肌梗死。常根据病史、心电图和血清酶、肌钙蛋白 T 或肌钙蛋白 I 的变化而做出临床诊断。

(2)陈旧性心肌梗死:常根据肯定性心电图改变(异常 Q 波),无急性心肌梗死病史及酶、肌钙蛋白 T 或肌钙蛋白 I 变化而做出诊断。如果无残留心电图改变,可以根据早先的急性心肌梗死病史而诊断。

4. 心律失常型 冠状动脉心肌桥患者,由于心肌桥对壁冠状动脉压迫明显,心肌收缩时壁冠状动脉收缩期狭窄明显,可以导致心肌缺血,心肌细胞营养障碍、萎缩及灶性坏死,纤维组织增生,影响心脏的电活动,导致心肌电的兴奋性异常或传导、起搏功能障碍,从而引发各种心律失常。

5. 心力衰竭型 冠状动脉心肌桥患者,如壁冠状动脉收缩期狭窄明显,导致严重的心肌缺血或心肌梗死,可以发生心力衰竭,大多表现为左心功能不全,可以出现活动后胸闷、气短、咳嗽,夜间阵发性呼吸困难,甚至端坐呼吸,咳粉红色泡沫样痰,两肺底甚至全肺散布湿啰音等肺循环淤血征象。而后续以右心衰竭,出现肝大、颈静脉怒张、全身水肿等体循环淤血征象。

6. 猝死型 冠状动脉心肌桥患者,特别是发生在冠状动脉左前降支者,当心肌桥内壁冠状动脉收缩期狭窄严重或壁冠状动脉有严重的粥样硬化性狭窄,可导致冠状动脉供血不足,出现心肌慢性缺血性改变,心脏的储备功能下降,在某些导致心率增加的诱因,如情绪波动、剧烈运动、饮酒等情况下,可诱发心功能紊乱、心室颤动、心搏骤停而致猝死。也有学者认为,心肌桥患者由于壁冠状动脉内陷变形,加上壁冠状动脉周期性收缩期血管压缩,伴局部的峰压,持续的舒张期直径减少,冠状动脉血流储备减少,从而造成心肌缺血而致猝死发作。

目前常用的 Schwarz 分型将心肌桥分为 A、B、C 3 型(表 17-1)。由于 Schwarz 分型结合药物干预、侵入性检测结果、临床预后等作为分型的评估手段,所以常作为相关指南的重要参考,并作为心肌桥患者选择治疗手段的依据。

表 17-1　心肌桥的分型

分型	标准	缺血的迹象	治疗
A	血管造影中偶然发现的	阴性	不需要治疗
B	血管造影发现,并且压力测试表明缺血	阳性	BB 或 CCB β 受体阻滞药/钙通道阻滞药
C	血管造影发现,并有冠状动脉血流动力学改变	阳性/阴性	β 受体阻滞药/钙通道阻滞药/血供重建

Schwarz 分型的治疗建议:A 型患者无须治疗。而对于 B 型和 C 型患者,5 年随访研究表明 β 受体阻滞药或钙离子拮抗药显著改善这两型患者临床症状和缺血指征,可考虑药物治疗。对于 C 型患者,如果药物治疗无效,可以考虑血供重建治疗。

第四节　病例报告

一、心肌桥引起急性心肌梗死伴晕厥

姚道阔等报道,患者男性,57 岁。因突发晕厥 2 次、胸闷、胸痛 1d,于 2006 年 2 月 10 日入院。患者于入院 1 周前站起时突然摔倒在地,伴恶心,持续数秒自行缓解。入院当日晨 5 时,患者在睡眠中突然憋醒、胸闷、胸痛,排尿后晕厥,胸痛不能缓解来我院。既往有高血压病史 16 年。有高血压家族史,吸烟少量。查体:血压 125/80mmHg,心率 80/min,节律整齐,心肺听诊无异常。入院后心电图显示胸前导联 $V_2 \sim V_6$ ST-T 改变,肌酸激酶(CK)482U/L,肌酸激酶同工酶(CK-MB)37U/L;肌钙蛋白 T 0.80ng/ml。诊断为急性前壁心肌梗死、血管迷走性晕厥。冠状动脉造影示左前降支(LAD)中段可见 2 处肌桥。造影过程中出现晕厥,心率 60/min,血压 40/20mmHg,经用多巴胺后 3min 血压恢复至 100/60mmHg。

二、心肌桥猝死

蒋艳伟等报道,患者女性,26 岁。某日因感头痛、流涕、发热,以"感冒"自购药物治疗。次日中午开始发生抽搐、神志不清,于 12 时 20 分被人送医院抢救。入院查体:血压 115/84mmHg,心律 92/min,节律整齐,昏迷状,颈软,两瞳孔等大、等圆,对光反射灵敏。诊断"抽搐原因待查"。经医院抢救治疗无效,于当晚 7 时 40 分死亡。

死后 2d 尸检。冷藏女尸,发育正常,营养佳。尸长 158cm。角膜透明,双侧瞳孔等大、等圆,直径 0.6cm,头、颈、胸腹部及四肢未见明显异常。脑重 1400g,双侧小脑扁桃体及海马沟回见明显的脑疝形成。显微镜下见蛛网膜下腔血管扩张淤血,脑各部重度淤血水肿,漏出性出血。双肺重 960g,表面光滑,切面淤血。肺呈灶性水肿、气肿及出血。心重 275g,左心室壁厚1.3cm,右心室壁厚 0.3cm,左冠状动脉前降支距起始部 0.5cm 处开始进入室间隔肌层内走行,壁冠状动脉走行约 1.0cm 后向外穿出,肌桥厚 1.2cm,壁冠状动脉直径 0.1cm,余未见异常。部分心肌细胞肥大,部分心肌横纹不清或消失,左心室前壁部分心肌见灶性收缩带状坏死,心尖部肌纤维灶性纤维化。心脏传导系统检查未见明显异常。肝、脾、肾各脏器肉眼及显微镜下检查未见异常。胃黏膜见点状、小片状出血。余未见明显异常。死者呕吐物、胃及胃内容物中未检出"毒鼠强"、氟乙酰胺、有机磷农药、"甲基 1605"等农药。鉴定结论:死者是左前降支心肌桥致急性心功能衰竭死亡。

三、重度心肌桥合并冠状动脉内溃疡样病变

洪衡等报道,患者男性,48 岁。因间断胸痛 1 年、复发加重 1d 入院。患者近 1 年来间断胸痛,呈针刺样,位于左前胸骨下,范围约拳头大小,每次持续 10 余分钟,可自行缓解,多于活动后出现,休息后缓解。入院 1d 前再次于休息时出现上述症状,程度较前加重,发作频繁,最长持续约 20min,不伴心悸、大汗、憋气,舌下含服速效救心丸症状可减轻。既往高血压病史 8年余,血压最高 160/110mmHg。吸烟 20 余年,每日约 10 支。体重指数 24kg/m^2,查体无阳性发现。心电图无明显 ST-T 改变。心肌酶在正常范围;三酰甘油 0.45mmol/L、总胆固醇2.6mmol/L、高密度脂蛋白胆固醇 0.89mmol/L、低密度脂蛋白胆固醇 1.52mmol/L;经葡萄糖耐量试验确诊为 2 型糖尿病。否认家族相关遗传病史。冠状动脉造影示:前降支近段不规则,中段见长约 15mm 心肌桥(MB),心脏收缩时压缩达 100%,舒张时见溃疡样病变及 70%局限性狭窄,心肌桥远端冠状动脉有 60%局限性狭窄,前向血流 TIMI Ⅲ级(图 17-1A、B);回旋支未见明显狭窄;右冠状动脉近段、中段及远段不规则,后降支近中段 30%~40%节段性狭窄,远段 60%局限性狭窄。建议患者行冠状动脉旁路移植术,CABG 术后随访 1 年患者上述症状未再发作。

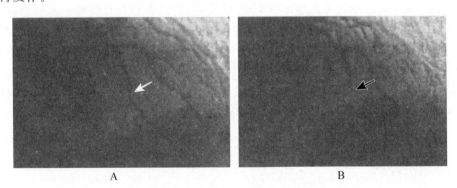

A   B

图 17-1　冠状动脉心肌桥管腔狭窄

A. 心脏舒张期,前降支肌桥局部动脉内见溃疡样病变及 70%局限性狭窄(白箭头所示),冠状动脉肌桥后见 60%局限性狭窄(黑箭头所示);B. 心脏收缩期,心肌桥压迫冠状动脉达 100%(黑箭头所示)

四、直背综合征合并重度心肌桥心电图 ST 段抬高

李虹等报道,患者男性,23 岁。因"胸部闷痛不适半年"入院。患者半年来久坐后即感胸部闷痛不适,活动后似可减轻。于当地医院就诊,心电图示"下壁及 $V_4 \sim V_6$ 导联 ST 段弓背上抬",诊为"心肌炎",给予营养心肌等治疗,疗效差,而转入我院。入院时查体:形体偏瘦,口唇无发绀,颈静脉无怒张。背部平直,胸廓横径 29cm,前后径 10cm,横径/前后径＝0.35。双肺无干、湿啰音,心界正常,肺动脉瓣听诊区闻及 3/6 级收缩期杂音。心电图呈下壁及 $V_4 \sim V_6$ 导联 ST 段弓背上抬,导联上移一个肋间心电图仍呈 ST 段弓背上抬。入院诊断:胸痛原因待查。入院后动态心电图、超声心动图未见异常,X 线胸片示肺动脉段略突出,脊柱胸段平直。病毒性心肌炎抗体动态检测、自身抗体检查、心肌酶谱、电解质等未见异常。经冠状动脉造影、左心室造影、右心导管造影检查,示冠状动脉前降支重度心肌桥,收缩期狭窄 95％,左心室造影及肺动脉造影无异常,肺动脉压力正常。确定诊断为为:①冠状动脉前降支心肌桥(重度);②直背综合征。给予美托洛尔口服,并出院门诊随访。

五、冠状动脉假性动脉瘤并发心肌桥近段斑块破裂

马剑英等报道,患者男性,65 岁。因反复胸闷、剑突下不适 7 年余收入院。每逢季节变化即出现胸闷不适,剑突下明显,无胸痛、心悸及头晕,无放射痛,持续数分钟,夜间发作较频繁,给予丹参、硝酸酯类药物治疗,症状有所缓解。有高血压、高三酰甘油血症病史。术前静息心电图示Ⅰ、aVL、$V_3 \sim V_6$ 导联 T 波倒置。冠状动脉造影术前常规口服波立维、阿司匹林。造影示左主干正常,前降支多处管壁不规则,近段于第 1 对角支、第 2 对角支分叉处前降支狭窄 40％伴钙化,第 1 对角支分叉处前降支见局限性瘤样龛影,前降支中远段心肌桥。收缩期管腔受压 30％～40％,舒张期受压减轻,回旋支中段狭窄 30％,右冠状动脉管壁稍不规则,近段未见狭窄,左心室后支长病变,狭窄 30％～40％。换用 $F_7 JL_4$ 指引导管,送入 IVUS 检查(Boston seientific,40MHz),示前降支中、远段两处心肌桥,近端心肌桥的近段斑块破裂,第 1 对角支分叉处前降支见粥样硬化病变,管壁有假性动脉瘤形成(图 17-2A)。直接置入 Driver 3.0mm×18mm 金属裸支架于病变局部,以球囊扩张 15s,复查造影示支架扩张满意,未见残余狭窄,第 1 对角支、第 2 对角支未受影响,支架外仍见造影剂充填龛影。复查 IVUS 示支架贴壁满意,完全覆盖病变(图 17-2B)。术后继续服用波立维、阿司匹林及硝苯地平缓解片治疗。

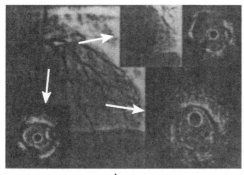
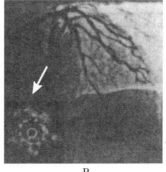

A　　　　　　　　　　　　　　B

图 17-2　术前冠状动脉造影及 IVUS 图像

六、重度心肌桥致反复晕厥

张拓等报道，患者男性，30岁。因3个月内发作晕厥2次收治入院。患者主诉3个月前于夜间睡眠中憋醒伴胸痛，后突发意识丧失。10min后自行苏醒；当时于外院就诊，行血液生化检查无明显异常，未予治疗。3d前患者在长时间保持蹲坐体位后突感胸闷、胸痛、伴冷汗，再次发作意识丧失伴抽搐，经心肺复苏后苏醒。患者既往无心血管疾病病史，无猝死家族史。入院后体格检查未发现特殊的阳性体征，神经系统检查均无异常。头颅CT、脑电图检查均未见明显异常。心电图检查提示早期复极。心脏多普勒超声检查未见明显结构异常，左心室射血分数0.75。24h动态心电图检查提示，窦性心律，平均心率72/min（最快139/min，最慢41/min），房性期前收缩1次，全程未见ST-T段改变。冠状动脉造影检查未见明显血管狭窄，在左前降支中远段见长度为5cm的心肌桥，心脏收缩期管腔压迫程度达90%（图17-3）。考虑患者反复晕厥的原因与重度心肌桥有关。遂给予酒石酸美托洛尔缓释片47.5mg口服，每日1次。随访半年，患者偶有胸闷发生，未再发晕厥。

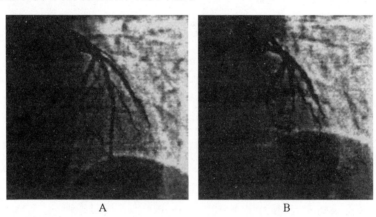

图17-3　冠状动脉造影检查提示，左前降支中远段见长度为5cm的心肌桥
A. 舒张期；B. 收缩期

七、心肌桥致急性冠脉综合征18例

王道敏报道近4年来住院的急性冠脉综合征患者176例，行选择性冠状动脉造影发现由心肌桥所致者18例，发生率为10%，年龄最小者39岁，最大72岁，男性16例，女性2例。心电图表现为陈旧性前壁心肌梗死3例，ST段抬高的心肌梗死2例，其余13例在心绞痛发作时$V_1 \sim V_5$ ST段压低，缓解时表现为正常心电图。临床表现主要是胸闷，剧烈胸痛呈压榨感，呼吸困难、大汗、乏力、食欲缺乏、恶心、呕吐等。少数患者出现心源性休克、心律失常、心功能不全等表现。其中合并高血脂者8例，血脂异常者10例，无糖尿病患者。心肌酶检查，2例于入院时升高（ST段抬高的心肌梗死），其余均正常。ACS的诊断根据临床表现、心电图改变和实验室检查，按照ACS的诊断标准而确诊。冠状动脉造影中，心肌桥全部出现在左前降支，9例在第6段，6例累及第6、第7段，1例累及第7、第8段，其余2例累及第7段。18例患者因症状重药物治疗无效，肌桥长，造影出现收缩期无血流，其中5例患者已造成心肌梗死。18例全

部采取手术治疗。其中 8 例行肌桥剥离术,另外 10 例因肌桥深剥离时存在心肌穿孔之可能,故行冠状动脉旁路移植术,有 70% 的患者实行小切口开胸,创伤更小,远期效果好,时间长,再闭塞率低,全部采用乳内动脉旁路移植。在医护人员的精心治疗和护理下,所有患者都不同程度地恢复正常生活。随访半年至 4 年,无心肌缺血事件发生。运动平板试验检查无心肌缺血心电图表现。

参 考 文 献

[1] 姬尚义,沈宗林.缺血性心脏病.北京:人民卫生出版社,2005.

[2] 李占全,金元哲.冠状动脉造影与临床.沈阳:辽宁科学技术出版社,2007.

[3] 张兆琪.心血管疾病 64 层 CT 诊断学.北京:人民卫生出版社,2008.

[4] 张志寿,杨瑞峰.冠状动脉心肌桥的研究进展.心脏杂志,2009,21(3):418-419.

[5] 戴汝平,支爱华.提高对冠状动脉肌桥及其临床意义的认识.中国循环杂志,2007,22(5):322.

[6] 陈细香.64 层螺旋 CTA 对壁冠状动脉的诊断价值.医学影像学杂志,2008,18(10):1113-1115.

[7] Moreles A,Romanlli R,Boucek R. The mural left anterior descending coronary artery,streenous exercise and sudden death. Circulation,1980,62:230.

[8] Cutler D,Wallace JM. Myocardial bridging in a young patient with sudden death. Clin Cardiol,1997,20: 581-583.

[9] Lozano I,Baz JA,Lopez P,et al. Long-term prognosis of patients with myocardial bridge and angiographic milking of the left anterior descending coronary artery. Rev Esp Cardiol,2002,55:359-364.

[10] 张志寿.冠心病专家门诊 150 问.北京:人民军医出版社,2005.

[11] 蒋艳伟,吴小瑜,朱少华,等.心肌桥猝死 1 例.法律与医学杂志,2006,13(4):294-295.

[12] 黄飞俊,刘世沧.3 例冠状动脉肌桥与急死尸检材料.中国法医学杂志,1993,8(3):182.

[13] Winter RJ,Kokw EM,Pick JJ,et al. Coronary atheresclerosis in a myocardial bridge,not a benign condition. Heart,1998,80:91.

[14] 姚道阔,南方,赵敏,等.心肌桥引起急性心肌梗死伴晕厥一例报告.北京医学,2006,28(10):637.

[15] 洪衡,王明生,王河,等.重度心肌桥合并冠状动脉内溃疡样病变一例.中国心血管杂志,2008,13(5):372.

[16] 马剑英,钱菊英,黄东,等.冠状动脉假性动脉瘤并发心肌桥近段斑块破裂 1 例.临床心血管病杂志,2007,23(5):396.

[17] 张拓,张维峰,沈玲红.重度心肌桥致反复晕厥一例.上海医学,2017,40(4):245-246.

[18] 王道敏.心肌桥致急性冠脉综合征 18 例临床护理.甘肃科技,2012,28(15):151-152.

[19] 林曙光.2015 心脏病学进展.人民军医出版社,2015.

[20] 朱红伟,王丽丽,李艳,等.128 层 CT 与超声在评价心肌桥-壁冠状动脉致左心功能改变中的应用.陕西医学杂志,2017,46(7):888-891.

[21] 谢燕青,何文明,周忠.256 排螺旋 CT 冠脉成像对冠状动脉心肌桥致心肌缺血的形态学特征分析.现代实用医学,2016,28(11):1521-1522.

[22] 余显冠,余舒杰,凌叶盛,等.320 排 CT 冠状动脉造影诊断的心肌桥患者预后的研究.新医学,2016,47(7):493-497.

[23] 杨俊辉,闫荣,王勇斌,等.双源 CT 冠状动脉成像在心肌桥和壁冠状动脉诊断中的应用.医药前沿,2017,7(1):15-17.

[24] 张凯,姜梅,张大波,等.双源 CT 对心肌桥及心肌桥相关冠脉病变的临床诊断分析.吉林医学,2016,37

(12):2968-2969.

[25] 王国庆,马洪宇,张荣恒,等.双源CT心脏冠脉CTA对心肌桥-壁冠状动脉的诊断优势.黑龙江医药科学,2017,40(5):136-139.

[26] 李志刚,伍小六,胡宴宾.双源CT冠状动脉成像在冠状动脉硬化性心脏病诊断中的应用.中国中西医结合影像学杂志,2016,14(2):160-162.

[27] Lancellotti P,Nkomo VT,Badano,et al. Expert consensus for multimodality imaging evaluation of cardiovascular complications of radiotherapy in adults:a report from the European Association of Cardiovascular Imaging and the American Society of Echocardiography. Eur Heart J Cardiovasc Imaging,2013,14:721-740.

[28] Perisinakis K,Seimenis J,Tzedakis A,et al. Perfusing scintigraphy Versus 256-slince CT angiography in pregnant patients suspected of pulmonary embolism:comparison of radiation risk. J Nacl med,2014,55(8):1273-1280.

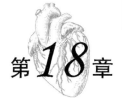

第18章 冠状动脉心肌桥的鉴别诊断

大多数冠状动脉心肌桥患者临床上无症状,因而不易发现。部分患者可表现为不同程度的胸闷、胸痛、心悸,似心绞痛,有时可发生心肌梗死、心律失常、心力衰竭,甚至猝死等。因此,需与冠状动脉粥样硬化性心脏病、X综合征、肥厚型心肌病、心脏神经官能症及其他疾病引起的心绞痛、肋间神经痛等鉴别。

第一节　与冠状动脉粥样硬化性心脏病的鉴别

冠心病是冠状动脉粥样硬化性心脏病的简称,是由于供应心脏营养的血管——冠状动脉发生粥样硬化病变或血管痉挛,导致管腔狭窄或闭塞,发生冠状循环障碍,引起心肌氧供需不平衡,心肌缺血、缺氧或坏死的一种心脏病。因此,冠状动脉粥样硬化性心脏病又称缺血性心脏病。在临床上,由于心肌血流量减少,供氧不足,使心脏的正常工作受到不同程度的影响,由此产生一系列缺血性表现,如心绞痛、心律失常、心力衰竭、心肌梗死,甚至猝死。

冠状动脉粥样硬化性心脏病是目前危害人类健康的严重疾病之一,大多发生在中、老年人身上。我国冠状动脉粥样硬化性心脏病发病率在逐年上升,发病年龄有年轻化趋向,现有4000万患者。

根据世界卫生组织(WHO)的分型,结合国内专家的意见,在临床上将冠状动脉粥样硬化性心脏病分为以下6型:①隐匿型冠状动脉粥样硬化性心脏病。②心绞痛型,又分为劳力性心绞痛(包括初发劳力性心绞痛、劳力性稳定型心绞痛、劳力性恶化型心绞痛)和自发性心绞痛(包括变异性心绞痛)。③心肌梗死型,又分为急性心肌梗死、陈旧性心肌梗死。④心律失常型。⑤心力衰竭型。⑥猝死型冠状动脉粥样硬化性心脏病。

诊断冠状动脉粥样硬化性心脏病可根据患者的临床表现和各项实验室检查资料综合评定,其中最肯定的客观诊断依据是发现心肌有缺血的表现,同时证明患者有冠状动脉粥样硬化性阻塞性病变。

病史询问及体格检查是诊断冠状动脉粥样硬化性心脏病的首选方法。如患者有典型的心绞痛症状和体征,又有心肌缺血的客观依据,如静息时或发作时心电图有ST-T缺血型改变,或静息时心电图正常而平板运动试验阳性,或双嘧达莫(潘生丁)超声心动图试验阳性,或[201]铊(Tl)心肌灌注显像运动试验阳性,或64层螺旋CT冠状动脉成像及冠状动脉造影显示冠状动脉狭窄≥50%,有以上其中一项检查异常,就可以诊断为冠状动脉粥样硬化性心脏病心绞痛,对于心绞痛诊断还应进一步分型,劳力性稳定型心绞痛还应分级,不稳定型心绞痛还应进一步进行危险分层。

中年以上患者有以下 5 项内容中的第 1 项和其他任何一项,而不能用主动脉瓣病变、自主神经功能紊乱、心肌炎、心肌病、严重贫血、阻塞性肺气肿、服用洋地黄药物、电解质紊乱等解释者,可以诊断为冠状动脉粥样硬化性心脏病。5 项内容如下:①有冠状动脉粥样硬化性心脏病危险因素 2 项以上,如高血压、高脂血症、长期吸烟、糖尿病患者;②心电图缺血型表现;③心电图负荷试验呈阳性;④超声心动图有典型节段性室壁运动异常而无其他原因可解释者;⑤放射性核素扫描显示心肌缺血而无其他原因可解释者。

冠状动脉造影仍然是诊断冠状动脉粥样硬化性心脏病的"金标准",不仅可以定性诊断,而且可以定量、定位诊断,对于冠状动脉粥样硬化性心脏病的治疗决策、疗效判定,预后判断有重要意义。64 层螺旋 CT 冠状动脉成像对筛查冠状动脉粥样硬化性心脏病、疗效判定、治疗选择、预后评估亦有重要意义。

对于确诊为冠状动脉粥样硬化性心脏病的患者,要进一步进行临床分型。对无自觉症状者,可诊断为隐匿型冠状动脉粥样硬化性心脏病;对于心绞痛者,按前述分型;对于急性心肌梗死,包括典型症状、特征性心电图改变、心肌酶和肌钙蛋白 T 或肌钙蛋白 I 升高序列变化,有其中两条即可确诊;对于陈旧性心肌梗死,有肯定心电图异常 Q 波或有明确的急性心肌梗死既往史;对于有心律失常或心力衰竭者,可诊断为冠状动脉粥样硬化性心脏病心律失常或心力衰竭。

近年提出急性冠脉综合征,包括 ST 段抬高的急性冠脉综合征,即 ST 段抬高的急性心肌梗死;非 ST 段抬高的急性冠脉综合征,包括非 ST 段抬高的急性心肌梗死和不稳定型心绞痛,还包括心脏性猝死,约占冠状动脉粥样硬化性心脏病的 30%。

2007 年 10 月,欧洲心脏病学会(ESC)、美国心脏病学会基金会(ACCF)、美国心脏协会(AHA)和世界心脏联盟(WHF)联合发表专家共识文件《心肌梗死的统一定义》(附件 A)。该文件对 2000 年的旧版文件进行重要修订,对当今的临床实践具有重要意义。

冠状动脉心肌桥临床表现与冠状动脉粥样硬化性心脏病相似,但发病年龄较轻,缺乏冠状动脉粥样硬化性心脏病危险因素,64 层螺旋 CT 冠状动脉成像、冠状动脉造影有心肌桥的特征性改变,对硝酸酯类药物效果不佳,而对 β 受体阻滞药、钙离子拮抗药往往效果满意。

第二节 与 X 综合征的鉴别

X 综合征于 1973 年由 Kemp 提出,是指临床上有典型的劳力性心绞痛、心电图运动试验阳性、冠状动脉正常的一种综合征。最近,又有学者称其为"微血管性心绞痛"或"心脏 X 综合征"。据报道,X 综合征在心绞痛患者中占 10%～20%。

X 综合征的发病机制目前尚未完全阐明,现在主要认为是由于冠状动脉微血管(管径在100～400μm)舒缩功能障碍所致,是冠状动脉微血管病变。最近的研究认为,冠状动脉微血管病变主要是微血管动力异常,微血管扩张储备功能降低,被认为和微血管的内皮功能不全、冠状动脉血管调节能力下降有关。研究表明,X 综合征患者有内皮依赖性血管舒张功能障碍,也有学者认为并有非内皮依赖性血管障碍,还有学者认为是微血管痉挛所致。总之,目前认为 X 综合征主要是微血管扩张、收缩功能障碍所致。在劳动或运动后,心肌耗氧量增加,乳酸产生增多,正常人可引起微血管扩张,增加血流量,而患者对这种刺激的微血管扩张反应低下,心肌缺血后微血管功能受限,从而诱发心绞痛。而在安静状态或休息时的心绞痛,主要是由微血管的收缩功能障碍所引起。在休息状态下,血管紧张性异常升高或对收缩的刺激产生过度反应,可使微血管收缩、心肌缺血,从而发生心绞痛。实际上,不少患者上述情况兼而有之。以上改变可能与交感神经兴奋失调、内皮素及其他血管活性物质释放、血管平滑肌功能异常有关。

本病多见于女性,冠状动脉粥样硬化性心脏病的易患因素不明显。主要症状与冠状动脉粥样硬化性心脏病劳力性心绞痛相似,不同的是疾病发作一般持续时间较长,休息后疼痛不能很快缓解,往往可以长达 30min 以上,甚至 1～2h,休息时也可发作。含服硝酸甘油效果不肯定,有的患者有效,有的患者效果不明显。疼痛症状不典型者居多。发病年龄较轻,一般为 50 岁左右。冠状动脉粥样硬化性心脏病患者平均年龄在 60 岁以上,而且男性多于女性,60 岁以下年龄组男高女低尤其明显。

X 综合征发作时或负荷后心电图可示心肌缺血表现。24h 动态心电图检测阳性率高。超声心动图可示节段性室壁运动失常,射血分数减低。核素心肌灌注显像检查可以显示心肌灌注缺损。相当一部分患者有典型心绞痛却不能检出心肌缺血的客观证据。冠状动脉造影无有意义的狭窄,但常可见到血流缓慢征象(由于小冠状动脉阻力增加),麦角新碱激发试验阴性(排除冠状动脉及其大分支痉挛)。左心室造影、冠状动脉造影正常是诊断 X 综合征的"金指标"。

各种抗冠状动脉粥样硬化性心脏病心绞痛药物,包括硝酸酯类、β 受体阻滞药和钙拮抗药都可以用于治疗 X 综合征,也可以联合应用;也有报道用血管紧张素转换酶抑制药治疗同样有效者。治疗效果因人而异,一是效果不恒定,二是不如治疗冠状动脉粥样硬化性心脏病心绞痛的疗效显著。Yesildag 等报道,静脉注射腺苷拮抗药氨茶碱(aminophylline)6mg/kg,能明显改善 X 综合征患者的症状和缺血心电图运动耐量。

当前认为,X 综合征的预后良好,大部分患者的症状会逐渐改善。适度的体力活动、体育锻炼也是一项有效治疗。Kemp 曾报道 200 例冠状动脉造影正常的心绞痛患者,6 年内 50% 以上的患者未经特殊治疗,症状逐渐好转。Ammann 等(2000)报道 21 例冠状动脉造影正常的心肌梗死患者,平均随访 53 个月,无一例发生心脏事件,认为预后良好。但也有少数 X 综合征患者猝死的报道。因此,对于 X 综合征的防治还是应予以重视。

冠状动脉心肌桥患者临床表现与 X 综合征相似,发病年龄较轻,心绞痛症状常不典型,冠状动脉粥样硬化性心脏病危险因素缺乏,亦常有心肌缺血的影像等征象,对硝酸甘油反应差,但男性患者较多,64 层螺旋 CT 冠状动脉成像、冠状动脉造影检查未发现冠状动脉狭窄或阻塞,但可以发现心肌桥-壁冠状动脉特征性的改变而鉴别。

第三节 与肥厚型心肌病的鉴别

肥厚型心肌病(hypertrophic cardiomyopathy,HCM)是以心肌具有非对称性的、不均匀的肥厚为特征的、原因不明的心脏病。典型者室间隔肥厚远较游离壁明显,引起左心室流出道狭窄,所以又名为原发性肥厚性主动脉瓣下狭窄(IHSS)。偶尔可呈同心性肥厚,不伴梗阻;亦可心尖部肥厚,称心尖肥厚型心肌病,为本病的亚型。此病广泛分布于全世界,患病率约为0.2%,是一种全球性疾病。中国 8080 例人群超声心动图调查结果显示,全国约有肥厚型心肌病患者 100 万人。家族发病较多,目前发现 50%～70% 的肥厚型心肌病由基因突变所致,至少 13 个基因 400 多种突变可致,呈常染色体显性遗传。

多数患者无症状或仅有轻度症状,大多数患者症状出现在 20－30 岁。男性多于女性,约 1/3 的患者有家族史。总的说来,症状与体征的严重程度与血流动力学分型密切相关,非梗阻型症状最轻,潜在梗阻型者较重,梗阻型者症状最重。

90％的患者有劳力性呼吸困难,其中 31％的患者可伴有夜间阵发性呼吸困难,70％～80％的患者常出现非典型的心绞痛,常因劳累诱发,持续时间长,对硝酸甘油反应不佳。在尸检患者中,15％的患者有心肌坏死,约 25％的患者年龄＞44 岁,在冠状动脉造影中,可见到明显的冠状动脉病变,但其他心绞痛患者其心外膜下冠状动脉正常,也可为典型的心绞痛,30％～35％的患者发生于突然站立和运动后晕厥,片刻可自行缓解,可发生严重心律失常,患者动态心电图常显示有复杂性室性期前收缩,20％～40％的患者有室性心动过速,部分患者还有室上性心动过速。50％的患者有快速房性心律失常,亦可发生心房颤动、心室颤动。2％～3％的患者可发生猝死,尤其在青壮年,主要是室性心动过速及心室颤动所致。7％～15％的患者可出现心功能不全,早期以舒张功能不全为主,进入疾病晚期可出现左、右心心力衰竭的症状。2％的患者可合并亚急性感染性心内膜炎。部分患者可有血压升高,也可合并高血压病。

部分轻症患者可无特异性体征,随着疾病进展,渐渐出现左心室搏动有力和搏动点向左移位。无梗阻者无心脏杂音或仅有 1/6 级收缩期杂音,激发试验后杂音也无明显增强。隐匿性梗阻患者心尖部有 1～2/6 级收缩期杂音,激发后增至 3/6 级,不一定闻及 S_3 及 S_4,S_2 呈正常分裂。梗阻性患者心尖区内侧或胸骨左缘中下段有 3～4/6 级收缩期杂音,杂音较粗糙,呈递增-递减型,也常呈喷射性向胸骨缘、腹部及心底部放射,但不放射到颈部。这种杂音来自室内梗阻,杂音的响度及持续时间的长短可随不同条件而变化。10％的患者伴有收缩期震颤,50％～90％的患者心尖区有相对性二尖瓣关闭不全的收缩期反流性杂音,向腋下传导。大多数患者心界正常,约 1/3 的患者心胸比例＞50％。部分患者有高血压。约 10％的患者发生栓塞,常见于有心房颤动的患者。

实验室检查,心电图大多异常,尤其是有症状的梗阻性患者均有变化,无特异性,可作为初步筛选。80％的患者出现异常的 ST 段和 T 波改变,大多呈水平型压低,25％～50％的患者可出现异常 Q 波。动态心电图,46％的患者有室上性心动过速,43％的患者有多形性室性期前收缩,26％的患者有室性心动过速,10％的患者有心房颤动,5％～10％的患者有左束支传导阻滞,2％～3％的患者有右束支传导阻滞。X 线检查,一般约 1/4 的患者心脏大小正常,50％的患者心影增大,1/4 的患者心脏呈中、重度增大,为向心性肥厚影像,左心房及左心室增大占病例的 46％。超声心动图是无创诊断 HCM 的最佳方法,不仅可以确定诊断,还可以对 HCM 进行分型。室间隔肥厚及运动异常是最主要的特征,室间隔厚度＞1.5cm,与左心室后壁厚度之比＞1.5;病变部位心肌回声增强,不均匀,纹理不清,呈毛玻璃状或斑点颗粒状。梗阻型,二尖瓣前叶收缩期前向运动,左心室流出道狭窄。核素检查左心室腔变小,放射性浓度降低,围绕左心室血池可见到一圈放射性空白区,可见增厚的室间隔突出心腔,二尖瓣前移,流出道狭窄,放射性减低。磁共振成像检查对本病可以从形态、功能、组织特性和代谢方面进行诊断。心导管检查及左心室造影,可显示左心室腔缩小变形,主动脉瓣下呈 S 形狭窄,心室壁增厚,室间隔不规则的增厚突入心腔,左心房也可同时显像。还可进行心内膜心肌活检、基因检查分析等项检查。

冠状动脉心肌桥患者临床表现与肥厚型心肌病患者有不少相似之处,如发病年龄较轻,男性居多,心绞痛症状常不典型,冠状动脉粥样硬化性心脏病危险因素缺乏,亦常有心肌缺血的影像学征象,对硝酸甘油反应差,但肥厚型心肌病临床表现更为复杂,具有特征性影像学表现,尤其是超声心动图的改变具有特异性,不难与之鉴别。64 层螺旋 CT 冠状动脉成像、冠状动脉造影检查,可以发现心肌桥-壁冠状动脉特征性的改变可与之鉴别。但冠状动脉心肌桥在肥厚型心肌病患者中检出率较高,可达 30%～50%,二者合并存在使临床表现更趋复杂,使心绞痛和心肌缺血发生率更高。Thomson 等报道 1 例 HCM 伴有 LAD 中段冠状动脉心肌桥的 19 岁女性患者,经过 MRI 冠状动脉成像研究,发现该患者心肌缺血是由于壁冠状动脉收缩期受压,而非微循环灌注异常。儿童肥厚型心肌病伴有冠状动脉心肌桥患者,常见有 QT 间期延长,QT 离散度增大,严重室性心律失常和猝死。

第四节　与其他疾病引起的心绞痛及非缺血性胸痛的鉴别

一、其他疾病引起的心绞痛

严重的主动脉瓣狭窄或关闭不全,使流入冠状动脉的血流减少。风湿热或其他原因引起的冠状动脉炎,梅毒性主动脉炎造成冠状动脉口狭窄或闭塞,先天性冠状动脉畸形使部分心肌供血不足等,均可引起心绞痛。要根据其他临床表现和相关实验室检查来进行鉴别。

二、非缺血性胸痛

在临床上亦经常遇到有一些患者主诉胸痛,但经仔细询问,是非缺血性胸痛,而不是心绞痛。非缺血性胸痛具有以下特点:①短暂几秒的刺痛或持续几个小时,甚至几天的隐痛、闷痛;②胸痛部位不是一片,而是一点,可用一两个手指指出疼痛的位置;③疼痛多于劳累后出现,而不是劳累当时;④胸痛与呼吸或其他影响胸廓的运动有关;⑤胸痛症状可被其他因素所转移,如与患者交谈反而使其胸痛症状好转;⑥口含硝酸甘油在 10min 以后才见缓解的发作。

(一)肋间神经痛

本病疼痛常累及 1～2 个肋间,但并不一定局限在前胸,为刺痛或灼痛,多为持续性而非发作性。咳嗽、用力呼吸和身体转动可使疼痛加剧,沿神经行径处有压痛,手臂上举活动时局部有牵拉疼痛,故与心绞痛不同。

(二)胃-心综合征

本病是由胃部疾病而引起的心血管系统的功能紊乱。该征的发病主要由于胃部疼痛发作,反射性引起心前区不适或心绞痛样发作。临床上主要表现为左侧胸痛或绞窄感,疼痛可向左肩放射,应用血管扩张药常无效,患者亦无恐惧感。亦有不少患者表现为心前区疼痛、心慌、胸闷、气短,剑突下常有压痛或不适感。多见于 40 岁以下的患者,有的患者可出现一过性血压升高或心律失常,心音减弱,并可见冠状动脉供血不足的心电图改变,如 ST 段下移、T 波低平或倒置,严重可误诊为急性心肌梗死。预后主要取决于胃部疾病的状况。治疗上应着重胃部疾病的处理,应用解痉、镇痛、制酸药物可获缓解,戒烟者症状亦可消失。

(三)胆-心综合征

本病是指在胆管疾病时,由于反射及其他因素对心肌代谢的影响而产生的心脏表现的一组综合征,包括心绞痛、心律失常、心肌收缩力减弱及心电图异常、血压升高等。在胆管疾病中可出现心脏部位的疼痛,可酷似心绞痛,为刺痛样、阵缩性、或由上腹部放射到心前区部位、左肩和左上肢,常发生于胆绞痛之前或伴随于胆绞痛之时,疼痛常突然出现、突然消失,亦可长时间持续。疼痛不伴恐惧感,应用扩张冠状血管的药物不缓解,而应用治疗胆绞痛的药物可缓解。多数患者无心电图改变,但可有心律失常,如室性期前收缩等,应用抗心律失常药物治疗效果不佳。坏死性胆囊炎可引起心肌收缩力减弱,心音低钝。慢性胆囊炎患者可出现心肌缺血的心电图改变。对本病的治疗应积极手术,胆管手术后心脏的改变可逐步恢复正常,预后一般良好。

(四)颈-心综合征

引起类似心绞痛的心外原因中,颈椎病最为常见,要防止将颈性类心绞痛误诊为冠状动脉粥样硬化性心脏病心绞痛或冠状动脉心肌桥。

本病是指由颈椎的疾病,如颈椎病所致心血管疾病表现的一组综合征,是一种常见病、多发病。据统计,18.496%～53.6%的颈椎病合并冠状动脉粥样硬化性心脏病,约有13%为颈性类冠状动脉粥样硬化性心脏病。

本综合征的主要表现为颈椎病合并冠状动脉粥样硬化性心脏病及颈椎病引起的心前区疼痛,即所谓颈性类冠状动脉粥样硬化性心脏病。颈椎病易合并冠状动脉粥样硬化性心脏病,这是由于骨赘刺激或压迫交感神经影响冠状动脉的供血。颈椎病常合并自主神经功能紊乱,可引起神经体液调节发生改变,从而使冠状动脉的舒缩发生障碍,最后导致冠状动脉供血不足。颈椎骨赘直接或间接刺激或压迫颈神经根可产生类心绞痛。据研究,压迫起源于 $C_8 \sim T_1$ 的胸前神经内侧支时,可引起假性心绞痛。前斜角肌痉挛压迫臂丛,痉挛的斜方肌夹压脊神经后支的分支时,亦可通过交感神经反射引起肋间肌痉挛和沿前支反射的肋间痛产生假性心绞痛,又称伪狭心症。有心前区疼痛,而无心绞痛改变,或误诊为冠状动脉粥样硬化性心脏病心绞痛或冠状动脉心肌桥。大多数的此类患者具有左前斜角肌明显压痛,疼痛向左上胸放射等表现。颈椎正位、侧位、双斜位 X 线片可以确诊。大多数患者按颈椎病治疗后,症状很快消除,预后一般良好。

冠状动脉心肌桥患者与颈-心综合征在临床表现上有许多相似之处,可出现假性心绞痛或心绞痛症状,但颈椎病缺乏心肌缺血的客观征象,64 层螺旋 CT 冠状动脉成像、冠状动脉造影检查可以发现心肌桥-壁冠状动脉特征性的改变而鉴别。

此外,不典型心绞痛还需与肋骨和肋软骨病变、食管病变、纵隔病变、食管裂孔疝、肠道疾病等引起的胸、腹疼痛相鉴别。

第五节　与心脏神经官能症的鉴别

心脏神经官能症是一种以心血管症状为主要表现的功能性心脏病,即心脏本身无器质性病变,主要是心脏的自主神经功能发生紊乱。多见于中年或更年期妇女,临床表现多种多样。最常见的症状是心悸、胸闷、呼吸困难、心前区闷痛和全身乏力。患者主诉常喜出长气而后觉舒服。心前区闷痛和心绞痛有许多不同,可以发生在任何时候,往往与生气或情绪变化关系大,可为数秒刺痛或持续时间长的隐痛,有时数小时甚至数天,疼痛的部位多在左乳头下面心尖附近或经常变动。疼痛的程度不太剧烈,含服硝酸甘油或速效救心丸效果不明显。症状多在疲劳之后出现,做轻度活动反觉舒适,有时可耐受较重的体力活动而不发生胸痛或胸闷。体征和心电图检查多无异常发现。亦有部分患者心电图 ST-T 有轻微异常,但不够缺血标准。普萘洛尔(心得安)试验常可使 ST-T 恢复正常。另外,此类患者多有其他神经症症状,如易心烦、激动、多汗、发抖、失眠、多梦、头晕等。64 层螺旋 CT 冠状动脉成像或冠状动脉造影无异常发现。心脏神经官能症患者思想负担比较重,到处求医,到处检查,常常怀疑自己患有心脏病。医师对这种患者应积极热情、认真负责地予以诊治。

　　冠状动脉心肌桥患者与心脏神经官能症在临床症状上有许多相似之处,但心脏神经官能症患者常缺乏典型心绞痛症状,更缺乏心肌缺血的影像学证据,64 层螺旋 CT 冠状动脉成像、冠状动脉造影可以发现冠状动脉心肌桥的特征性改变予以鉴别。在临床上亦可以遇到冠状动脉心肌桥或冠状动脉粥样硬化性心脏病合并心脏神经官能症患者,临床上应仔细判定,精心治疗。

第六节　冠状动脉心肌桥误诊

　　几十年来,对冠状动脉心肌桥做了不少基础研究和临床研究,人们对其认识日趋深入,但还有许多工作有待深入研究。长期以来冠状动脉造影是诊断冠状动脉心肌桥的"金标准",但是其检出率较低,近年来 64 层螺旋 CT 冠状动脉成像发现冠状动脉心肌桥患者较冠状动脉造影高,显示其重要意义。当前,广大临床医师对冠状动脉心肌桥还缺乏足够的认识,因而出现一些误诊、漏诊患者,要通过提高对本病的进一步认识,以减少对冠状动脉心肌桥的误诊、漏诊,更及时、准确地诊治这类患者。

　　王金凤等研究心肌桥误诊临床观察,并附 17 例报告。笔者对 2005 年 1 月至 2007 年 1月行冠状动脉造影的 386 例患者,其中检出心肌桥 17 例,检出率为 4.40%。诊断为心绞痛者 13 例,急性心肌梗死者 1 例,心脏瓣膜病 2 例,胸痛待查 1 例。男性 12 例,女性 5 例。年龄为 36－68(57±24)岁。入院前病程 5 个月至 7 年,确诊时间平均(6.06±4.37)年。本组17 例患者均经冠状动脉造影明确诊断,其中 4 例冠状动脉内注入硝酸甘油后明确诊断。冠状动脉造影证实心肌桥合并冠状动脉粥样硬化性心脏病 10 例,心脏瓣膜病 2 例,漏诊率为70.59%,误诊为冠状动脉粥样硬化性心脏病 4 例,误诊率为 23.55%。17 例患者均为反复发作胸闷、胸痛,表现为胸骨后压榨样疼痛或胸闷,伴或不伴向左肩背部放射痛,持续时间为 5～20min,最长可达 1h。诊断为心绞痛,长期扩血管治疗疗效不佳。冠状动脉造影显示合并有冠状动脉粥样硬化者 10 例,心脏瓣膜病 2 例,孤立性心肌桥 5 例,均为左前降支心肌桥。其中,中段 13 例,远段 4 例。2 例可致冠状动脉 40% 狭窄的孤立性心肌桥患者有明显的临床症状,运动试验阳性,后经 β 受体阻滞药和钙离子拮抗药治疗,症状消失。4 例心肌桥处合并有动脉粥样硬化,管腔不规则,收缩期可达 80% 狭窄,舒张期狭窄仍＞50%。其中1 例因急性心肌梗死而行 PCI 术,球囊扩张后证实有心肌桥存在,致 80% 的管腔狭窄,而置入支架后,疗效满意(表 18-1)。

表 18-1 17 例心肌桥患者临床特征及冠状动脉造影结果

临床特征及 相关检查	例数	冠状动脉造影结果		
		<50%狭窄	50%~70%狭窄	>70%狭窄
典型心绞痛	17	6	7	4
运动试验阳性	10	4	6	0
ST-T 改变	14	3	7	4
室壁节段运动障碍	10	1	5	4

张洁等报道孤立性心肌桥误诊为冠状动脉粥样硬化性心脏病 45 例分析。笔者选取 1999 年 1 月至 2007 年 9 月住院疑诊为冠状动脉粥样硬化性心脏的病患者,并接受选择性冠状动脉造影术(CAG)的 2563 例患者中,检查出 45 例壁冠状动脉心肌桥患者,检出率为 1.8%。其中男性 31 例,女性 14 例,年龄 30－72(51.6±9.6)岁。吸烟者 6 例(13.3%),糖尿病 7 例(15.6%),高脂血症 6 例(13.3%),高血压 12 例(26.7%)。所有 MB-MCA 患者有 12 例(26.7%)存在心电图 ST-T 改变,22 例(48.9%)平板运动心电图试验阳性。13 例(28.9%)表现为稳定型心绞痛,11 例(24.2%)表现为不稳定型心绞痛。以往认为,仅在心脏收缩期导致冠状动脉狭窄的 MB 临床意义不大,近来研究表明,MB 特别是环绕型 MB 对血管的压迫不仅全发生在收缩期,而且可持续至舒张期。因此,MB 主要表现为不同程度的心绞痛、心肌梗死、甚至猝死,与冠状动脉粥样硬化性心脏病的临床表现十分相似,两者的处理原则不尽相同,不但导致医药资源的浪费,而且误诊可增加 MB-MCA 患者的心理负担,因此对两者进行临床鉴别则很有必要。本组分析心肌桥患者相对年轻,冠状动脉粥样硬化性心脏病的危险因素相对少,冠状动脉造影或 64 层螺旋 CT 冠状动脉成像可以明确诊断,然后再给予相应的处理。

包秋红等报道孤立性冠状动脉心肌桥 51 例误诊报告。包秋红等对本院 2006 年 5 月至 2011 年 5 月经冠状动脉 CT 检查确诊为孤立性心肌桥患者 51 例进行回顾性分析。男性 37 例,女性 14 例;年龄(56.0±13.8)岁。本组误诊冠状动脉粥样硬化性心脏病 50 例,其中 12 例在当地医院曾按心脏神经症予以调节神经、休息等综合治疗无效后转入我院,疑诊为冠状动脉粥样硬化性心脏病;1 例误诊为急性心肌梗死。误诊时间为 2 日至 6 个月。所有患者经冠状动脉 CT 检查而确诊,给予 β 受体阻滞药和(或)钙离子拮抗药治疗,症状好转出院。误诊原因分析:①心肌桥临床表现不典型,与心绞痛、心肌梗死临床表现非常相似,后者发生心肌缺血的概率较高,故造成误诊;②由于基层医院缺乏冠状动脉 CT 检查的技术条件,加上基层医师对心肌桥的认识不足。防范误诊的对策:①全面分析病情变化,对有胸痛、胸闷、气急等心绞痛症状,同时心电图出现 ST-T 改变(心肌缺血)者,不能单纯考虑冠状动脉粥样硬化性心脏病所致心绞痛,应全面分析临床特点及医技检查结果,密切观察病情变化,尤其给予硝酸酯类抗心绞痛药物治疗后症状无缓解甚至加重者,不能仅考虑用药剂量不足或药效等因素,应想到存在心肌桥的可能。②及时行相关医技检查,重视冠状动脉心肌桥的严重性,对有症状的可疑心肌桥患者行冠状动脉 CT 或冠状动脉造影,确诊后及时给予药物治疗,可使病情缓解并防止不良后果发生,必要时还可考虑冠状动脉介入治疗。③加强对本病的认识,对出现心悸、烦躁、心前区憋闷等不典型症状的更年期女性,尤其心电图、心脏彩超检查均正常者,不应盲目诊断为心脏神经症,应进行相关检查以除外冠状动脉心肌桥的可能。

另有 2 例误诊报道:患者,男性,35 岁。2005 年 8 月 1 日因胸痛、胸闷 1 个月入院,主动脉瓣第二听诊区可闻及 2/6 级收缩期杂音,心电图为窦性心律,左心室肥厚,ST-T 改变。心肌酶、超声心动图未见异常。门诊诊断为病毒性心肌炎。入院诊断为肥厚型心肌病可能。给予地尔硫䓬静脉滴注治疗,病程不稳定。后行冠状动脉造影检查确诊为心肌桥。给予美托洛尔治疗后病情好转。另一例患者,男性,40 岁。2005 年 11 月 3 日,因胸痛、胸闷 20h 入院。平素体健,查体无异常。11 月 3 日心肌酶、心电图、X 线胸片、超声心动图检查结果均正常。11 月 4 日,心肌酶肌酸激酶 420U/L,CK-MB 30U/L。入院诊断为冠状动脉粥样硬化性心脏病不稳定型心绞痛。给予异山梨酯、辛伐他汀、阿司匹林等治疗,病情好转。后行冠状动脉造影检查确诊为心肌桥。

从以上资料可以看出,冠状动脉心肌桥的患者临床表现缺乏特异性,易发生误诊、误治,使病情延误,甚至加重、恶化。为了避免或尽量减少冠状动脉心肌桥的误诊、漏诊,应做到以下几点:①提高对冠状动脉心肌桥的全面认识;②在临床上遇到不明原因的胸闷、气短、胸痛、心悸、头晕,而硝酸甘油治疗效果欠佳时,应考虑冠状动脉心肌桥的可能,并排除其他可能;③对上述患者进一步检查有明显心肌缺血征象,而患者年龄较轻,冠状动脉粥样硬化性心脏病危险因素又缺乏,则冠状动脉心肌桥的可能性增大;④对上述患者进行多层螺旋 CT 冠状动脉成像,特别是 64 层螺旋 CT 冠状动脉成像或选择性冠状动脉造影,如发现冠状动脉心肌桥的特征性改变则可以确诊;⑤对于已确诊的冠状动脉心肌桥患者,还应区分是孤立性心肌桥、心肌桥近段壁冠状动脉有不同程度的冠状动脉粥样硬化病变、合并有冠状动脉粥样硬化性心脏病。对 MB-MCA 除定性诊断、定量诊断、定位诊断外,还要分型,对其危险程度进行分层。

参 考 文 献

[1]　张鸿修,黄体钢.实用冠心病学.4 版.天津:天津科技翻译出版公司,2005.

[2]　姬尚义,沈宗林.缺血性心脏病.北京:人民卫生出版社,2005.

[3]　张志寿.冠心病专家门诊 150 问.北京:人民军医出版社,2005.

[4]　颜红兵,王健.解读欧洲心脏病学会/美国心脏病学会基金会/美国心脏协会/世界心脏联盟专家共识文件《心肌梗死的统一定义》.中国介入心脏病学杂志,2007,15(6):353-355.

[5]　Thygesen K,Alpert JS,White HD,et al. Universal Definition of Myocardial Infarction-ESC/ACCF/AHA/WHF Task Force for the Redefinition of Myocardial Infarction. Published Online Oct 19,2007;J Am Coll Cardiol. http://content,Onlineacc. org/cgi/content/full/j. jacc. 2007,09,o 11 v 1.

[6]　Ammann P,Marshall S,Kraus M,et al. Characteristics and prognosis of myocardial infarction in patients with normal coronary arteries. Chest,2000,117(2):333-338.

[7]　Thomson V,Botnar R,Croisille P,et al. Usefulness of MRI to demonstrate the mechanisms of myocardial ischemia in hypertrophic cardiomyopathy with myocardial bridge. Cardiology,2007,107:159-164.

[8]　Zon Y,Song L,Wang Z,et al. Prevalence of idiopathic hypertrophic cardiomyopathy in china:a population-based echocardiographic analys of 8080 adults. Am J Med,2004,116(1):14-18.

[9]　惠汝太.肥厚型心肌病的诊断与治疗进展.中华心血管病杂志,2007,35(1):82-85.

[10]　陈灏珠.实用内科学.11 版.北京:人民卫生出版社,2002.

[11]　王金风,靳朝辉,薛国宏,等.心肌桥误诊临床观察——附 17 例报告.中国心血管病研究,2007,5(8):574-575.

[12]　张洁,滕爱平.孤立性心肌桥误诊为冠状动脉粥样硬化性心脏病 45 例分析.中国误诊学杂志,2008,8(10):2371.

[13] Winter RJ,Kor W,Piek JJ,et al. Coronary atherosclerosis within a myocardial bridge,not a benign condition. Heart,1998,80(1):91.

[14] Duygu H,Zoghi M,Nalbantgil S,et al. Myocardial bridge:a bridge to atherosclerosis. Anadolu Kardiyol Derg,2007,7(1):12-16.

[15] Hazirolan T,Canyigit M,Karealtincaba M,et al. Myocardial bridging on MDCT. Am J Roentgenol,2007, 188(4):1074-1080.

[16] 李玉峰,王士雯,卢才义,等. 心肌桥临床特点分析. 中国循环杂志,2007,22(5):370-371.

[17] 肖佑生,杨立,赵玉生,心肌桥-壁冠状动脉 64 例临床分析. 中国循环杂志,2007,22(2):103-106.

[18] 包秋红,曹中朝. 孤立性冠状动脉心肌桥 51 例误诊报告. 临床误诊误治,2012,25(9):3-4.

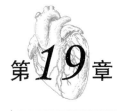

第**19**章　冠状动脉心肌桥的药物治疗

冠状动脉心肌桥是一种先天发育异常，无症状或症状轻微者，无须治疗，但应避免剧烈运动。对于有症状者则需要治疗。治疗原则是减轻心肌桥下壁冠状动脉的压迫，缓解症状，提高生活质量。目前，尚缺乏降低发病率和死亡率的证据。治疗措施是基于冠状动脉心肌桥可以引起心肌缺血的机制，目前有药物治疗、介入治疗、手术治疗。治疗选择主要取决于患者临床情况的轻重，一般首选药物治疗，对于药物治疗无效的重症冠状动脉心肌桥患者，才慎重选择介入治疗或手术治疗。

第一节　β受体阻滞药

自 1962 年英国学者研制发明 β 受体阻滞药普萘洛尔（心得安）以来，β 受体阻滞药有了很大的发展，广泛地应用于心血管临床。现已肯定，β 受体阻滞药在抗心绞痛、抗高血压、抗心律失常，急性心肌梗死的早期干预和梗死后二级预防，预防猝死和治疗心力衰竭、肥厚型心肌病、主动脉夹层、血管迷走性晕厥、长 QT 间期综合征，二尖瓣脱垂以及非心脏手术过程中预防心血管事件等方面，均有应用价值。近 20 年来，β 受体阻滞药临床研究最重要的进展是对慢性心力衰竭的治疗性应用，它已从传统的禁忌证转变为适应证。β 受体阻滞药在猝死预防方面的作用和成就，超出任何其他用于心血管疾病治疗的药物。2004 年，欧洲心脏病学会发表了 β 受体阻滞药临床应用的专家共识，充分表明 β 受体阻滞药对心血管疾病一级预防和二级预防的重要意义。对于冠状动脉心肌桥有症状患者，药物治疗是首选，其中 β 受体阻滞药又是药物治疗首选，对于改善冠状动脉心肌桥患者的临床症状、心肌缺血征象、预后等方面发挥着积极的作用。

一、作用机制

(一)冠状动脉心肌桥

β 受体阻滞药的心脏作用表现为对窦房结、房室结和心肌收缩的抑制作用，即负性变时、负性传导和负性肌力作用，可减少心率，减轻心肌对壁冠状动脉收缩期压迫，改善舒张期心肌灌注，提高冠状动脉血流储备，减少心肌耗氧，以改善患者症状和提高运动耐量（图 19-1）。

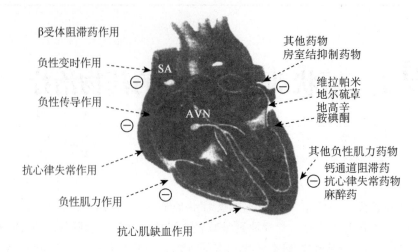

图 19-1 β受体阻滞药的心脏作用

β受体阻滞药对窦房结、房室结、传导系统及心肌组织产生负性变时、负性传导、负性肌力以及抗心律失常的作用而发挥其心脏保护作用。SA. 窦房结；AVN. 房室结；⊖. 抑制作用

(二)冠状动脉粥样硬化性心脏病

1. 降低心肌耗氧量　β受体阻滞药能阻断β受体，阻滞儿茶酚胺的作用，减慢心率，减弱心肌收缩力，降低心肌张力，血压下降，明显减少心肌耗氧量。

2. 增加缺血区心肌供血　β受体阻滞药减慢心率，使心肌舒张期延长，有利于心肌血液灌注，有利于血液从心外膜向心内膜区流入，减轻心内膜下缺血；还能使血液从非缺血区向代偿性扩张的缺血区灌注，增加缺血区血流量；增加缺血区侧支循环。

3. 保护缺血心肌　阻断脂肪细胞上的β受体，抑制脂肪分解酶活性，使游离脂肪酸产生减少，耗氧量降低，使缺血心肌的损害减轻。改善心肌缺血区对葡萄糖的摄取和利用，促进组织中氧合血红蛋白的分离，增加组织供氧和改善心肌代谢，保护缺血心肌。

4. 抑制血小板聚集　部分β受体阻滞药，如普萘洛尔能抑制血小板聚集、阻止血小板中5-羟色胺及血栓素释放、抑制血小板黏附胶原组织、干扰血块凝缩、防止血栓形成。

5. 抗心律失常作用　对室上性心动过速有较好的疗效，可降低心室颤动阈值，明显降低心性猝死率。

二、适应证与禁忌证

(一)适应证

1. 冠状动脉心肌桥。

2. 冠状动脉粥样硬化性心脏病：心绞痛、急性心肌梗死、急性冠脉综合征、心功能不全、心律失常等。

3. 心律失常：有症状的室性期前收缩、心房颤动、围术期室上性快速性心律失常、非持续性室性心动过速、预防室性心动过速复发、预防心室颤动反复发作等。

4. 心力衰竭：应用于左心室损害或心功能Ⅱ～Ⅲ级的慢性心力衰竭患者。

5. 高血压:各级高血压、不同年龄高血压,合并冠状动脉粥样硬化性心脏病、左心功能不全、糖尿病、高脂血症的高血压。

6. 非心源性疾病:情景性焦虑(如手术前)、原发性震颤、Bartter 综合征(肾小球增生征)、胰岛素瘤、青光眼、预防偏头痛、嗜睡发作、甲状腺功能亢进伴心律失常、门静脉高压、破伤风等。

7. 其他:包括①长 QT 间期综合征(LQTS);②夹层动脉瘤(dissecting aneurysm)和马方综合征(Marfan syndrome);③二尖瓣脱垂(mitral valve prolapse,MVP);④二尖瓣关闭不全(mitral regurgitation,MR)和二尖瓣狭窄(mitral stenosis,MS);⑤法洛四联症(tetralogy of Fallot);⑥肥厚型心肌病(hypertrophy cardiomyopathy,HCM);⑦神经心源性晕厥(血管迷走性/血管减压性晕厥,vasovagal syncope/vasodepressor syncope);⑧糖尿病(diabetes);⑨蛛网膜下隙出血(subarachnoid hemorrhage);⑩围术期应用。

(二)禁忌证

禁忌证如下:①严重的窦性心动过缓;②二度或三度房室传导阻滞;③明显的低血压、休克;④突然发作急性肺水肿、心功能Ⅳ级心力衰竭患者;⑤支气管哮喘、慢性阻塞性肺疾病;⑥严重的过敏性鼻炎;⑦严重的周围血管疾病,包括雷诺病;⑧胰岛素依赖性糖尿病;⑨对 β 受体阻滞药过敏者。

三、不良反应与药理学特性

(一)不良反应

1. 心血管系统　诱发和加重心力衰竭、房室传导阻滞、严重心动过缓、低血压、心悸、呼吸困难、间歇性跛行、肢端发冷,雷诺现象等。

2. 呼吸系统　诱发和加重支气管哮喘,喉痉挛,呼吸系统功能失调,呼吸停止。

3. 消化系统　10%的患者可出现恶心、呕吐、腹泻、腹胀和便秘等。

4. 中枢神经系统　可出现头昏、头晕、嗜睡、失眠、梦幻、抑郁、阳痿、疲乏、听力障碍等。

5. 代谢障碍　长期应用可使血糖、血尿酸、三酰甘油升高,高密度脂蛋白下降。

6. 皮肤过敏　少数患者可有瘙痒、皮疹等变态反应,或可表现为银屑病样皮疹等。

7. 眼部病变　如眼干、眼痛、畏光,甚或视力障碍。

8. 肾功能影响　可使肾血流量下降,肾小球滤过率减少。阿替洛尔和拉贝洛尔对肾血流的影响较小。

9. 后腹膜病变　即后腹膜纤维化。

10. 首剂综合征　个别患者首次应用 β 受体阻滞药后可使心跳缓慢、血压下降,甚至休克死亡的严重反应。多见于老年、心脏扩大、心功能严重受损者。因此,使用 β 受体阻滞药必须要从小剂量开始,并要个体化,还要除外禁忌证。

(二)药理学特性

β 受体阻滞药都有与剂量相关的受体阻滞作用,除这一共性外,不同种类的 β 受体阻滞药,其作用效价、持续时间、生物利用率和药理特点均不尽相同,它们分别有其附加特性。

1. 选择性　β 受体分成 β_1 及 β_2 两个亚型。两者均存在于心脏与支气管平滑肌中,但存在的比例不同,β_1 受体主要在心脏,刺激 β_1 受体导致心率增加,房室传导加快,心肌收缩力增加,肾球旁小体释放肾素增多,脂肪细胞内脂肪分解。β_2 受体激活引起支气管扩张,周围血管扩张和糖原分解。在心房以 β_1 受体为主,而另 1/4 为 β_2 受体,肺组织 β_1 受体和 β_2 受体的比

例为 $3:7$ 。β_1 受体阻滞药能降低心率、心排血量及动脉血压，β_2 受体阻滞药则使支气管及周围血管收缩。但心脏选择作用是相对的，当 β_1 受体阻滞药剂量加大及在一些敏感的患者中，心脏选择作用减少。各 β 受体阻滞药在心脏抑制异丙肾上腺素作用的能力有很大的不同，有的以选择性 β_1 受体为主，如阿替洛尔（氨酰心安，atenolol）和美托洛尔（美多心安，metoprolol），尤其具有高度 β_1 选择性的新一代长效制剂倍他洛尔（betaxolol）和比索洛尔（bisoprolol）等；有的对 β_1 受体和 β_2 受体均阻滞，如普萘洛尔和噻吗洛尔等（表 19-1）。

表 19-1　β 受体阻滞药的分类

类别和制剂	部分激动作用 （内源性交感活性）	膜稳定作用 （奎尼丁样作用）
Ⅰ类：非选择性（β_1＋β_2）阻滞		
第一组		
氧烯洛尔（oxprenolol）	＋	＋
阿赖洛尔（alprenolol）		
希丙洛尔（penbutolol）		
第二组		
普萘洛尔（propranolol）	－	＋
第三组		
布新洛尔（bucindolol）	＋	－
卡替洛尔（carteolol）		
吲哚洛尔（pindolol）		
第四组		
索他洛尔（sotalol）	－	－
噻吗洛尔（timolol）		
纳多洛尔（nadolol）		
Ⅱ类：心脏选择性（β_1）阻滞		
第一组		
醋丁洛尔（acebutolol）	＋	＋
第三组		
普拉洛尔（practolol）	＋	－
第四组		
阿替洛尔（atenolol）	－	－
美托洛尔（metoprolol）	－	－
倍他洛尔（betaxolol）	－	－
贝凡洛尔（betaxolol）	－	？
比索洛尔△（bisoprolol）	－	
艾司洛尔△（esmolol）		
Ⅲ类：非选择性阻滞＋α阻滞		
第二组		
拉贝洛尔（labetalol）	－	＋
卡维地洛尔＊（carvedilol）		
地瓦洛尔＃（dilevalol）	＋	－
Ⅳ类：心脏选择性阻滞＋α阻滞（尚无制剂）		

　＊. 直接血管扩张；＃. 由于 β_2 受体激动血管扩张，有的学者列入本组；△. 延长动作电位时间

2. 内在拟交感活性　具有拟交感活性的 β 受体阻滞药具有部分 β 受体兴奋药的作用,通过对更强的 β 受体兴奋药的屏障作用,也产生 β 受体阻滞药作用。当交感活性低时(如静息时),吲哚洛尔和醋丁洛尔等产生低效的 β 受体兴奋作用;当交感活性高时,上述药物的作用更像常规的 β 受体阻滞药,具有内源性拟交感活性(ISA)作用的 β 受体阻滞药对减慢心率,减少动态心电图中 ST 段改变的出现频率、持续时间和 ST 段变化幅度,增加严重心绞痛患者的运动时间等方面,都不如无 ISA 性能的 β 受体阻滞药有效。介于 β 受体阻滞药(异丙肾上腺素)与 β 受体阻滞药(普萘洛尔)两者之间的药物称为部分激动药,如吲哚洛尔。它兼有正性肌力与负性肌力作用,亦称为拟交感神经性的 β 受体阻滞药。通常认为具有这一作用的 β 受体阻滞药可能较少引起心力衰竭,在防止支气管收缩方面较心脏选择性可能更重要。对心率缓慢的老年患者,选用具有内源性拟交感活性药物可能有益。

3. 特异性和竞争性拮抗作用　拮抗一个或一组激动药起特异反应的特定受体,包括交感神经刺激、肾上腺髓质释放儿茶酚胺和外源性儿茶酚胺。对钙和洋地黄等的反应不受影响。拮抗药占有激动药相同的受体位置,不引起特征性生物反应。

4. 膜稳定作用　某些 β 受体阻滞药具有膜稳定活性,类似Ⅰ类抗心律失常药(如奎尼丁)抑制钠流穿过心肌细胞膜,减慢心脏动作电位的上升速度,但临床意义不是太大,故除治疗剂量过大外,其膜稳定作用仅在远远超过治疗浓度时可见。有一定的抗心律失常作用。

5. 亲脂性和亲水性　β 受体阻滞药的亲水性或脂溶性是药物吸收和代谢的重要决定因素。脂溶性 β 受体阻滞药,如普萘洛尔(心得安)、美托洛尔和吲哚洛尔,通过胃肠迅速地吸收,药物在到达体循环前已大部分被肝代谢,存在明显的"首过消除";亲脂性 β 受体阻滞药易通过血脑屏障,在中枢神经系统中达到高浓度,其半衰期相对较短,但血药浓度个体差异较大,患者神经系统出现不良反应与此有关,通常需要每日 2～3 次给药才能达持续药效。水溶性 β 受体阻滞药(阿替洛尔、索他洛尔、纳多洛尔)在消化道吸收较差,其肝的"首过消除"作用弱,很少受肝代谢的影响,所以因药物相互作用所引起的不良反应亦少,主要以原形药物从肾排出。因此,半衰期较长,可每日给药 1 次。如静脉注射美托洛尔或普萘洛尔(心得安),血中达到相当高的浓度,因此静脉用药比口服作用更强。血药浓度个体差异较小。吸烟可诱导肝内药物代谢酶,从而使肝内代谢的亲脂性药物活性降低,而亲水性药物,如阿替洛尔几乎不在肝内代谢,故活性无降低。

6. α 肾上腺素能阻滞作用　拉贝洛尔的 α 受体阻滞作用,接近其 β 受体阻滞作用的 20%,与普萘洛尔(心得安)比较,是较弱的 β 受体阻滞药,尽管该药具有明显的 ISA,但其 β 受体和 α 受体阻滞作用的结合使它成为特别适用于高血压的心绞痛患者,拉贝洛尔的主要不良反应是直立性低血压和逆向射精。

7. 对脂质代谢的影响　在脂肪细胞中,分解三酰甘油为游离脂肪酸和甘油的脂肪酶活性,受肾上腺素能神经兴奋介导,β 受体阻滞药抑制这一过程,使三酰甘油和低密度脂蛋白升高,并有降低高密度脂蛋白胆固醇的作用。研究最多的药物是普萘洛尔(心得安),能增加血清三酰甘油浓度多达 50% 或减少高密度脂蛋白胆固醇接近 15%。应用非选择性 β 受体阻滞药,这种影响更大,兼有内源性拟交感活性(ISA)的 β 受体阻滞药(醋丁洛尔和吲哚洛尔),对脂质代谢的影响不显著。吲哚洛尔能增加高密度脂蛋白胆固醇,作为治疗高血压或心绞痛而长期应用 β 受体阻滞药时,必须参考药物对血清脂质的改变作用。

8. 对糖代谢的影响　α 肾上腺素能受体兴奋可以抑制胰岛素的分泌。在糖尿病患者使用

β受体阻滞药后,α受体失去拮抗,致使胰岛素分泌减少,糖耐量更趋异常,对胰岛素依赖型糖尿病患者,其胰岛素需要量增加,所以除非病情绝对需要,β受体阻滞药应尽量避免应用。机体内肝糖原分解向血中释放,以保持血糖适宜水平,此过程主要受 β_2 受体及儿茶酚胺介导,β受体阻滞药可以抑制这一作用。因此,在已使用胰岛素的糖尿病患者,β受体阻滞药易诱发或加重低血糖反应,甚至在非糖尿病患者也有发生低血糖反应的报道。β受体阻滞药可影响机体对低血糖的生理反应,抑制肾上腺素的分泌,并掩盖低血糖症状,如心动过速、心悸和焦虑,但对出汗很少或无影响,并可增加出汗或延长出汗时间,选择性 β_1 受体阻滞药,对糖代谢的影响较小。

9. 延长动作电位时间　以索他洛尔为代表。具有Ⅲ类抗心律失常药性质,能有效控制多种心律失常。

四、常用药物

(一)普萘洛尔

普萘洛尔是特异性β受体活性的竞争性拮抗药,可非选择性地抑制 β_1、β_2 受体。它有膜稳定作用,但无内源性拟交感活性。是临床应用最早的β受体阻滞药,有 30 多年的历史,对治疗心绞痛、高血压及急性心肌梗死的疗效都是肯定的。普萘洛尔可阻滞能使冠状动脉血管扩张的 β_2 受体,或使 α 受体兴奋而失去 β_2 受体兴奋的拮抗,从而可能加重冠状动脉的收缩或痉挛。因此,在变异型心绞痛或自发性心绞痛患者不适合应用。

口服普萘洛尔(心得安)还未引起显著的低血压和肾灌注改变时,而出现的肾功能损害可能是由于药物的直接作用,而非β受体阻滞药的共性。有报道普萘洛尔可使血清尿酸含量增加。在应用普萘洛尔治疗期间,可引发支气管哮喘症状恶化。哮喘的发作与剂量相关,有此情况时,可试用具有内源性拟交感活性或 β_1 选择性或两者皆有的β受体阻滞药。

普萘洛尔的吸收与排泄,个体差异较大,同一剂量在不同的人血浓度不同,疗效各异。一般口服宜从小剂量开始,剂量需个体化,可以 24～36h 增加 1 次剂量,每次 10mg,3d 可加到 80～400mg/d,有效血浓度为 30ng/ml。临床常以休息时心率 55～60/min 作为足量标准。高效评价从发作次数及严重程度外,常采用量效关系、运动耐量、双盲交叉试验及减少硝酸酯用量作为客观标准。临床治疗失败的可能原因是用量不足或患者出现心力衰竭、心容积加大,增加心肌耗氧量。高度房室传导阻滞、阻塞性肺气肿、哮喘、心力衰竭、外周血管疾病、青光眼、低血压、心动过缓、低血糖等患者均不宜使用。

(二)阿替洛尔

阿替洛尔是心脏选择性 β_1 受体阻滞药,用于治疗慢性劳力性心绞痛患者,可减少心绞痛发作次数和硝酸甘油的消耗量及减慢心率,并保持昼夜间正常的心率变化。该药使引起症状的最大运动时间延长,运动心率减慢,与剂量呈相关性。在防治心绞痛同时,伴随着静息状态下的心率减慢,心率、血压和心率血压乘积对运动的反应减弱。阿替洛尔的血浆半衰期为 6～9h,药动学半衰期为 18h。一次服后 24h 内可出现静息状态和运动时心率减慢。其药效作用时间与剂量相关。小剂量时 24h 的药效作用很弱,应每日服用 2 次。患者第 1 日服用 100mg 时,平均血药浓度可达 70mg/ml,能保持 24h 抗心绞痛的效果。长期应用表明,其抗心绞痛作用持久,无耐药性,不良反应少而轻。较大剂量可每日服用 1 次。由于药物半衰期长,一旦发生不良反应则历时较长。因此,对可能有急性心肌梗死潜在危险或心脏功能已经受损时要谨慎应用。

阿替洛尔不降低肾小球滤过率和肾血流量,也不影响肌酐水平。倘若引起动脉压显著降低致使肾灌注压下降时,则可损害肾。该药用于伴有慢性阻塞性肺疾病的冠状动脉粥样硬化性心脏病患者较其他非选择性 β 受体阻滞药安全。如伴有肺气肿时,小剂量通常不影响气道阻力。但大剂量也可引起支气管哮喘,可使哮喘进一步加重。由于阿替洛尔亲水性强,亲脂性低,因而甚少渗入中枢神经系统,很少引起精神症状。若服用其他 β 受体阻滞药出现噩梦、幻觉和失眠时,改用本药上述不良反应几乎可以完全消失。成年人口服 6.25～50mg,每日 1～2 次。

(三)美托洛尔

美托洛尔是选择性 β 受体阻滞药,用于慢性劳力性心绞痛,可显著减少心绞痛发作次数,减少硝酸甘油的用量,减轻 ST 段降低程度,使心绞痛发作前的运动时间和耐力增加 20%～65%。美托洛尔有中等程度的负性肌力作用,有局部抗心肌缺血的作用。在阻塞性肺疾病时,美托洛尔引起最大用力呼气量减少的程度轻,使哮喘患者气道阻力增加程度较轻,可慎用,每日 25～50mg,忌用大量。治疗心绞痛口服剂量为 50～200mg/d,心脏功能受损或平时心率慢的患者,可从 12.5mg 或 25mg 开始,逐渐增加剂量,以确定最适宜的个体化剂量。

(四)比索洛尔

比索洛尔是高度选择性 $β_1$ 受体阻滞药,对外周 $β_2$ 受体作用极弱,无内在拟交感活性,负性肌力作用轻,心脏功能轻度受损时可以试用。在合并外周血管缺血性疾病时,本药较其他 β 受体阻滞药引起症状恶化的情况少见。在通常治疗剂量(2.5～20mg),不会引起肺功能改变。

本药可最大限度地减少心绞痛的发作次数以增加患者的活动耐受量。一次给药后 1～3h 达血浆峰浓度,肝首过效应低,较少通过血脑屏障,半衰期 10h。50% 经肝代谢为无活性的代谢产物,另 50% 以原形由肾排泄。用于心绞痛、心肌梗死、心力衰竭、高血压等患者。每日 1 次,每次 2.5～5mg,一般最大剂量为 10mg。

(五)索他洛尔

索他洛尔是非选择性 $β_1$ 受体阻滞药,无内源性拟交感活性。在有效浓度时,可延长复极时间(Q-T 间期延长),所以被列入 Ⅲ 类抗心律失常药。可使 70% 的心肌梗死患者的持续性室性心动过速受到抑制,而美托洛尔仅在 14% 的患者有效;可显著减少稳定型心绞痛的发作次数;可使再梗死的发生率减少 41%。适用于冠状动脉粥样硬化性心脏病伴有室上性或室性心律失常或预激综合征的患者。与能引起 Q-T 间期延长和引起低血钾的药物并用时需慎重。治疗心绞痛的剂量为 200～400mg/d,每日 1～2 次。治疗心律失常的剂量为每次 20～80mg,每日 2～4 次,或以每分钟 2～10mg 的速度静脉滴注,剂量为 9～40mg。

(六)卡维地洛

卡维地洛为肾上腺素 α、β 受体阻滞药,其 β 受体阻断作用较强。本药有膜稳定作用而无内在拟交感活性,通过阻断突触后膜 $α_1$ 受体,扩张血管,降低外周血管阻力,同时阻断 β 受体,抑制肾素分泌,阻断肾素-血管紧张素-醛固酮系统,产生降压作用。对心排血量及心率影响较小,极少产生水钠潴留。口服易吸收,有明显的首过效应。代谢半衰期约 2h,代谢主要由粪便排出,约 16% 经肾排出。主要用于慢性心力衰竭、心肌梗死后左心室功能不全、高血压的治疗。用于轻、中度高血压,初始剂量为每天 12.5mg,分 1～2 次服用,每天总剂量不超过 50mg。对心绞痛患者,初始剂量为每天 25mg,根据需要可调整至 50mg,分 1～2 次服用,最大剂量不超过100mg。用于心力衰竭患者仍需谨慎或减量用药。本药不良反应较少，可引起眩晕、头痛、面部潮红、乏力、恶心、支气管痉挛，糖尿病加重。

(七)艾司洛尔

艾司洛尔为超短作用的心脏选择性 β_1 受体阻滞药，静脉注射急救药，应用于不稳定型心绞痛、急性心肌梗死、快速室上性心动过速等。急救时，首先静脉注射负荷量 0.5mg/(kg·min)，然后静脉滴注，采用 0.2mg/(kg·min)的维持量3d。在体内主要受红细胞酶作用，迅速被代谢，半衰期仅8min，充分控制，可以随时增减药量，遇有不良反应，停药后迅速消失。

(八)拉贝洛尔

拉贝洛尔为非选择性 α、β 受体阻滞药，直接血管扩张活性，β 受体弱，α 受体阻滞作用大4～6倍。每日200mg，可以减少心绞痛发作次数，显著改善运动耐力，减轻缺血心电图改变，发挥 β 受体阻滞作用，减少心肌需氧，α 受体阻滞减弱神经性冠状动脉张力，预防冠状动脉收缩。相比，心率减少缓慢，可降低心率、血压，降低周围血管阻力，减低冠状动脉张力，增加冠状动脉血流量，对左心室功能无损害。每日200～400mg，分2～4次口服，也有150mg，每日1次口服(表19-2)。

表 19-2　β 受体阻滞药常用剂量

药物	口服剂量(mg)			静脉剂量(mg)		
	起始剂量	维持剂量	最大剂量	负荷剂量 (滴速 mg/min)	维持剂量	最大剂量
普萘洛尔	30～60	40～240	320	1(0.5)	2～5min 重复1次	5～10
美托洛尔	25～50	100～300	200	5(1)	5min 重复1次	10～15
阿替洛尔	25～50	50～100	100	2.5(1)	5min 重复1次	10
艾司洛尔				5～40(3～6)	1～3mg/min	
索他洛尔	80～160	160～320	320			
比索洛尔	2.5	5～15	20			
卡维地洛	3.125	12.5～25	50			
纳多洛尔	10～40	20～160	160			
噻吗洛尔	5～10	20～30	40			

应用 β 受体阻滞药，还要注意撤药综合征。撤药综合征又称停药综合征，是指长时间(1个月以上)应用 β 受体阻滞药后突然停用，可以引起反跳性血压升高、心率加快、心绞痛发作频繁、心律失常，甚至发生心肌梗死或心脏性猝死。停药后，β 受体本能反射下调，出现增敏或超敏，增加交感神经活性，血小板释放血栓素(TXA_2)的抑制解除，引起血小板聚集和黏附性增加，动脉粥样硬化病变仍在发展，心脏需氧又回到原发高水平，引起缺血加重，可以发生急性冠脉综合征。其发生率为5％～10％，多在停药2～7d内发生。因此，长期应用 β 受体阻滞药者不可突然停用，如有必要，应逐渐、缓慢减量，直至停用。有学者推荐1～3d减至半量；4～6d减至1/4量，1周左右完全停药。

五、临床疗效

许多文献报道，β 受体阻滞药对治疗有症状的冠状动脉心肌桥患者在缓解症状、改善缺血、提高生活质量等方面发挥积极的作用。

Stathaki 等报道,服用 β 受体阻滞药 6 个月后,心绞痛症状和核素心肌显像所示缺血表现可明显改善。

戴启明等对 2002 年 6 月至 2005 年 7 月接受选择性冠状动脉造影的 3886 例患者发现冠状动脉心肌桥 55 例,冠状动脉心肌桥发生率为 1.5%,除 1 例为右冠状动脉心肌桥外,其余均为左前降支心肌桥。男性 39 例,女性 16 例,年龄 38－78 岁,平均(61±11)岁。12 例有心绞痛症状,其收缩期狭窄均在 75% 以上,且其长度均在 20mm 以上。7 例症状较重的患者,在其左前降支心肌桥内置入 TAXUS 支架后症状消失,其余有症状的患者使用 β 受体阻滞药可缓解心肌桥所致的心绞痛。12 例有心绞痛症状患者随访 1～3 年,无一例新发心肌梗死、心脏性猝死及左心功能不全。

梁明等对 1992－2000 年 12 月收住的疑为冠状动脉粥样硬化性心脏病的 3051 例患者中,检出心肌桥患者 121 例,男性 99 例,女性 22 例。年龄 28－74 岁,平均(49±9)岁。按 1972 年加拿大心绞痛分级,Ⅰ级 19 例,Ⅱ级 38 例,Ⅲ级 46 例,Ⅳ级 18 例。有 74 例孤立性心肌桥患者诊断明确后接受药物治疗,其中 35 例口服美托洛尔(倍他乐克)或阿替洛尔(氨酰心安)12.5～50mg,每日 2 次。服药期间心率控制在 60～70/min。显效 11 例,有效 19 例。本组心肌桥检出率占 3.96%。

李玉峰等报道经冠状动脉造影诊断的 120 例冠状动脉心肌桥患者,男性 75 例,女性 45 例,年龄 30－63 岁。所有患者均有胸闷、胸痛、心悸等症状。87 例(72.5%)有不同程度的心电图异常。前降支肌桥 114 例(95%),回旋支肌桥 6 例(5%)。狭窄Ⅰ级 6 例(5%),Ⅱ级 78 例(65%),Ⅲ级 36 例(30%)。120 例中,药物治疗 117 例,主要包括 β_2 受体阻滞药、钙离子拮抗药及抗血小板药物,大部分患者症状减轻,无恶化及死亡病例。男性 3 例Ⅲ级狭窄同时合并肌桥近端血管粥样硬化者,2 例粥样硬化狭窄程度为 30%～50%,1 例粥样硬化狭窄程度为 75%,具有胸痛及心肌缺血的心电图改变,经药物治疗 3～6 个月,症状无明显减轻,病变部位各置入支架 1 枚后临床症状消失。

张国辉等研究 8 例冠状动脉心肌桥患者,在静脉滴注艾司洛尔前后观察壁冠状动脉受压程度的变化,并运用腔内多普勒技术观察壁冠状动脉的基础峰值血流速率(bAPV)、最大峰值血流速率(hAPV)、冠状动脉血流储备(CFR)的变化。研究结果显示,艾司洛尔使壁冠状动脉受压程度由用药前(58.0%±14.7%)降低至(26.0%±9.8%)(P<0.01);艾司洛尔使近段和远段 bAPV 分别由(19.4±4.9)cm/s 和(18.4±3.6)cm/s,下降至(14.7±3.9)cm/s 和(15.1±1.5)cm/s(P<0.01,P<0.05);在充血状态下,壁冠状动脉近段和远段的 bAPV 分别由(54.1±14.9)cm/s 和(44.7±9.4)cm/s 变为(49.7±16.4)cm/s 和(48.9±10.1)cm/s;远段和近段的 CFR 由(2.8±0.3)和(2.5±0.5),分别上升为(3.4±0.5)和(3.2±0.6)(P 均<0.01)。本研究说明,艾司洛尔可使壁冠状动脉受压程度减轻,CFR 增至正常水平。推测心肌桥患者在艾司洛尔作用下,可能由于以下因素而避免或减少心肌缺血:①心肌桥纤维压迫力量的减弱,使得收缩期壁冠状动脉受压程度降低,其远段的血流增加;②心率减慢,舒张期延长,血流灌注时间延长;③心肌耗氧量降低和 CFR 增加,提高患者的运动耐受能力。据此可以认为,β 受体阻滞药对心肌桥患者的心肌有保护作用,值得临床推广使用。

黄强选取了 2014 年 1 月至 2017 年 3 月期间在本院接受治疗的 50 例冠状动脉粥样硬化性心脏病心肌桥患者作为研究对象,根据随机数字表法分为两组,每组分别有 25 例患者。对

照组中,男性患者有 15 例,女性患者有 10 例,患者的年龄区间为 36－68 岁,平均年龄为
(55.25±1.46)岁,观察组中,男性患者有 14 例,女性患者有 11 例,患者的年龄区间为 35－66
岁,平均年龄为(55.27±1.44)岁。对对照组实施常规药物治疗,主要是口服钙拮抗药或抗凝
药以及抗血小板类聚集药物,共对患者进行 8 周的治疗;对观察组在实施常规药物治疗的基础
上增加倍他乐克治疗,每天给药一次倍他乐克缓释片,每次给药 47.5mg,共对患者进行 8 周的
治疗。结果显示,观察组冠状动脉粥样硬化性心脏病心肌桥患者的治疗总有效率(96.00%)与
对照组冠状动脉粥样硬化性心脏病心肌桥患者(64.00%)相对比,组间差异比较明显($P<$
0.05);观察组冠状动脉粥样硬化性心脏病心肌桥患者的治疗满意度(96.00%)与对照组冠心
病心肌桥患者(72.00%)相对比,组间差异比较明显($P<0.05$)。

于胜泳等对 2011 年 4 月至 2014 年 6 月本院因胸痛收治的行冠状动脉造影的 1435 例患
者,共检出心肌桥 86 例,检出率为 5.99%。选取符合条件的患者 43 例,纳入研究,年龄 36－
71 岁,平均(50.2±13.4)岁,其中男 31 例,女 12 例。其中 Nobel 分级Ⅱ级 15 例,Ⅲ级 28 例。
采用随机数字表法,随机分为 2 组,其中服用富马酸比索洛尔片 21 例,男 15 例,女 6 例,年龄
36－69 岁,平均(48.2±12.3)岁。盐酸地尔硫䓬缓释胶囊(合贝爽)22 例,男 16 例,女 6 例,年
龄 39－71 岁,平均(51.9±14.5)岁。富马酸比索洛尔片,5mg,每日 1 片,服用 6 个月;盐酸地
尔硫䓬缓释胶囊,90mg,每日 1 片,服用 6 个月。观察两组疗效及药物不良反应。结果显示,
比索洛尔片组与地尔硫䓬缓释胶囊组均可减少心肌桥患者心绞痛发作次数、延长运动诱发心
绞痛时间及延长运动后 ST 段下移 1mm 的时间(均为 $P<0.05$),但比索洛尔组较地尔硫䓬缓
释胶囊组改善更明显(均为 $P<0.05$),比索洛尔片疗效优于地尔硫䓬缓释胶囊。

第二节　钙拮抗药

钙拮抗药(calcium antagonists)又称钙通道阻滞药(calcium channel blockers),自 20 世纪
60 年代开始进入临床,为一组对心肌、窦房结功能、房室传导、周围血管和冠状循环有广泛作
用的药物。这组化合物抑制慢通道钙离子的 L 型通道。各种制剂目前广泛应用于心血管系
统疾病,包括冠状动脉粥样硬化性心脏病、高血压、心律失常和心肌病等。长期优点包括血管
床的保护、减少高血压引起的左心室肥厚和改善舒张功能。钙拮抗药对于改善冠状动脉心肌
桥患者的临床症状、心肌缺血征象、预后等方面亦发挥着积极的作用。

一、作用机制

(一)冠状动脉心肌桥

非二氢吡啶类钙拮抗药主要用于对 β 受体阻滞药有禁忌或有冠状动脉痉挛者,既作用于
心肌和传导系统产生负性变时和传导作用,又作用于小动脉产生血管扩张作用。由于其减慢
心率、减少心肌收缩力,缓解冠状动脉痉挛,减轻心肌对壁冠状动脉收缩期压迫,延长舒张期,
改善舒张期心肌灌注,提高冠状动脉血流储备,从而减少心肌缺血,改善患者症状,提高运动耐
量(图 19-2,表 19-3)。

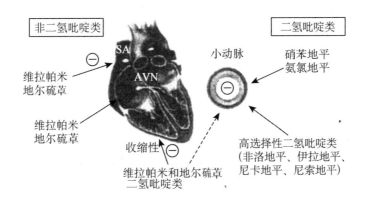

图 19-2　二氢吡啶类和非二氢吡啶类钙通道阻滞药对血管、心脏的选择性作用

非二氢吡啶类如维拉帕米和地尔硫䓬既作用于心肌和传导系统产生负性变时和传导作用,又作用于小动脉产生血管扩张作用,而二氢吡啶类具有血管选择性。SA. 窦房结;AVN. 房室结

表 19-3　钙通道阻滞药根据作用机制的分类

类别	代表药物
选择性 CCBs	
二氢吡啶类	硝苯地平、尼卡地平、尼莫地平、尼群地平、尼索地平、尼伐地平、非洛地平、氨氯地平、伊拉地平、达罗地平、尼鲁地平、贝尼地平等
苯烷基胺类	维拉帕米、噻帕米、阿尼帕米、法利帕米等
苯噻唑平类	地尔硫䓬
非选择性 CCBs	
哌嗪类	桂利嗪、利多氟嗪、氟桂利嗪等
普尼拉明类	普尼拉明、芬地林等
其他类	哌克昔林、卡罗维林、苄普地尔、吗多明等

(二)冠状动脉粥样硬化性心脏病

1. 增加冠状动脉供血　钙拮抗药是目前作用最强的冠状动脉扩张药,对冠状动脉中的大输送血管及小的阻力血管均有扩张作用,特别能使狭窄部位的冠状动脉阻力降低,增加缺血远端的灌注。对冠状血管平滑肌有直接抑制作用,从而使其能解除冠状动脉痉挛,还能增加侧支循环开放。抑制内源性腺苷破坏,使冠状动脉阻力降低,冠状动脉血流量增加,氧供改善。钙拮抗药由于阻止钙内流,可限制细胞内及线粒体钙聚集,保护线粒体功能,因而使缺血细胞得以存活。增加缺血区心肌供血,直接对缺血心肌有保护作用。

2. 减少心肌耗氧量　钙拮抗药阻滞钙离子进入血管平滑肌,使血管平滑肌松弛,主要作用于动脉,扩张小动脉而降低体循环阻力,减轻左心室后负荷;亦扩张全身静脉血管,减少回心血量,减轻左心室前负荷,减少心肌耗氧量。心肌细胞钙内流减少,可致心肌收缩力减弱,心率减慢,心脏做功量减少,心肌耗氧量减少。

3. 减轻细胞内钙过度负荷　心肌缺血或再灌注时,特别在早期存在细胞内钙过度负荷,如在此之前预先给予或早期给予钙拮抗药,可减少细胞内钙过度负荷,有利于改善心肌细胞代谢,减慢磷酸激酶的释出;有利于冠状动脉再灌注时心功能的恢复;抑制氧自由基产生,对抗损伤,保护心肌。

4. 抑制血小板聚集　心肌缺血时,血小板、前列腺素代谢系统代谢活跃,血小板聚集,释放反应增强,血小板释放的血栓素 A_2（TXA_2）促进血小板聚集和加强血管收缩。血小板变形、聚集及释放等激活反应均与细胞内的钙离子密切相关。钙拮抗药能抑制血小板聚集,减少血管收缩物质的释放,从而改善心肌缺血。

5. 促进内源性一氧化氮（NO）产生及释放　钙拮抗药舒张大的冠状动脉使血流速度增加,管壁切应力与血液黏性改变,刺激血管内皮细胞合成并释放内源性 NO,再弥散到附近血管,加强钙拮抗药的直接扩张血管作用。钙拮抗药直接松弛血管平滑肌作用较弱而缓慢,NO释放加上直接扩张血管作用则血管舒张既快又强,如果用 NO 合成酶的抑制药,可消除其快速扩血管作用。

6. 抗动脉粥样硬化　钙拮抗药有保护血管内皮功能,防止其受损伤作用;可抑制中性粒细胞和巨噬细胞的趋化活动;直接抑制血管平滑肌细胞的增殖和移行;抑制或预防脂质过氧化所致的内皮损伤;抑制基质的合成;促进胆固醇的流出,预防胆固醇在巨噬细胞内的堆积,阻碍钙在斑块沉积的作用。这些可以抗动脉粥样硬化,而且可以延缓冠状动脉粥样硬化的进程。

二、适应证与禁忌证

(一)适应证

1. 冠状动脉心肌桥。

2. 冠状动脉粥样硬化性心脏病:劳力性心绞痛、静息性心绞痛、变异型心绞痛、心律失常等。

3. 高血压:适用于老年高血压、伴冠状动脉粥样硬化性心脏病高危因素或伴糖尿病的高血压。可显著降低脑卒中发生、降低蛋白尿。

4. 心律失常:对窦性心动过速、房性心动过速、心房扑动、心房颤动、房室结折返性心动过速和房室折返性心动过速,维拉帕米或地尔硫草有效;分支型室性心动过速,维拉帕米有效。

5. 肥厚型心肌病:维拉帕米可以提高 50% 患者的运动耐量,减轻症状,减轻心肌缺血。

6. 主动脉瓣反流:二氢吡啶类钙通道阻滞药作为动脉扩张药,成功用于慢性无症状的主动脉瓣、二尖瓣反流患者,可延迟瓣膜更换时间。

7. 原发性肺动脉高压:对轻、中度肺动脉高压患者的治疗效果更好。

8. 高原性肺水肿:硝苯地平可紧急降低肺动脉压。

9. 其他疾病:如雷诺现象、脑动脉痉挛与脑卒中、偏头痛和智力减退、间歇性跛行、肠系膜动脉功能不全。

(二)禁忌证

1. 绝对禁忌证

(1)非二氢吡啶类钙通道拮抗药(维拉帕米、地尔硫草):病态窦房结综合征、房室传导阻滞、预激综合征、心力衰竭等。

(2)二氢吡啶类钙通道拮抗药(硝苯地平):低血压、严重主动脉瓣狭窄、梗阻性肥厚型心肌病、不稳定型心绞痛、心肌梗死后等。

2. 相对禁忌证

(1)非二氢吡啶类钙通道拮抗药:严重窦性心动过缓、严重主动脉瓣狭窄、梗阻性肥厚型心肌病。

(2)二氢吡啶类钙通道拮抗药:心力衰竭。

此外,非二氢吡啶类钙通道拮抗药对有洋地黄毒性作用者要慎用或忌用。

三、不良反应

钙拮抗药较常见的不良反应有头痛、头晕、面部潮红,皮肤灼热等。年轻患者或初次用者较易发生。应从小剂量开始,逐渐加量,逐步适应后有望减少此类反应。部分患者还可出现踝部或胫前水肿、乏力、便秘、消化道不适、皮疹、心动过速、心动过缓和心功能低下等。小腿水肿、心动过速易见于硝苯地平(心痛定)应用时,心动过缓、心功能下降和便秘易见于维拉帕米(异搏定)应用时。少数患者可发生严重不良反应,如低血压、窦房结功能严重障碍,甚至引起窦性停搏、房室传导阻滞;可能加重心力衰竭,尤其与β受体阻滞药或丙吡胺合用时。对于病态窦房结综合征、二度以上房室传导阻滞、低血压、洋地黄中毒患者忌用钙拮抗药。

四、药理学特性

(一)离子通道特点

钙通道阻滞药最重要的特性是在钙离子通道开放时能选择性抑制电压依赖性钙内流。钙通道至少有两种类型,即 L 通道(慢通道)和 T 通道(快通道)。习惯上的钙通道,被认为持续时间长,称为 L 通道。它可被所有钙通道阻滞药阻断,其活性可被儿茶酚胺激活。L 通道的功能是通过钙诱导的肌质网内的钙释放,满足收缩触发的大量钙离子要求。T 通道对窦房结和房室结组织初始的除极过程起重要作用。特殊的 T 通道阻滞药还未进入临床应用,但它们有望能抑制窦房结和房室结功能。

L 通道阻滞药对窦房结或房室结无作用。代表药物有硝苯地平、氨氯地平、非洛地平、伊拉地平、尼卡地平、尼莫地平、尼索地平、尼群地平、尼鲁地平等。

(二)电生理作用

维拉帕米、硝苯地平、地尔硫革对心肌收缩力的抑制作用仅仅是程度的不同,但心脏电生理作用却有本质的区别。硝苯地平和其他二氢吡啶类钙通道阻滞药更选择性作用于慢通道,而维拉帕米、地尔硫革在高剂量时以麻醉药的方式抑制快通道的电流。维拉帕米、地尔硫革均延长房室结传导和不应期,对 AH 间期的延长作用明显大于 HV 间期的延长,在治疗浓度时,对心房、心室、浦肯野纤维动作电位的除极和复极速度的作用很小。

维拉帕米和地尔硫革的抗心律失常作用依赖于对窦房结及房室结的作用。在窦房结及房室结细胞,药物改变慢通道电位有以下 3 种方式:①减少收缩期慢除极的增加速率和斜率,增加细胞膜电位,从而减少细胞激动频率;②降低动作电位振幅,减慢传导;③延长动作电位时程。它们对房室结的抑制作用表现为在低浓度延长有效不应期。另外,维拉帕米还可能有附加的类迷走神经作用。

(三)药动学

该类药物的特点为吸收率高,需经过肝首次通过,蛋白结合率很高,多数在 95% 以上;生物利用度低,肾清除率很低,多在 5% 以下,因此肾功能损害者无须减量。半衰期最长的药物是氨氯地平,最短的是硝苯地平,达峰时间前者为 6~12h,后者只有 0.5~1h。硝苯地平反射性使心率加快,心肌缺血恶化,合用 β 受体阻滞药可提高疗效;维拉帕米、地尔硫䓬可减慢心率,也带来不良反应,可引起窦性停搏和房室心房颤动阻滞,需谨慎与 β 受体阻滞药合用;静脉用地尔硫䓬能降低血压心率乘积,有利于不稳定型心绞痛,又无耐受性;静脉注射地尔硫䓬可控制心房颤动心室率,负性变力作用轻于维拉帕米和 β 受体阻滞药;氨氯地平、乐卡地平、拉西地平及其他二氢吡啶类控释、缓释剂型,对心率及房室传导无不良影响,短效硝苯地平等促进交感神经激活,不利于心肌缺血和心力衰竭患者,远期预后不良;维拉帕米和地尔硫䓬无此作用,但有负性肌力作用;氨氯地平和非洛地平交感神经激活作用不明显。谷浓度/峰浓度比值>50% 为评价降压药的标准,短效药差,长半衰期的氨氯地平在 50% 以上,控释硝苯地平及缓释非洛地平等可达标;组织半衰期长的拉西地平和乐卡地平,其比值达 60%~70%。

五、常用药物

(一)维拉帕米

抑制房室交界区中上部位的动作电位形成,减慢房室结传导,延长房室结的有效不应期,因而可以消除房室结折返和房室折返性心动过速,减慢心房扑动或心房颤动的心室率。对外周血管有一定的扩张作用使血压下降。主要应用不同类型的心绞痛、室上性心动过速和高血压的治疗。禁用于病态窦房结综合征、房室传导阻滞、心力衰竭、心房颤动伴旁路前传者。

(二)地尔硫䓬

抑制房室结传导,延长不应期。其直接减慢心率的作用较强。可扩张冠状动脉及外周血管,使冠状动脉血流量增加和血压下降。可减轻心脏负荷及减少心肌耗氧量,解除冠状动脉痉挛。对心绞痛、高血压和快速性室上性心律失常的治疗有效、安全。禁忌证同维拉帕米。

(三)硝苯地平

抑制钙内流,松弛血管平滑肌,扩张冠状动脉,增加冠状动脉血流量,提高心肌对缺血的耐受性,同时能扩张周围小动脉,降低外周血管阻力,从而使血压下降。小剂量扩张冠状动脉时并不影响血压。长效硝苯地平广泛应用于高血压、心绞痛的治疗。硝苯地平不能单独用于不稳定型心绞痛的治疗,必要时可与 β 受体阻滞药合用。禁用于心力衰竭、左心室射血分数<30%、严重主动脉瓣狭窄、梗阻性肥厚型心肌病、病态窦房结综合征、二至三度房室传导阻滞者及孕妇。

(四)氨氯地平

为第一个第二代长效二氢吡啶类钙通道阻滞药,其作用与硝苯地平相似,但对血管的选择性更强,可舒张冠状血管和全身血管,增加冠状动脉血流量,降低血压,本药起效较慢,但作用持续时间长。能有效降低血压、抗心绞痛。禁用于严重心力衰竭和肝功能不全者。

(五)非洛地平

作用与硝苯地平相似,对冠状动脉及外周血管有扩张作用,使血压下降。有效降低血压,减少脑卒中的发生率。孕妇慎用。

常用钙拮抗药及常用剂量见表 19-4。

表 19-4 常用钙拮抗药及常用剂量

通用名	常用剂量
维拉帕米	每次 40～80mg,每日 3 次
地尔硫䓬	每次 30～60mg,每日 3 次
尼莫地平	每次 20～40mg,每日 3 次
硝苯地平	每次 10～30mg,每日 3 次
硝苯地平控释片	每次 30～60mg,每日 1 次
非洛地平	每次 5～20mg,每日 1 次
氨氯地平	每次 5～10mg,每日 1 次

六、临床疗效

许多文献报道,钙通道阻滞药对于有症状的冠状动脉心肌桥患者,在缓解症状、改善缺血征象及预后方面,有良好效果。主要用于对 β 受体拮抗药有禁忌或有冠状动脉痉挛者,其代表药为地尔硫䓬、维拉帕米等。

梁明等报道,经冠状动脉造影确诊的 121 例冠状动脉心肌桥患者中,74 例为孤立性心肌桥患者接受内科药物治疗,以 β 受体阻滞药、钙拮抗药改善症状明显,总有效率为 82%(61/74);24 例口服地尔硫䓬或维拉帕米,显效 7 例,有效 17 例;35 例口服美托洛尔或阿替洛尔,显效 11 例,有效 19 例;同时接受两种药物治疗者 15 例,显效 3 例,有效 9 例。

杨瑞峰等报道,580 例冠状动脉造影检出 62 例冠状动脉心肌桥患者。心肌桥检出率为 10.69%。男性 35 例,女性 27 例,年龄 33-78 岁,心绞痛者 49 例,心律失常者 9 例,左心室舒张功能减低者 30 例。32 例孤立性心肌桥无症状者,未予治疗。24 例有症状心肌桥患者(除 PCI 术后和外科手术 6 例),给予 β 受体阻滞药(美托洛尔 25mg,每日 2 次)和钙拮抗药(地尔硫䓬 30mg,每日 2 次)治疗,心悸、心前区疼痛、胸闷缓解,有效率达 85%。

李玉峰等对经过冠状动脉造影证实的 120 例冠状动脉心肌桥患者进行研究,所有患者均有胸闷、胸痛、心悸等症状,87 例有不同程度的心电图异常。117 例采用药物治疗,包括 β_2 受体阻滞药、钙拮抗药及抗血小板药物,3 例行 PCI 治疗,随访 1 年,大部分患者症状减轻,无恶化及死亡病例。

第三节 抗血小板制剂

对于冠状动脉心肌桥患者,加用阿司匹林等抗血小板药物,有助于预防冠状动脉内血栓形成,防止冠状动脉粥样硬化病变产生和发展,预防和改善心肌缺血。

一、作用机制

(一)阿司匹林

1971 年以来,发现阿司匹林(乙酰水杨酸,acetylicylic acid)对血小板花生四烯酸的转变有调节作用,主要是抑制环氧化酶,致使其不能转换为血栓素(TXA_2)。该作用可持续 4～7d,接近于血小板的寿命,所以待 4～7d 才能恢复功能。同时,阿司匹林还抑制血管内皮细胞内的环氧化酶,阻止其产生前列腺环素,但作用时间仅约36h,超过这个时限,就失去作用,所以总的来说,对前列腺环素(PGI_2)几乎不影响。阿司匹林对血小板环氧化酶的抑制作用比对内皮细胞环氧化酶的抑制作用强200倍以上。这样一来,前列腺环素的分泌占优势地位,血栓素分泌减少,抑制血小板聚集,能预防冠状动脉内微血栓或血栓的形成,有预防心脏事件发生的作用,明显降低急性心肌梗死或再梗死发生率,有效降低总死亡率。

(二)双嘧达莫

可抑制血小板聚集,增加血管内皮细胞依前列醇的生成,增加内源性依前列醇的活性,从而使小动脉扩张。该药对血小板环氧化酶和血栓素 A_2 的生成有部分抑制作用。一般不作为一线抗血小板药,多与阿司匹林合用,两者合用有协同作用。但此药可引起冠状动脉窃血现象,可诱发心肌缺血和心绞痛,故禁用于不稳定型心绞痛和心肌梗死的急性期。

(三)噻氯匹定

主要抑制由腺苷二磷酸(ADP)诱发的血小板聚集,是较强的血小板聚集抑制药。血小板活化受多种因素影响,其中ADP起关键作用。当ADP与其特异性受体结合后,可活化血小板膜表面的纤维蛋白原受体(糖蛋白Ⅱb/Ⅲa),使后者结合纤维蛋白原而致血小板聚集。另外,血小板活化后又可释放ADP,导致血小板进一步聚集。本药对ADP诱导的血小板聚集有强力而持久的抑制作用,还可降低纤维蛋白原浓度和血液黏滞度。不仅抑制某一种血小板聚集激活因子,尚可抑制血小板聚集的过程。临床上主要适用于有明确血栓形成倾向的患者,如短期内反复发生急性心肌梗死的患者、冠状动脉球囊扩张术及支架置入术后的患者,不适合长期与阿司匹林合用。

(四)氯吡格雷

氯吡格雷是近年合成的新一代不可逆ADP受体拮抗药,化学结构与噻氯吡啶属于同一类。临床研究显示,本药比阿司匹林抑制血小板聚集的能力更强,耐受性更好,不良反应更小,特别是胃肠道和颅内出血发生率明显低于阿司匹林,也不会引起噻氯匹定可能发生的中性粒细胞和血小板的不良反应。氯吡格雷效果强于噻氯匹定,且毒性反应只有噻氯匹定的1/4,目前已成为噻氯匹定的替代药物,与阿司匹林合用效果更好。目前合用的适应证已从置入支架的患者扩展到部分急性冠脉综合征患者。

(五)血小板糖蛋白Ⅱb/Ⅲa受体拮抗药

该类药是近年研究最多、进展最快的新型抗血小板制剂。每个血小板表面约有75 000个糖蛋白Ⅱb/Ⅲa受体。纤维蛋白原可与血小板糖蛋白受体结合而引起血小板聚集,这是血小板聚集的最后环节。拮抗血小板糖蛋白受体即可抑制血小板聚集。该药被认为是现今最强的抗血小板聚集的药物。目前认为其静脉制剂仅限于介入治疗的患者和部分高危的急性冠脉综合征患者(图19-3)。

(六)替格瑞洛

替格瑞洛(ticagrelor)为环戊基三唑嘧啶类药物,是一种直接作用、可逆结合的新型强效口服P2Y12受体拮抗药,其本身即为活性药物,不受肝酶细胞色素P450(Cytochrome P450),CYP2C19基因型的影响,平均绝对生物利用度36%。多国、多中心、双盲随机对照的PLATO研究表明,替格瑞洛较氯吡格雷进一步改善ACS患者的预后。与噻吩吡啶类药物氯吡格雷相比(表19-5),替格瑞洛具有更快、更强及更一致的抑制血小板效果,对于急诊PCI具有重要意义。

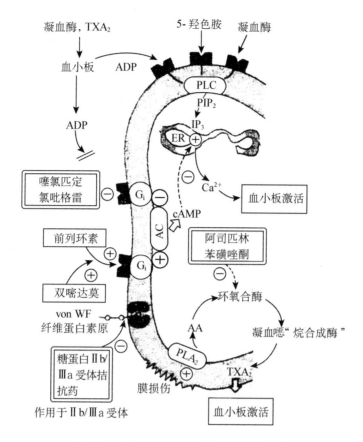

图 19-3　血小板抑制药抗血小板作用机制

抗血小板制剂通过抑制 cAMP 形成、阻断糖蛋白Ⅱb/Ⅲa 受体、抑制 TXA$_2$ 形成等不同机制抑制钙依赖的血小板激活通路产生抗血小板聚集的作用。ADP：腺苷二磷酸；AC：腺苷环化酶；cAMP：单磷酸环腺苷；ER：内质网；PLC：磷脂酶 C；G$_i$：G 蛋白抑制型；G$_s$：G 蛋白刺激型；IP$_3$：三磷酸肌醇；PIP$_2$：4,5-二磷酸磷脂酰肌醇；PLA$_2$：磷脂酶 A$_2$，TXA$_2$：血栓烷 A$_2$

表 19-5　替格瑞洛与氯吡格雷的药理特性

药理特性	氯吡格雷	替格瑞洛
作用机制	前体药物，非可逆性结合	活性药物，可逆性结合
使用频率	每天 1 次	每天 2 次
起效时间	2～8h	0.5～4h
作用消炎时间	7～10d	3～5d

替格瑞洛除抑制 P2Y12 受体以外，还具有生物多效性，其机制可能与影响腺苷代谢有关，通过抑制红细胞膜上平衡型核苷转动体-1 对腺苷的摄取，增加血浆腺苷浓度，导致额外的血小板抑制，并增加冠状动脉血流速度、改善外周动脉功能、减少心肌梗死面积、抑制动脉内膜增生。

二、常用药物

(一)阿司匹林

1. 药动学 口服吸收迅速,主要是被动弥散,通过胃和胆汁酶也可水解,生物利用率为 40%～50%,半衰期约 15min(范围 2～12h),水杨酸主要通过肾排泄。有学者指出,由于其作用不可逆,无法测定作用时间。

2. 临床应用 ①冠状动脉心肌桥;②稳定型心绞痛;③不稳定型心绞痛;④急性心肌梗死;⑤心肌梗死后;⑥无症状心肌缺血;⑦冠状动脉介入术后;⑧冠状动脉旁路移植术后;⑨孤立性心房颤动;⑩接受生物瓣膜置入者;⑪短暂性脑缺血发作;⑫非出血性脑卒中后;⑬年龄＞40 岁,存在心血管危险因素的患者;⑭糖尿病伴有冠状动脉粥样硬化性心脏病高危因素的患者。

3. 用法与剂量

(1)对冠状动脉心肌桥、冠状动脉粥样硬化性心脏病等患者,长期预防用药宜为 75～150mg/d。

(2)对于已有明确血栓形成倾向的患者,如急性冠脉综合征,应先给予较大剂量(300mg/d),以便迅速抑制血小板激活状态,3d 后可考虑改用普通剂量维持治疗。

(3)对于心房颤动患者,宜用剂量为 150mg/d。

(4)对于 PCI 或 CABG 术后患者,宜用剂量为 100～150mg/d。

4. 不良反应 常见有恶心、呕吐、腹泻的消化道反应,患者感到上腹部不适。少数患者可发生微量消化道出血,故禁用于消化道溃疡、食管静脉曲张患者。少数患者有变态反应,如皮疹、血管神经性水肿及哮喘发作,有过敏者禁用。长期应用可延长凝血酶原时间,引起出血,故严重肝功能损害、维生素 K 缺乏症、低凝血酶血症及血友病患者禁用。阿司匹林有致畸形作用,孕妇及哺乳期妇女禁用。

(二)双嘧达莫

1. 药动学 在吸收程度上患者间有广泛差异,蛋白结合率超过 90%,经肠肝循环在肝结合为葡萄糖醛酸酯,通过胆汁分泌。单剂量摄入后,平均峰浓度为 75min,随着继续用药,时间延长,消除半衰期约为 10h。

2. 临床应用

(1)瓣膜置换术的患者:对于高危患者(例如,既往有栓塞病史者),双嘧达莫与华法林合用预防血栓的效果优于单用口服抗凝血药。

(2)使用于组织瓣膜伴有栓塞的患者。

(3)对于脑卒中的预防,双嘧达莫和阿司匹林合用可产生协同效果。多项随机试验证实,双嘧达莫联合使用阿司匹林(双嘧达莫缓释剂 200mg 加阿司匹林 50mg,每天 2 次)可显著降低脑卒中的复发率。目前,阿司匹林联合双嘧达莫或氯吡格雷预防脑卒中的效果最佳。

3. 用法与剂量 一般用 25～75mg,每日 3 次,口服。人工机械性心脏瓣膜长期预防血栓形成,可与华法林合用,剂量为 100mg,每日 4 次,口服。体外循环预防血小板激活,推荐外科手术开始前 2d,每次 100mg,每日 4 次,口服;与阿司匹林联合治疗心脑血管病,最高剂量为每次 75mg,每日 3 次,口服。目前推荐双嘧达莫 25mg,阿司匹林 75mg,每日 1 次即可。

4. 不良反应 少数患者有头痛、眩晕、恶心、呕吐、皮疹等。低血压或急性心肌梗死者禁用。

(三)噻氯匹定

1. **药动学**　吸收广泛,单一剂量＞80%,峰浓度水平约消化后 2h,虽然与血浆蛋白结合可逆和非饱和仅 15% 或更少,随重复应用清除减少,半衰期 6h,老年人从 12.6h 至 4~5d,用药 14~21d(250mg,每日 2 次)达到稳定。广泛肝代谢,60% 由肾排出,肾功能损害者清除减少,作用与血小板寿命有关,停药后仍有数日作用。

2. **临床应用**

(1)预防和治疗因血小板高聚集状态引起的心、脑及其他动脉的循环障碍。有研究此药可减少卒中复发、心肌梗死和心血管死亡为 30%。

(2)减少致命和非致命心肌梗死在不稳定型心绞痛者的发生率。

(3)体外循环下的心胸外科手术,以预防血小板丧失。

(4)CABG 术后最初 3 个月的预防梗阻。

(5)预防 PCI 术后再狭窄。

(6)减轻糖尿病视网膜病变。

(7)用于血液透析,可增强透析的功能。

3. **用法与剂量**　口服,每次 250mg,每日 2 次。由于其充分发挥作用约需 3d,故宜先与阿司匹林合用,手术前 7d 要停药,剂量为 250mg,每日 1~2 次,我国人 250mg/d 有显著抗血小板疗效。由于其不良反应,用药以不超过 1 个月为宜。

4. **不良反应**　胃肠功能紊乱最常见,包括恶心、呕吐、腹部不适和腹泻,发生率＜10%。其次为皮疹、胃肠道出血也可发生。荨麻疹、红斑在第 1 个月偶尔可见,但白细胞计数减少、血小板计数减少、粒细胞减少和全血细胞减少是最严重的不良反应,发生率为 1%~3%。偶见转氨酶升高的报道。尚可有胆汁阻塞性黄疸及肝功能异常。主张应用者必须每 2 周监测全血细胞计数,并注意查出血时间,早期发现和处理可恢复。

(四)氯吡格雷

1. **药动学**　该药口服易吸收,摄入 2h 开始发挥作用,肝广泛代谢,代谢产物为羧酸衍生物。无抗血小板作用,清除半衰期为 8h,4~7d 作用最强。

2. **临床应用**

(1)对阿司匹林过敏和不能耐受阿司匹林不良反应者。

(2)急性冠脉综合征。

(3)预防冠状动脉支架置入术后再狭窄。

(4)可降低近期脑卒中患者动脉粥样事件(包括心肌梗死、脑卒中和血管性猝死)。

3. **用法与剂量**　一般口服,每日 75mg。对于急性冠脉综合征患者,可采用负荷剂量的方法,即首剂 300mg,以后每日 75mg 维持。对于 PCI 术前 6~24h 应用氯吡格雷 300mg,术后阿司匹林 100mg＋氯吡格雷 75mg/d,继续治疗 1 年或 1 年以上,可显著降低心血管事件的发生率及再狭窄率。

4. **不良反应**　本药不良反应明显低于噻氯吡啶,与阿司匹林相近,但应注意出血的观察。包括胃肠道出血(发生率 2%,而阿司匹林为 2.7%)、紫癜、血肿、鼻出血、血尿和眼部出血。偶见颅内出血(发生率 0.4%,阿司匹林为 0.5%)、严重血小板减少。个别患者可发生严重中性粒细胞减少、血小板减少性紫癜,亦有引起再生障碍性贫血的报道。还可出现腹痛、消化不良、恶心、腹泻、便秘、胃炎等反应。有的出现斑丘疹、荨麻疹及皮肤瘙痒,亦可见头痛、眩晕和感觉异常,偶见支气管痉挛、血管性水肿或过敏性反应。慎与其他抗凝血药、苯妥英钠、甲苯磺丁脲、氟伐他汀等合用。

氯吡格雷和阿司匹林双联抗血小板治疗已广泛用于冠状动脉粥样硬化性心脏病支架置入术后。但部分患者可能出现氯吡格雷抵抗,其原因与 CYP2C19 基因多态性密切相关,故对高危患者需行 CYP2C19 基因多态性检测,辅以血栓弹力图检查,以此优化抗血小板治疗方案。如出现氯吡格雷抵抗,可换用替格瑞洛。

(五)血小板糖蛋白Ⅱb/Ⅲa受体拮抗药

1. 分类

(1)单克隆抗体片段:阿昔单抗(abciximab reopro)为第一个出现的静脉制剂。

(2)静脉注射肽和非肽小分子抑制药:依替巴肽(epifibatide)、替罗非班(tirofiban)和拉米非班(lamifiban)。

(3)口服抑制药:xemilofiban、orbofiban、klerval、cromofiban、sibrafiban、lotrafi'oan、lefradifiban 和 roxifiban 等。

2. 临床应用　同氯吡格雷,目前主要为静脉注射制剂,口服药仍处于临床试验阶段,未显示明显的益处。该类药主要应用于不稳定型心绞痛或非 ST 段抬高的急性心肌梗死这类急性冠脉综合征患者,特别是 PCI 支架置入术中。

3. 用法与剂量

(1)阿昔单抗:是人类重组鼠科动物抗体的 Fab 片段,血浆半衰期短,但对该受体有很强的亲和力,可占据受体达数周,停药后 24～48h 血小板聚集逐渐恢复正常水平。

经皮冠状动脉介入治疗(PCI)术前 24h 内先给予静脉注射 0.25mg/kg,注射时间为 1min,以后静脉滴注 0.125μg/(kg·min)维持 18～24h(最大剂量 10μg/min),直至 PCI 术后 1h。阿昔单抗与阿司匹林及肝素合用是安全的,可降低急性冠脉综合征的心血管并发症和死亡率。不建议应用于不准备行 PCI 术的急性冠脉综合征患者。

(2)埃替非班肽:为环状七肽,属肽类抑制药,含有 KGD(赖氨酸-甘氨酸-天冬氨酸)系列。

静脉注射 135μg/kg,后按 0.5μg/(kg·min)剂量持续静脉滴注,可至 PCI 术后 20～24h。如患者需行冠状动脉旁路移植术,可持续用至术前。本药可降低 48h 内 40% 终点事件的发生率,包括猝死、心肌梗死和紧急的心血管事件。在 72h 内行 PCI 术的急性冠脉综合征患者应用此药可得到显著的好处。

(3)替罗非班:为小分子非肽类,纤维蛋白原 RGD(精氨酸-甘氨酸-天冬氨酸)序列拟似物,为人工合成,半衰期 2～3h,停药后 4～8h 血小板聚集恢复正常。

先静脉注射 0.40μg/(kg·min),维持 30min,以后静脉注射 0.1μg/(kg·min),维持 48h。

(4)拉米非班:为 1997 年合成的选择性、可逆性非肽类 GPⅡb/Ⅲa 受体拮抗药。仅供静脉注射,半衰期约为 2h,主要以原形经尿排出。用法为先静脉注射 150～750μg,继之以 1～5μg/min 静脉滴注,持续 24～72h。严重肾功能不全者,用药剂量应减少 1/3～1/2。

4. 不良反应　最严重的不良反应为出血。血小板减少发生率很低(约占 5%),但需监测全血细胞计数。部分患者需输血治疗。必须指出,老年人、低体重者与肾功能不全患者出血危险性增加,应酌情减量。对 ST 段抬高的急性心肌梗死患者,联合使用溶栓药和糖蛋白Ⅱb/Ⅲ

a 受体拮抗药并不降低死亡率,却反而可增加出血发生率,故禁用。

(六)替格瑞洛

1. 药动学　呈线性,替格瑞洛及其活性代谢产物(AR-C124910XX)的暴露量与用药剂量大致成比例。口服吸收迅速,在中国健康人群中,替格瑞洛血药浓度平均达峰时间为 2h,半衰期为 10.9～14.9h,与白种人数据类似。平均绝对生物利用度约为 36%(范围为 25.4%～64.0%)。稳态分布容积为 87.5L。主要经 CYP3A4 代谢,少部分由 CYP3A5 代谢,活性代谢产物的全身暴露约为替格瑞洛的 30%～40%。主要通过肝代谢消除。通过使用替格瑞洛放射示踪测得放射物的平均回收率约为 84%(粪便中含 57.8%,尿液中含 26.5%)。活性代谢产物的主要消除途径为经胆汁分泌。半衰期约为 7h,活性代谢产物为 9h。

2. 临床应用　本品用于急性冠脉综合征(不稳定性心绞痛、非 ST 段抬高心肌梗死或 ST 段抬高心肌梗死)患者,包括接受药物治疗和经皮冠状动脉介入(PCI)治疗的患者,降低血栓性心血管事件的发生率。与氯吡格雷相比,本品可以降低心血管死亡、心肌梗死或卒中复合终点的发生率,两治疗组之间的差异来源于心血管死亡和心肌梗死,而在卒中方面无差异。

在 ACS 患者中,对本品与阿司匹林联合用药进行研究。结果发现,阿司匹林维持剂量>100mg 会降低替格瑞洛减少复合终点事件的临床疗效,因此,阿司匹林的维持剂量不能超过每日 100mg。

3. 用法与剂量　口服。本品可在饭前或饭后服用。本品起始剂量为单次负荷量 180mg(90mg×2 片),此后每次 1 片(90mg),每日 2 次,除非有明确禁忌,本品应与阿司匹林联合用药。在服用首剂负荷阿司匹林后,阿司匹林的维持剂量为每日 1 次,每次 75～100mg。已经接受过负荷剂量氯吡格雷的 ACS 患者,可以开始使用替格瑞洛。治疗中应尽量避免漏服。如果患者漏服了一次,应在预定的下次服药时间服用 1 片 90mg(患者的下一个剂量)。本品的治疗时间可长达 12 个月,除非有临床指征需要中止本品治疗。超过 12 个月的用药经验目前尚有限。急性冠脉综合征患者过早中止任何抗血小板药物,可能会使基础病引起的心血管死亡或心肌梗死的风险增加,因此,应避免过早中止治疗。

4. 不良反应

(1)出血:PLATO 研究中,尽管替格瑞洛组的主要出血发生率与氯吡格雷组比较差异无统计学意义(11.6% vs.11.2%,$P=0.43$),但其非 CABG 相关的主要出血发生率较高(4.5% vs.3.8%,$P=0.03$)。

(2)呼吸困难:常见,可能与血浆腺苷浓度增高有关。PLATO 研究中,替格瑞洛组呼吸困难发生率为 14.5%,多为轻至中度呼吸困难,仅 0.4% 的患者为重度呼吸困难。呼吸困难多在早期发作(中位时间替格瑞洛组为 23d,氯吡格雷组为 43d,$P<0.000\ 1$),多数患者自行缓解,约 0.9% 的患者因呼吸困难停药。国内一项研究表明,ACS 患者 PCI 术后呼吸困难发生率仅在 1 个月时替格瑞洛组高于氯吡格雷组(4.3% vs.3.3%,$P=0.310$),且都为轻度,多合并慢性阻塞性肺疾病,患者可耐受,无停药现象,替格瑞洛相关的呼吸困难常在用药后早期出现,多数患者可以耐受或在 3d 内自行改善。在排除其他原因后,如呼吸困难持续 3d 仍不缓解,可考虑使用氯吡格雷。

(3)心动过缓:PLATO 研究动态心电图亚组对 2908 例患者进行动态心电图监测,发现在 ACS 急性期,替格瑞洛组发生室性长间歇(心室停搏)≥3s 的患者多于氯吡格雷组。但在替格瑞洛治疗 1 个月后,两组并无差异。替格瑞洛导致的心室停搏,大多是无明显临床症状的、暂时的,不会导致心动过缓不良反应(如晕厥、心脏起搏器安置和心脏停搏)的发生。临床应用建议:①在心动过缓事件风险较高的患者中,如患有病态窦房结综合征、二度或三度房室传导阻滞或心动过缓相关晕厥但未安装起搏器,替格瑞洛临床经验有限,使用时需谨慎;②尚无证据显示替格瑞洛不能与引起心动过缓的药物联用;③替格瑞洛引发的室性长间歇常可自行缓解,通常无须特殊处理,但应密切关注。

(4)痛风:在 PLATO 研究中,替格瑞洛组患者血清尿酸水平基线的增加在 1 个月、12 个月时均高于氯吡格雷组(P 均<0.001)。治疗结果 1 个月后两组差异无统计学意义。替格瑞洛相关的高尿酸血症通常程度较轻且可逆,可能与替格瑞洛的腺苷途径有关,导致血清腺苷水平升高和尿酸合成增加。临床应用建议:①对于既往有高尿酸血症或痛风性关节炎的患者需慎用替格瑞洛;②不建议高尿酸性肾病患者使用替格瑞洛。

张胜等报道《经皮冠状动脉介入治疗术后出现氯吡格雷抵抗患者的治疗方案选择》。选取常州市第一人民医院 2014 年 1 月至 2015 年 6 月经皮冠状动脉介入治疗患者,术后 1d 应用血栓弹力图检测 ADP 通道的血小板抑制率,共检出氯吡格雷抵抗(血小板抑制率<30%)患者 188 例,随机分为氯吡格雷常规剂量组 64 例(A 组)、氯吡格雷双倍剂量组 61 例(B 组)、替格瑞洛组 63 例(C 组)。所有入选患者均予以常规冠状动脉粥样硬化性心脏病二级预防治疗,术前均给予阿司匹林 300mg、氯吡格雷 300mg 负荷剂量,术后均给予阿司匹林 100mg,每天 1 次;术后 1d 起 A 组服用氯吡格雷 75mg,每天 1 次(商品名波立维,赛诺菲公司,法国),B 组服用氯吡格雷 150mg,每天 1 次,C 组服用替格瑞洛 90mg,每天 2 次(商品名倍林达,阿斯利康公司,英国)。术后 7d 分别检测二磷酸腺苷(adenonisine disphosphate,ADP)通道的血小板抑制率、术后 1d 及术后 7d 检测超敏 C 反应蛋白(high sensitivity C reactire protein,hs CRP),观察术后 1 个月及 6 个月时主要心脏不良事件(major adverse cardiovascular events,MACE)及轻度出血发生率。研究结果表明,术后 7d 检测 ADP 通道的血小板抑制率,B 组及 C 组血小板抑制率明显升高,和 A 组相比差异有统计学意义(P<0.05);且 C 组血小板抑制率高于 B 组(P<0.05)。术后 1d 检测 hsCRP,3 组结果差异无统计学意义。术后 7d 检测 hsCRP,B 组及 C 组均明显降低,和 A 组相比差异有统计学意义(P<0.05);相比 B 组,C 组 hsCRP 降低更明显(P<0.05)。随访至术后 1 个月,3 组之间 MACE 及轻度出血发生率无明显差异(P>0.05);随访至术后 6 个月时,B 组及 C 组 MACE 发生率均显著低于 A 组,差异有统计学意义(P<0.05),且 C 组 MACE 发生率低于 B 组(P<0.05),但 3 组之间轻度出血发生率差异仍无统计学意义(P<0.05)。本研究表明 PCI 术后出现氯吡格雷抵抗患者,选用替格瑞洛治疗具有更好的有效性,且不增加不良反应。

有研究报道,高达 1/3 的患者使用氯吡格雷后血小板抑制作用不达标。目前认为氯吡格雷抵抗可能与个体差异、氯吡格雷剂量不足、遗传变异性以及基因多态性有关。对于 PCI 术后患者,阿司匹林联合氯吡格雷使用已成为经典的抗血小板治疗,但研究发现部分患者有氯吡格雷抵抗。对 PCI 术后出现氯吡格雷抵抗患者,选用替格瑞洛被证实为有效的替代治疗方案。

第四节　抗凝血药

在机体内血栓形成过程中凝血酶起主导作用,无论是通过内源性或外源性凝血途径,最终均形成凝血酶。凝血酶为血小板强诱导剂,可促进血小板进一步释放凝血酶,起到自我催化作用。凝血酶一旦形成,即能增强因子 V 和 Ⅷ 的活性,使凝血酶的形成速率增强 30 万倍;凝血酶催化血浆中可溶性纤维蛋白原变为可溶性纤维蛋白多聚体,并通过激活因子 ⅩⅢ,在钙离子参与下,进一步使其转变为稳定的纤维蛋白凝块。

按抗凝血药的作用机制,可将其分为以下 3 类。①凝血酶间接抑制药:包括肝素、低分子肝素、硫酸皮肤素等。此类药物抑制凝血酶的作用依赖辅助因子(抗凝血酶 Ⅲ、肝素辅助因子 Ⅱ)的介导。②凝血酶直接抑制药:代表药有水蛭素。此类药物不需辅助因子的介导,对凝血酶有直接抑制作用。③维生素 K 拮抗药:代表药物有华法林,主要作用是在肝微粒体内抑制维生素 K 依赖性凝血因子 Ⅱ、Ⅶ、Ⅹ 的合成。

一、肝素

(一)作用机制

普通肝素是含有多种氨基葡聚糖苷的混合物,发挥抗凝血作用主要由抗凝血酶 Ⅲ 介导,对凝血过程的以下多个环节都有影响。

1. 抵制凝血酶原激酶的形成

(1)肝素与抗凝血酶 Ⅲ(AT-Ⅲ)结合,形成 AT-Ⅲ 复合物。

(2)AT-Ⅲ 是一种丝氨酸蛋白酶抑制剂,对具有丝氨酸蛋白酶活性的凝血因子,如因子 Ⅱ a、Ⅺ a、Ⅻ a、Ⅹ a 等灭活。

(3)肝素与 AT-Ⅲ 的 δ 氨基赖氨酸残基结合成复合物,加速其对凝血因子的灭活作用,从而抑制凝血酶原激酶的形成,并能对抗已形成的凝血酶原激酶的作用。肝素与抗凝血酶 Ⅲ 结合后,可使抗凝血酶 Ⅲ-凝血酶复合物形成速率提高 1000 倍;此外,还可使抗凝血酶 Ⅲ 与凝血酶的反应速率提高 4~15 倍。

2. 干扰凝血酶的作用:小剂量肝素与 AT-Ⅲ 结合后使 AT-Ⅲ 的反应部位(精氨酸残基)更易与凝血酶的活性中心(丝氨酸残基)结合成稳定的凝血酶-抗凝血酶复合物,从而灭活凝血酶,抑制纤维蛋白原转变为纤维蛋白。

3. 干扰凝血酶对因子 Ⅻ 的激活可影响纤维蛋白的形成,阻止凝血酶对因子 Ⅷ 和 Ⅴ 的正常激活。

4. 防止血小板的聚集和破坏:肝素能阻抑血小板的黏附和聚集,从而防止血小板崩解而释放血小板第 Ⅲ 因子及 5-羟色胺。肝素的抗凝血作用与其分子中具有强阴电荷的硫酸根有关。当硫酸基团被水解或被带有强阳电荷的鱼精蛋白中和后,迅即失去抗凝活力。

(二)药动学

肝素口服不吸收。肌内注射吸收不规则,且易引起局部出血和刺激症状而不主张肌内注射。皮下注射 2h 后出现抗凝血作用,静脉注射后立即出现作用。

肝素静脉注射后首先通过因平衡分布的快速消除相,继之为较缓慢的消除。血液内肝素的清除率为每分钟 1.58U/kg±0.8U/kg。肝素抗凝血活性的消除模式基于饱和机制(主要经内皮细胞和单核巨噬细胞快速摄取或清除)及非饱和机制或线性机制(主要是经肾消除)。低剂量肝素主要是经饱和机制消除,高剂量则以原形或其降解产物经肾排泄。因此,肝素的半衰期因剂量而异,一次性静脉注射肝素 25U/kg、100U/kg 和 400U/kg,其半衰期分别为 30min、60min 和 150min。肝素不分泌于乳汁中,也不通过胎盘,大部分可在肝中经肝素酶代谢为活性较低的尿肝素(uroheparin)。严重肝损害和肾损害患者对肝素敏感性增加。

（三）不良反应

本药毒性较低。血小板减少症为常见的不良反应，一般发生在肝素治疗后的第 10～15 天，曾经用过肝素的患者可在应用肝素数小时后发生。血小板减少症是可逆的，约停药后 4d 即可恢复，机制是免疫反应。自发性出血倾向是本药过量使用的最主要危险。早期过量的表现有黏膜和伤口出血，严重时有内出血征象，本药代谢迅速，轻微用药过量者，停用即可，严重过量者可应用鱼精蛋白缓慢静脉注射以中和肝素作用，通常 1mg 鱼精蛋白中和本药 100U，肝素注射已超过 30min 者，鱼精蛋白用量需减半。偶可发生变态反应，表现为发热、皮疹、瘙痒、鼻炎、结膜炎、哮喘、心前区紧迫感及呼吸短促等，甚至心脏停搏。偶见一过性脱发和腹泻，尚可引起骨质疏松和自发性骨折。偶见有皮肤坏死，表现类似暴发性紫癜。应用肝素的不稳定型心绞痛患者突然停药，可能致病情加重，要防止反跳现象。

（四）临床应用

1. 冠状动脉心肌桥合并不稳定型心绞痛、急性心肌梗死患者。

2. 急、慢性静脉血栓或无明显血流动力学改变的急性肺栓塞患者。

3. 急性心肌梗死合并充血性心力衰竭、心源性休克、慢性心律失常、心肌梗死复发以及既往有静脉血栓形成或肺梗死病史者。

4. 防止动脉手术和冠状动脉造影、PCI 时所致的血栓栓塞。

5. 预防二尖瓣狭窄、充血性心力衰竭、左心房扩大与心肌病合并心房颤动，以及心脏瓣膜置换或其他心脏手术时所致的体循环栓塞。

6. 减少脑血栓形成的危险性并降低其死亡率。

7. 用于弥散性血管内凝血（DIC），尤其在高凝状态。

8. 作为体外抗凝药使用（如输血、体外循环、血液透析、腹膜透析及血样本体外试验等）。

（五）用法与剂量

1. **深部皮下注射**　成人一般用量，首次给药 5000～10 000U，以后每 8 小时注射 8000～10 000U 或每 12 小时注射 15 000～20 000U，每日总量为 30 000～40 000U。另一给药方案是首次给药 5000～10 000U，以后每 8～12 小时注射 1 次，每日总量 12 500～40 000U。每日总量如控制在 12 500U，一般无须监测激活的凝血酶原时间，但用量大时需做监测。预防高危患者血栓形成（多为防止腹部手术后的深部静脉血栓）时，手术前 2h 给药 5000U，以后每隔 8～12 小时给药 5000U，共 7d。

2. **静脉注射**　成人每次 5000～10 000U，每 4～6 小时 1 次。或每 4 小时给药 100U/kg，用 0.9% 氯化钠注射液稀释后输注。

3. **静脉滴注**　成人每日 20 000～40 000U，加入 0.9% 氯化钠注射液 1000ml 中持续滴注，滴注前应先静脉注射 5000U 作为首次剂量。

4. **外用**　将本药乳膏适量涂于患处及周围，并温和按摩数分钟。

二、低分子肝素

（一）作用机制

低分子肝素抗凝血作用机制与肝素相同，通过分子中特异的戊聚糖序列与抗凝血酶Ⅲ中的赖氨酸残基结合，加速抗凝血酶Ⅲ灭活因子而产生抗凝血作用。与肝素比较，低分子肝素具有如下特点。

1. 抗 Ⅹa 作用强,抗凝血酶(Ⅱa)作用弱,抗 Ⅹa:抗Ⅱa 为 4:1~2:1。这是因为低分子肝素分子具有同普通肝素同样的被抗凝血酶识别的五聚糖片段,从而抑制 Ⅹa 因子,然而因为抑制Ⅱa 因子所需的长链分子,低分子肝素较普通肝素相应要少,故低分子肝素抑制Ⅱa 因子的作用较后者弱。

2. 作用时间长。这是因为低分子肝素带负电荷不及肝素强,与血浆蛋白亲和力较低,不与内皮细胞结合,不被网状细胞清除。

3. 对血小板功能影响小,不引起血小板数减少,活化血小板释放的血小板第Ⅳ分子对低分子肝素的中和作用弱。这也与低分子肝素分子链短,带负电荷弱有关。

4. 有更强的促进纤维蛋白溶解作用,但出血的危险性较小。

(二)药动学

皮下注射给药吸收较完全,生物利用度为 90%,半衰期 2~6h,经肾从尿排出。低分子肝素具有普通肝素的抗凝血作用,而无肝素的一些不良反应。由于具有较高的生物利用度,作用时间长,与血浆蛋白的结合少,受血小板因子Ⅳ中和作用少等特点,因而具有较好的预期剂量反应。不需要特殊的血液学监测,用药方便,可用于门诊患者。

(三)不良反应

极为少见,较少引起血小板减少症,较少引起出血。

1. 血液系统　可见伤口血肿,偶见严重出血和血小板减少。

2. 中枢神经系统　进行脊髓、硬膜外麻醉或脊椎穿刺时,应用本药可导致神经损害,出现长期和永久性瘫痪。

3. 内分泌系统或代谢系统　可能引起高钾血症。

4. 肝　可使血清中的氨基转移酶和 γ-谷酰基转肽酶增高。

5. 皮肤　本药皮下注射后有注射部位的血肿、瘀斑。偶有皮肤疼痛、灼痛、瘙痒、红斑、坏死等。

6. 其他　极少患者可出现全身或局部反应。

(四)临床应用

1. 冠状动脉心肌桥或冠状动脉粥样硬化性心脏病引起的不稳定型心绞痛和急性心肌梗死的治疗。

2. 预防和治疗血栓栓塞性疾病,特别是外科手术后静脉血栓的形成。

3. 血液透析时,预防体外循环中的血凝块形成。

4. 预防深静脉血栓形成及肺栓塞,治疗已经形成的深静脉血栓。

(五)用法与剂量

1. 依诺肝素

(1)皮下注射

①不稳定型心绞痛和非 ST 段抬高的急性心肌梗死:一般剂量为每次 1mg/kg,每 12 小时给药 1 次,至少需持续治疗 5~7d。

②预防深静脉血栓:如髋关节置换术或妇科手术时,每次 40mg,每日 1 次,应使用至形成深静脉血栓的危险性消失;髋关节和膝关节置换时,可每日 30mg,分 2 次给药,一般于手术后12~24h,当机体自身凝血机制已建立后,给予首剂。髋关节置换术后的平均治疗周期是7~10d。

③治疗急性深静脉血栓:不伴有肺栓塞的患者可在门诊治疗,每次给予 1mg/kg,每 12 小时给药 1 次;或以 1.5mg/kg 的剂量,每日给药 1 次。平均治疗时间为 7d,应持续应用至国际标准化比率(INR)达到 2～3。

④预防腹部外科手术后的血栓栓塞:每日 40mg,首剂应于术前 2h 给予,治疗需持续7～10d。

⑤体重低于 45kg 的患者,应调整减少剂量。

(2)静脉注射:肺栓塞患者按 0.5mg/kg 注射,然后每日 2～3mg/kg,持续静脉滴注 10d,可根据抗凝因子 Ⅹa 的活性调整用药剂量。

(3)儿童:皮下注射,血栓性疾病每 12 小时给药 1mg/kg;而<2 个月的婴儿所需剂量为 1.64mg/kg。

2. 那屈肝素

(1)不稳定型心绞痛和非 ST 段抬高的心肌梗死:皮下注射,每次 86U/kg,每隔 12h 给药 1次,联合使用阿司匹林。本药初始剂量可通过一次性静脉注射给药。一般在治疗 6d 左右达到临床稳定。可依据患者的体重范围,按 0.1ml/10kg 的剂量每 12 小时注射 1 次。

(2)深静脉血栓:每次 85U/kg,每日 2 次皮下注射,使用时间不应超过 10d。如无禁忌,应尽早使用口服抗凝血药物。可依据患者的体重范围,按 0.1ml/10kg 的剂量,每 12 小时注射 1 次。

(3)手术中预防血栓栓塞性疾病

①中度血栓栓塞形成危险的手术:患者未显示有严重的血栓栓塞危险时,每次皮下注射 0.3ml(2850U),每日 1 次就可起到有效的预防作用。可在术前 2h 进行第 1 次注射。通常至少持续 7d。

②高度血栓栓塞形成危险的手术(如髋关节和膝关节手术):应随患者的体重调整剂量,每日剂量为 38U/kg,皮下注射。手术前 12h 和术后 12h 给予,以后每日使用,直至术后第 3 天。从术后第 4 日起,剂量调整为每日 57U/kg。治疗至少持续 10d。

③其他情况:对某些具有高度血栓栓塞形成危险的手术(尤其是肿瘤)和(或)有血栓栓塞疾病病史的患者,使用本药每次 0.3ml,每日 1 次,皮下注射。

3. 达肝素钠

(1)一般治疗:每次 120U/kg,每日 2 次皮下注射。

(2)预防术后深静脉血栓形成:术前 1～2h 给予达肝素钠 2500U,以后每天 1 次,剂量同前,皮下注射,持续 5～10d。

(3)血液透析时预防血凝块形成:在血液透析开始时给药,体重<50kg 者,每次 0.3ml;体重 50～69kg 者,每次 0.4ml;体重≥70kg 者,每次 0.6ml。皮下注射。

三、水蛭素

水蛭素(hirudin)是因 20 世纪 50 年代首次从水蛭中分离纯化而命名,由 65 个氨基酸组成,含有 3 个双硫键和 1 个硫酸化的酪氨酸残基,分子量 7000Da。近年来已用基因重组技术制备水蛭素,它属于凝血酶直接抑制药,抗凝血酶作用不依赖辅助因子的介导,它对与纤维蛋白结合的凝血酶也有抑制作用,因而具有更强的抗凝血和抗血栓作用。

（一）作用机制

通过阻断凝血酶的蛋白水解作用，水蛭素不仅阻止纤维蛋白原形成纤维蛋白凝块，而且对凝血酶激活因子 V、Ⅶ、Ⅷ 以及凝血酶诱导的血小板聚集均有阻抑作用，可使凝血时间，尤其是凝血酶时间延长。作用机制是水蛭素与凝血酶按 1∶1 分子结合形成复合物后使凝血酶灭活，而不需要抗凝血酶Ⅲ的存在。

水蛭素与肝素相比，具有以下优点：①抗凝作用不需要抗凝血酶Ⅲ的存在。不影响血浆中抗凝血酶Ⅲ的水平，也不被血小板因子或其他蛋白质灭活。②凝血酶除了对凝血酶诱导的血小板聚集有抑制作用外，对血小板功能无影响，不引起出血，可用于血小板减少患者。③水蛭素对与纤维蛋白结合的凝血酶也有抑制作用，故抗血栓作用强而持久。④水蛭素治疗期间的监测手段比较简便，凝血酶时间测定方法简易、快速。

（二）药动学

水蛭素口服不被吸收，经静脉注射消除迅速，半衰期约为 1h，90%～95% 以原形经肾排泄。经皮下注射后血浓度维持时间较长，注射后 8h 血浓度仍较高。

（三）不良反应

不良反应少见，大剂量可引起出血。可以用活化部分凝血酶时间（activated partial thromboplastin time，APTT）和凝血酶时间（thrombin time）监测水蛭素的活性，监测凝血酶时间更为准确，但方法烦琐，不适合临床常规使用。APTT 法虽欠准确，但应用更为简便，根据体重调整剂量使 APTT 达到 65～90s 安全、有效。

（四）临床应用

1. 急性心肌梗死　多项心肌梗死的试验已证实水蛭素的效应和安全性。但也有试验未能证明其安全有效性。

2. 不稳定型心绞痛或非 ST 段抬高性心肌梗死　研究提示，对此类患者水蛭素可减少心血管死亡、新的心肌梗死和难治性心绞痛的作用优于肝素，安全性也可以接受。也有学者认为，水蛭素只用于肝素所致血小板减少症而又需抗凝血治疗的患者。

3. 在 PCI 中的应用　有许多研究发现，在 PCI 中应用水蛭素在减少终点事件（24h Holter 显示的心肌缺血、心肌梗死）和复合终点（死亡、心肌梗死和冠状动脉旁路移植术）方面优于肝素。

（五）用法与剂量

GUSTO-2B 评价水蛭素 0.1mg/kg，静脉注射，继以 0.1mg/（kg·min）静脉滴注，是安全有效的。亦有在不稳定型心绞痛或非 ST 段抬高性心肌梗死患者中应用重组水蛭素 C 0.4mg/kg，静脉注射，继以 0.15mg/（kg·h）静脉滴注治疗 72h，是安全有效的。

四、华法林

华法林属于间接酶抑制药，又称维生素 K 拮抗药，口服应用，用于预防血栓已 50 多年。华法林的化学名称为 3（a-acefonylbenzyl）-4-hydroxycoumarin，有相当好的药效学特性，具有吸收好、可预期的作用和期望的作用时间的特点。

（一）作用机制

本药通过抑制维生素 K 在肝细胞内合成凝血因子Ⅱ、Ⅶ、Ⅸ、Ⅹ，从而发挥抗凝血作用。肝微粒体内的羧基化酶能将上述凝血因子的谷氨酸转变为 γ-羧基谷氨酸，后者再与钙离子结合,才能发挥其凝血活性。本药的作用是抑制羧基化酶,对已经合成的上述因子并无直接对抗作用,必须等待这些因子相对耗竭后,才能发挥抗凝血效应,所以本药起效缓慢,仅在体内有效,停药后药效持续时间较长。此外,本药尚能诱导肝产生维生素 K 依赖性凝血因子前体物质,并使之释放入血,该物质抗原性与有关凝血因子相同,但并无凝血功能,反而有抗凝血作用,并能降低凝血酶诱导的血小板聚集反应。因此,在本药作用下,凝血因子 Ⅱ、Ⅶ、Ⅸ、Ⅹ、蛋白 S 和蛋白 C 合成减少,而维生素 K 拮抗药诱导蛋白增多,故用药后可起到抗凝血效应。

(二)药动学

口服吸收完全,但延迟吸收,高峰在 2～4h,90％以上与血浆清蛋白结合。因子Ⅶ半衰期短(6～7h),故首先消失,24h 内有轻微抗凝血作用。因子Ⅱ、Ⅸ和Ⅹ的半衰期长(分别为 50h、24h 和 36h),故最大抗凝血作用延迟至 72～96h。该制剂半衰期约为 2.5d,持续抗凝血作用 2～5d。药物代谢和排泄个体差异很大,疾病或药物也影响代谢半衰期。药物由肝微粒体酶代谢为无活性产物,通过胆汁排泄,经肠肝循环,部分重吸收,最后由尿排出。

凝血试验,包括第一期凝血酶原时间(PT)、凝血酶试验(TT)和部分活化凝血活酶时间(APTT),对维生素 K 依赖凝血因子活性降低敏感。PT 测定代表因子Ⅱ、Ⅶ和Ⅹ活性降低,不反映因子Ⅸ;TT 测定所有 4 个因子;而 APTT 对Ⅱ、Ⅸ和Ⅹ因子敏感,无因子Ⅶ。PT 为最常用试验,用以监测华法林治疗。国际标准化比率(INR)控制剂量,保证最大的安全性和有效性,不论应用何种凝血活酶,可以解释各实验室资料。

(三)不良反应

1. 出血　为主要并发症,疗程越长发生率越高,1％的出血患者威胁生命。发生出血者与抗凝血作用强度有关,治疗范围的 PT 发生出血并发症常与局部病变,如胃十二指肠溃疡病等有关。INR＞4.0 表明 PT 过度延长时,自发性出血并累及多部位,肾更常见,但致命性出血常与颅内出血和胃肠道出血有关。过度抗凝血根据 PT 和情况紧急程度处理。患者服药过程需要有创伤性治疗,如牙科手术、阑尾切除,INR 0～2.5 可不终止抗凝血治疗,稍微减少 INR。然而,大多数的外科情况需终止抗凝血治疗,使 INR≤2.0。有血栓栓塞、心肌病或心房颤动等患者,华法林可安全停用几天。另一情况包括人工瓣膜,尤其更换二尖瓣者不能停止抗凝血治疗,可以暂时停用华法林,2～3d 后与 PT 降低时,无须肝素治疗,延续至手术前几小时,手术后恢复肝素应用,然后加用华法林几天后停用肝素。

2. 致畸胎作用　妊娠 3 个月内应用华法林可引起胎儿畸形,故禁忌使用。但药物不进入乳汁,母乳喂养对婴儿无影响。

3. 其他　皮肤坏死少见,可有紫趾综合征、脱发、皮炎、红疹、恶心、呕吐、腹泻等。本药大量口服可有双侧乳房坏死,也有微血管病或溶血性贫血及大范围皮肤坏疽等报道,单次剂量过大时尤为危险。

(四)临床应用

1. 预防慢性心房颤动患者的血栓栓塞。

2. 人工瓣膜置换术后。

3. 静脉血栓栓塞症(包括复发性肺栓塞)的预防和治疗。

4. 高危脑梗死患者的预防。

5. 预防扩张型心肌病的血栓栓塞。

6. 冠状动脉旁路移植术后,防止静脉移植物阻塞。

7. 冠状动脉溶栓疗法或血管成形术后预防冠状动脉再闭塞。

8. 适用于所有需长期持续抗凝血治疗的患者。

(五)用法与剂量

口服。标准用法为每日 5mg,连续 5d,监测凝血酶原时间(PT)和国际标准化比率(INR)值,根据 PT 和 INR 调整剂量。PT 应保持在对照值的 1.3～1.5 倍(一般为 16～18s),INR 在 2～3。长期治疗 PT 保持在对照值的 1.25 倍,INR 1.8～2.5 即有效。深静脉血栓、肺栓塞及其他系统栓塞,INR 应保持在 2～3。国人应用开始剂量为 3～5mg,每日 1 次,其后调整剂量,以维持 INR 为 2.5 左右。使用肝素者如需用华法林替代,则在肝素停用前 4d 开始口服华法林,即以上两种药物需要重叠应用 3～4d。

(六)禁忌证

脑血管病,尤其证实或怀疑脑出血、夹层动脉瘤、伴有出血的血液病或血小板减少、严重高血压、近期(2～3 周)外伤或神经外科,胃肠活动性溃疡及呼吸、泌尿系统损害和严重血管炎者不宜应用。肝功能损害、维生素 K 缺乏及各种原因消耗性疾病患者慎用。

五、新抗凝血药

(一)达比加群酯

1. **作用机制**　达比加群酯(dabigatra)是一种新型的合成的直接凝血酶抑制药,是 dabigatran 的前体药物,属非肽类的凝血酶抑制药。口服经胃肠吸收后,在体内转化为具有直接抗凝血活性的 dabigatran。dabigatran 结合于凝血酶的纤维蛋白特异结合位点,阻止纤维蛋白原裂解为纤维蛋白,从而阻断凝血瀑布网络的最后步骤及血栓形成。dabigatran 可以从纤维蛋白-凝血酶结合体上解离,发挥可逆的抗凝作用。

2. **药动学**　口服生物利用度 65%,口服后 1.5h 抗凝作用达峰,它不经肝 P450 代谢,所有不受食物和经 P450 代谢药物影响。单次给药半衰期为 8h,重复给药后清除半衰期为 12～24h,主要经肾排泄,肾功能不全使半衰期延长。胺碘酮、奎尼丁及维拉帕米等增加达比加群酯浓度,异烟肼则因为增加小肠的重吸收而降低血浆浓度。

3. **不良反应**　出血并发症是主要不良反应,出血风险与剂量相关。小出血事件的发生具有明显的剂量相关性。BISTROI 研究中,各组未见大出血事件。推荐剂量(150 或 220mg)下,严重不良反应发生率均为 8%。总不良反应发生率均为 77%,因严重不良反应导致治疗终止的发生率分别为 8% 和 6%。恶心和呕吐的发生率分别为 21%～22% 和 16%～17%;11%～13% 的患者出现便秘和发热;6%～7% 的患者出现低血压、失眠和水肿;1%～4% 的患者出现贫血、眩晕、腹泻、疱疹、头痛、尿潴留、继发性血肿、消化不良和心动过速等症状。

4. **临床应用**　适用于有非瓣膜性心房颤动患者中减低卒中和全身栓塞的风险。达比加群酯由于其吸收快、起效快,作用可靠,可预测,常规的凝血象监测并不需要。达比加群酯延长凝血酶时间,所以它是监测达比加群酯的敏感试验。

5. **用法与剂量**　用水送服,餐食或餐后服用均可。请勿打开胶囊,成人的推荐剂量为每日口服 300mg,即每次 1 粒 150mg 的胶囊,每日 2 次,应终身维持治疗。80 岁及以上年龄的患者治疗剂量为每日 220mg,即每次 110mg 的胶囊,每日 2 次。

6. **禁忌证**　已知对活性成分或本品任一辅料过敏者;重度肾功能不全(CrCl<30ml/min)患者;临床上显著的活动性出血;有大出血显著风险的病变或状况;联合应用任何其他抗凝药

物;有预期会影响存活时间的肝功能不全或肝病;机械人工瓣膜。

(二)利伐沙班

1. **作用机制**　利伐沙班(rivaroxaban)是一种高选择性,直接抑制因子Xa的口服药物,通过抑制因子Xa可以中断凝血瀑布的内源性和外源性途径,抑制凝血酶的产生和血栓形成。高度选择性和可竞争性抑制游离的结合的Xa因子以及疑血酶原活性。利伐沙班并不抑制凝血酶(活化因子II),也并未证明其对血小板有影响。在人体中观察到利伐沙班对因子Xa活性呈剂量依赖性抑制的作用。利伐沙班对凝血酶原时间(PT)的影响具有量效关系。

2. **药动学**　口服生物利用度>80%,对Xa的抑制可以持续24h,吸收迅速,服用后2~4h达到最大浓度(C_{max}),半衰期9h。利伐沙班与血浆蛋白(主要是血清白蛋白)的结合率较高,在人体中为92%~95%;75%经肾脏排泄,每天1次即可达到抗凝目的,利伐沙班通过肝CYP3A4及CYP2J2酶及独立于CYP之外的途径代谢。

3. **不良反应**　主要不良反应是出血风险增加,虽然致死性出血并未增加。一项研究,分别有约3.3%和1%的患者发生出血和贫血。其他常见不良反应包括恶心、GGT升高和转氨酶升高。

4. **临床应用**　利伐沙班在预防及治疗静脉血栓方面作用肯定,对于非瓣膜病心房颤动所致卒中及全身栓塞方面不劣于华法林。2012年5月美国FDA批准利伐沙班的4个适应证,包括用于膝关节置换、全髋关节置换血栓预防,非瓣膜病房颤卒中及全身栓塞的预防,深静脉血栓及肺栓塞的防治。

5. **用法与剂量**　在预防非瓣膜性心房颤动所致血栓栓塞,利伐沙班20mg每日1次(CrCl在15~49ml/min者剂量调整为15mg);75岁以上者,利伐沙班15mg,每日1次。对于上、下肢深静脉血栓栓塞和肺栓塞治疗,利伐沙班15mg,每日2次共使用21d,继以20mg,每日1次;若CrCl 15~50ml/min则减至15mg,每日1次。

6. **禁忌证**　对利伐沙班或片剂中任何辅料过敏的患者;有临床明显活动性出血的患者;具有凝血异常和临床相关出血风险的肝病患者;孕妇及哺乳期妇女;严重肾损害(CrCl<30ml/min)患者。

新型口服抗凝药具有以下优势:①起效快、半衰期短,达峰时间基本在4h以内,能够快速发挥其抗凝作用,在应用初期不需肝素类药物的桥接。②相互作用少、效应剂量变化小,推荐指导剂量适用于大多数人,增加了患者的依从性。③不需实验室监测。④较低的颅内出血率。

新型口服抗凝药具有以下劣势:①缺乏特异对抗剂。②缺乏有效的实验室评估抗凝效果方法。③半衰期短,漏服后可能出现严重并发症。④肝、肾功能不全患者应慎用。⑤价格昂贵。⑥也存在影响其作用的药物,如CYP3A4和P-9P强抑制药。

有条件患者,以应用新型口服抗凝药为好,它的优点是主要的。

六、比伐卢定

1. **作用机制**　比伐卢定(bivalirudin)是由20个氨基酸组成的多肽,是重组水蛭素的一种人工合成类似物,可以与凝血酶的活性部位及阴离子结合部位相互作用,对凝血酶短暂可逆性抑制。与肝素比较抗凝作用更可预测,对血块结合的凝血酶有针对性,比水蛭素强,无天然抑制物,血浆清除后作用持续,不引起血小板减少。比伐卢定可剂量依赖性地延长aPTT,对实验动脉血栓和静脉血栓均有明显抑制作用。

2. **药动学**　比伐卢定静脉注射 2min 起效,原形药物血浆半衰期为 25min,静脉注射达峰时间为 2min,作用持续时间 4h,80％的药物经蛋白酶水解,20％以原形从肾排泄,皮下注射生物利用度 40％,达峰时间为 1～2h,作用持续 4h,主要通过肝代谢水解,不需要监测凝血象。

3. **不良反应**　出血为主要的不良反应,明显降低严重出血风险。与水蛭素不同,比伐卢定无抗原性,但是体外比伐卢定与水蛭素抗体发生交叉免疫反应,临床意义不详,其他不良反应包括头痛,恶心、呕吐、腹泻。过敏反应的发生率为 14％。注射部位疼痛、失眠、焦虑、骨盆痛、心动过缓、发热、神经过敏也有报道。

4. **临床应用**　因为抗凝作用较强,而较少引起出血不良反应,在临床上主要用于替代肝素预防和治疗血栓栓塞性疾病,用于急性冠脉综合征时 PCI 治疗。

5. **用法与剂量**　根据体重调整剂量。PCI 术中以 0.75mg/kg 注射后,1.75mg/(kg·min)速度静脉维持。亦有建议在 PCI 术前,立即静脉注射比伐卢定 1mg/kg,继而以每小时 2.5mg/kg 的速度持续输注比伐卢定 4h,如有必要,再以每小时 0.2mg/kg 的速度持续输注 20h。同时,每日可以合用阿司匹林 325mg。

6. **禁忌证**　对比伐卢定过敏者、哺乳者禁用,任何出血患者禁用。

第五节　溶栓药

冠状动脉心肌桥重症患者可以发生急性心肌梗死,而溶栓药是 ST 段抬高性心肌梗死再灌注治疗的重要措施之一。通常与阿司匹林和肝素联合使用。新一代溶栓药血浆半衰期较长,溶栓效果好,但应注意出血并发症,特别是老人、高血压患者、女性与体重过低者。

溶栓药分为内源性或外源性纤溶酶原激活剂,可直接或间接激活纤溶酶原,使其转化为纤溶酶。纤溶酶能降解血栓中的纤维蛋白,从而溶解血栓。从作用方式上看,尿激酶、组织型纤溶酶原激活剂(t-PA)等直接裂解、激活纤溶酶原变成纤溶酶,产生溶栓作用,属于直接纤溶酶原激活剂;而链激酶、葡激酶等则必须与纤溶酶原结合后,才能激活纤溶酶原变成纤溶酶,属于间接纤溶酶原激活剂。某些溶栓药物用于临床已有 50 多年的历史,直到近 20 年,溶栓药物才广泛地应用于急性心肌梗死的治疗。第一代溶栓药包括尿激酶(urokinase,UK)和链激酶(strptokinase,SK),可同时激活血凝块中与纤维蛋白结合的及血液循环中的纤溶酶原,因此为纤维蛋白非选择性溶栓药。第二代溶栓药物有重组组织型纤溶酶原激活剂(r-tPA)、单链尿激酶(scu-PA)、重组葡萄球菌激酶(recombinant staphylokinase)及其衍生物等。它们具有较强的纤维蛋白选择性或血凝块选择性,能选择性地激活吸附于纤维蛋白的纤溶酶原,而全身纤溶作用较小。第三代溶栓药物有乙酰化纤溶酶原-链激酶激活剂复合物(APSAC)、t-PA 的变异体,如[reteplase(rPA)、lanoteplase(npa)、tenecteplace(TNK-tPA)]、重组嵌合型溶栓药物、抗体导向或磁导向溶栓药物等。其特点是不仅对血凝块中纤维蛋白有较强的亲和力,且半衰期长,适合单次或分次静脉注射给药,不需要静脉滴注维持。

一、急性心肌梗死溶栓治疗适应证

1. 持续性胸痛≥30min,含服硝酸甘油症状不能缓解者。

2. 心电图示 2 个或 2 个以上相邻导联 ST 段抬高(胸导联≥0.2mV,肢体导联≥0.1mV),或提示急性心肌梗死病史伴左束支传导阻滞,起病时间<12h,年龄<75 岁者。对前

壁心肌梗死、低血压(收缩压<100mmHg)或心率增快(>100 次/min)患者治疗意义更大。

3. ST 段抬高,年龄≥75 岁者。慎重权衡利弊后仍可考虑溶栓治疗。

4. ST 段抬高,发病时间 12~24h,有进行性缺血性胸痛或广泛 ST 段抬高并经过选择的患者,仍可考虑溶栓治疗。

5. 高危心肌梗死,就诊时收缩压>180mmHg 和(或)舒张压>110mmHg,首先应镇痛、降低血压,将血压降至 150/90mmHg 时再行溶栓治疗。若有条件应考虑直接行 PCI 治疗。

虽有 ST 段抬高,但起病时间>24h,缺血性胸痛已消失或仅有 ST 段压低者不主张溶栓治疗。

二、急性心肌梗死溶栓治疗禁忌证及使用方法

(一)急性心肌梗死溶栓治疗禁忌证

急性心肌梗死溶栓治疗禁忌证如下:①既往任何时间发生过出血性脑卒中,1 年内发生过缺血性脑卒中或脑血管事件;②颅内肿瘤;③近期(2~4 周)活动性内脏出血(月经除外);④可疑主动脉夹层;⑤入院时严重且未控制的高血压(>180/110mmHg)或慢性严重高血压病史;⑥目前正在使用治疗剂量的抗凝血药[国际标准化比率(INR)2~3],已知的出血倾向;⑦近期(2~4 周)创伤史,包括头部外伤、创伤性心肺复苏或较长时间(>10min)的心肺复苏;⑧近期(<3 周)外科大手术;⑨近期(<2 周)在不能压迫部位的大血管穿刺;⑩曾使用链激酶(尤其5d 至 2 年内使用者)或对其过敏的患者,不能重复使用链激酶;⑪妊娠;⑫活动性消化性溃疡患者。

(二)急性心肌梗死溶栓药使用方法

1. 尿激酶(urokinase,UK) 为纤溶酶原直接激活剂,从人胚胎肾组织培养液或新鲜尿液中提取而得。是一种类似胰蛋白酶的丝氨酸蛋白水解酶,由两条多肽组成,无抗原性,分子量 31 000~55 000Da,半衰期为 15~20min。尿激酶为我国应用最广的溶栓药,目前建议剂量为 150 万 U 左右,溶于 0.9%氯化钠溶液或 5%葡萄糖注射液 50~100ml 中,于 30min 内匀速静脉滴注,配合肝素皮下注射 7500~10 000U,每 12 小时 1 次,或低分子肝素皮下注射,每日 2 次。

2. 链激酶(streptokinase,SK) 为纤溶酶原间接激活剂,是一种从溶血性链球菌培养液中提取的非酶蛋白质,为一由 414 个氨基酸组成的多肽,有抗原性,分子量为 47 000Da。半衰期为 15~20min,主要经肝代谢,代谢产物经肾从尿中排泄。本药或重组链激酶(r-SK)150 万U 于 1h 内静脉滴注,配合肝素皮下注射 7500~10 000U,每 12 小时 1 次,或低分子肝素皮下注射,每日 2 次。

3. 重组组织型纤溶酶原激活剂(rt-PA) t-PA 是由 527 个氨基酸组成的单链丝氨酸蛋白酶,分子量约为 70 000Da,最初是从人子宫和黑色瘤细胞培养液中分离提取,现可用基因技术大量生产人工重组 t-PA(rt-PA)。t-PA 对血栓的纤溶作用很强,而对血液循环中的纤维蛋白原的降解作用很弱,致出血作用相对较小,通过肝内皮细胞和肝细胞被清除,半衰期为 4~8min。我国采用 rt-PA 8mg 静脉注射,42mg 在 90min 静脉滴注,配合肝素静脉应用,方法同尿激酶。90min 冠状动脉造影通畅率明显高于尿激酶(79.3% vs.53.0%)。美国 FDA 批准的用法为总剂量 100mg,首先静脉注射 10mg,之后第 1 小时 50mg,第 2、第 3 小时各 20mg 静脉滴注,总用药时间为 3h。GWSTO 试验证明,加速的用药方案具有更快的开通速度和更高的开通率,即首先静脉注射 15mg,之后 30min 50mg,随后 60mg 静脉滴注,总用药时间为 90min。

　　重组织型纤溶酶原激活剂阿替普酶可选择性激活纤溶酶原,对全身纤溶活性影响较小,无抗原性,是目前最常用的溶栓剂。但其半衰期短,为防止梗死相关动脉再阻塞需联合应用肝素(24～48h)。

　　4. 替奈普酶(tenecteplase,TNK)　为特异性纤溶酶原激活剂。30～50mg 溶于 10ml 生理盐水中,静脉推注(如体质量<60kg,剂量为 30mg;体质量每增加 10kg,剂量增加 5mg,最大剂量为 50mg)。

　　5. 重组人尿激酶原(recombinant human prourokinase,rhpro-UK)　为非特异性纤溶酶原激活剂。20mg 溶于 10ml 生理盐水,3min 内静脉推注,继以 30mg 溶于 90ml 生理盐水,30min 内静脉滴完。

三、不同溶栓药的比较及不良反应

(一)不同溶栓药的比较

　　1. 开通率　尿激酶、链激酶和重组组织型纤溶酶原激活剂 3 种最常用的溶栓药中,早期开通率以 t-PA 最高,3 种溶栓药物 90min 开通率分别为 48%～68%、48%～55% 和 68%～72%,但 3h 后 3 种溶栓药的开通率无明显差别。

　　2. 病死率　GISSI-2 试验结果提示,链激酶组的住院死亡率(8.6%)与 t-PA 组的(9%)无显著差异。综合 GISSI-2 和 ISIS-3 中分析的 48-293 例患者的资料发现,t-PA 组与 SK 组的 35d 死亡率均为 10.5%。GUSTO-1 试验组,加速 t-PA 组与 SK 组相比,死亡率相对下降 14%,绝对下降 1%,差异有显著性,但脑出血和卒中的并发症增加。

　　3. 脑出血　脑出血的主要危险因素包括年龄(>75 岁)、正使用纤维蛋白特异性溶栓药物,其他还有脑血管病病史、女性、黑种人、低体重和入院时高血压。脑出血还与溶栓药及抗凝药的剂量有关。据有关研究表明,<65 岁的患者脑卒中发生率约为 0.75%,不同溶栓药间差异不明显,但在>65 岁的患者中 t-PA 组脑卒中明显增加(t-PA 组 2.1% vs. SK 组 1.4%)。

(二)不良反应

　　1. 尿激酶　使用较大剂量时,少数患者有出血现象。轻度出血可见皮肤黏膜瘀斑、肉眼及显微镜下血尿、血痰、小量咯血、呕血等。严重出血可见大量咯血、消化道出血、腹膜后出血及颅内、脊髓、纵隔内、心包出血等。

　　2. 链激酶　本药对溶解纤维蛋白的特异性低,易产生全身性并发症。主要如下:①可见大量出血或致命性中枢神经系统出血;②变态反应;③血栓脱落;④再栓塞;⑤经冠状动脉注射本药时,再灌注心律失常的发生率较高;⑥静脉炎,很常见;⑦少数患者可有发热、寒战、头痛、背痛等症状。

　　3. 重组组织型纤溶酶原激活剂

　　(1)出血:最常见,可有胃肠道、泌尿生殖道、腹膜或颅内出血,浅层或表面出血,主要出现在侵入性操作的部位。全身性纤维蛋白溶解比用链激酶时要少见。

　　(2)心血管系统

　　①心律失常:使用本药治疗急性心肌梗死时,可发生再灌注心律失常,如加速性室性自主心律、心动过缓或室性期前收缩等。

　　②血管再闭塞:有报道用本药进行溶栓治疗后可发生胆固醇结晶栓塞。

　　(3)中枢神经系统:可致颅内出血、癫痫发作。

（4）泌尿生殖系统：有报道用药后立即出现肾血管平滑肌脂肪瘤引起的腹膜后血肿。

（5）骨骼肌肉系统：可出现膝部出血性滑囊炎。

（6）其他：偶见变态反应（图19-4）。

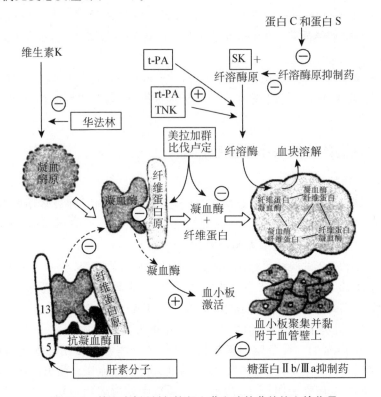

图19-4　抗血小板制剂、抗凝血药和溶栓药的抗血栓作用

四、急性心肌梗死溶栓治疗疗效评估

溶栓开始后60～180min内应密切监测临床症状、心电图ST段变化及心律失常。血管再通的间接判定指标包括：①60～90min心电图抬高的ST段至少回落50%。②CTn峰值提前至发病12h内，CK-MB酶峰提前到14h内。③2h内胸痛症状明显缓解。④2～3h出现再灌注心律失常，如加速性室性自主心律、房室传导阻滞、束支阻滞突然改善或消失，或下壁心肌梗死患者出现一过性窦性心动过缓、窦房传导阻滞，伴或不伴低血压。上述4项中，心电图变化和心肌损伤标志物峰值前移最重要。

冠状动脉造影判断标准：心肌梗死溶栓（thrombolysis in myocardial infarction，TIMI）2或3级血流表示血管再通，TIMI 3级为完全再通，溶栓失败则梗死相关血管持续闭塞（TIMI 0～1级）。

五、急性心肌梗死溶栓后处理

对于溶栓后患者，无论临床判断是否再通，均应早期（3～24h）进行旨在介入治疗的冠状动脉造影；溶栓后PCI的最佳时机仍有待进一步研究。无冠状动脉造影和（或）PCI条件的医院,在溶栓治疗后应将患者转运到有 PCI 条件的医院(I,A)。

六、急性心肌梗死溶栓治疗出血并发症及其处理

溶栓治疗的主要风险是出血,尤其是颅内出血(0.9%～1.0%)。高龄、低体质量、女性、既往脑血管疾病史、入院时血压升高是颅内出血的主要危险因素。一旦发生颅内出血,应立即停止溶栓和抗栓治疗;进行急诊 CT 或磁共振检查;测定红细胞比容、血红蛋白、凝血酶原、活化部分凝血活酶时间(APTT)、血小板计数和纤维蛋白原、D-二聚体,并检测血型及交叉配血。治疗措施包括降低颅内压;4h 内使用过普通肝素的患者,推荐用鱼精蛋白中和(1mg 鱼精蛋白中和 100U 普通肝素);出血时间异常可酌情输入 6～8U 血小板。

第六节　硝酸酯类药物

对于冠状动脉心肌桥患者,是否应用硝酸酯类药物,目前存在争议。硝酸酯类药物可反射性加快心率,加重壁冠状动脉受压,同时因其扩张冠状动脉后引起受挤压段壁冠状动脉相对性狭窄加重,可使心绞痛加重甚至诱发,故应禁忌使用。但心绞痛发作时可使用硝酸酯类药物缓解症状,可能是通过缓解合并的冠状动脉痉挛而起作用。除孤立性心肌桥外,部分冠状动脉心肌桥患者合并有冠状动脉粥样硬化性心脏病,如冠状动脉狭窄比较明显,心绞痛发作频繁,在使用其他抗心肌缺血药后效果不理想时,可以考虑适当使用硝酸酯类药物,但应尽量避免长期使用。

一、作用机制

(一)降低心肌耗氧量

1. 扩张静脉血管,降低前负荷　硝酸甘油选择性舒张静脉,特别是较大的静脉,增加静脉容量,使血液储存于静脉系统,从而减少回心血量,心容积缩小,心肌壁张力降低,射血间期缩短,从而降低心肌耗氧量。

2. 舒张动脉血管,降低左心室后负荷　主要舒张较大的动脉,对小动脉、毛细血管前括约肌、后毛细血管作用较小。外周血管扩张,降低心脏的射血阻抗,导致左心室内压降低,壁张力下降,从而降低心肌耗氧量。

由于剂量不同,作用也不同,故小剂量扩张静脉容量血管,左心室舒张末压下降,剂量常为 $20～40\mu g/min$;中等剂量为 $40～100\mu g/min$,扩张冠状动脉等传输血管,对偏心性病变血管的扩张作用,大于对同心性病变的血管,动、静脉扩张相等;大剂量为 $>100\mu g/min$,扩张阻力动脉,血压明显下降。

(二)心肌血流重分配,有利于缺血区灌注

1. 选择性扩张大的冠状动脉输送血管,增加缺血区血流量　硝酸甘油在低浓度时即选择性舒张心外膜的粗大血管,特别当这些血管因为动脉粥样硬化或痉挛发生阻塞时,其舒张作用强而持久,对心肌小阻力血管作用极弱。硝酸酯类药物降低大的血管阻力,特别对狭窄而减少流量的远心端,增加灌注与供氧,改善缺血区的缺血状态。硝酸甘油舒张非缺血区的大输送血管,有利于血流经侧支血管分流到缺血区。

2. 降低左心室充盈压　可增加心内膜供血,改善左心室顺应性。硝酸甘油减少回心血量,提高穿壁血管灌注梯度,显著改善左心室顺应性,增加内膜供血。硝酸甘油静脉缓慢输注,

以扩张静脉为主,降低左心室舒张容积、左心室充盈压,而动脉压和心率则无改变,心脏指数和每搏量减少或无改变。若快速大剂量输注,则同时扩张外周小动脉,降低外周血管阻力。随着动脉压降低引起的交感神经反射性兴奋,心率增快,心脏指数和每搏量无改变或增加。口服硝酸酯类药物的通常剂量,无论在静息状态还是在运动状态,都对心率、血压、心脏指数和每搏量无显著影响,但可降低肺动脉压。

3. 血流再分布　硝酸酯类药物使血流从灌注部位再分布到缺血心肌区,特别在内膜下区。这种作用可能是部分通过侧支循环血流量增加,并部分通过心室舒张压降低,从而降低心内膜下区的压力。局部应用硝酸甘油能改变静息情况下的心肌灌注,优先增加灌注减少区的血流量,同时整体心肌灌注量没有或基本上不改变。硝酸甘油可刺激生成侧支循环,也可使已有的侧支循环开放,增加营养血流灌注缺血区,也可冲走有害代谢产物,表现在增加缺血区的反流量。存在良好的侧支循环可能是决定硝酸甘油治疗有效的重要因素。增加缺血侧侧支循环,可防止梗死区扩大或再梗死,限制左心室重构,维持左心室功能。行冠状动脉旁路移植术的患者,硝酸甘油持续滴入升主动脉,阻塞区冠状动脉阻力下降,反流量增加。

4. 抗血栓作用　硝酸酯类药物通过一氧化氮(NO)刺激鸟核苷酸环化酶,导致血管扩张,抑制血小板聚集而黏附于损伤的血管壁,可以减少血栓形成,减少血小板血栓导致的血管收缩,改善缺血心肌灌注。

5. 细胞水平的作用机制　不管血管内皮是否完整,硝酸酯类药物都有扩张血管的能力。硝酸酯类药物进入平滑肌细胞后转变为有反应的一氧化氮或 5-硝酸巯基化合物,激活细胞内的鸟核苷酸环化酶,产生环鸟苷酸单磷酸(cGMP),而 cGMP 可加速 Ca^{2+} 从细胞释出,从而调控细胞内钙而使血管平滑肌松弛和抗血小板凝集作用。一氧化氮的生成和腺环化酶的刺激都需要巯基团,预先应用 N-乙酰半胱氨酸增加巯基团,硝酸甘油诱导的血管扩张作用增强。冠状动脉粥样硬化病变以及急性缺血时,NO 生成减少,外源性硝酸酯可以补充内源性 NO 的不足。在去内皮或内皮损伤时,这些非内皮依赖性的外源性硝酸酯类药物,对冠状动脉痉挛的松弛作用,远远强于对正常血管段的松弛(图 19-5,图 19-6)。

近年报道,硝酸酯类药物有促进血管内皮细胞合成及释放强效扩血管物质,如内皮舒张因子(EDRF)、依前列醇(前列环素,PGI_2),可抑制血栓素(TXA_2)合成和 ADP 及凝血酶介导的血小板聚集。还有研究提示,硝酸酯类药物可能有预防动脉粥样硬化的潜在作用。

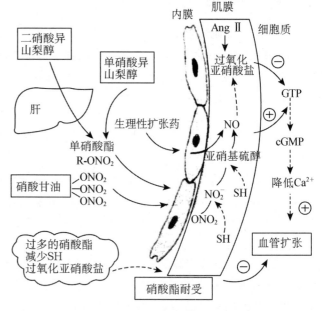

图 19-5　硝酸酯类药物扩张血管作用机制

硝酸酯类药物经一系列酶化过程形成 NO 后通过 cGMP 途径发挥其扩血管作用。NO:一氧化氮;GTP:三磷酸鸟苷;cGMP:单磷酸环鸟苷;SH:巯基;Ang Ⅱ:血管紧张素 Ⅱ

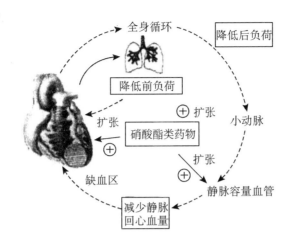

图 19-6　硝酸酯类药物对循环的作用

硝酸酯类药物通过扩张冠状动脉起到抗缺血作用;扩张小动脉以降低后负荷;扩张静脉容量血管使回心血量减少,降低前负荷

二、药动学

硝酸甘油舌下含化给药仍然是治疗急性心绞痛和预防心绞痛发作的首选治疗方法。因为舌下含化通过口腔黏膜吸收极快,避免了肝首次通过代谢,几乎与静脉注射相似,药物的短暂而有效的浓度迅速出现在循环中,很快达峰值。其吸收因唾液分泌增加而增加。通常含服后1～2min 起效,维持 20～30min,血浆半衰期为 4.2min,血浓度 1.6～3.3ng/ml,心率加快与药物血浓度的相关性大于血压,临床医师可以通过心率估计药量,其分布常数为 0.35L/kg,清除率 2.2ml/(min·kg)。硝酸甘油在肝中经无机硝酸盐-有机硝酸酯还原酶主要还原为水溶性较高的二硝酸代谢产物,小量为单硝酸代谢产物和无机硝酸盐,前者仍有扩血管作用,但作用只有原药的 1/10。硝酸酯类脱硝基速度主要取决于内源性谷胱甘肽的含量,血中如含有大量的有机硝酸酯,可以排空谷胱甘肽,使硝酸酯继续灭活(即脱硝基)速度减慢。口服小量硝酸甘油,在肝中迅速被代谢,难以达到疗效,只有口服大剂量时肝酶被饱和,部分药物逃脱肝代谢以原药进入体循环发挥作用,因此疗效较差。

健康人口服异山梨酯的生物利用度极低,仅 3%,大多数在胃肠道、肝内破坏,口服也需大剂量。异山梨酯进入体循环后,很快代谢为 2-单硝酸异山梨酯或 5-单硝酸异山梨酯,有学者认为此两种代谢产物有显著的血流动力学效应。其药理活性,半衰期分别为 1.8h 和 7.6h,口服其固体药对健康人半衰期为 30min,清除率 10.6～17.7L/min,通常认为硝酸酯类的代谢主要在肝,近年 Fung 的研究提出完全相反的见解,研究结果矛盾较多,有待进一步阐明。

硝酸甘油治疗各种类型心绞痛,并推荐用于急性心肌梗死伴心力衰竭,疗效确实可靠。2%硝酸甘油软膏剂直接涂于患者手臂腹面或胸前皮肤,直径 2～3cm,通过皮肤吸收而不经肝代谢,有效浓度维持 3～8h,每 4 小时可增加 2～3cm,直到出现头痛、血压下降,可随时擦去软膏。硝酸甘油贴片膜系密封的半透膜贴片,作用可维持 24h,每隔 24h 更换 1 次。硝酸甘油口服片,起效与口含片一样快,3～5min 溶化,作用迅速,疗效持续 6h。硝酸甘油口服缓释剂是一种长效制剂,口服 2～8h 获疗效。硝酸甘油气雾剂,30s 起效,比舌下含片显效快,作用强,使用方便,利于急救,安全可靠。硝酸甘油静脉给药,由于硝酸甘油作用快,停药后消失快,便于控制药物浓度。总之,5种用药方式酌情灵活运用。如终止发作可用含服、吸入、喷入途径,为预防发作多采用口服、皮肤给药等。重症患者,可采用静脉给药。

三、临床应用

硝酸甘油能迅速缓解各类心绞痛,包括劳累诱发的典型心绞痛、不稳定型心绞痛;并用于治疗急性心肌梗死、充血性心力衰竭、高血压等。该药能缓解心绞痛发作,预防心肌缺血发作,使心肌梗死稳定,心力衰竭好转,提高患者运动耐量,改善缺血心电图变化,降低运动时心律失常,改善全身血流动力学,特别是降低左心室舒张末压,改善左心室功能。该药起效迅速,效果确实可靠,使用方便,经济安全,可重复运用,但个体反应及吸收差异较大,应合理应用。

(一)硝酸甘油

舌下含服的剂量是 0.3~0.6mg,1~2min 起效,4~5min 血药浓度可达峰值,有效作用时间为 20~30min。若症状不缓解,可每隔 5min 增加 0.3mg,但在 15min 内不能超过 1.2mg。间歇用药很少出现药物耐受性问题。在开始易诱发心绞痛的体育活动之前短时间舌下含化硝酸甘油预防特别有效,可长达 40min。在口腔黏膜干燥的患者,0.4mg 雾化剂量能按定量起效,可能比舌下含化吸收更好,也能迅速地撒在舌上或舌下作为预防,在诱发心绞痛发作的活动前 5~10min 应用喷雾剂。

静脉滴注一般从 5~10μg/min 开始,即能降低肺动脉楔压(肺毛细血管压),小剂量＞40μg/min 不仅对静脉系统有作用,而且对动脉阻力血管也起作用。开始,每 5~10 分钟增加 10μg/min,直至心绞痛缓解或出现明显的不良反应而使药量不再增加。最大剂量可达 240μg/min。剂量个体差异很大。近年发现小剂量静脉用硝酸甘油对急性心肌梗死早期患者可以控制缺血损伤,改善血流动力学,而且安全。限制梗死期膨胀和减少心室扩大,降低心肌耗氧量,减少或防止冠状动脉闭塞、血栓形成和灌注不足,减轻左心室重构,心功能得到保护和减少并发症。目前推荐此用法。心肌梗死患者用硝酸甘油静脉滴注48h,可改用颊膜贴片,每日 3 次,共 6 周,其间允许 8h 为无药间隔,以避免产生耐药性;或给予硝酸甘油 48h 后改用ACEI,如卡托普利,可以限制心室重构,保护心功能,缩小梗死范围,限制梗死扩展,减少室壁瘤发生率。经皮给药多用于预防心绞痛发作。通常采用硝酸甘油软膏和硝酸甘油贴片。

(二)硝酸异山梨酯

该药片剂含于舌下或咀嚼成碎末含于口腔。每次 2.5~5mg,血药浓度 6min 达峰值,半衰期约 45min,有效作用持续 10~60min。口服后胃肠吸收完全,10~20min 起效,30~120min 血浆药物浓度达峰值,有效作用时间 4h。生物利用度个体差异极大,达 1%~75%。与硝酸甘油一样,在肝内还原水解,脱硝酸生成单硝酸异山梨酯,其代谢速度仅为硝酸甘油的1/6,代谢物原有药物活性,有效作用时间可持续 4h。通用剂量 10~60mg,每 4~6 小时 1 次。肝功能严重受损者应减少剂量。

硝酸异山梨酯的剂量,单次口服 20mg、40mg 或 60mg 可明显使心率呈剂量依赖性增加,且降低血压和减轻浓度,服药后 2~5h 浓度最大,作用可持续 8h,剂量可因患者情况掌握(20~60mg),每 8 小时 1 次。

硝酸异山梨酯口腔喷雾剂,药物到口腔两侧颊黏膜,经黏膜迅速吸收,15s 可在血浆中出现药物,5min 达峰值,每揿压 1 次活门,射出 0.09ml 液体,1.25ng 药物。为缓解心绞痛发作,常用剂量为 2.5～5mg。

硝酸异山梨酯(isoket,异舒吉)静脉滴注,可保持均衡的血药浓度,输注 30min 左右血浆药物浓度稳定。每小时输注 5ml,血药浓度可达 200～300ng/ml;口服单剂 12.5mg,则血药浓度仅 5～10ng/ml,相差极显著,常用静脉滴注剂量为 2～7mg/h,平均 3.3mg/h。

硝酸异山梨酯皮肤剂,药液分布于皮肤表面,1h 后穿透皮肤沉积于真皮外层,其后缓慢透入真皮内层,进入血流。将喷射口距皮肤 20cm 处揿压活门,每次射出 0.31ml 液体(含药30ng),待药液风干 20min 后,可以清洗皮肤。通常每次 1 个喷射剂量,重症患者每次 2 个喷射剂量,每天 1～2 次。两个喷射剂量的疗效相当于口服缓释剂硝酸异山梨酯 40mg 的作用,优于释放 10mg 的硝酸甘油敷贴剂。

(三)5-单硝酸异山梨酯

由于 5 位亚硝酸基因立体构型阻碍肝硝酸酯酶的作用,故离解较慢,口服吸收完全。首次经过肝几乎不被代谢分解,生物利用度接近 100%,故口服与静脉给药血管浓度相似,血药浓度个体差<25%,消除半衰期为 4～5h。故作用时间长,常用剂量为 20～40mg,每 8～12 小时1 次。国产的单硝酸异山梨酯(鲁南欣康)、艾复咛等,用法同单硝酸异山梨酯(异乐定)。其控制剂(elantan-long,40mg,长效异乐定),常用剂量为 50mg,每日 1～2 次;依姆多(imdur),常用剂量为 30～60mg,每日 1～2 次。据报道,口服 5-单硝酸异山梨酯与相同剂量的硝酸异山梨酯缓释剂相比,患者有良好的耐受性,但前者减少心绞痛发作的次数和增加运动耐量优于后者。

四、不良反应

1. 扩血管作用:最常见为颜面潮红,灼热感,反射性心率加快和搏动性头痛、头胀,后者与扩张脑血管、增加颅内压有关。通常继续用药数日后,可逐渐减轻或消失,也可与镇痛药合用。

2. 增高眼压:罕见,可诱发和加重青光眼,故颅内压和青光眼患者忌用。

3. 个别患者对硝酸甘油高度敏感,小剂量可引起直立性(体位性)低血压、晕厥和心动过缓,老年人较常见,故初次应用本药应避免站立过久。一旦发生症状应立即平卧,抬高下肢,必要时静脉滴注阿托品可缓解。故用药应从小剂量开始,服药时取坐位或卧位。极少数患者合服硝酸甘油时出现血压显著降低,反射性引起冠状动脉痉挛,此时不但不能缓解心绞痛症状,甚至使胸痛持续时间延长或程度加重。

4. 其他还有由于硝酸盐会使血红蛋白变性,出现低氧血症。不常见,如慢性肺部疾病患者可出现低氧血症。长期大剂量静脉注射硝酸甘油,偶可导致高铁血红蛋白症及发绀,长期应用者突然停药,可产生撤药综合征,由于冠状动脉痉挛,可发生心绞痛。美国 FDA 规定,严禁与治疗阴茎勃起功能障碍的药物西地那非(万艾可,sildenafil)合用,否则可造成血压严重下降,头痛、头晕、恶心,以致死亡。亦有过敏者。

五、耐药性

慢性稳定型心绞痛患者长期和连续应用本类药物,可迅速产生耐药性,也可发生于不稳定型心绞痛静脉滴注硝酸甘油的情况下,减低生理作用或产生同样作用需要增加剂量。长期接触硝酸化合物,亦可产生药物依赖性。其机制如下:①硝酸盐通过靶血管组织连续代谢,建立动、静脉浓度的梯度,当靶组织有抗硝酸盐代谢转换降低,浓度的梯度下降,发生耐药性,与中间产物含巯基的供体耗竭,致使 NO 生成减少,EDRF 下降,鸟苷酸环化酶激活速率降低,与 cGMP 减少有关。②口服长期给药致血液稀释,静脉容量增加,液体从血管外向血管内移动,限制其降低心室内容量、压力及心肌需要的能力。③包括硝酸甘油在内的有机血管扩张药激活反射性机制,交感神经系统和肾素-血管紧张素激活,引起血管收缩和钠潴留,限制硝酸盐的有效性。

舌下应用硝酸盐,避免连续接触血管平滑肌,可防止耐药,但合用皮肤接触或口服制剂会产生交叉耐药性。连续静脉滴注硝酸甘油 24～48h,则可减少周围循环和冠状循环作用。间歇给药,不发生耐药性。口服硝酸盐,如硝酸异山梨酯(每日 4 次),应用 2d,迅速发生耐药,对舌下含化硝酸甘油的反应减少,停药 21h 可恢复。为避免耐药,应有 8～12h 无药期,通常在晚上停用。硝酸甘油贴膜也可耐药,隔 12h 间歇治疗可以改善。有学者观察发现,缓释 5-单硝酸异山梨醇 50mg/d 和 100mg/d,伴随有节律性昼夜浓度波动,通过运动耐量试验证实,3 周末长期治疗抗缺血作用没有减少。硝酸酯类药物发生耐药性时,肾素-血管紧张素系统(RAS)激活,钠、水潴留,血液稀释,如联合应用 ACEI 或利尿药则有益。主要方法是以间断和非对称方式给药,硝酸甘油制剂夜间停用 12～14h。口服制剂 1 日多次口服者,最后 1 次不晚于下午 6 时。静脉制剂除危重患者,多不采用 24h 持续静脉滴注。

第七节　抗心肌缺血药

曲美他嗪(trimetazidine,TMZ)是一种哌嗪类衍生物,是 3-酮酰辅酶 A-硫解酶(3-KAT)抑制药,为优化心肌能量平衡的抗心肌缺血药。该药是目前欧洲心脏学会专家组建议中唯一提高具有潜在的抗心绞痛的代谢药物,也是目前唯一经临床多中心研究证实有抗心绞痛作用的代谢药物。目前,在心血管疾病尤其在缺血性心脏病领域应用广泛,是一种临床有效的抗心肌缺血的药物。冠状动脉心肌桥患者,部分患者可以发生心肌缺血,产生心绞痛,甚至心肌梗死、心律失常、心力衰竭。也有部分患者合并有缺血性心脏病,因此曲美他嗪是一种有效的抗心肌缺血药,笔者在临床中应用于不少患者,均取得良好的效果。

一、心肌保护机制

(一)调节心肌细胞能量代谢

心脏利用能量的形式是 ATP,但心肌储存 ATP 很少,必须及时合成。ATP 来源于心脏对多种供能物质的代谢,它们主要包括食物中的脂肪酸和糖类,还包括体内代谢产物,如乳酸、丙酮酸。在正常无心肌缺血的情况下,心脏活动的能量 60%～90% 来自心肌细胞内的脂肪酸代谢,另外 10%～40% 能量由糖酵解和乳酸氧化提供。在正常情况下,葡萄糖和游离脂肪酸代谢通路保持平衡。心肌缺血时,游离脂肪酸动员增加,脂肪酸氧化速度增加,葡萄糖氧化供能(葡萄糖有氧代谢)ATP 份额被压缩 5%～10%,ATP 生成的速率下降。如以 1-6 碳软脂酸供能时,每消耗 1 个氧分子(O_2)可产生 4.3 个 ATP 的能量;而以葡萄糖氧化时,每消耗 1 个氧分子可提供 6 个 ATP 的能量。可见消耗同样的氧,葡萄糖供能比游离脂肪酸氧化供能的效能高 12%～28%。当一部分心肌缺氧时(如缺血时),脂肪酸和糖的代谢紊乱,未经氧化的游离脂肪酸产物在局部聚集导致缺血性损害。缺血一段时间后,全部氧化代谢的底物变成脂肪酸,导致无用脂肪酸和辅酶 A 的聚集,这样反过来抑制糖类氧化。脂肪酸的聚集导致 ATP 生成减少、收缩力降低、细胞膜损害。糖类氧化的抑制导致心肌收缩功能减弱及细胞酸中毒。TMZ 通过抑制长链 3-酮酰基辅酶 A-硫解酶(3-KAT),抑制长链脂肪酸氧化,进而通过增加活化的丙酮酸脱氢酶(PDH)刺激葡萄糖氧化增加,此过程并不影响三羧酸循环和氧化磷酸化。通过抑制耗氧过多的游离脂肪酸氧化,促进葡萄糖氧化,利用有限的氧,产生更多的 ATP,增加心脏的收缩功能。TMZ 还能改善缺血、缺氧时葡萄糖酵解与葡萄糖氧化失耦联,使细胞内的 H^+ 浓度降低,Na^+、Ca^{2+} 聚集减少,抑制氧自由基的生成,同时有效地控制游离脂肪酸或葡萄糖氧化的供能平衡,减少高能磷酸盐生成过程中对氧的需求,维持 ATP 的产生,从而维持细胞的基本功能。

(二)对线粒体的保护作用

在心脏,线粒体的主要功能是合成 ATP 并维持 Ca^{2+} 平衡,这两个过程有赖于线粒体膜内的电子转运所产生的 H^+ 电化学梯度,在有氧的生理条件下,线粒体内 Ca^{2+} 浓度增加便能刺激三羧酸循环和 NADH 的氧化还原,产生 ATP。而在心肌缺血缺氧的条件下,有氧氧化受抑制,ATP 产生不足,Na^+-K^+-ATP 酶活性受抑制,细胞内 Na^+ 增多,无氧酵解增强,乳酸堆积,造成 H^+ 蓄积,细胞内酸中毒,Na^+-H^+ 交换被激活,也使细胞内 Na^+ 增多,进而激活 Na^+-Ca^{2+} 泵,造成钙超载,线粒体内 Ca^{2+} 聚积可引起膜通透性改变,导致线粒体肿胀,造成细胞不可逆的损伤。当再灌注时,大量氧供虽能使线粒体呼吸链功能有所恢复,但也可引起大量氧自由基产生和细胞内 Ca^{2+} 聚积,钙超载可激活磷脂酶,进一步加重膜损伤。TMZ 能减轻线粒体内钙聚积,保护线粒体氧化功能,抑制 Ca^{2+} 引起的线粒体肿胀;TMZ 可通过提高自由基清除酶活力,抑制氧自由基对细胞膜脂质过氧化反应,稳定膜的结构,减少细胞内酶的漏出,发挥对心肌缺血的保护作用。

TMZ 具有直接的心肌细胞保护作用,对血流动力学没有影响。

二、临床应用

(一)冠状动脉粥样硬化性心脏病

1. 心绞痛 临床实践证明,无论单用或联用 TMZ,均能显著延迟运动所致心绞痛发作时间,减少心绞痛发作次数,延迟运动所致 ST 段下降 1mV 的时间,显著提高缺血发作阈值,增加缺血再灌注时心肌能量的生成,改善休息和运动时的左心室收缩功能,增加心脏运动量,并且不伴血流动力学参数(如心率、收缩压)的改变,无负性肌力作用。

稳定型心绞痛的患者,冠状动脉已有较明显的固定狭窄,不能通过冠状动脉适应性的扩张来增加血流灌注,同时由于内皮细胞功能的损伤,一氧化氮(NO)产生减少,使在体力运动、情绪激动或寒冷气候时冠状动脉收缩,故约有 30% 的稳定型心绞痛患者可以在静息状态下出现症状发作。TMZ 有助于优化心肌能量代谢,从脂肪酸氧化转向葡萄糖氧化,恢复糖酵解和氧化的偶联,促使氧耗较少的 ATP 产生,有助于缺血心肌机械功能的恢复。在 2001 年 9 月,欧洲心脏病年会(ESC)对曲美他嗪的治疗进展进行专题研讨。认为在治疗稳定型心绞痛 β 受体阻滞药是一线药物,但该类药物有一定的禁忌证,在老年患者更易发生。硝酸酯类药物、钙拮抗药、曲美他嗪可在一线药物有禁忌证或耐受性差时作为二线药物使用。研究证实,在治疗稳定型心绞痛时,与有血流动力学作用的药物相比,TMZ 至少有同等的疗效,而患者的耐受性更好。TMZ 与其他药物联合应用时,常有较好的协同作用,如在延长运动至心绞痛发作和 ST 段降低的时间上。地尔硫草治疗无效的患者加用 TMZ 可使症状改善。

2. 心肌梗死　Guler 等采用亚级量运动试验方法评定 TMZ 对急性心肌梗死的作用,结果对照组 38.6％患者引起心电图 ST 段下降,而 TMZ 组只有 18.1％的患者。而且,TMZ 提高心肌梗死患者运动耐量和降低缺血发作次数。也有研究表明,TMZ 促进心肌梗死后左心室收缩和舒张功能的恢复。

3. 缺血性心肌病　周文龙对 19 例确诊为缺血性心肌病(左心室射血分数＜40％)的患者在常规治疗的基础上加用,每日 60mg TMZ 治疗 3 个月,随诊发现患者心绞痛明显减少,运动耐量(NYHA)分级明显改善。

4. 糖尿病并发冠状动脉粥样硬化性心脏病　由于糖尿病并发冠状动脉粥样硬化性心脏病患者心绞痛发作频繁,心肌梗死和充血性心力衰竭发生率更高,血管再通术后不良事件的发生率和病死率高,因此代谢干预尤其合适。一项对 TMZ 进行的抗缺血治疗和耐受性观察的多中心试验亚组分析中,糖尿病并发冠状动脉粥样硬化性心脏病的稳定型心绞痛患者,在常规抗心绞痛基础上联合应用 TMZ 60mg/d,4 周后运动耐量明显改善,心绞痛发作的次数、硝酸盐的用量明显减少,运动到达 ST 段压低 1mV,和出现心绞痛的时间均显著延长(P 均＜0.01)。最近研究,TMZ 能改善冠状动脉粥样硬化性心脏病合并 2 型糖尿病患者的左心室收缩功能,提高射血分数。

5. PCI 与 CABG　炎症被认为是冠状动脉粥样硬化性疾病发病的主要机制之一,并参与冠状动脉介入术后再狭窄和各种急、慢性并发症的发生。白细胞介素 6(interleukin,IL-6)和全身性炎症标志的 C 反应蛋白(CRP)一起参与炎症反应中的许多病理生理过程。刘素云等、Kuralay 等都证实,TMZ 能抑制不稳定型心绞痛患者冠状动脉介入术过程中血清 IL-6 和 CRP 浓度的升高。CK、CK-MB、CTNI 是心肌损伤的敏感指标,Labrou 等和 Bonello 等的研究证实,在冠状动脉介入术前 1 周应用 TMZ,TMZ 组在术后 6、12、18h 和 24h 测定心肌标志物水平明显低于对照组,TMZ 亦能明显提高 PCI 术后的左心室收缩功能,提高射血分数。

在 CABG 术的患者,TMZ 的应用能够减少缺血-再灌注损伤,明显提高术后的心排血量,降低手术并发症、改善生活质量,口服 TMZ 的不良反应少且轻微,安全性好。

(二)冠状动脉心肌桥

TMZ 具有直接的心肌细胞保护作用,而对血流动力学没有影响,不影响心率、血压,适用于冠状动脉心肌桥缺血患者的治疗。笔者应用此药联合治疗取得良好的效果。这还需要多中心循证医学的进一步研究。

(三)慢性充血性心力衰竭

充血性心力衰竭是各种心脏疾病的终末状态及死亡的重要原因。多项研究表明,TMZ＋常规抗心力衰竭治疗能降低 NYHA 分级,增大最大运动时间,最大代谢当量、左心室射血分数,能减少左心室舒张末期内径、左心室舒张末期容量;左心室收缩末期内径和左心室收缩末期容量。还降低血清脑钠素水平,提高生活质量。少数研究显示,TMZ 治疗肺源性心脏病和扩张型心肌病心力衰竭有效、安全。

(四)X 综合征

有研究发现,一组 34 例 X 综合征患者,在服用 TMZ 前及服用 TMZ 后 1 个月、6 个月分别进行运动试验,1 个月时 4 例运动试验转阴,6 个月时 5 例运动试验转阴,1 个月及 6 个月时运动持续时间显著延长($P＝0.009\ 4$)。吴木富和陈林祥对 20 例患者 24h 动态心电图观察,有心肌缺血,临床有"心绞痛"症状,但冠状动脉造影示正常冠状动脉的患者。对照组使用钙离子拮抗药、硝酸酯类药物及 β 受体阻滞药。观察组除上述治疗外加用 TMZ,3 个月后复查 24h 动态心电图。结果观察组心肌缺血时间、程度及缺血总负荷均明显改善。

(五)病毒性心肌炎

王现青等对急性病毒性心肌炎患者 52 例采用随机、单盲分为两组。TMZ 组 27 例,对照组 25 例。TMZ 组在治疗基础上给予 TMZ 20mg,口服,每日 3 次,连续 3 个月。TMZ 组临床症状,如心悸、胸闷等明显好转,其有效率为 97.2%,而对照组有效率为 82.3%,两组差异有统计学意义($P<0.05$)。对心电图 ST-T 变化的影响 TMZ 组较对照组明显缩短,最早在 10d 左右,其有效率为 95.4%,而对照组为 67.3%($P<0.05$)。耿春才和邵彬将 44 例急性病毒性心肌炎合并心力衰竭患者随机分为 2 组,对照组 24 例,治疗组 20 例。治疗组在对照组治疗基础上加用 TMZ 4 周,对比治疗前后心功能改善情况、心肌标志物(CK-MB、CTNI)变化、超声心动图心功能参数变化、结果显示,两组患者心功能均有改善,治疗组有效率 87.5%,对照组有效率 60.0%,两组比较差异有统计学意义($P<0.05$)。治疗后两组 CK-MB、CTNI 较治疗前显著下降($P<0.01$),两组 CK-MB、CTNI 比较差异无统计学意义($P>0.05$)。治疗后两组 LVEDD、LVEF 较治疗前均显著改善($P<0.01$),两组 LVEDD、LVEF 比较差异有统计学意义($P<0.05$)。

三、用法与不良反应

本药口服,每片 20mg,每日 40～60mg,可分 2～3 次,进餐时口服,35mg 为缓释剂型(MR),每日 2 次,有更好的药动学。

在临床应用中无明显不良反应,罕见有胃肠道不适。孕妇无临床资料,故应禁用,哺乳期不推荐使用此药。

第八节　他汀类药物

他汀类药物能显著降低总胆固醇、低密度脂蛋白胆固醇和升高高密度脂蛋白胆固醇,也有一定降低三酰甘油作用。可降低冠状动脉粥样硬化的发生率,减轻,甚至逆转冠状动脉粥样硬化。有助于减轻心肌缺血,减少或减轻心绞痛、心肌梗死、急性冠状动脉事件的发生,降低冠状动脉粥样硬化性心脏病患者的病死率,明显减少对 PCI 和 CABG 的需求。这不仅适用于冠状动脉心肌桥患者合并冠状动脉粥样硬化性心脏病、高脂血症等的应用,对于防治壁冠状动脉粥样硬化亦有一定的益处,这还需要循证医学进一步论证。近年的临床和实验研究证实,他汀类药物有作用多向性效应,可以防治 20 余种疾病,其中多数与调节血脂作用无关。他汀类药物的非调节血脂作用,也有利于冠状动脉心肌桥的治疗,有助于改善症状,改善缺血,改善预后。

一、药理作用

(一)抑制 β-羟 β-甲基戊二酰辅酶 A 还原酶

HMG-CoA 还原酶是肝细胞合成胆固醇过程中的限速酶。它能催化 HMG-CoA 还原成甲羟戊酸,再经一系列反应合成胆固醇,若此酶被抑制,则胆固醇不能合成。他汀类药物是属于 HMG-CoA 还原酶抑制药,此类药物进入体内首先转化为活性药物,然后选择性地抑制 HMG-CoA 还原酶,阻滞胆固醇的合成,使肝细胞内胆固醇浓度降低,导致细胞表面低密度脂蛋白受体数量及活性增加,从血浆摄取大量低密度脂蛋白,结果血浆总胆固醇、低密度脂蛋白及载脂蛋白 B(apoB)浓度明显下降,三酰甘油及极低密度脂蛋白轻度下移,高密度脂蛋白及载脂蛋白 A(apoA)略有升高。

(二)抑制炎症反应

他汀类药物可通过多种途径阻止淋巴细胞和单核细胞的生长,减少斑块中的炎症细胞,降低巨噬细胞的数量,从而起到稳定粥样斑块的作用。C 反应蛋白(CRP)是一种炎性反应标志物,可以预测心血管病事件及其严重程度。接受他汀类调血脂药物治疗 2 年的患者,CRP 水平平均下降 16.9%,而对照组的 CRP 水平无变化。冠状动脉粥样硬化性心脏病患者接受他汀类药物治疗 2~3 个月,CRP、肿瘤坏死因子-a(TNF-a)、白细胞介素-6(IL-6)水平均有所下降,TNF-a、IL-6 分别下降 49% 和 35%。尽早应用疗效更为明显,与血脂水平无关。

(三)改善血管内皮细胞功能

他汀类药物可激活内皮细胞一氧化氮合成酶(NOS)基因转录,提高 NOS 水平,从而增加内皮舒张因子一氧化氮(NO)的浓度,且与剂量呈正比。他汀类药物增加 LDL 抗氧化能力,减少氧化型 LDL(OX-LDL)所引起的 NOS 的下调,延长 NOSmRNA 的表达,增加其稳定性并提高 NO 的生物利用率。该类药能够动员骨髓内皮原祖细胞(EPCs)入血,并黏附于受损部位;它还能发挥类似血管源性生长因子(VEGF)的作用,促进内皮前体细胞分化,增加循环中内皮前体细胞和内皮细胞的数量并增加其功能。现认为内皮前体细胞参与缺血损伤后的再修复,与调节血脂作用无关。故冠状动脉粥样硬化性心脏病患者无论血脂水平是否升高,给予他汀类药物对患者有益,尤其是急性冠脉综合征(ACS)患者,应常规应用他汀类药物。

(四)对血管平滑肌细胞的作用

血管平滑肌细胞(VSMC)增殖、迁移及表型与功能改变在动脉粥样硬化及经皮冠状动脉介入治疗术后再狭窄的发生和发展中起重要作用。他汀类药物靶向破坏基质金属蛋白酶-9(MMP-9)基因,降低平滑肌细胞的迁移,减少内膜增厚,减少动脉粥样硬化的进程和新生内膜的形成。氟伐他汀能够抑制血管成形术后新生内膜的增殖,防止再狭窄的发生,这种作用独立于调节血脂作用之外。普伐他汀属水溶性他汀类药物,由于不能渗入细胞内,故难以干扰细胞内复杂的增殖过程。

(五)抑制血小板

他汀类药物可有效地减少血小板血栓素的产生,改变血小板膜胆固醇的含量以及细胞内钙水平,促进血小板对 NO 的敏感性,降低血小板活性,抑制血小板沉积和凝集,故能预防心脑血管事件的发生。

(六)对凝血机制的影响

他汀类药物可诱导纤溶酶原激活物抑制因子-1(PAI-1)的生成,调节内皮细胞产生的纤维蛋白溶解因子的表达。应用辛伐他汀 20mg/d,3 个月后,血凝血酶原、Ⅴa 因子、Ⅻ因子的生成减少,纤维蛋白原浓度降低。有学者应用普伐他汀治疗心血管病患者,6 个月后 PAI-1 下降 23%,纤溶酶原激活物(PA)抗原下降 10%。所以,他汀类药物具有抗血栓作用。

(七)舒张血管

高胆固醇血症能引起血管紧张素Ⅱ1 型受体(AT₁)过度表达,阿托伐他汀可降低胆固醇,逆转血管紧张素Ⅱ(AngⅡ)引起的血压升高和 ACS 患者 AT₁ 受体过度表达,这不仅提示高血压发病与动脉硬化的关系,也说明他汀类药物具有舒张血管和抗高血压作用。阿托伐他汀和辛伐他汀还可以抑制由去氧肾上腺素引起的 Ca^{2+} 离子释放,阻抑大动脉平滑肌由 AngⅡ引起的 Ca^{2+} 离子浓度升高。他汀类药物的扩血管作用还与其激活内皮细胞 NOS 基因转录、提高 NOS 水平、增加内皮舒张因子(NO)浓度有关。他汀类药物增加 NO 和改善内皮功能的作用,能扩张冠状动脉,增加冠状动脉血流量,改善心肌血流灌注。

(八)免疫抑制

他汀类药物抑制急性炎症反应中细胞间黏附分子-1(ICAM-1)的表达,阻断细胞间信号传递,同种异型应答的 T 细胞增殖明显被抑制,干预 Ras 蛋白的异戊烯化和生长因子对 Ras 蛋白的激活,避免触发细胞内信号瀑布反应及刺激细胞增殖、分化和 T 细胞激活,从而抑制淋巴细胞、血管平滑肌细胞等细胞的生长和增殖,保护内皮细胞,因而具有抑制慢性排斥反应的作用。

(九)抑制心肌成纤维细胞增殖和胶原合成

阿托伐他汀具有浓度依赖性抑制幼年健康大鼠心肌成纤维(CF)细胞的 DNA 合成作用,增加 CF 细胞的 G_0/G_1 期细胞百分率,降低 S 期、G_2/M 期百分率和增殖数,阻滞 CF 细胞增殖周期,抑制 CF 细胞增殖。并且浓度依赖性降低 CF 细胞的胶原合成作用,因此可减轻心脏胶原的生成,降低心脏僵硬度、增加顺应性和改善心脏收缩与舒张功能。

二、临床应用

(一)调节血脂作用

在临床上强化降血脂治疗。一是高危患者的低密度脂蛋白胆固醇(LDL-C)降至 < 2.6mmol/L(100mg/dl),在极高危患者可降至 1.81mmol/L(70mg/dl)。二是在高危和极高危患者,LDL-C 水平应从用药前的基线水平下降 30%～40%。在高危患者,尤其是 ACS 患者,他汀类药物的起始剂量要大一些,如辛伐他汀 40mg/d、阿托伐他汀 10～20mg/d 或氟伐他汀 80mg/d。此外,他汀类药物在调节血脂治疗的同时有治疗脂肪肝的作用。

(二)稳定粥样硬化斑块

他汀类药物具有稳定冠状动脉粥样硬化斑块的作用,故目前已普遍用于 ACS 的治疗。ACS 急性期在抗凝血、抗血栓、抗心肌缺血治疗的同时,积极使用他汀类药物治疗,能有效防止和改善心肌缺血症状,降低 ACS 患者急性期病死率。

(三)预防和延缓动脉粥样硬化的发展

最新研究显示,血浆 LDL-C < 1.9mmol/L(75mg/dl)时,动脉粥样硬化斑块的进展即可停止。他汀类药物是目前最有效地降低总胆固醇(TC)的药物,是预防动脉粥样硬化发生和发展的最有效药物,改善内皮功能,抑制平滑肌增殖,防止血栓形成。

(四)预防和缓解心肌缺血症状

他汀类药物能稳定易损斑块,减少斑块破裂,防止血栓形成或发生冠状动脉痉挛,因而具有防止心肌缺血的作用。他汀类药物还能通过作用于 RhoGPT 酶而上调内皮 NOS 和改善血管内皮功能,这一作用可直接扩张冠状动脉,从而发挥抗心肌缺血作用。

(五)限制梗死面积、防止左心室重构

他汀类药物能抑制 AngⅡ介导的心肌肥厚和纤维化,并能阻断包括下调 Rho 家族小 GPT 综合蛋白活性在内的与心肌肥厚相关的细胞内信号通路。他汀类药物能剂量依赖性地延迟缺氧诱导的新生心肌细胞的坏死,抑制肌膜 Na^+/Ca^{2+} 交换,限制梗死面积,防止左心室

重构。

(六)稳定易损心肌和抗心律失常作用

他汀类药物可使室性心动过速/心室颤动伴晕厥心肺复苏者再发室性心动过速或心室颤动的危险性降低40%，全因死亡率降低36%，心脏死亡的危险性降低39%，说明他汀类药物具有抗心律失常作用。其抗心律失常的机制可能与下列因素有关：①延缓斑块进展或促进斑块消退；②稳定斑块；③改善冠状动脉内皮功能，减轻心肌缺血；④抗氧化作用，减少氧自由基对心肌的损害；⑤改善自主神经对心脏的控制作用。他汀类药物的抗炎症作用有利于心房颤动的预防。冠状动脉粥样硬化性心脏病患者应用他汀类药物比不用该类药物的心房颤动发生率减少。

(七)改善心功能

他汀类药物改善缺血性和非缺血性心肌病患者的心功能，这可能与其抗炎，明显降低TNF-a、IL-6等影响心功能的细胞因子的水平和改善血管内皮功能有关。辛伐他汀能诱导转基因兔模型心肌肥厚和心肌纤维化的消退，并伴有心脏舒缩功能的改善。他汀类药物可以减少心肌胶原Ⅰ和胎儿肌球蛋白重链同工酶的表达，改善心肌梗死、慢性心力衰竭大鼠模型左心室的重构和功能。

(八)防止介入治疗后再狭窄

PCI或CABG术后强化他汀类药物降血脂治疗，有预防或减轻再狭窄的作用，可显著减少主要不良心脏事件和再次血管重建，改善预后。因此，于介入治疗后要常规给予低分子肝素、氯吡格雷，长期口服阿司匹林、他汀类药物，以减少再狭窄的发生。

(九)减轻心肌缺血再灌注损伤

他汀类药物可通过增加磷脂酰肌醇3-激酶（PI_3K）及其下游底物丝氨酸/苏氨酸激酶和蛋白激酶Akt，减轻心肌再灌注损伤。这可用于防治溶栓、介入等治疗中再灌注损伤。在心脏移植前使用他汀类药物，心肌保护效果好，心脏复跳率高，室壁运动评分高，心肌梗死面积小，冠状动脉较少发生痉挛。他汀类药物还可通过减少类异戊二烯的合成，提高eNOS的活性，增加NO生成，减轻再灌注损伤。

(十)降低冠状动脉旁路移植术后死亡率

一项对1663例接受冠状动脉旁路移植术的患者的研究显示，术前开始接受阿托伐他汀40mg/d的患者（$n=943$）与未用他汀类药物的患者（$n=720$）相比较，总死亡率下降50%（1.80% vs.3.75%）。

(十一)冠状动脉心肌桥

从他汀类药物的药理作用和前述的临床应用中，可以看到该类药对防治冠状动脉心肌桥患者动脉粥样硬化、心绞痛、心肌梗死、心律失常、心功能不全、PCI或CABG中的应用，均有良好而重要的作用，发挥有益的效果。笔者在部分患者中联合应用此药，效果不错。还需要进一步研究。

(十二)降低老年冠状动脉粥样硬化性心脏病患者病死率

PROSPER试验是第一个针对70—80岁有冠状动脉粥样硬化性心脏病病史或危险因素的老年患者的研究，这些患者随机接受普伐他汀40mg/d治疗。主要终点包括冠状动脉粥样硬化性心脏病死亡、非致死心肌梗死以及致命性或非致命性脑卒中，平均随访3.2年。结果显示，普伐他汀使LDL-C下降34%，主要终点事件的相对危险下降15%，冠状动脉粥样硬化性心脏病病死率下降 24%,非致死性心肌梗死病死率也下降。

(十三)改善冠状动脉粥样硬化性心脏病患者的肾功能

有研究发现,52% 的心脏病发作和 60% 的心功能不全患者,存在着中等程度的肾功能减退。GREACE 研究发现,每日服用阿托伐他汀 10～80mg(平均 24mg/d),与对照组相比较能显著改善肾功能和降低总死亡率。随访 48 个月发现,在未接受他汀类药物治疗的患者,内生肌酐清除率(C_{Cr})平均下降 5.2%,而接受高剂量阿托伐他汀治疗的患者,C_{Cr} 上升 12%,受益最大。有的学者建议,慢性肾衰竭患者应服用他汀类药物,以获得肾和心脏的双重保护作用。

(十四)减轻心脏移植的排斥反应

同种异体心脏移植术前给予他汀类药物,可明显减轻冠状动脉增厚和心肌内膜单核细胞渗透,减少细胞因子(如 TNF-a、IL-6、IL-2)的激活和单核细胞组织因子(TF)的活性,改善心脏移植后患者的冠状动脉内皮功能,降低 TF 的促凝血活性,改善脂类代谢,有利于预防心脏移植后冠状动脉疾病的发生。

(十五)延缓和减轻血管和心脏瓣膜钙化

血管和心脏瓣膜钙化过程与动脉粥样硬化有关。欧洲心脏病学会曾把动脉钙化结节作为确定危险斑块的次要指标。他汀类药物可减轻、延缓,甚至阻止或逆转动脉粥样硬化进程,因而能延缓和减轻血管和心脏瓣膜钙化。

(十六)降低脑卒中的发生率

已有多个临床试验证明,长期服用他汀类药物,可显著减少脑卒中的发生率。其中,对减少缺血性脑卒中发生率的疗效尤为显著。在 CARDA 研究结果中显示,他汀类药物使脑卒中发生率降低 48%。HPS 研究长达 5 年,结果显示,辛伐他汀使脑卒中发生率总体下降 25%,其缺血性脑卒中的发生率降低 28%,主要心血管事件(脑卒中、心肌梗死、血管重建)的总体危险性降低 20%,两组出血性脑卒中发病率近似相等。

(十七)降血压和改善高血压预后

他汀类药物在治疗高胆固醇血症合并高血压的过程中具有降血压效应,其疗效比低脂饮食对血压的控制更好。他汀类药物能减轻冷加压试验时的升压幅度,增强血管紧张素转换酶抑制药或钙拮抗药的降压作用。他汀类药物降血压机制可能与改善内皮功能和血管弹性有关。但他汀类药物改善动脉弹性和缩小脉压的作用相对较缓慢,需要长期治疗才能显示疗效。ASCOT 试验入选 19 342 例高血压患者,主要终点是非致死性心肌梗死和冠状动脉粥样硬化性心脏病死亡。平均随访 3.3 年,结果发现阿托伐他汀治疗(10mg/d)组主要终点相对危险降低 36%。

(十八)防治高血压左心室肥厚

对血清胆固醇水平正常的高血压病患者行他汀类药物治疗有一定的降血压作用,可防止心肌肥厚和心血管重构,改善左心室舒缩功能。

(十九)防止深静脉血栓形成和肺栓塞

他汀类药物具有抗凝血和抗血小板作用,因此它有防止深静脉血栓形成的作用。长期服用该类药物能使深静脉血栓形成的危险比降至 0.68,有效防止老年人深静脉血栓形成。据此推测,他汀类药物也具有防止血栓性肺栓塞的作用。

(二十)防治肺动脉高压

使用辛伐他汀 20～80mg/d 治疗原发性或继发性肺动脉高压,可使平均肺动脉压下降,心功能改善、右心室收缩压降低。这可能是由于他汀类药物增加 NO 和前列腺素 E_2（PGE_2），抑制内皮素-1（ET-1）、AngⅡ和血栓素 A_2（TXA_2），抑制炎症反应,减轻中毒性损伤后的肺血管炎症性损害,促进凋亡,抑制基质金属蛋白酶（MMPs）,抑制肺小血管内微血栓形成。因此,对肺血管有直接扩张作用,减轻血管新生内膜的形成,抑制肺血管重构,减轻右心室和肺小动脉中膜肥厚程度,因而使肺血管阻力下降,从而减轻甚至逆转已形成的严重肺动脉高压。

(二十一)改善老年人骨代谢

他汀类药物可诱导骨形态发生蛋白-2（BMP-2）基因表达,促进骨合成代谢和成骨作用,这与 BMP-2 的高表达、引起细胞自分泌和旁分泌 BMP-2 增多、细胞碱性磷酸酶（ALP）活性增高有关。由于骨密度增加,故可降低骨质疏松患者发生骨折的危险。

(二十二)对类风湿关节炎的作用

TARA 研究共纳入 116 例类风湿关节炎患者,随机接受阿托伐他汀 40mg/d 或安慰剂治疗。6 个月后治疗组病变活跃积分（DAS28）显著改善,CRP 及红细胞沉降率指标也显著改善。

(二十三)降低糖尿病患者的终点事件

4S 试验研究显示,在辛伐他汀治疗的糖尿病亚组中,主要冠状动脉粥样硬化性心脏病事件下降幅度为 55%,明显大于非糖尿病亚组。在 HPS 研究中,使用辛伐他汀治疗无动脉硬化闭塞性疾病的糖尿病患者,亚组的终点事件减少 33%。进一步亚组分析显示,不同疗程、类型、控制状况、高龄（>65 岁）、伴有高血压和基线胆固醇低于平均水平的糖尿病患者,都能从他汀类药物干预中获益,终点事件危险性降低 25%。PROBE 研究表明,氟伐他汀可使糖尿病患者发生心血管事件的风险降低 47%。美国糖尿病协会推荐,2 型糖尿病患者无论 LDL-C 水平如何,均应考虑他汀类药物治疗。欧洲胆固醇指南建议,糖尿病患者的血脂治疗目标值应和已确诊为冠状动脉粥样硬化性心脏病的患者相同。此外,他汀类药物可减少糖尿病的发生率。

综上,可以看出他汀类药物是一类对心血管系统具有全面保护作用,安全性好,不良反应少,疗效确切的高效调血脂药物。它的非调脂作用或作用多向性效应日益受到重视,并已得到广泛的临床应用。他汀类药物的多器官保护作用已成为心血管疾病防治中的基础药物之一。

三、用法与不良反应

(一)用法

1. 洛伐他汀（美降脂） 口服,每日 20mg,晚餐时 1 次服用,必要时可增至每天 40mg 或每天 80mg,1 次或分次服用。最大剂量为每日 80mg。低剂量的洛伐他汀（每天 10mg）对于绝经后的高脂血症妇女非常有效。

2. 辛伐他汀（舒降脂） 口服,每日 10～20mg,晚餐时服用,可根据情况逐渐增加剂量,最大剂量为每日 60mg。辛伐他汀是洛伐他汀的甲基化衍生物。应注意监测肝功能和磷酸肌酸激酶。

3. 普伐他汀（普拉固） 口服,每日 10～40mg,每晚 1 次或分 2 次服用。是洛伐他汀的羟基化衍生物。

4. 氟伐他汀（来适可） 口服,每日 20～40mg,每晚 1 次服用。

5. 阿托伐他汀（立普妥） 口服,每日 10～40mg,晚间服用,最大剂量可至每日 60mg,极少数患者可至每日 80mg。阿托伐他汀 10mg、40mg、80mg 可分别降低 38%、46%和 54%的低密度脂蛋白水平。同时可使三酰甘油水平降低 13％～32％。因此,它是唯一建议应用于混合型高脂血症的他汀类药物。

6. 瑞舒伐他汀钙(可定)　口服,每日 10～20mg,晚间服用。瑞舒伐他汀钙 10mg,可降低 LDL-C 达 46％,使 82％的患者达到 LDL-C 治疗目标,有效升高 HDL-C。瑞舒伐他汀钙有效降低三酰甘油,相当于双倍剂量阿托伐他汀。起始剂量为 5mg,每晚 1 次。

7. 血脂康中药　类他汀作用,成分为红曲。同大规模临床试验证明,具有良好的他汀类药物作用,可用于由高脂血症及动脉粥样硬化引起的心脑血管疾病的辅助治疗。口服,每次 0.6g,每日 2 次,轻症患者也可 0.6g/d 或 0.9g/d。疗效好,不良反应少。

(二)不良反应

本类药物毒性较小,一般耐受性良好。少数患者可有便秘、腹泻、消化不良、胃灼热感、腹胀等胃肠道症状,发生率为 2％～6％。6％～7％的患者服药后可有转氨酶可逆性的增高。5％的服用者有中度血清磷酸肌酸激酶升高。单用此类药物引起肌痛和磷酸肌酸激酶活性增高的发生率<0.2％,若与烟酸合用可升至 2％,与吉非贝齐合用可升至 5％,如与环孢素合用能使磷酸肌酸激酶高达 50％。骨骼肌溶解症是严重的不良反应,可导致急性肾衰竭,危及生命,发生率一般<0.1％,仍应引起临床医师的高度重视。在接受他汀类药物治疗的患者中,1％～2％的患者出现肝酶水平升高超过正常值上限 3 倍,停药后肝酶水平即可下降。肝酶增高多为一过性,多发生在开始治疗或增加剂量的前 3 个月。严重肝损伤罕见。他汀类药物不会导致与该病无关的急性肾衰竭或肾功能不全。他汀类药物对心血管疾病的总体益处与糖尿病风险之比为 9:1,他汀类药物对心血管疾病的保护作用远大于其新增糖尿病风险。应定期询问患者是否有肌痛、乏力等症状,定期监测转氨酶 ALT(SGPT)与磷酸肌酸激酶 CK (CPK)。偶见视物模糊、味觉异常及皮疹等不良反应。孕妇及哺乳期妇女禁用。

就目前研究证据来看,他汀类药物总体安全性好,药物不良事件发生率低。鉴于他汀类药物在心血管疾病中的获益远大于风险,临床上则应积极地应用这类药物。同时,不能忽视他汀类药物潜在的不良反应,注意把握好他汀类药物的剂量,治疗过程中需监测其安全性,早期发现并积极处理,避免出现产生的不良反应。

第九节　其他治疗药物

一、血管紧张素转换酶抑制药(ACEI)

(一)治疗冠状动脉粥样硬化性心脏病作用机制

1. 增加冠状动脉供血　使心外膜冠状动脉扩张,并改善侧支循环,防止冠状动脉痉挛,增加冠状动脉血流量,改善心肌供血。

2. 减少心肌耗氧　能抑制循环中血管紧张素Ⅱ及醛固酮生长,扩张外周小动脉和小静脉,减轻心脏前、后负荷,降低室壁运动张力,降低动脉压和左心室充盈压,不增加心率,减少心肌耗氧量。

3. 防止左心室重构　防止急性心肌梗死早期的梗死壁扩展和急性左心室扩张,有利于防止左心室重构,保护心功能。

4. 减轻再灌注损伤　有清除自由基和防止脂质过氧化作用,可减轻早期再灌注治疗时的再灌注心肌损伤和再灌注心律失常。

5. 抑制血小板聚集 有抑制血小板聚集,促进前列腺环素(PGI_2)的合成,强化内皮舒张因子的作用。可减轻心肌缺血,防止冠状动脉内血栓形成。

6. 增强心肌活力 能抑制心肌局部肾素-血管紧张素-醛固酮系统,解除血管紧张素 II 对心肌细胞的毒性作用,增强其活力。

7. 改善血脂 本药对改善血脂有良好作用,能增高高密度脂蛋白水平,降低胆固醇和三酰甘油水平,降低血糖和增加胰岛素敏感性。

血管紧张素转换酶抑制药具有预防和治疗心血管疾病的双重作用。通过降低血压和减轻左心室肥厚,并直接阻止颈动脉粥样硬化形成和血栓形成,在降低血压的同时也保护了血管。在心肌梗死早期给药,可以降低高危患者的病死率,抗心律失常作用可以预防梗死后猝死。还可通过降低室壁张力,改善心肌梗死后的心肌重塑并降低左心衰竭的发生率。

(二)适应证与禁忌证

1. 适应证

(1)冠状动脉粥样硬化性心脏病,包括各型心绞痛、急性心肌梗死、合并心功能不全。

(2)冠状动脉心肌桥合并急性冠脉综合征,或合并冠状动脉粥样硬化性心脏病患者。

(3)各期慢性高血压,尤其是合并冠状动脉粥样硬化性心脏病、糖尿病、心功能不全、肾功能不全与蛋白尿者。

(4)慢性充血性心力衰竭、无症状性心功能不全患者。

(5)慢性肾病合并蛋白尿者,可延缓肾功能不全进展,减轻蛋白尿。

(6)主动脉瓣关闭不全患者可降低心脏后负荷,延缓心力衰竭的发生。

(7)肺动脉高压患者。

(8)对确诊冠状动脉粥样硬化性心脏病或心脑血管疾病的高危患者,长期使用 ACEI 可减少心血管事件发生率与死亡率。

2. 禁忌证

(1)严重双侧肾动脉狭窄患者:该类患者依靠高水平 Ang II 来维持肾血流,使用 ACEI 可使 Ang II 水平下降,从而使肾血流急剧下降,导致急性肾衰竭。

(2)严重主动脉狭窄患者。

(3)肥厚型或限制型心肌病患者。

(4)严重颈动脉狭窄患者。

(5)缩窄性心包炎患者。

(6)严重肾功能不全患者:用药前血清肌酐＞203mmol/L(2.3mg/dl),特别是使用利尿药者,应慎用 ACEI,因可诱发急性肾功能不全与高钾血症。

(7)严重贫血者。

(8)中性粒细胞减少症患者,ACEI 尤其是卡托普利偶可诱发或加重骨髓抑制。

(9)妊娠、哺乳期妇女。

(10)高尿酸性肾结石患者。

(三)不良反应

1. 咳嗽 发生率较高,可达 5%～35%。通常是一种持续性干咳,在用药后数周或数月后出现,如患者不能耐受,应减量或停药,停药后可在数天内消失。

2. 首剂低血压　在应用 ACEI 首剂后,偶可发生血压突然下降,特别是血管内容量缺失的患者,如已应用大量利尿药或呕吐、腹泻及老年患者,用药期间应密切观察血压。

3. 肾功能损害　部分用药患者出现血清肌酐升高,患者一般可以耐受,无须停药,若肌酐增高达 1 倍以上,则应停用。对某些肾功能障碍的患者,如糖尿病肾病,ACEI 可改善或延缓其肾功能的恶化。

4. 高钾血症　本药有轻度潴钾、升高血钾的作用,一般不可与保钾利尿药合用,亦不可同时补充钾盐。

5. 皮疹　与用药剂量有关,多呈瘙痒型斑丘疹,发好于上肢及躯干上部,出现于用药数天后,持续时间短,数小时或数天,一般不影响继续用药。

6. 味觉障碍　偶可发生,与剂量有关,表现为味觉失真、味觉丧失或出现甜味、金属味等。通常为可逆性、自限性的,有时可影响患者的生活质量。亦可出现口腔溃疡。

7. 血管神经性水肿　罕见,易出现在用药早期,部分患者可有先兆表现,即眼睑水肿或面部单侧或双侧水肿。有时可出现喉痉挛、水肿、呼吸衰竭等致命性症状。本症一旦出现,应立即停药并住院治疗。

8. 血液改变　大剂量卡托普利可引起白细胞计数减少、中性粒细胞减少或缺乏症,但多发生于合并肾病、胶原组织疾病、自体免疫疾病的患者,以及同时应用免疫抑制药时。罕见,大多发生在用药最初 4 个月内,停药后 3 个月左右白细胞可恢复正常水平。

9. 蛋白尿　多见于使用大剂量卡托普利后。

10. 其他　偶有头痛、眩晕、疲乏、恶心、脱发、肝炎、淤胆性黄疸、急性胰腺炎、抗核抗体阳性。

(四)用法与剂量

从 1982 年使用卡托普利以来,ACEI 有了很大的发展,之后产生了第二代依那普利,第三代贝那普利、培哚普利、福辛普利、西拉普利等,药物品种很多,要根据患者的不同病情合理选用。

1. 卡托普利(巯甲丙脯酸、开搏通)　口服,每次 12.5～25mg,每日 3 次。

2. 依那普利(悦宁定)　口服,每次 5～10mg,每日 2 次。

3. 贝那普利(洛丁新)　口服,每次 10～20mg,每日 1 次。

4. 培哚普利(雅施达)　口服,每次 4～8mg,每日 1 次。

5. 福辛普利(蒙诺)　口服,每次 10～40mg,每日 1 次。

6. 西拉普利(一平苏)　口服,每次 2～6mg,每日 1 次。

7. 雷米普利(瑞泰)　口服,每次 2.5～10mg,每日 1 次。

8. 咪达普利(达爽)　口服,每次 5～10mg,每日 1 次。

9. 赖诺普利(捷赐瑞)　口服,每次 10～20mg,每日 1 次。

二、血管紧张素Ⅱ受体拮抗药(ARB)

(一)药物基本特性与适应证

1. 药物基本特性

(1)选择性阻断 AT_1 受体与 AngⅡ结合,从而阻滞 AngⅡ的有害作用(血管收缩、平滑肌细胞增生、左心室肥厚、交感神经激活等)。

（2）对经 ACE 途径与非 ACE 途径（例如，糜蛋白酶）产生的 AngⅡ均有抑制其功能的作用。

（3）ARBs 使用后 AngⅡ水平代偿性增高，使之与 AT_2 受体结合增多，从而发挥对血管组织的保护作用。

（4）ARBs 类药均为长效药物，可每天服用 1 次，耐受性良好，极少引起不良反应。

（5）ARBs 对缓激肽水平无影响，故没有 ACEI 增高缓激肽而引起干咳的不良反应；另一方面，也无缓激肽水平增高带来的扩张血管与保护靶器官的作用。

（6）ARBs 与 ACEI 的禁忌证相同。

2. 适应证

（1）急性心肌梗死合并左心室衰竭患者。

（2）慢性心力衰竭患者。

（3）各级高血压患者。

（4）主动脉瓣关闭不全患者。

（5）慢性肾病合并慢性轻、中度肾功能不全和（或）蛋白尿患者，尤其适用于 2 型糖尿病肾病患者。

（6）肺动脉高压患者。

(二)用法与剂量

1. 氯沙坦（科索亚）　生物利用度 33%，最大效应时间为 3～4h，半衰期 6～9h，35% 从尿排泄，60% 从粪便排泄。口服，每日 25～100mg。

2. 缬沙坦（代文）　生物利用度 25%，最大效应时间为 2～4d，半衰期 6h，16% 从尿排泄，83% 从粪便排泄。口服，每日 40～420mg。

3. 厄贝沙坦（安博维）　生物利用度 60%～80%，最大效应时间为 1.5～2h，半衰期 11～15h，20% 从尿排泄，80% 从粪便排泄。口服，每日 75～300mg。

4. 替米沙坦（美卡素）　生物利用度 42%～58%，最大效应时间为 0.5～1h，半衰期 24h，1% 从尿排泄，97% 从粪便排泄。口服，每日 20～80mg。

5. 坎地沙坦（必洛斯）　生物利用度 15%，最大效应时间为 3～4h，半衰期 9h，33% 从尿排泄，67% 从粪便排泄。口服，每日 4～32mg。

6. 奥美沙坦（傲坦）　生物利用度 26%，最大效应时间为 1～2h，半衰期 13h，35% 从尿排泄，45% 从粪便排泄。口服，每日 5～40mg。

三、尼可地尔

尼可地尔（nicorandil）为一种血管扩张药，其结构兼有烟酰胺和硝酸酯的特点，具有较强扩张大的冠状动脉输送血管作用，持续时间较长，特别适用于缓解冠状动脉痉挛。对冠状动脉阻力血管影响弱，不会发生"窃流"现象。适用于冠状动脉粥样硬化性心脏病心绞痛患者，亦可用于冠状动脉心肌桥伴发冠状动脉痉挛患者。对体循环动、静脉有微弱扩张作用，但较大剂量时，亦可显著扩张外周动脉而降低血压。还可用于轻、中型高血压，降血压后，心率轻度增加。尼可地尔的作用机制是具有磷酸酯样作用，加强细胞内 cGMP 的生成，降低细胞内钙、钾通道激活作用，致使血管松弛，不易产生耐药性。口服，每次 5～20mg，每日 2 次。

四、伊伐布雷定

(一)作用机制

多项研究表明,静息心率增快是普通人群心血管风险升高的标志之一,也是冠状动脉粥样硬化性心脏病患者发生冠状动脉缺血事件,心血管死亡、心源性猝死的独立预测因子。心力衰竭时心率增快往往与交感神经过度激活有关,导致心肌氧耗增加、舒张期灌注减低,在心力衰竭病理生理进展中起到重要作用,是心力衰竭恶化表现、全因死亡和心血管死亡的独立预测因子。

一直以来,β受体阻滞药和非二氢吡啶类钙离子拮抗药是两种主要的降低心率药物,但有负性肌力、负性传导的特点。伊伐布雷定(ivabradine)是超极化激活环核苷酸门控通道(hyperpolarization-activated cyclic nucleotide-gated channel,HCN)的特异性阻滞药,选择性抑制窦房结细胞 HCN 通道,减弱内向性 Na^+-K^+ 混合性离子流－起搏电流(If),降低起搏细胞舒张期自动除极速率,从而减慢窦性心律,伊伐布雷定特异性作用于窦房结,不影响血压、心肌收缩性、心脏传导和心室复极,是目前唯一降低心率而没有负性肌力和负性传导作用的药物,因此,该药不会出现其他降低心率药物的不良反应。

(二)药动学

伊伐布雷定与体内血浆蛋白结合率可达到 70%,在肠道和肝中存在首关效应。其主要经肝细胞的色素 P450 酶系统的 CYP3A4 进行一系列的代谢氧化,最终生成 N-去甲基衍生物。伊伐布雷定药物消除半衰期为 13h,总清除率约 400ml/min,肾清除率约 70ml/min,其在体内代谢物主要通过粪便和尿液排出。在空腹服用情况下,伊伐布雷定吸收速度快,药物几乎完全吸收,口服 1h 左右可达血药浓度峰值;对于非空腹情况下,因为食物作用,伊伐布雷定的吸收可被延迟约 1h,但血药浓度峰值可提高 20%～30%。临床研究证明,伊伐布雷定合用 CYP3A4 抑制药和诱导药可对其药动学产生显著影响。当伊伐布雷定与 QT 延长药合用时,可加剧 QT 延长;与大环内酯类抗生素、唑类抗真菌药合用时,可使其血药浓度明显增加。但同时有临床研究证明,与奥美拉唑、兰索拉唑等 CYP3A4 相同代谢途径的药物合用时,伊伐布雷定则无明显影响。

伊伐布雷定降低心率效应呈剂量依赖性,以 15～20mg 给药时,心率下降与剂量呈线性差异,再增加剂量疗效达到平台期;心率降幅亦取决于基线心率水平,基线心率越快,心率降幅越明显。伊伐布雷定 0.5～20mg 给药表现为线性动力学。

(三)临床应用

1. 冠状动脉粥样硬化性心脏病　慢性稳定型心绞痛、急性冠脉综合征。

2. 心力衰竭。

3. 心律失常。

4. 冠状动脉心肌桥:不适合应用β受体阻滞药、钙拮抗药治疗患者。

5. 不适当窦性心动过速。

(四)剂量与用法

伊伐布雷定推荐起始剂量为 5mg,每天 2 次,既往有传导阻滞、心动过缓相关的血流动力学异常或年龄>75 岁患者,起始剂量为 2.5mg,每天 2 次。

(五)不良反应

主要以视物模糊、视觉干扰、幻视等视觉反应为主,并且该不良反应呈剂量依赖性。但是根据临床观察,该不良反应并不会影响患者的生活,在停药一段时间后绝大部分可以消除。伊伐布雷定能够随乳汁排泄,并且具有胚胎毒性和致畸作用,妊娠期和哺乳期妇女应禁用。同时对于严重肾功能不全、肝重度损伤及心房颤动等其他类似的窦房结功能性心律失常、先天性QT综合征的患者应禁用或慎用此药。

五、中药

冠状动脉粥样硬化性心脏病属于中医"胸痹""心痛"等范畴。中医学认为,其发生是由于气血阴阳不足,导致寒邪、瘀血、痰浊等病理因素痹阻于心脉,痰阻脉络,气血运行不畅,不通则痛,因此心前区疼痛会反复发作。

(一)中医对冠状动脉粥样硬化性心脏病的分型与治则

1. 血瘀气滞型　表现为胸闷、胸痛。治以活血化瘀,行气通络为主。可选用血府逐瘀汤。

2. 阴寒内结型　表现为胸闷、气促、心悸、胸痛等,可出现形寒肢冷、苔白清腻等征象。治以辛温通阳,开痹散结为主。可选用栝楼薤白白酒汤。

3. 痰浊闭阻型　表现为胸闷、胸痛、气促、咳嗽、痰多难咳出。治以通阳豁痰,活血通络为主。可选用栝楼薤白半夏汤、桃红四物汤加减。

4. 心肾阴虚型　表现为头晕、口干、烦热、心悸、腰酸、胸闷等。治以滋阴益肾,活血通络为主。可选用左归饮加减。

5. 气阴两虚型　表现为心悸、气促、头晕、乏力、失眠、胸闷或胸痛等。治以益气养阴,活血通络为主。可选用生脉散合归脾汤加减。

6. 阳气虚弱型　表现为心悸、水肿、气促、胸闷、胸痛、面色苍白等。治以益气温阳,活血通络为主。可选用参附汤合桂枝甘草汤加减。

7. 心阳欲脱型　表现为四肢厥冷、出冷汗、心悸、气促、神志模糊、面色青紫等。治以回阳救逆,益气复脉为主。可选用四逆汤、参附汤等。

8. 气虚血瘀型　表现为胸痛、心悸、出汗、乏力、气促等。治以益气活血为主。可选用人参营养汤和桃红四物汤加减。

(二)治疗冠状动脉粥样硬化性心脏病的常用中成药

1. 宽胸气雾剂(细辛、高良姜、檀香、荜茇、延胡索之挥发油及冰片)　本品芳香温通,可缓解心绞痛,多于喷药后2~5min起效。

2. 冠心苏合香丸(苏合香油、朱砂、冰片、青木香、乳香、檀香)　心绞痛时含服1粒,或每日1~3次,每次1粒。本方具有芳香开窍、理气止痛作用,对寒凝型心绞痛效果好。

3. 速效救心丸(川芎、冰片)　胸痛发作时给予10~15粒含服,一般5min内心绞痛得到缓解;平素每日3次,每次5粒,可预防发作。

4. 复方丹参滴丸(丹参、三七、冰片等)　发作时含服10粒,平素每日3次,每次10粒。功能活血化瘀、理气止痛,用于心绞痛、心肌梗死。复方丹参片,每日3次,每次4片,口服。

5. 冠心丹参滴丸(丹参、三七、降香)　每日3次,每次10粒,服上药胃不适者可选用此药。二者功能类似。

6. 冠心Ⅱ号片(丹参、川芎、红花、赤芍、降香)　活血化瘀、理气止痛,用于气滞血瘀心绞痛。每日 3 次,每次 3 片(每片 0.3g),口服。

7. 地奥心血康(薯蓣皂苷)　属活血化瘀、行气止痛。每日 3 次,每次 1～2 粒(每粒 0.1g),口服。

8. 通心络胶囊(人参、水蛭、全蝎、土鳖虫、蜈蚣、蝉蜕等)　属芳香温通、益气活血止痛,用于心气虚乏、血瘀阻络心绞痛。每次 3～4 粒,每日 3 次,口服。

9. 抗心梗合剂(黄芪、丹参、赤芍、党参、黄精、郁金)　益气活血方剂,为一般急性心肌梗死通用方。

10. 生脉注射液(人参、麦冬、五味子)　属益气养阴复脉方剂。用于急性心肌梗死、心源性休克等治疗。每次 50ml,加入 5％葡萄糖溶液 100～250ml 中静脉滴注。每日 1 次,7～14d 为 1 个疗程。

11. 参附注射液(人参、附子)　益气温阳固脱,用于血压低或并发休克者。每次 30～50ml,加入 5％葡萄糖溶液 250ml 中静脉滴注,每日 1 次,7～14d 为 1 个疗程。

12. 复方丹参注射液(丹参、降香)　活血化瘀止痛药,用于冠状动脉粥样硬化性心脏病心绞痛、心肌梗死。每次 10～20ml,加入 5％葡萄糖溶液 250ml 中静脉滴注,每日 1 次,7～14d 为 1 个疗程。

部分冠状动脉心肌桥患者可发生心肌缺血,产生心绞痛、心肌梗死等,也可合并冠状动脉粥样硬化性心脏病,产生不同临床类型,对于病情较重者中西结合治疗,常有利于缺血改善、症状缓解、预后进步,可酌情选用适合中药。

六、心理治疗与注意事项

中国目前约有 4000 万冠状动脉粥样硬化性心脏病患者,每年死于冠状动脉粥样硬化性心脏病的人数估计超过 100 万。随着社会经济的快速发展,生活节奏的显著加快,社会竞争的日益激烈,亚健康人群日渐增多。过重的心理负荷或社会压力,往往导致各种心理障碍和躯体疾病的发生。焦虑障碍是综合医院最常见的心理障碍,与冠状动脉粥样硬化性心脏病密切相关。近几年来,笔者接诊了不少冠状动脉心肌桥患者,部分患者亦存在焦虑和抑郁。

焦虑症(anxiety)是以发作性或持续性情绪焦虑和紧张为主要临床相的神经症。分为广泛性焦虑症和惊恐发作。在心内科,冠状动脉粥样硬化性心脏病患者一般表现为广泛性焦虑症,以经常或持续的、无明确对象或固定内容的紧张不安,或对现实生活中的某些问题,过分担心或烦恼为特征。与现实很不相称,常伴有自主神经功能亢进、运动性紧张和过分警惕。其临床表现常与冠状动脉粥样硬化性心脏病相似,患者感心悸、胸闷、气促、胸部紧压感、面色苍白、出汗、尿频、怕冷等,亦常伴有睡眠障碍。在一般人群中,其患病率为 4.1％～6.6％,而在冠状动脉粥样硬化性心脏病患者中,其患病率为 40％～70％。国外 Cassem 等在心脏监护病房发现,约 80％的患者存在焦虑。Leonard 等研究发现,绝大部分心肌梗死的患者,都不同程度地出现焦虑和抑郁,其中大部分患者可在心肌梗死后短期内恢复正常,但仍有少数患者在心肌梗死后长时间地出现焦虑和抑郁。

冠状动脉粥样硬化性心脏病合并焦虑症,对患者的影响主要表现为患者的依从性、生活质量和预后,增加医疗费用等。有研究表明,焦虑、抑郁等负性情绪可引起体内交感神经活动增强,引发儿茶酚胺的过量分泌,脂质代谢的紊乱,促凝血物质和有强烈收缩血管作用的血管紧张素Ⅱ(AngⅡ)的释放,心率加快,血压升高等。其结果是心肌供血、供氧减少,而心肌氧耗增多。如此负性情绪就促发或加重心绞痛、心肌梗死、心律失常及心力衰竭。有明显焦虑的患者发生致命性冠状动脉事件的危险度明显增高。冠状动脉心肌桥合并焦虑患者,亦会产生上述影响,这有待于进一步研究。

冠状动脉粥样硬化性心脏病合并焦虑症机制十分复杂,迄今未明。目前认为,与遗传、行为类型、环境因素等有关。有的学者提出"中枢说",强调大脑杏仁核和下丘脑等"情绪中枢"和焦虑症的联系,边缘系统和新皮质中苯二氮䓬受体的发现。也有学者提出"周围说",根据β肾上腺素受体阻滞药能有效改善躯体的症状,缓解焦虑。心理分析学派认为,焦虑症是由于过度的内心冲突对自我威胁的结果。亦有学者认为,焦虑是一种习惯性行为,由于致焦虑刺激和中性刺激间的条件性联系使条件刺激泛化,形成广泛的焦虑。国内戚厚兴等研究表明,冠状动脉粥样硬化性心脏病焦虑水平与血清氧化低密度脂蛋白(ox-LDL)有关,焦虑障碍重者,血清 ox-LDL 浓度明显增高。Lader 提出,遗传素质是本病的重要心理和生理基础,一旦产生较强的焦虑反应,通过环境的强化或自我强化,形成焦虑症。

在冠状动脉粥样硬化性心脏病合并焦虑的患者中,抗焦虑治疗和冠状动脉粥样硬化性心脏病二级预防治疗同等重要,在冠状动脉心肌桥合并焦虑的患者,除针对心肌桥的必要治疗外,抗焦虑治疗亦很重要。抗焦虑治疗主要是指心理干预和药物治疗。

(一)心理干预

1. **集体心理治疗** 对患者及家属介绍有关心肌桥、冠状动脉粥样硬化性心脏病知识及防治措施,使他们正确理解疾病,树立与疾病做斗争的信心,积极配合饮食和药物治疗。

2. **个别心理治疗** 主要采取精神支持疗法,包括耐心聆听、解释疏导、鼓励、暗示等,根据患者的性格特点,帮助消除心理社会紧张刺激。

3. **音乐治疗** 以感受式音乐疗法为主,曲调以轻松活泼的乐曲或歌曲。音乐带给人们快乐,音乐带给人们希望,音乐带给人们力量,有助于焦虑、抑郁的恢复。

4. **放松疗法** 在神经肌肉渐进放松训练(躺卧式)指导语录音播放中,逐渐达到全身肌肉放松,思想情绪放松,从而使交感神经活动性降低。

(二)药物治疗

现有的抗焦虑药,大致分为 4 类,即苯二氮䓬类、巴比妥类、抗抑郁药[选择性 5-羟色胺(5-HT)再摄取抑制药]、β受体阻滞药。世界精神病协会(WPA)推荐的首选药物仍是选择性 5-HT 再摄取抑制药。这类药物包括氟西汀、帕罗西汀、左络复(含曲林)等。它们均具有疗效肯定、不良反应轻、安全范围广的优点。同时,这 3 种药的起始剂量都是每日 1 次,每次 1 片。必要时剂量可以加倍。一般在给药 2～4 周起效,若服药 6 周明显好转,应考虑给予 4～6 个月的巩固治疗,以防止病情复发。若 6 周治疗无效或效果不理想,可考虑换用三环类抑郁药等药物。

陆露等报道《冠状动脉粥样硬化性心脏病合并心理障碍临床治疗方法的研究》,对 2014 年 5 月至 2016 年 5 月我院心血管门诊及住院患者中,共收入冠状动脉粥样硬化性心脏病伴心理障碍的患者 206 例,年龄 35－80 岁,完成全程观察 166 例。随机分为冠状动脉粥样硬化性心脏病常规治疗组(常规组)、常规治疗加氟西汀组(抗焦虑抑郁组)、常规治疗加心可舒组(中西医结合组)。常规组完成随访 58 例,抗焦虑抑郁组完成随访 52 例,中西医结合组完成随访 56 例。常规组用药:单硝酸异山梨酯缓释片、阿司匹林肠溶片、美托洛尔、瑞舒伐他汀钙、氯沙坦钾、螺内酯(心力衰竭患者)、降压药(高血压患者)、降糖药(糖尿病患者)。抗焦虑抑郁组用药:

在常规治疗基础上加用氟西汀(法国礼来苏州制药有限公司,5599A)20mg,早上口服,每天 1 次;有睡眠障碍者再给予多塞平(上海信谊九福药业有限公司,32160601)12.5mg 口服,每天夜间 1 次。中西医结合组:在常规治疗基础上加用心可舒(山东沃华医药科技股份有限公司,0161068)1.24g,每日 3 次口服。在初次就诊及治疗后 4 周、8 周,同时检测患者的心理量表评分及心绞痛症状、心电图 ST-T 变化、氨基末端脑钠肽前体(NT-pro BNP)值。结果 3 组之间以上 4 个观察指标在 4 周及 8 周共 24 个数据在有效率上差别明显,中西医结合组及抗焦虑抑郁组均比常规治疗组为好,具有统计学差异($P < 0.01$,$P < 0.05$);除 NT-pro BNP 指标的获益情况,随着治疗时间延长,在第 8 周时抗焦虑抑郁组和中西医结合组两组之间获益差别变得不明显。并且,中西医结合组药物依从性较抗焦虑抑郁组更好。目前国内外抗焦虑抑郁治疗大多数使用新型的五羟色胺再摄取抑制药,其有头晕、恶心、嗜睡及乏力等不良反应,使一些患者不能耐受。而中西医结合组使用的心可舒片(主要成分为丹参、三七、葛根、木香等),可以通过降低血小板聚集率,改善心率加快,从而增加冠状动脉血流,改善心肌缺血,稳定心律。此外,一些中药还具有调节自主神经、舒肝解郁、养心安神、镇静等缓解焦虑、抑郁不良情绪的作用。并且,避免了抗焦虑抑郁药物的不良反应,大多数患者更容易接受,故依从性好。

冠状动脉粥样硬化性心脏病伴焦虑抑郁的这些患者大部分在综合医院就诊,故需提高心血管医师对这类患者的识别能力,同时对他们进行合理治疗,通过治疗不仅能缓解临床症状,还能改善预后,提高患者生活质量,降低医疗资源的浪费。随着医学模式的转换,冠状动脉粥样硬化性心脏病的治疗方式也逐渐向多元化迈进,联合治疗、中西医结合治疗已经使冠状动脉粥样硬化性心脏病的多元化治疗迈出了重要一步。

莫卫焱等报道《冠脉综合征患者经皮冠状动脉介入治疗术后合并焦虑状态临床研究》,一项针对心血管内科门诊就诊的冠状动脉粥样硬化性心脏病患者的调查显示,焦虑发生率为 42.5%;急性冠脉综合征住院患者中,20% 的患者有焦虑。目前已有证据表明,包括抑郁和焦虑在内的精神心理问题对心脏有负面的影响。本文选取 2012 年 9 月至 2015 年 10 月本院收治的经皮冠状动脉介入治疗术后合并焦虑状态患者共 65 例。采用双盲法随机分为两组:乌灵胶囊非常规治疗组(治疗组)和常规治疗组(对照组)。治疗组中男性 19 例,女性 14 例,年龄 49-82 岁,平均 58 岁。对照组中男性 17 例,女性 15 例,年龄 48-80 岁,平均 60 岁。两组患者的一般资料比较未见统计学差异($P > 0.05$),具有可比性。所有患者给予常规心脏病药物治疗。治疗组在常规心脏病药物治疗基础上加服乌灵胶囊(浙江佐力药业,国药准字 Z199900-18,规格为每天 0.33g),每次 3 粒,每天 3 次,共 8 周。两组患者用药 8 周后,症状及实验室指标均有所改善,治疗组焦虑症状疗效为 90.9%,明显高于对照组患者的 43.8%。患者汉密尔顿焦虑量表评分比较,两组组内治疗前后差异有统计学意义($P < 0.05$);两组治疗后组间相比差异有统计学意义($P < 0.05$)。治疗组心绞痛、心肌梗死发生率明显降低($P < 0.05$),未发生明显不良反应。本研究表明,乌灵胶囊治疗急性冠脉综合征经皮冠状动脉介入治疗后合并焦虑患者安全有效。乌灵胶囊为纯中药制剂,是珍稀药用真菌-乌灵参经液体深层发酵所得到的菌丝体干燥粉碎而成,含腺苷、多糖、甾醇类,以及谷氨酸、色氨酸、赖氨酸等 19 种氨基酸,还含有维生素和多种微量元素等,具有养心安神、滋阴补血、清热除烦、补肾养心、宁心复脉之功效,因此能改善患者失眠、疲劳、抑郁、焦虑的精神及心理状态。现代药理学认为,乌灵胶囊能够显著提高血脑屏障对兴奋性神经递质谷氨酸和抑制性神经递质 γ-氨基丁酸的通透能力,使两者在中枢的含量进一步增加;还能使谷氨酸脱羧酶的活性大幅度提高,从而有

效增加脑内 γ-氨基丁酸的合成;明显增强 γ-氨基丁酸受体的结合活性。研究显示,乌灵胶囊可以有效调节患者身体状况,使用该药物治疗后汉密尔顿焦虑量表评分的变化程度较大,能够有效地改善患者的焦虑情况。该药物的应用可以明显改善患者的焦虑状态,从而间接起到缓解冠状动脉痉挛、减慢心率、减少心肌耗氧量、减少冠状动脉粥样硬化性心脏病心绞痛的发作的作用。乌灵胶囊具有不良反应小、依从性好的特点。治疗过程中治疗组出现 1 例轻微胃部不适,未停药。

急性冠脉综合征在我国的发生率逐年上升,是中国人的主要致死性疾病,焦虑、抑郁等心理障碍在冠状动脉粥样硬化性心脏病患者中发生率极高,相关文献报道,1/2 以上的冠状动脉粥样硬化性心脏病患者伴有焦虑情绪,约 1/3 的冠状动脉粥样硬化性心脏病患者伴有抑郁情绪,1/5~1/6 的冠状动脉粥样硬化性心脏病患者兼有焦虑、抑郁症状,这些负性情绪对冠状动脉粥样硬化性心脏病的预后有很大的影响。心血管病医生要善于识别这种情况,给予相应的治疗,对患者恢复十分重要。

(三)注意事项

1. 避免使用增强心肌收缩力的药物,如强心苷类、多巴胺或多巴酚丁胺等。

2. 避免剧烈运动,过度劳累,造成心脏负荷加重,心率增快,血压增高,使壁冠状动脉受压加重。要活动适当,劳逸结合。

3. 避免情绪激动,生气、暴怒,心情不快,使交感神经兴奋性增高,诱发心肌缺血。要心情愉快、放松,遇事保持心情平静、安宁。

4. 要戒烟限酒,防止交感神经兴奋,防止冠状动脉痉挛,防止血小板黏附聚集增加,防止冠状动脉粥样硬化。

5. 保持平衡饮食,低脂、低盐,多吃蔬菜、水果,少吃海鲜、肉类,避免刺激性食物。不过饱,每餐七、八成即可,避免增加心脏负担,防止冠状动脉硬化。

6. 积极治疗高血压、高脂血症、糖尿病、肥胖等合并病,亦有助于防止冠状动脉粥样硬化。

参 考 文 献

[1] 邹建刚,黎辉.实用心血管病药物治疗.南京:江苏科学技术出版社,2007.

[2] 张鸿修,黄体钢.实用冠心病学.4 版.天津:天津科技翻译出版公司,2005.

[3] 张志寿.冠心病专家门诊 150 问.北京:人民军医出版社,2005.

[4] 姬尚义,沈宗林.缺血性心脏病.北京:人民卫生出版社,2005.

[5] 李占全,金元哲.冠状动脉造影与临床.2 版.沈阳:辽宁科学技术出版社,2007.

[6] 张志寿,杨瑞峰.冠状动脉心肌桥的研究进展.心脏杂志,2009,21(3):417-420.

[7] MohlenKamp S,Hort W,Ge J,et al. Update on myocardial bridging. Circulation,2002,106:2616-2622.

[8] Bourassa MG,Butnaru FA,Lesperance J,et al. Symptomatic myocardial bridges:Overview of Ischemic mechanisms and current diagnostic and treatment strategies. J Am Coll Cardiol,2003,41:351-359.

[9] 梁明,韩雅玲,佟铭,等.冠状动脉心肌桥分布特征及治疗效果分析.心脏杂志,2004,16(3):237-238.

[10] 陈灏珠.实用内科学.11 版.北京:人民卫生出版社,2002.

[11] 戴汝平,支爱华.提高对冠状动脉肌桥及其临床意义的认识.中国循环杂志,2007,22(5):321-322.

[12] 杨瑞峰,尚士芹,马逸.心肌桥的冠脉造影与临床研究.中国实验诊断学,2008,12(3):345-347.

[13] 李玉峰,王士雯,卢才义,等.心肌桥临床特点分析.中国循环杂志,2007,22(5):370-372.

［14］Stathaki M,Velidaki A,Koukouraki S,et al. Myocardial bridging in a patient with exertional chest pain. Clin Nucl Med,2005,33:684-686.

［15］吴立群,秦永文,廖德宁,等.现代心血管疾病治疗学.北京:北京大学医学出版社,2008.

［16］宋书田,安淑芬,周犟梧,等.曲美他嗪的心肌保护机制及其在心血管疾病中的应用进展.中国心血管杂志,2008,13(6):463-465.

［17］Taegtmeyer H,King LM,Jones BE. Energy substrate metabolism. myocardial ischemia. and targets for pharmacotherapy. Am J Cardiol,1998,82:54K-60K.

［18］Kantor PF,Lucien A,Kozak R,et al. The antianginal drug trimetazidine shifts cardiac energy metabolism from fatty acid oxidation to glucose oxidation by inhibiting mitochondrial long-chain 3-Ke-toacyl coenzyme A thiolase. Circ Res,2000,86:580-588.

［19］张树俭.他汀类药物的作用多向性效应及临床应用.心血管病学进展,2007,28(3):448-452.

［20］代华磊,杨蓓.冠心病与焦虑症.心血管病学进展,2008,29(1):71-72.

［21］Doerfler LA,Paraskos JA. Anxiety,posttraumatic stress disorder,and depression in patients with coronary heart disease:a practical review for cardiac rehabilitation professionals. J Cardiopulm Rehabil,2004,24:414-421.

［22］Demer L. Cholesterol in Vascular and valvular calcificution. Circulation,2001,104(16):1881-1883.

［23］Pan W,Pintar T,Anton T,et al. Statins are associated with a reduced in cidence of perioperative mortality after coronary artery bypass graft sur gery. Circulation,2004,110(11Suppll):Ⅱ45-Ⅱ49.

［24］黄强.倍他乐克治疗冠心病心肌桥的临床疗效与可行性分析.心血管病防治知识,2017,9:30-31.

［25］于胜泳,吕先念,陈海生,等.比索洛尔片与地尔硫草缓释胶囊治疗冠状动脉肌桥的对比研究.中国心血管杂志,2016,21(4):297-299.

［26］中国医师协会心血管内科医师分会血栓防治专业委员会.中华医学会心血管病学分会介入学组.中华心血管病杂志编辑委员会.替格瑞洛临床应用中国专家共识,中华心血管病杂志,2016,44(2):112-120.

［27］杨杰孚,许锋.心脏病药物治疗学.北京:人民卫生出版社,2014.

［28］苏定冯,陈丰原.心血管药理学.4版.北京:人民卫生出版社,2011.

［29］孙艺红,康俊萍.达比加群酯用于非瓣膜病心房颤动患者卒中预防的临床应用建议.中华心血管病杂志,2014,42(3):188-191.

［30］冯冰,叶益聪,张抒扬.利伐沙班中国研究现状与进展.中国实用内科杂志,2015,35(12):1047-1049.

［31］Zhao X,Sun P,Cui Y,et al. Safety,phar-macokinetics and pharmacodynamics of single/multiple doses of the oral,direet Factor Xa inhibitor rivaroxaban in healthy Chinese subjects. Br J Clin pharmacol,2010,68(1):77-88.

［32］杨跃进.GAP-CCBC 精彩病例荟萃(2016).北京:人民军医出版社,2015.

［33］徐娜,袁晋青.他汀类药物安全性最新研究进展.中国实用内科杂志,2016,36(1):75-78.

［34］Law M,Rudnicka AR. Statia Safety:a Systematic review. Am J Cardiol,2006,97(8A):52C-60C.

［35］他汀类药物安全性评价工作组.他汀类药物安全性评价专家共识 2014.中华心血管病杂志,2014,42(11):890-894.

［36］Preiss D,Seshasai SR,Welsh P,et al. Risk of incident diabetes with intensive-dose compared with moderate dose statin therapy:a Metaanalysis. JAMA,2011,305(24):2556-2564.

［37］皮阳,魏宝柱,钱成,等.曲美他嗪治疗缺血性心肌病效果的荟萃分析.中国心血管杂志,2016,21(6):478-483.

［38］Richardson P,Mckenna W,Bristowm,et al. Report of the 1995 World Health Organization/International Society and Federation of Cardiology Task Force on the Defiuition and Classification of Cardiomyopathies. Circulation,1996,93(5):841-842. Dol:10.1161/01.CIR.93.5.841.

[39] Xu X,Zhang W,Zhou Y,et al. Effect of trimetazidine on recurrent angina pectoris and left Ventricular Structure in elderly multivessel coronary heart disease patients with diabetes mellitus after drageluting stent implantation:a Single-centre,prospective,randomized,double-blind study at 2-year follow-up. Clin Drag Investig,2014,34(4):251-258. DOI:10. 1007/s 40261-014-0170-9.

[40] Kantor PF,Cucien A,Kozak R,et al. The antianginal drng trimetazidine shifes Cardiac energy metabolism from fatty acid oxidation to glucose Dxidation by inhibiting mitochondrial longchain 3-Keroacyl coenzyme A thiolase. Circ Res,2000,86(5):580-588. DOI:10. 1161/01. RES. 86. 5. 580.

[41] Desideri A,Celegon L. Metabolic management of ischemic heart disease:clinical date with trimetazidine. Am J Cardiol,1998,82(5):50-53.

[42] 阳慧,苏雨江,钟江华.伊伐布雷定在心血管疾病中应用的研究进展.中国心血管病研究,2017,15(2):108-111.

[43] 马振,任长杰.I$_f$电流抑制剂——伊伐布雷定.中国心血管病研究,2016,14(3):207-210.

[44] 王新华.伊伐布雷定临床应用的证据.现代心脏病学进展,2016,166-168.

[45] 中华医学会心血管病学分会.中华心血管病杂志编辑委员会.急性 ST 段抬高型心肌梗死诊断和治疗指南.中华心血管病杂志,2015,43(5):383.

[46] 陆露,毛家亮,沈心逸,等.冠心病合并心理障碍临床治疗方法的研究.中华临床医师杂志(电子版),2017,11(10):1744-1747.

[47] 张前,孙宁玲.心可舒片与倍他乐克对冠心病患者动脉弹性影响的对照研究.中国实用内科杂志,2007,27(16):1301-1303.

[48] 蒯明俊.心可舒片对冠心病血液黏度和血小板的影响.中西医结合心脑血管病杂志,2009,7(9):1122.

[49] 李雪松,贾新末,王艳飞,等.他汀类药物多效性研究新看点.中国心血管病研究,2016,14(4):309-311.

[50] 莫卫焱,王佳笑,孙淑兰.冠脉综合征患者经皮冠状动脉介入治疗术后合并焦虑状态临床研究.中国心血管病研究,2016,14(8):706-708.

[51] 程记伟,白宇,张利军,等.乌灵胶囊治疗脑卒中后抑郁疗效及安全性 Mate 分析.中成药,2014,36:2049-2055.

[52] Katus HA,Remppis A,Scheffold T,et al. Intracellular compartmentation of cardiac troponin T and its release Kinetics in Patients with reperfused and nonreperfused myocardial infarction. American Journal of Cardiology,1991,67(16):1360-1367.

[53] 张胜,孙建辉,周学中.经皮冠状动脉介入治疗术后出现氯吡格雷抵抗患者的治疗方案选择.南京医科大学学报(自然科学版),2016,36(9):1085-1088.

[54] NaKata T,Miyahara M,Nakatani K,et al. Relationship between CYP2C19 loss-of-function polymorphism and platelet reactivities with clopidogrel treatment in Japanese patients undergoing coronary stent implantation. Circ J,2013,77(6):1436-1444.

第20章 冠状动脉心肌桥的介入治疗

1977年9月，Greuntzig在瑞士苏黎世成功地进行了世界上第1例经皮冠状动脉腔内成形术（percutaneous transluminal coronary angioplasty，PTCA），从此开创了介入心脏病学的新纪元。以PTCA为基础的冠状动脉粥样硬化性心脏病介入治疗技术迅速发展，已经成为冠状动脉粥样硬化性心脏病血管重建的重要手段。目前，除了PTCA外，冠状动脉介入治疗（percutaneous coronary intervention，PCI）还涵盖其他多项能解除冠状动脉狭窄的新技术，如激光消融术、旋磨术、旋切术、旋吸术、支架置入术等。冠状动脉介入治疗是采用机械的方法减轻或消除狭窄而达到血管重建的目的，即通过血管，应用器械减少斑块负荷或挤压斑块使冠状动脉内径扩大，血流通畅。球囊扩张主要是挤压斑块，对于软斑块有非常好的效果。球囊扩张对硬斑块的挤压变形作用不明显，主要是通过撕裂硬斑块，扩张正常血管，扩大血管内径。因此，球囊抽瘪后血管有明显的回弹，而且容易并发夹层，甚至导致急性闭塞。后来出现了减少斑块负荷的方法，如激光消融、旋磨、旋切、旋吸等方法。这些方法使PCI的成功率提高，但并发症也随之增加，而再狭窄率并没有像预期那样下降。支架的出现和应用可以说是PCI的里程碑。支架最重要的贡献是增加PCI的安全性，在血管急性闭塞或濒临闭塞的紧急情况下，置入支架可以迅速恢复血流，避免急诊冠状动脉旁路移植术，在提高PCI成功率的同时，降低死亡率和急性心肌梗死的发生率。其次，支架较球囊扩张能明显增加血管内径，可大大改善PCI的效果，能有效地制止血管弹性回缩和负性重构，降低再狭窄率。随着PCI方法不断进步的同时，PCI的器械也在不断地改进，指引导管的外径变小，而内径相对增加；支持力增加，创伤减小；操作更加简单、方便。球囊的推力增加，表面阻力降低，通过病变的能力大大增加；现在有适应各种病变情况的导丝，如常规导丝、亲水涂层导丝、不同硬度适用于慢性闭塞的导丝等；支架改进更多，支持力，柔顺性，支架覆盖面积，支架表面的光洁度，X线可视，几乎达到了无可挑剔的程度。所有这些，均使PCI的安全性和成功率得以进一步提高。目前，PCI的格局是以PTCA为基础，充分利用冠状动脉支架术；结合旋磨术及旋切术，使冠状动脉粥样硬化性心脏病的近、远期疗效均有很大的改善。

PCI与最新的科学技术成就紧密结合，使得PCI具有强大的生命力和无穷的发展潜力。近年来，支架作为载体在局部用药防治再狭窄的手段已受到重视，药物涂层支架临床应用进一步降低再狭窄率，提高PCI治疗效果。血管远端保护装置，用基因直接刺激血管生长以治疗心肌缺血的可能，为PCI带来新的契机；干细胞或肌细胞种植术及经皮冠状动脉旁路移植可能成为介入治疗史上的又一次革命。所有这些新进展强烈地预示着介入性心脏病学一个崭新时代的来临。

冠状动脉粥样硬化性心脏病PCI治疗经过几十年的发展，在临床和基础方面进行了大量卓有成效的研究,取得了巨大的成功,成为一项十分有效的治疗手段,并且日益规范化。冠状动脉心肌桥介入治疗,亦应该是 PCI 治疗的一部分,从国内外有限的资料看,近期疗效满意,但仍有待于深入研究和进一步开展,以取得更多的经验。

冠状动脉心肌桥的介入治疗应包括 3 种情况,即孤立性心肌桥的介入治疗。心肌桥和心肌桥近端合并严重动脉粥样硬化病变的介入治疗、心肌桥合并冠状动脉粥样硬化性心脏病的介入治疗。

第一节　孤立性心肌桥的介入治疗

一、适应证与操作要点

(一)适应证

PCI 由于经验累积和新技术、新器械的出现,其适应证在不断地扩展。收益大于风险是相对适应证,反之就是相对禁忌证。平衡收益和风险之比需要考虑以下因素:①患者的全身情况能否耐受操作;②心肌缺血的严重程度;③介入操作成功的可能性;④处理并发症的能力;⑤远期效果;⑥费用。适应证主要根据患者的临床症状、心肌缺血的客观证据、PCI 成功的把握性、左心室功能、是否合并其他疾病而定。PCI 的主要作用是缓解心绞痛,改善心肌缺血,改善左心室功能,提高运动耐量。临床医师需要与患者本人和家属客观和认真地讨论 PCI、CABG 和药物治疗的利弊,要尊重患者本人的意见和选择。

根据文献报道,孤立性心肌桥的介入治疗适应证如下。

1. 患者心绞痛症状明显,有心肌缺血的影像学证据,冠状动脉造影显示壁冠状动脉收缩期狭窄属 Nobel Ⅲ 级,经过正规、足量药物治疗效果不佳者。

2. 患者有上述临床表现及无创和有创检查客观证据,但平时心率多在 60/min 以下,不能应用 β 受体阻滞药或钙离子拮抗药治疗者。

(二)操作要点

冠状动脉造影术和支架置入术经股动脉实施,按常规方法操作。术中选用的指引导管为 F 或 F6 的 Judkins 指引导管。多数患者于心肌桥处直接将支架置入壁冠状动脉内。如壁冠状动脉完全闭塞或狭窄十分严重,亦可先用 2~5mm 的球囊先行预扩张后再置入支架。支架长度的选择以能完全覆盖心肌桥的长度为准,按参照血管 1.0:1.1 的比例选择支架直径或所选用的支架直径比参考血管直径大 0.25~0.5mm,以保证贴壁良好,防止支架受心肌桥压迫回缩。常选用柔韧性强、支撑力大的支架,如 Multi-link 支架,支架释放压力为 12 个大气压,常使用高压扩张(>14 个 atm),以达到支架满意扩张程度。多选用管状支架。有用普通支架,亦有用西罗莫司药物洗脱支架。后者对预防远期再狭窄效果好。以支架置入后冠状动脉无收缩期狭窄,且无并发症为介入治疗成功的判断标准。

所有患者在支架置入术前 24h 内,均被给予抗血小板药物,如阿司匹林及氯吡格雷各 300mg 顿服。支架置入术开始时静脉给予肝素 10 000U,术后 6h 继以皮下注射低分子量肝素 1 周。术后阿司匹林每日 150mg 长期服用,氯吡格雷每日 75mg 服用 1 年以上,常规加用他汀类调脂药物。定期门诊随诊观察。

二、并发症

(一)冠状动脉内支架置入术并发症

1. **急性或亚急性血栓形成**　是冠状动脉支架置入术最为严重的并发症。一般发生在安放支架后 2~14d,可导致急性心肌梗死,甚至死亡,须紧急血管重建。其处理一般首选 PTCA 结合冠状动脉溶栓术,若不成功可紧急实施 CABG。

2. **出血和血管穿刺局部并发症**　早年发生较多,目前应用联合抗血小板治疗,出血及周围血管并发症发生率<1%。但支架置入术后必须在血管穿刺处仔细压迫止血,并严密观察。

3. **支架脱落**　应用裸支架和早年的预装支架偶尔发生,因支架绑载不牢靠,病变预扩张不完全和导引导管与冠状动脉口对接不到位所致,发现后应及时取出。

4. **冠状动脉穿孔**　极少发生,可见于支架球囊过大(与血管直径之比>1.2),在支架外高压扩张或慢性完全闭塞病变引导钢丝未通过血管真腔而由内膜下通过的情况下置入支架。一旦发生,应在穿孔近端用球囊低压扩张阻断血流,尽快手术治疗。

5. **紧急 CABG**　血管内支架脱落、移位和支架血栓形成导致的急性血管闭塞及心脏穿孔等,均须行紧急 CABG 术。

冠状动脉内支架置入术后再狭窄发生率较 PTCA 明显降低,但由于平滑肌细胞过度增生,仍在 20% 左右(15%~40%)。预防支架内再狭窄最重要的进展是血管内放射治疗和药物涂层支架(DES)。DES 已成为当前介入治疗研究的新热点,西罗莫司(雷帕霉素)涂层支架、紫杉醇涂层支架的应用,使支架再狭窄率明显降低,令人鼓舞,远期疗效有待于进一步观察。

(二)经皮冠状动脉腔内成形术并发症

1. **冠状动脉夹层**　即由于明显的内膜损伤而在造影时显示不同程度的管腔内充盈缺损、造影剂向管腔外渗出或管腔内线状密度升高。造影检出率在 20%~40%。病变在球囊扩张以后常引起轻微夹层,通常呈良性过程。但严重、复杂的夹层可引起急性血管闭塞而必须急诊 CABG 或导致急性心肌梗死,甚至死亡。约 4% 的患者发生严重缺血并发症。对轻度无症状者无须特殊处理;对严重内膜撕裂、血管直径≤2.5mm 者,可考虑原球囊低压再次持续(3~15min)加压扩张;产生低血压、休克等紧急情况或病变复杂难以处理时,应考虑急诊 CABG。

2. **冠状动脉痉挛**　早年发生率为 5%,近年已降至 1.3%。主要与导管、导引钢丝和球囊的刺激有关。患者出现胸痛和 ST 段抬高,冠状动脉普遍变细。大部分患者痉挛可由药物缓解,不至于造成不良后果。但有部分患者可发生急性心肌梗死。处理应迅速退出导管、球囊和导引钢丝,及时向冠状动脉内注入硝酸甘油 200~300μg,可重复应用。必要时含服硝苯地平(心痛定)5mg 或冠状动脉内注入维拉帕米 0.1mg。

3. **冠状动脉闭塞**　可由冠状动脉痉挛、夹层和血栓形成或上述因素共同造成,应分别处理。发生率约为 5%,临床可表现为持续性心绞痛、急性心肌梗死,心电图示 ST 段抬高,冠状动脉造影发现血管完全闭塞。处理原则是冠状动脉内注入硝酸甘油;也可再次插入钢丝和球囊,在闭塞部位再次扩张或必要时置入冠状动脉内支架;冠状动脉内注入 t-PA 或尿激酶以溶解血栓。上述处理难以奏效时,应考虑急诊 CABG。

4. **持久心绞痛**　行球囊扩张时,多数患者有不同程度的心绞痛,球囊抽瘪以后,心绞痛即可消失。少数患者(约 5%)胸痛持续存在,应用硝酸甘油治疗则不能缓解,其中 50% 与冠状动脉痉挛、夹层或闭塞有关,另 50% 与上述并发症无关。其治疗主要针对相关联的并发症。

5. 急性心肌梗死　发生率为4%～5%。大多数由于冠状动脉夹层或急性闭塞所致,一部分与严重、长时间的痉挛有关,少部分患者在成功的PTCA后发生,可能由于扩张部位的血栓形成所致。处理原则同冠状动脉闭塞。

6. 冠状动脉栓塞　发生率约为0.2%。极少数患者由于手术中引导钢丝或球囊导管周围形成的血凝块脱落,或冠状动脉粥样硬化斑块因导管碰撞或加压扩张而脱落,可造成远端血管栓塞。为预防其发生,术中应充分应用肝素抗凝血。在推送引导钢丝前进时,尖端应保持游离状态,避免碰撞斑块。一旦发生栓塞,可重新插入球囊导管,扩张栓塞部位,对血栓栓塞者亦可试行冠状动脉内溶栓治疗。

7. 冠状动脉破裂或穿孔　发生率<0.1%。在进行PTCA的过程中,偶尔引导钢丝或球囊导管可穿破冠状动脉,导致心脏压塞或冠状动脉瘘。一般易发生于严重偏心性狭窄的患者和慢性完全闭塞病变使用较硬的引导钢丝操作时。为预防其发生,在推送引导钢丝过程中须谨慎操作,保持引导钢丝尖端在管腔内呈游离状态。一旦发生,需要进行急诊CABG并修复破裂的血管。

8. 心律失常　可因导管和球囊刺激或堵塞冠状动脉引起心脏缺血,出现室性心动过速及心室颤动,发生率约为2%。一旦出现应迅速将球囊及导管退出冠状动脉口,同时尽快施行电转复治疗。行右冠状动脉PTCA时,常引发缓慢型心律失常,应常规放置临时起搏器。

9. 穿刺血管损伤并发症　主要是因穿刺血管(包括动、静脉)损伤或局部压迫止血不当产生的夹层、血栓形成、栓塞、出血、血肿、假性动脉瘤和动-静脉瘘等并发症,可引起严重后果,必须及时、正确地处理。

10. 非血管并发症　是指与血管损伤无关的全身并发症,包括低血压、脑卒中、心功能损害和造影剂肾病。应及时发现,及时处理。

以上是PCI中可以发生或较为多见的合并症,对于冠状动脉粥样硬化性心脏病患者PCI已积累了大量成功的经验与失败的教训。近年PCI中要注意以下并发症。

1. 无再流现象　是指PCI后冠状动脉原狭窄病变处无夹层、血栓、痉挛和明显的残余狭窄,但血流明显减慢(TIMI 0～1级)的现象。若血流减慢为TIMI 2级时,称为慢血流现象,发生率为1%～5%。多见于血栓性病变(如急性心肌梗死)、退行性大隐静脉旁路移植血管病变的介入治疗和使用斑块旋磨术、旋切吸引导管以及人为误推入空气时。临床表现与冠状动脉急性闭塞相同。发生无再流现象时,死亡率增高10倍。其发生机制尚不清楚,可能与微循环功能障碍有关,包括痉挛、栓塞(血栓、气栓或碎片)、氧自由基介导的血管内皮损伤,毛细血管被红细胞和中性粒细胞堵塞和因出血所致的心肌间质水肿。治疗措施为冠状动脉内给予硝酸甘油和钙拮抗药(维拉帕米0.1～0.2mg,总量1.0～1.5mg;或地尔硫䓬0.5～2.5mg,总量5～10mg);循环支持(包括多巴胺升血压、主动脉内气囊反搏),维持血流动力学稳定;若为气栓,可通过引导导管加压注入动脉血,清除微循环内气栓子。

2. 分支闭塞　较常见。小分支闭塞可无缺血症状,大分支闭塞则可引起严重的后果,如急性心肌梗死、急诊CABG或死亡。分支闭塞应以预防为主,原则上根据分支大小和分支开口本身有无病变来确定是否使用双钢丝技术保护分支,或对吻球囊技术扩张分支。对分支病变置入支架时应选用侧孔大的支架,以免影响分支,分支一旦闭塞,应再行扩张。分支病变处置入"Y"形或"T"形支架因技术复杂、易损伤冠状动脉主支和再狭窄率很高,已很少使用。

死亡、急性心肌梗死和急诊CABG是冠状动脉粥样硬化性心脏病介入治疗最严重的并发症,是冠状动脉损伤导致急性闭塞或濒临闭塞的结果。由于支架的广泛应用,其发生率已分别降至<1%、1%～2%和1%～2%。

目前,冠状动脉心肌桥开展介入治疗的病例还不够多,以上可供参考,以减少其并发症。

三、治疗效果

冠状动脉内支架置入术的成功率可达 95%。冠状动脉内支架置入术现已成为冠状动脉粥样硬化性心脏病介入治疗最主要的手段和方式,80%以上进行 PCI 治疗的患者置入了支架。冠状动脉支架,分为自膨胀型支架和球囊扩张型支架。后者又分为管状裂隙支架、缠绕型支架、环状支架、多式样支架和定制支架。按支架材料可分为不锈钢支架、镍-钛合金支架、钽支架等。要认真选择适合患者,根据病变血管特点选择合适的支架,细心准确,精心操作,严密观察,尽可能减少并发症的发生。

刘幼文等报道 10 例孤立性心肌桥患者,有心肌缺血症状,经支架置入术后疗效观察。男性 9 例,女性 1 例,年龄 37-65(52±7)岁,均有较典型的心绞痛症状,其中临床诊断为不稳定型心绞痛 5 例,稳定型心绞痛 4 例,陈旧性心肌梗死 1 例。并发原发性高血压 4 例,高胆固醇血症 3 例。心绞痛发作时所有患者的心电图均有明显的 ST 段下移,发生的导联与心肌桥的部位相对应。4 例行核素心肌显像者均有动态心肌缺血,缺血部位与出现心肌桥的冠状动脉所灌注的心脏部位一致。本组有 7 例患者经足量的 β 受体阻滞药和(或)钙离子拮抗药治疗,心绞痛控制仍不满意。其余 3 例因平时自主心率多在 60/min 以下,故不适于 β 受体阻滞药或钙离子拮抗药的治疗。冠状动脉造影和冠状动脉支架置入术经股动脉实施。按常规方法操作。冠状动脉造影显示,8 例患者的心肌桥位于前降支的近中段,2 例位于前降支的中远端;收缩期血管的狭窄程度按 Nobel 分级均为Ⅲ级,即收缩期壁冠状动脉狭窄程度 75%～100%,病变节段长度 8～20mm,冠状动脉内注射硝酸甘油后收缩期狭窄无明显变化。所有患者除前降支外,其他血管未见明显狭窄病变。术中选用的指引导管为 F7 或 F6 的 Judkins 指引导管。9 例于心肌桥处直接置入支架,1 例壁冠状动脉完全闭塞者则用直径 2.5mm 的球囊先行预扩张后再置入支架。支架长度的选择以能完全覆盖心肌桥的长度为准,按参照血管 1.0∶1.1 的比例选择支架直径,本组选用的管状支架直径分别为 2.5mm、2.7mm 或 3.0mm。8 例为 Penta 支架,2 例为 CypherrM 支架。释放支架的压力为 911.9～1215.9kPa,球囊扩张时间<10s。所有患者在支架置入术前 24h 内均给予阿司匹林及氯吡格雷各 300mg,顿服。支架置入术开始时静脉给予肝素 10 000U,术后 6h 继以皮下注射速必凝 0.4～0.6ml,每日 2 次,持续 1 周。术后阿司匹林每日 150mg 长期服用,氯吡格雷每日 75mg,服用 6 个月,常规加用他汀类调节血脂药物。10 例患者置入支架的成功率为 100%,术中即刻造影显示心肌桥压迫影像完全消失,管腔无残余狭窄。1 例患者术中尽管置入支架的过程非常顺利,但发生了冠状动脉穿孔,即刻造影可见造影剂呈片状向心肌内及心包内渗漏,后经原位长时间低压力球囊扩张封堵破孔,同时用等量鱼精蛋白静脉注射中和肝素,30min 后局部出血停止,继续观察 1h 无再出血迹象后结束手术。本组患者未见支架内血栓形成、急性心肌梗死或死亡等并发症。术后住院期间所有患者的心绞痛症状均明显减轻或完全消失。4 例术前行核素心肌显像有左心室前壁缺血,术后 2 个月复查,其缺血征象消失。随访 4～13 个月,7 例保持无症状,3 例手术后 2～5 个月胸痛症状再发,其中 2 例程度较轻,且经药物可以控制,另 1 例胸痛发作频繁,药物难以控制,后经冠状动脉造影证实原置入支架处血管发生了 95% 的再狭窄(此例为前述发生冠状动

脉穿孔的患者),后转外科行冠状动脉旁路移植术。本组共有 3 例在支架置入术后 6～10 个月复查冠状动脉造影。其中 1 例再发心绞痛,造影显示支架内再狭窄程度为 95%(冠状动脉穿孔患者);另 2 例无症状,其中 1 例再狭窄程度＜20%(Penta 支架),1 例再狭窄程度为 0(Cypher TM 支架)。

戴启明等报道经冠状动脉造影证实的 55 例心肌桥患者,除 1 例为右冠状动脉心肌桥外,其余均为左前降支心肌桥。男性 39 例,女性 16 例,年龄 38－78 岁,平均(61±11)岁。收缩期狭窄 30%～99%,平均(55±18)%,肌桥长度 15～30mm,平均(24.5±3.5)mm。12 例有心绞痛症状,其收缩期狭窄均在 75% 以上,且其长度均在 20mm 以上。7 例症状较重的患者,在其左前降支心肌桥内置入 TAXUS 支架后症状消失,其余有症状的患者使用 β 受体阻滞药可缓解心肌桥所致的心绞痛。12 例有心绞痛症状患者随访 1～3 年,无一例新发心肌梗死、心脏性猝死及左心功能不全。

2007 年,Derkacz 等报道了一例临床表现为急性冠脉综合征的肌桥患者,经皮冠状动脉支架置入术后 2 个月,再发心肌梗死,二次干预再次置入一个药物洗脱支架,然而,几个月后,冠状动脉再次出现狭窄,又行球囊血管成形术并再次置入药物洗脱支架,阻塞的动脉才得到改善。

2013 年,Ernst 等回顾性分析了 15 例有症状的孤立性 MB 患者,其中 14 例肌桥位于前降支中段,1 例位于左回旋支。收缩期肌桥段直径缩窄≥50%,均行药物洗脱支架置入术。术后持续随访 12 个月。支架内再狭窄率及靶血管重建率为 18.7%,支架内径缩小(0.2±0.6)mm。15 例患者术后症状均缓解。然而,有 3 例患者在术后 6 个月内又进行了血管重建,1 例患者出现了冠状动脉穿孔,随即通过置入支架解决,术后恢复平稳。该研究还对比了 11 例进行金属裸支架置入的研究,其术后 7 周复查冠状动脉造影,支架内阻塞率为 36%。

对于已接受最大程度药物治疗仍无效且不符合最佳手术指征的心肌桥患者,置入支架可以缓解冠状动脉管腔局部狭窄,减轻心肌桥两端压力阶差,患者临床症状消失或减轻,尤其是在急性期,壁冠状动脉血流速度、血管腔内径、冠状动脉内压力、血流灌注均可恢复正常。然而,尽管现代支架置入后可以恢复正常的舒张和收缩期血流,但心肌收缩储蓄的压力仍可能导致支架破裂、支架内再狭窄或血栓形成,远期疗效不佳。虽然药物洗脱支架较裸支架血供重建率低,但再狭窄率仍高于其他冠心病患者支架内再狭窄的发生率。目前尚缺乏药物治疗与药物治疗联合药物洗脱支架 PCI 的随机对照研究,但药物治疗效果似乎优于 PCI 术。

四、冠状动脉支架内再狭窄

1995 年,Stables 首次报道冠状动脉内支架用于经药物治疗无效的严重心肌桥患者取得成功。支架可以对抗冠状动脉腔压力,使症状缓解,冠状动脉血流正常。1997 年,Klues 等报道 3 例有症状的冠状动脉心肌桥患者成功置入冠状动脉内支架后,即刻血流动力学、冠状动脉造影及冠状动脉内超声改变和 7 周后良好效果。支架置入消除了冠状动脉腔压迫。舒张期血流异常和临床症状。CFR 从 2.4±0.5 上升至 3.8±0.3。7 周后冠状动脉造影发现冠状动脉腔径增大不伴有收缩期或舒张期减小,CFR 进一步增加,冠状动脉内超声检查未发现支架段近端或远端心内膜穿孔。所有患者有显著临床改善,伴有体力活动增加。其他学者也有心肌桥患者冠状动脉内支架置入术后有益的短期内冠状动脉和临床改善。Haager 等于 2000 年报道 11 例冠状动脉心肌桥有症状的患者,成功地进行了冠状动脉内支架置入,在 7 周、6 个月、2

年随访病情稳定。在直接支架置入后,冠状动脉造影显示不存在收缩期压迫及血流异常。在 7 周冠状动脉造影显示 11 例患者中有 5 例(46%)显示支架内再狭窄,4 例接受靶病变再血管化治疗,其中 2 例进行 PTCA,另 2 例行 CABG,采用乳房内动脉移植于左前降支。在 2 年时,所有患者均无心绞痛和心脏事件发生。Möhlenkamp 等报道一组 25 例冠状动脉心肌桥患者均接受冠状动脉内支架置入术,在这些患者中有 50% 的患者发生了支架内再狭窄或与操作有关的严重合并症,认为与冠状动脉内舒张早期压力梯度增加有关。Bourassa 等报道,不同研究者报道的心肌桥患者冠状动脉支架置入后再狭窄率是不同的,从冠状动脉长度 25mm 至相对小的血管径,需要长期研究支架几何形态稳定性、支架内再狭窄患者的预后结果。

马辉等研究心肌桥介入治疗后支架内再狭窄及其再次治疗效果的观察。笔者随机选择 2000 年 1 月至 2004 年 2 月经冠状动脉造影证实冠状动脉前降支近段或中段有严重心肌桥,在硝酸甘油试验时肌桥血管收缩期狭窄≥95%,有劳力性心绞痛症状,心电图运动试验阳性者 17 例。男性 11 例,女性 6 例,年龄 37-72(42±12)岁,合并急性心肌梗死者 2 例,作为治疗组(A 组)。对照组(B 组),选择单纯前降支动脉粥样硬化严重狭窄(≥70%)者 59 例,男性 45 例,女性 14 例,年龄 41-81(58±13)岁,心绞痛者 51 例,急性心肌梗死者 8 例。二组均用冠状动脉非药物涂层支架。A 组选用支架直径比参考血管直径大 0.25~0.5mm,以保证贴壁良好,支架长度覆盖整个心肌桥。B 组常规行普通支架治疗。以支架置入后冠状动脉内径残余狭窄<20%且无并发症为治疗成功的判断标准。所有患者术前及术后常规抗凝血治疗,口服阿司匹林 0.1g,每日 1 次;氯吡格雷 75mg,每日 1 次,服用 3 个月以上。术后应用低分子肝素 1 周。6~8 个月复查冠状动脉造影,观察治疗前后的影像学疗效。术后冠状动脉造影支架内径狭窄>70%者判定为再狭窄。A 组 17 例患者严重肌桥病变本身行支架治疗,总共治疗 19 处,均位于前降支的中段。B 组 59 例患者中有 5 例未行冠状动脉造影随访,成功随访 54 例患者,共计治疗病变 63 处。两组支架治疗成功率 100%,两组支架置入后的血管内径比较有显著性差异($P<0.05$),支架长度比较无显著性差异($P>0.05$),见表 20-1。两组患者 20 个月内临床随访率均为 100%。A 组 6~8 个月冠状动脉造影随访率为 100%;B 组 6 个月内冠状动脉造影随访率为 91.5%(54/59)。A 组 17 例患者中 8 例(47%)手术后 1 个月和 3 个月出现支架内再狭窄,7 例应用球囊扩张法治疗支架内再狭窄,1 例直接应用西罗莫司涂层支架治疗,继续临床随访 6 个月。支架内再狭窄的 8 例中,7 例未再出现任何心脏不良事件,1 例因心绞痛发作再次行冠状动脉造影发现支架内再次狭窄,并行第 3 次介入治疗,应用西罗莫司涂层支架后继续临床随访直至 20 个月,无症状。A 组另外 9 例(53%)术后 6~8 个月复查冠状动脉造影无再狭窄。B 组成功随访的 54 例中,有 8 例在 6 个月内发生再狭窄(14.8%),其中 6 例再次行介入治疗,另 2 例行冠状动脉旁路移植术,临床随访至 20 个月,仅 1 例再出现心脏不良事件。A 组的再狭窄率(47%)显著高于 B 组(14.8%),$P<0.05$。

表 20-1　两组支架置入后血管内径及支架长度比较($\bar{x}\pm s$,mm)

	A 组($n=17$)	B 组($n=59$)
血管内径	3.18±0.19*	3.28±0.11
支架长度	16.72±6.84	16.89±5.67

注:两组比较,* $P<0.05$

苏永才等进行心肌桥对冠状动脉支架内再狭窄的研究。选择 2003 年 2 月至 2006 年 2 月住院因冠状动脉粥样硬化狭窄行择期经皮冠状动脉成形术及冠状动脉支架置入术，置入西罗莫司洗脱冠状动脉支架（Cypher TM）的 72 例冠状动脉粥样硬化性心脏病患者，其中合并心肌桥组患者有 23 例，无心肌桥组患者 49 例。23 例合并心肌桥组患者的心肌桥均发生在左前降支中远段，冠状动脉粥样硬化狭窄病变发生在心肌桥近段的冠状动脉有 22 例，1 例冠状动脉病变发生在心肌桥远段的冠状动脉；其中按 Noble 分级方法，Ⅰ级有 8 例，Ⅱ级有 12 例，Ⅲ级有 3 例。49 例无心肌桥组患者中，有 38 例冠状动脉病变在左前降支中远段，有 8 例发生在回旋支，3 例在右冠状动脉。两组患者冠状动脉病变部位及病变类型差异无统计学意义。合并心肌桥患者共置入支架 32 枚，无心肌桥组患者共置入支架 56 枚，成功率为 100%。两组患者术后均正规治疗并随访记录不良心脏事件，术后 6～8 个月复查冠状动脉造影。合并心肌桥组患者支架内再狭窄发生率为 30.4%（7 例），而无心肌桥组发生率为 10.2%（5 例），差异有统计学意义（$P < 0.05$）。Logistic 回归分析表明，心肌桥是支架内再狭窄的强影响因素，其比值比是 1.955，95% 可信区间为 1.154～3.314，$P = 0.0127$。合并心肌桥组患者主要不良心脏事件发生率明显高于无心肌桥组患者（65.2% 和 18.4%，$P < 0.01$）。

孙新海等进行 64 层螺旋 CT 在冠状动脉支架置入术后评估中的价值研究。采用 64 层螺旋 CT 对 27 例冠状动脉支架置入术后的患者（共 47 个支架）进行 CT 冠状动脉成像，观察支架及其支架血管和非支架血管的通畅性。一般而言，支架内的密度与正常充盈对比剂的邻近冠状动脉内的密度一致、支架两端血管无变细是支架通畅的直接征象。支架远端冠状动脉充盈充分，可间接提示支架通畅。支架变形、远端冠状动脉不充盈或充盈不良明显变细或呈断续状，常提示存在严重的支架内再狭窄。支架再狭窄包括支架内 > 50% 的狭窄和支架边缘 5mm 范围以内的管腔狭窄。本组支架通畅 43 例，支架内狭窄 3 个，闭塞 1 个，支架前后血管狭窄 25 支（包括两近端狭窄 4 例），非支架血管狭窄 26 支。认为 64 层螺旋 CT 冠状动脉成像作为一种无创性影像学检查技术，应为冠状动脉支架评价的首选方法。

从上述国内外文献中可以看出，心肌桥内壁冠状动脉支架置入术后再狭窄率明显高。心肌桥是支架内再狭窄发生的独立预测因素。亦有研究认为，支架内再狭窄与患者是否合并糖尿病、吸烟和是否行急诊冠状动脉介入术置入支架、支架长度及冠状动脉病变类型等因素有关。

对于孤立性心肌桥患者，肌桥内冠状动脉狭窄程度明显者，目前多采用冠状动脉支架置入术。不少文献证明，临床症状改善明显，近期疗效令人满意，但远期发生支架内再狭窄率较高，且还有一定风险和不足，如血管穿孔、手术费用高，对于多发肌桥所致的心绞痛缓解效果不佳。当出现支架内再狭窄时，可再次行血管成形术，远期效果仍令人满意，常选用柔韧性好、支撑力强的支架，使用药物洗脱支架有望可降低远期再狭窄率。故在选择介入治疗时，一定要持慎重态度。

第二节　心肌桥近端合并严重动脉粥样硬化病变的介入治疗

Ge 等应用血管内超声显像发现，86% 的心肌桥患者近端血管有粥样斑块。临床研究已发现，由于受肌桥收缩的异常血流动力学的影响，肌桥近端的血管易发生病变，出现血管痉挛、斑块和血栓等改变。

王宁夫等进行心肌桥和心肌桥近端合并严重动脉粥样硬化病变的介入治疗疗效观察。试验组(A 组)为 2000 年 1 月至 2003 年 12 月随机选择冠状动脉造影证实冠状动脉前降支近段或中段有严重心肌桥,且心肌桥近端合并动脉粥样硬化并狭窄≥70%的患者,在硝酸甘油试验时肌桥血管收缩期狭窄≥95%。心肌桥近端动脉粥样硬化病变的定义为心肌桥与动脉粥样硬化病变之间有 1.0cm 以上的正常血管。入选 28 例患者,男性 19 例,女性 9 例,年龄 60 岁±13岁(41—77 岁)。心绞痛 24 例,合并急性心肌梗死(AMI)4 例。

对照组为有症状心肌桥组(B 组)——为单纯前降支近段或中段心肌桥不合并其他心脏病的患者,在硝酸甘油试验时,肌桥处血管在收缩期狭窄≥95%,心电图运动试验阳性,并有心绞痛症状。入选 16 例患者,男性 11 例,女性 5 例,平均年龄 42 岁±11 岁(37—72 岁),合并急性心肌梗死者 2 例。另为单纯前降支动脉粥样硬化严重狭窄组(C 组)。单纯前降支近段或中段动脉粥样硬化严重狭窄≥70%,无心肌桥。入选 59 例患者,男性 45 例,女性 14 例,平均年龄58 岁±13 岁(41—81 岁)。有心绞痛者 51 例,急性心肌梗死者 8 例。对 28 例心肌桥近端动脉粥样硬化严重狭窄患者行支架置入术,但不治疗心肌桥,应用普通冠状动脉支架,按标准方法进行;对 16 例有症状单纯心肌桥患者的心肌桥行介入治疗,选用的支架直径要比参考血管直径大 0.25～0.50mm。对 59 例单纯前降支严重病变但无心肌桥的患者常规行普通支架治疗。3 组患者均成功行介入手术。A 组 6 个月内 4 例(14.3%)患者出现再狭窄,B 组 6 个月内7 例患者(43.726)出现再狭窄,C 组 8 例患者(14.8%)出现再狭窄。3 组中再狭窄患者均再次接受介入治疗。A 组 4 例支架内再狭窄,3 例术前为心绞痛,在支架置入术后 2 个月时出现再狭窄症状,表现为劳力性心绞痛,另一例急性心肌梗死患者在术后 5 个月时出现支架内完全闭塞,但因右冠状动脉代偿前降支远端,未发生再次心肌梗死。均再次行介入治疗,随诊直至 20个月,无心绞痛症状发作。B 组 16 例中 7 例手术后 1 个月和 3 个月出现支架内再狭窄,再次球囊扩张后继续临床随访 6 个月。其中 6 例未再出现任何心脏不良事件;另外 1 例因心绞痛发作再次行冠状动脉造影发现支架内再狭窄,并行第 3 次介入治疗,应用西罗莫司涂层支架后继续临床随访直至 20 个月,无症状。C 组 8 例在 6 个月内发生支架内再狭窄,其中 6 例再次行介入治疗,另 2 例行 CABG 术,临床随访至 20 个月,未再出现任何心脏不良事件。本研究表明,心肌桥近端严重动脉粥样硬化病变的介入治疗疗效未受心肌桥近端异常血流动力学的影响,是一种理想的介入治疗方法。但对于单纯心肌桥病变的患者,应用支架置入术治疗病变的心肌桥血管,远期再狭窄率较高。但支架内再狭窄后,再次介入治疗仍可取得一定疗效。

第三节　心肌桥合并冠状动脉粥样硬化性心脏病的介入治疗

一、适应证及相对禁忌证

(一)无症状或仅有轻度心绞痛(CCS 分级 I 级心绞痛)

1. 非糖尿病患者,1 支或 2 支血管病变,病变血管支配较大区域的存活心肌,负荷试验显示所支配区域心肌缺血,治疗成功的把握性很大,为公认的适应证(Ⅰ类)。

2. 伴有糖尿病,1 支或 2 支血管病变,病变血管支配中等区域的存活心肌,负荷试验显示所支配区域心肌缺血,治疗成功的把握性很大,大多认为可行 PCI(Ⅱa 类)。

3. 3 支血管病变,病变血管支配中等区域的存活心肌,治疗成功的把握性很大,负荷试验显示心肌缺血的证据,可考虑 PCI,但其有效性尚待证实(Ⅱb 类)。

4. 病变血管仅支配较小区域的存活心肌,没有心肌缺血的客观证据,PCI 成功的机会很小,临床症状可能与心肌缺血无关,存在导致并发症或死亡的高危因素,左主干病变,狭窄≤50%,属于相对禁忌证。

(二)中、重度心绞痛(CCS 分级 Ⅱ～Ⅳ 级心绞痛,不稳定型心绞痛、非 ST 段抬高心肌梗死)

中、重度心绞痛患者,多有明显的冠状动脉狭窄,应用药物治疗效果欠佳,血管重建治疗可以明显缓解心绞痛发作。如果患者同时有左心室收缩功能降低,血管重建有可能延长寿命。对于不稳定型心绞痛或非 ST 段抬高心肌梗死,尤其高危患者,支持早期冠状动脉造影和血管重建治疗。抗血小板药物、低分子肝素和他汀类调节血脂药,都有助于改善血管重建的效果。

1. 病变血管支配中-大区域的存活心肌,负荷试验显示明显心肌缺血,PCI 成功的把握性很大,危险性小,为公认的适应证(Ⅰ类)。

2. 静脉桥局限性病变,不适于再次 CABG 者可行 PCI(Ⅱa 类)。

3. 2～3 支血管病变、中或高危病变,同时伴有左前降支近段病变,且合并糖尿病或左心室功能不全,虽可考虑 PCI,但有效性尚待证实(Ⅱb 类)。

4. 没有心肌损伤或缺血的客观证据,尚未进行药物治疗,支配较小区域的存活心肌,PCI 成功的把握性较小,发生并发症的危险性较高,狭窄≤50%,适合 CABG 的严重左主干病变,属于相对禁忌证。

(三)急性心肌梗死

1. 直接 PCI 　与溶栓治疗相比,梗死相关动脉再通率高,TIMI 3 级血流明显多,再闭塞率低,缺血复发少,且出血(尤其脑出血)的危险性低。与药物治疗比较,对急性心肌梗死并发心源性休克患者,可明显降低 6 个月病死率。直接支架置入术在降低心脏事件发生率和减少靶血管重建方面优于直接 PTCA,可较广泛应用。

(1)伴有 ST 段抬高或新出现的完全性左束支传导阻滞(LBBB)的心肌梗死患者,能在发病 12h 内施行 PCI;或是发病 12h 后仍有症状者,由有经验的介入医师在具备一定条件的导管室及时施行 PCI,为公认的适应证(Ⅰ类)。

(2)伴有 ST 段抬高或新出现的完全性 LBBB 的心肌梗死患者,发病 36h 内发生心源性休克,<75 岁,可以在休克发生 18h 内由有经验的介入医师,在具备一定条件的导管室完成 PCI 者,亦为公认的适应证(Ⅰ类)。

(3)适合再灌注治疗,但有溶栓治疗禁忌证的急性心肌梗死患者,可行 PCI 治疗(Ⅱa 类)。

(4)在心肌梗死急性期治疗非梗死相关动脉;已经溶栓治疗,目前没有心肌缺血的症状;发病已经超过 12h,目前没有心肌缺血的证据;术者经验不足。上述情况均属于相对禁忌证。

2. 溶栓后 PCI

(1)溶栓后仍有明显胸痛,ST 段抬高无显著回落,临床提示未再通或有再梗死证据者,为补救性 PCI 公认的适应证(Ⅰ类)。

(2)心源性休克或血流动力学不稳定者可行 PCI(Ⅱa 类)。

（3）溶栓失败后 48～72h 常规 PCI;溶栓成功后即刻 PCI 治疗狭窄的梗死相关动脉（TIMI 3 级血流），均属于相对禁忌证。

3. 急性期后的 PCI　急性心肌梗死患者出院前行冠状动脉造影，是安全、必要的，并根据情况做血管重建治疗是合理的。

（1）有自发或诱发的心肌缺血,持续血流动力学不稳定者,为公认的适应证(Ⅰ类)。

（2）左心室射血分数＜40%、左心衰竭、严重室性心律失常者,大多认为应行 PCI(Ⅱa 类)。

（3）PCI 开通闭塞的梗死相关动脉;或对所有非 Q 波心肌梗死患者行 PCI;或急性期出现过左心衰竭,但左心室射血分数＞40%者,也可考虑行 PCI,但其价值尚待证实(Ⅱb 类)。

（4）急性心肌梗死 48h 内无自发或诱发的心肌缺血者,PCI 开通闭塞的梗死相关动脉属于相对禁忌证。

4. CABG 术后 PCI

（1）CABG 术后 30d 内发生心肌缺血,为公认的适应证(Ⅰ类)。

（2）CABG 术后 1～3 年在移植血管上出现局限的病变,患者左心室功能良好;由于自体血管新病变引起的心绞痛或心绞痛不典型,但有客观的心肌缺血证据;或 CABG 术后 3 年的静脉桥病变,也可行 PCI 治疗(Ⅱa 类)。

（3）静脉桥完全闭塞;或多支血管病变,多支静脉旁路移植血管闭塞,左心室功能受损,属于相对禁忌证。

以上是冠状动脉粥样硬化性心脏病患者 PCI 的适应证及相对禁忌证。冠状动脉心肌桥患者合并冠状动脉粥样硬化性心脏病有以下 4 种情况:①心肌桥轻,冠状动脉粥样硬化性心脏病重,则遵循冠状动脉粥样硬化性心脏病介入指南,选择合适患者进行 PCI 处理;②心肌桥重,冠状动脉粥样硬化性心脏病轻,对心肌桥适合冠状动脉内支架术者则按常规进行,对冠状动脉粥样硬化性心脏病则采用药物治疗;③心肌桥重,冠状动脉粥样硬化性心脏病重,可同时介入治疗;④心肌桥轻、冠状动脉粥样硬化性心脏病轻,采用药物治疗。

二、PCI 成功与操作要点

(一)PCI 成功

PCI 成功包括血管造影成功、操作成功和临床成功。

1. 血管造影成功　成功的 PCI 使靶部位的血管管腔明显增大。在支架广泛应用之前,一致公认的成功定义是,指残余狭窄＜50%,且获得 TIMI 3 级血流。然而随着包括冠状动脉支架先进辅助技术的应用,残余狭窄＜20%已成为理想血管造影结果的临床基准。

2. 操作成功　PCI 达到血管造影成功的标准,将同时住院期间无主要临床并发症(如死亡、心肌梗死、急诊 CABG)视为操作成功。CK-MB 比正常上限高 3～5 倍的非 Q 波心肌梗死有临床意义。

3. 临床成功　PCI 近期临床成功是指患者达到血管造影和操作成功后,心肌缺血症状和(或)体征缓解。远期临床成功要求长期维持近期临床成功的效果,操作后患者心肌缺血症状和体征持续 6 个月以上。再狭窄是近期临床成功而远期临床不成功的主要原因。再狭窄不是并发症,而是一种对血管损伤的反应。药物涂层支架使再狭窄率有明显降低。长病变及小血管病变易发生再狭窄。

(二)操作要点

冠状动脉粥样硬化性心脏病患者进行 PTCA、冠状动脉内支架术,应遵循《经皮冠状动脉介入治疗指南》,按常规方法进行冠状动脉造影及 PCI 治疗。术前应掌握好适应证,避免禁忌证,做好各种必要准备;术中应精心操作,严格按操作规则,根据病情及病变的特点,选择合适的治疗方法,避免和及时处理好并发症;术后应严密观察、继续服药、定期复查,使患者安全、有效。

三、PCI 并发症及防治

可参照本章第一节"二、并发症"部分。力求把并发症降到最低限度,尽量避免严重并发症的发生。

程中伟等报道 1 例冠状动脉心肌桥患者经皮冠状动脉介入术,致冠状动脉破裂,引起缩窄性心包炎。患者,男性,45 岁。因反复胸痛 10 个月、腹胀 1 个月于 2006 年 2 月 6 日入院。曾于 2005 年 4 月出现胸痛,与劳累无关,持续 20min 至 2h 可自行缓解,每天发作 2～3 次。5 月份检查心电图正常,平板运动试验可疑阳性,考虑不除外"冠状动脉粥样硬化性心脏病、心绞痛"。7 月 25 日冠状动脉造影示前降支中段心肌桥,收缩期狭窄 40%～50%,置入药物涂层支架 1 枚。置入支架后即刻出现左前胸剧痛、大汗,即刻造影示造影剂外漏,考虑血管破裂未予特殊处理,疼痛持续 5d 缓解,术后一直服用阿司匹林和氯吡格雷。患者出院后仍反复胸痛,性质同前。11 月份心电图示肢体导联低电压,广泛导联 T 波低平倒置;超声心动图示少至中量心包积液。2006 年 1 月,患者自觉腹围增大,尿量减少,活动耐力下降,症状逐渐加重。入院查体:左颈静脉充盈,肝颈回流征(＋),心界向左扩大,心率 86/min,腹膨隆,移动性浊音(＋),双下肢轻度可凹性水肿。入院后仍有胸痛发作,性质同前,每日 1～3 次。肝功能、肾功能正常。腹部超声见腹水。腹水检查黄色,细胞总数 5600/mm^3,白细胞 42/mm^3,黎氏试验阴性,ALB25g/L。肘静脉压 3.43kPa。胸部 CT 重建示心包明显增厚(图 20-1A)。超声心动图示室间隔轻度抖动,下腔静脉增宽(23mm),吸气无变化,中至大量心包积液,心包增厚 5～7mm(图 20-1B),回声增强,右心室壁脏层心包活动僵硬,二尖瓣 E 峰吸气变化率为 30%。考虑患者为缩窄性心包炎。2006 年 2 月 23 日行心包剥脱术,术中见心包腔内大量棕红色液体,脏层心包厚约 2mm,壁层心包厚约 5mm。

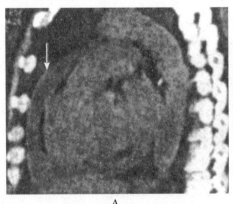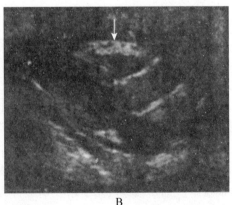

A   B

图 20-1 箭所示为增厚的心包

A. 胸部 CT;B. 超声心动图

通过本例报道,希望心脏介入医师严格掌握支架置入术指征,本例患者虽有心肌桥,但壁冠状动脉管腔收缩期狭窄属轻度(Ⅰ级),应以药物治疗为主,无须支架置入。对介入患者应避免并发症的发生,一旦发生与操作相关并发症,如冠状动脉破裂、心包积血,应给予恰当处理,不仅要考虑急性期结果,还要关注中、远期预后。此患者支架置入术中就发现冠状动脉破裂,应根据患者症状及对血流动力学影响通过超声心动图监测积血量,及时引流,不应任其发展,否则血液在心包腔内机化后会引起心包增厚,进而引起心包缩窄。

四、PCI 治疗效果

(一)PTCA 疗效

PTCA 的成功率最初为 60%~70%,随着导管的改进和技术的提高,目前已达 95% 以上。成功的患者心绞痛消失或显著减轻,心电图运动试验阴转或运动耐量明显提高,心肌血流灌注以及心肌功能恢复正常或明显改善。

PTCA 不仅近期疗效显著,而且远期疗效也是肯定的,不增加死亡或心肌梗死的发生率,但约 30% 的患者发生再狭窄。

PTCA 术后再狭窄主要发生在术后 3~6 个月,其发生率为 25%~40%。主要临床表现为 PTCA 术后消失或显著减轻的心绞痛又复发,运动试验再度阳性或运动耐量减低。也有部分再狭窄患者无明确胸痛症状,而造影显示明确的再狭窄征象。随访冠状动脉造影显示,管腔狭窄直径增加 30% 以上;PTCA 所获得的管腔直径的增加,丧失 50% 以上;管腔狭窄直径从 PTCA 刚结束时的 <50%,增加到 ≥50%。ACEI 类药、阿司匹林、氯吡格雷、他汀类等药物可减少再狭窄的发生率。PTCA 术后支架置入可使再狭窄的发生率下降 10%~20%,应用药物涂层支架,使再狭窄率又有明显下降。目前,血小板膜糖蛋白(GP)Ⅱb/Ⅲa 受体阻滞药已开始用于 PTCA 术后的再狭窄,PTCA 术后基因治疗(如成纤维细胞生长因子等)可预防再狭窄的发生。PTCA 后再狭窄的处理应根据患者的具体情况而定,通常可再次施行 PTCA。

(二)冠状动脉内支架置入术疗效

冠状动脉内支架置入术的成功率可达 95% 或以上,冠状动脉内支架置入术现已成为冠状动脉粥样硬化性心脏病介入治疗最主要的手段和方法,80% 以上的行冠状动脉介入治疗的患者置入了支架。涂层支架的置入明显降低了支架内再狭窄率,进一步提高了疗效,改善了症状,减少了急性心肌梗死的发生率和病死率,减少了心脏事件的发生率。吕树铮等分析冠状动脉粥样硬化性心脏病患者应用西罗莫司洗脱冠状动脉支架(Cypher TM)在真实临床条件下的应用效果,其报道 139 例患者在支架置入术后 6~8 个月复查,冠状动脉造影显示再狭窄率为 10.1%。

周心涛等报道《冠状动脉介入治疗对冠状动脉粥样硬化性心脏病患者血浆心肌肌钙蛋白 T 的影响》,可作为冠状动脉介入医师的参考。笔者随机抽取湖北医药学院附属东风医院 2013 年 2 月至 2015 年 2 月收治的 90 例冠状动脉粥样硬化性心脏病患者为研究对象,其中 45 例经冠状动脉介入治疗患者为观察组,45 例冠状动脉造影呈阳性但未经冠状动脉介入治疗的患者为对照组。两组患者平均年龄、性别比例、心肌梗死比例、不稳定型心绞痛比例、稳定型心绞痛比例、动脉堵塞 ≥70% 比例等一般资料比较未见统计学差异($P>0.05$)。应用发光免疫法检测比较两组患者手术前后心肌 cTnT 水平变化并找出潜在影响因素。研究结果显示,两组内术前、术后比较:观察组 cTnT 术后显著上升,由 0.04 变为 0.09,对照组无明显变化。两组间比较：观察组术后 cTnT 值显著高于对照组，差异有统计学意义（$P<0.05$）。经冠状动脉介入治疗患者中，cTnT 升高组有胸痛情况 3 例，高于对照组 0 例，置入支架数目为 2.13 枚/例，高于对照组 1.15 枚/例，球囊扩张时间为（11.59 ± 3.12）s，高于对照组（8.94 ± 3.17）s，扩张压力为（14.13 ± 1.92）kPa，高于对照组（12.04 ± 2.16）kPa，分支血管闭塞为 5 例，高于对照组 0 例，与 cTnT 未上升组比较，差异有统计学意义（$P<0.05$）。本研究说明冠状动脉介入治疗对冠状动脉粥样硬化性心脏病患者血浆 cTnT 存在一定影响。术后 cTnT 值上升，表明心肌出现一定程度损伤或血管内皮损伤。冠状动脉介入治疗能导致血浆 cTnT 的释放。cTnT 在患者心肌或血管内及受损后会快速、显著地进入血液循环，检测具有较高的特异度和敏感度。介入治疗广泛运用的同时也存在较多问题，在胸痛情况，置入支架数目、球囊扩张时间、扩张压力、分支血管闭塞等方面需加以注意。置入支架数目越多、球囊扩张时间越久及压力越强会增加对患者血管内皮的作用，与此同时损伤出现的概率增加。综上所述，采用介入治疗需避免损伤，轻柔操作，以免加大危险。

从 1984 年，我国首例 PCI 开展以来，近十余年有了快速的发展，以 PTCA 和支架置入术为主体的 PCI 技术在我国发展十分迅速，每年完成例数以 30%～40% 的速度增长，而且效果十分显著。2009 年起例数已超过日本和其他欧洲国家，2013 年例数已近 45 万，仅次于美国，居世界第二位。2017 年我国冠状动脉粥样硬化性心脏病介入治疗数据发布：国内大陆 753 142 例，手术死亡率 6.23%，平均年龄 62.43 岁，支架使用 1.47 枚，经桡动脉入径 90.89%，PCI 临床分析：STEMI 25%，UA 55%，NSTEMI 10%，SAP 6%。无症状心肌缺血 1%。STEMI 中直接 PCI 69 889 例，占 42.2%，我国冠状动脉介入技术水平有了进一步提高。中国内地 2006 年和 2007 年的 PCI 完成数量以超过 10% 的速度递增。目前 PCI 的成功率约为 95%，严重并发症减少，2007 年全国统计经注册的 PCI 治疗人数已达 144 673 例，平均每例患者置入 1.56 枚支架，其中 97.8% 为药物洗脱支架，在冠状动脉粥样硬化性心脏病治疗中发挥着重要的作用，当然这与我国患者的实际需要还有不少的差距。目前，我国各地之间的 PCI 发展很不平衡，设备条件及技术水平存在很大差距，需要进一步规范。培养更多合格的介入诊疗从业人员、规范实施国内介入诊疗机构和医师的准入制度，是解决我国心血管疾病诊疗体系矛盾的当务之急。冠状动脉粥样硬化性心脏病的 PCI 丰富经验，为今后冠状动脉心肌桥的患者开展更多、更好的介入治疗提供了借鉴。国内颜红兵等研究显示，ST 段抬高型心肌梗死相关动脉合并心肌桥患者直接 PCI 术后即刻前向血流改善较差，住院死亡率高（13%）和 6 个月主要心脏不良事件常见（19%）。因此，对 ST 段抬高型心肌梗死相关动脉合并心肌桥患者，行直接 PCI 术需要慎重。

心脏支架的发展，走过了第一代的裸金属支架（BMS）、第二代的药物洗脱支架（DES）、第三代的可降解涂层 DES 及第四代的可吸收支架。新一代的支架是既有药物涂层又能完全降解的生物可降解支架（BVS）。其国产品现也已开始在临床应用，此种支架在完成机械性支撑血管防止其回缩后，逐渐自行降解而代谢掉，血管内不残留异物，其再狭窄率将会更低，前景令人乐观。

参 考 文 献

［1］ 姬尚义,沈宗林.缺血性心脏病.北京:人民卫生出版社,2005.

［2］ 李占全,金元哲.冠状动脉造影与临床.2 版.沈阳:辽宁科学技术出版社,2007.

［3］张鸿修,黄体钢.实用冠心病学.4 版.天津:天津科技翻译出版公司,2005.

［4］中华心血管病杂志编辑部.心脑血管病治疗指南和建议.北京:中华心血管病杂志,2003.

［5］刘幼文,刘强,金光临,等.支架置入术治疗有心肌缺血症状心肌桥的疗效观察.临床心血管病杂志,2004,20(6):332-333.

［6］王宁夫,潘浩,童国新.心肌桥和心肌桥近端合并严重动脉粥样硬化病变的介入治疗疗效观察.中华心血管病杂志,2005,33(8):684-686.

［7］苏永才,张小乐,吴剑胜,等.心肌桥对冠脉内支架内再狭窄的影响.中国心血管病研究,2007,5(11):813-815.

［8］马辉,王宁夫,潘浩,等.心肌桥介入治疗后支架内再狭窄及其再次治疗效果的观察.心脑血管病防治,2007,7(4):229-231.

［9］孙新海,侯代伦,李娴,等.64 层螺旋 CT 在冠状动脉支架置入术后评估中的价值.医学影像学杂志,2007,17(1):11-13.

［10］戴启明,马根山,冯毅,等.冠状动脉心肌桥 55 例临床分析.实用心脑肺血管杂志,2006,14(9):732-733.

［11］Stables RH,Knight CT,McNeill JG,et al. Coronary stenting in the management of myocardial ischemia caused by muscle bridging. Br Heart J,1995,74:90-92.

［12］Möhlenkamp S,Hort W,Ge T,et al. Update on myocardial bridging. Circulation,2002,106:2616-2622.

［13］Berry JF,Von Mering GO,Schmalfuss C,et al. Systolic compression of the left anterior descending coronary artary:a case series,review of the literature,and therapeutic options including stenting. Cath Cardiovasc Intervent,2002,56:58-63.

［14］Haager PK,Schwarz ER,vom Dahl J,et al. Long-term angiographic and clinical follow-up in patients with stent implantation for symptomatic myocardial bridging. Heart,2000,84:403-408.

［15］Bourassa MG,Butnaru FA,Lesperance J,et al. Symptomatic myocardial bridges:Overview of ischemic mechanism and current diagnostic and treatment strategies. J Am Coll Cardiol,2003,34:351-359.

［16］KursaKlioglu H,Boarcin C,Iyisoy A,et al. Angiographic restenosis after myocardial bridge. Jap Heart T,2004,45:581-589.

［17］程中伟,张抒扬.心肌桥内经皮冠状动脉介入术致冠状动脉破裂引起缩窄性心包炎一例.中国介入心脏病学杂志,2007,15(1):46.

［18］吕树铮,宋现涛,陈韵岱.中国内地 2006 至 2007 年经皮冠状动脉介入治疗注册登记分析.中华心血管病杂志,2009,37(1):26.

［19］陈灏珠.我国介入心脏病学的百年发展历程.中华心血管病杂志,2015,43(2):93-96.

［20］Derkaci A,Nowicki P,Protasiewicz M,et al. Multiple percutaneous coronary stent implan tation due to myocardial bridging-a case report. Kardiol pol,2007,65:684-687.

［21］Ernst A,Bulum J,Separovic HJ,et al. Five-year angiographic and clinical follow-up of patients with drug-eluting stent implantation for Symptomatic myocardial bridging in absence of coronary atherosclerotic disease. J Invasive Cardiol,2013,25:586-592.

［22］陶波,蒋学俊,方钊,等.冠状动脉生物可降解支架的研究现状.中国心血管病研究,2016,14(4):289-292.

［23］杨跃进.GAP-CCBC 精彩病例荟萃(2016).北京:人民军医出版社,2015.

［24］Klm PJ,Hur G,Klm SY,et al. Frequency of myocardial bridges and dynamic compression of epicardial coronary arteries:a comparison between computed tomography and invasive coronary angiography. Circulation,2009,119(10):1408-1416.

［25］Schwarz ER,Gupta H, Haaager PK,et al. Myocardial bridging in absence of cordnary artery disease:proposal of a new classification beased on clinical-angioqraphic data and long-term follow-up. Cardiology,

2009,112(1):13-21.

[26] Alessandn N,Giudici A,Angelis S,et al. Effcacy Calcium channel blockers in the treatment of the myo-cardial bridging:a pilot study. Eur Rev Med Pharmacol Sci,2012,16(6):829-834.

[27] 金重赢,傅国胜.绿色冠状动脉介入概述-发展历程与前景展望.心电与循环,2017,36(3):141-144.

[28] 周心涛,赵黎丙,闵新文,等.冠状动脉介入治疗对冠心病患者血浆心肌肌钙蛋白 T 的影响.中国心血管病研究,2017,15(2):135-137.

[29] 解晓江,张世新,李菲,等.冠心病 PCI 后肌钙蛋白 T 的变化及其临床意义.内蒙古医科大学学报,2014,36:246-250.

[30] 王卓亚.冠心病患者介入治疗前后肌钙蛋白 T、hs-CRP 的水平变化及预后相关性研究.首都食品与医药,2015,8:28-29.

[31] 韩雅玲,李洋.中国冠心病介入治疗发展历程.中华心血管病杂志,2017,45(8):654-659.

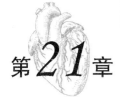

第21章 冠状动脉心肌桥的手术治疗

大多数的冠状动脉心肌桥患者无症状，不需要治疗。对于有症状、有心肌缺血征象的患者，多数首选药物治疗。对于经药物治疗无效的重症心肌桥患者，才考虑介入治疗或手术治疗。对于冠状动脉造影壁冠状动脉收缩期狭窄≥75％，舒张期仍有明显狭窄＞50％的患者，临床上有严重心绞痛样症状，程控电刺激或运动诱发心动过速时，心电图上有明显心肌缺血性改变，药物治疗不能缓解者，可以考虑手术治疗。冠状动脉心肌桥的手术治疗目前主要有肌桥松解术（lysis myocardial bridge，LMB）及冠状动脉旁路移植术（coronary artery bypass grafting，CABG）两种。手术方式要根据患者的病情及 MB-MCA 的特点选择决定。目前，国内外已开展此两类手术，积累了一定的病例，取得了有益的效果，具有一定的经验，但仍需积累更多的病例，进行更深入的研究。

第一节　心肌桥松解术

一、适应证与手术方法

（一）适应证

心肌桥松解术适用于表浅型，肌桥厚度＜0.5cm，长度＜2.5cm，冠状动脉造影显示壁冠状动脉收缩期狭窄Ⅱ、Ⅲ级，舒张期管径完全恢复正常，有心绞痛症状，有心肌缺血征象，经内科正规药物治疗效果不佳者。

（二）手术方法

在常温全身麻醉下找到心肌桥，予以切除，彻底解除对冠状动脉的压迫，恢复其远端血流。多在全身麻醉体外循环（CPB）下进行，主动脉阻断 22～137min，平均（79.6±35.5）min；体外循环 45～200min，平均（115.7±45.7）min；最低鼻温 27.5～32.0℃，平均（29.7±1.8）℃。心肌保护液使用冷血停跳液。亦有在全身麻醉非体外循环下手术。分离肌桥时要小心，以防出血和损伤冠状动脉。

单纯行心肌桥松解术者很少，往往与冠状动脉旁路移植术或换瓣术同时进行。

二、合并症

可出现心脏体外循环下或非体外循环下手术合并症。有学者报道，1 例全身麻醉非体外循环下行肌桥松解术，肌桥切断后，出现右心室破裂，改行体外循环下冠状动脉旁路移植术。

三、疗效

1977 年 Gronding 等报道 3 例经 LMB 治疗的心肌桥,术后获得满意治疗效果,LMB 可从根本上解除心肌桥对壁冠状动脉的压迫,对药物治疗效果不佳的表浅心肌桥,是首选的治疗方法。

Onan 等报道 1 例心肌桥患者,心肌桥位于前降支近中段,行心肌桥松解术,术中见心肌桥长 6cm,厚 4mm,术后 1 个月行冠状动脉造影显示,前降支在心脏收缩期及舒张期均无狭窄。然而,该术式也有一定的风险,如 MB 内冠状动脉多壁薄、脆,极易损伤,并且 MB 段冠状动脉走向不可预见,有时需要深入切开心室壁,可能导致随后发生室壁瘤,所以,在进行该术式之前,应当充分评估手术风险。

2011 年,徐中华等报道 1 例 57 岁的心肌桥患者,心肌桥位于前降支近段,行 CABG,将左乳内动脉搭在前降支远端。术后 3 个月,患者仍有复发性心绞痛,复查冠状动脉造影显示左乳内动脉完全闭塞,心脏收缩期前降支狭窄程度达 90%。遂行心肌桥松解术,患者术后情况稳定。术后 4 个月。复查冠状动脉造影,前降支无收缩期狭窄。随访 22 个月,患者症状无复发。

郭少先等报道冠状动脉心肌桥的外科治疗经验,选自 1997 年 11 月至 2003 年 1 月经冠状动脉造影 16 518 例患者,检出 MB 患者 74 例,本组检出率为 0.45%。其中手术治疗 15 例(男性 10 例,女性 5 例),余均内科保守治疗。本组手术治疗患者,所有心肌桥壁冠状动脉收缩期狭窄均>60%。将 15 例患者分为 A 组 4 例,单发 MB;B 组 11 例,MB 合并其他心脏疾病。A 组 3 例患者有心绞痛症状,1 例以室上性心动过速就诊;心电图有心肌缺血或梗死表现;心功能 I 级 3 例,II 级 1 例。B 组患者均有症状,多为心悸、气促、胸闷;其中 5 例心电图有心肌缺血或梗死表现;心功能 I 级 4 例,II 级 4 例,III 级 2 例,IV 级 1 例。除 A 组 2 例患者全身麻醉非体外循环手术外,其余均在体外循环(CPB)下完成手术。MB 行心肌桥松解术和(或)冠状动脉旁路移植术(CABG),合并畸形同期手术。A 组中 1 例全身麻醉非体外循环中行肌桥松解后右心室破裂,改行体外循环下 CABG。B 组 11 例中肌桥松解术 5 例,同时行二尖瓣成形 2 例,主动脉瓣置换、双瓣膜置换并三尖瓣成形、CABG 各 1 例;CABG 6 例,同时行二尖瓣置换 2 例,双瓣膜置换、二尖瓣置换并三尖瓣成形、升主动脉替换、左心室流出道疏通各 1 例。A 组左前降支 MB 4 处,钝缘支 MB 2 处,1 例舒张期不能完全恢复正常。B 组左前降支 MB 11 处,后降支 MB 1 处,2 例舒张期不能完全恢复正常。A 组心肌桥长度[(4.1±2.7)cm]较 B 组[(2.1±1.1)cm]长,差异有显著性,$P = 0.035$。两组患者年龄分别为[44.3±8.6]岁和(52.0±7.7)岁,心肌桥收缩期狭窄程度分别为(80.0±13.0)%和(78.0±14.4)%,差异无显著性。术后早期(30d 内)无死亡。A 组无并发症。症状完全消失。B 组 1 例二尖瓣置换和肌桥松解术后 2h,出现急性前壁心肌梗死,行 CABG 后顺利恢复。8 例患者随访 2~8 个月,心功能 I 级 7 例,II 级 1 例。

黄晓红等报道冠状动脉心肌桥合并其他心脏病外科治疗和随访观察的经验。选取 1999 年 1 月至 2006 年 12 月的 24 例心肌桥合并其他心脏病患者,并进行心肌松解术和(或)CABG 术,合并其他心脏病同期手术。其中合并二尖瓣病变 9 例,主动脉病变 3 例,双瓣病变 4 例、冠状动脉粥样硬化性心脏病及肥厚型心肌病各 3 例,升主动脉扩张及房间隔缺损各 1 例。患者平均年龄 55.4 岁,男性 17 例,女性 7 例。4 例合并高血压,1 例合并糖尿病。24 例患者冠状动脉造影显示前降支心肌桥收缩期狭窄程度均≥50%(程度为 50%~90%,平均 75%),其中

2 例除前降支心肌桥外,同时发现右冠状动脉心肌桥收缩期狭窄 90%。患者均有症状,多为心悸、气短、胸闷,其中 16 例有胸痛。15 例心电图有心肌缺血改变,2 例有陈旧性心肌梗死表现。NYHA 心功能Ⅰ级 8 例,Ⅱ级 13 例,Ⅲ级 2 例,Ⅳ级 1 例。所有患者均在全身麻醉体外循环下完成手术。其中行心肌松解术 11 例,同时行二尖瓣成形、二尖瓣置换各 2 例,主动脉瓣置换1 例,双瓣置换并三尖瓣成形 2 例,CABG 术 3 例及房间隔修补 1 例。心肌桥行 CABG 术 13例,同时行二尖瓣置换 3 例,二尖瓣成形 2 例,主动脉瓣置换 2 例,双瓣置换并三尖瓣成形 2例,左心室流出道疏通 3 例,升主动脉替换 1 例。除 1 例外,其他 12 例均采用左侧乳内动脉与前降支吻合。手术成功率 100%,没有医院内死亡,所有患者均康复出院。1 例二尖瓣置换和心肌松解术后 2h,急性前壁心肌梗死行 CABG 术,顺利恢复。在行 CABG 术的 13 例患者中,除 1 例大隐静脉作桥血管外,其他均采用左侧乳内动脉与前降支吻合。术后进行随访共 22例,2 例失访,随访率 92%,平均随访时间 38 个月(6～87 个月)。16 例患者无任何不适,另外6 例偶有心悸、胸闷、气短等,但症状较手术前明显好转,均无胸痛发作,术后心电图未提示有心肌缺血改变。患者心功能明显改善,心功能Ⅰ级 15 例、Ⅱ级 7 例。所有 22 例患者在随访中未发生心肌梗死、死亡或需再次血供重建。

Binet 等首先报道心肌松解术,该手术能够增加冠状动脉血流,恢复缺血部位的血供,从而消除临床症状。以后国内外不断有这方面的报道。上述文献介绍了心肌桥患者心肌松解术或CABG 术及合并其他心脏病手术的经验。有学者认为,心肌桥表面心肌厚度<5mm,心肌桥长度<25mm,舒张期管径完全恢复正常者,适合心肌松解术;反之,行 CABG 术。文献作者认为,采用何种手术方式,主要是要考虑心肌桥表面心肌的厚度及术者的经验,心肌桥的长度并非主要影响因素。心肌松解术具有一定风险,主要是由于走行于心肌内的冠状动脉行程难以预期。如果心肌桥表面心肌厚度>5mm,松解心肌、游离过深可能会切破右心室前壁,引发出血;或心肌松解创面过大,止血困难,且不一定能完全松解。这点对于单纯的心肌桥患者,采用常温不停跳方法手术时,表现更为明显。CABG 手术简便易行,如果采用左侧乳内动脉行前降支肌桥旁路移植,远期通畅率高,可能更容易被大多数心外科医师接受。上述文献研究的是心肌桥合并其他心脏病的外科治疗,除心肌桥外,尚合并有其他心脏手术,需在体外循环、心脏停搏下完成。此时实施心肌桥表面的心肌松解较不停搏时相对容易操作,对于较浅的心肌桥可能容易完成。对于心肌桥深度>5mm 时,建议采用 CABG 术。当心肌桥合并其他需要手术治疗的心脏病患者,心肌桥收缩期狭窄大于 50%,可能导致心肌缺血时,应同期手术治疗。外科手术能有效改善心肌桥引起的心肌缺血,手术风险小,中、远期疗效满意。

第二节　冠状动脉旁路移植术

一、适应证与禁忌证

(一)适应证

1. **冠状动脉心肌桥**　适用于纵深型,肌桥厚度>0.5cm,长度>2.5cm,冠状动脉造影显示壁冠状动脉收缩期狭窄Ⅱ、Ⅲ级,舒张期狭窄>50%,有心绞痛症状、有心肌缺血征象者。

2. **冠状动脉粥样硬化性心脏病**

(1)无症状或有轻度心绞痛症状,但冠状动脉造影显示有明显的左主干病变(狭窄程度>

50%);相当于左主干病变的前降支和回旋支近端狭窄≥70%;或3支血管病变的患者,尤其是左心室功能不正常(射血分数<50%)者等。

(2)稳定型心绞痛患者,冠状动脉造影显示有明显的左主干病变;或相当于左主干病变的前降支和左回旋支,近端狭窄≥70%;3支血管病变伴左心室射血分数<50%;2支血管病变伴左前降支近端狭窄和左心室射血分数<50%;无创检查证实,有心肌缺血者;内科药物治疗无效。

(3)不稳定型心绞痛,或有非ST段抬高心肌梗死患者内科治疗无效,或经冠状动脉造影显示有明显的左主干病变,或左前降支和回旋支近端狭窄>70%。

(4)左心功能低下的冠状动脉粥样硬化性心脏病患者,冠状动脉造影显示有明显的左主干病变;左前降支和左回旋支近端狭窄≥70%;伴有左前降支近端病变的、2支或3支血管病变者。

(5)急性心肌梗死后溶栓治疗无效者,应采取在6h内行CABG,有可能挽救缺血心肌的死亡。但PCI治疗有时比CABG更快、更方便,且同样有效。

(6)有严重室性心律失常伴左主干病变,或3支血管病变的患者。

(7)PCI操作过程中心电图显示急性心肌缺血,伴有血流动力学改变,或有顽固性心律失常者。

(8)PCI失败后仍有进行性心绞痛或伴有血流动力学异常者。

(9)CABG后内科治疗无效的心绞痛患者。

(10)冠状动脉造影中,冠状动脉夹层导致局限梗阻者。

(11)急性心肌梗死伴心源性休克,经内科治疗不能改善左心室功能者。

(12)心肌梗死并发症治疗。包括室壁瘤、室间隔穿孔、乳头肌断裂、左心室破裂等。

经过40多年的临床实践,CABG已经成为被普遍接受的冠状动脉粥样硬化性心脏病最有效的治疗方法之一。CABG手术的适应证应包括临床指征和解剖指征。其临床指征包括各种类型的心绞痛、心肌梗死及其相关并发症;解剖指征包括病变发生的部位,严重程度以及心肌梗死的面积等。在确定要进行CABG手术时,应充分考虑以下几个问题:①患者是否能从CABG手术获得最大益处,能在多大程度上提高生活质量,延长寿命。②仔细权衡手术的风险与手术可能获得的好处。③治疗费用的有效性(cost-effective),即CABG是否疗效最好,风险最低,费用最少(可从以后生命的全过程考虑,并非指本次手术的费用)。

(二)禁忌证

1. 全身情况太差。

(1)严重心肺功能不全者,如心脏扩大显著,心胸比>0.75,左心室射血分数<20%和(或)左心室舒张压增高[>20~25mmHg(2.66~3.32kPa)],重度肺动脉高压,右心衰竭。

(2)肝、肾功能不全,脑血管后遗症偏瘫。

2. 冠状动脉弥散性病变,且以远端冠状动脉为主,狭窄远端冠状动脉太细小(1mm以下)。

3. 陈旧性心肌梗死范围较大,核素及超声心动图检查无存活心肌。

高龄、合并慢性阻塞性肺疾病、高血压、糖尿病等,均不应视为手术禁忌证,经积极控制血压、血糖后,仍可以手术。

近年来,由于介入治疗的广泛开展,CABG手术的适应证与禁忌证已发生变化,并且随着医学技术的发展,还会相应发生变化。

二、手术方法与并发症

(一)手术方法

1. 常规冠状动脉旁路移植术(CCABG)　手术分两组进行,一组在上边开胸取乳内动脉,另一组取大隐静脉或桡动脉移植血管。CCABG 是在中、低温体外循环下进行的,一般患者取平卧位,正中切口,纵劈胸骨,切开心包悬吊。建立体外循环。在升主动脉远端插主动脉管,右心耳插双极静脉引流管,升主动脉插针连接"Y"形管,一端灌注停跳液,一端做左心引流,并行循环,降温。阻断升主动脉,心脏停搏并松弛即可开始移植血管与狭窄远端冠状动脉进行吻合。

2. 不停搏、非体外循环旁路移植技术(OPCABG)　体外循环的应用,极大地推动了心脏外科技术的发展,但同时,体外循环造成的损伤,即"全身炎症反应综合征"引起的器官功能损害,也是心脏手术后并发症的根源。约 70% 的术后并发症与体外循环有关,如凝血功能障碍、呼吸衰竭、肾衰竭以及神经系统症状等。

20 世纪 80 年代后期出现的不停搏、非体外循环旁路移植技术,由于围术期并发症明显减少、患者术后恢复快、住院费用低等优点,得到很高的重视。以这一技术为主的微创心肌血供重建术正在成为冠状动脉粥样硬化性心脏病外科治疗的重要方法。

OPCABG 较 CCABG 适应证明显拓宽。对于有肝、肾、肺功能障碍,全身凝血机制或免疫功能异常,或有严重主动脉粥样硬化而不适于接受 CCABG 的患者,可以考虑行 OPCABG。但是 OPCAB 也有其局限性,一般冠状动脉直径较细;吻合部位较深,位于心脏侧面、后面;心室大,血流动力学不稳定,耐受不了搬动的心脏,不适合用 OPCAB。其禁忌证如下:①巨大心脏,心/胸比例(C/T)>0.75,左心室内径(LV)>73mm;②严重心律失常;③左主干严重病变合并右冠状动脉闭塞;④心脏不能耐受搬动,一搬动即出现血压低、心律失常;⑤合并心内手术。

移植血管的提取同常规体外循环下旁路移植。不停搏旁路移植患者全身所需肝素用量为常规体外循环所需的 1/3;常规开胸,开胸后用专门的固定器对所需旁路移植的冠状动脉固定,切开冠状动脉。

3. 微创 CABG　由于近年来非体外循环下停搏技术的发展,以及器械的进步,使得微创、心肌血供重建成为可能。它集中体现在手术切口一般长 7~9cm,明显小于常规手术。微创 CABG 一般常采用左胸前外侧切口,做 LAD 或对角支旁路移植;右胸切口搭 RCA;移植血管多采用乳内动脉,在胸腔镜辅助下取得。微创 CABG 具有组织损伤较小、出血少、伤口小、恢复快、住院时间短、费用低的优点。但它存在手术野较小,技术难度较大,供选择旁路移植的血管有限,少数术中改行 CABG 的缺点。

4. 机器人 CABG　随着计算机及自动控制技术的发展,机器人手术系统成功实现,该系统容许术者远离手术台,遥控机械臂上的微创器械完成手术。"达芬奇"(da Vinci)机械人是目前唯一获得美国 FDA 批准用于 CABG 的机器人设备。1998 年 Loulmet 报道使用第一代"达芬奇"机器人为两位患者实行 CABG。2006 年 Srivastava 报道 150 例"达芬奇"机器人冠状动脉旁路移植手术。这些手术均是利用机器人完成乳内动脉的游离,还需要在左侧胸壁加做一个约 5cm 的切口完成乳内动脉到左冠状动脉前降支的吻合。目前,机器人手术系统已经发展到了高清仿真、双操控合的第3代产品;手术技术已从单纯前降支旁路移植发展到多支血管吻合。按机器人系统在术中的不同作用,可分为机器人下乳内动脉游离、机器人辅助下CABG术和全机器人冠状动脉旁路移植术(totally robotic/endoscopic coronary artery bypass graft,TECABG)。国内最大的一组临床报道共纳入112例患者,该组患者全部接受心脏不停搏下MIDCAB,无手术死亡及围术期心肌梗死发生,术后2周内行64排CT检查或行桥血管造影检查,桥血管通畅率为100%,术后3个月CT复查桥血管通畅率为96.1%。机器人CABG可以缩短住院时间,并提高术后生活质量。缺点是缺乏触角反馈体系,学习曲线较长,设备昂贵,耗材需要较高的投入,患者经济负担较量,不利于广泛开展。全机器人冠状动脉旁路移植后桥血管的通畅率需要更长周期的随访研究证实。

CABG由于大量的临床实践,技术有了很大进步。我国某些大的心脏中心,已达到国际先进水平。随着CABG手术医师队伍的不断扩大,麻醉和手术技术的改进,某些先进器械和设备的应用,微创冠状动脉旁路移植术所占比例会越来越大,CABG手术越来越朝着微创和无创方向发展。

(二)手术并发症

CABG是一种要求高度精确的手术,术中需要准确决断,如主动脉插管的位置,心肌保护方法的选择,冠状动脉吻合口的位置、大小、数目,移植血管的材料和长度等。手术操作要轻巧、快捷,吻合口要精确、严密。同时,手术中还可能遇到各种各样的困难。如处理得好,绝大多数患者可顺利康复。如缺乏认识、经验或处理失当,可导致严重或致命的并发症。关键在于积极预防和处理。

1. 心律失常　较为常见,多为室上性心动过速或心房颤动(20%～30%,术后2～3d为发病高峰,相关危险因素包括老年男性、心肌桥的数量、右冠状动脉病变、左侧乳内动脉的应用和主动脉阻断时间等),也可见室性期前收缩。应尽早去除病因,静脉注入胺碘酮,可有效地控制心律失常,如是室性期前收缩,应给予利多卡因等治疗。

2. 围术期心肌梗死　发生率2.5%～5%。CABG术后远期心肌梗死发生率3年为10%,15年为26%～36%,应及时发现,积极处理。

3. 术后出血　发生率<1%。术中要避免严重的损伤和确切的止血。

4. 低心排血量综合征　由于患者术前心功能差、肺动脉高压,术中同时进行其他手术如瓣膜置换等,而致手术时间长,或因手术者技术欠佳,心肌保护不好,主动脉阻断时间过长,心肌缺血解除不满意等。一旦发生,要积极治疗、密切监测。

5. 心脏压塞　如患者术后出血,引流不畅,应积极开胸探查,解除心脏或对冠状动脉移植血管的压迫,彻底止血,左胸腔置引流管。

6. 术后猝死　10年发生率为3%,合并左心功能低下者,发生率明显增高。

7. 精神行为异常　术后较为常见,约75%的患者有精神行为异常,大多轻微。脑栓塞发生率在0.5%,老年患者为5%～8%。

8. 切口感染　患者脂肪多,抵抗力差,合并糖尿病,术中伤口污染,伤口内止血不彻底,缝合不严密,留有无效腔,可导致胸部切口或下肢切口感染,应及时清创和全身使用抗生素治疗。

9. 气胸、血气胸　很少发生,及时胸腔穿刺,引流。

10. 呼吸系统并发症　可致患者术后呼吸功能不全、肺不张或合并感染,及时进行相应处理。

11. 其他　心力衰竭、呼吸衰竭、电解质紊乱、体循环及肺循环栓塞、移植血管闭塞和硬化等。早期发现、正确处理,及时恢复。

三、手术疗效

CABG 术在西方国家已成为一种最常见安全的心脏直视手术,在美国每年有 35 万～40 万患者接受 CABG 术,占整个心脏手术的 70% 以上。我国开展此手术已 30 余年,有了许多发展,特别是近几年发展迅速,积累了宝贵的经验。

(一)心绞痛缓解

一般认为,手术后 80%～95% 的患者心绞痛发作的程度或频度得到缓解或减少,生活能力改善,至少 75% 的患者在早期心绞痛完全消失。有资料显示,CABG 术后 1 个月、1 年、5 年、10 年和 15 年,心绞痛缓解率分别为 99.7%、95%、83%、63% 和 37%。手术 3 个月后和 4 年后,是心绞痛可能复发的两个时期。一般冠状动脉旁路移植术后,远期心绞痛缓解率约为 90%,早期复发多由于冠状动脉桥阻塞或再血管化不完全引起,晚期则由于自身冠状动脉硬化的进展和冠状动脉移植血管狭窄或堵塞所致。

(二)心电图变化

目前认为,有 64%～86% 的患者术后心电图检查心肌缺血程度减轻。

(三)提高运动耐力,改善工作能力

CABG 术后 3～10 年,运动耐受力较非手术者明显改善,运动测验显示 75% 的患者术后运动耐力增加。>50% 的患者术后恢复工作能力。CABG 术后,患者心绞痛症状缓解,心功能改善,生活质量提高。1 年后,除老年、体弱者外,大部分患者可恢复工作能力。

(四)延长患者生命

通过 30 多年的努力,冠状动脉旁路移植术可以延长患者生命已有了肯定的回答。分析结果认为,单支病变者手术治疗的效果与内科治疗者无明显差异,多支病变和左冠状动脉主干病变者,外科治疗者寿命较内科治疗者长。

(五)手术死亡率下降

目前,在西方发达国家,CABG 术死亡率降至 3% 以下。手术死亡率与病例的选择,医院的条件,手术的时间,特别与手术技巧有关。随着近年来 CABG 术的不断开展,其临床价值亦越来越明显,手术死亡率由 1970 年以前的 5%～12%,已降至目前的 1% 左右,成为治疗冠状动脉粥样硬化性心脏病的一种十分安全有效的手术方法。

(六)远期存活率提高

总体而言,CABG 手术的 1 年、5 年、10 年、15 年、20 年存活率分别为 95%、95%、75%、55%、40%,23 年的存活率是 38.5%。高龄(65－75 岁)患者的 10 年、15 年存活率是 54%、33%。亦有报道,1 个月、1 年、5 年、10 年、15 年以上生存率为 94%～99%、95%～98%、80%～94%、64%～82%、60%。这与患者手术年龄、病情轻重、术后自我保护意识增强与否有关。手术远期效果受患者本身血管病变及冠状动脉移植血管是否发生再狭窄等因素的影响,手术 6 年后死亡率逐渐增加,患者多死于心脏原因,其他原因死亡者占 25%。

(七)移植血管通畅率

一般为 65%～90%,且不同的血管其通畅率不同。最常用的血管桥是大隐静脉和乳内动脉。大隐静脉的早期通畅率为 88%,1 年、5 年和 15 年以上通畅率分别为 81%、70% 和 50%,

其阻塞率约是 2.1%/1 年;乳内动脉的远期效果明显高于静脉桥,1 年和 10 年通畅率分别为 95.7%、90% 以上,而且其存活期明显高于应用静脉桥的患者。乳内动脉通畅率最高,10 年在 90% 以上,完全堵塞的时间还不清楚。乳内动脉之所以通畅率高,可能与其内皮功能及所分泌的某些因子、前列腺素有关。大隐静脉可发生内膜增厚和动脉硬化,1 年内静脉吻合口近端狭窄可达 20%,5 年可达 25%,血栓形成亦可发生,10 年通畅率在 50% 左右。如吻合在前降支,其通畅率会高于吻合的小的冠状动脉和瘢痕区的靶血管。

(八)再次手术

随着 CABG 手术增多,再次行 CABG 术已成为临床面临的问题之一。再次手术的发生率在 5 年、10 年、15 年分别为 3%、11%、33.2%,近年择期手术的病死率并不高于首次手术。5%～10% 的静脉桥狭窄或阻塞,发生于 1 年内。吻合错误、血管损伤、血流量低、病情进展等,均可能引起狭窄。静脉桥的长度不够或过长导致扭曲,静脉内皮损伤,均可形成血栓,静脉瓣亦可能有影响,可致静脉狭窄,需要再手术治疗。根据不同的报道,97% 的患者 5 年内免于再手术,90% 和 65% 的患者分别在 10 年和 15 年内免于手术。乳内动脉的使用,使再手术率下降,年轻患者再手术率增加。89% 的患者再手术后可望缓解症状,10 年生存率约为 65%。再次手术危险性是第一次手术的 2 倍,冠状动脉左主干疾病、3 支以上病变狭窄和左心室功能不全,是最重要的危险因素。

(九)再梗死

有学者报道,除了发生围术期心肌梗死,96% 的患者术后 5 年和 64% 的患者术后 10 年不会发生再梗死。

(十)左心室功能

65% 的患者术后左心室功能明显改善,缺血心肌由于得到血液供应,使心肌顿抑和冬眠心肌功能恢复,节段心肌收缩能力增强。1 年后会更明显。但如再血管化不完全或吻合口不通畅,会影响心功能的恢复。左心室舒张功能在手术后改善更快。

(十一)与内科药物治疗的比较

CABG 组的无症状生存期要明显高于药物组,而对于有高危因素的患者,CABG 组的远期存活率和生活质量都要明显高于药物组。

(十二)与 PCI 的比较

CABG 的优点是有更加明确的中期疗效;术后心绞痛发生率低,需再次血管化少;抗心绞痛用药减少。许多大组研究报道表明,3 支及 3 支以上冠状动脉病变的患者,CABG 的疗效明显优于介入治疗。而左主干病变的患者无论有无症状,均应首先考虑手术治疗,药物治疗和介入治疗都很危险。如合并其他分支病变,有心绞痛症状和左心室射血分数下降者,更应积极手术治疗。

刘继红等报道微创冠状动脉旁路移植治疗冠状动脉心肌桥 2 例的经验。患者是 2005 年 5 月至 8 月的住院患者。病例 1 为女性,45 岁,活动后胸闷气短、心前区疼痛 6 个月。查体:双肺呼吸音粗,未闻及啰音。心脏听诊未闻及杂音。超声心动图示心脏各瓣膜及房室结构无异常,舒张功能减弱,左心室射血分数 0.56。运动试验提示,V_2～V_4 导联 ST 段压低 >0.1mV。冠状动脉造影示冠状动脉呈右优势型,前降支于第一对角支后有长约 4.5cm 的收缩期狭窄,最重处 >90%,舒张期恢复正常,其余冠状动脉造影无异常。入院诊断为冠状动脉前降支心肌桥。2005 年 5 月经胸骨下段切口,长约 8cm,胸骨正中锯开至第 3 肋间向左侧横断,游离左侧乳内动脉,以弹簧线阻断前降支近端和远端,心脏局部稳定器固定前降支,行乳内动脉至前降支肌桥远端冠状动脉旁路移植术。病例 2 为女性,50 岁。活动后心前区疼痛 1 年。查体:心脏无异常发现。超声心动图示心脏各瓣膜及房室结构无异常,心脏舒张功能减弱,左心室射血分数 0.48。运动试验提示 $V_1 \sim V_4$ 导联 ST 段压低>0.1 mV。冠状动脉造影示冠状动脉前降支第 7 段长约 3.5cm 的狭窄。舒张期管腔通畅无狭窄,收缩期狭窄程度最重处达 85%。入院诊断为冠状动脉前降支心肌桥。2005 年 8 月行冠状动脉旁路移植术。手术方式完全与病例 1 患者相同。两例患者术后顺利康复出院,心肌缺血症状完全消失,随访至今一般情况良好。采用小切口 CABG 术治疗冠状动脉前降支心肌桥,简便易行,且效果确实可靠。文献报道,小切口采用左前外侧切口,本文两例均采用胸骨下段小切口,该方法乳内动脉非常容易获得,显露方便,值得推广。

　　杜奇容等报道 1 例微创冠状动脉旁路移植术治疗左前降支心肌桥的经验。患者,女性,76 岁。因反复胸痛、胸闷 1 年,加重 2d 余入院。患者反复发作胸痛,多在劳累后发作,呈心前区压榨感,发作时大汗淋漓,无放射痛,持续数分钟即好转。因胸痛、晕厥 1 次来我院就诊,以冠状动脉粥样硬化性心脏病、心绞痛收入心内科。患者有高血压、高脂血症病史。冠状动脉造影检查显示前降支中段心肌桥,心肌桥呈 80%～90% 狭窄(图 21-1),长度约 2.7cm(图 21-2),其余冠状动脉正常。出院后给予药物治疗,每周仍发作心前区疼痛 2～3 次。2006 年 8 月 8 日因再次出现胸痛、胸闷来院急诊,经本科会诊考虑手术治疗。入院临床诊断为前降支中段心肌桥,高血压。2006 年 8 月 14 日在心脏不停搏下行 CABG 术,术中以大隐静脉吻合至前降支中段的远端。术后患者胸闷、胸痛症状消失,随访 1 年无不适。

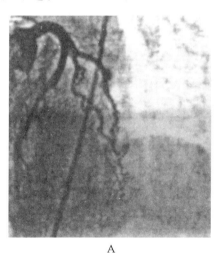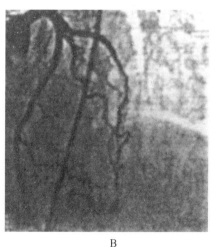

A　　　　　　　　　　　　　　　B

图 21-1　左冠状动脉造影(左前斜位＋头位)

A. 左前降支心肌桥;B. 舒张期左前降支正常

　　2012 年,Sun 等报道 13 例孤立性心肌桥患者平均年龄为(51.3±10.2)岁,术前冠状动脉造影前降支在收缩期管腔狭窄≥75%,行左乳内动脉的旁路移植手术,术后 1 年复查冠状动脉CTA,血管桥无狭窄,后续随访均无心绞痛症状。但 CABG 会造成移植动脉和壁冠状动脉间

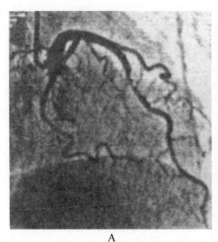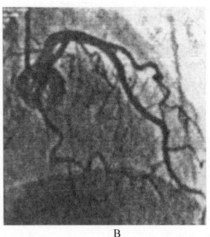

A   B

图 21-2　左冠状动脉造影（右前斜位＋头位）
A. 左前降支心肌桥；B. 舒张期左前降支正常

的血流竞争。尤其是原来冠状动脉狭窄不严重时，这可导致血栓形成及短期不良事件的发生。

微创小切口的操作是心脏外科发展的趋势与方向。其效果直接体现在避免体外循环及心脏停搏带来的缺血-再灌注损伤，减少传统手术切口带来的痛苦及相关并发症，同时更符合美观的理念追求。这种微创手术的优点也包括手术时间及恢复时间缩短，输血量减少，麻醉时间缩短，ICU 停留时间缩短，患者疼痛减轻。然而恢复血管再血管化的总数量的减少以及暴露血管的难度使得这些方法只适合对一部分患者使用。

冠状动脉旁路移植手术的未来发展趋势是使这种手术变得更容易使患者接受，通过使用更加先进的设备使患者创伤更小，更美观，桥血管远期通畅率更高。外科医生正在尝试不断优化手术并迎接更多挑战，继续发展微创手术和方法。机器人手术系统作为一种全新的手术工具已逐步应用于微创心外科领域。机器人冠状动脉旁路移植术是微创冠状动脉搭桥的前沿技术，具有创伤小，操作精细等优点，常见的术式为：机器人下内乳动脉游离、机器人辅助下冠状动脉旁路移植术和全机器人冠状动脉旁路移植术。中国人民解放军总医院 2007 年总结共完成的 178 例全机器人冠状动脉旁路移植术或小切口下冠状动脉旁路移植术，其中 20 例患者合并有回旋支或右冠状动脉局限性狭窄，于机器人术后 2 周内行分站式支架置入（杂交），恢复良好。未见心脏不良事件发生。这种方法建议用于高风险的传统冠脉搭桥治疗中，以减少手术风险增加患者存活率。

参 考 文 献

[1]　姬尚义,沈宗林.缺血性心脏病.北京:人民卫生出版社,2005.

[2]　李占全,金元哲.冠状动脉造影与临床.2 版.沈阳:辽宁科学技术出版社,2007.

[3]　张鸿修,黄体钢.实用冠心病学.4 版.天津:天津科技翻译出版公司,2005.

[4]　吴清玉.冠状动脉外科学.北京:人民卫生出版社,2004.

[5]　Möhlenkamp S,Hort W,Ge J,et al. Update on myocardial bridging. Circulation,2002,106:2620.

［6］ Bourassa MG，Butnaru FA，Lesperance J，et al. Symptomatic myoardial bridges：Overview of ischemic mechanism and current diagnostic and treatment strategies. J Am ColI Cardial，2003，34：358.

［7］ 张志寿，杨瑞峰.冠状动脉心肌桥的研究进展.心脏杂志，2009，21(3)：419.

［8］ 郭少先，吕小东，吴清玉，等.冠状动脉肌桥的外科治疗.中华胸心血管外科杂志，2004，20(5)：300.

［9］ 黄晓红，王永云，许建屏，等.冠状动脉心肌桥合并其他心脏病外科治疗和随访观察.中国循环杂志，2007，22(4)：229-301.

［10］ Barylei MM，Tirilomis T，Buhre W，et al. Off-pump supraaterial decompression myotomy for myocardial bridging. Heart Surg Forum，2005，8：E49-54.

［11］ pratt Jw，Michler RE，pala J，et al. Minimally invasive coronary artery bypassgrafting for myocardial muscle bridging. Heart Surg Forum，1999，2：250-253.

［12］ Juilliere Y，Berder V，Suty-selton c，et al. Isolated myocardial bridges with angiographic milking of the left anterior descending coronary artery：a long term follow-up study. Am Heart J，1995，73：462-465.

［13］ 杜奇容，王宜青，陈德海，等.微创冠状动脉旁路移植术治疗左前降支心肌桥一例.中国胸心血管外科临床杂志，2008，15(3)：240.

［14］ Berry JF，Von Mering GO，Schmalfuss C，et al. Systolic compression of the left antering descending coronary artery：a case series，review of the literatus，and therapeutic options inducing stenting. Catheter Cardiovasc Interv，2002，56：58-62.

［15］ 刘继红，何学志，庄熙晶，等.微创冠状动脉搭桥治疗冠状动脉肌桥二例.中国循环杂志，2007，22(4)：318.

［16］ 张志寿.冠心病专家门诊 150 问.北京：人民军医出版社，2005.

［17］ AI-Ruzzeh S，George S，Yacoub M，et al. The clinical outcome of off-pump coronary artery bypass surgery. Eur J Cardiothorac Surg，2001，20(6)：1152-1156.

［18］ Buffolo E，de Andrade CS，Branco J N，et al. Coronary artery grafting without cardiopulmonary bypass. Ann Thorac Surg，1996，61(1)：63-66.

［19］ 李岳环，张海波.冠状动脉肌桥的治疗进展.心肺血管病杂志，2015，34(6)：519-521.

［20］ 骆雅丽.冠状动脉心肌桥临床研究进展.心血管病学进展，2018，39(1)：49-52.

［21］ Grondin P，Bourassa MG，Noble J，et al. Successful course after supraarterial myotomy for myocardial bridging and milking effect of the left anterion descending artery. Ann Thorac surg，1977，24(5)：422-429.

［22］ Onan B，Onan IS，Bakir I. Left anterior descending coronary artery muscular bridge：lengthy and complete. Tex Heart Inst J. 2012，39：598-600.

［23］ Xu Z，Wu Q，Li H，et al. Mytomy after previous coronary artery bypass grafting for tretment of myocardial bridging. Circulation，2011，123：1136-1137.

［24］ Sun X，Chen H，Xia L，et al. Coronary artery bypass gratting for myocardial bridges of the left anterior descending artery. J Card surg，2012，27：405-407.

［25］ Sabik JF 3rd，Blackstone EH. Coronary artery bypass graft patency and competitive flow. J Am Coll Cardiol，2008，51：126-128.

［26］ 王桂亮，张庆华，蔡国华，等.冠状动脉搭桥手术的过去、现在和未来.中国医师杂志，2016，18(4)：630-633.

［27］ Mack M，Acuff T，Yong P，et al. Minimally invasive thoracocopically assisted coronary artory bypass surgery. Eur J cardiothorac surg，1997，12(1)：20-24. DOI：10. 1016/S1010-7940(97)00141-3.

［28］ 郭海平，凌云鹏.微创冠状动脉旁路移植术的发展现状.心肺血管病杂志，2016，35(9)：776-777.

［29］ 张彪，张成鑫，葛圣林.桥血管的内膜损伤可狭窄.安徽医药，2016，20(11)：2009-2012.

［30］ Loulmet D,Carpentier A,d'Attellis N,et al. Endoscopic coronary artery bypass grafting with the aid of robotic assisted instruments. J Thorac cardiovasc surg,1999,118:4-10.

［31］ Srivastava S,Gadasalli S,Agusala M,et al. Use of bilateral internal thoracle arteries in CABG through lateral thoracotomy with robotic assistomce in 150 patients. Ann Thorac Surg,2006,81:800-806.

［32］ Lather EJ,Grigore A,Reicher B,et al. Dual Console robotic system to teach beating heart total endoscopic coronary artery bypass grafting:a video presentation. Interact Cardiovasc Thorac Surg,2010,8(suppl),S113-S114.

［33］ 高长青,吴扬,杨明,等. 机器人非体外循环冠状动脉旁路移植术. 中华外科杂志,2011,49:923-926.

［34］ 杨明. 机器人冠状动脉旁路移植术研究进展. 中南大学学报:医学版,2013,38(10):1080-1084. DOI:10.3969/J. issn. 1672-7347. 2013. 10. 017.

［35］ 高长青,杨明,吴杨,等. 机器人非体外循环冠状动脉旁路移植与支架置入"杂支"手术治疗多支冠状动脉病变. 中华胸心血管外科杂志,2011,27(7):398-400. DOI:10. 3760/cma. j. issn. 1001-4497. 2011. 07. 006.

第22章 冠状动脉心肌桥的预后

第一节 临床意义

由于冠状动脉心肌桥在普通人群的尸检中发现率很高,有的为 5.4%～85.7%,有的为 15%～85%,亦有 40%～85%,多数>50%。因此,长期以来,人们认为冠状动脉心肌桥是一种良性的解剖变异。尽管这种畸形在出生时就存在,但通常在 30 岁以后才表现出症状。而且在冠状动脉心肌桥人群中,多数没有症状,人们常认为是一种良性病变。通常当一个心绞痛的患者,尤其是中、青年患者无常见的冠状动脉粥样硬化性心脏病危险因素和心肌缺血的证据时,要考虑到冠状动脉心肌桥。但是,并不是所有心肌桥患者都有心肌缺血的客观征象,因为大多数情况下是由于严重变异的结果。

为了评价孤立性心肌桥的临床意义,Kramer 等回顾 658 例冠状动脉造影和左心室功能均正常的患者,结果发现 81 例(12%)患者有左前降支的心肌桥。在这 81 例中,仅有 11 例收缩期管腔直径狭窄大于 50%,而 15 例有典型的心绞痛发作。但有关闭塞的长度未做报道。有 1/3(25/81)的患者做了运动诱发试验,试验中有 3 例心肌缺血阳性,随访 5 年,生存率为 95%,且无心脏性猝死发生。另有研究报道 28 例孤立性心肌桥随访 11 年,根据收缩期狭窄的程度分为两组,即<50%(15 例)和>50%(13 例)两组,在随访期间无 1 例心肌梗死发生。Juilliere 等对 61 例患者,进行长达 11 年的研究发现,无论收缩期压迫是否>50%,随访中无一例出现心肌梗死或与心脏疾病相关的死亡。

随着人们对冠状动脉心肌桥认识的深入,其临床意义的重要性已为广大临床医师所接受。心肌桥的临床表现无特异性,尤其是中、老年伴冠状动脉粥样硬化性心脏病易患因素的人群,更容易长期被误诊为冠状动脉粥样硬化性心脏病,使病情延误甚至加重恶化。患者的心肌缺血表现可随着冠状动脉受累程度或合并冠状动脉粥样硬化等情况逐渐加重。近年有不少报道,冠状动脉心肌桥不仅可出现各种类型的心绞痛,而且可以发生心肌梗死、急性冠脉综合征、心肌顿抑、左心功能不全、室间隔穿孔、恶性心律失常,甚至猝死。这是由于心肌桥冠状动脉血流动力学特点表现为周期性收缩期血管压缩,伴有局部的峰压,持续的舒张期直径减少,增快的血流速度,衰减的血流以及冠状动脉血流储备的减少,这些特征可以解释心肌桥患者出现的症状和缺血发作。心肌桥部位冠状动脉受压可用一个病理过程以示受压程度的演变,即心绞痛→心动过速→心律失常→心肌缺血→心肌梗死→猝死。心肌桥可使其压迫的冠状动脉结构发生变化,血流动力学出现明显异常,并可导致不同程度的心脏事件的发生,从而揭示心肌桥的临床意义。

姚道阔等报道 1 例心肌桥引起急性心肌梗死伴晕厥报道。患者，男性，57 岁。因突发晕厥 2 次，胸闷、胸痛 1d，于 2006 年 2 月 10 日入院，诊断为急性前壁心肌梗死、血管迷走性晕厥。冠状动脉造影示左前降支(LAD)中段可见 2 处心肌桥。造影过程中出现晕厥，心率 60/min，血压 40/20mmHg，经用多巴胺后 3min 血压恢复至 100/60mmHg。该患者心肌桥血管近端无明显冠状动脉病变，决定进行药物治疗，并进行随访，病情稳定。

蒋艳伟等报道心肌桥猝死 1 例。患者，女性，26 岁。某日因感头痛、流涕、发热，以"感冒"自购药物治疗。次日中午开始发生抽搐、神志不清，于 12 时 20 分被人送至医院抢救。入院查体：血压 115/84mmHg，脉搏 92/min，节律整齐，昏迷状，颈软，双瞳孔等大、等圆，对光反射灵敏。诊断"抽搐原因待查"。经医院抢救治疗无效，于当晚 7 时 40 分死亡。死后 2d 尸检。心脏重 275g，左心室壁厚 1.3cm，右心室壁厚 0.3cm；左冠状动脉前降支距起始部 0.5cm 开始进入室间隔肌层内行走，壁冠状动脉走约 1.0cm 后向外穿出，肌桥厚 1.2cm，壁冠状动脉直径 0.1cm。镜下部分心肌细胞肥大，部分心肌横纹不清或消失，左心室前壁部分心肌是灶性收缩带状坏死，心尖部肌纤维灶性纤维化，心脏传导系统检查未见明显异常。双肺重 960g，表面光滑，切面淤血；镜下肺呈灶性水肿、气肿及出血。鉴定结论为左前降支心肌桥致急性心功能衰竭死亡。

Juilliere 等对 61 例心肌桥患者进行(11±3)年的随访期中，无心肌梗死事件发生。

祁家祥等对 155 例心肌桥患者进行 2.5～7 年的随访，仅有 5 例发生严重心血管事件。

2009 年，Ural 等报道 59 例仅用药物治疗的孤立性心肌桥患者，平均随访时间为(37±13)个月，患者的长期预后良好，Ural 同时观察到，在 2/3 无持续用药的患者中，仅 1/5 的患者出现心肌缺血症状，由此认为在一些情况下，对孤立性心肌桥患者持续用药并非必需。

2014 年，朱恩军等报道 11 例接受外科治疗的心肌桥患者，其中 10 例为孤立性心肌桥，1 例合并前降支-肺动脉瘘。10 例孤立心肌桥患者在非体外循环下行心肌桥松解术，其中 1 例行松解时损伤冠状动脉，改行非体外 CABG；合并前降支-肺动脉瘘的患者在非体外循环下行肌桥松解术，同时行瘘修补术。术后随访 2～51 个月，10 例行心肌桥松解术患者中有 1 例术后复发胸痛，行冠状动脉造影检查未见明显收缩期狭窄，给予药物治疗可控制症状。1 例行 CABG 9 个月后再发胸痛，后行支架置入治疗。

从以上临床资料可以看出，多数冠状动脉心肌桥的临床过程是良性的，但是发生急性冠状动脉事件的报道仍时有发生，值得临床医师高度重视，对有症状的冠状动脉心肌桥患者应积极治疗，密切观察、防止不良事件的发生。目前尚缺乏大样本、多中心有关壁冠状动脉收缩期和舒张期狭窄都很重、症状明显、心肌缺血证据充足，经过积极治疗患者长期随访调查的资料，以得出权威性的结论。

第二节　预后的影响因素及预防

因为冠状动脉心肌桥在普通人群尸检中发现率很高，因此被认为是一种良性的解剖变异。多数患者无临床症状，一般预后良好。孤立性心肌桥患者长期预后良好，5 年生存率为 97.5%。一组左前降支心肌桥的患者，11 年的生存率为 98%，未见与冠状动脉心肌桥相关的死亡。有些患者有心绞痛、心肌梗死、心律失常等症状，经药物治疗、介入治疗或手术治疗后，也有发生猝死者。故对冠状动脉心肌桥患者的预后，应做进一步的分析、研究，以期进一步改善患者的预后,防止或减少心脏事件的发生。

一、影响预后因素

(一)心肌桥的解剖结构

1. 表浅型与纵深型　表浅型,是指壁冠状动脉位于浅表的心肌,厚度一般不超过 2mm,一般不会引起肌桥段冠状动脉收缩期狭窄。

纵深型,是指壁冠状动脉位于较深的心肌之中,厚度常在 2mm 以上,可能压迫并扭曲血管,不仅导致收缩期壁冠状动脉狭窄,血流灌注减少,而且影响舒张早、中期血流,从而导致心肌缺血。

表浅型比纵深型预后要好。

2. 单发型与多发型　单发型,一个心脏只有一个心肌桥,大多数为单发型,常见于左前降支冠状动脉。

多发型,一个心脏有 2 个或以上的心肌桥,较少见。

单发型比多发型预后要好。

3. 心肌桥的长度、宽度、厚度　心肌桥的长度为 4～80mm,宽度为 10～30mm,厚度 1～4mm,心肌桥越长,其厚度就越大,对血流动力学影响越明显。有学者将心肌桥的厚度视为决定血管收缩期狭窄程度的指标之一,但是肌桥具体多厚时才能引起临床症状的心肌缺血尚不明确。

4. 心肌桥肌束位置　心肌纤维与冠状动脉的夹角近似直角者最多,成斜角者较少,近平行者更少。心肌桥的位置离冠状窦越近,心肌桥对血管的压迫作用越明显。心肌桥的肌束位置与走向可影响收缩期压迫程度,当肌纤维横向跨过血管朝向心尖及心肌桥较深围绕前降支近段时,管腔受压程度重。有时心肌桥不仅覆盖冠状动脉,有研究发现心肌桥可同时跨过动脉和静脉,当剧烈运动时,可以引起心肌缺血和血流同流,导致心肌供氧不足。

(二)壁冠状动脉受压程度

根据冠状动脉造影,Nobel 将壁冠状动脉收缩期狭窄按程度由轻而重分为 3 级。Ⅰ级,狭窄<50%;Ⅱ级,为 50%～75%;Ⅲ级,>75%。从预后角度考虑,应该是狭窄程度越轻,预后越好;狭窄程度越重,预后越差。

(三)临床有无症状

按临床上有无症状,将冠状动脉心肌桥分为以下 3 型:单纯型,各种医学检查诊断有心肌桥的存在,但无临床症状,最多见;功能型,指在排除其他心脏病变或存在不足以引起明显心肌缺血症状的心脏病变的情况下发现的心肌桥,较少见;混合型,存在心肌桥,同时合并其他心脏病变,如冠状动脉粥样硬化或肥厚型心肌病并有临床症状,不少见。有时单纯型会向功能型和混合型转化,其演变趋势值得重视。一般来说,单纯型预后良好。

(四)孤立性心肌桥或合并其他冠状动脉或心脏病变

1. 孤立性心肌桥　孤立性心肌桥患者长期预后良好,5 年生存率 97.5%。一组左前降支心肌桥的患者,11 年的生存率为 98%,未见与心肌桥相关的死亡。Juilliere 等 8 年期间连续冠状动脉造影,发现有左前降支心肌桥 61 例,检出率为 0.82%(年检出率为 0.41 %～1.16%)。对 28 例孤立性心肌桥有收缩期压迫的患者进行长达 11 年的预后研究。根据壁冠状动脉收缩期受压程度分为两组。A组(收缩期受压<50%)15 例,71%的患者自觉很好或良好,50%的

患者有临床症状,64%的患者服用抗心绞痛药物;B组(收缩期受压≥50%)13例,50%的患者自觉良好,70%的患者有临床症状,50%的患者服用抗心绞痛药物。11年随访中,两组无一例出现心肌梗死或与心脏疾病相关的死亡。

2. 心肌桥近端合并严重动脉粥样硬化病变　　王宁夫等进行心肌桥和心肌桥近端合并严重动脉粥样硬化病变的介入治疗疗效观察及随访。将所有患者分为3组。A组为冠状动脉前降支近段或中段有严重心肌桥,且心肌桥近端合并动脉粥样硬化并狭窄≥70%的患者,在硝酸甘油试验时,肌桥血管收缩期狭窄≥95%。入选28例,对心肌桥近端动脉粥样硬化严重狭窄患者行支架置入术,但不治疗心肌桥。B组为有症状心肌桥组,为单纯前降支近段或中段心肌桥不合并其他心脏病的患者,在硝酸甘油试验时,肌桥处血管在收缩期狭窄≥95%。入选16例,进行介入治疗。C组为单纯前降支动脉粥样硬化严重狭窄组,单纯前降支近端或中段动脉粥样硬化严重狭窄≥70%,无心肌桥,入选59例,进行普通支架置入治疗。3组均成功进行介入治疗。A组4例支架内再狭窄,B组7例再狭窄,均再次行介入治疗。B组有1例行第3次介入治疗,随访20个月,无症状。C组8例支架内再狭窄,6例再次行介入治疗,2例行CABG术,临床随访20个月,均无心脏不良事件。

从上述研究中可以看出,心肌桥近端合并严重动脉粥样硬化病变,经过积极的介入治疗,仍然可以取得良好的效果,随访20个月病情稳定,还有待于长期随访。

3. 心肌桥合并冠状动脉粥样硬化性心脏病　　据报道,50%的冠状动脉心肌桥患者合并有冠状动脉粥样硬化性心脏病,这比单纯孤立性心肌桥患者增加了病情的严重性,如果及时采用药物治疗或介入治疗,或手术治疗,仍可以取得良好的效果。目前尚缺乏大系列、多中心有关心肌桥、心肌桥合并近端严重动脉粥样硬化病变、心肌桥合并冠状动脉粥样硬化性心脏病的药物治疗、介入治疗、手术治疗效果比较及长期预后随访的研究。

4. 心肌桥合并肥厚型心肌病　　心肌桥在肥厚型心肌病患者中检出率较高,可达30%。Yetman等研究发现,有心肌桥的肥厚型心肌病患儿较无心肌桥的患儿有更频繁的胸痛、心脏停搏、室性心动过速、运动时 ST 段明显压低以及校正 Q-T 间期离散度增加。其5年生存率(67%)明显低于无心肌桥的患儿(94%,$P=0.004$)。Sorajja 等研究发现,肥厚型心肌病的成年患者,无论是否存在心肌桥,其远期生存率无明显差异。上述资料提示心肌桥在肥厚型心肌病成年患者的意义不如儿童患者重要。

5. 心肌桥合并瓣膜性心脏病　　有部分冠状动脉心肌桥患者合并瓣膜性心脏病,这无疑增加心肌桥患者病情的严重性,使心功能不全有所加重。倘若及时进行瓣膜置换术,仍可以取得良好的效果,远期预后仍有待于对比观察、随访。黄晓红等报道冠状动脉心肌桥合并其他心脏病外科治疗和随访观察的经验。选自1999年1月至2006年12月24例心肌桥合并其他心脏病患者进行心肌松解术和(或)CABG 术,合并其他心脏病同期手术,如瓣膜置换术、瓣膜成形术等,患者心功能明显改善,所有22例患者在随访中未发生心肌梗死、死亡或需再次血供重建。这需要更多病例长期对比随访研究。

(五)是否及时早期正确诊断治疗

要改善冠状动脉心肌桥患者的预后,一定要及时发现,正确诊断,积极治疗,以防心血管事件的发生。多数患者无症状,预后良好,对有症状的患者,及时去医院检查,发现心肌缺血的征象,发现心肌桥的特征性改变,如64层螺旋 CT 冠状动脉成像或冠状动脉造影,以便采取相应的治疗,使病情稳定。如以前未能被发现,亦可突然发生急性冠脉综合征,甚至猝死的病例。

以上这些影响预后的因素,仅供参考。Yano 等研究认为,在急性下壁心肌梗死患者中,位于左前降支的心肌桥、右心室心肌梗死和高肌酸肌酶水平是出现休克的不良预示因素。心肌桥合并其他心脏病,会影响预后,合并左心功能不全亦会影响预后,这均有待于长期预防观察。

二、预后的危险分层

关于冠状动脉心肌桥的危险分层,目前文献上尚未提到,国内外亦未制定相应指南,这与目前尚未开展大规模、多中心的长期研究有关。笔者根据现有资料及个人临床经验,提出以下看法,供同道参考及进一步研究。

(一)低危

1. 浅表肌桥,单发心肌桥的位置离冠状窦远。

2. 壁冠状动脉按 Nobel 分级属 I 级。

3. 无临床症状或症状轻微。

4. 无心肌缺血征象,如心电图、平板运动试验、动态心电图、超声心动图、心肌核素显像等无异常发现。

(二)中危

1. 浅-深肌桥,单发或多发,心肌桥的位置离冠状窦较近。

2. 壁冠状动脉按 Nobel 分级属 II 级。

3. 有中度临床症状。

4. 有心肌缺血征象,如心电图、平板运动试验、动态心电图、超声心动图、心肌核素显像等有异常发现。

(三)高危

1. 纵深型肌桥,单发或多发,心肌桥的位置离冠状窦位置近。

2. 壁冠状动脉按 Nobel 分级属 III 级。

3. 有明显临床症状,可出现不稳定型心绞痛、急性心肌梗死、严重心律失常、左心功能不全等。

4. 有明显心肌缺血征象,如心电图、平板运动试验、动态心电图、超声心动图、心肌核素显像等有异常发现。

5. 或合并有肌桥近端严重动脉粥样硬化病变、冠状动脉粥样硬化性心脏病、肥厚型心肌病、心脏瓣膜病等。

三、预防

(一)防病因

冠状动脉心肌桥尸解检出率文献报道不一,可为 5.4%～85.7%,诊断方法和标准需要统一,使人群中发生率有一个比较准确的判定。目前冠状动脉造影的检出率较低(0.4%～4.6%),亦有达 16% 的报道。多层螺旋 CT 冠状动脉成像可提高其检出率,达 18.6%。总之,目前认为是一种良性冠状动脉解剖变异,有学者归之为"先天性心脏病"。这与胚胎时期心脏血管发育位置异常有关。有可能与胚胎发育时染色体变异有关,对此尚需要进行分子生物学研究,如何避免或减少这种冠状动脉解剖变异,才可以避免或减少心肌桥的发生。

亦有学者认为,后天某些因素可能参与其形成,尤其是在心脏移植患者和肥厚型心肌病患者发生率较高,这些都值得进一步研究。后天哪些因素参与心肌桥的形成,如果避免或控制这些因素就可以减少后天心肌桥的产生。Vong patanasin 等认为,心肌桥可能存在先天性和获得性两种类型,后者是在心肌肥厚、心肌收缩力增强以及室壁应力增加等条件下形成的。心肌肥厚时心肌收缩力增加,对壁冠状动脉的压迫更强,可使本已存在但并不明显的心肌桥程度加重,故推测心肌肥厚可以促进心肌桥的临床发生。

郭丽君等分析心肌桥的临床表现和预后的关系。对该院 2871 例冠状动脉造影患者中检出 35 例心肌桥病例,其中 24 例为孤立性心肌桥,有肌桥前段血管粥样硬化者 15 例,包括冠状动脉粥样硬化性心脏病者(固定狭窄≥50%者)9 例。此 9 例中急性下壁、后壁心肌梗死 2 例,急性下壁心肌梗死、右心室心肌梗死 1 例,急性前间壁心肌梗死 1 例,其余 5 例表现为心绞痛或不典型胸痛。合并肥厚型心肌病者 3 例,合并高血压者 13 例,有左心室肥厚者 7 例。其中 24 例孤立性心肌桥患者中,急性前侧壁心肌梗死 1 例,典型心绞痛 10 例,不典型胸痛 13 例,心电图异常和正常组各 12 例。本研究发现,心肌桥前段血管粥样硬化组的肌桥收缩期狭窄程度(68%±13%)与无粥样硬化组(54%±14%)差异有非常显著的意义($P<0.01$)。心电图异常组的肌桥收缩期狭窄程度(63%±13%),重于心电图正常组(49%±13%,$P<0.05$),但与心绞痛的典型症状(58%±16%)与否(54%±15%)关系不大。左心室肥厚者的肌桥收缩期狭窄程度(69%±9%),重于非肥厚者(58%±16%,$P=0.09$)。3~50(26.6±17.7)个月的随访期内无恶性临床事件发生。通过本研究说明:①心肌桥的狭窄程度越严重,造成的心肌缺血越严重,即出现心电图异常的可能性就越大。②心肌桥有促发或加速其前段冠状动脉血管粥样硬化病变的倾向,且与心肌桥的狭窄程度有关。③左室肥厚可能促进本不严重的心肌桥的发生。④心肌桥的预后良好。

(二)防诱因

1. 防止过度劳累,防过度体力劳动,过度体育运动,过度增加负重,以防止心脏负荷过重,心率增快,增加壁冠状动脉收缩期受压加大,产生心绞痛及缺血征象。要注意劳逸适度。

2. 防止情绪激动、暴怒、生气,使交感神经兴奋,心率加快,血压增高,加重壁冠状动脉收缩期受压,产生相应症状及征象。心情要保持平静。

3. 防止吸烟、酗酒、暴饮暴食,以免增加心脏负荷,激活交感神经,产生相应症状及征象。也要防止进食刺激性食物,饮食要清淡适量。不喝浓茶、咖啡。

4. 防止发热、感冒、感染、体温上升、心率加快,否则,既增加壁冠状动脉受压,又可以诱发心肌缺血。

5. 防止应用正性肌力药物,如洋地黄类、多巴胺、多巴酚丁胺、氨力农、米力农等,以免增强心肌收缩力,增加心率,加重壁冠状动脉受压而诱发心肌缺血。硝酸酯类药物亦应避免,因也可加重壁冠状动脉收缩期受压。

(三)及早诊治

1. 对心肌桥易发人群,加强普查,以期早期发现、早期治疗。

2. 对有可疑心肌桥症状患者,及时进行相关检查,以期及早发现,并对其进行危险分层,采取相应的治疗,以获得良好的效果,并进行认真的随访。

(四)预防为主

对已诊治的冠状动脉心肌桥患者,要搞好二级预防,服用必要的药物,保持健康的生活方式,防治冠状动脉粥样硬化性心脏病的危险因素,定期复诊、定期复查,使病情保持长期稳定。

如患者有不适,应及时就医,及时诊治;如需要住院治疗,应尽快采取有效的治疗方法,使其病情早日控制,取得最佳治疗效果。

参 考 文 献

［1］　Möhlenkamp S,Hort W,Ge J,et al. Update on myocardial bridging. Circulation,2002,106:2621.

［2］　戴汝平,支爱华.提高对冠状动脉肌桥及其临床意义的认识.中国循环杂志,2007,22(5):321-322.

［3］　董敏,钱菊英.冠状动脉心肌桥研究现状.中华心血管病杂志,2006,34(5):474-476.

［4］　Juilliere Y,Berder V,Suty-selton C,et al. Isolated myocardial bridges with angiographic milking of the left antering descending coronary artery:a long-term follow-up study. Am Heart J,1995,129:663-665.

［5］　Yano K,Yoshino H,Taniuchi M,et al. Myocardial bridging of the lefe antering descending coronary artery in acute inferior wall myocardial infarction. Clin Cardiol,2001,24:202-208.

［6］　Yetman AT,McCrindle Bw,MacDonald C,et al. Myocardial bridging in children with hypertrophic cardiomyocapthy——a risk factor for sudden death. N Engl J Med,1998,339:1201-1209.

［7］　Sorajja P,Ommen SR,Nishimura RA,et al. Myocardial bridging in adult patients with hypertrophic cardiomyopathy. J Am Coll Cardiol,2003,42:889-894.

［8］　张志寿,杨瑞峰.冠状动脉心肌桥的研究进展.心脏杂志,2009,21(3):419.

［9］　Kramer JR,Kitazume H,proudfit WL,et al. Clinical significance of isolated coronary bridges:Benign and frequent condition involving the left anterior descending artery. Am Heart J,1982,103:283-288.

［10］　Bonvini RF,Alibegovic J,Keller XP,et al. Coronary myocardial bridge,aninnocent bystander. Heart Vessels,2008,23:67-70.

［11］　王升平.心肌桥及其影像学评价.医学影像学杂志,2008,18(4):432-437.

［12］　Nayar PG,Nyamu P,Venkitachalam L,et al. Myocardial infarction due to myocardial bridging. Indian Heart J,2002,54:711-712.

［13］　姚道阔,南方,赵敏,等.心肌桥引起急性心肌梗死伴晕厥一例报告.北京医学,2006,28(10):637.

［14］　蒋艳伟,吴小瑜,朱少华,等.心肌桥猝死 1 例.法律与医学杂志,2006,13(4):294.

［15］　Alegria JR,Hermann J,Holmes DR,et al. Myocardial bridging. Eur Heart J,2005,26:1159-1168.

［16］　王宁夫,潘浩,童国新.心肌桥和心肌桥近端合并严重动脉粥样硬化病变的介入治疗疗效观察.中华心血管病杂志,2005,33(8):684-686.

［17］　黄晓红,王永云,许建屏,等.冠状动脉心肌桥合并其他心脏病外科治疗和随访观察.中国循环杂志,2007,22(4):299-301.

［18］　郭丽君,谭婷婷,毛节明.冠状动脉心肌桥的临床和预后分析.中华医学杂志,2003,83(7):553-555.

［19］　祁家祥,杨震坤,张瑞岩.单纯心肌桥患者临床特点及预后分析.国际心血管病杂志,2007,34(3):224-226.

［20］　骆雅丽.冠状动脉心肌桥临床研究进展.心血管病学进展,2018,39(1):49-52.

［21］　Ural E,Bildirici U,Celikyurt U,et al. Longterm prognosis of non-interVentionally followed patients with isolated myocardial bridge and severe systolic compression of the left mterior descending coronary artery. Clin cardiol,2009,32:454-457.

［22］　朱恩军,黄方炯,吴强,等.小切口肌桥松解术治疗冠状动脉肌桥的临床研究.心肺血管杂志,2014,33:548-550,572.

［23］　李岳环,张海波.冠状动脉肌桥的诊疗进展.心肺血管杂志,2015,34(6):519-521.

［24］　颜红兵,刘臣,胡大一.对心肌桥的几个新认识.中华心血管病杂志,2018,46(4):252-254.

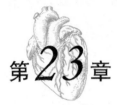

第**23**章 冠状动脉心肌桥的展望

1737 年,Reyman 在尸检中发现冠状动脉心肌桥。1922 年 Grainicanu 首先描述了心肌桥的存在,但直到 1960 年 Portmanu 和 Lwing 才率先报道冠状动脉心肌桥的影像学表现,即冠状动脉某一节段收缩期变得狭窄、模糊或显影不清,而舒张期显像正常。几十年来,国内外心血管病学者对冠状动脉心肌桥患者进行大量的基础研究和临床研究,取得了丰硕的成果,对冠状动脉心肌桥有了进一步的认识,对其发病机制、临床表现、特殊检查、诊断与治疗等方面有了更多研究与进展,对其临床意义与预后亦进行了长期随访和更多认识。但目前对冠状动脉心肌桥的认识尚不同,对其重视程度也不一致,主要是缺乏系统的、深入的研究,特别是缺乏大样本、多中心、长时间的循证医学的研究。心血管界对于冠状动脉心肌桥应给予更多的关注,进行更多、更深入、更系统的基础研究与临床研究,特别应加强对其流行病学、心肌桥解剖发生、发病机制、心肌缺血、冠状动脉粥样硬化的发生、临床表现、诊疗技术与预后等方面进行深入的研究;对冠状动脉心肌桥的临床诊断,治疗原则的深入研究;对药物治疗、介入治疗、手术治疗的对比及预后的长期随访,应按照循证医学原则进行认真评价,以便对冠状动脉心肌桥有一个全面、客观的认识。这些研究必将推动冠状动脉心肌桥在诊断、治疗上有一个更大的提高,引起心血管界的进一步重视,其在心血管疾病谱中的地位,也将日益重要。

第一节　加强对心肌桥的科学研究

一、积极开展流行病学研究

目前,冠状动脉心肌桥的检出率无论尸体解剖,还是冠状动脉造影,或 64 层螺旋 CT,差异较大,需要进一步搞清真实发生率是多少。

(一)普通人群研究

1. 尸检检出率　国内外文献报道,有关冠状动脉心肌桥的尸检检出率差别从小到最大,为 5.4%～85.7%。这可能与标本来源和检查方法不同有关,与性别、年龄、心脏大小无明显关系。这需要规范标本来源和检查方法,使检出结果差异较小,更符合客观实际,这就要严格的科研设计。

2. 冠状动脉造影检出率　据报道,目前冠状动脉造影对冠状动脉心肌桥的检出率为 0.5%～40%,而冠状动脉造影又是诊断冠状动脉心肌桥的金标准,大多数报道其检出率<10%。冠状动脉造影能否显示心肌桥对壁冠状动脉的压迫受许多因素的影响,包括心肌桥的厚度和宽度;心肌桥与壁冠状动脉的解剖关系;壁冠状动脉周围结缔组织和脂肪组织的多少;

血管扩张药可加重收缩期狭窄,血管收缩药则减轻收缩期狭窄;心肌桥近段冠状动脉有无粥样硬化狭窄;冠状动脉造影投照体位。所以,冠状动脉造影对冠状动脉心肌桥检查需要规范化。常规左、右前斜位加头位会更清楚显示,造影中使用硝酸甘油可以提高壁冠状动脉的检出率。在浅表肌桥患者,看不到"挤奶征",新的影像技术和刺激试验有助于发现心肌桥患者。

3. 多层螺旋 CT 检出率　近年多层螺旋 CT,特别是 64 层螺旋 CT 冠状动脉成像对发现冠状动脉心肌桥的价值受到更多重视,其诊断 MB-MCA 的敏感性和检出率要高于冠状动脉造影。但 64 层螺旋 CT 冠状动脉成像对 MB-MCA 检出率也有一定差异(7.33%～18.56%)。需要统一操作方法、图像诊断分析技术、规范诊断标准,进一步提高冠状动脉心肌桥的检出率。双源 CT 对心肌桥的检出率更高,值得临床推广应用。

(二)高危人群的检测

1. 冠状动脉粥样硬化性心脏病　据报道,冠状动脉粥样硬化性心脏病患者合并冠状动脉心肌桥的比例可达 50%,因而对冠状动脉粥样硬化性心脏病患者进行 64 层螺旋 CT 冠状动脉成像、冠状动脉造影时,应注意是否有冠状动脉心肌桥及其特点,如冠状动脉粥样硬化性心脏病患者死亡时尸检除按常规进行外,亦应关注有无冠状动脉心肌桥,并注意进行深入的研究。

2. 肥厚型心肌病　据报道,肥厚型心肌病患者合并冠状动脉心肌桥的比例可达 30%～50%。因此,对肥厚型心肌病患者及其家人,应进行 64 层螺旋 CT 冠状动脉成像或冠状动脉造影检查,并注意是否有冠状动脉心肌桥及其特点。对于病故的成人、儿童肥厚型心肌病患者,应争取尸检,注意有无冠状动脉心肌桥并注意研究。

3. 高血压　高血压是心血管常见病、多发病,目前我国高血压患者已达 2 亿多人,且有上升趋势。在高血压患者中,大多伴有左心室肥厚者,而左心室肥厚是冠状动脉心肌桥后天发生的重要因素。对于高血压左心室肥厚患者,应进行 64 层螺旋 CT 冠状动脉成像或冠状动脉造影检查,注意是否有冠状动脉心肌桥及其特点。对于因高血压心脏病死亡患者,应争取尸检,除常规尸检外,应仔细检查有无冠状动脉心肌桥。

4. 心脏移植术和 CABG 术　据有关文献报道,心脏移植术和 CABG 术,冠状动脉心肌桥的发现率较高,约 15%。故对这类患者手术前后应常规行 64 层螺旋 CT 冠状动脉成像及冠状动脉造影,以期明确冠状动脉心肌桥的发生率,手术前后有何变化。对于因心脏移植术或 CABG 术后病故患者,亦应争取尸检,认真检查有无冠状动脉心肌桥及其特点。

上述高危患者进行必要的相关检查,可提高冠状动脉心肌桥的检出率,这些高危患者合并冠状动脉心肌桥,将会增加这些患者病情的复杂性,甚至严重性,这些患者中冠状动脉心肌桥的检出,有可能为心肌桥的病因研究提供有益的资料。

二、进一步研究冠状动脉心肌桥发病机制

(一)冠状动脉心肌桥的发生

通常认为,心肌桥是一种先天性解剖异常,心肌桥在人群中的发现率报道不一。也有文献报道,心肌桥既可以是先天性的,也可以是后天获得的。Wymore 等曾报道过 33 例心脏移植患者,最初冠状动脉造影检查结果正常,但 1 年后冠状动脉造影却发现心肌桥存在,推测心肌桥的出现可能和心肌僵硬、心肌重量增加及顺应性降低有关。到底冠状动脉心肌桥是如何发生的,还需要进一步的深入研究。

1. 先天性　目前,人们普遍认为冠状动脉心肌桥是一种先天性冠状动脉解剖的变异,可

能与胚胎时期血管发育位置异常有关。有的学者提出心肌桥最常发生于前降支近段,可能同胚胎时期该段血管位于心肌内有关。故有学者认为冠状动脉心肌桥属于先天性心脏病。为什么有的人发生,有的人不发生,先天性因素是什么,如何形成,何时形成,为何产生不同部位,为何产生不同长度、厚度等还需要进一步研究。

(1)遗传因素:先天性心脏病是胎儿心脏在母体内发育有缺陷或部分停顿所产生。患儿出生后即有心脏血管病变。目前认为,先天性心脏病是多因素疾病,属遗传因素和子宫内环境因素相互作用的结果。

遗传因素中,患先天性心脏病的母亲和父亲其子女先天性心脏病的患病率远高于人群的患病率。有的是染色体异常,有的是单基因突变。有的学者认为,冠状动脉心肌桥,是先天起源,大多反映是一种基因密码进化的残迹。应从心血管遗传学、心血管分子生物学角度,进一步研究冠状动脉心肌桥先天起因、发生、发展的变化过程,发生部位、长度、厚度等影响因素。对于冠状动脉心肌桥患者,应进一步检查其父母、子女患冠状动脉心肌桥的情况。

(2)子宫内环境因素:一般先天性心脏病,除遗传因素,还有子宫内环境因素(包括子宫内病毒感染,药物,高原环境,早产,高龄,营养不良,患糖尿病、苯丙酮尿症、高钙血症的母亲病变,胎儿受压,妊娠早期先兆流产,放射线接触等)相互作用的结果。冠状动脉心肌桥的产生,除遗传因素外,是否与子宫内环境因素有关,尚需进一步研究。

2. 后天性 亦有学者认为,冠状动脉心肌桥可以后天形成,如上述心脏移植患者。此外,肥厚型心肌病、冠状动脉粥样硬化性心脏病、高血压、CABG术后心肌桥的发生率均高,是完全后天因素形成的,还是后天因素如心肌肥厚,促成先天因素显现而共同促成,这些都需要进一步研究。目前认为,本病多为先天因素,后天因素占多少,后天因素中单独因素占多少,促成因素占多少,这些都需要进一步研究。

(二)冠状动脉心肌桥的发病机制

关于冠状动脉心肌桥的发病机制,已进行了不少基础研究与临床研究,现已明确表浅型心肌桥对冠状动脉压迫小,产生心肌缺血不明显;纵深型心肌桥因与左前降支关系密切,可扭曲该血管,不仅可致收缩期血流灌注减少,而且可影响舒张早、中期血流,明显降低冠状动脉血流的储备。在心动过速存在情况下,可以通过缩短舒张期时间和增强收缩期的血流速度而诱发心肌缺血,当心脏负荷增加时,可导致缺血性心脏事件的发生。壁冠状动脉因反复受压或扭曲,更易发生痉挛。其近段由于存在湍流等血流动力学紊乱,更易继发动脉粥样硬化。在此基础上可发生斑块破裂、出血、血栓形成及冠状动脉痉挛,从而导致急性冠脉综合征的发生。

关于发病机制,还需要做进一步的深入研究。

1. 关于 Nobel 分级 Nobel 等根据冠状动脉造影心肌桥对壁冠状动脉收缩期压迫造成的狭窄程度分为以下 3 级:Ⅰ级,狭窄<50%;Ⅱ级,狭窄在 50%～75%,可能产生乳酸增加,心肌局部有缺血症状;Ⅲ级,狭窄>75%,乳酸明显增加,心肌局部有缺血性心电图改变,并产生临床症状。压迫程度取决于心肌桥的位置、厚度、长度、心率、心室收缩力等因素。Nobel 分级为广大学者所接受,一般认为Ⅱ级以上者将导致心肌缺血并有相应临床症状。也有学者认为,仅 15% 的冠状动脉血流发生在收缩期,而冠状动脉供血主要在舒张期,但冠状动脉造影显示心肌桥出现的"挤奶征"仅发生在收缩期,因此不应当导致心肌缺血。但临床上,心肌桥与心肌缺血的关系已得到充分肯定,所以心肌桥对冠状动脉的压迫不单纯位于心脏收缩期。研究表明,正常冠状动脉的最小、最大截面积分别出现在收缩期和舒张早期,而心肌桥累及的冠状动脉最小截面积出现在收缩末期至舒张早期。所以,心肌桥对冠状动脉的影响可一直延缓至舒张早、中期。Nobel 等将心肌桥壁冠状动脉管径收缩期较舒张期缩窄的程度分为 3 级。Schwarz 等运用冠状动脉造影及血管内超声对肌桥段血管的血流动力学研究发现,壁冠状动脉血流速度明显增加,收缩期血管内径缩小可达 80% 以上,舒张期内径仍可缩小约 35%,且血管最大截面积至舒张中期才出现,纠正了只有收缩期心肌桥对冠状动脉构成压迫的概念。心肌桥不仅在收缩期,同时在舒张早、中期限制血流灌注,明显降低冠状动脉血流储备。对于 Nobel 分级应有更多的循证医学论证,亦应考虑将舒张期狭窄程度加于其内,这样更符合客观实际,有利于指导临床。对冠状动脉心肌桥概念应有更全面的认识。

2. 关于动脉粥样硬化　研究表明,血流对心肌桥近端的冠状动脉冲击作用加强,涡流造成内膜损伤,内皮功能紊乱,易发生动脉粥样硬化。Ge 等经血管内超声检查发现心肌桥近段冠状动脉发生动脉粥样硬化高达 86%。如狭窄明显,必然造成心肌缺血。而冠状动脉造影和病理检查发现粥样硬化较少累及壁冠状动脉及其远段血管,这种"保护效应"可能与血流切应力及血管超微结构改变等因素有关。管腔狭窄所致高切应力可使壁冠状动脉内皮细胞形态指数发生改变,抗动脉粥样硬化基因表达,同时又促成内皮细胞合成一氧化氮,产生一定的动脉保护效应。组织学研究表明,壁冠状动脉内膜仅由收缩型平滑肌细胞和间质胶原组成,而没有找到可大量增殖的合成型平滑肌细胞。Masuda 等发现,壁冠状动脉处血管活性物质(如内皮型一氧化氮合成酶、内皮素-1 和血管紧张素转换酶)的表达较其近段和远段明显降低,可对该处冠状动脉产生保护效应。由于心肌桥压迫,其远段血管长期处于低压状态,动脉粥样硬化发生率也很低。临床上,也有某些患者壁冠状动脉及其远段血管发生严重动脉粥样硬化,以致管腔明显狭窄、甚至闭塞,这种患者的"保护效应"是如何失去的,冠状动脉粥样硬化性心脏病的多种危险因素是否造成严重动脉粥样硬化,都需要进一步的研究,这有利于进一步防治血管粥样硬化。

3. 关于血流动力学　心肌桥冠状动脉血流动力学特点表现为周期收缩期血管压缩,伴有局部的峰压,持续的舒张期直径减少,增快的血流速度,衰减的血流以及冠状动脉血流储备的减少,这些特征可以解释心肌桥患者出现的症状和缺血发作。目前,国内外对此进行了一定的研究,尚需运用冠状动脉造影、冠状动脉内超声,冠状动脉内多普勒对更多患者进行研究,可以结合更多生化指标研究。

4. 关于冠状动脉痉挛　冠状动脉心肌桥患者,容易合并冠状动脉痉挛,易发生心肌缺血症状。心电图及心肌显像负荷试验均可呈现缺血性改变,亦可诱发心脏不良事件。此类研究不多,应进一步深入研究冠状动脉心肌桥患者合并壁冠状动脉痉挛的发生率、产生因素、作用机制、临床表现、危害性、如何防治等内容。

三、进一步研究冠状动脉-心肌桥临床表现

目前,对冠状动脉心肌桥的临床表现有一定的研究,如可以产生各种类型的心绞痛、心肌梗死、心律失常、左心功能不全,甚至猝死,这还需要大样本、多中心进行深入细致的研究。

(一)孤立性心肌桥

目前,国内外对此有不少报道,但缺乏大样本、多中心循证医学研究。现认为它的临床表现与冠状动脉粥样硬化性心脏病类似,缺乏特异性,这有待于深入探讨,是否有其特点,如心绞痛,典型心绞痛占多少,不典型心绞痛占多少,表现为前胸痛多少,表现为劳力性胸闷、气短多

少,静息性胸闷、气短多少,持续多长时间。一般认为,对硝酸甘油反应差,甚至有加重的占多少,有关患者症状,还应耐心细问,从中能否找出其特点。又如心肌梗死,ST段抬高的占多少,非ST段抬高的占多少,有何不同症状,心梗部位、程度,与冠状动脉心肌桥部位、长度、厚度关系,心肌梗死的合并症如何均需进一步研究。还有心律失常,如快速心律失常、缓慢心律失常、窦性心律失常、房性心律失常、交界区心律失常、室性心律失常等发生率,发生情况,严重性,都应深入研究。还有心力衰竭发生率、表现情况及冠状动脉心肌桥可以发生猝死,猝死率如何,有无先兆及临床表现,猝死的危险因素有哪些,如何防治,这些亦应深入研究。冠状动脉心肌桥容易合并冠状动脉痉挛,使其临床表现严重,虽有报道,还应进一步探讨发生率、临床表现特点、产生因素,如何防治,这需要进行大样本、多中心研究。

(二)心肌桥合并近段冠状动脉严重粥样硬化

临床上有部分冠状动脉心肌桥患者合并壁冠状动脉严重粥样硬化,其临床症状要比孤立性心肌桥症状多,其发生率多少,有何临床特点,症状上有何不同,无创及有创检查有何表现,需要大样本、多中心对比研究。

(三)心肌桥合并冠状动脉粥样硬化性心脏病

临床上冠状动脉心肌桥合并冠状动脉粥样硬化性心脏病不少见,由于心肌桥的严重性不同,冠状动脉粥样硬化性心脏病的严重程度也不同,因而其临床表现亦会有不同特点,症状上有何不同,无创及有创检查有何不同,需要与孤立性心肌桥进行大样本、多中心对比研究。

(四)心肌桥合并肥厚型心肌病

临床上冠状动脉心肌桥合并肥厚型心肌病患者比例较多,虽有一定研究,认为儿童肥厚型心肌病预后差,还需要进一步研究。孤立性心肌桥患者,合并或不合并肥厚型心肌病,临床上有何不同特点,成人与儿童在临床上有何不同特点,如何防治,有待更多病例进行对比研究。

(五)心肌桥合并心脏瓣膜病

临床上,有部分冠状动脉心肌桥患者合并心脏瓣膜病,增加其临床表现的多样性、复杂性,甚至严重性,与孤立性心肌桥相比,有何不同临床症状,无创及有创检查有何不同,也要进行更多病例深入对比研究。

四、加强对冠状动脉心肌桥心肌缺血检查研究

(一)加强心电系列检查

当前对孤立性心肌桥患者,尚缺乏大样本、多中心有关静息心电图、心电图负荷试验、动态心电图等的单系列、多系列对比研究。进一步揭示孤立性心肌桥患者的发生率,心电图导联变化、ST-T变化,与冠状动脉心肌桥厚度、长度、宽度、部位、Nobel分级关系等,对于揭示病情轻重、治疗决策、预后判定等方面有重要意义。目前报道的病例数少,检查项目不够完全,描述也不够详细,对此方面分析较少,需要更深入、更详细的研究,并有循证医学的证据。

(二)加强对超声心动图研究

超声心动图对于冠状动脉心肌桥合并心肌缺血、心肌梗死及其他合并症的检出具有重要意义,目前国内外文献对此有一定报道。尚缺乏大样本、多中心对孤立性心肌桥合并心肌缺血、心肌梗死超声心动图、超声负荷试验的对比研究。

超声心动图有许多进展,特别是三维超声心动图进一步发展能够用于检测冠状动脉各主支,可行定性、定量、管腔、管壁、血流等方面检查,在体表进行,将会极大地方便对冠状动脉心

肌桥、冠状动脉粥样硬化性心脏病的检测。

(三)加强对心肌核素显像研究

据国内外文献报道,冠状动脉心肌桥患者进行心肌核素显像检查,对于揭示心肌缺血、心肌梗死、左心室功能障碍,判断壁冠状动脉狭窄程度、治疗决策等有重要意义。但目前尚缺乏大样本、多中心,有关孤立性心肌桥患者心肌核素显像(静息、负荷)的研究,以及与心电系列、超声心动图的对比探讨。

五、深入开展对冠状动脉心肌桥特异检查研究

冠状动脉心肌桥特异性检查,包括多层螺旋 CT 冠状动脉成像、冠状动脉造影、冠状动脉超声(包括冠状动脉血管内超声、冠状动脉内多普勒血流测定)等。对此,国内外学者进行了不少研究,对冠状动脉心肌桥的准确判断和治疗决策、预后判定等方面,发挥了很大的作用,但还缺乏大样本、多中心的研究。另外,这些特异性检查仍有待于进一步深入研究,进一步提高。

(一)多层螺旋 CT 冠状动脉成像

多层螺旋 CT 冠状动脉成像,尤其是 64 层螺旋 CT 冠状动脉成像,在评价血管节段方面特异性高,阴性预测值也较高。64 层螺旋 CT 冠状动脉成像在诊断冠状动脉心肌桥方面,比冠状动脉造影检出率高,对壁冠状动脉的分布、位置、走行、管腔狭窄、毗邻结构、空间位置等能直接显示,并可以利用各种功能的后处理软件,对冠状动脉及其各个分支进行定量分析,以精确测量不同期相的壁冠状动脉的缩窄程度、心肌桥的厚度、长度以及近(远)段血管有无斑块等情况。对于浅表型心肌桥的检出和诊断较为敏感,这对提前预防心肌桥患者心肌缺血和监控心肌桥的演变具有尤为积极的意义。虽然在时间和空间分辨率方面有了很大提高,但仍存在局限性,比如对心动过速、心律失常和严重钙化的患者,MSCT 的应用受到限制。因此,需要开发出扫描速度更快、层厚更薄的 CT 机,同时也需要开发出新的图像分析软件,提高诊断的准确率。随着探测器的排数增多,在一个心动周期内能够成像更大的心脏面积,扫描时间越短,在扫描时运动的可能性越小,大大减少了伪影。另外,在如此短时间内对冠状动脉血管树进行成像,造影剂的用量也将大大减少。螺旋 CT 冠状动脉成像的最终目标就是 CT 层数足够多,使心脏在一次跳动时就能够完成成像。这样,对心率较快患者,甚至是明显心律失常患者也可以进行螺旋 CT 成像。期待不久的将来 MSCT 能够基本取代目前的有创检查,成为诊断冠状动脉心肌桥、冠状动脉粥样硬化性心脏病以及评价和随访疗效的全新高效的无创方法。

目前,能够开展 64 层螺旋 CT 冠状动脉成像的单位逐渐增多,甚至亦有 128 层、256 层、320 层、双源螺旋 CT 冠状动脉成像在开展,说明发展之快,这要求临床的检测更细、报告更细。例如,冠状动脉心肌桥,不只报告某支血管,还应具体化,如是前降支近段、中段、远段,是表浅型、纵深型,壁冠状动脉长度、宽度、心肌桥厚度,距壁冠状动脉之间距离,又如收缩期壁冠状动脉狭窄程度、舒张期壁冠状动脉狭窄程度,壁冠状动脉近段动脉粥样硬化程度等内容。这些对临床具有指导意义,有的医院在片子上标出心肌桥位置,医师一看则一目了然。

(二)冠状动脉造影

冠状动脉造影(CAG)是诊断冠状动脉心肌桥的"金标准"。目前,国内外进行了许多研究,CAG 对于冠状动脉心肌桥的诊断、介入治疗或手术治疗、疗效观察、预后判定等方面有重要意义。对浅部心肌桥不易发现,应进一步研究如何提高对浅部心肌桥的发现率。与 MSCT 相比,CAG 对 MB-MCA 检出率低,应多体位、多角度造影,造影中使用硝酸甘油可以提高壁

冠状动脉的检出率。以往研究均按 Nobel 分级,对于冠状动脉心肌桥患者,除了进一步提高对收缩期壁冠状动脉受压狭窄程度做精细判断外,对于舒张期壁冠状动脉狭窄程度及舒张期舒缓延迟,也应进一步深入研究,并与 MSCT 对比,与无创性缺血检查对比,与临床表现对比。CAG 是一种有创性检查,有一定的风险性,同时价格较贵,人力、物力需要较大,对于心肌桥的检出和随访皆不方便。对于浅表型肌桥检出率低,不适合做大范围的心肌桥检查手段推广。64 层螺旋 CT 冠状动脉成像发现冠状动脉心肌桥检出率高,且可评定斑块性质,对浅层心肌桥检出率高,对心肌桥和壁冠状动脉可进行深入分析,三维成像研究,无创、安全、方便、快捷、费用低,更适合大范围的心肌桥的检查和研究。

(三)冠状动脉血管内超声

冠状动脉血管内超声在定量评价壁冠状动脉管腔面积以及显示心肌桥收缩狭窄等特征方面具有很高的准确性和重复性。冠状动脉内超声可以观察到心肌桥周围特征性的无回声区,称为"半月征"。有的冠状动脉心肌桥患者,冠状动脉造影未发现"挤奶征",而冠状动脉血管内超声却可以发现"半月征",冠状动脉内激发试验也可诱发"挤奶征"。因此,当冠状动脉造影未发现"挤奶征"时,进行冠状动脉血管内超声,可以提高心肌桥的检出率,而且可以观察动脉粥样硬化病变情况,根据血管内超声检查,90%的壁冠状动脉近段有动脉粥样硬化病变。另外,对冠状动脉粥样硬化性心脏病的诊断、指导介入治疗等亦有重要意义。目前,冠状动脉血管内超声应用还有限,应进行更多的研究,如冠状动脉血管内超声与冠状动脉造影、64 层螺旋 CT 对冠状动脉心肌桥、冠状动脉粥样硬化性心脏病诊断对比研究,指导冠状动脉心肌桥、冠状动脉粥样硬化性心脏病介入治疗对比研究。

冠状动脉内多普勒血流测定,可以对壁冠状动脉的血流情况进行定性和定量分析,可以发现冠状动脉心肌桥特有的"指尖样现象"或"峰坪征",能直接观察和精确测量壁冠状动脉以及近段、远段的血液流速、管壁压力等,对于心肌桥的诊断和定量分析具有重要的临床价值。冠状动脉多普勒血流测定与冠状动脉血管内超声,与冠状动脉造影、64 层螺旋 CT,可以进行更多对冠状动脉心肌桥、冠状动脉粥样硬化性心脏病诊断对比研究,指导冠状动脉心肌桥、冠状动脉粥样硬化性心脏病介入治疗对比研究。目前,这两项技术显示的图像皆为二维图像,不够立体直观;作为一种有创检查,还存在一定的风险性,费用较高,不利于普及。但随着冠状动脉血管内超声发展,三维成像在不久的将来有可能实现,这样图像显示立体直观,血流测定更符合客观实际,虽不适于普及,在一定患者中,特别是较为疑难患者中,深入对比研究是有必要的。

第二节　提高对心肌桥的诊治技术

一、提高冠状动脉心肌桥的诊断

目前,冠状动脉心肌桥的诊断率还不够高,还有相当的误诊率、漏诊率,需要进一步提高冠状动脉心肌桥的诊断率,减少其误诊率、漏诊率,这是摆在心血管工作者面前的一项重要任务。

(一)提高对冠状动脉心肌桥的认识

目前,在临床医师中,特别是心血管临床医师中,有的医师对冠状动脉心肌桥还缺乏必要的认识。对什么是心肌桥,什么是壁冠状动脉,冠状动脉心肌桥有什么临床意义,应如何诊治等,都应有必要的、足够的、充分的认识,这样在临床实际工作中,就会想到它、考虑它,进行必要的检查,去弄清它。

（二）提高对冠状动脉心肌桥临床表现的认识

目前,冠状动脉心肌桥尚缺乏特异的临床症状、体征,需要进一步去观察、研究。不少冠状动脉心肌桥患者类似冠状动脉粥样硬化性心脏病的表现,因怀疑冠状动脉粥样硬化性心脏病去检查而被发现。所以,在临床上遇到不明原因的胸闷、气短、胸痛、心悸、头晕,而硝酸甘油疗效欠佳,患者年龄较轻,缺乏冠状动脉粥样硬化性心脏病危险因素,并排除其他可能,则要想到冠状动脉心肌桥的可能性较大,并进一步进行有关心肌缺血及冠状动脉心肌桥特异性检查。

（三）提高对冠状动脉心肌桥检查的认识

对可疑冠状动脉心肌桥患者,要进行必要的检查,包括心肌缺血的检查,如心电系列检查、超声心动图、心肌核素显像等,从中可以发现心肌缺血、心肌梗死、心律失常等。这些往往发生在较重或严重的冠状动脉心肌桥患者中。冠状动脉心肌桥的特异性检查,如无创性检查,多层螺旋 CT 冠状动脉成像,特别是 64 层螺旋 CT 冠状动脉成像;有创性检查,如选择性冠状动脉造影、冠状动脉血管内超声、冠状动脉内多普勒血流测定等。一般检查是由简到繁,由易到难,先无创,后有创。对多数冠状动脉心肌桥有症状患者,需药物治疗患者,进行 64 层螺旋 CT 冠状动脉成像检查即可,如合并桥血管近段冠状动脉严重粥样硬化、冠状动脉粥样硬化性心脏病等,则应进行冠状动脉造影,如需要介入治疗或 CABG 治疗,亦可进行冠状动脉血管内超声、冠状动脉内多普勒血流测定等检查。进一步加强冠脉 CT 血管成像获得的无创血流储备分数（FFR_{CT}）的研究。

（四）提高对冠状动脉心肌桥诊断的精细度

在诊断冠状动脉心肌桥时,要排除与之症状相似的其他疾病。在诊断孤立性心肌桥时,不仅要对 MB-MCA 进行定性、定量、定位、分型诊断,还应进行危险分层,壁冠状动脉近段冠状动脉粥样硬化程度检测。并应注意是否合并冠状动脉粥样硬化性心脏病、肥厚型心肌病、高血压等。

（五）主动发现冠状动脉心肌桥患者

多数冠状动脉心肌桥患者无症状,不需要治疗,一般预后良好。但无症状者,并不一定表示冠状动脉心肌桥程度轻,也有平时无症状,突然发生急性冠脉综合征,甚至猝死的患者。所以,对于某些高危险职业者,如宇航员、飞行员、潜水员、高空作业者、司机等在查体时,应在条件允许范围内,进行 64 层螺旋 CT 冠状动脉成像检查,以发现隐匿型冠状动脉心肌桥,并采取相应的措施。对于冠状动脉粥样硬化性心脏病、肥厚型心肌病、高血压、心脏移植患者、心脏瓣膜病患者,合并冠状动脉心肌桥较多,亦应在条件许可情况下进行 64 层螺旋 CT 冠状动脉成像检查,以便发现冠状动脉心肌桥,采取必要的防治措施。

二、提高冠状动脉心肌桥的治疗水平

当前,随着对冠状动脉心肌桥检测手段的发展,特别是 64 层螺旋 CT 冠状动脉成像的临床应用与发展,对冠状动脉心肌桥患者发现增多,需要治疗的患者也在不断增加。目前,对冠状动脉心肌桥患者选择何种治疗方法尚存在不同见解,缺乏大规模、多中心比较药物治疗、介入治疗和手术治疗对冠状动脉心肌桥患者治疗的效果,以及用循证医学指导,根据患者不同病情来选择不同的治疗方法。

目前认为，冠状动脉心肌桥是一种冠状动脉先天发育异常。孤立性心肌桥，多为浅表型心肌桥，多无症状，有症状者又缺乏临床特异性。对于无症状或症状轻微者，无须治疗，但应避免剧烈运动、重体力劳动。对于有症状者则需治疗，严格掌握治疗原则，应以循证医学原则进行评价后，予以指导治疗。治疗原则是减轻心肌桥下壁冠状动脉的压迫，缓解症状，提高生活质量，治疗措施有药物治疗、介入治疗和手术治疗，选择主要取决于患者临床情况。

对于冠状动脉心肌桥有症状患者，首选是药物治疗，并首选 β 受体阻滞药。大量文献报道，由于其减慢心率，减轻收缩期压迫，提高冠状动脉血流储备，改善患者症状，提高运动耐量，疗效满意。对 β 受体阻滞药有禁忌或有冠状动脉痉挛者，可选用非二氢吡啶类钙离子拮抗药，其可降低心肌收缩力，缓解冠状动脉痉挛，延长舒张期，改善心肌缺血。也有患者两者合用。硝酸酯类药物应禁忌，因其可反射性地加快心率，加重冠状动脉受压，扩张冠状动脉后引起挤压段血管相对性狭窄加重，从而诱发或加重心绞痛。但在心绞痛发作时，可以使用该药，以缓解症状。对合并冠状动脉粥样硬化性心脏病、桥血管近段严重动脉粥样硬化者，也可以考虑合并使用硝酸酯类药物，但应注意观察病情。抗血小板药、抗凝血药、溶栓治疗，如阿司匹林、肝素可用于预防冠状动脉内血栓形成，对急性心肌梗死可以行溶栓治疗。调节血脂药，如他汀类药物，有助于防治动脉粥样硬化及斑块稳定。抗心肌缺血药、中药等可以根据病情选用。增强心肌收缩力的药物，如强心苷类等应避免使用。目前冠状动脉心肌桥患者，β 受体阻滞药应用及研究较多，其他药物研究尚缺乏，也应进行深入研究，以拓宽药物治疗的范围。

介入治疗是冠状动脉心肌桥患者另一重要治疗方法，一般用于药物治疗无效的重症心肌桥患者，壁冠状动脉收缩期受压≥75%，国内外文献报道近期疗效满意，但远期再狭窄率高，可达 30%～50%，因而有学者不主张支架置入治疗。为减少支架置入后再狭窄，药物涂层支架的应用，明显降低了支架内再狭窄，这尚需大样本、多中心远期研究。此外，阿司匹林与氯吡格雷联合应用在冠状动脉粥样硬化性心脏病介入治疗至少 1 年以上，对于冠状动脉心肌桥 PCI 术后是否应使用更长时间，是否有利于减少支架内再狭窄，这需要更多病例和更长时间的研究。他汀类药物长期应用无疑有助于减少支架内再狭窄，这也需要更多病例和更长时间的研究。此外，中药配合应用，有助于减少支架内再狭窄，这也需要更多病例和更长时间的研究。如果支架内再狭窄明显减少，将更有利于冠状动脉心肌桥患者开展介入治疗。据文献报道，即使发生明显支架内再狭窄，再次介入治疗，置入药物涂层支架，仍有满意的远期疗效。

手术治疗是冠状动脉心肌桥患者另一重要治疗方法，一般用于临床上有严重心绞痛症状，有明显心肌缺血征象，冠状动脉造影显示壁冠状动脉收缩期狭窄≥75%、舒张期狭窄>50% 的患者。是选择心肌松解术或 CABG 术，这要根据患者病情而定。心肌桥表面心肌厚度<5mm，适合心肌松解术，反之行 CABG 术。心肌松解术有一定风险，主要是由于走行于心肌内的冠状动脉行程难以预测。所以，单纯心肌桥松解术者，往往与 CABG 术或换瓣术同时进行。如果心肌桥较厚或较长，其下的冠状动脉不易分离，或担心行肌桥松解时有心室穿孔的危险，冠状动脉造影显示壁冠状动脉有严重收缩期狭窄者，可行 CABG 术。对于合并 MCA 近段固定狭窄、临床症状明显者，应选择 CABG 术。对于合并冠状动脉粥样硬化性心脏病者，冠状动脉狭窄明显，有顽固心绞痛，心肌缺血征象明显，也选择 CABG 术。CABG 术有良好的近期和远期效果，能缓解心绞痛，改善心肌缺血，提高运动耐量与左心室功能，延长寿命。CABG 术已积累了丰富的经验，有了很大发展，现多开展 OPCABG，多采用微创小切口手术。也有以腹壁下动脉作胸廓内动脉于左前降支间的 H 形桥，不必游离乳内动脉，可以减少因胸肋牵开器牵

开肋骨导致的术后疼痛。后外侧切口行降主动脉与左回旋支旁路移植,对再次 CABG 手术尤为有价值。一些新的设备和技术不断被应用,如声控调节胸腔镜系统,机器人辅助系统,新一代的牵开器、固定器等能更好地为术者暴露手术野,新小血管吻合器,如激光微小血管吻合器可提高吻合质量,并使全闭式手术成为可能。微创冠状动脉旁路移植术尽管术式繁多,但最终目的都是为了在不影响近、远期疗效的前提下,减少创伤,缩短住院时间,降低医疗费用。从目前的临床资料,微创 CABG 术的早期结果还是令人满意的,但其远期疗效仍有待于进一步观察。

三、改善冠状动脉心肌桥的预后

长期以来,因为冠状动脉心肌桥在普通人群尸检中的发现率很高,因此被认为是一种良性的解剖变异。大多数患者无临床症状,一般预后良好。有文献报道,孤立性心肌桥患者长期预后良好。近年国内外文献不断有报道,冠状动脉心肌桥患者有发生各种类型的心绞痛、急性心肌梗死、严重心律失常,左心室功能不全,甚至猝死的病例发生,说明冠状动脉心肌桥的预后并不都是好的,有的患者可发生急性冠状动脉事件。目前尚无相关收缩期和舒张期狭窄都很重且症状明显的患者长期随访调查的资料和心肌缺血的证据来得出权威的结论。

要改善患者的长期预后,还要开展大样本、多中心的、长期随访的循证医学的研究。

要搞清目前我国冠状动脉心肌桥的确切发生率,无症状者所占比率,有症状者所占比率,有症状者发生心绞痛的所占比率,心肌梗死者所占比率,心律失常及严重心律失常者所占比率,左心室功能障碍者所占比率,猝死所占比率,这些症状发生与心肌桥的厚度,壁冠状动脉的长度、宽度、收缩期受压程度有何关系,与壁冠状动脉粥样硬化程度,合并冠状动脉粥样硬化性心脏病、肥厚型心肌病、瓣膜心脏病的关系,从而寻找影响预后的因素,以便进行积极防治。

要改善冠状动脉心肌桥的预后还要从源头上研究,探讨能否减少心肌桥的发生。从现有研究资料来看,冠状动脉心肌桥一般是先天冠状动脉解剖变异造成的,但什么因素、什么条件、什么时候已经形成,其形成的过程、部位、严重程度与什么因素有关等,这些都需要进一步深入探讨。搞清这些因素、条件,以期进行人为预防、干预,以减少其发生。也有学者提出,有些冠状动脉心肌桥是后天因素造成的,有的完全是后天性的,有的是后天因素使先天形成的明朗化。关于后天因素现已有一些研究,还可能继续研究有无其他因素,如能减少,甚至消除、避免这些因素,又可以减少后天性冠状动脉心肌桥的发生。

要改善冠状动脉心肌桥的预后,还要避免不良诱因,如过度增加心脏负荷,包括过度体力、脑力劳累,情绪激动,吸烟,酗酒,饮浓茶、咖啡,暴饮暴食;或服用正性肌力药物、硝酸酯类药物等,有可能增加心脏不良事件发生,这些也需要进一步研究。

要改善冠状动脉心肌桥的预后,还要早发现、早诊治,采取正确决策,采用最佳治疗手段。对于高危患者,更要密切观察,坚持必要治疗,预防不良因素,以防止心脏不良事件的发生。做好冠状动脉心肌桥的二、三级预防工作,对此可以做进一步研究工作。

参 考 文 献

[1]　张志寿,杨瑞峰.冠状动脉心肌桥的研究进展.心脏杂志,2009,21(3):417-420.
[2]　戴汝平,支爱华.提高对冠状动脉肌桥及其临床意义的认识.中国循环杂志,2007,22(5):321-322.

［3］ Kawawa Y，Ishikawa Y，GomiT，et al. Detection of myocardial bridge and evaluation of its anatomical properties by coronary multi-slice spiral computed tomography. Eur J Radiol，2007，61(1)：130-138.

［4］ Masuda T，Ishikawa Y，Akasaka Y，et al. The effect of myocardia bridging of the coronary artery on vasoactive agents and atherosclerosis. J Pathol，2001，193：4 08-414.

［5］ Malek Am，Alper SL，Izumo S. Hemodynamic shear stress and its role in atherosclerosis. JAMA，1999，282：2035-2042.

［6］ Ge JB，Erbel R，Gorge G，et al. High wall shear stress proximal to myocardial bridging and atherosclerosis：intracoronary ultrasound and pressure measurements. Br Heart J，1995，73：462-465.

［7］ 王升平. 心肌桥及其影像学评价. 医学影像学杂志，2008，18(4)：432-437.

［8］ 戴汝平，高建华. 冠状动脉多排螺旋 CT 成像. 北京：科学出版社，2007.

［9］ Schoenhagen P，Haliburton SS，Stillmom AE，et al. Noninvasive imaging of cronary arteries：current and future role of multi-detector row CT. Radiology，2004，232：7-17.

［10］ Prendergast BD，Kerr F，Starkey IR，et al. Normalization of abnormal coronary fractional flow reserve associated with myocardial bridging using an intracoronary Stent. Heart，2002，83：705-707.

［11］ 黄飞俊，刘世沧. 3 例冠状动脉肌桥与急死尸检材料. 中国法医学杂志，1993，8(3)：182.

［12］ 蒋艳伟，吴小瑜，朱少华，等. 心肌桥猝死 1 例. 法律与医学杂志，2006，13(4)：294-295.

［13］ 姚道阔，南方，赵敏，等. 心肌桥引起急性心肌梗死伴晕厥一例报告. 北京医学，2006，28(10)：637.

［14］ 吴清玉. 冠状动脉外科学. 北京：人民卫生出版社，2004.

［15］ Buffolo E，de Andrade CS，Branco JN，et al. Coronary artery grafting without cardiopulmonary bypass. Ann Thorac Surg，1996，61(1)：63-66.

［16］ Haager PK，Schwarz ER，Vom Dahl J，et al. Long-term angiographic and clinical follow-up in patients with implantation for symptomatic myocardlal bridging. Heart，2000，64：403-408.

［17］ Möhlenkamp S，Hort W，Ge J，et al. Update on myocardial bridging. Circulation，2002，106：2621.

［18］ Juilliere Y，Berder V，Suty-Selton C，et al. Isolated myocardial bridges with angiographic milking of the left anterior descending coronary artery：A long-term follow-up study. Am Heart J，1995，129：663-665.

［19］ 梁长虹，刘辉. 多层螺旋 CT 在心血管疾病中的应用及技术进展. 中华心血管病杂志，2008，36(11)：966-967.

［20］ 中华医学会心血管病学分会，中华心血管病杂志编辑委员会. 经皮冠状动脉介入治疗指南(2009). 中华心血管病杂志，2009，37(1)：4-25.

附录 A　推荐在我国采用心肌梗死全球统一定义

（中华医学会心血管病学分会　中华心血管病杂志编辑委员会）

一、概述

心肌梗死最初是一个病理学名词,20 世纪起,冠状动脉粥样硬化性心脏病在西方国家流行,心肌梗死患者增多,因此在流行病学和临床上都需要对其建立定义。最初由世界卫生组织(WHO)在 1959 年提出心肌梗死的定义。1979 年,WHO 与国际心脏病学会联合会(ISFC)又加以修订,基本上是从临床症状、心电图、血生物标志物的测定 3 个方面进行评定。随着对心肌梗死更敏感的生物标志物的发现和影像显示技术的发展,心肌梗死的定义也逐步修订,更趋完善。2000 年,欧洲心脏病学会(ESC)和美国心脏病学会(ACC)发布了联合共识。之后,心肌梗死的治疗也有了很多进展,带来了更丰富的内容。美国心脏协会(AHA)、ACC、ESC、世界心脏联盟(WHF)和 WHO 一起组成心肌梗死再定义工作小组修订定义。由于 WHF 和 WHO 代表世界各国,新的定义被冠以“全球统一”。虽然 WHO 最后因故未署名,但并不影响其权威性。

本次修订是在 2000 年共识的基础上进行的,不脱离原来的框架,但纳入了新的思路。从现代的临床实践出发,将心肌梗死细分为 5 型 6 类。心电图着重规定急性心肌缺血和陈旧性心肌梗死标准。生物标志物明显强调首推肌钙蛋白,其次是肌酸激酶同工酶(CK-MB),CK 总值不被推荐。影像技术的发展使其在心肌梗死的诊断和分型中占有一席之地。工作小组由来自 20 个国家的 44 位专家组成,分为执行、生物标志物、心电图、影像、介入、研究、全球前景、实施 8 个组。我国也有专家应邀参加。经过两年多的努力,文稿于 2007 年 10 月分别在 Circulation、JACC(Journal of the American College of Cardiology)和 European Heart Journal 上发表。当前许多流行病学和临床研究都趋向于国际合作,采用统一定义有利于统一认识,统一行动。近年来,中国的心血管病学界越来越走向世界,融入世界,今后有必要采用心肌梗死全球统一定义,与世界各国的研究接轨。中华医学会心血管病学分会和中华心血管病杂志编辑委员会召开专家研讨会,大家一致同意我国采用该统一定义。

二、心肌梗死全球统一定义

(一)心肌梗死的定义

1. 急性心肌梗死诊断标准　心肌梗死一词应该用于临床上有心肌缺血并有心肌坏死的证据者。下列任一项存在可以符合心肌梗死的诊断。

(1)心脏生物标志物(最好是肌钙蛋白)增高或增高后降低,至少有一次数值超过参考值上限的第 99 百分位值,并有以下至少一项心肌缺血的证据:①缺血症状;②指示新的心肌缺血的心电图变化,即新的 ST 段改变或左束支传导阻滞;③心电图出现病理性 Q 波;④影像学证据示新的活力心肌丧失或新的区域性心壁运动异常。

（2）突发、未预料到的心脏性死亡,涉及心脏停搏,常伴有提示心肌缺血的症状、推测为新的 ST 段抬高或左束支传导阻滞、冠状动脉造影或尸检有新鲜血栓的证据。死亡发生在可取得血标本之前或生物标志物在血中出现之前。

（3）基线肌钙蛋白正常、做经皮冠状动脉介入术（PCI）治疗的患者,生物标志物升高超过正常上限的第 99 百分位值提示为围术期心肌坏死。按习用裁定,生物标志物升高超过正常上限的 3 倍定为与 PCI 相关的心肌梗死。已经认识到一种与证实的支架血栓形成相关的亚型。

（4）基线肌钙蛋白值正常、做冠状动脉旁路移植术（CABG）治疗的患者,心脏生物标志物升高超过正常上限的第 99 百分位值提示为围术期心肌坏死。按习用裁定,将生物标志物升高超过正常上限的 5 倍加上新的病理性 Q 波或新的左束支传导阻滞,或冠状动脉造影证实新的移植的或自身的冠状动脉闭塞,或有活力心肌丧失的影像学证据,定为与 CABG 相关的心肌梗死。

（5）有急性心肌梗死的病理学发现。

2. 陈旧性心肌梗死的诊断标准　下列标准之一符合陈旧性心肌梗死的诊断。

（1）发生新的病理性 Q 波,症状有或无。

（2）有影像学上活力心肌丧失区的证据,该处变薄和不能收缩而无非缺血性原因。

（3）有已愈合或愈合中心肌梗死的病理学发现。

3. 病理学　心肌梗死定义为心肌细胞由于长时间心肌缺血而坏死。心脏组织因冠状动脉阻塞而死亡。按临床和其他特征以及病理学表现,心肌梗死可分为演变期（<6h）、急性期（6h 至 7d）,愈合期（7～28d）和已愈合期（≥29d）。

（二）心肌梗死的临床分类

临床上,将心肌梗死分为以下 5 型。

1. 1 型　与缺血相关的自发性心肌梗死,由一次原发性冠状动脉事件如斑块侵蚀和（或）破裂、裂隙或夹层引起。

2. 2 型　继发于缺血的心肌梗死,由于需氧增多或供氧减少引起,如冠状动脉痉挛、冠状动脉栓塞、贫血、心律失常、高血压或低血压。

3. 3 型　突发、未预料到的心脏性死亡,包括心脏停搏,常有提示心肌缺血的症状,伴有推测为新的 ST 段抬高,或新的左束支传导阻滞,或冠状动脉造影和（或）病理上一支冠状动脉有新鲜血栓的证据,但死亡发生于可取得血样本之前或血中生物标志物出现之前。

4. 4 型

（1）4a 型:伴发于 PCI 的心肌梗死。

（2）4b 型:伴发于支架血栓形成的心肌梗死。

5. 5 型　伴发于 CABG 的心肌梗死。

（三）检出心肌梗死的心脏生物标志物

优先选择检测肌钙蛋白（肌钙蛋白 I 或肌钙蛋白 T）升高和（或）降低,其中至少一次测量值超过参考数值上限的第 99 百分位值。当不具备肌钙蛋白测定时,检测 CK-MB 的升高和（或）降低,其中至少一次测量值超过参考数值上限的第 99 百分位值。对这些生物标志物的测定必须强调适当的质量控制。在参考数值上限的第 99 百分位值的标准精确度（变异系数）每次测定应≤10%。不推荐应用未经独立确定标准精确度的检测方法。

再梗死:对初次心肌梗死之后从临床体征或症状怀疑复发梗死的患者,推荐立即测定心脏肌钙蛋白,3~6h 后应取得第 2 次标本。如第 2 次标本的测量值升高 20%,并超过参考数值上限的第 99 百分位值,诊断为再梗死。

无明显缺血性心脏病时的肌钙蛋白升高:①心脏挫伤或其他创伤,包括手术、消融、起搏等;②急性或慢性心力衰竭;③主动脉夹层;④主动脉瓣膜病;⑤肥厚型心肌病;⑥快速或缓慢性心律失常,或心脏传导阻滞;⑦心尖膨隆综合征;⑧横纹肌溶解伴心脏损伤;⑨肺栓塞,严重肺动脉高压;⑩肾衰竭;⑪急性神经系统疾病,包括卒中或蛛网膜下腔出血;⑫浸润性疾病,如淀粉样变性病、血色沉着病、肉瘤病与硬皮病;⑬炎性疾病,如心肌炎或心内膜心包炎的心肌波及;⑭药物中毒或毒素;⑮重危患者,尤其有呼吸衰竭或败血症;⑯烧伤,尤其>30%体表面积时;⑰极度劳顿。

(四)心电图检出心肌梗死

心肌梗死的心电图表现(无左心室肥大或左束支传导阻滞时)如下。

1. ST 段抬高　　两个相邻导联上有新的在 J 点的 ST 段抬高,其切点为 V_2~V_3 导联上男性≥0.2mV 或女性≥0.15mV,和(或)其他导联≥0.1mV。

2. ST 段压低与 T 波改变　　在两个相邻导联上新的水平样或下垂型 ST 段压低≥0.05mV,和(或)在两个相邻的 R 波为主的或 R/S 比值>1 的导联上 T 波倒置≥0.1mV。

3. 陈旧性心肌梗死伴有的心电图变化　　在 V_2~V_3 导联上任何 Q 波宽度≥0.02s,或 V_2 和 V_3 导联为 QS 波;在 I、II、aVL、aVF 导联或 V_4~V_6 导联任何两个相邻导联上 Q 波宽度≥0.03s,深度≥0.1mV;在 V_1~V_2 导联上 R 波宽度≥0.04s,和 R/S>1 伴同向直立 T 波而不存在传导障碍。

4. 常见的心电图诊断心肌梗死难点

(1)假阳性:良性早期复极综合征;左束支传导阻滞;预激综合征;Brugada 综合征;心包心肌炎;肺栓塞;蛛网膜下腔出血;胆囊炎;代谢障碍如血钾过高;未能辨认 J 点位移的正常范围;电极换位或应用改良的 Maison-Likar 构形(上肢电极在锁骨外端,左下肢电极在左前腋线肋缘至髂嵴的中点)。

(2)假阴性:陈旧性心肌梗死有 Q 波和(或)持续性 ST 段抬高;起搏心律;左束支传导阻滞。

(3)再梗死:有轻度 ST 段抬高的患者当 ST 段再次抬高≥0.1mV 或出现新的病理性 Q 波时,应考虑再梗死,尤其伴有缺血症状时。ST 段压低或左束支传导阻滞本身不应考虑为心肌梗死的确实标准。

(五)影像技术检测心肌梗死

在生物标志物升高时,影像技术由于能检出室壁运动异常可用于心肌梗死的诊断。如由于某些原因生物标志物未测定或可能已经变为正常,在不存在非缺血原因的情况下,只要证明有新的活力心肌丧失就符合心肌梗死的诊断。然而,如生物标志物已以合适的次数测定并且正常,这些测定应比影像诊断标准优先考虑。

超声心动图和核素技术与运动或药物负荷试验结合能鉴别缺血和心肌活性。无创性影像技术于不存在其他原因的情况下能通过显示区域心壁运动异常、变薄或瘢痕而诊断愈合期或已愈合的梗死。

(六)伴发于 PCI 的心肌梗死

诊断标准:在 PCI 的场合下,可通过操作前或操作后即刻、术后 6～12h、术后 18～24h 测定心脏生物标志物来检出与操作相关的细胞坏死的出现。假定基线值为正常,术后生物标志物超过参考数值上限的第 99 百分位值,指示为操作后的心肌坏死。当前还没有确实的科学基础来规定诊断围术期心肌梗死的生物标志物阈值。按习用裁定,建议将升高超过 3 倍参考数值上限的第 99 百分位值定为与 PCI 相关的心肌梗死(4a 型)。如心脏肌钙蛋白在操作前升高,此后相隔 6h 的至少两个标本不稳定,就没有足够的资料来推荐诊断围术期心肌梗死的生物标志物标准。如测得的数值稳定,进一步测定生物标志物结合心电图或影像学的表现作为再梗死的诊断标准可以适用。

心肌梗死的另一个亚型(4b 型)与支架血栓形成相关,由冠状动脉造影和(或)尸检证实。

(七)伴发于 CABG 的心肌梗死

诊断标准:CABG 术后任何心脏肌钙蛋白的升高提示心肌细胞坏死,意味着生物标志物增高幅度可能与有损的结局相关。然而,有关在 CABG 情况下应用生物标志物来诊断心肌梗死的现有文献甚少。因此,不能单独以生物标志物诊断 CABG 情况下的心肌梗死(5 型)。

鉴于观察到生物标志物显著升高的患者对生存的不利影响,按习用裁定,建议将 CABG 术后第 1 个 72h 内生物标志物升高超过 5 倍参考数值上限的第 99 百分位值而伴有新出现的病理性 Q 波或新的左束支传导阻滞,或冠状动脉造影证实新的移植或自身冠状动脉阻塞,或有新的活力心肌丧失的影像学证据者,应考虑诊断为与 CABG 相关的心肌梗死(5 型)。

(八)涉及心肌梗死的临床调查研究

临床研究中,研究者与管理机构对心肌梗死的定义须保持一致。研究者应提供不同类型心肌梗死(如自发性、围术期)的全面数据,包括诊断心肌梗死所用的心脏生物标志物参考值上限的第 99 百分位值的倍数(附表 A-1 所示)。

附表 A-1　按所用的生物标志物的参考数值上限的第 99 百分位值的倍数做出不同类型心肌梗死的分类

第 99 百分位值的倍数	1 型心肌梗死	2 型心肌梗死	3 型心肌梗死[a]	4 型心肌梗死[b]	5 型心肌梗死[b]	总数
1～2 倍			—	——	——	
2～3 倍			—	——	——	
3～5 倍			—		——	
5～10 倍			—			
＞10 倍			—			
总数			—			

注:[a] 此型心肌梗死生物标志物不可得到,因为患者在可做生物标志物测定前已死亡;[b] 为了病例资料的完整,应报告生物标志物数值的分布;"—"代表生物标志物未能测定;"——"代表生物标志物升高低于用以判定这些类型心肌梗死的界限

参 考 文 献

［1］　Thygesen K，Alpert JS，White HD，Joint ESC/ACCF/AHA/WHF Task Force for the Redefinition of Myocardial Infarction. Universal definition of myocardial infarction. J Am Coll Cardiol，2007，50：2173-2195.

（本文编辑　干　岭）

附录 B　全球 2012 年心肌梗死的最新定义

心肌梗死的定义

急性心肌梗死的标准

临床上存在急性心肌缺血并伴有心肌坏死的证据时应当使用"急性心肌梗死"这一术语,此时出现下列任何一种情况都可以诊断为心肌梗死。

- 测量到升高或降低的心脏生物标志物(首选肌钙蛋白)水平至少有一项超过参考值上限第 99 百分位数以及至少包含以下一种情况。
  - ◆ 心肌缺血体征。
  - ◆ 新出现的或推测的明显的 ST 段改变或新出现的左束支传导阻滞。
  - ◆ 心电图出现病理性 Q 波。
  - ◆ 新出现的存活心肌丢失或新出现的局部室壁运动异常的影像学证据。
  - ◆ 血管造影或解剖发现冠状动脉内血栓。
- 有心肌缺血体征及新出现的缺血性心电图改变或新出现的左束支传导阻滞,但是在心脏生物标志物获得前死亡或在心脏生物标志物水平尚未升高前死亡的心源性死亡。
- 肌钙蛋白基线水平正常(不超过参考值上限第 99 百分位数),但在 PCI 后升高大于参考值上限第 99 百分位数 5 倍或肌钙蛋白基线水平升高,平稳或下降时 PCI 后肌钙蛋白水平升高>20%。另外,合并出现存在心肌缺血的体征,新出现的缺血性心电图改变,血管造影发现的手术并发症,新出现的存活心肌细胞丢失或新的局部室壁运动异常的影像学表现等情况中的任意一项,可以称为 PCI 相关的心肌梗死。
- 有着心肌缺血的症状,冠状动脉造影或解剖发现心肌梗死,心脏生物标志物水平升高或降低至少有一项值超过正常参考值上限第 99 百分位数,这种心肌梗死与支架内血栓形成有关。
- 肌钙蛋白基线水平正常(不超过正常参考值上限第 99 百分位数),术后肌钙蛋白水平升高超过正常参考值上限第 99 百分位数 10 倍。另外,有着新的病理学 Q 波,新出现的左束支阻滞,新的桥血管或新的原始冠状动脉阻塞,新的存活心肌细胞的丢失或新的局部室壁运动异常的影像学证据中的任意一项,均可诊断为 CABG 相关心肌梗死。

既往心肌梗死诊断标准

以下任何一种情况都可以诊断为既往心肌梗死。

- 病理性 Q 波伴或不伴非缺血性原因引起的临床症状。
- 局部存活心肌细胞减少的影像学证据,室壁变薄和收缩功能丧失,没有非缺血性病因。
- 既往心肌梗死的病理学表现。

一、引言

可以根据临床特征识别心肌梗死,包括心电图表现、升高的心肌坏死生物标志物水平和影像学表现,还可以通过病理解剖来识别心肌梗死。在全球范围内,心肌梗死是死亡和残疾的主要原因。心肌梗死可以作为冠状动脉疾病的首发表现,也可以在原有心肌梗死的患者重复发作。心肌梗死发生率信息,尤其是采集区分偶发事件或复发性事件的标准数据,可以为评估人群中冠状动脉疾病的负担提供有用信息。从流行病学来看,心肌梗死在一个人群中的发生率可以反映冠状动脉疾病在人群中的流行率。心肌梗死对个人和社会可能具有重要的心理和法律意义。它是反映世界上主要卫生问题的指标之一,是临床研究、观察研究和质量保证试行项目的测量指标。这些研究和项目需要一个精确而一致的心肌梗死定义。

过去,有一项关于心肌梗死临床综合征的普遍共识。在疾病的流行病学研究中,世界卫生组织(World Health Organization,WHO)通过症状、异常心电图和心肌酶学检查来定义心肌梗死。然而,更加敏感和心肌组织特异性心脏生物标志物检查以及更加灵敏的成像技术的出现,目前可以检测非常小量的心肌损伤或坏死。另外,心肌梗死患者的处理已经得到显著提高,结果尽管临床表现相似,但是心肌损伤或坏死较少。而且,有必要区分引起心肌梗死的各种情况,例如"自发性"心肌梗死和"手术相关"的心肌梗死。因此,医师、其他医务人员和患者都需要一个心肌梗死的现代定义。

2000 年,第 1 版全球心肌梗死工作组提出了心肌梗死的新定义:在心肌缺血条件下发生的所有坏死。这些原则得到第 2 版全球心肌梗死工作组的进一步修改,因此发表了《2007 年第 2 版心肌梗死通用定义专家共识文件》,强调引起心肌梗死的不同条件。这个文件得到欧洲心脏病学会(European Society of Cardiology,ESC)、美国心脏学院基金会(American College of Cardiology,ACCF)、美国心脏协会(American Heart Association,AHA)和世界心脏同盟(World Heart Federation,WHF)的共同支持,已经得到医学界的广泛承认和 WHO 的采纳。然而,更加灵敏的心肌坏死标志物的出现,使得必须进一步修订这个文件,尤其是在重症、经皮冠状动脉手术后或心脏手术后发生的坏死。第 3 版全球心肌梗死工作组反映了 ESC/AC-CF/AHA/WHF 的共同努力,在这个文件中体现了专家们的洞察力和新数据,显示目前可以通过标志物和(或)影像学检查检测出极小量心肌损伤或坏死。

二、心肌缺血和梗死的病理学特征

心肌梗死在病理学上定义为持续心肌缺血导致的心肌细胞死亡。心肌缺血发生后,组织学水平的细胞死亡并非即刻发生,而是需要一定时间:至少 20min,在某些动物模型中可能时间更短。心肌坏死可以通过大体尸体解剖或显微镜检查识别则需要数小时。濒危心肌细胞的完全坏死至少需要 2~4h 或更长,取决于缺血区侧支循环的多少、冠状动脉闭塞的持久或短暂、心肌细胞对缺血的敏感程度、缺血预适应、个体对氧和营养物的需求。梗死愈合的全过程至少需要 5~6 周。再灌注可以改变心肌梗死的大体或显微镜下的表现。

三、心肌损伤伴坏死的生物标志物检测

心肌损伤可以通过血液中敏感和特异标志物,例如心脏肌钙蛋白(cTn)或肌酸激酶同工酶(CK-MB)水平升高来检测。心脏肌钙蛋白 I 和 T 是心肌细胞收缩装置的组成部分,并且几乎完全由心脏产生。虽然血液中这些标志物水平升高反映存在导致心肌细胞坏死的损伤,但是都不能显示相关机制。关于心肌释放组织蛋白的原因有很多推测,包括心肌细胞的正常代谢、细胞凋亡、肌钙蛋白降解产物的释放、细胞壁渗透性增加、膜性水泡的形成和释放以及心肌细胞坏死。不考虑病理学,心肌缺血引起的心肌坏死定义为心肌梗死。

另外,临床上明显非缺血性心肌损伤情形下,可以见到心肌损伤伴坏死的组织学证据。可以检测到与心力衰竭、肾衰竭、心肌炎、心律失常、肺栓塞和无事件的经皮冠状动脉介入或外科手术相关的少量心肌损伤伴坏死,但是不应将这些定义为心肌梗死或手术并发症,而应当称为心肌损伤,如附图 B-1 所示。已经认识到,临床情形的复杂性有时难以确定具体情况属于附图 B-1 中的哪一种。此时,识别心脏肌钙蛋白 T 抬高的急性原因非常重要,要求明确心脏肌钙蛋白 T 值有升高和(或)降低,还是心脏肌钙蛋白 T 值一直升高而没有急性变化。与心脏肌钙蛋白升高有关的临床情况如附表 B-1 所示。应当在患者病历上记录导致心肌损伤的多因素作用。

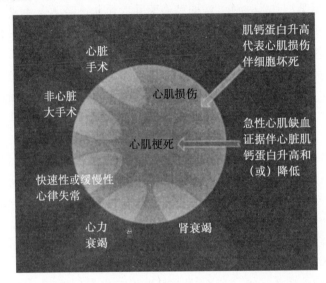

附图 B-1　该图显示不同的临床情形:例如,肾衰竭、心力衰竭、快速性或缓慢性心律失常和心肌损伤伴以心脏肌钙蛋白升高为特征的细胞坏死相关的心脏或非心脏手术。然而,这些情况也与有急性心肌缺血伴心脏肌钙蛋白升高和(或)降低临床证据的心肌梗死相关

附表 B-1　心肌损伤导致的心脏肌钙蛋白升高

与原发心肌缺血相关的损伤	心脏挫伤,手术,射频消融术,起搏,除颤仪除颤
斑块破裂	横纹肌溶解导致心脏损害
冠状动脉腔内血栓形成	心肌炎
心肌缺血供需失衡相关的损伤	心脏毒性药物,如蒽环类、赫赛汀
快速性或缓慢性心律失常	多因素或不确定心肌损伤
主动脉夹层或严重主动脉瓣疾病	心力衰竭
肥厚型心肌病	应激性(Takotsubo)心肌病
心源性休克,低血容量性休克或感染性休克	严重肺栓塞或肺动脉高压
重症呼吸衰竭	败血症或危重患者
严重贫血	肾衰竭
高血压伴或不伴左心室肥大	严重急性神经系统疾病,如卒中、蛛网膜下腔出血出血
冠状动脉痉挛	
冠状动脉栓塞或血管炎	浸润性疾病,如淀粉样变性、结节病
冠状动脉内皮功能不全不伴明显的冠状动脉疾病	剧烈运动
与心肌缺血无关的损伤	

心肌标志物——无论是心肌梗死的总定义还是各个分类的定义——应当首选心脏肌钙蛋白(I 或 T),具有高度的心肌组织特异性和临床敏感性。检测到心脏肌钙蛋白增高和(或)降低对于诊断心肌梗死十分重要。心脏肌钙蛋白水平增高定义为检测值超过正常参考值上限的第 99 百分位数。每个实验室根据由合适质量控制的特定检测定义各自的正常参考值上限,其差异也决定了诊断心肌梗死的界定水平。由生产商决定的正常参考值上限第 99 百分位数可以在试剂说明书或近期文献中查阅,包括正在研发中的高敏试剂。

检测值应当以 ng/L 或 pg/ml 为单位表示,使检测值为整数。肌钙蛋白水平增高的标准取决于具体检测方法,但是可以根据某一具体监测方法的精确范围来确定,包括高敏检测。采用每个检测方法的正常上限第 99 百分位数的变异系数来描述最佳精度,应当在 10% 以下。较好的精度(变异系数≤10%)使检测更灵敏,迅速反映检测值的变化。应用非最佳精度(正常上限第 99 百分位数的变异系数超过 10%)的检测方法,很难反映检测值的重大变化,但是不会引起假阳性结果。不应当应用正常上限第 99 百分位数的变异系数超过 20% 的检测方法。已经明确,分析前和分析中的问题可以导致心脏肌钙蛋白的升高和降低。

应在第一时间取得用于测定心脏肌钙蛋白的血样品并进行首次评估,3～6h 后重复一次。如果再次发生心肌缺血或首发症状的时间不明确时,需要再取样。建立心肌梗死的诊断需要心脏肌钙蛋白水平的上升或下降中至少有一项值高于界定水平,并且在检测之前发生心肌梗死的可能性强。需要有上升和(或)下降的表现来区分肌钙蛋白浓度急性升高和与结构性心脏病引起的慢性浓度的升高。例如,肾衰竭或心力衰竭的患者可以有明显的肌钙蛋白慢性升高。这些升高可以明显,犹如在心肌梗死患者所见,但是缺乏急性变化。然而,如果检测前心肌梗死高风险的患者症状发作后就诊晚,则肌钙蛋白的升高或降低对于诊断心肌梗死并非绝对必要。例如,在接近心脏肌钙蛋白时间-浓度曲线高峰或在曲线缓慢下降部分时,检测浓度的变化可能存在疑问。在心肌坏死发生后肌钙蛋白可能持续升高达 2 周或更长。

对于高敏肌钙蛋白检测,建议采用区分性别的界定值。心脏肌钙蛋白值升高(超过正常上限第 99 百分位数),合并或不合并肌钙蛋白的动态变化,并且没有缺血的临床表现,应当寻找其他与心肌损伤有关的疾病,例如心肌炎、主动脉夹层、肺栓塞或心力衰竭。与肌钙蛋白水平升高有关的肾衰竭和其他非缺血性慢性疾病状态,如附表 B-1 所示。

如果不能检测心脏肌钙蛋白,最好的选择便是检测肌酸激酶同工酶(CK-MB)(通过质量分析测定)。和肌钙蛋白相同,CK-MB 值升高定义为超过正常上限第 99 百分位数,这是诊断心肌梗死的界定值。应当采用区分性别的界定值。

四、心肌缺血和梗死的临床特征

心肌缺血是心肌梗死发展过程中的初始阶段,是由于心肌细胞供氧和需求失衡所致。通常根据患者病史和心电图来识别临床环境下的心肌缺血。可能的缺血症状包括不同组合的胸部、上肢、下颌或上腹部不适(劳累或休息状态下),也有可能是等同于缺血的呼吸困难或疲劳。由急性心肌梗死引起的不适常持续超过 20 min。这种不适常常呈弥漫性,非局限性,不能定位,也不会受到区域运动的影响;它可能伴随着出汗、恶心或晕厥。但是这些症状并不是心肌缺血的特异性症状,因此可能会被误诊为导致胃肠道、神经系统、肺部或骨骼肌肉系统的疾病。心肌梗死可能伴随一些非典型症状,例如心悸或心搏骤停,甚至没有症状,例如对于女性、老年人、糖尿病患者或手术后及危重患者。建议对这些患者进行全面评估,特别是心脏生物标志物有上升和(或)下降趋势的患者。

五、心肌梗死的临床分类

为了制定即刻治疗策略,例如再灌注治疗,通常将有胸部不适或有其他缺血症状同时有 2 个连续导联 ST 段抬高(参阅本附录"六、心肌梗死的心电图检测"相关内容)患者的心肌梗死称为 ST 段抬高性心肌梗死。相反,没有 ST 段抬高表现的患者常定义为非 ST 段抬高性心肌梗死。许多心肌梗死患者出现 Q 波(Q 波心肌梗死),但是有些则没有(非 Q 波心肌梗死)。标志物水平没有升高的患者常常诊断为不稳定型心绞痛。除了这些分类,根据病理学、临床和预后的不同,将心肌梗死分为不同类型,其治疗策略也不同(附表 B-2)。

附表 B-2　心肌梗死的通用分类

1 型:自发型心肌梗死

自发型心肌梗死与动脉粥样硬化斑块破裂、溃疡、裂隙、侵蚀或夹层,伴有一支或多支冠状动脉管腔内血栓并引起心肌供血减少和远端血小板栓塞导致心肌细胞坏死有关。患者可以有严重的冠状动脉疾病,但是偶尔也可以没有阻塞性冠状动脉疾病,甚至没有冠状动脉疾病

2 型:与心肌供血失衡有关的心肌梗死

非冠状动脉疾病引起心肌氧供和(或)需求间失衡导致心肌损伤或坏死的情况:冠状动脉内皮功能紊乱、冠状动脉痉挛、冠状动脉栓塞、快速性或慢速性心律失常、贫血、呼吸衰竭、低血压或伴或不伴左心室肥大的高血压

3 型:心肌梗死导致心源性死亡但是未获得心脏生物标志物

有提示心肌缺血症状的心源性死亡,并且假设心电图,新出现的缺血性改变或左束支传导阻滞,但是死亡发生在获得血标本之前,心脏生物标志物水平升高之前,或者在个别病例没有获得心脏生物标志物之时

4a 型:PCI 相关心肌梗死

PCI 相关心肌梗死定义为在基线值正常(不超过正常上限第 99 百分位数)的患者,肌钙蛋白增加超过正常上限第 99 百分位数 5 倍;或者基线值升高和稳定或下降时,心脏肌钙蛋白值升高>20%。此外还需要:①或有提示心肌缺血的症状;②或有新出现的心电图缺血性变化或左束支传导阻滞;③或血管造影显示一支大的冠状动脉或边支血管闭塞或出现慢血流或无复流或栓塞;④或影像学检查新出现的存活心肌丢失或节段性室壁运动异常

4b 型:与支架内血栓相关的心肌梗死

有心肌缺血伴有心脏生物标志物水平升高和(或)降低至少有一项超过正常上限第 99 百分位数时,冠状动脉造影或尸检显示支架内血栓形成

5 型:CABG 相关心肌梗死

CABG 相关心肌梗死定义为在基线值正常(不超过正常上限第 99 百分位数)的患者,肌钙蛋白增加超过正常上限第 99 百分位数 10 倍。此外还需要:①或有新出现的病理性 Q 波或左束支传导阻滞;②或血管造影显示新出现的桥血管或自体冠状动脉闭塞;③或新出现的存活心肌丢失或节段性室壁运动异常的影像学证据

(一)自发性心肌梗死(1 型)

这型心肌梗死与动脉粥样硬化斑块破裂、溃疡、裂隙、侵蚀或夹层有关,导致一支或多支冠状动脉管腔内血栓,引起心肌供血减少和远端血小板栓子进而导致心肌细胞坏死(附图 B-2)。患者可以有严重冠状动脉疾病,但是有时(5%~20%)血管造影可以是非阻塞性冠状动脉疾

病,尤其是对女性患者。

(二)继发于缺血失平衡的心肌梗死(2 型)

非冠状动脉疾病引起心肌氧供和(或)需求失衡导致心肌损伤或坏死称为"2 型心肌梗死"(附图 B-2)。危重患者或接受了大手术(非心脏)的患者,由于循环中内源性或外源性高儿茶酚胺水平的直接毒性作用,可能出现心脏生物标志物水平升高。另外,冠状动脉血管痉挛和(或)内皮功能紊乱都可能引起心肌梗死。

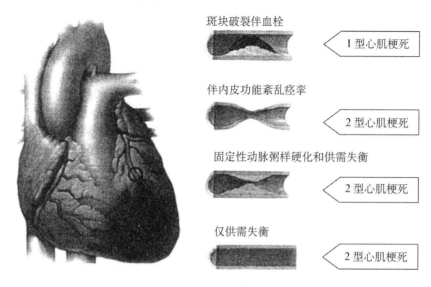

斑块破裂伴血栓　　1 型心肌梗死

伴内皮功能紊乱痉挛　　2 型心肌梗死

固定性动脉粥样硬化和供需失衡　　2 型心肌梗死

仅供需失衡　　2 型心肌梗死

附图 B-2　根据冠状动脉情况,1 型与 2 型心肌梗死的区别

(三)心肌梗死导致的心源性死亡(3 型)

心源性死亡患者,有提示心肌缺血的症状,伴有新出现的缺血性心电图改变或左束支传导阻滞,但是没有检测到生物标志物值水平增高或降低,是一组对诊断有挑战性的患者。这些患者可能死于检测生物标志物的血样获得之前,或者心脏生物标志物升高之前。如果患者临床表现为心肌梗死或心电图新出现缺血性变化,即使没有心肌梗死的心脏生物标志物证据,也应当将这些患者归类为已经发生致死性心肌梗死。

(四)与血供重建治疗相关的心肌梗死(4 型和 5 型)

围术期心肌损伤或梗死可以见于机械性血供重建手术(PCI 或 CABG)期间对心脏进行器械性操作的某些阶段。由于操作时可以引起心肌损伤伴坏死,因此术后可以检测到心脏肌钙蛋白水平升高。限制发生这样的损害可能对患者有利。但是,还不清楚无手术并发症时心脏生物标志物水平无症状性增高到何种程度才与不良预后有关。PCI 相关心肌梗死进一步分类与手术后可能发生的支架内血栓和再狭窄有关。

六、心肌梗死的心电图检测

心电图是拟诊心肌梗死患者诊断检查的组成部分之一,应当在患者就诊后获得并且迅速(10min 之内)判读。通常需要多次记录心电图来俘获急性心肌缺血发作时心电图波形的动态变化,尤其是在初诊时心电图不具诊断性时。对于有症状但是心电图不具诊断性的患者,应当连续间隔 15～30min 记录一次心电图,尽可能应用连续计算机辅助的 12 导联心电图记录。无症状间歇后再次发作症状是重复记录的指征,并且在心电图进行性异常的患者,应当记录一份出院前的心电图,作为进一步比较的基线。出现 ST-T 和 Q 波的急剧或进行性演变,可能有助于临床医师确定发生事件的时间,鉴别梗死相关动脉,评估濒危心肌的范围和预后,以及确定治疗策略。更加明显的多导联或区域 ST 段改变和 T 波倒置,与更大范围的心肌缺血和更差的预后有关。与急性心肌缺血有关的其他心电图表现包括心律失常、室内和房室传导阻滞以及心前区导联 R 波波幅丧失。冠状动脉大小和动脉节段分布、侧支血管、定位、冠状动脉狭窄的范围和程度及既往心肌坏死,都会影响心肌缺血的心电图表现。因此,应当总是尽可能将就诊时的心电图与既往心电图进行比较。由于 ST 段改变还可以见于其他情况,例如急性心包炎、左心室肥厚、左束支传导阻滞、Brugada 综合征、应激性心肌病和早期复极,因此心电图本身不足以诊断急性心肌缺血或梗死。新出现长时间(即>20min)ST 段抬高,特别是伴有镜像 ST 段压低时,通常反映急性冠状动脉闭塞并且导致心肌损伤伴坏死。即使没有冠状动脉疾病时,Q 波也可以见于心肌病心肌纤维化。

心肌缺血或梗死的心电图异常可以表现在 PR 段、QRS 波群、ST 段或 T 波。心肌缺血最初表现为典型 T 波和 ST 段改变。超急性期 T 波波幅增高伴有至少连续 2 个导联明显对称的 T 波,是先于 ST 段抬高的一个早期表现。一过性 Q 波可以见于急性缺血发作或(偶尔)急性心肌梗死再灌注成功时。附表 B-3 列出了能否导致心肌梗死的急性心肌缺血的 ST-T 改变的诊断标准。J 点用来确定 ST 段改变的幅度。在除了 V_2 和 V_3 的所有导联中,新的或假定新的 J 点高度应当≥0.1mV。在 40 岁以下的健康男性中,V_2 导联和 V_3 导联的 J 点高度可以达到 0.25mV,但是会随着年龄的增加而逐渐降低。由于 J 点在健康女性的 V_2 导联和 V_3 导联中低于男性,因此需要为女性制定不同的界点。"相邻导联"是指导联组,例如胸前导联(V_1～V_6)、下壁导联(Ⅱ、Ⅲ、aVF)和侧壁或心尖导联(Ⅰ、aVL)。补充导联例如 V_{3R} 导联和 V_{4R} 导联反映右心室的游离壁。V_7～V_9 导联反映下壁和基底部。

附表 B-3　急性心肌缺血(没有左心室肥大和左束支传导阻滞)的心电图表现

ST 段抬高
两个相邻导联 J 点开始新出现的 ST 段抬高:V_2～V_3 导联以外所有导联 J 点开始≥0.1mV;在≥40 岁的男性,≥0.2mV;在<40 岁男性,≥0.25mV;或在女性,≥0.15mV
ST 段压低和 T 波改变
在两个相邻导联新出现 ST 段水平或下斜性下移≥0.05 mV,和(或)T 波倒置≥0.1mV 伴 R 波为主或 R/S >1

附表 B-3 中的标准要求 ST 段改变见于 2 个或 2 个以上的相邻导联。例如,在>40 岁的男性有两个相邻导联异常是指 V_2 导联中 ST 段抬高≥0.2mV,V_1 导联≥0.1mV。然而,在男性 ST 段≥0.1mV 或<0.2mV(或在女性<0.15mV)仅见于 V_2 导联和 V_3 导联,可以是一个正常表现。应当指出,在偶然的情况下,急性心肌缺血可以表现为一个导联的 ST 段改变足以达到标准的要求,而相邻导联的 ST 段改变却不明显。由于单次静态记录可能漏掉连续记录中获得的动态心电图变化,因此不明显的 ST 段移位和 T 波倒置也不能排除心肌缺血或进展期的心肌梗死。连续记录显示的心电图变化、相邻导联组 ST 段改变或诊断性 Q 波,比 ST 段

压低更能特异性定位心肌缺血或坏死部位。在有缺血性胸痛和首份心电图不能诊断的患者，总是应当补充导联和连续心电图记录。左回旋支供血区域的心肌缺血的心电图表现常被忽视，在第 5 肋间隙（V_7 导联在左腋后线，V_8 导联在左肩胛中线，V_9 导联在左脊椎旁线）的后壁导联可以很好地捕获到。强烈建议临床上高度怀疑急性回旋支闭塞（例如，首份非诊断性心电图或 $V_1 \sim V_3$ 导联 ST 段压低）的患者记录这些导联。建议在 $V_7 \sim V_9$ 导联 ST 段抬高的界点是 0.05mV，ST 段抬高界点 ≥0.1mV 时特异性增高，因此在<40 岁的男性应当采用这个界点。$V_1 \sim V_3$ 导联的 ST 段压低提示基底部心肌缺血（后壁梗死），特别是终末 T 波阳性（等同于 ST 段抬高）时，但这是非特异性表现。在下壁或拟诊右心室梗死的患者，由于 ST 段抬高≥0.05mV（在<30 岁男性，≥0.1mV）支持诊断标准，因此应当记录右侧心前区导联 V_{3R} 和 V_{4R}。

急性胸部不适发作期间，既往倒置 T 波的假性正常化可以提示急性心肌缺血。肺栓塞、颅内出血、电解质紊乱、低体温、心肌炎或心包炎也可以导致 ST-T 波异常，因此鉴别诊断中均应当考虑。合并左束支传导阻滞时诊断心肌梗死更为困难。然而，在这种情况下各导联 ST 段一致抬高或一份既往心电图有助于诊断急性心肌梗死。在右束支传导阻滞的患者，$V_1 \sim V_3$ 导联 ST-T 异常常见，在这些导联评估缺血表现更加困难。然而，如果发现新出现的 ST 段抬高或 Q 波，应当考虑心肌缺血或梗死。

(一)既往心肌梗死

如附表 B-4 所示，在没有 QRS 波影响下，无论是否有无症状，Q 波或 QS 波群可以辅助诊断缺血性心脏病患者的既往心肌梗死。在一些导联或导联组出现 Q 波时，心电图诊断心肌梗死的特异性最高。在相同导联 Q 波与 ST 段或 T 波改变有关时，心肌梗死的可能性增加。例如，深度≥0.01mV 的 0.02～0.03s 的小 Q 波，如果伴有相同导联的 T 波倒置，提示既往心肌梗死。在流行病学研究和临床试验中已经应用其他有效的心肌梗死编码流程，例如明尼苏达编码和 WHO MONICA。

附表 B-4　既往心肌梗死相关的心电图变化

$V_2 \sim V_3$ 导联 Q 波≥0.02s 或 V_2 导联和 V_3 导联出现 QS 波群
任意两个相邻导联组（Ⅰ、aVL；$V_1 \sim V_6$；Ⅱ、Ⅲ、aVF）[a] 中，出现Ⅰ、Ⅱ、aVF 或 $V_4 \sim V_6$ 导联 Q 波≥0.03s 和深度≥0.1mV 或 QS 波群
无传导障碍时，$V_1 - V_2$ 导联 R 波≥0.04s 和 R/S≥1

[a] 同样标准应用于补充导联 $V_7 \sim V_9$

(二)隐匿性心肌梗死

无症状患者在常规心电图监测中出现可以诊断为心肌梗死的证据如新的病理性 Q 波，或者呈现心肌梗死的心脏影像证据，但是不能直接归咎于冠状动脉血供重建治疗时，应当称为隐匿性心肌梗死。研究显示，隐匿性 Q 波心肌梗死占非致命性心肌梗死事件的 9%～37%，并且死亡风险显著增高。与之前的心电图记录比较，导联位置不当或 QRS 混杂因素可能导致出现新的 Q 波或 QS 波群。因此，诊断新出现的隐匿性 Q 波心肌梗死，应当得到导联位置正确的第 2 份心电图、影像检查或重点询问潜在的短暂缺血症状的证实。

七、影响心肌梗死心电图诊断的各种情况

V_1 导联出现 QS 波属于正常。如果 Ⅲ 导联额面 QRS 电轴在 $-30°\sim0°$，Q 波 $<0.03s$ 且小于 R 波振幅 25% 是正常。如果额面 QRS 电轴在 $60°\sim90°$，aVL 导联出现 Q 波也属正常。导联 Ⅰ、aVL、aVF 和 $V_4\sim V_6$ 导联中，间隔 Q 波较小，非病理性 Q 波 $<0.03s$ 且小于 R 波的 25%。除心肌梗死外，预激综合征、梗阻型心肌病、扩张型心肌病或应激性心肌病、心脏淀粉样变性、左束支传导阻滞、左前分支传导阻滞、心室肥厚、心肌炎、急性肺源性心脏病或高钾血症都可能出现 Q 波或 QS 波群。貌似心肌缺血或梗死的心电图异常如附表 B-5 所示。

附表 B-5　诊断心肌梗死的常见心电图陷阱

假阳性	心包炎、心肌炎
● 早期复极	● 肺动脉栓塞
● 左束支传导阻滞	● 蛛网膜下腔出血
● 预激综合征	● 代谢紊乱，例如高钾血症
● J 点抬高综合征，例如 Brugada 综合征	● 心肌病
● 导线移位	假阴性
● 胆囊炎	● 既往心肌梗死的 Q 波或持续 ST 段抬高
● 持续青幼年型	● 右心室起搏
● 心前区电极片位置不正	● 左束支传导阻滞
● 三环抗抑郁药或吩噻嗪类	

八、影像学检查

无创性成像技术在确诊或拟诊心肌梗死的患者中有多方面的作用，但是这节仅涉及它在心肌梗死诊断和特征中的作用。其基本原理是节段性心肌灌注不足或缺血导致一系列事件，包括心脏功能不全、细胞死亡和纤维化修复。重要的成像参数包括灌注、心肌细胞存活、心肌厚度、心肌增厚和运动，以及纤维化对顺磁性动力学或放射显像对比剂的影响。

在急性和慢性梗死中常用的成像技术有超声心动图、放射性核素心室显像术（myocardial perfusion scintigraphy，MPS）、单光子发射体层摄影（single photon emission computed tomography，SPECT）和磁共振显像（magnetic resonance imaging，MRI）。正电子发射体层摄影（positron emission tomography，PET）和计算机体层摄影（computed tomography，CT）应用较少。其能力有相当的重叠，每项技术均可以或多或少地评估心肌存活、灌注和功能。由于示踪剂的内在特性，只有放射性核素检查才能对心肌存活性做出直接评估。其他技术对心肌存活性做出间接评估，例如超声心动图检测心肌对多巴酚丁胺的收缩反应或 MR 评估心肌纤维化。

(一)超声心动图检查

超声心动图的优势是评估心脏结构和功能，特别是心肌厚度、增厚和运动。超声心动图对比剂可以提高显示心内膜边界并且可以应用于评估心肌灌注和微血管阻塞。组织 Doppler 和应变成像技术可以对整个心脏和节段功能进行定量分析。已经开发出针对特殊分子过程的血

管内超声对比剂,但是这些技术并没有应用于心肌梗死。

(二)核素成像检查

几种放射性核素示踪剂可以直接使存活心肌细胞成像,包括 SPECT 示踪剂铊-201、锝-99m MIBI 和替曲膦,PET 示踪剂包括 F-2 脱氧葡萄糖(fluorodeoxyglucose,FDG)和铷-82。SPECT 技术的优势在于它是唯一直接确定心肌存活性的方法,但是其图像分辨力相对较低,不利于检测小面积心肌梗死。常用的 SPECT 放射性药物也是心肌灌注的示踪剂,因此该技术容易检测心肌梗死部位和诱发的灌注异常。ECG 门控成像能够可靠地评估心肌运动、增厚和整体功能。与评估心肌梗死有关的新的放射性核素技术包括用碘-123 标记的间碘苄胍(meta-iodo-benzylguanidine,mIBG)交感神经分布成像、心室重构的基质金属蛋白酶活性成像和精确评估心肌代谢。

(三)磁共振成像

心血管 MRI 的高组织对比性可以用于准确评估心肌灌注,拟诊急性心肌梗死的能力与超声心动图相似。顺磁性对比剂可以用来评估心肌灌注细胞外间隙中对比剂增加与既往心肌梗死纤维化有关。这些技术已经应用于急性心肌梗死,并且应用增强延迟扫描的心肌纤维化成像甚至可以发现很小面积的心内膜下心肌梗死,它也可以用于诊断貌似心肌梗死的心肌疾病,例如心肌炎。

(四)计算机体层摄影

最初在左心室增强区域,梗死心肌表现为局灶性减低区,在后期 MRI 成像上表现为超增强。这个发现有临床意义,因为增强 CT 也适用于怀疑肺栓塞和主动脉夹层等临床特征与急性心肌梗死重叠的疾病患者,只是这项技术没有常规应用。同样,CT 对心肌灌注的评价在技术上可行,但是没有得到全面验证。

(五)应用于急性心肌梗死的影像学检查

成像技术可以在心脏生物标志物水平升高时发现室壁运动异常或存活心肌减少,有助于诊断急性心肌梗死。如果因某些原因没有检测心脏生物标志物或检测结果正常,并且没有非缺血性原因时,证实有新的存活心肌丢失则符合心肌梗死的标准。有正常的功能和存活心肌,阴性预测值很高,实际上可以排除急性心肌梗死。因此,成像技术有助于拟诊心肌梗死患者的早期分层和出院。然而,如果适时检测心脏生物标志物并且结果正常,这就可以排除心肌梗死,并且优于影像诊断标准。

节段性心肌运动异常和增厚可以是急性心肌梗死所致,或者下列一种或多种情况引起:包括既往心肌梗死、急性缺血、心肌顿抑或冬眠。非缺血性情况,例如心肌病、炎性或浸润性疾病,也可以导致节段性存活心肌丧失或功能异常。因此,除非排除了这些情况、发现新的异常或者假设出现了急性心肌梗死的其他特征,否则影像学对急性心肌梗死的阳性预测值并不高。

超声心动图能够评估急性胸痛的许多非缺血性因素,包括心包炎、心肌炎、心瓣膜病、心肌病、肺动脉栓塞或主动脉夹层。选择成像技术识别急性心肌梗死并发症,包括心脏游离壁破裂、急性室间隔缺损、乳头肌断裂或缺血导致的二尖瓣关闭不全。

可以应用放射性核素显像评估急诊血供重建治疗挽救的心肌数量。就诊时注射示踪剂,在血供重建治疗后成像,可以测量濒危心肌。出院前,第 2 次静息注入示踪剂可以评估最终梗死面积,两次之间的就是挽救的存活心肌。

(六)应用于急性心肌梗死后期的影像学检查

在拟诊心肌梗死晚期就诊时,如果没有非缺血原因,出现节段性室壁运动障碍、增厚或瘢痕是既往心肌梗死的证据。晚期钆增强 MRI 对显示心肌纤维化的高分辨力和特异性,使其成为一项非常有价值的技术。尤其是这项技术区分心内膜下或其他部位的纤维化的能力,可以区分缺血性心脏疾病和其他心肌异常。成像技术也有助于明确诊断心肌梗死后的风险分层。发现残余或远隔缺血和(或)心功能不全,可以明确显示晚期预后。

九、PCI 心肌梗死的诊断标准(4 型心肌梗死)

无论是否伴随胸痛或 ST-T 改变,PCI 过程中的球囊充盈常会引起短暂心肌缺血。心肌损伤伴坏死可以由于单个或多个可以识别的围术期事件所致,例如冠状动脉夹层、大的冠状动脉或边支阻塞、侧支循环破坏、慢血流或无复流、远端栓塞和微血管堵塞。尽管目前有抗凝和抗血小板辅助治疗以及血栓抽吸和保护装置,但是不可能预防冠状动脉内血栓或动脉粥样硬化碎屑引起的栓塞。这些事件引起心肌坏死组织周围的心肌发生炎症。PCI 之后的 MRI 证实了新的心肌坏死区。

术前、术后 3~6h 和 12h(必要时)检测心脏生物标志物水平,能够发现手术相关的心肌细胞损伤伴坏死。如果术前心脏肌钙蛋白水平正常(不超过正常上限第 99 百分位数)或稳定或下降,心脏生物标志物水平增高只能解释为手术引起的心肌损伤。术前标志物水平正常的患者,PCI 后心脏生物标志物水平增高超过正常上限第 99 百分位数,提示手术相关性心肌损伤。早期研究显示,手术后心脏生物标志物特别是 CK-MB 水平的增加与受损结果有关。然而,还不明确,PCI 前心脏肌钙蛋白的浓度正常而术后出现异常时,超过正常值上限第 99 百分位数多少倍与不良预后明显相关,并且是否存在这个临界值也存在着争议。如果单次肌钙蛋白基线水平升高,则不可能区分标志物的进一步增加是由手术所致,还是前述升高过程的延续。在这种情况下,预后可能主要是由术前心脏肌钙蛋白水平决定。这些关系在新的高敏肌钙蛋白检测中会变得更加复杂。

在行 PCI 时基线肌钙蛋白浓度正常(不超过正常上限第 99 百分位数)的患者,手术后 48h 内肌钙蛋白增加超过正常值上限第 99 百分位数的 5 倍并且有后述一种表现者,定义为 PCI 相关心肌梗死(4a 型):①表现为长时间(≥20min)胸痛的长时间缺血;②表现为缺血性 ST 段改变或新出现的病理性 Q 波;③血管造影显示血流受限性并发症,例如边支血管闭塞、慢血流或无复流、栓塞;④影像学表现新出现的存活心肌丧失或新出现的节段性室壁运动异常。根据手术相关性心肌梗死诊断的临床判断和对社会的影响,选择心脏肌钙蛋白水平超过正常上限第 99 百分位数临界值的 5 倍。若 PCI 前心脏肌钙蛋白水平正常,并且 PCI 后肌钙蛋白水平升高不超过正常上限第 99 百分位数的 5 倍,或者肌钙蛋白水平升高超过正常上限第 99 百分位数的 5 倍但没有缺血症状、血管造影和影像学证据,应当采用"心肌损伤"术语。

如果肌钙蛋白基线水平升高、稳定或下降,诊断 4a 型心肌梗死或心肌再梗死则需要肌钙蛋白水平增高>20%。新近的数据显示心肌梗死后延迟到心脏生物标志物浓度降低或恢复正常才施行 PCI,然后心脏生物标志物水平再次升高,这可能具有远期意义。然而,需要更多的数据去证实这个发现。

支架内血栓形成是 PCI 相关心肌梗死的一个亚型,通过血管造影和(或)尸检与肌钙蛋白升高或下降超过正常上限第 99 百分位数诊断(定义为 4b 型心肌梗死)。为了对支架内血栓形成的发生与 PCI 手术时机的关系进行分层,学术研究联合会(Academic Research Consortium)建议根据时间分类为"早期"(0~30d)、"晚期"(31d 至 1 年)和"极晚期"(>1 年),区分在这 3 个期间不同病理生理过程的影响,有时,心肌梗死发生在临床提示支架内栓塞的情况,然而血管造影显示再狭窄,但是没有血栓的证据(参阅本附录"十七、心肌梗死在临床试验和质量保证计划中的应用"相关内容)。

十、CABG 心肌梗死的诊断标准(5 型心肌梗死)

CABG 中,很多因素可以导致围术期心肌损伤伴坏死。这些因素包括后述原因直接导致的心肌创伤:①心脏缝合或操作;②冠状动脉夹层;③术中的心肌保护不充分导致的整体或局部心肌缺血;④与再灌注相关的微血管事件;⑤氧自由基生成引起的心肌损伤;⑥没有桥血管供血而引起心肌再灌注失败。MRI 研究显示,这种情况下的大多数坏死都不是局限性的,而是弥漫性的,并且局限于心内膜下。外科手术前心肌标志物正常的患者在 CABG 后水平升高提示心肌坏死,意味着心脏生物标志物浓度增加与受损结果有关。这在应用 CK-MB 的临床研究中得到证实:CABG 后 CK-MB 值增加超过 5 倍、10 倍和 20 倍正常上限值与不良预后有关。同样,文献报道,心脏肌钙蛋白水平升高超过测量值的最高四分位数或最高的五分位数时,结果不良。

与预后不同,很少有文献关注检测心脏生物标志物在 CABG 中自体血管或移植血管初发血管事件引起的心肌梗死中的应用。另外,如果心脏肌钙蛋白基线水平升高(大于正常上限第 99 百分位数),CABG 后标志物的水平更高。因此,在这种情况下心脏生物标志物不能作为诊断心肌梗死的唯一标准。鉴于心脏生物标志物浓度明显升高对患者生存率的不利影响,建议以肌钙蛋白基线水平正常(不超过正常上限第 99 百分位数),CABG 后第一个 48h 内肌钙蛋白水平增加超过正常上限第 99 百分位数的 10 倍为诊断标准。另外,有后述情况之一者,应当考虑诊断为 CABG 相关性心肌梗死(5 型):①新出现的病理性 Q 波或左束支阻滞;②血管造影显示移植血管或自体血管出现新的冠状动脉阻塞;③新出现存活心肌减少或节段性室壁运动异常。CABG 联合瓣膜置换术中的心脏生物标志物的释放比单纯 CABG 高,停跳 CABG 比不停跳 CABG 高。上述临界值更适用于单纯停跳 CABG。对于 PCI,心肌梗死通用定义中的诊断标准应当应用于术后>48h 的心肌梗死定义。

十一、接受其他心脏手术患者的心肌梗死评估

新出现的 ST-T 异常常见于接受心脏手术的患者。出现不同于术前部位的新的病理性 Q 波时,特别是与心脏生物标志物升高、新的室壁运动异常或血流动力学不稳定有关时,应当考虑为心肌梗死(1 型或 2 型)。

新出现的手术,例如经导管主动脉瓣置入术(transcatheter aortic valve implantation,TAVI)或经导管二尖瓣钳夹术,可以通过直接损伤心肌和通过因冠状动脉阻塞或栓塞造成局部缺血,可以造成心肌损伤伴坏死。可能与 CABG 一样,心脏生物标志物水平越高,预后越差,但是目前尚无相关资料。

已经提出诊断 TAVI 手术后 72h 内围术期心肌梗死诊断的修订标准。然而,鉴于证据太少,可以应用上述 CABG 相关性心肌梗死的诊断标准。

心律失常射频消融术中加热或冷却组织的手术会引起心肌损伤伴坏死。可以通过检测肌

钙蛋白的浓度来评估损伤伴坏死的程度。但是,这种情况下的肌钙蛋白水平升高,不能诊断为心肌梗死。

十二、与非心脏手术相关的心肌梗死

围术期心肌梗死是大多数非心脏手术最常见的重要围术期血管并发症,与预后较差有关。多数围术期心肌梗死患者没有缺血症状。然而,无症状心肌梗死与有症状心肌梗死一样,都与30d死亡率密切相关。因此,建议常规在高危患者大手术之前和之后48~72h检测心脏生物标志物。术后标本中高敏肌钙蛋白检测显示,45%的患者标志物水平超过正常上限第99百分位数,22%的患者标志物水平升高并且持续上升,提示进展性心肌坏死。有关接受大的非心脏手术患者的研究强烈支持这样的观念:这种情况下许多已诊断的心肌梗死是由于持续心肌供氧与需求失衡所致,没有冠状动脉疾病背景。与肌钙蛋白水平升高和(或)下降一起,提示为2型心肌梗死。然而,有关致命性围术期心肌梗死患者的一项病理性研究显示,50%的心肌梗死事件是由斑块破裂和血小板聚集导致血栓形成所致,也就是1型心肌梗死。考虑到各型心肌梗死治疗方法上可能存在的差异,需要密切的临床监测与评估。

十三、重症监护病房的心肌梗死

心脏肌钙蛋白水平升高常见于重症监护病房患者,无论什么基础疾病,均与不良预后有关。有些升高可能反映了冠状动脉疾病和心肌需氧增加的2型心肌梗死。其他患者可能由于儿茶酚胺和循环毒素的直接毒性作用导致心肌损伤伴坏死,可以有心脏标志物水平升高。而且,有些患者可以发生1型心肌梗死。对于合并单个或多个器官病变的危重患者,当肌钙蛋白水平升高时,选择合适的措施对临床医师常常是一个挑战。如果当患者从危重疾病康复时,应当由临床医师对患者是否存在冠状动脉疾病或结构性心脏病以及疾病程度做进一步评估。

十四、反复发生的心肌梗死

"偶发性心肌梗死"定义为个人的首次心肌梗死。当心肌梗死的特征发生在一个意外事件后的前28d时,这在流行病学上记录为一次新事件。如果心肌梗死的特征发生在偶发性心肌梗死28d之后,考虑为反复发生的心肌梗死。

十五、再次梗死

"再次梗死"的术语用于偶发或反复发生的心肌梗死后前28d内发生的急性心肌梗死。初发心肌梗死后拟诊再次梗死的心电图诊断,可以受到初次有进展变化的心电图影响。ST段再次抬高≥0.1mV或至少两个相邻导联出现新的病理性Q波时,尤其是与心肌缺血症状持续20min或更长时间相关时,应当考虑再次心肌梗死。但是,ST段再次抬高也可见于濒临的心脏破裂,应当有进一步的诊断流程。ST段压低或仅有左束支传导阻滞是非特异性表现,不应当应用于诊断心肌再次梗死。对于初发心肌梗死之后临床症状或体征提示再次心肌梗死的患者,建议立即检测心脏肌钙蛋白。应当在3~6h后再获得第2份标本。如果心脏肌钙蛋白浓度升高,但是在拟诊再次心肌梗死标志物水平稳定或降低,诊断再次心肌梗死则要求第2份标本的心脏肌钙蛋白浓度较增加≥20%。如果初次心脏肌钙蛋白浓度正常,则采用新发急性心肌梗死的标准。

十六、与心力衰竭相关的心肌损伤或梗死

根据所采用的检测方法,在心力衰竭综合征的患者可以见到心脏肌钙蛋白水平明显升高,提示心肌损伤伴坏死。采用高敏肌钙蛋白检测几乎可以在所有心力衰竭患者检测出明显高于正常上限第 99 百分位数的肌钙蛋白浓度,尤其是急性完全失代偿的这类严重心力衰竭综合征患者。

1 型心肌梗死是急性失代偿心力衰竭的一个重要原因,在急诊就诊时总是应当予以考虑。在心力衰竭综合征的患者,只出现心脏肌钙蛋白水平升高不能诊断为 1 型心肌梗死,并且确实可以见于非缺血性心力衰竭患者。除了 1 型心肌梗死,有很多机制来解释心力衰竭患者中心脏肌钙蛋白浓度的可检测性到病理性升高。例如,2 型心肌梗死可以由于跨壁压增高、小冠状动脉阻塞、内皮功能紊乱、贫血或高血压所致。除了 1 型和 2 型心肌梗死,实验还证实了室壁牵张运动引起的细胞凋亡和自噬。与炎症、循环的神经激素、浸润过程有关的直接细胞毒性作用以及心肌炎和应激性心肌病,均可以表现为心力衰竭和心脏肌钙蛋白检测异常。

虽然心肌梗死的诊断广泛和复杂,但是心力衰竭中心脏肌钙蛋白水平升高的出现、程度和持续,无论机制如何,越来越多地被认为是急性和慢性心力衰竭综合征不良预后的一项独立预测因素,不应当被当作"假阳性"而摒弃。

对于急性失代偿心力衰竭,为了鉴别或排除 1 型心肌梗死的参与,总是应当迅速检测心脏肌钙蛋白 I 或肌钙蛋白 T,并且记录心电图。在这种情况下,如果标志物水平明显升高或降低,或者伴有缺血症状、新的缺血性心电图变化或无创性检查发现的心肌功能丧失,应当高度怀疑 1 型心肌梗死,并用于解释心脏肌钙蛋白水平升高。常可以清楚知道冠状动脉解剖,这些知识也可以用来解释异常的肌钙蛋白水平。如果冠状动脉正常,那么 2 型心肌梗死或非冠状动脉机制都可能引起肌钙蛋白释放。

另一方面,当不知道冠状动脉解剖时,只有肌钙蛋白水平超过正常上限第 99 百分位数,不足以诊断冠状动脉疾病引起的急性心肌梗死,也不能鉴别异常心脏肌钙蛋白水平的发生机制。这种情况下,通常需要获得进一步的信息,例如心肌灌注检查、冠状动脉造影或 MRI,明确心脏肌钙蛋白水平异常的原因。然而,即使在进行这些检查之后,可能仍然难以明确心脏肌钙蛋白水平异常的原因。

十七、心肌梗死在临床试验和质量保证计划中的应用

临床试验中,心肌梗死可能是入选标准或试验终点。心肌梗死的通用定义对临床研究意义重大,可以为解读和比较不同的试验提供一个标准方法。心肌梗死的定义作为入选标准,例如 1 型心肌梗死而不是 2 型心肌梗死,将会决定试验中的患者特征。偶尔发生心肌梗死,血管造影时再狭窄是仅有的血管造影解释。PCI 相关的心肌梗死可以定义为"4c 型心肌梗死",定义为冠状动脉造影显示狭窄≥50%,或复杂病变伴有心脏肌钙蛋白水平升高和(或)降低超过正常上限第 99 百分位数,并且没有下述其他严重冠状动脉疾病:①初次支架置入成功;②球囊血管成形术扩张冠状动脉狭窄(<50%)。

新近的观察显示,由于采用不同的心肌梗死定义作为试验结果,结果不能对这些试验进行比较和归纳。观察者与法规部门就临床试验中将心肌梗死定义作为试验终点这个问题达成一致,具有重要价值。一个临床研究采用这个定义在有些情况下可以是合适的,并且应当有非常

清楚的基本原理。无论如何,观察者应当确保试验可以为不同类型的心肌梗死提供全面的数据,包括心脏肌钙蛋白或其他标志物在内的正常上限第 99 百分位数决定界限。附表 B-6 列出了多个正常上限第 99 百分位数。这个可以帮助比较不同的试验与荟萃分析。

由于采用不同的检测方法,包括大规模多中心临床试验中的应用新的高敏心脏肌钙蛋白检测方法,现在可以一致采用超过正常上限第 99 百分位数。这个不能协调所有不同检测方法中的肌钙蛋白水平,但是可以提高结果的一致性。

附表 B-6　根据应用的心脏生物的多个正常上限第 99 百分位数制定的心肌梗死类型的临床试验表

倍数×99%	1 型心肌梗死或自发型	2 型心肌梗死或继发性	3 型心肌梗死[a]或死亡	4a 型心肌梗死或 PCI 相关	4b 型心肌梗死或支架内血栓	4c[b] 型心肌梗死/再狭窄相关	5 型心肌梗死或 CABG 相关
1～3			△	▲			▲
3～5			△	▲			▲
5～10			△				▲
>10			△				
总计			△				

[a]、△. 由于未取得血样时已经死亡。▲. 代表 PCI 或 CABG 后任意测定肌钙蛋白水平都低于心肌梗死诊断标准。[b] 再狭窄定义为冠状动脉造影时狭窄≥50%,或者复杂病变伴有心脏肌钙蛋白水平升高和(或)降低超过正常上限第 99 百分位数并且没有后述其他严重冠状动脉疾病:①初次支架置入成功;②球囊血管成形术扩张冠状动脉狭窄(<50%)

对接受心脏手术的患者,可以采用心肌梗死发生率评估手术质量,前提是参与到质量保证项目中的所有中心应用一致的心肌梗死诊断标准。为了有效地避免偏移,应当为所有地方的不同心脏肌钙蛋白检测方法结果制定这种类型的评估方法。

十八、修订心肌梗死定义对公共政策的影响

修订心肌梗死定义,对个人和社会有多重意义。一个暂时的或最终的诊断对患者是进一步诊断性检查、调整生活方式、治疗和预后的基础。某一特殊诊断患者的总数是医疗卫生计划和政策以及资源分配的基础。

好的临床实践的目的之一就是得到明确和特异的诊断,这得到现代科学知识的支持。本文件中介绍的心肌梗死定义方法可以达到这个目的。一般而言,"心肌梗死"的概念意义没有变化,但是已经开发出新的敏感诊断方法诊断心肌梗死。因此,急性心肌梗死的诊断是根据患者体征、心电图改变、高敏心脏生物标志物以及从其他多种影像学技术获得信息的一个临床诊断。对心肌梗死类型、梗死程度、残留的左心室功能、冠状动脉疾病的严重程度以及其他危险因素进行区分很重要,而不仅仅是做出心肌梗死的诊断。这些信息对患者的预后和工作能力的反映,比单纯描述患者心肌梗死更充分。还要求有上述的许多其他因素,以便做出适合社会、家庭和工作方面的选择。已经开发了一些评估心肌梗死预后的风险评分方法。其他与心肌梗死有关的各种预后的分类,应当帮助医师重新考虑目前应用的临床编码对引起患者心肌

坏死伴随标志物水平升高的多种情况进行分析。

应当认识到,目前对心肌梗死定义的修订,可能对患者及其家属的心理状态、生命保险、职业生涯以及驾驶与飞行执照带来影响。该诊断也与例如诊断相关编码、住院报销、公共卫生统计、病假和残疾证明等社会影响有关。为了适应这种挑战,医师必须掌握这种变化的诊断标准。需要编写教育资料并且适当采用治疗指南。专业团体和医疗管理机构应当采取措施,加快将这个修订过的定义宣传到医师、其他医务人员、管理人员和公众。

十九、心肌梗死定义对全球的影响

心血管疾病是一个全球性健康问题。了解冠状动脉疾病在人群中的负担和影响非常重要。变化的临床定义、标准和生物标志物对我们理解和提高公共卫生的能力提出了另外的挑战。对临床医师的心肌梗死定义有着重要而又现实的治疗意义。对于流行病学专家,这些数据常常是回顾性的,这种一致的定义对于比较和趋势分析至关重要。这个文件中描述的标准适用于流行病学研究。然而,为了分析时间-趋势关系,当生物标志物或诊断标准改变时,制定一致的定义和进行高质量的修订就变得重要。例如对流行病学专家来说,心脏肌钙蛋白的出现,大大增加了心肌梗死的诊断例数。

在经济资源受限的国家,除了少数几个中心之外,没有心脏生物标志物和影像学技术,甚至可能没有心电图记录仪。WHO 指出,在这种情况下不适合将生物标志物检测或其他费用高的诊断性检查作为强制性的诊断标准。WHO 建议,在没有资源限制的地方实施 ESC/AC-CF/AHA/WHF 心肌梗死通用定义,而在资源受限制的地方应用更灵活的标准。

世界上不同国家在急性心肌梗死的诊断和治疗上有着文化、财政、结构和组织方面的问题,需要继续调查研究。在心血管疾病增加的地区,有必要面对治疗和诊断上之间的差距。

(颜红兵 唐熠达 杨艳敏 编译)

参 考 文 献

[1] White HD. Pathobiology oftroponin elevations. J Am Coll Cardiol,2011,57:2406-2408.

[2] Jaffe AS. Chasing troponin:how low can you goifyou can see the rise? J Am Coll Cardiol,2006,48:1763-1764.

[3] Apple FS, Jesse RL, Newby LK,et al. National Academy of Clinical Biochemistry and IFCC committee for standardization of markers cardiac damage laboratory medicine practice guidelines:Analytical issues for biochemical markers of acute coronary syndromes. Circulation,2007,115:e352-e355.

[4] Morrow DA, Cannon CP, Jesse RL, et al. National Academy of Clinical Biochemistry Laboratory Medicine Practice Guidelines:Clinical characteristics and utilization of biochemical markers of acute coronary syndromes. Circulation,2007,115:e356-e375.

[5] Thygesen K, Mair J, Katus H, et al. Study Group on Biomarkers in Cardiology of the ESC Working Group on Acute Cardiac Care. Recommendations for the use of cardiac troponin measurement in acute cardiac care. Eur Heart J,2010,31:2197-2204.

[6] Thygesen K,Mair J,Gianmtsis E,et al. Study Group on Biomarkers in Cardiology of the ESC Working Group on Acute Cardiac Care. How to use high-sensitivity cardiac troponins in acute cardiac care. Eur Heart J,2012 Jun 21.

［7］　Apple FS,Collinson PO;IFCC Task Force on Clinical Applications of Cardiac Biomarkers. Analytical characteristics of high-sensitivity cardiac troponin assays. Clin Chem,2012,58:54-61.

［8］　Jaffe AS,Apple FS,Morrow DA,et al. Being rationalabout(im)-precision:a statement from the Biochemistry Subcommittee of the Joint European Society of Cardiology/American College of Cardiology Foundation/American Heart Association/World Heart Federation Task Force for the definition of myocardial infarction. Clin Chem,2010,56:941-943.

［9］　MacRae AR,Kavsak PA,Lustig V,et al. Assessing the requirement for the six-hour interval between specimens in the American Heart Association classification of myocardial infarction in epidemiology and clinical research studies. Clin Chem,2006,52:812-818.

［10］　de Lemos JA,Drazner MH,Omland T,et al. Association of troponin T detected with a highly sensitive assay and cardiac structure and mortality riskin the general population. JAMA,2010,304:2503-2512.

［11］　Omland T,de Lemos JA,Sabatine MS,et al. Prevention of Events with Angiotensin Converting Enzyme Inhibition(PEACE)Trial Investigators. A sensitive cardiac troponin T assay in stable coronary artery disease. N Engl J Med,2009,361:2538-2547.

［12］　Mills NL,Churchhouse AM,Lee KK,et al. Implementation of a sensitive troponin I assay and risk of recurrent myocardial infarction and death in patients with suspected acute conorary syndrome. JAMA, 2011, 305: 1210-1216.

［13］　Saunders JT,Nambi V,de Limos JA,et al. Cardiac troponin T measured by a highly sensitive assay predicts coronary heart disease, heart failurei,and mortality in the atheroscterosis risk in communities study. Circulation,2011,123:1367-1376.

［14］　Kavsak PA,Xu L,YusufS,et al. High-sensitivity cardiac troponinI measurement for risk stratification in a stable high-risk population. Clin Chem,2011,57:1146-1153.

附录 C　中国经皮冠状动脉介入治疗指南(2016)

中华医学会心血管病学分会介入心脏病学组　中国医师协会心血管内科医师分会
血栓防治专业委员会　中华心血管病杂志编辑委员会

　　自"中国经皮冠状动脉介入治疗指南 2012(简本)"更新以来,在经皮冠状动脉介入治疗(percutaneous coronary intervention,PCI)及其相关领域又积累了众多临床证据。为此,中华医学会心血管病学分会介入心脏病学组、中国医师协会心血管内科医师分会血栓防治专业委员会、中华心血管病杂志编辑委员会组织专家组,在 2009 年和 2012 年中国 PCI 指南的基础上,根据最新临床研究成果,特别是结合中国人群的大型随机临床试验结果,参考最新美国心脏病学学院/美国心脏协会(ACC/AHA)以及欧洲心脏病学学会(ESC)等组织发布的相关指南,并结合我国国情及临床实践,对 PCI 治疗领域的热点和焦点问题进行了全面讨论并达成一致共识,在此基础上编写了本指南。

　　为便于读者了解 PCI 对某一适应证的价值或意义,本指南对推荐类别的表述沿用国际通用的方式。

　　Ⅰ类:指已证实和(或)一致公认有益、有用和有效的操作或治疗,推荐使用。

　　Ⅱ类:指有用和(或)有效的证据尚有矛盾或存在不同观点的操作或治疗。

　　Ⅱa类:有关证据或观点倾向于有用和(或)有效,应用这些操作或治疗是合理的。

　　Ⅱb类:有关证据或观点尚不能被充分证明有用和(或)有效,可考虑应用。

　　Ⅲ类:指已证实和(或)一致公认无用和(或)无效,并对一些病例可能有害的操作或治疗,不推荐使用。

　　对证据来源的水平表达如下。

　　证据水平 A:资料来源于多项随机临床试验或荟萃分析。

　　证据水平 B:资料来源于单项随机临床试验或多项非随机对照研究。

　　证据水平 C:仅为专家共识意见和(或)小规模研究、回顾性研究和注册研究。

一、概述

(一)建立质量控制体系

　　对于每一个开展 PCI 的中心,应建立质量控制体系(Ⅰ,C),包括:①回顾分析整个中心的介入治疗结局和质量;②回顾分析每个术者的介入治疗结局和质量;③引入风险调控措施;④对复杂病例进行同行评议;⑤随机抽取病例做回顾分析。

　　资质要求:每年完成的心血管疾病介入诊疗病例不少于 200 例,其中治疗性病例不少于

DOI:10.3760/cma.j.issnn.0253-3758.2016.05.006
通信作者:韩雅玲,Email:hanyaling@263.net

100例,主要操作者具备介入治疗资质且每年独立完成PCI>50例,血管造影并发症发生率<0.5%,心血管疾病介入诊疗技术相关病死率<0.5%。

(二)危险评分系统

风险,获益评估是对患者进行血供重建治疗决策的基础。运用危险评分可以预测心肌血供重建手术病死率或术后主要不良心脑血管事件(major adverse cardiovascular and cerebrovascular event,MACCE)发生率,指导医师对患者进行风险分层,从而为选择适宜的血供重建措施提供参考。常用的危险评分系统特点如下。

1. 欧洲心脏危险评估系统Ⅱ(EuroSCORE Ⅱ) 由于EuroSCORE基于较早期的研究结果,过高估计了血供重建的死亡风险,不建议继续使用,由EuroSCORE Ⅱ替代。EuroSCORE Ⅱ通过18项临床特点评估院内病死率。

2. SYNTAX评分 是根据11项冠状动脉造影病变解剖特点定量评价病变的复杂程度的危险评分方法。对于病变既适于PCI又适于冠状动脉旁路移植术(coronary artery bypass grafting,CABG)且预期外科手术病死率低的患者,可用SYNTAX评分帮助制定治疗决策,至今仍在临床上广泛使用。

3. SYNTAXⅡ评分 是在SYNTAX评分的基础上,新增是否存在无保护左主干病变,并联合6项临床因素(包括年龄、肌酐清除率、左心室功能、性别、是否合并慢性阻塞性肺疾病和周围血管病)的风险评估法,在预测左主干和复杂三支病变血供重建的远期死亡率方面,优于单纯的SYNTAX评分。

以上评分及推荐均由欧美人群得出,评分标准及推荐类别详见附表C-1。

附表C-1 推荐用于PCI或CABG患者的常用危险评分系统

评分标准	评估危险的变量数		验证结果	CABG		PCI	
	临床因素(项)	CAG因素(项)		推荐类别	证据水平	推荐类别	证据水平
短期(院内或30d内)							
EuroSCORE Ⅱ	18	0	院内病死率	Ⅱa	B	Ⅱb	C
EuroSCORE	17	0	手术病死率	Ⅲ	B	Ⅲ	C
中、远期							
SYNTAX	0	11	≥1年MACCE风险	Ⅰ	B	Ⅰ	B
SYNTAXⅡ	6	12	4年病死率	Ⅱa	B	Ⅱa	B

注:PCI. 经皮冠状动脉介入治疗;CABG. 冠状动脉旁路移植术;CAG. 冠状动脉造影;MACCE. 主要不良心脑血管事件。EuroSCORE Ⅱ评分临床因素包括年龄、性别、肾功能损伤、外周动脉疾病、严重活动障碍、既往心脏手术史、慢性肺疾病、活动性心内膜炎、术前状态差、正在应用胰岛素治疗的糖尿病、纽约心脏协会(NYHA)心功能分级、加拿大心血管病学学会心绞痛分型、左心室功能、近期心肌梗死、肺动脉高压、紧急外科手术、是否为单纯CABG和胸主动脉手术。EuroSCORE评分临床因素包括年龄、性别、慢性肺疾病、外周动脉系统疾病、神经系统功能障碍、既往心脏手术史、肾功能不全、活动性心内膜炎、术前危急状态、不稳定型心绞痛、左心室功能不全、90d内心肌梗死史、肺动脉高压、急诊外科手术、是否单纯CABG、胸主动脉手术和心肌梗死后室间隔穿孔。SYNTAX评分中的CAG因素包括冠状动脉分布类型、狭窄部位、是否完全闭塞、三分叉病变、双分叉病变、主动脉相关开口病变、严重扭曲、病变长度>20mm、严重钙化、血栓、弥漫病变或小血管病变。SYNTAXⅡ评分CAG因素除SYNTAX评分的11项因素外,还包括无保护左主干病变;其临床因素包括年龄、性别、肌酐清除率、左心室射血分数、外周血管疾病和慢性阻塞性肺疾病

来自中国的研究显示,对于无保护左主干病变患者,SYNTAX Ⅱ评分预测 PCI 术后远期病死率的价值,优于 SYNTAX 评分。另一项中国的多中心研究显示,对无保护左主干病变患者,用整合了临床和冠状动脉解剖学因素的 NERS Ⅱ评分预测主要不良心脏事件(MACE)发生率,优于 SYNTAX 评分,NERS Ⅱ评分>19 分是 MACE 独立预测因素。

二、血供重建策略选择

(一)稳定型冠状动脉粥样硬化性心脏病(stable coronary artery disease,SCAD)

对强化药物治疗下仍有缺血症状及存在较大范围心肌缺血证据、且预判选择 PCI 或 CABG 治疗其潜在获益大于风险的 SCAD 患者,可根据病变特点选择相应的治疗策略。

对合并左主干和(或)前降支近段病变、多支血管病变患者,是选择 CABG 还是 PCI 仍有争议。近年药物洗脱支架(drug-eluting stent,DES)的广泛应用显著降低了 PCI 术后长期不良事件发生率,PCI 在 SCAD 中的适应证逐渐拓宽。建议对上述患者,根据 SYNTAX 评分(Ⅰ,B)和 SYNTAX Ⅱ评分(Ⅱa,B)评估中、远期风险,选择合适的血供重建策略。

建议以冠状动脉病变直径狭窄程度作为是否干预的决策依据。病变直径狭窄≥90%时,可直接干预;当病变直径狭窄<90%时,建议仅对有相应缺血证据或血流储备分数(fractional flow reserve,FFR)≤0.8 的病变进行干预(附表 C-2、附表 C-3)。

附表 C-2 稳定型冠状动脉粥样硬化性心脏病患者血供重建推荐

冠状动脉粥样硬化性心脏病 程度(解剖或功能)	推荐 类别	证据 水平	证据来源
针对预后			
左主干直径狭窄>50%[a]	Ⅰ	A	文献[15]
前降支近段直径狭窄>70%[a]	Ⅰ	A	文献[16-17]
2 支或 3 支冠状动脉直径狭窄>70%[a],且左心室功能受损(LVEF <40%)[a]	Ⅰ	A	文献[16,18-21]
大面积缺血(缺血面积>左心室 10%)	Ⅰ	B	文献[22-24]
单支通畅冠状动脉直径狭窄>50%[a]	Ⅰ	C	
针对症状			
任一冠状动脉直径狭窄>70%[a],表现为活动诱发的心绞痛或等同症状,并对药物治疗反应欠佳	Ⅰ	A	文献[22,25-28]

注:[a] 且该冠状动脉直径狭窄<90%并有缺血证据,或血流储备分数≤0.8;LVEF. 左心室射血分数

附表 C-3 稳定性冠状动脉粥样硬化性心脏病患者血供重建方法推荐

冠状动脉粥样硬化性心脏病 程度(解剖或功能)	PCI		CABG		证据来源
	推荐类别	证据水平	推荐类别	证据水平	
无前降支近段病变的单支或双支病变	Ⅰ	C	Ⅱb	C	
存在前降支近段病变的单支病变	Ⅰ	A	Ⅰ	A	文献[29-30]

（续 表）

冠状动脉粥样硬化性心脏病程度（解剖或功能）	PCI		CABG		证据来源
	推荐类别	证据水平	推荐类别	证据水平	
存在前降支近段病变的双支病变	Ⅰ	C	Ⅰ	B	文献[21]
左主干病变					
SYNTAX 评分≤22 分	Ⅰ	B	Ⅰ	B	文献[15,31]
SYNTAX 评分 22～32 分	Ⅱa	B	Ⅰ	B	文献[31]
SYNTAX 评分＞32 分	Ⅲ	B	Ⅰ	B	文献[31]
3 支病变					
SYNTAX 评分≤22 分	Ⅰ	B	Ⅰ	A	文献[31-33]
SYNTAX 评分＞22 分	Ⅲ	B	Ⅰ	A	文献[31-33]

SCAD 血供重建方式选择应依据指南，不能开展 CABG 的医院，应将适宜患者转诊至有心脏外科手术能力的医院手术治疗。

（二）非 ST 段抬高型急性冠脉综合征（non-ST-segment elevation acute coronary syndrome，NSTE-ACS）

在无心电图 ST 段抬高的前提下，推荐用高敏肌钙蛋白（high-sensitivity cardiac troponin，hs-cTn）检测作为早期诊断工具之一，并在 60 min 内获取检测结果（Ⅰ，A），根据即刻和 1h hs-cTn 水平快速诊断或排除 NSTEMI。

建议根据患者的病史、症状、体征、心电图和肌钙蛋白作为风险分层的工具（Ⅰ，A）。采用全球急性冠状动脉事件注册（global registry of acute coronary events，GRACE）预后评分进行缺血危险分层，分为紧急（2h 以内）、早期（24h 以内）和延迟（72h 以内）3 种血供重建策略（包括 PCI 和 CABG）。具体推荐见附表 C-4。

附表 C-4　NSTE-ACS 患者冠状动脉造影和血供重建推荐

推 荐	推荐类别	证据水平	证据来源
极高危患者，包括：①血流动力学不稳定或心源性休克；②顽固性心绞痛；③危及生命的心律失常或心脏停搏；④心肌梗死机械性并发症；⑤急性心力衰竭伴难治性心绞痛和 ST 段改变；⑥再发心电图 ST-T 动态演变，尤其是伴有间歇性 ST 段抬高。推荐进行紧急冠状动脉造影（＜2h）	Ⅰ	C	
高危患者，包括：①肌钙蛋白升高；②心电图 ST 段或 T 波动态演变（有或无症状）；③CRACE 评分＞140 分。推荐早期行冠状动脉造影，根据病变情况决定是否行侵入策略（＜24h）	Ⅰ	A	文献[36-37]

(续 表)

推 荐	推荐类别	证据水平	证据来源
中危患者,包括:① 糖尿病;② 肾功能不全,eGFR＜60 ml/(min・1.73m²);③ 左心室功能下降(LVEF＜40%)或慢性心力衰竭;④ 心肌梗死后早发心绞痛;⑤ 近期行 PCI 治疗;⑥ 既往行 CABG 治疗;⑦ 109 分＜GRACE 评分＜140 分;⑧ 无创性负荷试验时再发心绞痛症状或出现缺血性心电图改变。推荐侵入策略(＜72h)	I	A	文献[38-39]
低危缺血患者,先行非侵入性检查(首选心脏超声等影像学检查),寻找缺血证据,再决定是否采用侵入策略	I	A	文献[40]
根据患者临床情况、合并症、冠状动脉病变严重程度(如 SYNTAX 评分),由心脏团队或心脏内、外科联合会诊制定血供重建策略	I	C	

注:NSTE-ACS. 非 ST 段抬高型急性冠脉综合征;eGFR. 估算的肾小球滤过率

对首诊于非 PCI 中心的患者,极高危者,建议立即转运至 PCI 中心行紧急 PCI;高危者,建议发病 24h 内转运至 PCI 中心行早期 PCI;中危者,建议转运至 PCI 中心,发病 72h 内行延迟 PCI;低危者,可考虑转运行 PCI 或药物保守治疗。

(三)急性 ST 段抬高型心肌梗死(ST-segment elevation myocardial infarction ,STEMI)

减少时间延误是 STEMI 实施再灌注治疗的关键问题,应尽量缩短首次医疗接触(first medical contact,FMC)至 PCI 的时间和 FMC 至医院转出时间,从而降低院内死亡风险。对首诊可开展急诊 PCI 的医院,要求 FMC 至 PCI 时间＜90 min(I,A)。对首诊不能开展急诊 PCI 的医院,当预计 FMC 至 PCI 的时间延迟＜120min 时,应尽可能将患者转运至有直接 PCI 条件的医院(I,B)。根据我国国情,可请有资质的医师到有 PCI 设备的医院行直接 PCI,但要求 FMC 至 PCI 时间＜120min(Ⅱb,B)。

如预计 FMC 至 PCI 的时间延迟＞120min,对有适应证的患者,应于 30min 内尽早启动溶栓治疗(I,A)。早期荟萃分析、近期 FAST-MI 注册研究、FAST-PCI 研究、STREAM 研究以及 2 项基于中国人群的研究均显示,溶栓后早期实施 PCI 的患者 30d 病死率与直接 PCI 的患者无差异,溶栓后早期常规 PCI 的患者 1 年 MACCE 发生率有优于直接 PCI 的趋势。因此,对 STEMI 患者尽早溶栓并进行早期 PCI 治疗是可行的,尤其适用于无直接 PCI 治疗条件的患者。溶栓后早期实施冠状动脉造影的时间宜在 3～24 h(Ⅱa,A),其最佳时间窗尚需进一步研究。

对合并多支病变的 STEMI 患者,美国 2013 年及中国 2015 年 STEMI 指南均建议仅对梗死相关动脉(infarct relative artery,IRA)进行干预,除非合并心源性休克或梗死 IRA 行 PCI 后仍有持续性缺血征象,不应对非 IRA 行急诊 PCI。然而,2013－2015 年 4 项随机对照研究(PRAMI、CvIPRITr、DANAMI-3 PRIMULTI 和 PRAGUE-13 试验)及 2015 年最新荟萃分析均显示,对部分 STEMI 合并多支血管病变的患者行急诊 PCI 或择期 PCI 时,干预非 IRA 可能有益且安全。美国 2015 年 STEMI 指南更新中,建议对 STEMI 合并多支病变、血流动力学稳定患者,可考虑干预非 IRA(可与直接 PCI 同时或择期完成)。HORIZONS-AMI、REAL 等观察性研究以及网络荟萃分析提示，择期完成多支 PCI 的临床获益可能优于直接 PCI 同期干预非 IRA。对于合并心源性休克和严重心力衰竭的 STEMI 患者，应由经验丰富的医师完成 PCI。具体推荐见附表 C-5。

附表 C-5　STEMI 患者 PCI 治疗推荐

推　荐	推荐类别	证据水平	证据来源
直接 PCI			
发病 12h 内（包括正后壁心肌梗死）或伴有新出现左束支传导阻滞的患者	Ⅰ	A	文献[7,57]
伴严重急性心力衰竭或心源性休克（不受发病时间限制）	Ⅰ	B	文献[7]
发病＞12h 仍有缺血性胸痛或致命性心律失常	Ⅰ	C	文献[6]
对就诊延迟（发病后 12～48h）并具有临床和（或）心电图缺血证据的患者行直接 PCI	Ⅱa	B	文献[7]
溶栓后 PCI			
建议所有患者溶栓后 24h 内送至 PCI 中心	Ⅰ	A	文献[46,58-59]
建议溶栓成功 24h 内行冠状动脉造影并根据需要对 IRA 行血供重建	Ⅰ	A	文献[46,59-60]
溶栓后出现心源性休克或急性严重心力衰竭时建议行急诊冠状动脉造影并对相关血管行血供重建	Ⅰ	B	文献[61]
建议对溶栓失败患者（溶栓后 60min ST 段下降＜50% 或仍有胸痛）行急诊补救性 PCI	Ⅰ	A	文献[60,62]
溶栓成功后出现再发缺血、血流动力学不稳定、危及生命的室性心律失常或有再次闭塞证据时建议急诊 PCI	Ⅰ	A	文献[62]
溶栓成功后血流动力学稳定的患者 3～24h 行冠状动脉造影	Ⅱa	A	文献[43]
非 IRA 的 PCI			
STEMI 多支病变患者在血流动力学稳定情况下			
择期完成非 IRA 的 PCI	Ⅱa	B	文献[50-52]
可考虑非 IRA 的 PCI，与直接 Pa 同期完成	Ⅱb	B	文献[49-50]

注：STEMI. ST 段抬高型心肌梗死；IRA. 梗死相关动脉

三、PCI 术中操作

(一)介入治疗入径

股动脉径路是 PCI 的经典径路。但随着技术的发展，目前在我国大多选择经桡动脉径路（血管相关并发症少，患者痛苦少），应作为首选推荐（Ⅰ，A）。特殊情况下可酌情选择其他适宜的血管径路，如尺动脉、肱动脉等。

(二)术中辅助诊断及治疗技术

1. 血管内超声（intravascular ultrasound，IVUS）　IVUS 通常用于造影结果不明确或不

可靠的情况下,如开口病变、血管重叠及分叉病变等。采用 IVUS 指导有助于查明支架失败原因(Ⅱa,C)。IVUS 对 PCI 有非常重要的指导价值,尤其是对高危病变(包括左主干、钙化及分叉病变等),可明确支架大小、膨胀是否充分以及定位是否准确等。对选择性的患者(无保护左主干病变、3 支病变、分叉病变、慢性闭塞病变及支架内再狭窄病变等),推荐 IVUS 指导的优化支架置入(Ⅱa,B)。对慢性闭塞病变,IVUS 指导有助于明确闭塞始点及帮助判断指引导丝是否走行在真腔,提高 PCI 成功率。

2. 冠状动脉血流储备分数(FFR) FFR 能特异地反映心外膜下冠状动脉狭窄的功能学严重程度,对开口病变、分支病变、多支病变和弥漫性病变均有一定的指导意义。

对没有缺血证据的 SCAD 患者,推荐对冠状动脉造影目测直径狭窄 50%～90% 的病变行 FFR 评估(Ⅰ,A)。DEFER 研究提示,对冠状动脉造影提示直径狭窄＞50% 临界病变的 SCAD 患者,当病变 FFR≥0.75 时延迟 PCI,其 5 年随访期内心血管事件显著低于 FFR＜0.75 而实施 PCI 的患者。

FAME 研究发现,对存在多支病变的 SCAD、不稳定型心绞痛和 NSTEMI 患者,FFR 指导的介入治疗组患者 1 年内复合终点事件显著低于单纯造影指导的介入治疗组。对单支或多支血管病变的 SCAD 患者,FAME2 研究提示,在有 FFR＜0.80 的病变存在的患者中,PCI 组患者 1 年内 MACE 发生率明显低于单纯药物治疗组。因此,对多支血管病变患者,推荐 FFR 指导的 PCI(Ⅱa,B)。近期的大样本注册研究证实,FFR 指导的血供重建在真实世界中的获益与随机对照研究中一致;且对 FFR 在 0.75～0.80 的病变,介入治疗联合最佳药物治疗较单纯药物治疗预后更好。

关于冠状动脉真性分叉病变,DKCRUSH-Ⅵ研究结果提示,应用"必要时分支支架技术"处理分支病变,FFR 指导与造影指导相比较,分支干预的概率减少,而 1 年 MACE 无差异。提示 FFR 可用于指导真性分叉病变的分支介入治疗。

3. 光学相干断层成像(optical coherence tomography,OCT) OCT 较 IVUS 具有更好的空间分辨率,但穿透力较差,因此对发现靠近冠状动脉腔内病变及支架边缘损伤的细微解剖学变化更有价值,但对判定斑块负荷及组织内部特征依然不够准确。迄今尚无大规模前瞻性随机对照试验探讨 OCT 指导的 PCI 治疗。

OCT 对明确血栓、造影未识别的斑块破裂及支架膨胀不良的价值优于 IVUS,有助于查明支架失败原因(Ⅱa,C)。对选择性患者,OCT 可优化支架置入(Ⅱb,C)。

(三)支架选择

第一代 DES(西罗莫司 DES 和紫杉醇 DES)采用永久材料作涂层,可增加晚期和极晚期血栓形成与内皮化不良风险。2006 年后逐渐上市的新一代 DES 采用与第一代不同的支架框架材料(包括钴-铬合金、铂-铬合金等)、新的抗增生药物[包括百奥莫司(biolimus)、依维莫司(everolimus)和佐他莫司(zotarolimus)]以及生物可降解材料作涂层,其生物相容性更好,支架梁更薄,因而 DES 处管壁较早内皮化,降低新生内膜过度增生、再狭窄率及晚期和极晚期支架内血栓形成的发生率。中国的 I-LOVE-IT 2 研究显示,新一代生物可降解涂层 DES 1 年内靶病变失败率不劣于永久涂层 DES,且前者服用 6 个月双联抗血小板治疗(dual antiplatelet therapy,DAPT)的效果和安全性不劣于 12 个月。

对以下情况推荐置入新一代 DES:NSTE-ACS 患者(Ⅰ,A),STEMI 直接 PCI 患者(Ⅰ,A),冠状动脉粥样硬化性心脏病合并糖尿病患者(Ⅰ,A),冠状动脉粥样硬化性心脏病合并慢性肾病(chronic kidney disease,CKD)患者(Ⅰ,B)。

对以下冠状动脉病变推荐置入新一代 DES:开口处病变(Ⅱa,B)、静脉桥血管病变(Ⅰ,A)及支架内再狭窄病变(Ⅰ,A)。对左主干合并分叉病变和慢性闭塞病变,优先考虑应用新一代DES,以降低再狭窄率。

对 3 个月内计划接受择期非心脏外科手术的患者行 PCI 时,可考虑置入裸金属支架(bare-metal stent,BMS)或经皮冠状动脉腔内血管成形术(percutaneous transluminal coronary angioplasty,PTCA)(Ⅱa,B);对高出血风险、不能耐受 12 个月 DAPT,或因 12 个月内可能接受侵入性或外科手术必须中断 DAPT 的患者,建议置入 BMS 或行 PTCA(Ⅰ,B)。

近年完全生物可吸收支架成为新一代支架的发展方向。目前多种完全生物可吸收支架已开始在中国进行临床试验。ABSORB China 研究显示使用完全生物吸收支架后 1 年支架节段内晚期管腔丢失不劣于金属 DES。

(四)药物洗脱球囊

药物洗脱球囊通过扩张时球囊表面的药物与血管壁短暂接触,将抗再狭窄的药物释放于病变局部,从而达到治疗的目的。推荐用药物洗脱球囊治疗 BMS 或 DES 支架内再狭窄病变(Ⅰ,A)。虽然目前药物洗脱球囊还有很多问题需进一步研究明确,如远期疗效,是否联合应用切割球囊以及哪种药物效果更好,但对 BMS 和 DES 相关的再狭窄病变、多层支架病变、大的分支病变及不能耐受 DAPT 的患者,药物洗脱球囊可考虑作为优先选择的治疗方案。也有研究显示药物洗脱球囊治疗小血管病变有一定的疗效,但不优于新一代 DES。

(五)血栓抽吸装置

对 STEMI 患者,基于 INFUSE-AMI TASTE 和 TOTAL 试验结果,不推荐直接 PCI 前进行常规冠状动脉内手动血栓抽吸(Ⅲ,A)。

在直接 PCI 时,对经过选择的患者(如血栓负荷较重、支架内血栓),可用手动或机械血栓抽吸,或将其作为应急使用(Ⅱb,C)。

血栓抽吸时应注意技术方法的规范化,以发挥其对血栓性病变的治疗作用。

(六)冠状动脉斑块旋磨术

对无法充分扩张的纤维性或严重钙化病变,置入支架前采用旋磨术是合理的(Ⅱa,C),可提高钙化病变 PCI 成功率,但不降低再狭窄率。不推荐对所有病变(包括首次行 PCI 的病变或支架内再狭窄)常规使用旋磨术(Ⅲ,A)。

完全生物可降解支架置入前需要在血管病变处行充分预扩张,当球囊导管预扩张效果不理想时,可考虑应用旋磨术。

(七)主动脉内球囊反搏(intra-aortic balloon pump,IABP)及左心室辅助装置

对 STEMI 合并心源性休克患者,不推荐常规应用 IABP(Ⅲ,A),但对药物治疗后血流动力学仍不能迅速稳定者,可用 IABP 支持(Ⅱa,B)。急性冠脉综合征(acute coronary syndromes,ACS)合并机械性并发症患者,发生血流动力学不稳定或心源性休克时可置入 IABP(Ⅱa,C)。在严重无复流患者中,IABP 有助于稳定血流动力学。

少量国内外经验表明,体外膜肺氧合系统等左心室辅助装置,可降低危重复杂患者 PCI病死率,有条件时可选用。

四、PCI 主要并发症防治措施

(一)急性冠状动脉闭塞

大多数急性冠状动脉闭塞发生在术中或离开导管室之前,也可发生在术后 24h。可能由主支血管夹层、壁内血肿、支架内血栓、斑块和(或)嵴移位及支架结构压迫等因素所致。主支或大分支闭塞可引起严重后果,立即出现血压降低、心率减慢,甚至很快导致心室颤动、心室停搏而死亡。上述情况均应及时处理或置入支架,尽快恢复冠状动脉血流。

(二)无复流

推荐冠状动脉内注射替罗非班、钙通道阻滞药、硝酸酯类、硝普钠、腺苷等药物,或应用血栓抽吸及置入 IABP,可能有助于预防或减轻无复流,稳定血流动力学。关于给药部位,与冠状动脉口部给药比较,经灌注导管在冠状动脉靶病变以远给予替罗非班可改善无复流患者心肌灌注。

(三)冠状动脉穿孔

冠状动脉穿孔是少见但非常危险的并发症。发生穿孔时,可先用直径匹配的球囊在穿孔处低压力扩张封堵,对供血面积大的冠状动脉,封堵时间不宜过长,可间断进行,对小穿孔往往能奏效;如果穿孔较大或低压力扩张球囊封堵失败,可置入覆膜支架封堵穿孔处,并停用血小板膜糖蛋白Ⅱb/Ⅲa 受体拮抗药(glycoprotein Ⅱb/Ⅲa receptor inhibitor,GPI),做好心包穿刺准备。监测活化凝血时间(activated clotting time,ACT),必要时应用鱼精蛋白中和肝素。若介入手段不能封堵破口,应行急诊外科手术。若出现心脏压塞则在维持血流动力学稳定的同时立即行心包穿刺或心包切开引流术。指引导丝造成的冠状动脉穿孔易发生延迟心脏压塞,需密切观测,若穿孔较大,必要时应用自体脂肪颗粒或弹簧圈封堵。无论哪种穿孔类型,都应在术后随访超声心动图,以防延迟的心脏压塞发生。

(四)支架内血栓形成

支架内血栓形成虽发生率较低(30d 内发生率 0.6%,3 年内发生率 2.9%),但病死率高达 45%。与支架血栓形成的相关危险因素主要包括:①高危患者,如糖尿病、肾功能不全、心功能不全、高残余血小板反应性、过早停用 DAPT 等;②高危病变,如 B2 型或 C型复杂冠状动脉病变、完全闭塞、血栓及弥漫小血管病变等;③操作因素,置入多个支架、长支架、支架贴壁不良、支架重叠、Crush 技术,支架直径选择偏小或术终管腔内径较小、支架结构变形、分叉支架、术后持续慢血流、血管正性重构、病变覆盖不完全或夹层撕裂等操作因素;④支架自身因素:对支架药物涂层或多聚物过敏、支架引起血管局部炎症反应、支架断裂、血管内皮化延迟等。

支架内血栓的预防措施包括:①术前及围术期充分 DAPT 和抗凝血治疗,对高危患者或病变,可加用 GPI,但应充分权衡出血与获益风险。②选择合适的介入治疗方案。应权衡利弊,合理选用球囊扩张术、BMS 或 DES 置入术;支架贴壁要尽可能良好,建议高压力释放支架(必要时选用后扩张球囊),尽量减少支架两端血管的损伤;对选择性患者,可选用 IVUS 指导。③强调术后充分使用 DAPT。

一旦发生支架血栓,应立即行冠状动脉造影,建议行 IVUS 或 OCT 检查,明确支架失败原因,对血栓负荷大者,可采用血栓抽吸,可应用 GPI 持续静脉输注 48h。球囊扩张或重新置入支架仍是主要治疗方法,必要时可给予冠状动脉内溶栓治疗,应检测血小板功能、了解有无高残余血小板反应性,以便调整抗血小板治疗,对反复、难治性支架血栓形成者,必要时需外科手术治疗。

(五)支架脱载

支架脱载较为少见,多见于病变未经充分预扩张(或直接支架术)、近端血管扭曲(或已置入支架)、支架跨越狭窄或钙化病变阻力过大且推送支架过于用力时,或支架置入失败、回撤支架至指引导管内时,因支架与指引导管同轴性不佳、支架与球囊装载不牢,导致支架脱载。术前充分预判病变特点及预处理病变(如钙化病变采取旋磨术预处理等),是防止支架脱落的有效手段。发生支架脱落后,若指引导丝仍在支架腔内,可经导丝送入直径≤1.5mm小球囊至支架内偏远端,轻微扩张后,将支架缓慢撤入指引导管。若因支架近端变形无法撤入指引导管,可先更换更大外径指引导管重新尝试;也可经另一血管路径,送入抓捕器,将支架捕获后取出。如上述方法无效,可沿指引导丝送入与血管直径1:1球囊将支架原位释放,或置入另一支架将其在原位贴壁。必要时行外科手术,取出脱载支架。

(六)出血

围术期出血是引发死亡及其他严重不良事件的主要危险因素。大出血(包括脑出血)可能直接导致死亡,出血后停用抗栓药物也可能导致血栓事件乃至死亡。

出血的预防措施包括:所有患者 PCI 术前均应评估出血风险(Ⅰ,C),建议用 CRUSADE 评分评估出血风险;建议采用桡动脉路径(Ⅰ,A);对出血风险高的患者(如肾功能不全、高龄、有出血史及低体重等),围术期优先选择出血风险较小的抗栓药物,如比伐卢定、磺达肝癸钠等;PCI 术中根据体重调整抗凝血药物剂量;监测 ACT,以避免过度抗凝。

出血后是否停用或调整抗血小板药物和抗凝药物,需权衡出血和再发缺血事件风险进行个体化评价。出血后通常首先采用非药物一般止血措施,如机械压迫止血;记录末次抗凝血药或溶栓药的用药时间及剂量、是否存在肝肾功能损害等;估算药物半衰期;评估出血来源;检测全血细胞计数、凝血指标、纤维蛋白原浓度和肌酐浓度;条件允许时行药物的抗栓活性检测;对血流动力学不稳定者静脉补液和输注红细胞;必要时使用内镜、介入或外科方法局部止血;若出血风险大于缺血风险,尽快停用抗栓药物。若上述方法效果不满意,可进一步采用药物治疗的方法:应用鱼精蛋白中和肝素,以鱼精蛋白 1mg/80~100U 肝素剂量注射,总剂量一般不超过 50mg;鱼精蛋白可中和 60% 的低分子肝素(low-molecular-weight heparin,LMWH),LMWH 用药不足 8h 者,可以鱼精蛋白 1mg/100U 抗 X_a 活性剂量注射,无效时可追加 0.5mg/100U 抗 X_a 活性。在停用阿司匹林或替格瑞洛 3d、氯吡格雷 5d 后,应再次权衡出血和再发缺血事件的风险,适时恢复适度的抗栓治疗。

(七)血管并发症

血管并发症主要与穿刺点相关,其危险因素有女性、年龄≥70 岁、体表面积<1.6m^2、急诊介入治疗、外周血管疾病和围术期应用 GPI。

股动脉穿刺主要并发症及其防治方法如下:①穿刺点及腹膜后血肿。少量局部出血或小血肿且无症状时,可不予处理。血肿较大、出血过多且血压下降时,应充分加压止血,并适当补液或输血。若 PCI 后短时间内发生低血压(伴或不伴腹痛、局部血肿形成),应怀疑腹膜后出血,必要时行超声或 CT 检查,并及时补充血容量。②假性动脉瘤。多普勒超声可明确诊断,局部加压包扎,减少下肢活动,多可闭合。对不能压迫治愈的较大假性动脉瘤,可在超声指导下向瘤体内注射小剂量凝血酶治疗。少数需外科手术治疗。③动静脉瘘。少部分可自行闭合,也可做局部压迫,但大的动静脉瘘常需外科修补术。④动脉夹层和(或)闭塞。可由指引导丝或导管损伤血管内膜或斑块脱落引起。预防的方法包括低阻力和(或)透视下推送导丝、导管。

桡动脉穿刺主要并发症及其防治方法如下。①桡动脉术后闭塞:发生率<5%。术前常规行 Allen 试验检查桡动脉、尺动脉的交通情况,术中充分抗凝血,术后及时减压,能有效预防桡动脉闭塞和 PCI 后手部缺血。②桡动脉痉挛:较常见,穿刺时麻醉不充分、器械粗硬、操作不规范或指引导丝进入分支,均增加痉挛发生概率。桡动脉痉挛时,严禁强行拔出导管,应首先经动脉鞘内注射硝酸甘油 $200\sim400\mu g$、维拉帕米 $200\sim400\mu g$ 或地尔硫䓬 5mg(必要时反复给药),直至痉挛解除后再进行操作。③前臂血肿:可由亲水涂层导丝穿孔桡动脉小分支或不恰当应用桡动脉压迫器引起,预防方法为透视下推送导丝;如遇阻力,应做桡动脉造影。术后穿刺局部压迫时应注意压迫血管穿刺点。④筋膜间隙综合征:少见但后果严重。当前臂血肿快速进展引起骨筋膜室内压力增高至一定程度时,常会导致桡动脉、尺动脉及正中神经受压,进而引发手部缺血、坏死。因此,一旦发生本征,应尽快外科手术治疗。⑤假性动脉瘤:发生率<0.01%,若局部压迫不能奏效,可行外科手术治疗。

(八)对比剂导致的急性肾损伤(contrast induced acute kidney injury,CIAKI)

可应用 AGEF 评分系统评估 CIAKI 的风险。影响 AGEF 评分的因素包括年龄、eGFR 和 LVEF。其计算公式为:AGEF 评分＝年龄/LVEF(%)＋1[如 eGFR＜60 ml/(min·1.73m^2)]。有研究显示,AGEF 评分≤0.92、0.92～1.16 和＞1.16 的 CIAKI 发生率分别为 1.1%、2.3%和 5.8%。AGEF 评分增高是 CIAKI 发生的独立预测因素。

水化疗法是应用最早、被广泛接受、可有效减少 CIAKI 发生的预防措施。对 CKD 合并慢性心力衰竭患者,可在中心静脉压监测下实施水化治疗,以减少 CIAKI 的发生。近年来,包括荟萃分析、PRATO-ACS 研究,尤其是纳入 2998 例中国患者的 TRACK-D 研究(瑞舒伐他汀 10mg/d)等提示,他汀治疗对预防 CIAKI 有一定效果。预防 CIAKI 的措施详见附表 C-6。

附表 C-6　预防 CIAKI 的措施推荐

干　预	推荐 类别	证据 水平	证据 来源
对所有准备应用对比剂的患者			
预先评估 CIAKI 的风险	Ⅱa	C	
合并中、重度 CKD 的患者			
推荐等渗盐水水化	Ⅰ	A	文献[121-122]
推荐应用等渗或低渗对比剂(＜350ml 或＜4ml/kg 或对比剂总量/eGFR＜3.4)	Ⅰ	A	文献[123-124]
推荐他汀治疗	Ⅱa	A	文献[119-120]
优先考虑使用等渗对比剂	Ⅱa	A	文献[123,125]
尽量减少对比剂用量	Ⅱa	B	文献[126]
对 CIAKI 的高危患者或在术前无法完成预防性标准水化情况下,可考虑呋塞米合用水化合并严重 CKD 的患者	Ⅱb	A	文献[127-128]
可考虑复杂 PCI 前 6h 行预防性血液滤过	Ⅱb	B	文献[129-130]

注:CIAKI. 对比剂导致的急性肾损伤;CKD. 慢性肾病;eGFR. 估算的肾小球滤过率

五、PCI 围术期抗血栓治疗

(一)抗血小板治疗

目前国内常用的抗血小板药物包括口服阿司匹林、氯吡格雷和替格瑞洛及静脉注射替罗非班。替格瑞洛是一种直接作用、可逆结合的新型 P2Y12 受体拮抗药,相比氯吡格雷,具有更快速、强效抑制血小板的特点,其良好的疗效及安全性已在中国人群中得到证实。PLATO 研究遗传亚组分析表明,无论是否携带 CYP2C19 功能缺失等位基因,替格瑞洛治疗 ACS 的疗效均优于氯吡格雷。中国 ACS 研究显示,CYP2C19 功能缺失与氯吡格雷治疗中的血小板高反应性相关,能增加接受 DES 患者的血栓性不良事件(心血管死亡、心肌梗死、支架血栓和缺血性卒中)风险。对治疗期高残余血小板反应性患者,替格瑞洛疗效优于高剂量氯吡格雷。替格瑞洛不良反应有出血、诱发心动过缓等,尤其呼吸困难发生率高,PLATO 研究提示,呼吸困难的发生率为 14.5%,高于氯吡格雷(8.7%)。服用替格瑞洛的患者因不良反应停药,其原因为呼吸困难者占 55.6%。抗血小板药物治疗推荐详见附表 C-7。

附表 C-7 PCI 围术期抗血小板治疗推荐

推　荐	推荐类别	证据水平	证据来源
SCAD			
抗血小板治疗预处理			
已知冠状动脉病变且决定行择期 PCI 的患者,术前 6h 以上 PCI,给予氯吡格雷 300～600mg;术前 2～6h,给予氯吡格雷 600mg	I	A	文献[140-141]
长期服用氯吡格雷 75mg/d 的患者,一旦确定行 PCI,可考虑重新给予 300～600mg 氯吡格雷的负荷剂量	IIb	C	
择期支架置入前服用阿司匹林负荷剂量 100～300mg,其后 100mg/d 维持	I	B	文献[142]
PCI 术中抗血小板治疗			
如术前未行氯吡格雷、阿司匹林预处理,推荐口服负荷剂量氯吡格雷 300～600mg、阿司匹林 100～300mg	I	C	
紧急情况下考虑使用 GPI	IIa	C	
支架置入后抗血小板治疗			
BMS 置入后至少接受 4 周 DAPT	I	A	文献[143-144]
因计划接受择期非心脏外科手术置入 BMS 或 PTCA 的患者,术后 DAPT 4～6 周	IIa	B	文献[89]
因出血风险高、不能耐受 12 个月 DAPT,或 12 个月内可能中断 DAPT 而置入 BMS 或 PTCA 的患者,术后 DAPT 4～6 周	I	B	文献[90]
DES 置入后接受 6 个月 DAPT	I	B	文献[73,144-146]

(续 表)

推 荐	推荐 类别	证据 水平	证据来源
高出血风险患者,DES 置入后可考虑缩短 DAPT(<6 个月)	Ⅱb	A	文献[147-148]
高出血风险、需接受不能推迟的非心脏外科手术或同时接受 口服抗凝血药治疗者,DES 置入后可给予 1～3 个月 DAPT	Ⅱb	C	文献[5]
缺血高危、出血低危的患者,DAPT 可维持 6 个月以上	Ⅱb	C	
停氯吡格雷后,推荐阿司匹林行终身抗血小板治疗	Ⅰ	A	文献[142,149]
对患者进行抗血小板治疗重要性的教育,以提高依从性	Ⅰ	C	
NSTE-ACS			
所有无阿司匹林禁忌证患者初始口服负荷剂量100～300mg,并 长期 100mg/d 维持	Ⅰ	A	文献[149-150]
在阿司匹林基础上加 1 种 P2Y12 受体拮抗药,并至少维持 12 个月,除非存在禁忌证(如出血风险较高)。选择包括	Ⅰ	A	文献[151-152]
替格瑞洛:负荷剂量180mg,维持剂量90mg,每天 2 次。所有 无禁忌证、缺血中-高危风险(如肌钙蛋白升高,包括已服用 氯吡格雷)的患者,建议首选替格瑞洛	Ⅰ	B	文献[152]
氯吡格雷:负荷剂量 600mg,维持剂量 75mg,每天 1 次。用于 无禁忌证或需要长期口服抗凝血药治疗的患者	Ⅰ	B	文献[151]
需早期行 PCI 时,首选替格瑞洛,次选氯吡格雷	Ⅱa	B	文献[152-153]
对缺血风险高、出血风险低的患者,可考虑在阿司匹林基础上加 用 P2Y12 受体拮抗药治疗>1 年	Ⅱb	A	文献[154-155]
紧急情况或发生血栓并发症时考虑使用 GPI	Ⅱa	C	
未知冠状动脉病变的患者,不推荐行 GPI 预处理	Ⅲ	A	文献[156-157]
STEMI			
所有无阿司匹林禁忌证的患者初始口服负荷剂量 100～300mg, 并长期 100mg/d 维持	Ⅰ	A	文献[142,149]
在阿司匹林基础上增加 1 种 P2Y12 受体拮抗药,并至少维持 12 个月,除非存在禁忌证(如出血风险较高)。选择包括	Ⅰ	A	
替格瑞洛:无禁忌证患者给予负荷剂量 180mg,维持剂量 90mg,每天 2 次	Ⅰ	B	文献[158]
氯吡格雷:负荷剂量 600mg,维持剂量 75mg、每天 1 次,用于 无替格瑞洛或存在替格瑞洛禁忌者	Ⅰ	B	文献[159]
首次就诊时给予 P2Y12 受体拮抗药	Ⅰ	B	文献[160-162]
紧急情况、存在无复流证据或发生血栓并发症时使用 CPI	Ⅱa	C	
转运行直接 PCI 的高危患者可于 PCI 之前使用 GPI	Ⅱb	B	文献[163-165]

注:SCAD. 稳定型冠状动脉粥样硬化性心脏病;GPI. 血小板膜糖蛋白Ⅱb/Ⅲa 受体拮抗药;BMS. 裸金属支架;DAPT. 双联抗血小板治疗;PTCA. 经皮冠状动脉腔内血管成形术

(二)抗凝血治疗

PCI 术中均应抗凝血治疗。目前国内常用的抗凝血药物包括普通肝素、依诺肝素、比伐卢定和磺达肝癸钠。

目前 STEMI 患者抗凝血治疗争议的焦点是比伐卢定与肝素孰优孰劣。HORIZONS-AMI 和 EUROMAX 研究显示,STEMI 患者行直接 PCI 期间使用比伐卢定与肝素(常规或临时合用 GPI)相比,前者可显著减少死亡和主要出血事件,但均伴有急性支架内血栓风险增高。单中心 HEAT-PPCI 研究显示,与单用肝素(仅紧急情况下合用 GPI)相比,比伐卢定不减少主要出血风险,反而显著增加缺血事件(主要是支架内血栓风险显著增高)。新近发表的 MA-TRIX 研究显示,与单用肝素对比,比伐卢定降低全因死亡和心源性死亡,同时降低出血风险。我国的 BRIGHT 研究采用延时注射比伐卢定的方式(PCI 术后持续静脉滴注术中剂量的比伐卢定 3~4h),发现急性心肌梗死患者直接 PCI 期间,使用比伐卢定相比肝素或肝素联合 GPI 可减少总不良事件和出血风险,且不增加支架内血栓风险。纳入 22 项研究、共 22 434 例患者的最新荟萃分析表明,比伐卢定与肝素或 LMWH 联合 GPI 相比,出血风险最低。抗凝血治疗推荐详见附表 C-8。

附表 C-8　PCI 围术期抗凝血治疗推荐

推　荐	推荐类别	证据水平	证据来源
SCAD			
术中应用普通肝素 70~100U/kg	Ⅰ	B	文献[173]
如有肝素诱导的血小板减少症,使用比伐卢定[一次性静脉注射 0.75mg/kg,随后 1.75mg/(kg·h)维持至术后 4h]	Ⅰ	C	
高出血风险患者,使用比伐卢定[一次性静脉注射 0.75 mg/kg,随后 1.75 mg/(kg·h)维持至术后 3~4h]	Ⅱa	A	文献[174-176]
依诺肝素 0.5mg/kg 静脉注射	Ⅱa	B	文献[177]
NSTE-ACS			
所有患者 PCI 术中在抗血小板治疗基础上加用抗凝血药物	Ⅰ	A	文献[178]
综合考虑缺血和出血风险及有效性和安全性,选择性地使用抗凝血药物	Ⅰ	C	
PCI 术中使用比伐卢定[一次性静脉注射 0.75mg/kg,随后 1.75mg/(kg·h)维持至术后 3~4h]作为普通肝素合用 GPI 的替代治疗	Ⅰ	A	文献[157,168,170-171,179]
PCI 开始时,对未用其他抗凝血药患者,一次性静脉注射普通肝素 70~100U/kg。合用 GPI 时,一次性静脉注射普通肝素 50~70U/kg	Ⅰ	B	文献[180-181]
PCI 开始时应用肝素抗凝血治疗的患者,可考虑在 ACT 监测下追加肝素(ACT≥225s)	Ⅱb	B	文献[182]

(续　表)

推　荐	推荐类别	证据水平	证据来源
PCI 术前使用磺达肝癸钠(2.5mg/d)的患者,在 PCI 术中一次性静脉注射普通肝素 85U/kg,或普通肝素 60U/kg 合用 GPI	I	B	文献[180]
对皮下依诺肝素预处理患者,PCI 术中应考虑使用依诺肝素	IIa	B	文献[183]
除非存在其他抗凝血指征,PCI 后停止抗凝血治疗	IIa	C	
STEMI			
所有患者 PCI 术中在抗血小板治疗基础上加用抗凝血药物	I	A	
综合考虑缺血和出血风险及有效性和安全性,选择性地使用抗凝血药物	I	C	
常规静脉注射普通肝素 70~100U/kg;如合用 CPI,一次性静脉注射普通肝素 50~70U/kg	I	C	
PCI 术中使用比伐卢定[一次性静脉注射 0.75mg/kg,随后 1.75mg/(kg·h)维持至术后 3~4h]	I	A	文献[166-168,171]

(三)特殊人群的抗血栓治疗

对某些特殊 ACS 患者,如糖尿病、CKD、复杂冠状动脉病变、拟接受非心脏外科手术、CYP2C19 慢代谢型及高残余血小板反应性者或正在口服抗凝血药物的 SCAD 或 ACS 患者,其血栓或出血风险相对增高,应用抗血栓药物时更应充分权衡其疗效与安全性。

对糖尿病患者,抗血小板治疗首选替格瑞洛(负荷剂量 180mg,维持剂量 90mg,每天 2 次),与阿司匹林联合应用至少 12 个月。替格瑞洛受肾功能影响较小,因此,CKD 患者首选替格瑞洛,且无须调整剂量;在接受透析治疗的患者中使用替格瑞洛经验较少,可选择氯吡格雷。根据 PLATO 研究结果,对 ACS 合并复杂冠状动脉病变患者,首选替格瑞洛。对接受非心脏外科手术患者,抗血小板方案的调整应充分权衡外科手术的紧急程度和患者出血及血栓的风险,需多学科医师会诊,选择优化的抗血小板治疗方案;对心脏事件低危患者,术前 5~7d 停用 DAPT,术后保证止血充分可重新用药。对于已知 CYP2C19 慢代谢型的患者或血小板功能检测提示有残余高反应者,如无出血高危因素,首选替格瑞洛。

对 CHA_2DS_2-VAS 评分≥2 分、HAS-BLED≤2 分的 SCAD 合并心房颤动患者,建议置入 BMS 或新一代 DES 后,口服抗凝血药物加阿司匹林 100mg/d、氯吡格雷 75mg/d 至少 1 个月,然后口服抗凝血药物加阿司匹林 100mg/d 或氯吡格雷 75mg/d 持续至 1 年(IIa,C)。对 ACS 合并心房颤动患者,如 HAS-BLED 评分≤2 分,建议不考虑支架类型,均口服抗凝药物加阿司匹林 100mg/d、氯吡格雷 75 mg/d,6 个月,然后口服抗凝血药物加阿司匹林 100mg/d 或氯吡格雷 75mg/d 持续至 1 年(IIa,C)。对 HAS-BLED 评分≥3 分需口服抗凝药物的冠心病患者(包括 SCAD 和 ACS),建议不考虑支架类型,口服抗凝药物加阿司匹林 100mg/d、氯吡格雷 75mg/d,至少 1 个月,然后改为口服抗凝药物加阿司匹林 100mg/d 或氯吡格雷 75mg/d(持续时间根据临床具体情况而定)(IIa,C)。

六、其他围术期药物治疗及术后管理

PCI 后控制危险因素、积极进行康复及合理的药物治疗等二级预防措施,对于改善患者预后至关重要,应予重视。

(一)康复治疗

康复治疗包括运动、合理膳食、戒烟、心理调整和药物治疗 5 个方面。ACS 患者 PCI 治疗后应实施以合理运动为主的心脏康复治疗(Ⅱa,A)。同时,应注意合理的膳食,控制总热量和减少饱和脂肪酸、反式脂肪酸及胆固醇摄入量。超重和肥胖者在 6～12 个月减重 5%～10%,使体重指数≤25kg/m²;腰围控制在男性≤90cm、女性≤85cm。彻底戒烟,并避免被动吸烟;严格控制酒精摄入(男性≤20g/d,非孕期女性≤10g/d)。另外,有研究显示,冠状动脉粥样硬化性心脏病患者 PCI 后焦虑、抑郁与术后 10 年全因死亡增加相关,其中抑郁是独立的预测因素。因此,需调整患者 PCI 术后的心理状态。首先,需对患者进行多次、耐心的程序化教育,这是帮助患者克服不良情绪的关键之一。内容包括什么是冠状动脉粥样硬化性心脏病、冠状动脉粥样硬化性心脏病的发病原因及诱发因素、不适症状的识别、发病后的自救、如何保护冠状动脉等,并教会患者监测血压和脉搏。使患者充分了解自己的疾病及程度,缓解紧张情绪,提高治疗依从性和自信心,学会自我管理。其次,需识别患者的精神心理问题,并给予对症处理。其措施包括:①评估患者的精神心理状态。②了解患者对疾病的担忧,患者的生活环境、经济状况和社会支持,给予有针对性的治疗措施。③对患者进行健康教育和咨询。促进患者伴侣和家庭成员、朋友等参与患者的教育和咨询。④轻度焦虑、抑郁治疗以运动康复为主,对焦虑和抑郁症状明显者给予对症药物治疗,病情复杂或严重时应请精神科医师会诊或转诊治疗。

(二)调节血脂治疗

1. 术前他汀类药物预处理 对 ACS 患者,无论是否接受 PCI 治疗,无论基线胆固醇水平高低,均应及早服用他汀类药物,必要时联合服用依折麦布,使低密度脂蛋白胆固醇(LDL-C)<1.8mmol/L。目前缺少硬终点高质量随机对照试验证据支持在这些患者 PCI 术前早期使用负荷高剂量他汀类药物,亚洲与我国的研究结果显示 PCI 术前使用负荷剂量他汀类药物不优于常规剂量,不建议对 ACS 患者 PCI 术前使用负荷剂量他汀类药物。

2. 长期调节血脂治疗 对冠状动脉粥样硬化性心脏病患者,不论何种类型,均推荐长期服用他汀类药物,使 LDL-C<1.8mmol/L(Ⅰ,A),且达标后不应停药或盲目减小剂量。若应用最大可耐受剂量他汀类药物治疗后 LDL-C 仍不能达标,可联合应用非他汀类调脂药物(Ⅰ,B)。

(三)冠状动脉粥样硬化性心脏病合并高血压

进行有效的血压管理(包括药物和非药物治疗措施),控制血压<140/90mmHg(1mmHg=0.133kPa)(Ⅱa,A)。ACS 患者降血压药物建议首选血管紧张素转换酶抑制药(ACEI)[不能耐受者可用血管紧张素Ⅱ受体拮抗药(ARB)代替]和 β 受体阻滞药。β 受体阻滞药可改善心肌梗死患者生存率,应结合患者的临床情况采用最大耐受剂量长期治疗。

有近期心肌梗死病史的高血压患者,建议服用 β 受体阻滞药和 ACEI 或 ARB。对有心绞痛的高血压患者,应给予降血压治疗,首选 β 受体阻滞药和钙拮抗药(Ⅰ,A)。

(四)冠状动脉粥样硬化性心脏病合并糖尿病

积极控制饮食和改善生活方式并给予降血糖药物治疗。应尽量选择不易导致低血糖的药物,如二甲双胍、DPP4 抑制药、SGLI2 抑制药等。推荐将糖化血红蛋白控制在 7% 以下(Ⅰ,A)。

(五)冠状动脉粥样硬化性心脏病合并心力衰竭

建议冠状动脉粥样硬化性心脏病合并心力衰竭或心肌梗死后 LVEF<40% 的患者尽早服用 ACEI(Ⅰ,A);如不耐受 ACEI,选用 ARB(Ⅰ,A)。所有心力衰竭或左心室功能不全患者如无禁忌,尽早服用 β 受体阻滞药,至最大可耐受剂量(Ⅰ,A),并长期服用,以降低 PCI 后患者心肌梗死及心源性死亡发生率。症状持续(NYHA 心功能Ⅱ~Ⅳ级)且 LVEF<35% 的患者,可在服用 ACEI 或 ARB 及 β 受体阻滞药的基础上,给予醛固酮受体拮抗药(Ⅰ,A)。

窦性心律、心率>70/min 且 LVEF<35% 的心力衰竭患者,给予伊伐布雷定治疗可降低住院风险;如患者症状持续(NYHAⅡ~Ⅳ级),可在服用建议剂量的 β 受体阻滞药(或已达最大耐受量)、ACEI 或 ARB 及醛固酮受体拮抗药的基础上,给予伊伐布雷定(Ⅱa,B)。

(六)ACS 后

心功能正常 ACS 患者,PCI 后服用 β 受体阻滞药持续至少 3 年(Ⅰ,B),至最大可耐受剂量,以降低 PCI 后心肌梗死及心源性死亡发生率。

(七)PCI 术后随访

对某些特定患者(从事危险行业,如飞行员、驾驶员或潜水员,以及竞技运动员;需参与高耗氧量娱乐活动;猝死复苏;未完全血供重建;PCI 过程复杂;合并糖尿病;多支病变术后非靶血管仍有中等程度狭窄),建议早期复查冠状动脉造影或 CT 血管成像(Ⅱa,C)。PCI 术后>2 年的患者应常规行负荷试验(Ⅱb,C),负荷试验提示中、高危(低负荷出现缺血、试验早期出现缺血发作、多区域的室壁运动异常或可逆的灌注缺损)的患者应复查冠状动脉造影(Ⅰ,C)。高危患者(如无保护左主干狭窄)PCI 后无论有无症状,术后 3~12 个月复查冠状动脉造影(Ⅱb,C)。

(执笔:韩雅玲)

专家组成员(以姓氏拼音排序):曹蘅(皖南医学院弋矶山医院),曾武涛(中山大学附属第一医院),常荣(青海省人民医院),陈纪言(广东省人民医院),陈良龙(福建医科大学附属协和医院),陈茂(四川大学华西医院),陈绍良(南京市第一医院),陈玉国(山东大学齐鲁医院),陈韵岱(解放军总医院),丛洪良(天津胸科医院),崔连群(山东省立医院),丁世芳(解放军原广州军区武汉总医院),杜志民(中山大学附属第一医院),方唯一(上海胸科医院),冯颖青(广东省人民医院),傅国胜(浙江大学医学院附属邵逸夫医院),傅向华(河北医科大学附属第二医院),高传玉(河南省人民医院),高润霖(中国医学科学院阜外医院),高炜(北京大学第三医院),葛均波(复旦大学附属中山医院),郭丽君(北京大学第三医院),郭延松(福建省立医院),韩雅玲(原沈阳军区总医院),何奔(上海交通大学医学院附属仁济医院),侯静波(哈尔滨医科大学附属第二医院),侯玉清(南方医科大学附属南方医院),胡大一(北京大学人民医院),华琦(首都医科大学附属北京宣武医院),黄岚(第三军医大学附属新桥医院),惠永明(北京丰台医院),霍勇(北京大学第一医院),贾大林(中国医科大学附属第一医院),贾绍斌(宁夏医科大学附属医院),江洪(武汉大学人民医院),江力勤(嘉兴学院附属第二医院),姜铁民(武警医学院附属医院),荆全民(原沈阳军区总医院),荆志成(中国医学科学院阜外医院),黎辉(大庆油田总医

435 ·

院),李保(山西心血管病研究所),李春坚(江苏省人民医院),李浪(广西医科大学附属第一医院),李潞(沈阳医学院附属沈洲医院),李田昌(解放军海军总医院),李晓东(中国医科大学附属盛京医院),李晓燕(原济南军区总医院),李妍(第四军医大学附属第一医院),李毅(原沈阳军区总医院),梁春(第二军医大学附属长征医院),刘斌(吉林大学第二医院),刘朝中(解放军空军总医院),刘惠亮(武警总医院),刘健(北京大学人民医院),刘强(深圳市孙逸仙心血管医院),吕树铮(首都医科大学附属北京安贞医院),马根山(东南大学附属中大医院),马礼坤(安徽省立医院),马丽萍(第二军医大学附属长海医院),马依彤(新疆医科大学附属第一医院),聂绍平(首都医科大学附属北京安贞医院),牛丽丽(原北京军区总医院),钱菊英(复旦大学附属中山医院),乔树宾(中国医学科学院阜外医院),邱春光(郑州大学附属第一医院),史旭波(首都医科大学附属同仁医院),苏国海(济南市中心医院),苏晞(武汉亚洲心脏病医院),孙艺红(北京大学人民医院),孙英贤(中国医科大学附属第一医院),陶剑虹(四川省人民医院),陶凌(第四军医大学附属第一医院),田军(武警后勤学院附属医院),田野(哈尔滨医科大学附属第一医院),王斌(原沈阳军区总医院),王刚(鞍山市中心医院),王海昌(第四军医大学附属第一医院),王建安(浙江大学医学院附属第二医院),王建昌(解放军空军总医院),王乐丰(首都医科大学附属北京朝阳医院),王守力(解放军第三○六医院),王伟民(北京大学人民医院),王效增(原沈阳军区总医院),温尚煜(大庆油田总医院),吴翔(南通大学附属医院),吴永健(中国医学科学院阜外医院),徐标(南京市鼓楼医院),徐波(中国医学科学院阜外医院),徐亚伟(上海同济大学附属第十人民医院),许锋(北京医院),颜红兵(中国医学科学院阜外医院),杨丽霞(原成都军区昆明总医院),杨跃进(中国医学科学院阜外医院),叶平(解放军总医院),于波(哈尔滨医科大学附属第二医院),余再新(中南大学湘雅医院),袁晋青(中国医学科学院阜外医院),袁祖贻(西安交通大学附属第一医院),张俊杰(南京市第一医院),张立(四川大学华西医院),张明(辽宁省金秋医院),张奇(上海交通大学医学院附属瑞金医院),张瑞岩(上海交通大学医学院附属瑞金医院),张文琪(吉林大学中日联谊医院),张育民(长沙市第三医院),张钲(兰州大学附属第一医院),赵红丽(沈阳医学院附属沈洲医院),赵水平(中南大学湘雅二医院),赵仙先(第二军医大学附属长海医院),郑扬(吉林大学第一医院),钟诗龙(广东省人民医院),周玉杰(首都医科大学附属北京安贞医院),朱建华(浙江医科大学附属第一医院)

参 考 文 献

[1] 中华医学会心血管病学分会介入心脏病学组,中华心血管病杂志编辑委员会.中国经皮冠状动脉介入治疗指南 2012(简本).中华心血管病杂志,2012,40(4):271-277. DOI:10.3760/cma. j. issn. 0253-3758. 2012.04.003.

[2] 中华医学会心血管病学分会,中华心血管病杂志编辑委员会.经皮冠状动脉介入治疗指南(2009).中华心血管病杂志,2009 ,37(1):4-25.DOI:10.3760/cma. j. issn. 0253-3758.2009.01.003.

[3] Roffi M,Patrono C,Collet JP, et al. 2015 ESC Guidelines for the management of acute coronary syndromes in paLients presenting without persistent ST-segment elevation:Task Force for the Management of AcuLe Coronary Syndromes in Pacients Presenting without Persistent ST-segment Elevation of the European Society of Cardiology (ESC). Eur Heart J, 2016, 37 (3):267-315. DOI:10. 1093/ eurheartj/ehv320.

[4] Levine GN, Bates ER, Blankenship JC,et al. 2015 ACC/AHA/SCAI focused updaLe on primary percu-

taneous coronary intervention for patients with ST-elevation myocardial infarction:an update of the 2011 ACCF/AHA/SCAI guideline for percutaneous coronary intervention and the 2013 ACCF/AHA guideline for the management of ST-elevation myocardial infarction: a report of che American College of Cardiology/American Heart Associacion Task Force on Clinical Practice Guidelines and the Society for Cardiovascular Angiography and Interventions. Circulation, 2016, 133: 1135-1147. DOI: 10. 1161/CIR. 0000000000000336.

[5] Montalescot C, Sechtem U, Achenbach S, et al. 2013 ESC guidelines on the management of stable coronary artery disease:the Task Force on the Management of Stable Coronary Artery Disease of the European Society of Cardiology. Eur Heart J,2013 ,34(38):2949-3003. DOI:10. 1093/eurheartj/eht296.

[6] O'Cara Pr, Kushner FG, Ascheim DD, et al. 2013 ACCF/AHA guideline for the management of ST-elevation myocardial infarction: a report of the American College of Cardiology Foundation/American Heart Association Task Force on Practice Cuidelines Circulation,2013 , 127(4): e362-e425. DOI:10. 1161/CIR. Ob013e3182742cf6.

[7] Windecker S, Kolh P, Alfonso F, et al. 2014 ESC/EACTS Cuidelines on myocardial revascularization: the Task Force on Myocardial Revascularization of the European Society of Cardiology(ESC)and the European Association for Cardio-Thoracic Surgery(EACTS)developed with che special concribution of the European Association of Percutaneous Cardiovascular Intervencions(EAPCI). Eur Heart J, 2014,35 (37):2541-2619. DOI:10. 1093/eurheartj/ehu278.

[8] Fihn SD, Blankenship JC, Alexander KP, et al. 2014 ACC/AHA/AATS/PCNA/SCAI/STS focused update of the guideline for the diagnosis and management of patients with stable ischemic heart disease: a report of the American College of Cardiology/American Heart Association Task Force on PracLice Cuidelines,and the American Association for Thoracic Surgery, Prevenlive Cardiovascular Nurses Association, Society for Cardiovascular Angiography and Interventions, and Society of Thoracic Surgeons. J Thorac Cardiovase Surg, 2015 ,149(3):e5-e23. DOI:10. 1016/j. jtcvs. 2014. 11. 002.

[9] Amsterdam EA, Wenger NK, Brindis RG, et al. 2014 AHA/ACC guideline for the management of patients with non-ST-elevation acute coronary syndromes: a report of the American College of Cardiology/American Heart Association Task Force on Practice Cuidelines. Circulation, 2014, 130(25): e344-e426. DOI:10. 1161/CIR. 0000000000000134.

[10] Nashef SA, Roques F, Sharples LD, et al. EuroSCORE Ⅱ. Eur J Cardiothorac Surg,2012,41(4):734-745. DOI: 10. 1093/ejcts/ezs043.

[11] Sianos C, Morel MA, Kappecein AP, et al. The SYNTAX Score:an angiographic tool grading the complexity of coronary atery disease. Eurolntervention,2005 ,1(2):219-227.

[12] Farooq V, van Klaveren D, Steyerberg EW, et al. Anatomical and clinical characteristics to guide decision making between coronary artery bypass surgery and percutaneous coronary intervention for individual patients: development and validation of SYNTAX score Ⅱ. Lancet,2013, 381(9867): 639-650. DOI: 10. 1016/S0140-6736(13)60108-7.

[13] Xu B, Généreux P, Yang Y, et al. ValidaLion and comparison of the long-term prognostic capability of the SYNTAX score-Ⅱ among 1528 consecutive patients who underwent left main percutaneous coronary intervention. JACC Cardiovasc Interv, 2014 ,7(10):1128-1137. DOI: 10. 1016/j. jcin. 2014. 05. 018.

[14] Chen SL, Han YL, Zhang YJ, et al. The anatomic-and clinical-based NERS(new risk stratification)score lI to predict clinical outcomes after stenting unprotected left main coronary artery disease: results from a multicenter, prospecLive, registry scudy. JACC Cardiovase Interv,2013 ,6(12): 1233-1241. DOI:10. 1016/j. jcin. 2013. 08. 006.

［15］ Bittl JA,He Y,Jacobs AK,et al. Bayesian methods affirm the use of percutaneous coronary intervention to improve survival in patients with unprotected left main coronary artery disease. Circulation,2013,127 (22):2177-2185. DOI:10. 1161/CIRCULATIONAHA. 112. 000646.

［16］ Hueb W,Lopes N,Gersh BJ,et al. Ten-year follow-up survival of the medicine,angioplasty,or surgery study(MASS II):a randomized controlled clinical trial of 3 therapeutic strategies for multivessel coronary artery disease. Circulation,2010,122(10):949-957. DOI:10. 1161/CIRCULATIONAHA. 109. 911669.

［17］ Smith PK,Califf RM,Tuttle RH,et al. Selection of surgical or percutaneous coronary intervention provides differential longevity benefit. Ann Thorac Surg,2006,82(4):1420-1428;discussion 1428-1429. DOI:10. 1016/j. athoracsur. 2006. 04. 044.

［18］ Frye RL,August P,Brooks MM,et al. A randomized trial of therapies for type 2 diabetes and coronary artery disease. N Engl J Med,2009,360(24):2503-2515. DOI:10. 1056/NEJMoa0805796.

［19］ Chaitman BR,Hardison RM,Adler D,et al. The bypass angioplasty revascularization investigation 2 diabetes randomized trial of different treatment strategies in type 2 diabetes mellitus with stable ischemic heaut disease:impact of treatment strategy on cardisc mortality and myocardial infarction. Circulation, 2009,120(25):2529-2540. DOI:10. 1161/CIRCULATIONAHA. 109. 913111.

［20］ Hannan EL,Samadashvili Z,Cozzens K,et al. Comparative outcomes for patients who do and do not undergo percutaneous coronary intervention for stable coronary artery disease in New York. Circulation, 2012,125(15):1870-1879. DOI:10. 1161/CIRCULATIONAHA. 111. 071811.

［21］ Hannan EL,Wu C,Walford G,et al. Drug-eluting stents vs. coronary-aflery bypass grafting in multivessel coronary disease. N Engl J Med,2008,358(4):331-341. DOI:10. 1056/NEJMoa071804.

［22］ De Bruyne B,Pijls NH,Kalesan B,et al. Fractional flow reserve-guided PCI versus medical therapy in stable coronary disease. N Engl J Med,2012,367(11):991-1001. DOI:10. 1056/NEJMoa1205361.

［23］ Boden WE,O'Rourke RA,Teo KK,et al. Optimal medical therapy with or without PCI for stable coronary disease. N Engl J Med,2007,356(15):1503-1516. DOI:10. 1056/NEJMoa070829.

［24］ Shaw LJ,Berman DS,Maron DJ,et al. Optimal medical therapy with or without percutaneous coronary intervention to reduce ischemic burden:results from the clinical outcomes utilizing revascularization and aggressive drug evaluation(COURAGE) trial nuclear substudy. Circulation,2008,117(10):1283-1291. DOI:10. 1161/CIRCULATIONAHA. 107. 743963.

［25］ Bangalore S,Pursnani S,Kuma S,et al. Percutaneous coronary intervention versus optimal medical therapy for prevention of spontaneous myocardial infarction in subjects with stable ischemic heart disease. Circulation,2013,127(7):769-781. DOI:10. 1161/CIRCULATIONAHA. 112. 131961.

［26］ Pursnani S,Korley F,Gopaul R,et al. Percutaneous coronary intervention versus optimal medical therapy in stable coronary artery disease:a systematic review and meta-analysis of randomized clinical trials. Circ Cardiovasc Interv,2012,5(4):476-490. DOI:10. 116l/CIRCINTERVENTIONS. 112. 970954.

［27］ Schömig A,Mehilli J,de Waha A,et al. A meta-analysis of 17 randomized trials of a percutaneous coronary intervention-based strategy in patients with stable coronary artery disease. J Am Coll Cardiol,2008, 52(11):894-904. DOI:10. 1016/j. jacc. 2008. 05. 051.

［28］ Thomas S,Gokhale R,Boden WE,et al. A meta-analysis of randomized controlled trials comparing percutaneous coronary intervention with medical therapy in stable angina pectoris. Can J Cardiol,2013,29(4): 472-482. DOI:10. 1016/j. ejca. 2012. 07. 010.

［29］ Aziz O,Rao C,Panesar SS,et al. Meta-analysis of minimally invasive internal thoracic artery bypass versus percutaneous revascularisation for isolated lesions of the left anterior descending artery. BMJ,2007, 334(7594):617. DOI:10. 1136/bmj. 39106. 476215. BE.

[30] Blazek S,Holzhey D,Jungert C,et al. Comparison of bare-metal stenting with minimally invasive bypass surgery for stenosis of the left anterior descending coronary artery:10-year follow-up of a randomized trial. JACC Cardiovasc Interv,2013,6(1):20-26. DOI:10.1016/j.jcin,2012.09.008.

[31] Mohr FW,Morice MC,Kappetein AP,et al. Coronary artery bypass graft surgery versus percutaneous coronary intervention in patients with three-vessel disease and left main coronary disease:5-year follow-up of the randomised,clinical SYNTAX trial. Lancet,2013,381(9867):629-638. DOI:10.1016/S0140-6736(13)60141-5.

[32] Head SJ,Davierwala PM,Serruys PW,et al. Coronary artery bypass grafting vs. percutaneous coronary intervention for patients with three-vessel disease:final five-year follow-up of the SYNTAX trial. Eur Heart J,2014,35(40):2821-2830. DOI:10.1093/eurheartj/ehu213.

[33] Farkouh ME,Domanski M,Sleeper LA,et al. Strategies for multivessel revascularization in patients with diabetes. N Engl J Med,2012,367(25):2375-2384. DOI:10.1056/NEJMoa1211585.

[34] Scirica BM,MorrOW DA,Budaj A,et al. Ischemia detected on continuous electrocardiography after acute coronary syndrome:observations from the MERLIN-TIMI 36(metabolic efficiency with ranolazine for less ischemia in non-ST-elevation acute coronary syndrome-thrombolysis in myocardial infarction 36)trial. JAm Coll Cardiol,2009,53(16):1411-1421. DOI:10.1016/j.jacc.2008.12.053.

[35] Akkerhuis KM,Klootwijk PA,Lindeboom W,et al. Recurrent ischaemia during continuous multilead ST-segment monitoring identifies patients with acute coronary syndromes at high risk of adverse cardiac events:meta-analysis of three studies involving 995 patients. Eur Heart J,2001,22(21):1997-2006. DOI:10.1053/euhj.2001.2750.

[36] Katritsis DG,Siontis GC,Kastrati A,et al. Optimal timing of coronary angiograpby and potential intervention in non-ST- elevation acute coronary syndromes. Eur Heart J,2011,32(1):32-40. DOI:10.1093/curheartj/ehq276.

[37] Mehta SR,Granger CB,Boden WE,et al. Early versus delayed invasive intervention in acute coronary syndromes. N Engl J Med,2009,360(21):2165-2175. DOI:10.1056/NEJMoa0807986.

[38] Bavry AA,Kumbhani DJ,Rassi AN,et al. Benefit of early invasive therapy in acute coronary syndromes:a meta-analysis of contemporary randomized clinical trials. J Am Coll Cardiol,2006,48(7):1319-1325. DOI:10.1016/j.jacc.2006.06.050.

[39] Fox KA,Clayton TC,Damman P,et al. Long-term outcome of a routine versus selective invasive strategy in patients with non-ST-segment elevation acute coronary syndrome a meta-analysis of individual patient data. J Am Coll Cardiol,2010,55(22):2435-2445. DOI:10.1016/j.jacc.2010.03.007.

[40] Amsterdam EA,Kirk JD,Diercks DB,et al. Immediate exercise testing to evaluate low-risk patients presenting to the emergency department with chest pain. J Am Coll Cardiol,2002,40(2):251-256.

[41] Zhang Q,Zhang RY,Qiu JP,et al. One-year clinical outcome of interventionalist- versus patient-transfer strategies for primary percutaneous coronary intervention in patients with acute ST-segment elevation myocardial infarction:results from the REVERSE-STEMI study. Circ Cardiovasc Qual Outcomes,2011,4(3):355-362. DOI:10.1161/CIRCOUTCOMES.110.958785.

[42] McNamara RL,Herrin J,Wang Y,et al. Impact of delay in door-to-needle time on mortality in patients with ST-segment elevation myocardial infarction. Am J Cardiol,2007,100(8):1227-1232. DOI:10.1016/j.amjcard.2007.05.043.

[43] Borgia F,Goodman SG,Halvorsen S,et al. Early routine percutaneous coronary intervention after fibrinolysis vs. standard therapy in ST-segment elevation myocardial infarction:a meta-analysis. Eur Heart J,2010,31(17):2156-2169. DOI:10.1093/eurheartj/ehq204.

［44］ Danchin N，Coste P，Ferrières J，et al. Comparison of thrombolysis followed by broad use of percutaneous coronary. intervention with primary percutaneous coronary intervention for ST-segment-elevation acute myocardial infarction：data from the french registry on acute ST-elevation myocardial infarction（FAST-MI）Circulation，2008，118（3）：268-276. DOI：10. 1l61/CIRCULATIONAHA. 107. 762765.

［45］ Bhatt NS，Solhpour A，Balan P，et al. Comparison of in-hospital outcomes with low-dose fibrinolytic therapy followed by urgent percutaneous coronary intervention versus percutaneous coronary intervention alone for treatment of ST-elevation myocardial infarction. Am J Cardiol，2013，111（11）：1576-1579. DOI：10. 1016/j. amjcard. 2013. 01. 326.

［46］ Armstrong PW，Gershlick AH，Goldstein P，et al. Fibrinolysis or primary PCI in ST-segment elevation myocardial infarction. N Engl J Med，2013，368（15）：1379-1387. DOI：10. 1056/NEJMoa1301092.

［47］ Shen LH，Wan F，Shen L，et al. Pharmacoinvasive therapy for ST elevation myocardial infarction in China：a pilot study. J Thromb Thrombolysis，2012，33（1）：101-108. DOI：10- 1007/sl1239-011-0657-7.

［48］ Han YL，Liu JN，Jing QM，et al. The efficacy and safety of pharmacoinvasive therapy with prourokinase for acute ST-segment elevation myocardial infarction patients with expected long percutaneous coronary intervention-related delay. Cardiovasc Ther，2013，31（5）：285-290. DOI：10. 1111/1755-5922. 12020.

［49］ Wald DS，Morris JK，Wald NJ，et al. Randomized trial of preventive angioplasty in myocardial infarction. N Engl J Med，2013，369（12）：1115-1123. DOI：10. 1056/NEJMoa1305520.

［50］ Gershlick AH，Khan JN，Kelly DJ，et al. Randomized trial of complete versus lesion-only revascularization in patients undergoing primary percutaneous coronary intervention for STEMI and multivessel disease：the CvLPRIT trial. J Am Coll Cardiol，2015，65（10）：963-972. DOI：10. 1016/j. jacc. 20l4. 12. 038.

［51］ Engstrøm T，Kelbaek H，Helqvist S，et al. Complete revascularisation versus treatment of the culprit lesion only in patients with ST-segment elevation myocardial infarction and multivessel disease（DANAMI-3-PRIMULTI）：an open-label，randomised controlled trial. Lancet，2015，386（9994）：665-671.

［52］ Hlinomaz O. Multivessel coronary disease diagnosed at the time of primary PCI for STEMI：complete revascularization versus conservative strategy. PRAGUE 13 trial［R/OL］. 2015［2016-03-02］. http：//sbhci. org. br/wpcontent/uploads/2015/05/PRAGUE-13-Trial. pdf.

［53］ Sarathy K，Nagaraja V，Kapur A，et al. Target-vessel versus multivessel revascularisation in ST-elevation myocardial infarction：a meta-analysis of randomised trials. Heart Lung Circ，2015，24（4）：327-334. DOI：10. 1016/j. hlc. 2014. 10. 013.

［54］ Kornowski R，Mehran R，Dangas G，et al. Prognostic impact of staged versus"one-time"multivessel percutaneous intervention in acute myocardial infarction：analysis from the HORIZONS-AMI（harmonizing outcomes with revascularization and stents in acute myocardial infarction）trial. J Am Coll Cardiol，2011，58（7）：704-711. DOI：10. 1016/j. jacc. 2011. 02. 071.

［55］ Manari A，Varani E，Guastaroba P，et al. Long-term outcome in patients with ST segment elevation myocardial infarction and multivessel disease treated with culprit-only，immediate，or staged multivessel percutaneous revascularization strategies：Insights from the REAL registry. Catheter Cardiovasc Interv，2014，84（6）：912-922. DOI：10. 1002/ccd. 25374.

［56］ Vlaar PJ，Mahmoud KD，Holmes DR，et al. Culprit vessel only versus multivessel and staged percutaneous coronary intervention for multivessel disease in patients presenting with ST-segment elevation myocardial infarction：a pairwise and network meta-analysis. J Am Coll Cardiol，2011，58（7）：692-703. DOI：10. 1016/j. jacc. 2011. 03. 046.

［57］ 中华医学会心血管病学分会，中华心血管病杂志编辑委员会. 急性 ST 段抬高型心肌梗死诊断和治疗指南. 中华心血管病杂志，2015，43（5）：380-393. DOI：10. 3760/cma. j. issn. 0253-3758. 2015. 05. 003.

[58] Cantor WJ,Fitchett D,Borgundvaag B,et al. Routine early angioplasty after fibrinolysis for acute myocardial infarction. N Engl J Med,2009,360(26):2705-2718. DOI:10. 1056/NEJMoa0808276.

[59] Bøhmer E,Hoffmann P,Abdelnoor M,et al. Efficacy and safety of immediate angioplasty versus ischemia-guided management after thrombolysis in acute myocardial infarction in areas with very long transfer distances results of the NORDISTEMI(Norwegian study on district treatment of ST-elevation myocardial infarction). J Am Coll Cardiol,2010,55(2):102-110. DOI:10. 1016/j. jacc. 2009. 08. 007.

[60] Di MC,Dudek D,Piscione F,et al. Immediate angioplasty versus standard therapy with rescue angioplasty after thrombolysis in the combined abciximab reteplase stent study in acute myocardial infarction(CARESS-in-AMI):an open,prospective,randomised,multicentre trial. Lancet,2008,371(9612):559-568. DOI:10. 1016/S0140-6736(08) 60268-8.

[61] Hochman JS,Sleeper LA,White HD,et al. One-year survival following early revascularization for cardiogenic shock. JAMA,2001,285(2):190-192.

[62] Gershlick AH,Stephens-Lloyd A,Hughes S,et al. Rescue angioplasty after failed thrombolytic therapy for acute myocardial infarction. N Engl J Med,2005,353(26):2758-2768. DOI:10. 1056/NEJMoa050849.

[63] Valgimigli M,Gagnor A,Calabró P,et al. Radial versus femoral access in patients with acute coronary syndromes undergoing. invasive management:a randomised multicentre trial. Lancet,2015,385(9986): 2465-2476. DOI:10. 1016/S0140-6736(15)60292-6.

[64] Geng W,Fu X,Gu X,et al. Safety and feasibility of transulnar versus transradial artery approach for coronary catheterization in non-selective patients. Chin Med J(Engl),2014,127(7):1222-1228.

[65] Parise H,Maehara A,Stone GW,et al. Meta-analysis of randomized studies comparing intravascular ultrasound versus angiographic guidance of percutaneous coronary intervention in pre-drug-eluting stent era. Am J Cardiol,2011,107(3):374- 382. DOI:10. 1016/j. amjcard. 2010. 09. 030.

[66] Witzenbichler B,Maehara A,Weisz G,et al. Relationship between intravascular ultrasound guidance and clinical outcomes after drug-eluting stents:the assessment of dual antiplatelet therapy with drug-eluting stents(ADAPT-DES) study. Circulation,2014,129(4):463-470. DOI:10. 1161/CIRCULATIONAHA. 113. 003942.

[67] Park SJ,Kim YH,Park DW,et al. Impact of intravascular ultrasound guidance on long-term mortality in stenting for unprotected left main coronary artery stenosis. Circ Cardiovasc Interv,2009,2(3):167-177. DOI:10. 1161/CIRCINTERVENTIONS. 108. 799494.

[68] Park Y,Park HS,Jang GL,et al. Intravascular ultrasound guided recanalization of stumpless chronic total occlusion. Int J Cardiol,2011,148(2):174-178. DOI:10. 1016/j. ijcard. 2009. 10. 052.

[69] Pijls NH,van Schaardenburgh P,Manoharan G,et al. Percutaneous coronary intervention of functionally nonsignificant stenosis:5-year follow-up of che DEFER Study. J Am Coll Cardiol,2007,49(21):2105-2111. DOI:10. 1016/j. jacc. 2007. 01. 087.

[70] Tonino PA,De Bruyne B,Pijls NH,et al. Fractional flow reserve versus angiography for guiding percutaneous coronary intervention. N Engl J Med,2009,360(3):213-224. DOI:10. 1056/NEJMoa0807611.

[71] Li J,Elrashidi MY,Flammer AJ,et al. Long-term outcomes of fractional flow reserve-guided vs. angiography-guided percutaneous coronary intervention in contemporary practice. Eur Heart J,2013,34(18): 1375-1383. DOI:10. 1093/eurheartj/eht005.

[72] Chen SL,Ye F,Zhang JJ,et al. Randomized comparison of FFRguided and angiography-guided provisional stenting of true coronary bifurcation lesions:the DKCRUSH-Ⅵ trial(double kissing crush versus provisional stenting technique for treatment of coronary bifurcation lesions Ⅵ). JACC Cardiovasc Interv, 2015,8(4):536-546. DOI:10. 1016/j. jcin. 2014. 12. 221.

［73］ Han Y,Xu B,Jing Q,et al. A randomized comparison of novel biodegradable polymer and durable poly-mer-coated cobaltchromium sirolimus-eluting; stems. JACC Cardiovasc Interv,2014,7(12):1352-1360. DOI:10. 1016/j. jcin. 2014. 09. 001.

［74］ Han Y,Xu B,Xu K,et al. Six versus 12 months of dual antiplatelet therapy after implantation of biode-gradable polymer sirolimus-eluting stent:randomized substudy of the I-LOVE-IT 2 trial. Circ Cardiovasc Interv,2016,9(2):e003145. DOI:10. 1161/CIRCINTERVENTIONS. 115. 003145.

［75］ Bangalore S,Kumar S,Fusaro M,et al. Short- and long-term outcomes with drug-eluting and bare-metal coronary stents:a mixed-treatment comparison analysis of 117762 patient-years of follow-up from ran-domized trials. Circulation, 2012, 125 (23): 2873-2891. DOI: 10. 1161/CIRCULATIONAHA. 112. 097014.

［76］ Stefanini GG,Baber U,Windecker S,et al. Safety and efficacy of drug-eluting stents in women:a patient-level pooled analysis of randomised trials. Lancet,2013,382(9908):1879-1888. DOI:10. 1016/S0140-6736(13)61782-1.

［77］ Räber L,Kelbæk H,Ostojic M,et al. Effect of biolimus-eluting stents with biodegradable polymer vs. bare-metal stents on cardiovascular events among patients with acute myocardial infarction:the COM-FORTABLE AMI randomized trial. JAMA,2012,308(8):777-787. DOI:10. 1001/jama. 2012. 10065.

［78］ Sabate M,Cequier A,Iñiguez A,et al. Everolimus-eluting stent versus bare-metal stent in ST-segment el-evation myocardial infarction(EXAMINATION):1 year results of a randomised controlled trial. Lancet, 2012,380(9852):1482-1490. DOI: 10. 1016/S0140-6736(12) 61223-9.

［79］ Bangalore S,Kumar S,Fusaro M,et al. Outcomes with various drug eluting or bare metal stents in pa-tients with diabetes mellitus:mixed treatment comparison analysis of 22844 patient years of follow-up from randomised trials. BMJ,2012,345:e5170.

［80］ Stettler C,Allemann S,Wandel S,et al. Drug eluting and bare metal stents in people with and without di-abetes:collaborative network meta-analysis. BMJ,2008,337:a1331.

［81］ Tsai TT,Messenger JC,Brennan JM,et al. Safety and efficacy of drug-eluting stents in older patients with chronic kidney disease:areport from the linked CathPCI Registry-CMS claims database. J Am Coll Cardiol,2011,58(18):1859-1869. DOI:10. 1016/j. jacc. 2011. 06. 056.

［82］ Shenoy C,Boura J,Orshaw P,et al. Drug-eluting stents in patients with chronic kidney disease:a prospec-tive registry study. PLoS One,2010,5(11):e15070. DOI:10. 1371/journal. pone. 0015070.

［83］ Al-Lamee R,Ielasi A,Latib A,et al. Comparison of long-term clinical and angiographic outcomes follow-ing implantation of bare metal stents and drug-eluting stents in aorto-ostial lesions. Am J Cardiol,2011, 108(8):1055-1060. DOI:10. 1016/j. amjcard. 2011. 06. 004.

［84］ Lee SW,Kim SH,Kim SO,et al. Comparative long-term efficacy and safety of drug-eluting stent versus coronary artery bypass grafting in ostial left main coronary artery disease:analysis of the MAIN-COM-PARE registry,Catheter Cardiovasc Interv,2012,80(2):206-212. DOI:10. 1002/ccd. 23369.

［85］ Mehilli J,Pache J,Abdel-Wahab M,et al. Drug-eluting versus bare-metal stents in saphenous vein graft lesions(ISAR-CABG): a randomised controlled superiority trial. Lancet,2011,378(9796):1071-1078. DOI:10. 1016/S0140-6736(11) 61255-5.

［86］ Fröbert O,Scherstén F,James SK,et al. Long-term safety and efficacy of drug-eluting and bare metal stents in saphenous vein grafts. Am Heart J,2012,164(1):87-93. DOI:10. 1016/j. ahj. 2012. 04. 012.

［87］ Kastrati A,Mehilli J,von Beckerath N,et al. Sirolimus-eluting stent or paclitaxel-eluting stent vs balloon angioplasty for prevention of recurrences in patients with coronary in-stent restenosis:a randomized con-trolled trial. JAMA,2005,293(2):165-171. DOI:10. 1001/jama. 293. 2. 165.

［88］ Mehilli J，Byrne RA，Tiroch K，et al. Randomized trial of paclitaxel- versus sirolimus-eluting stents for treatment of coronary restenosis in sirolimus-eluting stents：the ISAR-DESIRE 2（intracoronary stenting and angiographic results：drug eluting stents for in-stent restenosis 2）study. J Am Coll Cardiol，2010，55 （24）：2710-2716. DOI：10. 1016/j. jacc. 2010. 02. 009.

［89］ Cruden NL，Harding SA，Flapan AD，et al. Previous coronary stent implantation and cardiac events in patients undergoing noncardiac surgery. Circ Cardiovasc Interv，2010，3（3）：236-242. DOI：10. 1161/CIR-CINTERVENTIONS. 109. 934703.

［90］ Grines CL，Bonow RO，Casey DE，et al. Prevention of premature discontinuation of dual antiplatelet therapy in patients with coronary artery stents：a science advisory from the American Heart Association，American College of Cardiology，Society for Cardiovascular Angiography and Interventions，American College of Surgeons，and American Dental Association，with representation from the American College of Physicians. J Am Coll Cardiol，2007，49（6）：734-739. DOI：10. 1016/j. jacc. 2007. 01. 003.

［91］ Gao R，Yang Y，Han Y，et al. Bioresorbable vascular scaffolds versus metallic stents in patients with coronary artery disease：ABSORB China Trial. J Am Coll Cardiol，2015，66（21）：2298-2309. DOI：10. 1016/j. jacc. 2015. 09. 054.

［92］ Byme RA，Neumann FJ，Mehilli J，et al. Paclitaxel-eluting balloons，paclitaxel-eluting stents，and balloon angioplasty in patients with restenosis after implantation of a drug-eluting stent（1SAR-DESIRE 3）：a randomised，open-label trial. Lancet，2013，381（9865）：461-467. DOI：10. 1016/S0140-6736（12）61964-3.

［93］ Xu B，Gao R，Wang J，et al. A prospective，multicenter，randomized trial of paclitaxel-coated balloon ′versus paclitaxeleluting stent for the treatment of drug-eluting stent in-stent restenosis：results from the PEPCAD China ISR trial. JACC Cardiovasc Interv，2014，7（2）：204-211. DOI：10. 1016/j. jcin. 2013. 08. 011.

［94］ Stone GW，Maehara A，Witzenbichler B，et al. Intracoronary abciximab and aspiration thrombectomy in patients with large anterior myocardial infarction：the INFUSE-AMI randomized trial. JAMA，2012，307 （17）：1817-1826. DOI：10. 1001/jama. 2012. 421.

［95］ Fröbert O，Lagerqvist B，Olivecrona GK，et al. Thrombus aspiration during ST-segment elevation myocardial infarction. N Engl J Med，2013，369（17）：1587-1597. DOI：10. 1056/NEJMoa1308789.

［96］ Jolly SS，Caims JA，Yusuf S，et al. Stroke in the TOTAL trial：a randomized trial of routine thrombectomy vs. percutaneous coronary intervention alone in ST elevation myocardial infarction. Eur Heart J，2015，36（35）：2364-2372. DOI：10. 1093/eurheartj/ehv296.

［97］ Vaquerizo B，Serra A，Miranda F，et al. Aggressive plaque modification with rotational atherectomy and/or cutting balloon before drug-eluting stent implantation for the treatment of calcified coronary lesions. J Interv Cardiol，2010，23（3）：240-248. DOI：10. 1111/j. 1540-8183. 2010. 00547. x.

［98］ Abdel-Wahab M，Richardt G，Joachim BH，et al. High-speed rotational atherectomy before paclitaxel-eluting stent implantation in complex calcified coronary lesions：the randomized ROTAXUS（rotational atherectomy prior to taxus stent treatment for complex native coronary artery disease）trial. JACC Cardiovasc Interv，2013，6（1）：10-19. DOI：10. 1016/j. jcin. 2012. 07. 017.

［99］ Bittl JA，Chew DP，Topol EJ，et al. Meta-analysis of randomized trials of percutaneous transluminal coronary angioplasty versus atherectomy，cutting balloon atherotomy，or laser angioplasty. J Am Coll Cardiol，2004，43（6）：936-942. DOI：10. 1016/j. jacc. 2003. 10. 039.

［100］ Buerke M，Prondzinsky R，Lemm H，et al. Intra-aortic balloon counterpulsation in the treatment of infarction-related cardiogenic shock-review of the current evidence. Artif Organs，2012，36（6）：505-511. DOI：10. 1111/j- 1525-1594. 2011. 01408. x.

[101] Sjauw KD, Engström AE, Vis MM, et al. A systematic review and meta-analysis of intra-aortic balloon pump therapy in ST- elevation myocardial infarction：should we change the guidelines. Eur Heart J, 2009,30(4)：459-468. DOI：10.1093/eurheartj/ehn602.

[102] Bahekar A, Singh M, Singh S, et al. Cardiovascular outcomes using intra-aortic balloon pump in high-risk acute myocardial infarction with or without cardiogenic shock：a meta-analysis. J Cardiovasc Pharmacol Ther,2012,17(1)：44-56. DOI：10.1177/1074248410395019.

[103] 杨新春,张大鹏,王乐丰,等.冠状动脉内应用国产替罗非班对急性 ST 段抬高心肌梗死急诊介入治疗后心肌灌注和临床预后的影响.中华心血管病杂志,2007,35(6)：517-522. DOI：10.3760/j. issn：0253-3758.2007.06.006.

[104] Zhu TQ, Zhang Q, Qiu JP, et al. Beneficial effects of intracoronary tirofiban bolus administracion following-upstream intravenous treatment in patients with ST-elevation myocardial infarction undergoing primary percutaneous coronary intervention：the ICT-AMI study. Int J Cardiol, 2013,165(3)：437-443. DOI：10.1016/j. ijcard. 2011.08.082.

[105] Niccoli G, Burzotta F, Galiuto L, et al. Myocardial no-reflow in humans. J Am Coll Cardiol,2009,54(4)：281-292. DOI：10.1016/j. jacc. 2009.03.054.

[106] Zhou SS, Tian F, Chen YD, et al. Combination therapy reduces the incidence of no-reflow after primary per-cutaneous coronary intervention in patients with ST-segment elevation acute myocardial infarction. J Geriatr Cardiol,2015,12(2)：135-142. DOI：10-11909/j,issn. 1671-5411. 2015.02.003.

[107] 孙宇珺,周雯,丁嵩,等.经靶向灌注导管在冠状动脉靶病变远段给予替罗非班对急性冠状动脉综合征患者心肌灌注的影响.中国介入心脏病学杂志,2015,23(1)：5-10. DOI：10.3969/j. issn. 1004-8812. 2015.01.003.

[108] Iakovou I, Schmidt T, Bonizzoni E, et al. Incidence, predictors, and outcome of thrombosis after successful implantation of drug-eluting stents. JAMA, 2005, 293(17)：2126-2130. DOI：10.1001/jama. 293. 17. 2126.

[109] Daemen J, Wenaweser P, Tsuchida K, et al. Early and late coronary stent thrombosis of sirolimus-eluting and paclitaxelelucing stents in routine clinical practice：data from a large twoinstitutional cohort study, Lancet,2007,369(9562)：667-678. DOI：10.1016/S0140-6736(07) 60314-6.

[110] Manoukian SV, Feit F, Mehran R, et al. Impact of major bleeding on 30-day mortality and clinical outcomes in patients with acute coronary syndromes：an analysis from the ACUITY trial. J Am Coll Cardiol,2007,49(12)：1362-1368. DOI：10.1016/j. jacc. 2007.02.027.

[111] Li C, Hirsh J, Xie C, et al. Reversal of the anti-platelet effects of aspirin and clopidogrel. J Thromb Haemost,2012,10(4)：521-528. DOI：10.1111/j. 1538-7836. 2012.04641. x.

[112] Makris M, Van Veen JJ, Tait CR, et al. Guideline on the management of bleeding in patients on antithrombotic agents. Br J Haematol,2013,160(1)：35-46. DOI：10.1111/bjh. 12107.

[113] Ahmed B, Piper WD, Malenka D, et al. Significantly improved vascular complications among women undergoing percutaneous coronary intervention：a report from the northem New England percutaneous coronary intervention registry. Circ Cardiovasc Interv,2009,2(5)：423-429. DOI：10.1161/CIRCINTER-VENTIONS. 109. 860494.

[114] Applegate RJ, Sacrinty MT, Kutcher MA, et al. Trends in vascular complications after diagnostic cardiac catheterization and percutaneous coronary intervention via the femoral artery,1998 to 2007. JACC Cardiovasc Interv,2008,1(3)：317-326. DOI：10.1016/j. jcin. 2008.03.013.

[115] Freestone B, Nolan J. Transradial cardiac procedures：the state of the art. Heart,2010,96(11)：883-891. DOI：10.1136/hrt. 2007. 134213 .

[116] Li J,Li Y,Wang X,et al. Age,estimated glomerular filtration rate and ejection fraction score predicts contrast-induced acute kidney injury in patients with diabetes and chronic kidney disease:insight from the TRACK-D study. Chin Med J(Engl),2014,127(12):2332-2336.

[117] Qian G,Fu Z,Guo J,et al. Prevention of contrast-induced nephropathy by central benous pressure-guided fluid administration in chronic kidney disease and congestive heart failure patients. JACC Cardiovasc Interv,2016,9(1):89-96. DOI:10.1016/j.jcin.2015.09.026.

[118] Li Y,Liu Y,Fu L,et al. Efficacy of short-term high-dose statin in preventing contrast-induced nephropathy:a meia-analysis of seven randomized controlled trials. PLoS One,2012,7(4):e34450. DOI:10.1371/joumal.pone.0034450.

[119] Leoncini M,Toso A,Maioli M,et al. Early high-dose rosuvastatin for contrast-induced nephropathy prevention,n acule coronary syndrome:results from the PRATO-ACS study (protective effect of rosuvastatin and antiplatelet thera.py on contrast-induced acute kidney injury and myocardial damage in patients with acute coronary syndrome). J Am Coll Cardiol,2014,63(1):71-79. DOI:10.1016/j.jacc.2013.04.105.

[120] Han Y,Zhu G,Han L,et al. Short-term rosuvastatin therapy for prevention of contrast-induced acute kidney injury in patients with diabetes and chronic kidney disease. J Am Coll Cardiol,2014,63(1):62-70. DOI:10.1016/j.jacc.2013.09.017.

[121] Merten GJ,Burgess WP,Gray LV,et al. Prevention of contrastinduced nephropathy with sodium bicarbonate:a randomized controlled trial. JAMA,2004,291(19):2328-2334. DOI:10.1001/jama.291.19.2328.

[122] Brar SS,Shen AY,Jorgensen MB,et al. Sodium bicarbonate vs sodium chloride for the prevention of contrast medium-induced nephropathy in patients undergoing coronary angiography:arandomized trial. JAMA,2008,300(9):1038-1046. DOI:10.1001/jama.300.9.1038.

[123] Aspelin P,Aubry P,Fransson SG,et al. Nephrotoxic effects in high-risk patients undergoing angiography. N Engl J Med,2003,348(6):491-499. DOI:10.1056/NEJMoa021833.

[124] Solomon RJ,Natarajan MK,Doucet S,et al. Cardiac angiography in renally impaired patients (CARE) study:a randomized double-blind trial of contrast-induced nephropathy inpatients with chronic kidney disease. Circulation,2007,115(25):3189-3196. DOI:10.1161/CIRCULATIONAHA.106.671644.

[125] Jo SH,Youn TJ,Koo BK,et al. Renal toxicity evaluation and comparison between visipaque (iodixanol) and hexabrix (ioxaglate) in patients with renal insufficiency undergoing coronary angiography:the RECOVER study:a randomized controlled trial. J Am Coll Cardiol,2006,48(5):924-930. DOI:10.1016/j.jacc.2006.06.047.

[126] Marenzi G,Assanelli E,Campodonico J,et al. Contrast volume during primary percutaneous coronary intervention and subsequent contrast-induced nephropathy and mortality,Ann Intem Med,2009,150(3):170-177.

[127] Marenzi G,Ferrari C,Marana I,et al. Prevention of contrast nephropathy by furosemide with matched hydration:the MYTHOS(induced diuresis with matched hydration compared to standard hydration for contrast induced nephropathy prevention)trial. JACC Cardiovasc Interv,2012,5(1):90-97. DOI:10.I016/j.jcin.2011.08.017.

[128] Briguori C,Visconti G,Focaccio A,et al. Renal insufficiency after contrast media administration triai Ⅱ (REMEDIAL Ⅱ):renalguard system in high-risk patients for contrast-induced acute kidney injury. Circulation,2011,124(11):1260-1269. DOI:10.1161/CIRCULATIONAHA.111.030759.

[129] Marenzi G,Marana I,Lauri G,et al. The prevention of radiocontrast-agent-induced nephropathy by he-

mofiltration. N Engl J Med,2003,349(14):1333-1340. DOI:10. 1056/NEJMoa023204.

[130] Cruz DN,Goh CY,Marenzi G,et al. Renal replacement therapies for prevention of radiocontrast-induced nephropathy:a systematic review. Am J Med,2012,125(1):66-78. e3. DOI:10. 1016/j. amjmed. 2011. 06. 029.

[131] Gurbel PA,Bliden KP,Butler K,et al. Randomized doubleblind assessment of the ONSET and OFFSET of the antiplatelet effects of ticagrelor versus clopidogrel in patients with stable coronary artery disease: the ONSET/OFFSET study. Circulation,2009,120(25):2577-2585. DOI:10. 1161/CIRCULATIONA-HA. 109. 912550.

[132] Chen Y,Dong W,Wan Z,et al. Ticagrelor versus clopidogrel in Chinese patients with acule coronary syndrome:A pharmacodynamic analysis. Int J Cardiol,2015,201:545-546. DOI:10. 1016/j. ijcard. 2015. 06. 030.

[133] Li H,Butler K,Yang L,et al. Pharmacokinetics and tolerability of single and multiple doses of ticagrelor in healthy Chinese subjects:an open-label,sequential,two-cohort,single-centre study. Clin Drug Investig,2012,32(2):87-97. DOI:10. 2165/11595930-000000000-00000.

[134] 王贺阳,苏晞,沈成兴,等.替格瑞洛在急性冠脉综合征患者中应用的安全性和有效性分析.中国循证心血管医学杂志,2015,(4):468-471. DOI:10. 3969/j. 1674-4055. 2015. 04. 11.

[135] Wallentin L,James S,Storey RF,et al. Effect of CYP2C19 and ABCB1 single nucleotide polymorphisms on outcomes of treatment with ticagrelor versus clopidogrel for acute coronary syndromes:a genetic substudy of the PLATO trial. Lancet,2010,376(9749):1320-1328. DOI:10. 1016/S0140-6736(10) 61274-3.

[136] Liang ZY,Han YL,Zhang XL,et al. The impact of gene polymorphism and high on-treatment platelet reactivity on clinical follow-up:outcomes in patients with acute coronary syndrome after drug-eluting stent implantation. Eurointervention,2013,9(3):316-327. DOI:10. 4244/EIJV913A53.

[137] Li P,Yang Y,Chen T,et al. Ticagrelor overcomes high platelet reactivity in patients with acute myocardial infarction or coronary artery in-stent restenosis:a randomized controlled trial. Sci Rep,2015,5: 13789,DOI:10,1038/srep13789.

[138] Storey RF,Becker RC,Harrington RA,et al. Characterization of dyspnoea in PLATO study patients treated with ticagrelor or clopidogrel and its association with clinical outcomes. Eur Heart J,2011,32 (23):2945-2953. DOI:10. 1093/eurheartj/ehr231.

[139] Gaubert M,Laine M,Richard T,et al. Effect of ticagrelorrelated dyspnea on compliance with therapy in acute coronary syndrome patients. Int J Cardiol,2014,173(1):120-121. DOI:10. 1016/j. ijcard. 2014. 02. 028.

[140] Di SG,Patti G,Pasceri V,et al. Effectiveness of in-laboratory high-dose clopidogrel loading versus routine pre-load in patients undergoing pereutaneous coronary intervention:results of the ARMYDA-5 PRELOAD (antiplatelet therapy for reduction of myocardial damage during angioplasty) randomized trial. J Am Coll Cardiol,2010,56(7):550-557. DOI:10. 1016/j. jacc. 2010. 01. 067.

[141] Widimsky P,Motovská Z,Simek S,et al. Clopidogrel pretreatment in stable angina: for all patients >6 h before elective coronary angiography or only for angiographically selected patients a few minutes before PCI? a randomized multicentre trial PRAGUE-8. Eur Heart J,2008,29(12):1495-1503. DOI:10. 1093/eurheartj/ehn169.

[142] Baigent C,Blackwell L,Collins R,et al. Aspirin in the primary and secondary prevention of vascular disease:collaborative metaanalysis of individual participant data from randomised trials. Lancet,2009,373 (9678):1849-1860,DOI:10. 1016/S0140-6736(09) 60503-1.

[143] Steinhubl SR, Berger PB, Mann JT, et al. Early and sustained dual oral antiplaielet therapy following percutaneous coronary intervention: a randomized controlled trial. JAMA, 2002, 288(19): 2411-2420.

[144] Valgimigli M, Campo G, Monti M, et al. Short- versus long-term duration of dual-antiplatelet therapy after coronary stenting: a randomized multicenter trial. Circulation, 2012, 125 (16): 2015-2026. DOI: 10. 1161/CIRCULATIONAHA. 111. 071589.

[145] Gwon HC, Hahn JY, Park KW, et al. Six-month versus 12-month dual antiplatelet therapy after implantation of drug-eluting stents: the efficacy of Xience/Promus bersus cypher to reduce late loss after stenting (EXCELLENT) randomized, multicenter study. Circulation, 2012, 125 (3): 505-513. DOI: 10. 1161/CIRCULATIONAHA. 111. 059022.

[146] Han Y, Jing Q, Li Y, et al. Sustained clinical safety and efficacy of a biodegradable-polymer coated sirolimus-eluting stent in "real-world" practice: three-year outcomes of the CREATE (multi-center registry of EXCEL biodegradable polymer drug eluting stents) study. Catheter Cardiovasc Interv, 2012, 79(2): 211-216. DOI: 10. 1002/ccd. 23113.

[147] Feres F, Costa RA, Abizaid A, et al. Three vs t. welve months of dual antiplatelet therapy after zotarolimus-eluting stents: the OPTIMIZE randomized trial. JAMA, 2013, 310 (23): 2510-2522. DOI: 10. 1001/jama. 2013. 282183.

[148] Kim BK, Hong MK, Shin DH, et al. A new strategy for discontinuation of dual antiplatelet therapy: the RESET trial (real safety and efficacy of 3-month dual antiplatelet therapy following endeavor zotarolimus-eluting stent implantation). J Am Coll Cardiol, 2012, 60(15): 1340-1348. DOI: 10. 1016/j. jacc. 2012. 06. 043.

[149] Collaborative meta-analysis of randomised trials of antiplatelet therapy for prevention of death, myocardial infarction, and stroke in high risk patients. BMJ, 2002, 324(7329): 71-86.

[150] Patrono C, Andreotti F, Arnesen H, et al. Antiplatelet agents for the treatment and prevention of atherothrombosis. Eur Heart J, 2011, 32(23): 2922-2932. DOI: 10. 1093/eurheartj/ehr373.

[151] Mehta SR, Yusuf S, Peters RJ, et al. Effects of pretreatment with clopidogrel and aspirin followed by long-term therapy in patients undergoing percutaneous coronary intervention: the PCI-CURE study. Lancet, 2001, 358(9281): 527-533.

[152] Wallentin L, Becker RC, Budaj A, et al. Ticagrelor versus clopidogrel in patients with acute coronary syndromes. N Engl J Med, 2009, 361(11): 1045-1057. DOI: 10. 1056/NEJMoa0904327.

[153] Lindholm D, Varenhorst C, Cannon CP, et al. Ticagrelor vs. clopidogrel in patients with non-ST-elevation acute coronary syndrome with or without revascularization: results from the PLATO trial. Eur Heart J, 2014, 35(31): 2083-2093. DOI: 10. 1093/eurhcartj/ehu160.

[154] Mauri L, Kereiakes DJ, Yeh RW, et al. Twelve or 30 months of dual antiplatelet therapy after drug-eluting stents N Engl J Med, 2014, 371(23): 2155-2166. DOI: 10. 1056/NEJMoa1409312.

[155] Bonaca MP, Bhatt DL, Cohen M, et al. Long-term use of ticagrelor in patients with prior myocardial infarction. N Engl J Med, 2015, 372(19): 1791-1800. DOI: 10. 1056/NEJMoa1500857.

[156] Giugliano RP, White JA, Bode C, et al. Early versus delayed, provisional eptifibatide in acute coronary syndromes. N Engl J Med, 2009, 360(21): 2176-2190. DOI: 10. 1056/NEJMoa0901316.

[157] Stone GW, McLaurin BT, Cox DA, et al. Bivalirudin for patients with acute coronary syndromes. N Engl J Med, 2006, 355(21): 2203-2216. DOI: 10. 1056/NEJMoa062437.

[158] Steg PG, James S, Harrington RA, et al. Ticagrelor versus clopidogrel in patients with ST-elevation acute coronary syndromes intended for reperfusion with primary percutaneous coronary intervention: a platelet onhibition and patient outcomes (PLATO) trial subgroup analysis. Circulation, 2010, 122 (21):

2131-2141. DOI:10. 1161/CIRCULAT10NAHA. 109. 927582.

[159] Mehta SR,Tanguay JF,Eikelboom JW,et al. Double-doseversus standard-dose clopidogrel and high-dose versus low-dose aspirin in individuals undergoing percutaneous coronary intervention for acute coronary syndromes(CURRENT-OASIS7):a randomised factorial trial. Lancet,2010,376(9748): 1233-1243. DOI:10. 1016/S0140-6736(10)61088-4.

[160] Bellemain-Appaix A,O'Connor SA,Silvain J,et al. Association of clopidogrel pretreatment with mortality,cardiovascular events,and major bleeding amongpatients undergoing percutaneous coronary intervention:a systematic review and meta-analysis. JAMA,2012,308(23):2507-2516. DOI:10. 1001/jama. 2012. 50788.

[161] Koul S,Smith JG,Scherstén F,et al. Effect of upstream clopidogrel treatment in patients with ST-segment elevation myocardial infarction undergoing primary percutaneous coronary intervention. Eur Heart J,2011,32(23):2989-2997. DOI:10. 1093/eurheartj/ehr202.

[162] Montalescot G,van't Hof AW,Lapostolle F,et al. Prehospital ticagrelor in ST-segment elevation myocardial infarction. N Engl J Med,2014,371(11):1016-1027. DOI:10. 1056/NEJMoa1407024.

[163] Ellis SG,Tendera M,de Belder MA,et al. Facilitated PCI in patients with ST-elevation myocardial infarction. N Engl J Med,2008,358(21):2205-2217. DOI:10. 1056/NEJMoa0706816.

[164] Herrmann HC,Lu J,Brodie BR,et al. Benefit of facilitated percutaneous coronary intervention in high-risk ST-segment elevation myocardial infarction patients presenting to nonpercutaneous coronary intervention hospitals. JACC Cardiovasc Interv,2009,2(10):917-924. DOI:10. 1016/j. jcin. 2009. 06. 018.

[165] Van't HAW,Ten BJ,Heestermans T,et al. Prehospital initiation of tirofiban in patients with ST-elevration myocardial infarction undergoing primary angioplasty(On-TIME 2):a multicentre,double-blind,randomised controlled trial. Lancet, 2008, 372 (9638): 537-546. DOI: 10. 1016/S0140-6736 (08) 61235-0.

[166] Stone GW,Witzenbichler B,Guagliumi G,et al. Heparin plus a glycoprotein Ⅱb/Ⅲa inhibitor versus bivalirudin monotherapy and paclitaxel-eluting stents versus bare-metal stents in acute myocardial infarction(HORIZONS-AMI):final 3-year results from a multicentre,randomised controlled trial. Lancet, 2011,377(9784):2193-2204,DOI:10. 1016/S0140-6736(11) 60764-2.

[167] Stone GW,Witzenbichler B,Guagliumi G,et al. Bivalirudin. during primary PCI in acute myocardial infarction. N Engl J Med,2008,358(21):2218-2230. DOI:10. 1056/NEJMoa0708191.

[168] Steg PG,van't Hof A,Hamm CW,et al. Bivalirudin started during emergency transport for primary PCI. N Engl J Med,2013,369(23):2207-2217. DOI:10. 1056/NEJMoa1311096.

[169] Shahzad A,Kemp Ⅰ,Mars C,et al. Unfractionated heparin versus bivalirudin in primary percutaneous coronary intervention(HEAT-PPCI):an open-label,single centre,randomised controlled trial. Lancet, 2014,384(9957):1849-1858. DOI:10. 1016/S0140-6736(14)60924-7.

[170] Valgimigli M,Frigoli E,Leonardi S,et al. Bivalirudin or unfractionated heparin in acute coronary syndromes. N Engl J Med,2015,373(11):997-1009. DOI:10. 1056/NEJMoa1507854.

[171] Han Y,Guo J,Zheng Y,et al. Bivalirudin vs heparin with or without tirofiban during primary percutaneous coronary intervention in acute myocardial infarction:the BRIGHT randomized clinical trial. JAMA, 2015,313(13):1336-1346. DOI:10. 1001/jama,2015. 2323.

[172] Bangalore S,Toklu B,Kotwal A,et al. Anticoagulant therapy during primary percutaneous coronary intervention for acute myocardial infarction:a meta-analysis of randomized trials in the era of stents and P2Y12 inhibitors. BMJ,2014,349:g6419.

[173] Schulz S,Mehilli J,Neumann FJ,et al. ISAR-REACT 3A:a study of reduced dose of unfractionated hep-

arin in biomarker negative patients undergoing percutaneous coronary intervention. Eur Heart J,2010, 31(20):2482-2491. DOI:10. 1093/eurheartj/ehq330.

[174] Lincoff AM,Kleiman NS,Kereiakes DJ,et al. Long-term efficacy of bivalirudin and provisional glycoprotein Ⅱb/Ⅲa blockade vs heparin and planned glycoprotein Ⅱb/Ⅲa blockade during percutaneous coronary revascularization:REPLACE-2 randomized trial. JAMA,2004,292(6):696-703. DOI:10. 1001/jama. 292. 6. 696.

[175] Kastrati A,Neumann FJ,Mehilli J,et al. Bivalirudin versus unfractionated heparin during percutaneous coronary intervention. N Engl J Med,2008,359(7):688-696. DOI:10. 1056/NEJMoa0802944.

[176] Ndrepepa G,Schulz S,Keta D,et al. Bleeding after percutaneous coronary intervention with Bivalirudin or unfractionated Heparin and one-year mortality. Am J Cardiol,2010,105(2):163-167. DOI:10. 1016/j. amjcard. 2009. 08. 668.

[177] Montalescot G,White HD,Gallo R,et al. Enoxaparin versus unfractionated heparin in elective percutaneous coronary intervention. N Engl J Med,2006,355(10):1006-1017. DOI:10. 1056/NEJMoa052711.

[178] Hamm CW,Bassand JP,Agewall S,et al. ESC Guidelines for the management of acute coronary syndromes in patients presenting without persistent ST-segment elevation:The Task Force for the management of acute coronary syndromes(ACS) in patients presenting without persistent ST-segment elevation of the European Society of Cardiology(ESC). Eur Heart J,2011,32(23):2999 3054. DOI:10. 1093/eurheartj/ehr236.

[179] Kastrati A,Neumann FJ,Schulz S,et al. Abciximab and heparin versus bivalirudin for non-ST-elevation myocardial infarction. N Engl J Med,2011,365(21):1980-1989. DOI:10. 1056/NEJMoa1109596.

[180] Steg PG,Jolly SS,Mehta SR,et al. Low-dose vs. standard-dose unfractionated heparin for percutaneous coronary intervention in acute coronary syndromes treated with fondaparinux:the FUTURA/OASIS-8 randomized trial. JAMA,2010,304(12):1339-1349. DOI:10. 1001/jama. 2010. 1320.

[181] Mehta SR,Steg PG,Granger CB,et al. Randomized,blinded trial comparing fondaparinux with unfractionated heparin in patients undergoing contemporary percutaneous coronary intervention:arixtra study in percutaneous coronary intervention:a randomized evaluation(ASPIRE)pilot trial. Circulation,2005, 111(11):1390-1397. DOI:10. 1161/01. CIR. 0000158485. 70761. 67.

[182] Brener SJ,Molitemo DJ,Lincoff AM,et al. Relationship between activated clotting time and ischemic or hemorrhagic complications:analvsis of 4 recent randomized clinical trials of percutaneous coronary intervention. Circulation,2004,110(8):994-998. DOI:10. 1161/01. CIR. 0000139868. 53594. 24.

[183] Silvain J,Beygui F,Barthélémy O,et al. Efficacy and safety of enoxaparin versus unfractionated heparin during percutaneous coronary intervention:systematic review and meta-analysis. BMJ,2012,344:e553.

[184] James S,Angiolillo DJ,Cornel JH,et al. Ticagrelor vs. clopidogrel in patients with acute coronary syndromes and diabetes:a substudy from the platelet inhibition and patient outcomes(PLATO) trial. Eur Heart J,2010,31(24):3006-3016. DOI:10. 1093/eurheartj/ehq325.

[185] Anderson L,Thompson DR,Oldridge N,et al. Exercise-based cardiac rehabilitation for coronary heart disease. Cochrane Database Syst Rev,2016,1:CD001800. DOI:10. 1002/14651858. CD001800. pub3.

[186] van Dijk MR,Utens EM,Dulfer K,et al. Depression and anxiety symptoms as predictors of mortality in PCI patients at 10 years of follow-up. Eur J Prev Cardiol,2016,23(5):552- 558. DOI:10. 1177/2047487315571889.

[187] 中华医学会心血管病学分会,中国康复医学会心血管病专业委员会,中国老年学学会心脑血管病专业委员会.冠心病康复与二级预防中国专家共识. 中华心血管病杂志,2013,41(4):267-275. DOI:10. 3760/cma. J. issn. 0253-3758. 2013. 04. 003.

[188] Jang Y,Zhu J,Ge J,et al. Preloading with atorvastatin before percutaneous coronary intervention in statin-naïve Asian patients with non-ST elevation acute coronary syndromes:A randomized study. J Cardiol,2014,63(5):335-343. DOI:10. 1016/j. jjcc. 2013. 09. 012.

[189] Zheng B,Jiang J,Liu H,et al. Efficacy and safety of serial atorvastatin load in Chinese patients undergoing elective percutarneous coronary intervention:results of the ISCAP(intensive statin therapy for Chinese patients with coronary artery disease undergoing percutaneous coronary intervention) randomized controlled trial. Euro Heart J,2015,17 Suppl B:B47-B56. DOI:10. 1093/eurheartj/suv021.

[190] Cannon CP,Braunwald E,McCabe CH,et al. Intensive versus moderate lipid lowering with statins after acute coronary syndromes. N Engl J Med,2004,350(15):1495-1504. DOI:10. 1056/NEJMoa040583.

[191] Reiner Z,Catapano AL,De Backer G,et al. ESC/EAS Guidelines for the management of dyslipidaemias: the Task Force for the management of dyslipidaemias of the European Society of Cardiology(ESC) and the European Atherosclerosis Society(EAS). Eur Heart J,2011,32(14):1769-1818. DOI:10. 1093/eurheartj/ehr158.

[192] Law MR,Morris JK,Wald NJ. Use of blood pressure lowering drugs in the prevention of cardiovascular disease:meta-analysis of 147 randomised trials in the context of expectations from prospective epidemiological studies. BMJ,2009,338: b1665.

[193] Pfeffer MA,Braunwald E,Moyé LA,et al. Effect of captopril on mortality and morbidity in patients with left ventricular dysfunction after myocardial infarction. Results of the survival and ventricular enlargement trial. The SAVE Investigators. N Engl J Med,1992,327(10):669-677. DOI:10. 1056/NEJM199209033271001.

[194] Granger CB,McMurray JJ,Yusuf S,et al. Effects of candesartan in patients with chronic heart failure and reduced left-ventricular systolic function intolerant to angiotensin- converting-enzyme inhibitors:the CHARM-Alternative trial. Lancet,2003,362(9386):772-776. DOI:10. 1016/S0140-6736(03)14284-5.

[195] Flather MD,Shibata MC,Coats AJ,et al. Randomized trial to determine the effect of nebivolol on mortality and cardiovascular hospital admission in elderly patients with heart failure (SENIORS). Eur Heart J,2005,26(3):215-225. DOI:10. 1093/eurheartj/ehi115.

[196] Zannad F,McMurray JJ,Krum H,et al. Eplerenone in patients with systolic heart failure and mild symptoms. N Engl J Med,2011,364(1):11-21. DOI:10. 1056/NEJMoa1009492.

[197] Swedberg K,Komajda M,Böhm M,et al. Ivabradine and outcomes in chronic heart failure(SHIFT):a randomised placebo-controlled study. Lancet,2010,376(9744):875-885. DOI:10. 1016/S0140-6736(10)61198-1.

[198] de Peuter OR,Lussana F,Peters RJ,et al. A systematic review of selective and non-selective beta blockers for prevention of vascular events in patients with acute coronary syndrome or heart failure. Neth J Med,2009,67(9):284-294.

附录D 急性ST段抬高型心肌梗死诊断和治疗指南

中华医学会心血管病学分会 中华心血管病杂志编辑委员会

近年来,急性ST段抬高型心肌梗死(ST-segment elevation myocardial infarction,STEMI)的诊断和治疗取得了重要进展,第3版"心肌梗死全球定义"已公布,欧洲心脏病学学会、美国心脏病学院基金会和美国心脏协会对STEMI治疗指南做了修订,欧洲心肌血供重建指南也已发表。同时,国内外又完成了多个相关随机对照临床试验。为此,中华医学会心血管病学分会动脉粥样硬化和冠状动脉粥样硬化性心脏病学组组织专家对2010年中国急性ST段抬高型心肌梗死诊断和治疗指南做一更新。本指南对治疗的推荐以国际通用方式表示:Ⅰ类推荐指已证实和(或)一致公认某治疗措施或操作有益、有效,应该采用;Ⅱ类推荐指某治疗措施或操作的有效性尚有争论,其中Ⅱa类推荐指有关证据和(或)观点倾向于有效,应用该治疗措施或操作是适当的,Ⅱb类推荐指有关证据和(或)观点尚不能充分证明有效,需进一步研究;Ⅲ类推荐指已证实和(或)一致公认某治疗措施或操作无用和(或)无效,并对某些病例可能有害,不推荐使用。证据水平A级指资料来源于多项随机临床试验或荟萃分析;B级指资料来源于单项随机临床试验或多项大规模非随机对照研究;C级指资料来源于专家共识和(或)小型临床试验、回顾性研究或注册登记。

一、心肌梗死分型

我国推荐使用第3版"心肌梗死全球定义",将心肌梗死分为5型。

1型:自发性心肌梗死。由于动脉粥样斑块破裂、溃疡、裂纹、糜烂或夹层,引起一支或多支冠状动脉血栓形成,导致心肌血流减少或远端血小板栓塞伴心肌坏死。患者大多有严重的冠状动脉病变,少数患者冠状动脉仅有轻度狭窄甚至正常。

2型:继发于心肌氧供需失衡的心肌梗死。除冠状动脉病变外的其他情形引起心肌需氧与供氧失平衡,导致心肌损伤和坏死,例如冠状动脉内皮功能异常、冠状动脉痉挛或栓塞、心动过速或过缓性心律失常、贫血、呼吸衰竭、低血压、高血压伴或不伴左心室肥厚。

3型:心脏性猝死。心脏性死亡伴心肌缺血症状和新的缺血性心电图改变或左束支传导阻滞,但无心肌损伤标志物检测结果。

4a型:经皮冠状动脉介入治疗(percutaneous coronary intervention,PCI)相关心肌梗死。基线心脏肌钙蛋白(cardiac troponin,cTn)正常的患者在PCI后cTn升高超过正常上限5倍;或基线cTn增高的患者,PCI术后cTn升高≥20%,然后稳定下降。同时发生:①心肌缺血症状;②心电图缺血性改变或新发左束支传导阻滞;③造影示冠状动脉主支或分支阻塞或持续性慢血流或无复流或栓塞;④新的存活心肌丧失或节段性室壁运动异常的影像学表现。

DOI:10.3760/cma.j.issnn.0253-3758.2015.05.003

通信作者:张瑞岩,Email:zhangruiyan@263.net;高炜,Email:dr_gaowei@medmail.com.cn

4b 型：支架血栓形成引起的心肌梗死。冠状动脉造影或尸检发现支架置入处血栓性阻塞，患者有心肌缺血症状和（或）至少 1 次心肌损伤标志物高于正常上限。

5 型：外科冠状动脉旁路移植术（coronary artery bypass grafting，CABG）相关心肌梗死。基线 cTn 正常患者，CABG 后 cTn 升高超过正常上限 10 倍，同时发生：①新的病理性 Q 波或左束支传导阻滞；②血管造影提示新的桥血管或自身冠状动脉阻塞；③新的存活心肌丧失或节段性室壁运动异常的影像学证据。

本指南主要阐述 1 型心肌梗死（即缺血相关的自发性急性 STEMI）的诊断和治疗。

二、STEMI 的诊断和危险分层

(一)临床评估

1. 病史采集　重点询问胸痛和相关症状。STEMI 的典型症状为胸骨后或心前区剧烈的压榨性疼痛（通常超过 10~20 min），可向左上臂、下颌、颈部、背或肩部放射；常伴有恶心、呕吐、大汗和呼吸困难等；含硝酸甘油不能完全缓解。应注意不典型疼痛部位和表现及无痛性心肌梗死（特别是女性、老年、糖尿病及高血压患者）。既往史包括冠状动脉粥样硬化性心脏病史（心绞痛、心肌梗死、CABG 或 PCI）、高血压、糖尿病、外科手术或拔牙史，出血性疾病（包括消化性溃疡、脑血管意外、大出血、不明原因贫血或黑粪）、脑血管疾病（缺血性卒中、颅内出血或蛛网膜下腔出血）以及抗血小板药物、抗凝血药物和溶栓药物应用史。

2. 体格检查　应密切注意生命体征。观察患者的一般状态，有无皮肤湿冷、面色苍白、烦躁不安、颈静脉怒张等；听诊有无肺部啰音、心律失常、心脏杂音和奔马律；评估神经系统体征。建议采用 Killip 分级法评估心功能（附表 D-1）。

附表 D-1　Killip 心功能分级法

分级	症状与体征
Ⅰ 级	无明显的心力衰竭
Ⅱ 级	有左心衰竭，肺部啰音<50%肺野，奔马律，窦性心动过速或其他心律失常，静脉压升高，有肺淤血的 X 线表现
Ⅲ 级	肺部啰音>50%肺野，可出现急性肺水肿
Ⅳ 级	心源性休克，有不同阶段和程度的血流动力学障碍

(二)实验室检查

1. 心电图　对疑似 STEMI 的胸痛患者，应在首次医疗接触（first medical contact，FMC）后 10min 内记录 12 导联心电图[下壁和（或）正后壁心肌梗死时需加做 V_{3R}~V_{5R} 导联和 V_7~V_9 导联]。典型的 STEMI 早期心电图表现为 ST 段弓背向上抬高（呈单向曲线）伴或不伴病理性 Q 波、R 波减低（正后壁心肌梗死时，ST 段变化可以不明显）。超急期心电图可表现为异常高大且两支不对称的 T 波。首次心电图不能明确诊断时，需在 10~30min 后复查。与既往心电图进行比较有助于诊断。左束支传导阻滞患者发生心肌梗死时，心电图诊断困难，需结合临床情况仔细判断。建议尽早开始心电监测，以发现恶性心律失常。

2. 血清心肌损伤标志物　cTn 是诊断心肌坏死最特异和敏感的首选心肌损伤标志物，通常在 STFMI 症状发生后 2~4h 开始升高，10~24h 达到峰值，并可持续升高 7~14d。肌酸激酶同工酶(CK-MB)对判断心肌坏死的临床特异性较高,STEMI 时其测值超过正常上限并有动态变化。溶栓治疗后梗死相关动脉开通时 CK-MB 峰值前移(14h 以内)。CK-MB 测定也适于诊断再发心肌梗死。肌红蛋白测定有助于 STEMI 早期诊断,但特异性较差。

3. 影像学检查　超声心动图等影像学检查有助于对急性胸痛患者的鉴别诊断和危险分层(Ⅰ,C)。

必须指出,症状和心电图能够明确诊断 STEMI 的患者不需等待心肌损伤标志物和(或)影像学检查结果,而应尽早给予再灌注及其他相关治疗。

STEMI 应与主动脉夹层、急性心包炎、急性肺动脉栓塞、气胸和消化道疾病(如反流性食管炎)等引起的胸痛相鉴别。向背部放射的严重撕裂样疼痛伴有呼吸困难或晕厥,但无典型的 STEMI 心电图变化者,应警惕主动脉夹层。急性心包炎表现为发热、胸膜刺激性疼痛,向肩部放射,前倾坐位时减轻,部分患者可闻及心包摩擦音,心电图表现为 PR 段压低、ST 段呈弓背向下型抬高,无镜像改变。肺栓塞常表现为呼吸困难,血压降低,低氧血症。气胸可以表现为急性呼吸困难、胸痛和患侧呼吸音减弱。消化性溃疡可有胸部或上腹部疼痛,有时向后背部放射,可伴晕厥、呕血或黑粪。急性胆囊炎可有类似 STEMI 症状,但有右上腹触痛。这些疾病均不出现 STEMI 的心电图特点和演变过程。

(三)危险分层

危险分层是一个连续的过程,需根据临床情况不断更新最初的评估。高龄、女性、Killip 分级Ⅱ～Ⅳ级、既往心肌梗死史、心房颤动(房颤)、前壁心肌梗死、肺部啰音、收缩压＜100mmHg(1mmHg＝0.133kPa)、心率＞100/min、糖尿病、cTn 明显升高等是 STEMI 患者死亡风险增加的独立危险因素。溶栓治疗失败、伴有右心室梗死和血流动力学异常的下壁 STE-MI 患者病死率增高。合并机械性并发症的 STEMI 患者死亡风险增大。冠状动脉造影可为 STEMI 风险分层提供重要信息。

三、STEMI 的急救流程

早期、快速和完全地开通梗死相关动脉是改善 STEMI 患者预后的关键。

1. 缩短自发病至 FMC 的时间　应通过健康教育和媒体宣传,使公众了解急性心肌梗死的早期症状。教育患者在发生疑似心肌梗死症状(胸痛)后尽早呼叫"120"急救中心、及时就医,避免因自行用药或长时间多次评估症状而延误治疗。缩短发病至 FMC 的时间、在医疗保护下到达医院可明显改善 STEMI 的预后(Ⅰ,A)。

2. 缩短自 FMC 至开通梗死相关动脉的时间　建立区域协同救治网络和规范化胸痛中心是缩短 FMC 至开通梗死相关动脉时间的有效手段(Ⅰ,B)。有条件时应尽可能在 FMC 后 10min 内完成首份心电图记录,并提前电话通知或经远程无线系统将心电图传输到相关医院(Ⅰ,B)。确诊后迅速分诊,优先将发病 12h 内的 STEMI 患者送至可行直接 PCI 的医院(特别是 FMC 后 90min 内能实施直接 PCI 者)(Ⅰ,A),并尽可能绕过急诊室和冠状动脉粥样硬化性心脏病监护病房或普通心脏病房直接将患者送入心导管室行直接 PCI。对已经到达无直接 PCI 条件医院的患者,若能在 FMC 后 120min 内完成转运 PCI,则应将患者转运至可行 PCI 的医院实施直接 PCI(Ⅰ,B)(附图 D-1)。也可请有资质的医师到有 PCI 设备但不能独立进行 PCI 的医院进行直接 PCI(Ⅱb,B)。应在公众中普及心肌再灌注治疗知识,以减少签署手术知情同意书时的犹豫和延误。

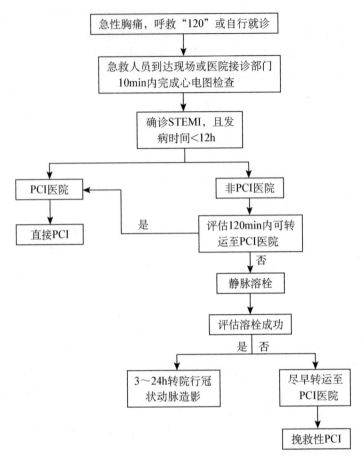

附图 D-1 STEMI 患者急救流程

注:STEMI. ST 段抬高型心肌梗死;PCI. 冠状动脉介入治疗

四、入院后一般处理

所有 STEMI 患者应立即给予吸氧和心电、血压和血氧饱和度监测,及时发现和处理心律失常、血流动力学异常和低氧血症。合并左心衰竭(肺水肿)和(或)机械并发症的患者常伴严重低氧血症,需面罩加压给氧或气管插管并机械通气(Ⅰ,C)。STEMI 伴剧烈胸痛患者应迅速给予有效镇痛药,如静脉注射吗啡 3mg,必要时间隔 5min 重复 1 次,总量不宜超过 15mg。但吗啡可引起低血压和呼吸抑制,并降低 P2Y12 受体拮抗药的抗血小板作用。注意保持患者大便通畅,必要时使用缓泻药,避免用力排便导致心脏破裂、心律失常或心力衰竭。

五、再灌注治疗

(一)溶栓治疗

1. **总体考虑** 溶栓治疗快速、简便,在不具备 PCI 条件的医院或因各种原因使 FMC 至 PCI 时间明显延迟时,对有适应证的 STEMI 患者,静脉内溶栓仍是较好的选择。入院前溶栓效果优于入院后溶栓。对发病 3h 内的患者,溶栓治疗的即刻疗效与直接 PCI 基本相似;有条件时可在救护车上开始溶栓治疗（Ⅱa，A）。但目前我国大部分地区溶栓治疗多在医院内进行。决定是否溶栓治疗时，应综合分析预期风险/效益比、发病至就诊时间、就诊时临床及血流动力学特征、合并症、出血风险、禁忌证和预期 PCI 延误时间。左束支传导阻滞、大面积梗死（前壁心肌梗死、下壁心肌梗死合并右心室梗死）患者溶栓获益较大。

2. 适应证　①发病 12h 以内，预期 FMC 至 PCI 时间延迟＞120min，无溶栓禁忌证（Ⅰ，A）；②发病 12～24h 仍有进行性缺血性胸痛和至少 2 个胸前导联或肢体导联 ST 段抬高＞0.1mV，或血流动力学不稳定的患者，若无直接 PCI 条件，溶栓治疗是合理的（Ⅱa，C）；③计划进行直接 PCI 前不推荐溶栓治疗（Ⅲ，A）；④ST 段压低的患者（除正后壁心肌梗死或合并 aVR 导联 ST 段抬高）不应采取溶栓治疗（Ⅲ，B）；⑤STEMI 发病超过 12h，症状已缓解或消失的患者不应给予溶栓治疗（Ⅲ，C）。

3. 禁忌证　绝对禁忌证包括：①既往脑出血史或不明原因的卒中；②已知脑血管结构异常；③颅内恶性肿瘤；④3 个月内缺血性卒中（不包括 4.5h 内急性缺血性卒中）；⑤可疑主动脉夹层；⑥活动性出血或出血素质（不包括月经来潮）；⑦3 个月内严重头部闭合伤或面部创伤；⑧2 个月内颅内或脊柱内、外科手术；⑨严重未控制的高血压［收缩压＞180mmHg 和（或）舒张压＞110mmHg，对紧急治疗无反应］。

相对禁忌证包括：①年龄≥75 岁；②3 个月前有缺血性卒中；③创伤（3 周内）或持续＞10min 心肺复苏；④3 周内接受过大手术；⑤4 周内有内脏出血；⑥近期（2 周内）不能压迫止血部位的大血管穿刺；⑦妊娠；⑧不符合绝对禁忌证的已知其他颅内病变；⑨活动性消化性溃疡；⑩正在使用抗凝血药物［国际标准化比值（INR）水平越高，出血风险越大］。

4. 溶栓药物的选择　建议优先采用特异性纤溶酶原激活剂。重组组织型纤溶酶原激活剂阿替普酶可选择性激活纤溶酶原，对全身纤溶活性影响较小，无抗原性，是目前常用的溶栓药。但其半衰期短，为防止梗死相关动脉再阻塞需联合应用肝素（24～48h）。其他特异性纤溶酶原激活剂还有兰替普酶、瑞替普酶和替奈普酶等。非特异性纤溶酶原激活剂包括尿激酶和尿激酶原，可直接将循环血液中的纤溶酶原转变为有活性的纤溶酶，无抗原性和过敏反应（附表 D-2）。

附表 D-2　不同溶栓药物特征的比较

项目	阿替普酶	瑞替普酶	替奈普酶	尿激酶	尿激酶原
剂量	90min 内不超过 100mg（根据体质量）	1000 万 U×2 次，每次＞2 min	30～50 mg（根据体质量）	150 万 U（30min）	50mg(30min)
负荷剂量	需	弹丸式静脉注射	弹丸式静脉注射	无须	需
抗原性及过敏反应	无	无	无	无	无
全身纤维蛋白原消耗	轻度	中度	极小	明显	极少
90min 血管开通率（%）	73～84	84	85	53	78.5
TIMI 3 级血流（%）	54	60	63	28	60.8

5. 剂量和用法

(1)阿替普酶：①全量 90min 加速给药法。首先静脉注射 15mg，随后 0.75mg/kg 在 30min 内持续静脉滴注(最大剂量不超过 50mg)，继之 0.5mg/kg 于 60min 持续静脉滴注(最大剂量不超过 35mg)。②半量给药法。50mg 溶于 50ml 专用溶剂，首先静脉注射 8mg，其余 42mg 于 90min 内静脉滴注完。

(2)替奈普酶：30～50mg 溶于 10ml 生理盐水中，静脉注射(如体质量＜60kg，剂量为 30mg；体质量每增加 10kg，剂量增加 5mg，最大剂量为 50mg)。

(3)尿激酶：150 万 U 溶于 100ml 生理盐水，30min 内静脉滴入。溶栓结束后 12h 皮下注射普通肝素 7500U 或低分子肝素，共 3～5d。

(4)重组人尿激酶原：20mg 溶于 10ml 生理盐水，3min 内静脉注射，继以 30mg 溶于 90ml 生理盐水，30min 内静脉滴完。

6. 疗效评估　溶栓开始后 60～180min 应密切监测临床症状、心电图 ST 段变化及心律失常。血管再通的间接判定指标包括：①60～90min 心电图抬高的 ST 段至少回落 50%。②cTn 峰值提前至发病 12h 内，CK-MB 酶峰提前到 14h 内。③2h 内胸痛症状明显缓解。④2～3h 出现再灌注心律失常，如加速性室性自主心律、房室传导阻滞(atrio-ventricular block，AVB)、束支传导阻滞突然改善或消失，或下壁心肌梗死患者出现一过性窦性心动过缓、窦房传导阻滞，伴或不伴低血压。上述 4 项中，心电图变化和心肌损伤标志物峰值前移最重要。

冠状动脉造影判断标准：心肌梗死溶栓(thrombolysis in myocardial infarction，TIMI)2 级或 3 级血流表示血管再通，TIMI 3 级为完全性再通，溶栓失败则梗死相关血管持续闭塞(TIMI 0～1 级)。

7. 溶栓后处理　对于溶栓后患者，无论临床判断是否再通，均应早期(3～24 h)进行旨在介入治疗的冠状动脉造影；溶栓后 PCI 的最佳时机仍有待于进一步研究。无冠状动脉造影和(或)PCI 条件的医院，在溶栓治疗后应将患者转运到有 PCI 条件的医院(Ⅰ，A)。

8. 出血并发症及其处理　溶栓治疗的主要风险是出血，尤其是颅内出血(0.9%～1.0%)。高龄、低体质量、女性、既往脑血管疾病史、入院时血压升高是颅内出血的主要危险因素。一旦发生颅内出血，应立即停止溶栓和抗血栓治疗；进行急诊 CT 或磁共振检查；测定血细胞比容、血红蛋白、凝血酶原、活化部分凝血活酶时间(APTT)、血小板计数和纤维蛋白原、D-二聚体，并检测血型及交叉配血。治疗措施包括降低颅内压；4h 内使用过普通肝素的患者，推荐用鱼精蛋白中和(1mg 鱼精蛋白中和 100U 普通肝素)；出血时间异常可酌情输入 6～8U 血小板。

(二)介入治疗

开展急诊介入治疗的心导管室每年 PCI 量≥100 例，主要操作者具备介入治疗资质且每年独立完成 PCI≥50 例。开展急诊直接 PCI 的医院应全天候应诊，并争取 STEMI 患者首诊至直接 PCI 时间≤90min。

1. 直接 PCI　根据以下情况做出直接 PCI 决策。

Ⅰ类推荐：①发病 12h 内(包括正后壁心肌梗死)或伴有新出现左束支传导阻滞的患者(证据水平 A)；②伴心源性休克或心力衰竭时，即使发病超过 12h 者(证据水平 B)；③常规支架置入(证据水平 A)；④一般患者优先选择经桡动脉入路(证据水平 B)，重症患者可考虑经股动脉入路。

Ⅱa 类推荐:①发病 12~24h 具有临床和(或)心电图进行性缺血证据(证据水平 B);②除心源性休克或梗死相关动脉 PCI 后仍有持续性缺血外,应仅对梗死相关动脉病变行直接 PCI(证据水平 B);③冠状动脉内血栓负荷大时建议应用导管血栓抽吸(证据水平 B);④直接 PCI 时首选药物洗脱支架(DES)(证据水平 A)。

Ⅲ 类推荐:①无血流动力学障碍患者,不应对非梗死相关血管进行急诊 PCI(证据水平 C);②发病超过 24h,无心肌缺血、血流动力学和心电稳定的患者不宜行直接 PCI(证据水平 C);③不推荐常规使用主动脉内气囊反搏泵(intra-aortic balloon pump,IABP)(证据水平 A);④不主张常规使用血管远端保护装置(证据水平 C)。

2. 溶栓后 PCI 溶栓后尽早将患者转运到有 PCI 条件的医院,溶栓成功者于 3~24h 进行冠状动脉造影和血供重建治疗(Ⅱa,B);溶栓失败者尽早实施挽救性 PCI(Ⅱa,B)。溶栓治疗后无心肌缺血症状或血流动力学稳定者不推荐紧急 PCI(Ⅲ,C)。

3. FMC 与转运 PCI 若 STEMI 患者首诊于无直接 PCI 条件的医院,当预计 FMC 至 PCI 的时间延迟<120min 时,应尽可能地将患者转运至有直接 PCI 条件的医院(Ⅰ,B);如预计 FMC 至 PCI 的时间延迟>120min,则应于 30min 内溶栓治疗。根据我国国情,也可以请有资质的医师到有 PCI 设备的医院行直接 PCI(时间<120min)(Ⅱb,B)。

4. 未接受早期再灌注治疗 STEMI 患者的 PCI(症状发病>24h) 病变适宜 PCI 且有再发心肌梗死、自发或诱发心肌缺血或心源性休克或血流动力学不稳定的患者建议行 PCI 治疗(Ⅰ,B)。左心室射血分数(LVEF)<0.40、有心力衰竭、严重室性心律失常者应常规行 PCI(Ⅱa,C);STEMI 急性发作时有临床心力衰竭的证据,但发作后左心室功能尚可(LVEF>0.40)的患者也应考虑行 PCI(Ⅱa,C)。对无自发或诱发心肌缺血证据,但梗死相关动脉有严重狭窄者可于发病 24h 后行 PCI(Ⅱb,C)。对梗死相关动脉完全闭塞、无症状的 1~2 支血管病变,无心肌缺血表现,血流动力学和心电稳定患者,不推荐发病 24h 后常规行 PCI(Ⅲ,B)。

5. STFMI 直接 PCI 时无复流的防治 综合分析临床因素和实验室测定结果,有利于检出直接 PCI 时发生无复流的高危患者。应用血栓抽吸导管(Ⅱa,B)、避免支架置入后过度扩张、冠状动脉内注射替罗非班、钙拮抗药等药物(Ⅱb,B)有助于预防或减轻无复流。在严重无复流患者,IABP 有助于稳定血流动力学。

(三)CABG

当 STEMI 患者出现持续或反复缺血、心源性休克、严重心力衰竭,而冠状动脉解剖特点不适合行 PCI 或出现心肌梗死机械并发症需外科手术修复时可选择急诊 CABG。

六、抗血栓治疗

STEMI 的主要原因是冠状动脉内斑块破裂诱发血栓性阻塞。因此,抗血栓治疗(包括抗血小板治疗和抗凝血治疗)十分必要(Ⅰ,A)。

(一)抗血小板治疗

1. 阿司匹林 通过抑制血小板环氧化酶使血栓素 A2 合成减少,达到抗血小板聚集的作用。所有无禁忌证的 STEMI 患者均应立即口服水溶性阿司匹林或嚼服肠溶阿司匹林 300mg(Ⅰ,B),继以 75~100mg/d 长期维持(Ⅰ,A)。

2. P2Y12 受体抑制药 干扰腺苷二磷酸介导的血小板活化。氯吡格雷为前体药物,需肝细胞色素 P450 酶代谢形成活性代谢物,与 P2Y12 受体不可逆结合。替格瑞洛和普拉格雷具有更强和快速抑制血小板的作用,且前者不受基因多态性的影响。

STEMI 直接 PCI(特别是置入 DES)患者,应给予负荷量替格瑞洛 180mg,以后每次 90mg,每日 2 次,至少 12 个月(Ⅰ,B);或氯吡格雷 600mg 负荷量,以后每次 75mg,每日 1 次,至少 12 个月(Ⅰ,A)。肾功能不全(肾小球滤过率<60 ml/min)患者无须调整 P2Y12 受体抑制药用量。

STEMI 静脉溶栓患者,如年龄≤75 岁,应给予氯吡格雷 300mg 负荷量,以后 75mg/d,维持 12 个月(Ⅰ,A)。如年龄>75 岁,则用氯吡格雷 75mg,以后 75mg/d,维持 12 个月(Ⅰ,A)。

挽救性 PCI 或延迟 PCI 时,P2Y12 抑制药的应用与直接 PCI 相同。

未接受再灌注治疗的 STEMI 患者可给予任何一种 P2Y12 受体抑制药,例如氯吡格雷 75mg、每天 1 次,或替格瑞洛 90 mg、每天 2 次,至少 12 个月(Ⅰ,B)。

正在服用 P2Y12 受体抑制药而拟行 CABG 的患者应在术前停用 P2Y12 受体抑制药,择期 CABG 需停用氯吡格雷至少 5d,急诊时至少停用 24h(Ⅰ,B);替格瑞洛需停用 5d,急诊时至少停用 24h(Ⅰ,B)。

STEMI 合并心房颤动需持续抗凝血治疗的直接 PCI 患者,建议应用氯吡格雷 600mg 负荷量,以后每天 75mg(Ⅱa,B)。

3. 血小板糖蛋白(glycoprotein,GP)Ⅱb/Ⅲa 受体拮抗药 在有效的双联抗血小板治疗及抗凝血治疗情况下,不推荐 STEMI 患者造影前常规应用 GPⅡb/Ⅲa 受体拮抗药(Ⅱb,B)。高危患者或造影提示血栓负荷重、未给予适当负荷量 P2Y12 受体抑制药的患者可静脉使用替罗非班或依替巴肽(Ⅱa,B)。直接 PCI 时,冠状动脉腔内注射替罗非班有助于减少无反流、改善心肌微循环灌注(Ⅱb,B)。

(二)抗凝血治疗

1. 直接 PCI 患者 静脉注射普通肝素(70~100U/kg),维持活化凝血时间(activated clotting time,ACT)250~300s。联合使用 GPⅡb/Ⅲa 受体拮抗药时,静脉注射普通肝素(50~70U/kg),维持 ACT 200~250s(Ⅰ,B)。或者静脉注射比伐卢定 0.75mg/kg,继而 1.75mg/(kg·h)静脉滴注(合用或不合用替罗非班)(Ⅱa,A),并维持至 PCI 后 3~4h,以减低急性支架血栓形成的风险。出血风险高的 STEMI 患者,单独使用比伐卢定优于联合使用普通肝素和 GPⅡb/Ⅲa 受体拮抗药(Ⅱa,B)。使用肝素期间应监测血小板计数,及时发现肝素诱导的血小板减少症。磺达肝癸钠有增加导管内血栓形成的风险,不宜单独用作 PCI 时的抗凝血选择(Ⅲ,C)。

2. 静脉溶栓患者 应至少接受 48h 抗凝治疗(最多 8d 或至血供重建)(Ⅰ,A)。建议:①静脉注射普通肝素 4000U,继以 1000U/h 滴注,维持 APTT 1.5~2.0 倍(50~70s)(Ⅰ,C);②根据年龄、体质量、肌酐清除率(CrCl)给予依诺肝素。

年龄<75 岁的患者,静脉注射 30mg,继以每 12 小时皮下注射 1mg/kg(前 2 次最大剂量为 100mg)(Ⅰ,A);年龄≥75 岁的患者仅需每 12 小时皮下注射 0.75mg/kg(前 2 次最大剂量 75mg)。如 CrCl<30ml/min,则不论年龄,每 24 小时皮下注射 1mg/kg。③静脉注射磺达肝癸钠 2.5mg,之后每天皮下注射 2.5mg(Ⅰ,B)。如果 CrCl<30ml/min,则不用磺达肝癸钠。

3. 溶栓后 PCI 患者 可继续静脉应用普通肝素,根据 ACT 结果及是否使用 CPⅡb/Ⅲa 受体拮抗药调整剂量(Ⅰ,C)。对已使用适当剂量依诺肝素而需 PCI 的患者,若最后一次皮下注射在 8h 之内,PCI 前可不追加剂量,若最后一次皮下注射在 8~12h,则应静脉注射依诺肝素 0.3mg/kg(Ⅰ,B)。

4. 发病 12h 内未行再灌注治疗或发病>12h 的患者　须尽快给予抗凝血治疗,磺达肝癸钠有利于降低死亡和再梗死,而不增加出血并发症(Ⅰ,B)。

5. 预防血栓栓塞　$CHA_2DS_2\text{-}VASc$ 评分≥2 的心房颤动患者、心脏机械瓣膜置换术后或静脉血栓栓塞患者应给予华法林治疗,但须注意出血(Ⅰ,C)。合并无症状左心室附壁血栓患者应用华法林抗凝血治疗是合理的(Ⅱa,C)。DES 后接受双联抗血小板治疗的患者如加用华法林时应控制 INR 在 2.0~2.5(Ⅱb,C)。出血风险大的患者可应用华法林加氯吡格雷治疗(Ⅱa,B)。

七、其他药物治疗

(一)抗心肌缺血

1. β受体阻滞药　有利于缩小心肌梗死面积,减少复发性心肌缺血、再梗死、心室颤动及其他恶性心律失常,对降低急性期病死率有肯定的疗效。无禁忌证的 STEMI 患者应在发病后 24h 内常规口服β受体阻滞药(Ⅰ,B)。建议口服美托洛尔,从低剂量开始,逐渐加量。若患者耐受良好,2~3d 后换用相应剂量的长效控释制剂。

以下情况时需暂缓或减量使用β受体阻滞药:①心力衰竭或低心排血量;②心源性休克高危患者(年龄>70 岁、收缩压<120mmHg、窦性心律>110/min);③其他相对禁忌证:P-R 间期>0.24s、二度或三度 AVB、活动性哮喘或反应性气道疾病。发病早期有β受体阻滞药使用禁忌证的 STEMI 患者,应在 24h 后重新评价并尽早使用(Ⅰ,C);STEMI 合并持续性心房颤动、心房扑动并出现心绞痛,但血流动力学稳定时,可使用β受体阻滞药(Ⅰ,C);STEMI 合并顽固性多形性室性心动过速(室速),同时伴交感兴奋电风暴表现者可选择静脉β受体阻滞药治疗(Ⅰ,B)。

2. 硝酸酯类药物　静脉滴注硝酸酯类药物用于缓解缺血性胸痛、控制高血压或减轻肺水肿(Ⅰ,B)。如患者收缩压<90mmHg 或较基础血压降低>30%、严重心动过缓(<50/min)或心动过速(>100/min)、拟诊右心室梗死的 STEMI 患者不应使用硝酸酯类药物(Ⅲ,C)。静脉滴注硝酸甘油应从低剂量(5~10μg/min)开始,酌情逐渐增加剂量(每 5~10 分钟增加 5~10μg),直至症状控制、收缩压降低 10mmHg(血压正常者)或 30mmHg(高血压患者)的有效治疗剂量。在静脉滴注硝酸甘油过程中应密切监测血压(尤其大剂量应用时),如出现心率明显加快或收缩压≤90mmHg,应降低剂量或暂停使用。静脉滴注二硝基异山梨酯的剂量范围为 2~7mg/h,初始剂量为 30μg/min,如滴注 30min 以上无不良反应则可逐渐加量。静脉用药后可过渡到口服药物维持。

使用硝酸酯类药物时可能出现头痛、反射性心动过速和低血压等不良反应。如硝酸酯类药物造成血压下降而限制β受体阻滞药的应用时,则不应使用硝酸酯类药物。此外,硝酸酯类药物会引起青光眼患者眼压升高;24h 内曾应用磷酸二酯酶抑制药(治疗勃起功能障碍)的患者易发生低血压,应避免使用。

3. 钙拮抗药　不推荐 STEMI 患者使用短效二氢吡啶类钙拮抗药;对无左心室收缩功能不全或 AVB 的患者,为缓解心肌缺血、控制心房颤动或心房扑动的快速心室率,如果β受体阻滞药无效或禁忌使用(如支气管哮喘),则可应用非二氢吡啶类钙拮抗药(Ⅱa,C)。STEMI 后合并难以控制的心绞痛时,在使用 β 受体阻滞药的基础上可应用地尔硫䓬(Ⅱa,C)。STEMI 合并难以控制的高血压患者,可在血管紧张素转换酶抑制药(ACEI)或血管紧张素受体阻滞药 (ARB)和 β 受体阻滞药的基础上应用长效二氢吡啶类钙拮抗药(Ⅱb,C)。

(二)其他治疗

1. ACEI 和 ARB　ACEI 主要通过影响心肌重构、减轻心室过度扩张而减少慢性心力衰竭的发生,降低死亡率。所有无禁忌证的 STEMI 患者均应给予 ACEI 长期治疗(Ⅰ,A)。早期使用 ACEI 能降低死亡率,高危患者临床获益明显,前壁心肌梗死伴有左心室功能不全的患者获益最大。在无禁忌证的情况下,即可早期开始使用 ACEI,但剂量和时限应视病情而定。应从低剂量开始,逐渐加量。不能耐受 ACEI 者用 ARB 替代(Ⅰ,B)。不推荐常规联合应用 ACEI 和 ARB;可耐受 ACEI 的患者,不推荐常规用 ARB 替代 ACEI。ACEI 的禁忌证包括: STEMI 急性期收缩压<90mmHg、严重肾功能衰竭(血肌酐>265μmol/L)、双侧肾动脉狭窄、移植肾或孤立肾伴肾功能不全、对 ACEI 过敏或导致严重咳嗽者、妊娠及哺乳期妇女等。

2. 醛固酮受体拮抗药　通常在 ACEI 治疗的基础上使用。对 STEM 后 LVEF≤0.40、有心功能不全或糖尿病,无明显肾功能不全[血肌酐男性≤221μmol/L(2.5mg/dl),女性≤ 177μmol/L(2.0mg/dl)、血钾≤5.0mmol/L]的患者,应给予醛固酮受体拮抗药(Ⅰ,A)。

3. 他汀类药物　除调节血脂作用外,他汀类药物还具有抗炎、改善内皮功能、抑制血小板聚集的多效性,因此,所有无禁忌证的 STEMI 患者入院后应尽早开始他汀类药物治疗,且无须考虑胆固醇水平(Ⅰ,A)。

八、右心室梗死

右心室梗死大多与下壁心肌梗死同时发生,也可单独出现。右胸前导联(尤为 V_{4R})ST 段抬高≥0.1mV 高度提示右心室梗死,所有下壁 STEMI 的患者均应记录右胸前导联心电图。超声心动图检查可能有助于诊断。右心室梗死易出现低血压,但很少伴发心源性休克。预防和治疗原则是维持有效的右心室前负荷,避免使用利尿药和血管扩张药。若补液 500~1000ml 后血压仍不回升,应静脉滴注血管活性药(例如多巴酚丁胺或多巴胺)。合并心房颤动及 AVB 时应尽早治疗,维持窦性心律和房室同步十分重要。右心室梗死患者应尽早施行再灌注治疗。

九、并发症及处理

(一)心力衰竭

急性 STEMI 并发心力衰竭患者临床上常表现呼吸困难(严重时可端坐呼吸,咳粉红色泡沫痰)、窦性心动过速、肺底部或全肺野啰音及末梢灌注不良。应给予吸氧、连续监测氧饱和度及定时血气测定、心电监护。X 线胸片可估计肺淤血情况。超声心动图除有助于诊断外,还可了解心肌损害的范围和可能存在的机械并发症(如二尖瓣反流或室间隔穿孔)(Ⅰ,C)。

轻度心力衰竭(Killip Ⅱ级)时,利尿药治疗常有迅速反应(Ⅰ,C)。如呋塞米 20~40mg 缓慢静脉注射,必要时 1~4h 重复 1 次。合并肾衰竭或长期应用利尿药者可能需加大剂量。无低血压患者可静脉应用硝酸酯类药物(Ⅰ,C)。无低血压、低血容量或明显肾衰竭的患者应在 24h 内开始应用 ACEI(Ⅰ,A),不能耐受时可改用 ARB(Ⅰ,B)。

严重心力衰竭(Killip Ⅲ级)或急性肺水肿患者应尽早使用机械辅助通气(Ⅰ,C)。适量应用利尿药(Ⅰ,C)。无低血压者应给予静脉滴注硝酸酯类药物。急性肺水肿合并高血压者适宜硝普钠静脉滴注,常从小剂量(10μg/min)开始,并根据血压逐渐增加至合适剂量。当血压明显降低时,可静脉滴注多巴胺[5～15μg/(kg·min)](Ⅱb,C)和(或)多巴酚丁胺(Ⅱa,B)。如存在肾灌注不良时,可使用小剂量多巴胺[<3μg/(kg·min)]。STEMI 合并严重心力衰竭或急性肺水肿患者应考虑早期血供重建治疗(Ⅰ,C)。

STEMI 发病 24h 内不主张使用洋地黄制剂,以免增加室性心律失常危险。合并快速心房颤动时可选用胺碘酮治疗。

(二)心源性休克

通常由于大面积心肌坏死或合并严重机械性并发症(例如室间隔穿孔、游离壁破裂、乳头肌断裂)所致。心源性休克临床表现为低灌注状态,包括四肢湿冷、尿量减少和(或)精神状态改变;严重持续低血压(收缩压<90mmHg 或平均动脉压较基础值下降≥30mmHg)伴左心室充盈压增高(肺毛细血管嵌入压>18～20mmHg,右心室舒张末期压>10mmHg),心脏指数明显降低[无循环支持时<1.8 L/(min·m²),辅助循环支持时<2.0～2.2 L/(min·m²)]。须排除其他原因引起的低血压。心源性休克可为 STEMI 的首发表现,也可发生在急性期的任何时段。心源性休克的近期预后与患者血流动力学异常的程度直接相关。需注意除外其他原因导致的低血压,如低血容量、药物导致的低血压、心律失常、心脏压塞、机械并发症或右心室梗死。

除 STEMI 一般处理措施外,静脉滴注正性肌力药物有助于稳定患者的血流动力学。多巴胺<3μg/(kg·min)可增加肾血流量。严重低血压时静脉滴注多巴胺的剂量为 5～15μg/(kg·min),必要时可同时静脉滴注多巴酚丁胺[3～10μg/(kg·min)]。大剂量多巴胺无效时也可静脉滴注去甲肾上腺素 2～8μg/min。

急诊血供重建治疗(包括直接 PCI 或急诊 CABG)可改善 STEMI 合并心源性休克患者的远期预后(Ⅰ,B),直接 PCI 时可行多支血管介入干预。STEMI 合并机械性并发症时,CABC 和相应心脏手术可降低死亡率。不适宜血供重建治疗的患者可给予静脉溶栓治疗(Ⅰ,B),但静脉溶栓治疗的血管开通率低,住院期病死率高。血供重建治疗术前置入 IABP 有助于稳定血流动力学状态,但对远期死亡率的作用尚有争论(Ⅱb,B)。经皮左心室辅助装置可部分或完全替代心脏的泵血功能,有效地减轻左心室负担,保证全身组织、器官的血液供应,但其治疗的有效性、安全性以及是否可以普遍推广等相关研究证据仍较少。

(三)机械性并发症

1. **左心室游离壁破裂** 左心室游离壁破裂占心肌梗死住院死亡率的 15%,患者表现为循环"崩溃"伴电机械分离,且常在数分钟内死亡。亚急性左心室游离壁破裂(即血栓或粘连封闭破裂口)患者常突然发生血流动力学恶化伴一过性或持续性低血压,同时存在典型的心脏压塞体征,超声心动图检查发现心包积液(出血),宜立即手术治疗。

2. **室间隔穿孔** 表现为临床情况突然恶化,并出现胸前区粗糙的收缩期杂音。彩色多普勒超声心动图检查可定位室间隔缺损和评估左向右分流的严重程度。如无心源性休克,血管扩张药(例如静脉滴注硝酸甘油)联合 IABP 辅助循环有助于改善症状。外科手术为对 STE-MI 合并室间隔穿孔伴心源性休克患者提供生存的机会。对某些选择性患者也可行经皮导管室间隔缺损封堵术。

3. **乳头肌功能不全或断裂** 常导致急性二尖瓣反流,表现为突然血流动力学恶化,二尖瓣区新出现收缩期杂音或原有杂音加重(左心房压急剧增高也可使杂音较轻);X线胸片示肺淤血或肺水肿;彩色多普勒超声心动图可诊断和定量二尖瓣反流。肺动脉导管表现肺毛细血管嵌入压曲线巨大V波。宜在血管扩张药(例如静脉滴注硝酸甘油)联合IABP辅助循环下尽早外科手术治疗。

(四)心律失常

1. **室性心律失常** STEMI急性期持续性和(或)伴血流动力学不稳定的室性心律失常需要及时处理。心室颤动(室颤)或持续多形性室性心动过速应立即行非同步直流电除颤。单形性室性心动过速伴血流动力学不稳定或药物疗效不满意时,也应尽早采用同步直流电复律。心室颤动增加STEMI患者院内病死率,但与远期病死率无关。有效的再灌注治疗、早期应用β受体阻滞药、纠正电解质紊乱,可降低STEMI患者48h内心室颤动发生率。除非是尖端扭转型室性心动过速,镁剂治疗并不能终止室性心动过速,也并不降低死亡率,因此不建议在STEMI患者中常规补充镁剂。对于室性心动过速经电复律后仍反复发作的患者建议静脉应用胺碘酮联合β受体阻滞药治疗。室性心律失常处理成功后不需要长期应用抗心律失常药物,但长期口服β受体阻滞药将提高STEMI患者远期生存率。对无症状的室性期前收缩、非持续性室性心动过速(持续时间<30s)和加速性室性自主心律不需要预防性使用抗心律失常药物。

2. **心房颤动** STEMI时心房颤动发生率为10%～20%,可诱发或加重心力衰竭,应尽快控制心室率或恢复窦性心律。但禁用Ⅰc类抗心律失常药物转复心房颤动。心房颤动的转复和心室率控制过程中应充分重视抗凝血治疗。

3. **AVB** STEMI患者AVB发生率约为7%,持续束支传导阻滞发生率为5.3%。下壁心肌梗死引起的AVB通常为一过性,其逸搏位点较高,呈现窄QRS波逸搏心律,心室率的频率往往>40/min。前壁心肌梗死引起AVB通常与广泛心肌坏死有关,其逸搏位点较低,心电图上呈现较宽的QRS波群,逸搏频率低且不稳定。STEMI急性期发生影响血流动力学的AVB时应立即行临时起搏术。STEMI急性期后,永久性起搏器置入指征为:①发生希氏-浦肯野纤维系统交替束支传导阻滞的持续二度AVB,或希氏-浦肯野纤维系统内或之下发生的三度AVB(Ⅰ,B);②一过性房室结下二度或三度AVB患者,合并相关的束支传导阻滞,如果阻滞部位不明确,应行电生理检查(Ⅰ,B);③持续性、症状性二度或三度AVB患者(Ⅰ,C);④没有症状的房室结水平的持续二度或三度AVB患者(Ⅱb,B)。下列情况不推荐起搏器治疗(Ⅲ,B):①无室内传导异常的一过性AVB;②仅左前分支阻滞的一过性AVB;③无AVB的新发束支传导阻滞或分支传导阻滞;④合并束支传导阻滞或分支传导阻滞的无症状持续一度AVB。

十、出院前评估

冠状动脉病变严重性、左心室功能、心肌缺血、心肌存活性和心律失常,对STEMI患者发生再梗死、心力衰竭或死亡风险具有重要的预测价值。

建议急性期未行冠状动脉造影的STEMI患者在出院前行冠状动脉造影,以确定是否需进行冠状动脉血供重建治疗。

超声心动图检查有助于检测心肌梗死范围、附壁血栓、左心室功能和机械并发症,建议作为STEMI患者的常规检查(Ⅰ,B)。

心肌存活性测定对 STEMI 后持续存在左心室功能异常患者的治疗策略选择和预后评估至关重要。心肌缺血的评价方法包括运动心电图（踏车或平板运动试验）、药物或运动负荷放射性核素心肌灌注显像和（或）超声心动图检查等。正电子发射断层显像对检测心肌存活具有很高的敏感性和特异性；延迟增强磁共振显像技术对于检测心肌纤维化具有很高的准确性，但这些技术价格昂贵且费时，建议根据患者的临床情况选择性使用。如患者有明显的心肌缺血则应行冠状动脉造影。

动态心电图监测和心脏电生理检查是评价心律失常较为可靠的方法。对心肌梗死后显著左心室功能不全伴宽 QRS 波心动过速诊断不明或反复发作的非持续性室性心动过速患者、急性心肌梗死 24～48h 后出现的心室颤动、急性期发生严重血流动力学不稳定的持续性室性心动过速患者，建议行电生理检查，如能诱发出单形性室性心动过速则有明确的预后意义。LVEF＜0.40、非持续性室性心动过速、有症状的心力衰竭、电生理检查可诱发的持续性单形性室性心动过速是 STEMI 患者发生心脏性猝死的危险因素。T 波交替、心率变异性、QT 离散度、压力反射敏感性、信号叠加心电图等可用于评价 STEMI 后的心律失常，但预测心脏性猝死危险的价值有待证实。

十一、二级预防与康复

STEMI 患者出院前，应根据具体情况制订详细、清晰的出院后随访计划，包括药物治疗的依从性和剂量调整、定期随访、饮食干预、心脏康复锻炼、精神护理、戒烟计划，以及对心律失常和心力衰竭的评估等。出院后应积极控制心血管危险因素，进行科学合理的二级预防和以运动为主的心脏康复治疗，以改善患者的生活质量和远期预后。

(一)二级预防

1. 非药物干预　STEMI 患者应永久戒烟。合理膳食，控制总热量和减少饱和脂肪酸、反式脂肪酸以及胆固醇摄入（＜200mg/d）。对超重和肥胖的 STEMI 患者，建议通过控制饮食与增加运动降低体质量，在 6～12 个月使体质量降低 5%～10%，并逐渐将体质指数控制于 25 kg/m² 以下。注意识别患者的精神心理问题并给予相应治疗。

值得注意的是，血供重建并不能预防心肌梗死合并严重左心室功能不全患者心脏事件的发生。建议在 STEMI 后 40d（非完全血供重建）或必要时 90d（血供重建）后再次评估心脏功能和猝死风险。置入式心脏除颤器（implantable cardiac defibrillator，ICD）可以显著降低此类患者心脏性猝死的发生率及总死亡率。STEMI 心脏性猝死的一级预防中，置入 ICD 者的适应证为 STEMI 40d 后经最佳药物治疗仍存在心力衰竭症状［纽约心脏协会（NYHA）心功能Ⅱ～Ⅲ级且 LVEF≤0.35］和预期寿命 1 年以上者，或者 STEMI 40d 后虽经最佳药物治疗仍存在轻度心力衰竭症状（NYHA 心功能Ⅰ级）且 LVEF≤0.30 和预期寿命 1 年以上者。ICD 二级预防适应证为有明确的左心室功能不全、存在血流动力学不稳定的持续性室性心动过速或非急性期内发生心室颤动存活的患者，置入 ICD 可显著获益。

2. 药物治疗　若无禁忌证，所有 STEMI 患者出院后均应长期服用阿司匹林、ACEI 和 β 受体阻滞药。阿司匹林 75～100mg/d，有禁忌证者可改用氯吡格雷（75mg/d）代替。接受 PCI 治疗的 STEMI 患者术后应给予至少 1 年的双联抗血小板治疗。β 受体阻滞药和 ACEI 可改善心肌梗死患者生存率，应结合患者的临床情况采用最大耐受剂量长期治疗（Ⅰ，B）。不能耐受 ACEI 的患者可改用 ARB 类药物。无明显肾功能损害和高血钾的 STEMI 患者，经有效剂量的 ACEI 与 β 受体阻滞药治疗后其 LVEF 仍＜0.40 者,可应用醛固酮拮抗药治疗,但须密切观察相关不良反应(特别是高钾血症)。

STEMI 患者出院后应进行有效的血压管理,应控制血压＜140/90mmHg(收缩压不低于110mmHg)。坚持使用他汀类药物,使低密度脂蛋白胆固醇(LDL-C)＜2.07mmol/L(80mg/dl),且达标后不应停药或盲目减小剂量。对较大剂量他汀类药物治疗后 LDL-C 仍不能达标者可联合应用胆固醇吸收抑制药。

STEMI 患者病情稳定后均应进行空腹血糖检测,必要时做口服葡萄糖耐量试验。合并糖尿病的 STEMI 患者应在积极控制饮食和改善生活方式的同时给予降血糖药物治疗。若患者一般健康状况较好、糖尿病病史较短、年龄较轻,可将糖化血红蛋白(HbA1c)控制在 7% 以下。过于严格的血糖控制可能增加低血糖发生率并影响患者预后,相对宽松的 HbA1c 目标值(如＜8.0%)更适合于有严重低血糖史、预期寿命较短、有显著微血管或大血管并发症,或有严重合并症、糖尿病病程长、口服降血糖药或胰岛素治疗后血糖难以控制的患者。合并糖尿病的STEMI 患者应强化其他危险因素的控制。

(二)康复治疗

以体力活动为基础的心脏康复可降低 STEMI 患者的全因死亡率和再梗死,有助于更好地控制危险因素、提高运动耐量和生活质量。STEMI 后早期行心肺运动试验具有良好的安全性与临床价值,如病情允许,建议患者出院前进行运动负荷试验,客观评估患者运动能力,为指导日常生活或制订运动康复计划提供依据。建议病情稳定的患者出院后每日进行 30～60min 中等强度有氧运动(如快步行走等),每周至少 5d。阻力训练应在心肌梗死后至少 5 周,并在连续 4 周有医学监护的有氧训练后进行。体力运动应循序渐进,避免诱发心绞痛和心力衰竭。

写作组成员(以姓氏拼音为序):高炜(北京大学第三医院),何奔(上海交通大学医学院附属仁济医院),沈卫峰(上海交通大学医学院附属瑞金医院),向定成(原广州军区广州总医院),严晓伟(中国医学科学院北京协和医院),张瑞岩(上海交通大学医学院附属瑞金医院),朱建华(浙江大学医学院附属第一医院),张奇(上海交通大学医学院附属瑞金医院)

专家组成员(以姓氏拼音为序):安健(山西省,心血管病医院),陈纪言(广东省人民医院),陈文强(山东大学齐鲁医院),陈韵岱(中国人民解放军总医院),丁风华(上海交通大学医学院附属瑞金医院),董少红(深圳市人民医院),杜志民(中山大学附属第一医院),方唯一(上海交通大学附属胸科医院),傅向华(河北医科大学第二医院),高传玉(河南省人民医院),高炜(北京大学第三医院),高展(中国医学科学院阜外心血管病医院),郭晓碧(广州市红十字会医院),韩雅玲(原沈阳军区总医院),何奔(上海交通大学医学院附属仁济医院),洪浪(江西省人民医院),黄岚(重庆第三军医大学新桥医院),霍勇(北京大学第一医院),季福绥(北京医院),贾大林(中国医科大学附属第一医院),贾绍斌(宁夏医科大学总医院),贾辛未(河北大学附属医院),蒋峻(浙江大学医学院附属第二医院),李斌(海南省人民医院),李虹伟(首都医科大学附属北京友谊医院),李建美(云南省第二人民医院),李建平(北京大学第一医院),李永乐(天津医科大学总医院),李占全(辽宁省人民医院),刘梅林(北京大学第一医院),刘全(吉林大学附属第一医院),刘震宇(中国医学科学院北京协和医院),陆东风(广州医科大学附属第一医院),陆国平(上海交通大学医学院附属瑞金医院),吕树铮(首都医科大学附属北京安贞医院),马依彤(新疆医科大学第一附属医院),聂绍平(首都医科大学附属北京安贞医院),彭瑜(兰州大学第一医院),乔树宾(中国医学科学院阜外心血管病医院),沈卫峰(上海交通大学医学院附属瑞金医院),孙爱军(复旦大学附属中山医院),田文(中国医科大学附属第一医院),田野(哈尔滨医科大学附属第一医院),万征(天津医科大学总医院),汪敏(武汉亚洲心脏病医院),王长谦(上海交通大学医学院附属第九人民医院),王东琦(西安交通大学第一附属医院),王乐丰(首都医科大学附属北京朝阳医院),王满庆(大庆油田总医院),王勇(北京中日友好医院),魏盟(上海市第六人民医院),向定成(原广州军区广州总医院),谢伟(新疆生产建设兵团医院),修建成(南方医科大学南方医院),徐标(南京大学医学院附属鼓楼医院),徐明(北京大学第三医院),严晓伟(中国医学科学院北京协和医院),颜红兵(中国医学科学院阜外心血管病医院),晏沐阳(解放军总医院),杨丽霞(原成都军区昆明总医院),曾定尹(中国医科大学附属第一医院),曾勇(中国医学科学院北京协和医院),张奇(上海交通大学医学院附属瑞金医院),张瑞岩(上海交通大学医学院附属瑞金医院),张抒扬(中国医学科学院北京协和医院),周旭晨(大连医科大学第一附属医院),周玉杰(首都医科大学附属北京安贞医院),朱建华(浙江大学医学院附属第一医院)

参 考 文 献

[1]　Jaffe AS. Third universal definition of myocardial infarction. Clin Biochem,2013,46(1-2):1-4.

[2]　White HD,Thygesen K,Alpert JS,et al. Clinical implications of the third universal definition of myocardial infarction. Heart,2014,100(5):424-432.

[3]　Steg PG,James SK,Atar D,et al. ESC guidelines for the management of acute myocardial infarction in patients presenting with ST-segment elevation. Eur Heart J,2012,33(20):2569-2619.

[4]　O'Gara Pr,Kushner FG,Ascheim DD,et al. 2013 ACCF/AHA guideline for the management of ST-elevation myocardial infarction:a report of the American College of Cardiology Foundation/American Heart Association Task Force on Practice Guidelines. Circulation,2013,127(4):e362-e425.

[5]　Windecker S,Kolh P,Alfonso F,et al. 2014 ESC/EACTS Guidelines on myocardial revascularization:the Task Force on Myocardial Revascularization of the European Society of Cardiology(ESC) and the European Association for Cardio-Thoracic Surgery(EACTS) developed with the special contribution of the European Association of Percutaneous Cardiovascular Interventions(EAPCI). Eur Heart J,2014,35(37):2541-2619.

[6]　中华医学会心血管病学分会,中华心血管病杂志编辑委员会.急性 ST 段抬高型心肌梗死诊断和治疗指南. 中华心血管病杂志,2010,38(8):675-690.

[7]　Van de Werf F,Bax J,Betriu A,et al. Management of acute myocardial infarction in patients presenting with persistent ST-segment elevation:the Task Force on the Management of ST-Segment Elevation Acute Myocardial Infarction of the European Society of Cardiology,Eur Heart J,2008,29(23):2909-2945.

[8]　Terkelsen CJ,Sørensen JT,Maeng M,et al. System delay and mortality among patients with STEMI treated with primary percutaneous coronary intervention. JAMA,2010,304(7):763-771.

[9]　Le May MR,So DY,Dionne R,et al. A citywide protocol for primary PCI in ST-segment elevation myocardial infarction,N Engl J Med,2008,358(3):231-240.

[10]　Becker L,Larsen MP,Eisenberg MS. Incidence of cardiac arrest during self-transport for chest pain. Ann Emerg Med,1996,28(6):612-616.

[11]　Hutchings CB,Mann NC,Daya M,et al. Patients with chest pain calling 9-1-1 or self-transporting to reach definitive care:which mode is quicker. Am Heart J,2004,147(1):35-41.

［12］ 向定成,段天兵,秦伟毅,等.建立规范化胸痛中心对直接经皮冠状动脉介入治疗患者进门-球囊扩张时间及预后的影响.中华心血管病杂志,2013,41(7):568-571.

［13］ 段天兵,向定成,秦伟毅,等.建立区域协同救治网络对首诊于非 PCI 医院的 STEMI 患者再灌注时间的影响.中华心血管病杂志,2014,42(8):639-640.

［14］ Huber K,Gersh BJ,Goldstein P,et al. The organization,function,and outcomes of ST-elevation myocardial infarction networks worldwide:current state,unmet needs and future directions. Eur Heart J,2014, 35(23):1526-1532.

［15］ Jacobs AK,Antman EM,Faxon DP,et al. Development of systems of care for ST-elevation myocardial infarction patients:executive summary. Circulation,2007,116(2):217-230.

［16］ Qiu JP,Zhang Q,Lu JD,et al. Direct ambulance transport to catheterization laboratory reduces door-to-balloon time in patients with acute ST-segment elevation myocardial infarction undergoing primary percutaneous coronary intervention:the DIRECT-STEMI study. Chin Med J(Engl),2011,124(6):805-810.

［17］ Kontos MC,Kurz MC,Roberts CS,et al. An evaluation of the accuracy of emergency physician activation of the cardiac catheterization laboratory for patients with suspected ST-segment elevation myocardial infarction. Ann Emerg Med,2010,55(5):423-430.

［18］ Lee CH,Van Gelder CM,Cone DC. Early cardiac catheterization laboratory activation by paramedics for patients with ST-segment elevation myocardial infarction on prehospital 12-lead electrocardiograms. Prehosp Emerg Care,2010,14(2):153-158.

［19］ Zhang Q,Zhang RY,Qiu JP,et al. One-year clinical outcome of interventionalist-versus patient-transfer strategies for primary percutaneous coronary intervention in patients with acute ST-segment elevation myocardial infarction:results from the REVERSE-STEMI study,Circ Cardiovasc Qual Outcomes,2011,4 (3):355-362.

［20］ Pinto DS,Frederick PD,Chakrabarti AK,et al. Benefit of transferring ST-segment-elevation myocardial infarction patients for percutaneous coronary intervention compared with administration of onsite fibrinolytic declines as delays increase. Circulation,2011,124(23):2512-2521.

［21］ Di Mario C,Dudek D,Piscione F,et al. Immediate angioplasty versus standard therapy with rescue angioplasty after thrombolysis in the combined abciximab reteplase stent study in acute myocardial infarction (CARESS-in-AMI):an open, prospective, randomised, multicentre trial. Lancet, 2008, 371 (9612): 559-568.

［22］ Han YL,Liu JN,Jing QM,et al. The efficacy and safety of pharmacoinvasive therapy with prourokinase for acute ST-segment elevation myocardial infarction patients with expected long percutaneous coronary intervention-related delay. Cardiovasc Ther,2013,31(5):285-290.

［23］ Danchin N,Coste P,Ferrières J,et al. Comparison of thrombolysis followed by broad use of percutaneous coronary intervention with primary percutaneous coronary intervention for ST-segment-elevation acute myocardial infarction:data from the french registry on acute ST-elevation myocardial infarction(FAST-MI). Circulation,2008,118(3):268-276.

［24］ Widimský P,Budesínský T,Vorác D,et al. Long distance transport for primary angioplasty vs immediate thrombolysis in acute myocardial infarction,Final results of the randomized national multicentre trial-PRAGUE-2. Eur Heart J,2003,24(1):94-104.

［25］ Steg PG,Bonnefoy E,Chabaud S,et al. Impact of time to treatment on mortality after prehospital fibrinolysis or primary angioplasty:data from the CAPTIM randomized clinical trial. Circulation,2003,108 (23):2851-2856.

［26］ Ross AM,Gao R,Coyne KS,et al. A randomized trial confirming the efficacy of reduced dose recombinant tissue plasminogen activator in a Chinese myocardial infarction population and demonstrating superiority to usual dose urokinase: the TUCC trial. Am Heart J, 2001, 142(2): 244-247.

[27] 急性心肌梗死再灌注治疗研究协作组. 重组葡激酶与重组组织型纤溶酶原激活剂治疗急性心肌梗死的随机多中心临床试验. 中华心血管病杂志, 2007, 35(8): 691-696.

[28] Tjandrawidjaja MC, Fu Y, Westerhout CM, et al. Resolution of ST-segment depression: a new prognostic marker in ST-segment elevation myocardial infarction. Eur Heart J, 2010, 31(5): 573-581.

[29] Shen LH, Wan F, Shen L, et al. Pharmacoinvasive therapy for ST elevation myocardial infarction in China: a pilot study. J Thromb Thrombolysis, 2012, 33(1): 101-108.

[30] Bassand JP, Afzal R, Eikelboom J, et al. Relationship between baseline haemoglobin and major bleeding complications in acute coronary syndromes. Eur Heart J, 2010, 31(1): 50-58.

[31] Zhang Q, Qiu JP, Zhang RY, et al. Improved outcomes from transradial over transfemoral access in primary percutaneous coronary intervention for patients with acute ST-segment elevation myocardial infarction and upstream use of tirofiban. Chin Med J (Engl), 2013, 126(6): 1063-1068.

[32] Wang JW, Chen YD, Wang CH, et al. Development and validation of a clinical risk score predicting the no-reflow phenomenon in patients treated with primary percutaneous coronary intervention for ST-segment elevation myocardial infarction. Cardiology, 2013, 124(3): 153-160.

[33] Niccoli G, Burzotta F, Galiuto L, et al. Myocardial no-reflow in humans. J Am Coll Cardiol, 2009, 54(4): 281-292.

[34] Zhu TQ, Zhang Q, Qiu JP, et al. Beneficial effects of intracoronary tirofiban bolus administration following upstream intravenous treatment in patients with ST-elevation myocardial infarction undergoing primary percutaneous coronary intervention: the ICT-AMI study. Int J Cardiol, 2013, 165(3): 437-443.

[35] Zhou SS, Tian F, Chen YD, et al. Combination of thrombus aspiration, high-dose statin, adenosine and platelet membrane glycoprotein Ⅱb/Ⅲa receptor antagonist reduce the incidence of no-reflow after primary percutaneous coronary intervention in patients with ST-segment elevation acute myocardial infarction. J Geriatr Cardiol, 2015, 12(2): 135-142.

[36] Bahekar A, Singh M, Singh S, et al. Cardiovascular outcomes using intra-aortic balloon pump in high-risk acute myocardial infarction with or without cardiogenic shock: a meta-analysis. J Cardiovasc Pharmacol Ther, 2012, 17(1): 44-56.

[37] Mega JL, Close SL, Wiviott SD, et al. Genetic variants in ABCB1 and CYP2C19 and cardiovascular outcomes after treatment with clopidogrel and prasugrel in the TRITON-TIMI 38 trial: a pharmacogenetic analysis. Lancet, 2010, 376(9749): 1312-1319.

[38] Steg PG, James S, Harrington RA, et al. Ticagrelor versus clopidogrel in patients with ST-elevation acute coronary syndromes intended for reperfusion with primary percutaneous coronary intervention: a platelet inhibition and patient outcomes(PLATO) trial subgroup analysis. Circulation, 2010, 122(21): 2131-2141.

[39] Wiviott SD, Braunwald E, McCabe CH, et al. Prasugrel versus clopidogrel in patients with acute coronary syndromes. N Engl J Med, 2007, 357(20): 2001-2015.

[40] Connolly SJ, Pogue J, Hart RG, et al. Effect of clopidogrel added to aspirin in patients with atrial fibrillation. N Engl J Med, 2009, 360(20): 2066-2078.

[41] Faxon DP, Eikelboom JW, Berger PB, et al. Consensus document: antithrombotic therapy in patients with atrial fibrillation undergoing: coronary stenting. A North-American perspective. Thromb Haemost, 2011, 106(4): 572-584.

[42] Ellis SG, Tendera M, de Belder MA, et al. 1-year survival in a randomized trial of facilitated reperfusion: results from the FINESSE(facilitated intervention with enhanced reperfusion speed to stop events) trial.

JACC Cardiovasc Interv,2009,2(10):909-916.

[43] Keeley EC,Boura JA,Grines CL. Comparison of primary and facilitated percutaneous coronary interventions for ST-elevation myocardial infarction:quantitative review of randomised trials. Lancet,2006,367 (9510):579-588.

[44] DE Luca G,Bellandi F,Huber K,et al. Early glycoprotein Ⅱ b-Ⅲ a inhibitors in primary angioplasty-abciximab long-term results(EGYPT-ALT) cooperation:individual patient's data meta-analysis. J Thromb Haemost,2011,9(12):2361-2370.

[45] Van't Hof AW,Ten Berg J,Heestermans T,et al. Prehospital initiation of tirofiban in patients with ST-elevation myocardial infarction undergoing primary angioplasty(On-TIME 2):a multicentre,double-blind,randomised controlled trial. Lancet,2008,372(9638):537-546.

[46] Yan HB,Li SY,Song L,et al. Thrombus aspiration plus intra- infarct-related artery administration of tirofiban improves myocardial perfusion during primary angioplasty for acute myocardial infarction. Chin Med J(Engl),2010,123(7):877-883.

[47] Eitel I,Wöhrle J,Suenkel H,et al. lntracoronary compared with intravenous bolus abciximab application during primary percutaneous coronary intervention in ST-segment elevation myocardial infarction:cardiac magnetic resonance substudy of the AIDA STEMI trial. J Am Coll Cardiol,2013,61(13):1447-1454.

[48] Thiele H,Wöhrle J,Hambrecht R,et al. Intracoronary versus intravenous bolus abciximab during primary percutaneous coronary intervention in patients with acute ST-elevation myocardial infarction:a randomised trial. Lancet,2012,379(9819):923-931.

[49] Stone GW,Witzenbichler B,Guagliumi G,et al. Bivalirudin during primary PCI in acute myocardial infarction. N Engl J Med,2008,358(21):2218-2230.

[50] Stone GW,Witzenbichler B,Guagliumi G,et al. Heparin plus a glycoprotein Ⅱ b/Ⅲ a inhibitor versus bivalirudin monotherapy and paclitaxel-eluting stents versus bare-metal stents in acute myocardial infarction(HORIZONS-AMI):final 3-year results from a multicentre,randomised controlled trial. Lancet,2011,377(9784):2193-2204.

[51] Han Y,Guo J,Zheng Y,et al. Bivalirudin vs heptarin with or without tirofiban during primary percutaneous coronary intervention in acute myocardial infarction:the BRIGHT randomized clinical trial. JAMA,2015,313(13):1336-1346.

[52] Yusuf S,Mehta SR,Chrolavricius S,et al. Effects of fondaparinux on mortality and reinfarction in patients with acute ST-segment elevation myocardial infarction:the OASIS-6 randomized trial. JAMA,2006,295(13):1519-1530.

[53] Oldgren J,Wallentin L,Afzal R,et al. Effects of fondaparinux in patients with ST-segment elevation acute myocardial infarction not receiving reperfusion treatment. Eur Heart J,2008,29(3):315-323.

[54] Camm AJ,Kirchhof P,Lip GY,et al. Guidelines for the management of atrial fibrillation:the Task Force for the Management of Atrial Fibrillation of the European Society of Cardiology(ESC). Eur Heart J,2010,31(19):2369-2429.

[55] Lip GY. Anticoagulation therapy and the risk of stroke in patients with atrial fibrillation at " moderate risk"[CHADS2 score=1]: simplifying stroke risk assessment and thromboprophylaxis in real-life clinical practice. Thromb Haemost,2010,103(4):683-685.

[56] Lip GY,Huber K,Andreotti F,et al. Antithrombotic management of atrial fibrillation patients presenting with acute coronary syndrome and/or undergoing coronary stenting:executive summary-a consensus document of the European Society of Cardiology Working Group on Thrombosis,endorsed by the European Heart Rhythm Association(EHRA) and the European Association of Percutaneous Cardiovascular Inter-

ventions(EAPCI). Eur Heart J,2010,31(11):1311-1318.

[57] Hansen ML,Sørensen R,Clausen MT,et al. Risk of bleeding with single,dual,or triple therapy with warfarin,aspirin, and clopidogrel in patients with atrial fibrillation. Arch Intem Med, 2010, 170 (16): 1433-1441.

[58] Roberts R,Rogers WJ,Mueller HS,et al. Immediate versus deferred beta-blockade following thrombolytic therapy in patients with acute myocardial infarction. Results of the thrombolysis in myocardial infarction(TIMI) Ⅱ-B Study. Circulation 1991,83(2):422-437.

[59] Van de Werf F,Janssens L,Brzostek T,et al. Short-term effects of early intravenous treatment with a beta-adrenergic blocking agent or a specific bradycardiac agent in patients with acute myocardial infarction receiving: thrombolytic therapy. J Am Coll Cardiol,1993,22(2):407-416.

[60] ISIS-4:a randomised factorial trial assessing early oral captopril,oral mononitrate,and intravenous magnesium sulphate in 58050 patients with suspected acute myocardial infarction. ISIS-4(fourth intemational study of infarct survival) collaborative group,Lancet,1995,345(8951):669-685.

[61] Dickstein K,Kjekshus J. Effects of losartan and captopril on mortality and morbidity in high-risk patients after acute myocardial infarction:the OPTIMAAL randomised trial. Optimal trial in myocardial infarction with angiotensin Ⅱ antagonist Iosartan. Lancet,2002,360(9335):752-760.

[62] Pfeffer MA,McMurray JJ,Velazquez EJ,et al. Valsartan,captopril,or both in myocardial infarction complicated by heart failure,left ventricular dysfunction,or both. N Engl J Med,2003,349(20):1893-1906.

[63] Pitt B,Remme W,Zannad F,et al. Eplerenone,a selective aldosterone blocker,in patients with left ventricular dysfunction after myocardial infarction. N Engl J Med,2003,348(14):1309-1321.

[64] Baigent C,Keech A,Keamey PM,et al. Efficacy and safety of cholesterol-lowering treatment:prospective meta-analysis of data from 90 056 participants in 14 randomised trials of statins. Lancet,2005,366 (9493):1267-1278.

[65] Brodie BR,Stuckey TD,Hansen C,et al. Comparison of late survival in patients with cardiogenic shock due to right ventricular infarction versus left ventricular pump failure following primary percutaneous coronary intervention for ST-elevation acute myocardial infarction. Am J Cardiol,2007,99(4):431-435.

[66] Zeymer U,Neuhaus KL,Wegscheider K,et al. Effects of thrombolytic therapy in acute inferior myocardial infarction with or without right ventricular involvement. HIT-4 Trial Group. Hirudin for improvement of thrombolysis. J Am Coll Cardiol,1998,32(4):876-881.

[67] Assali AR,Brosh D,Ben-Dor I,et al. The impact of renal insufficiency on patients' outcomes in emergent angioplasty for acute myocardial infarction. Catheter Cardiovasc Interv,2007,69(3):395-400.

[68] Hussain F,Philipp RK,Ducas RA,et al. The ability to achieve complete revascularization is associated with improved in-hospital survival in cardiogenic shock due to myocardial infarction: Manitoba cardiogenic SHOCK registry investigators. Catheter Cardiovasc Interv,2011,78(4):540-548.

[69] Goldberg RJ,Spencer FA,Gore JM,et al. Thirty-year trencls(1975 to 2005) in the magnitude of,management of,and hospital death rates associated with cardiogenic shock in patients with acute myocardial infarction:a population-based perspective. Circulation,2009,119(9):1211-1219.

[70] Slater J,Brown RJ,Antonelli TA,et al. Cardiogenic shock due to cardiac free-wall rupture or tamponade after acute myocardial infarction:a report from the SHOCK trial registry. Should we emergently revascularize occluded coronaries for cardiogenic shock. J Am Coll Cardiol,2000,36(3 Suppl A):1117-1122.

[71] Cheng JM,den Uil CA,Hoeks SE,et al. Percutaneous left ventricular assist devices vs. intra-aortic balloon pumpcounterpulsation for treatment of cardiogenic shock:a metaanalysis of controlled trials. Eur Heart J,2009,30(17):2102-2108.

[72] Zhu XY,Qin YW,Han YL,et al. Long-term efficacy of transcatheter closure of ventricular septal defect in combimition with percutaneous coronary intervention in patients with ventricular septal defect complicating acute myocardial infarction;a multicentre study. EuroInternvention,2013,8(11):1270-1276.

[73] Huikuri HV,Castellanos A,Myerburg RJ. Sudden death due to cardiac arrhythmias. N Engl J Med,2001, 345(20):1473-1482.

[74] Gardner RA,Kruyer WB,Pickard JS,et al. Nonsustained ventricular tachycardia in 193 U. S. military aviators;long-term follow-up. Aviat Space Environ Med,2000,71(8):783-790.

[75] Henkel DM,Witt BJ,Gensh BJ,et al. Ventricular arrhythmias after acute myocardial infarrction;a 20-year community study. Am Heart J,2006,151(4):806-812.

[76] Hjalmarson A. Effects of beta blockade on sudden cardiac death during acute myocardial infarction and the postinfarction period. Am J Cardiol,1997,80(9B):35J-39J.

[77] Fuster V,Rydén LE,Cannom DS,et al. ACC/AHA/ESC 2006 guidelines for the management of patients with atrial fibrillation;a report of the American College of Cardiology/American Heart Association Task Force on Practice Guidelines and the European Society of Cardiology Committee for Practice Guidelines (writing committee to revise the 2001 guidelines for the management of patients with atrial fibrillation); developed in collaboration with the European Heart Rhythm Association and the Heart Rhythm Society. Circulation,2006,114(7):e257-e354.

[78] Meine TJ,Al-Khatib SM,Alexander JH,et al. Incidence,predictors,and outcomes of high-degree atrioventricular block complicating acute myocardial infarction treated with thrombolytic therapy. Am Heart J,2005,149(4):670-674.

[79] Newby KH,Pisanó E,Krucoff MW,et al. lncidence and clinical relevance of the occurrence of bundle-branch block in patients treated with thrombolytic therapy. Circulation,1996,94(10):2424-2428.

[80] Epstein AE,DiMarco JP,Ellenbogen KA,et al. ACC/AHA/HRS 2008 guidelines for device-based therapy of cardiac thythm Abnormalities;a report of the American College of Cardiology/American Heart Association Task Force on Practice Guidelines(writing committee to revise the ACC/AHA/NASPE 2002 guideline update for implantation of cardiac pacemakers and antiarrhythmia devices) developed in collaboration with the American Association for Thoracic Surgery and Society of Thoracic Surgeons. J Am Coll Cardiol,2008,51(21):el-e62.

[81] Graham I,Atar D,Borch-Johnsen K,et al. European guidelines on cardiovascular disease prevention in clinical practice;executive summary;fourth joint task force of the European Society of Cardiology and other societies on cardiovascular disease prevention in clinical practice(constituted by representatives of nine societies and by invited experts). Eur Heart J,2007,28(19):2375-2414.

[82] Bangalore S,Kumar S,Poddar KL,et al. Meta-analysis of multivessel coronary artery revascularization versus culprit-only revascularization in patients with ST-segment elevation myocardial infarction and multivessel disease. Am J Cardiol,2011,107(9):1300-1310.

[83] Jolly K,Lip GY,Taylor RS,et al. The Birmingham rehabilitation uptake maximisation study(BRUM);a randomised controlled trial compearing home-based with centre-based cardiac rehabilitation. Heart,2009, 95(1):36-42.

[84] Allman KC,Shaw LJ,Hachamovitch R,et al. Myocardial viability testing and impact of revascularization on prognosis in patients with coronary artery disease and left ventricular dysfunction;a metaanalysis. J Am Coll Cardiol,2002,39(7):1151-1158.

[85] Pedersen CT,Kay GN,Kalman J,et al. EHRA/HRS/APHRS expert consensus on ventricular arrhythmias. Europace,2014,16(9):1257-1283.

［86］ Lawler PR,Filion KB,Eisenberg MJ. Efficacy of exercise-based cardiac rehabilitation post-myocardial infarction:a systematic review and meta-analysis of randomized controlled trials. Am Heart J,2011,162 (4):571-584.

［87］ 中华医学会心血管病学分会,中国康复医学会心血管病专业委员会,中国老年学学会心脑血管病专业委员会,冠心病康复与二级预防中国专家共识. 中华心血管病杂志,2013,41(4):267-275.

［88］ West RR,Jones DA,Henderson AH. Rehabilitation after myocardial infarction trial(RAMIT):multi-centre randomised controlled trial of comprehensive cardiac rehabilitation in patients following acute myocardial infarction. Heart,2012,98(8):637-644.

［89］ Giannuzzi P,Mezzani A,Saner H,et al. Physical activity for primary and secondary prevention. Position paper of the Working Group on Cardiac Rehabilitation and Exercise Physiology of the European Society of Cardiology. Eur J Cardiovasc Prev Rehabil,2003,10(5):319-327.

［90］ Balady GJ,Williams MA,Ades PA,et al. Core components of cardiac rehabilitation/secondary prevention programs:2007 update:a scienrific statement from the American Heart Association Exercise,Cardiac Rehabilitation,and Prevention Committee,the Council on Clinical Carcliology; the Councils on Cardiovascular Nursing,Epidemiology and Prevention,and Nutrition,Physical Activity,and Metabolism; and the American Association of Cardiovascular and Pulmonary Rehabilitation. J Cardiopulm Rehabil Prev,2007, 27(3):121-129.

［91］ Dorian P,Hohnloser SH,Thorpe KE,et al. Mechanisms underlying the lack of effect of implantable cardioverter-defibrillator therapy on mortality in high-risk patients with recent myocardial infarction:insights from the defibrillation in acute myocardial infarction trial(DINAMIT). Circulation,2010,122(25): 2645-2652.

［92］ Antithrombotic Trialists' Collaboration. Collaborative meta-analysis of randomised trials of antiplatelet therapy for prevention of death,myocardial infarction,and stroke in high risk patients. BMJ,2002,324 (7329):71-86.

［93］ Yusuf S,Zhao F,Mehta SR,et al. Effects of clopidogrel in addition to aspirin in patients with acute coronary syndromes without ST-segment elevation. N Engl J Med,2001,345(7):494-502.

［94］ Indications for ACE inhibitors in the early treatment of acute myocardial infarction:systematic overview of individual data from 100 000 patients in randomized trials. ACE Inhibitor Myocardial Infarction Collaborative Group. Circulation,1998,97(22):2202-2212.

［95］ Mancia G,De Backer G,Dominiczak A,et al. 2007 Guidelines for the management of arterial hypertension:the Task Force for the Management of Arterial Hypertension of the European Society of Hypertension (ESH) and of the European Society of Cardiology (ESC). Eur Heart J,2007,28(12):1462-1536.

［96］ 中华医学会糖尿病学分会,中国 2 型糖尿病防治指南(2013 年版). 中华糖尿病杂志,2014,6(7): 447-498.

［97］ 赵威,白瑾,张福春,等.急性 ST 段抬高心肌梗死患者早期心肺运动试验的安全性.北京大学学报:医学版,2011,43(4):608-611.

［98］ Guazzi M,Adams V,Conraads V,et al. EACPR/AHA Joint Scientiric Statement. Clinical recommendations for cardiopulmonary exercise testing data assessment in specific patient populations. Eur Heart J, 2012,33(23):2917-2927.

附录 E　非 ST 段抬高型急性冠状动脉综合征
诊断和治疗指南(2016)

中华医学会心血管病学分会　　中华心血管病杂志编辑委员会

自 2012 年我国《非 ST 段抬高急性冠状动脉综合征诊断和治疗指南》发布以来,近年在该疾病领域又积累了众多临床证据。参考 2014 年和 2016 年美国心脏病学学院/美国心脏协会及 2015 年欧洲心脏病学学会发布的最新指南,并结合我国国情及实践,由中华医学会心血管病学分会、中华心血管病杂志编辑委员会组织专家组对非 ST 段抬高型急性冠脉综合征(non-ST-segment elevation acute,coronary syndrome,NSTE-ACS)诊疗领域的热点问题进行全面讨论并达成一致共识,在此基础上编写了此版指南,以推进我国 NSTE-ACS 的规范化管理。

为便于读者了解某一诊断性操作的适应证或治疗措施的价值,多因素权衡利弊,本指南对推荐类别的表述沿用国际通用的方式。

Ⅰ类:指已证实和(或)一致公认有益、有用和有效的操作或治疗,推荐使用。

Ⅱ类:指有用和(或)有效的证据尚有矛盾或存在不同观点的操作或治疗。

Ⅱa 类:有关证据和(或)观点倾向于有用和(或)有效,应用这些操作或治疗是合理的。

Ⅱb 类:有关证据和(或)观点尚不能被充分证明有用和(或)有效,可以考虑应用。

Ⅲ类:指已证实和(或)一致公认无用和(或)无效,并对一些病例可能有害的操作或治疗,不推荐使用。

对证据来源的水平表达如下。

证据水平 A:资料来源于多项随机临床试验或荟萃分析。

证据水平 B:资料来源于单项随机临床试验或多项非随机对照研究。

证据水平 C:仅为专家共识意见和(或)小规模研究、回顾性研究、注册研究。

一、定义

NSTE-ACS 根据心肌损伤生物标志物[主要为心脏肌钙蛋白(cardiac troponin,cTn)]测定结果分为非 ST 段抬高型心肌梗死(non-ST-elevation myocardial infarction,NSTEMI)和不稳定型心绞痛。不稳定型心绞痛与 NSTEMI 其发病机制和临床表现相当,但严重程度不同。其区别主要是缺血是否严重到导致心肌损伤,并且可以定量检测到心肌损伤的生物标志物。由于现代 cTn 检测的敏感度提高,生物标志物阴性的 ACS(即不稳定型心绞痛)越来越少见。

DOI:10.3760/cma.j.issn.0253-3758.2017.05.003
通信作者:葛均波,Email:ge.junbo@ zs-hospital.sh.cn;陈韵岱,Email:cyundai@ vip.163.com

二、病理生理学

NSTE-ACS 的病理生理基础主要为冠状动脉严重狭窄和(或)易损斑块破裂或糜烂所致的急性血栓形成,伴或不伴血管收缩、微血管栓塞,引起冠状动脉血流减低和心肌缺血。

与稳定斑块相比,易损斑块纤维帽较薄、脂核大、富含炎症细胞和组织因子。斑块破裂的主要机制包括单核巨噬细胞或肥大细胞分泌的蛋白酶(例如胶原酶、凝胶酶、基质溶解酶等)消化纤维帽使斑块纤维帽变薄;动脉壁压力、斑块位置和大小、血流对斑块表面的冲击;冠状动脉内压力升高、血管痉挛、心动过速时心室过度收缩和扩张所产生的剪切力以及斑块滋养血管破裂,诱发与正常管壁交界处的斑块破裂。斑块糜烂多见于女性、糖尿病和高血压患者,易发生于轻度狭窄和右冠状动脉病变,此时血栓附着于斑块表面。NSTE-ACS时,内皮功能不全促使血管释放收缩介质(例如,内皮素-1)、抑制血管释放舒张因子(例如,前列环素、内皮衍生的舒张因子),引起血管收缩。少数 NSTE-ACS 由非动脉粥样硬化性疾病所致,如其他原因导致的急性冠状动脉供血不足(血管痉挛性心绞痛、冠状动脉栓塞和动脉炎),非冠状动脉原因导致的心肌供氧-需氧不平衡(低血压、严重贫血、高血压病、心动过速、严重主动脉瓣狭窄等)。

三、诊断

(一)临床表现

以加拿大心血管病学学会(CCS)的心绞痛分级为判断标准,NSTE-ACS 患者的临床特点包括:长时间($>20min$)静息性心绞痛;新发心绞痛,表现为自发性心绞痛或劳力性心绞痛(CCSⅡ或Ⅲ级);过去稳定型心绞痛最近 1 个月内症状加重,且具有至少 CCSⅢ级的特点(恶化型心绞痛);心肌梗死后 1 个月内发作心绞痛。

典型胸痛的特征是胸骨后压榨性疼痛,并且向左上臂(双上臂或右上臂少见)、颈或颌放射,可以是间歇性或持续性。不典型表现包括上腹痛、类似消化不良症状和孤立性呼吸困难,常见于老年人、女性、糖尿病和慢性肾疾病或痴呆症患者。临床缺乏典型胸痛、特别是当心电图正常或临界改变时,常易被忽略和延误治疗,应注意连续观察。服硝酸酯类药物能缓解不是心绞痛的特异性表现,因为部分其他原因的急性胸痛应用硝酸酯类药物也有效。心绞痛发作时伴低血压或心功能不全,常提示预后不良。

(二)体格检查

对拟诊 NSTE-ACS 的患者,体格检查往往没有特殊表现。高危患者心肌缺血引起心功能不全时,可有新出现的肺部啰音或啰音增加、第三心音。体格检查时应注意与非心源性胸痛的相关表现(例如主动脉夹层、急性肺栓塞、气胸、肺炎、胸膜炎、心包炎和心瓣膜疾病等)相鉴别。

(三)诊断方法

1. 心电图　特征性的心电图异常包括 ST 段下移、一过性 ST 段抬高和 T 波改变。首次医疗接触后 10min 内应进行 12 导联心电图检查,如果患者症状复发或诊断不明确,应复查 12 导联心电图(Ⅰ,B)。如果怀疑患者有进行性缺血而且常规 12 导联心电图结论不确定,建议加做 V_{3R}、V_{4R}、$V_7 \sim V_9$ 导联心电图(Ⅰ,C)。

2. 生物标志物　cTn 是 NSTE-ACS 最敏感和最特异的生物标志物,也是诊断和危险分层的重要依据之一。cTn 增高或增高后降低,并至少有 1 次数值超过正常上限,提示心肌损伤坏死。cTn升高也见于以胸痛为表现的主动脉夹层和急性肺栓塞、非冠状动脉性心肌损伤（例如，慢性和急性肾功能不全、严重心动过速和心动过缓、严重心力衰竭、心肌炎、卒中、骨骼肌损伤及甲状腺功能减低等），应注意鉴别。

与cTn比较，肌酸激酶同工酶在心肌梗死后迅速下降，因此对判断心肌损伤的时间和诊断早期再梗死，可提供补充价值。与标准cTn检测相比，高敏肌钙蛋白（high-sensitivity cardiac troponin，hs-cTn检测对于急性心肌梗死有较高的预测价值，可减少"肌钙蛋白盲区"时间，更早地检测急性心肌梗死；hs-cTn应作为心肌细胞损伤的量化指标（hs-cTn水平越高，心肌梗死的可能性越大）。建议进行hs-cTn检测并在60min内获得结果（Ⅰ，A）。

3. 诊断与排除诊断流程　如可检测hs-cTn，建议在0h和3h实施快速诊断和排除方案（附图E-1）（Ⅰ，B）。早期hs-cTn的绝对变化值在1h内可替代随后的3或6h的绝对变化值的意义，作为一种替代，建议在0h和1h实施快速诊断和排除方案（附图E-2）。如果前两次hs-cTn检测结果不确定并且临床情况仍怀疑ACS，应在3～6h后复查（Ⅰ，B）。

4. 无创影像学检查　对无反复胸痛、心电图正常和cTn（首选hs-cTn）水平正常但疑似ACS的患者，建议在决定有创治疗策略前进行无创药物或运动负荷检查以诱导缺血发作（Ⅰ，A）；行超声心动图检查评估左心室功能辅助诊断（Ⅰ，C）；当冠状动脉粥样硬化性心脏病可能性为低危或中危，且cTn和（或）心电图不能确定诊断时，可考虑冠状动脉CT血管成像以排除ACS（Ⅱa，A）。

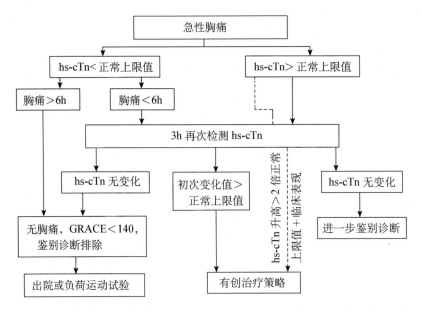

附图E-1　通过hs-cTn.检测对NSTE-ACS患者进行0h/3h诊断和排除方案

hs-cTn. 高敏肌钙蛋白；NSTE-ACS. 非ST段抬高型急性冠脉综合征。附图E-2同此

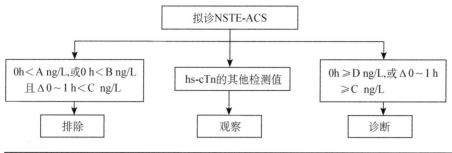

附图 E-2　通过 hs-cTn 检测对 NSTE-ACS 患者进行 0h/1h 诊断和排除方案

0、1h 指距首次血液检测的时间间隔。hs-cTn 界值范围与检测方法相关,图中 A、B、D 分别代表不同检测方法时的 hs-cTn 界值,C 和 E 代表 0~1h 血液检测 hs-cTn 的变化值。如 hs-cTn 浓度极低(数值 A),或 hs-cTn 浓度基线水平偏低(数值 B)且 1h 内检测值变化很小(数值 C),可排除 NSTE-ACS;如就诊时 hs-cTn 中等程度升高(数值 D)或在最初 1h 内 hs-cTn 值有明显变化(数值 E),则诊断 NSTE-ACS 可能性大;如 hs-cTn 检测值不在上述数值范围内,需观察患者病情变化并再次复查 hs-cTn

四、危险分层

建议结合患者病史、症状、生命体征和体检发现、心电图和实验室检查,给出初始诊断和最初的缺血性及出血性风险分层(Ⅰ,A)。

(一)临床表现

除临床统一使用的风险特征如高龄、糖尿病和肾功能不全外,发病时的临床表现能高度预测早期预后。与体力活动诱发的胸痛相比,静息性胸痛患者的预后更差。患者的胸痛症状频繁发作,就诊对心动过速、低血压、心力衰竭和新出现的二尖瓣反流,提示预后不良,需尽快诊断和处理。

(二)心电图表现

发病初的心电图表现与患者预后相关。ST 段下移的导联数和幅度与心肌缺血范围相关,缺血范围越大其风险越高。ST 段压低伴短暂抬高,则风险更高。

(三)生化指标

在 hs-cTn 中,虽然 hs-cTnT 和 hs-cTnI 的诊断准确性相当,但 hs-cTnT 的预后价值更大。cTn 升高及其幅度有助于评估短期和长期预后(Ⅰ,B),就诊时 hs-cTn 水平越高,则死亡风险越大。对心肌梗死患者,可在第 3 天或第 4 天再检测 1 次 cTn,评估梗死面积和心肌坏死的动态变化(Ⅱb,B)。应用经过选择的新型生物标志物,尤其是 B 型利钠肽,可提高对预后判断的准确性(Ⅱb,B)。在 cTn 正常范围的 NSTE-ACS 患者中,高敏 C 反应蛋白升高(>10mg/L)可预测其 6 个月至 4 年死亡风险。

(四)缺血风险评估

1. 评分工具　建议使用确定的风险评分模型进行预后评估(Ⅰ,B)。常用的评分模型包括 GRACE 风险评分和 TIMI 风险评分。

(1)GRACE 风险评分:对入院和出院提供了最准确的风险评估。应用于此风险计算的参数包括年龄、收缩压、脉率、血清肌酐、就诊时的 Killip 分级、入院时心搏骤停、心脏生物标志物升高和 ST 段变化。在 GRACE 评分基础上,GRACE 2.0 风险计算器可直接评估住院、6 个月、1 年和 3 年的病死率,同时还能提供 1 年死亡或心肌梗死联合风险。

(2)TIMI 风险评分:包括 7 项指标,即年龄≥65 岁、≥3 个冠状动脉粥样硬化性心脏病危险因素(高血压、糖尿病、冠状动脉粥样硬化性心脏病家族史、高脂血症、吸烟)、已知冠状动脉粥样硬化性心脏病(冠状动脉狭窄≥50%)、过去 7d 内服用阿司匹林、严重心绞痛(24h 内发作≥2 次)、ST 段偏移≥0.5mm 和心肌损伤标志物增高,每项 1 分。TIMI 风险评分使用简单,但其识别精度不如 GRACE 风险评分和 GRACE2.0 风险计算。

2. 心电监测　恶性心律失常是导致 NSTE-ACS 患者早期死亡的重要原因。早期血供重建治疗以及使用抗血栓药物和 β 受体阻滞药,可明显降低恶性心律失常的发生率(<3%),而多数心律失常事件发生在症状发作 12h 之内。建议持续心电监测,直到明确诊断或排除 NSTEMI(Ⅰ,C),并酌情将 NSTEMI 患者收入监护病房(Ⅰ,C)。对心律失常风险低危的 NSTEMI 患者,心电监测 24h 或直至 PCI(Ⅱa,C);对心律失常风险中至高危的 NSTEMI 患者,心电监测>24h(Ⅱa,C)。

心律失常风险中至高危包括以下情况:血流动力学不稳定、严重心律失常、左心室射血分数(LVEF)<40%、再灌注治疗失败以及合并介入治疗并发症。

(五)出血风险评估

可使用 CRUSADE 评分量化接受冠状动脉造影患者的出血风险(Ⅱb,B)。

1. CRUSADE 评分　考虑患者基线特征(即女性、糖尿病病史、周围血管疾病史或卒中)、入院时的临床参数(即心率、收缩压和心力衰竭体征)和入院时实验室检查(即血细胞比容、校正后的肌酐清除率),评估患者住院期间发生严重出血事件的可能性。

2. ACUITY 评分　包括 6 项独立的基线预测因素(即女性、高龄、血清肌酐升高、白细胞计数、贫血和 NSTEMI 或 STEMI 表现)和 1 项与治疗相关的参数[使用普通肝素和血小板糖蛋白Ⅱb/Ⅲa 受体拮抗药(GPI)而不是单独比伐卢定]。该风险评分能够评估 30d 非冠状动脉旁路移植术(CABG)相关的严重出血风险增高和后续 1 年病死率。

总体上,对接受冠状动脉造影的 ACS 患者,CRUSADE 和 ACUITY 评分对严重出血具有合理的预测价值,而 CRUSADE 评分的鉴别价值较高。

但尚不明确药物治疗或口服抗凝血药(oral anticoagulant,OAC)治疗时上述评分方法的价值。

五、治疗

(一)一般治疗

对 NSTE-ACS 合并动脉血氧饱和度<90%、呼吸窘迫或其他低氧血症高危特征的患者,应给予辅助氧疗(Ⅰ,C)。

对没有禁忌证且给予最大耐受剂量抗心肌缺血药之后仍然有持续缺血性胸痛的 NSTE-

ACS 患者,可静脉注射硫酸吗啡(Ⅱb,B)。

对 NSTE-ACS 患者,住院期间不应给予非甾体类抗炎药物(阿司匹林除外),因为这类药物增加主要心血管事件的发生风险(Ⅲ,B)。

(二)抗心肌缺血药物治疗

1. 硝酸酯类药物　推荐舌下或静脉使用硝酸酯类药物缓解心绞痛。如患者有反复心绞痛发作,难以控制的高血压或心力衰竭,推荐静脉使用硝酸酯类药物(Ⅰ,C)。

硝酸酯类药物是非内皮依赖性血管扩张药,具有扩张外周血管和冠状动脉的效果。静脉应用该类药物,比舌下含服更有助于改善胸痛症状和心电图 ST-T 变化。在密切监测血压的同时,采用滴定法逐渐增加硝酸酯类药物的剂量直至症状缓解,或者直至高血压患者的血压降至正常水平。症状控制后,则没有必要继续使用硝酸酯类药物,随机对照试验没有证实硝酸酯类药物可降低主要心血管事件。

2. β 受体阻滞药　存在持续缺血症状的 NSTE-ACS 患者,如无禁忌证,推荐早期使用(24h 内)β 受体阻滞药(Ⅰ,B),并建议继续长期使用,争取达到静息目标心率 55～60/min,除非患者心功能 Killip 分级Ⅲ级或以上(Ⅰ,B)。

β 受体阻滞药可竞争性抑制循环中的儿茶酚胺对心肌的作用,通过减慢心率、降低血压和减弱心肌收缩力,降低心肌耗氧量。COMMIT/CCS-2 研究对早期使用 β 受体阻滞药的安全性和有效性进行验证。研究发现,早期静脉注射美托洛尔并随后使用 200mg/d 美托洛尔,在排除高风险人群[年龄>70 岁,收缩压<120 mmHg(1mmHg =0.133 kPa),心率>110/min]后的数据分析显示,治疗组的再梗死率、猝死率和病死率均低于安慰剂组,肯定了高剂量 β 受体阻滞药在非高危患者的获益。荟萃分析结果显示,β 受体阻滞药可将住院病死率的相对风险降低 8%,并且不增加心源性休克的发生。亦有荟萃分析显示美托洛尔能显著降低心肌梗死后患者 5 年总死亡率和猝死率。建议 β 受体阻滞药从小剂量开始应用并逐渐增加至患者最大耐受剂量。以下患者应避免早期使用,包括有心力衰竭症状、低心排综合征、进行性心源性休克风险及其他禁忌证患者。另外,怀疑冠状动脉痉挛或可卡因诱发的胸痛患者,也应当避免使用。

3. 钙通道阻滞药(CCB)　持续或反复缺血发作、并且存在 β 受体阻滞药禁忌的 NSTE-ACS 患者非二氢吡啶类 CCB(如维拉帕米或地尔硫䓬)应作为初始治疗,除外临床有严重左心室功能障碍、心源性休克、PR 间期>0.24s 或二、三度房室传导阻滞而未置入心脏起搏器的患者(Ⅰ,B)。

在应用 β 受体阻滞药和硝酸酯类药物后患者仍然存在心绞痛症状或难以控制的高血压,可加用长效二氢吡啶类 CCB(Ⅰ,C)。

可疑或证实血管痉挛性心绞痛的患者,可考虑使用 CCB 和硝酸酯类药物,避免使用 β 受体阻滞药(Ⅱa,B)。

在无 β 受体阻滞药治疗时,短效硝苯地平不能用于 NSTE-ACS 患者(Ⅲ,B)。

二氢吡啶类(硝苯地平和氨氯地平)主要引起外周血管明显扩张,对心肌收缩力、房室传导和心率几乎没有直接影响。非二氢吡啶类(地尔硫䓬和维拉帕米)有显著的负性变时、负性变力和负性传导作用。所有 CCB 均能引起冠状动脉扩张,可用于变异型心绞痛。短效硝苯地平可导致剂量相关的冠状动脉疾病死亡率增加,不建议常规使用。长效制剂对有收缩期高血压的老年患者可能有效。目前没有关于氨氯地平和非洛地平在 NSTE-ACS 患者应用的临床试验数据。

4. **尼可地尔** 尼可地尔兼有 ATP 依赖的钾通道开放作用及硝酸酯样作用。推荐尼可地尔用于对硝酸酯类不能耐受的 NSTE-ACS 患者(Ⅰ,C)。

5. **肾素-血管紧张素-醛固酮系统抑制药** 所有 LVEF <40% 的患者,以及高血压病、糖尿病或稳定的慢性肾病患者,如无禁忌证,应开始并长期持续使用血管紧张素转换酶抑制药(ACEI)(Ⅰ,A)。

ACEI 不耐受的 LVEF<40% 的心力衰竭或心肌梗死患者,推荐使用血管紧张素Ⅱ受体拮抗药(ARB)(Ⅰ,A)。

心肌梗死后正在接受治疗剂量的 ACEI 和 B 受体阻滞药且合并 LVEF≤40%、糖尿病或心力衰竭的患者,如无明显肾功能不全(男性血肌酐 > 212.5μmol/L 或女性血肌酐 > 170μmoL/L)或高钾血症,推荐使用醛固酮受体拮抗药(Ⅰ,A)。

ACEI 不具有直接抗心肌缺血作用,但通过阻断肾素-血管紧张素系统发挥心血管保护作用。近期心肌梗死患者应用 ACEI 可降低患者的病死率,尤其是左心室功能不全伴或不伴有肺淤血的患者。由于可导致低血压或肾功能不全,因此急性心肌梗死前 24h 内应谨慎使用 ACEI。对有可能出现这些不良事件高风险患者,可使用卡托普利或依那普利这类短效 ACEI。伴有肾功能不全的患者,应明确肾功能状况以及是否有 ACEI 或 ARB 的禁忌证。ARB 可替代 ACEI,生存率获益相似。联合使用 ACEI 和 ARB,可能增加不良事件的发生。

(三)抗血小板治疗

1. **阿司匹林** 阿司匹林是抗血小板治疗的基石,如无禁忌证,无论采用何种治疗策略,所有患者均应口服阿司匹林首剂负荷量 150~300mg(未服用过阿司匹林的患者)并以 75~100mg/d 的剂量长期服用(Ⅰ,A)。

2. **P2Y12 受体抑制药** 除非有极高出血风险等禁忌证,在阿司匹林基础上应联合应用 1 种 P2Y12 受体抑制药,并维持至少 12 个月(Ⅰ,A)。选择包括替格瑞洛(180mg 负荷剂量,90mg、每天 2 次维持)或氯吡格雷(负荷剂量 300~600mg,75 mg/d 维持)(Ⅰ,B)。

目前国内常用的口服 P2Y12 受体抑制药包括氯吡格雷和替格瑞洛。氯吡格雷是一种前体药物,需通过肝细胞色素酶 P450(CYP)氧化生成活性代谢产物才能发挥抗血小板作用,与 P2Y12 受体不可逆结合。替格瑞洛是一种直接作用、可逆结合的新型 P2Y12 受体抑制药,相比氯吡格雷,具有更快速、强效抑制血小板的特点。PLATO 研究中 NSTE-ACS 亚组主要有效性终点发生率,替格瑞洛显著低于氯吡格雷,出血发生率相似。在中国 ACS 患者中进行的研究显示,替格瑞洛较氯吡格雷血小板聚集抑制显著提高,2h 的血小板聚集抑制为氯吡格雷的 4.9 倍,24h 的 P2Y12 反应单位<240 的患者比例为 100%,而氯吡格雷组为 75.9%。国内的一项多中心研究表明,替格瑞洛用于中国 ACS 人群安全、有效,2 年随访无事件生存率达 96.1%。

3. **P2Y12 受体抑制药的给药时机** 无论采取何种治疗策略,一旦诊断 NSTE-ACS,均应尽快给予 P2Y12 受体抑制药。尚缺乏对计划给予介入治疗的 NSTE-ACS 患者应用替格瑞洛或氯吡格雷的最佳术前给药时间的相关研究。对计划接受保守治疗的 NSTE-ACS 患者,如无禁忌证,确诊后应尽早给予 P2Y12 受体抑制药。

4. **P2Y12 受体抑制药的监测** 有研究表明,根据血小板功能检测进行抗血小板治疗并不能改善 PCI 的预后,不推荐常规进行血小板功能检测。我国两项针对 ACS 患者进行氯吡格雷代谢基因多态性的分析显示,ACS 人群 CYP2C19 功能缺失等位基因携带者比例为 56.4%,明显高于以西方人群为主的研究(CURE 研究 26.3%,PLATO 研究 27.0%),但筛选患者并根据基因检测进行个体化治疗是否能够提高疗效和减少费用尚不明确,目前不建议进行常规基因检测。

5. 双联抗血小板治疗的时间 接受药物保守治疗、置入裸金属支架(BMS)或药物涂层支架(DES)的患者,P2Y12 受体抑制药治疗(替格瑞洛、氯吡格雷)应至少持续 12 个月(Ⅰ,B);能耐受双联抗血小板治疗(DAPT)、未发生出血并发症且无出血高风险(如曾因 DAPT 治疗、凝血功能障碍、使用 OAC 出血)的患者,DAPT 可维持 12 个月以上(Ⅱb,A)。

DES 置入后接受 DAPT 且伴有出血高风险(如接受 OAC 治疗)、严重出血并发症高风险(如重大颅内手术)或伴有明显出血的患者,P2Y12 受体抑制药治疗 6 个月后停用是合理的(Ⅱb,C)。

关于支架置入术后患者缩短 DAPT 治疗,5 项随机对照试验(RCT)比较 DES 置入术后使用 DAPT3～6 个月对比 12 个月对于血栓终点和出血终点事件的影响,与另外几项荟萃分析的结果相一致,缩短 DAPT 治疗时间并未增加支架内血栓风险,而且降低了出血风险。目前缩短 DAPT 治疗时间的研究人群大多为低危稳定型冠状动脉粥样硬化性心脏病患者,主要针对新一代 DES,因此不能类推到 ACS 人群。关于延长 DAPT 疗程的研究,6 项 RCT 研究比较了 DES 置入术后,使用 DAPT 18～48 个月对比 6～12 个月,延长疗程是否能降低迟发性支架内血栓,预防病情进展引起的缺血事件和预防未置入支架的血管处发生斑块破裂。其中 DAPT 研究比较了 DAPT 12 个月和继续使用 DAPT 或单用阿司匹林 18 个月后的临床结局,结果表明,延长 DAPT 治疗降低了支架内血栓和主要不良心血管事件发生率,而出血事件发生率升高。PEGASUS-TIMI 54 研究将心肌梗死后 1～3 年的患者(至少合并 1 项以下高危因素:二次心肌梗死、冠状动脉多支病变、糖尿病、肾功能不全或年龄≥65 岁)随机分为替格瑞洛组 90mg、60mg 和安慰剂组,所有患者均联合使用低剂量阿司匹林,随访中位时间为 33 个月,结果显示替格瑞洛组较安慰剂组显著降低了心血管死亡、心肌梗死或卒中的发生率,主要出血发生率增加,但 3 组颅内或致死性出血差异无统计学意义。替格瑞洛 60mg 组较 90mg 组出血和呼吸困难发生更少,停药更少,安全性更佳,提供了更好的效益-风险比。

总之,建议 NSTE-ACS 患者接受至少 1 年的 DAPT,根据缺血或出血风险的不同,可以选择性地缩短或延长 DAPT 的时间。

6. 提前终止口服抗血小板治疗

(1)服用 P2Y12 受体抑制药且需进行择期非心脏手术的患者,手术前至少停服替格瑞洛或氯吡格雷 5d,除非患者有高危缺血事件风险(Ⅱa,C)。

(2)择期非心脏手术应延迟到 BMS 置入 30d 后进行,最好在 DES 置入 6 个月后进行(Ⅰ,B),若必须接受手术治疗而停用 P2Y12 受体抑制药,推荐在可能的情况下继续服用阿司匹林并在术后尽早恢复 P2Y12 受体抑制药治疗(Ⅰ,C)。

(3)不能推迟的非心脏手术或存在出血并发症的情况下,置入 BMS 最短 1 个月后停用 P2Y12 受体抑制药,或 DES 最短 3 个月后停用(Ⅱb,C)。

(4)对围术期需要停止 DAPT 治疗的患者,BMS 置入后 30d 内、DES 置入后 3 个月内不应进行择期心脏手术(Ⅲ,B)。

终止口服抗血小板药物,特别是在建议的治疗时间窗内提前停药,可能会增加心血管事件再发风险。置入支架后立即中断 DAPT 增加支架内血栓的风险,特别是停药后的第 1 个月内。如果近期必须接受非心脏手术,可考虑在置入 BMS 或新一代 DES 后分别接受至少 1 个月或 3 个月的 DAPT。这类患者应当在有心导管室的医院接受外科手术,如发生围术期心肌梗死可立即进行造影检查。当需要进行紧急的高风险外科手术或者发生未能控制的严重出血时,应终止 DAPT 治疗。此种情况下可以尝试使用低分子量肝素桥接,但是尚缺乏证据。只要情况允许,应当尽可能保留阿司匹林。

对 NSTE-ACS 患者,应权衡手术出血风险和停药的再次缺血风险。近期置入支架的患者,非心脏手术前停用 P2Y12 受体抑制药后,使用 GPI(如替罗非班)作为桥接治疗可能获益。对于出血风险低、中危的手术,建议外科医师不要终止 DAPT。

7. GPI 国内目前使用的 GPI 主要为替罗非班和阿昔单抗相比,小分子替罗非班具有更好的安全性。多中心注册研究证实替罗非班安全性较好,大出血发生率处于同类研究的低水平,规范化使用替罗非班有助于减少 MACE 事件发生。

应考虑在 PCI 过程中使用 GPI,尤其是高危(cTn 升高、合并糖尿病等)或血栓并发症患者(Ⅱa,C)。不建议早期常规使用 GPI(Ⅲ,A)。

(四)抗凝血治疗

1. 急性期的抗凝血治疗 抗凝血治疗是为了抑制凝血酶的生成和(或)活化,减少血栓相关的事件发生。抗凝血治疗联合抗血小板治疗比任何单一治疗更有效。

拟行 PCI 且未接受任何抗凝血治疗的患者使用普通肝素 70～100U/kg(如果联合应用GPI,则给予 50～70U/kg 剂量)(Ⅰ,B)。初始普通肝素治疗后,PCI 术中可在活化凝血时间(ACT)指导下追加普通肝素(ACT≥225s)(Ⅱb,B)。术前用依诺肝素的患者,PCI 时应考虑依诺肝素作为抗凝血药(Ⅱa,B)。不建议普通肝素与低分子肝素交叉使用(Ⅲ,B)。PCI 术后停用抗凝血药物,除非有其他治疗指征(Ⅱa,C)。

无论采用何种治疗策略,磺达肝癸钠(2.5mg/d 皮下注射)的药效和安全性最好(Ⅰ,B)。

正在接受磺达肝癸钠治疗的患者行 PCI 时,建议术中一次性静脉注射普通肝素 85U/kg或在联合应用 GPI 时静脉注射普通肝素 60U/kg(Ⅰ,B)。

如果磺达肝癸钠不可用时,建议使用依诺肝素(1mg/kg、每天 2 次皮下注射)或普通肝素(Ⅰ,B)。

PCI 时比伐卢定[静脉注射 0.75mg/kg,然后以 1.75mg/(kg·h)术后维持 3～4h]可作为普通肝素联合 GPI 的替代治疗(Ⅰ,A)。

对 NSTE-ACS(无 ST 段抬高、明确后壁心肌梗死或新发左束支传导阻滞)患者不建议静脉溶栓治疗(Ⅲ,A)。

(1)普通肝素:尽管普通肝素与其他抗凝血方案相比出血发生率会增加,仍被广泛应用于NSTE-ACS 患者冠状动脉造影前的短期抗凝血治疗。应根据 ACT 调整 PCI 术中静脉注射普通肝素的剂量或根据体重调整。

(2)低分子量肝素:低分子量肝素比普通肝素的剂量效应相关性更好,且肝素诱导血小板减少症的发生率更低。NSTE-ACS 患者中常用的为依诺肝素,对已接受依诺肝素治疗的 NSTE-ACS 患者,如果最后一次皮下注射距离 PCI 的时间<8 h,则不需要追加依诺

肝素。反之,则需追加依诺肝素(0.3mg/kg)静脉注射。不建议 PCI 时换用其他类型抗凝血药物。

(3)磺达肝癸钠:非口服的选择性 X a 因子抑制药磺达肝癸钠是一种人工合成的戊多糖,可与抗凝血酶高亲和力并可逆地非共价键结合,进而抑制抗凝血酶的生成。估算的肾小球滤过率(eGFR)<20ml/(min・1.73m²)时,禁用磺达肝癸钠。研究显示,磺达肝癸钠有效性并不劣于依诺肝素,严重出血发生率低于依诺肝素。对接受 PCI 的患者进行亚组分析显示,磺达肝癸钠组导管血栓发生率高于依诺肝素组(0.9% vs.0.4%),PCI 时静脉注射普通肝素可避免这种并发症。后续的研究显示,使用过磺达肝癸钠的患者接受 PCI 治疗时应给予标准剂量的普通肝素。

(4)比伐卢定:比伐卢定能够与凝血酶直接结合,抑制凝血酶介导的纤维蛋白原向纤维蛋白的转化。比伐卢定可灭活和纤维蛋白结合的凝血酶以及游离的凝血酶。由于不与血浆蛋白结合,其抗凝血效果的可预测性比普通肝素更好。比伐卢定经肾清除,半衰期为 25min。ISAR-REACT 3 研究是一项比较比伐卢定和普通肝素的对比研究,结果显示两组的死亡、心肌梗死或紧急血供重建发生率相似,但比伐卢定降低了出血发生率。我国的 BRIGHT 研究采用延时注射比伐卢定的方式(PCI 术后持续静脉滴注术中剂量的比伐卢定 3~4h),发现急性心肌梗死患者直接 PCI 期间,使用比伐卢定相比肝素或肝素联合 GPI 可减少总不良事件和出血风险,且不增加支架内血栓风险。

2. **急性期后的抗凝血治疗**　无卒中或短暂性脑缺血发作、高缺血风险,有低出血风险的 NSTEMI 患者,可停用肠外抗凝血药,接受阿司匹林、氯吡格雷或低剂量利伐沙班(2.5mg、每天 2 次)治疗,持续约 1 年(Ⅱb,B)。

根据 ATLAS ACS 2-TIMI 51 研究结果,欧洲药品管理局已批准 NSTEMI 和 STEMI 患者急性期后使用口服利伐沙班(2.5mg、每天 2 次),但该适应证在中国尚未获批。不建议在已接受替格瑞洛的患者中使用利伐沙班。既往有缺血性卒中或短暂性脑缺血发作的患者,禁用利伐沙班,对年龄>75 岁或体重<60kg 的患者,应慎用利伐沙班。

(五)需长期 OAC 治疗患者抗血小板治疗的建议

对有 OAC 指征的患者(例如,心房颤动 CHA₂DS₂-VASc 评分≥2、近期静脉血栓栓塞、左心室血栓或机械瓣膜),建议 OAC 与抗血小板治疗联合使用(Ⅰ,C)。

对中至高危者,无论是否使用 OAC,应早期(24h 内)冠状动脉造影,以尽快制定治疗策略并决定最佳抗栓方案(Ⅱa,C)。

不建议冠状动脉造影前,起始双联抗血小板治疗联合 OAC(Ⅲ,C)。

1. **接受 PCI 的患者**

(1)抗凝血治疗:服用新型口服抗凝血药(new oral anticoagulants,NOAC)的患者 PCI 术中额外给予肠外抗凝血药(Ⅰ,C),不用考虑最近一次 NOAC 的服药时间以及服用维生素 K 拮抗药(VKA)患者的国际标准化比值(INR)是否<2.5。围术期可不中断使用 VKA 或 NOAC(Ⅱa,C)。

(2)抗血小板治疗:PCI 后,对 NSTE-ACS 且 CHA₂DS₂-VAS。评分 1 分(男性)或 2 分(女性)的心房颤动患者,可将 DAPT 作为三联抗血栓治疗的替代治疗(Ⅱa,C)。

低出血风险(HAS-BLED 评分≤2)患者,可使用 OAC、阿司匹林(75~100 mg/d)和氯吡格雷(75mg/d)三联治疗 6 个月,然后 OAC 联合阿司匹林(75~100 mg/d)或氯吡格雷

(75mg/d)维持至 12 个月(Ⅱa,C)。

高出血风险(HAS-BLED≥3)患者,无论支架为何种类型(BMS 或新一代 DES),OAC、阿司匹林和氯吡格雷三联治疗维持 1 个月,然后 OAC 联合阿司匹林或氯吡格雷维持至 12 个月(Ⅱa,C)。在特定的患者群中(HAS-BLED 评分≥3 和支架内血栓风险低危),可将 OAC 和氯吡格雷作为三联抗血栓治疗的替代治疗(Ⅱb,B)。不建议三联抗血栓治疗中使用替格瑞洛(Ⅲ,C)。

(3)支架类型:需服用 OAC 的患者,首选新一代 DES(Ⅱa,B)。

接受 PCI 的患者中 6%～8%由于心房颤动、机械瓣膜置换术后或静脉血栓栓塞症(VTE)等各种情况,需长期服用 OAC(包括 VKA 或 NOAC)。如中断 OAC 治疗,使用静脉抗凝血药物桥接可能同时引起血栓和出血事件风险增加,因此冠状动脉造影检查期间应避免中断 OAC。

需长期服用 OAC 的 NSTE-ACS 患者,PCI 后如何进行抗血栓管理的证据尚不足。只要有 OAC 强适应证(如心房颤动患者 CHA2DS2 -VASc 评分≥2、机械瓣膜、近期或既往反复发生 VTE 或肺栓塞),均应重新评估 OAC 指征并持续治疗。应尽量缩短三联抗血栓治疗的时间,接受三联抗血栓治疗时,建议使用质子泵抑制药保护胃黏膜。

WOEST 研究比较支架置入术后 OAC＋氯吡格雷双联治疗和 OAC＋DAPT 三联治疗,双联治疗的出血发生率明显低于三联治疗组,但严重出血发生率差异无统计学意义。主要有效性终点无明显差异,但双联治疗组全因死亡率更低。因此氯吡格雷联合 OAC 可考虑作为高出血风险患者三联抗血栓治疗的替代方案。

对需长期 OAC 治疗的 NSTE-ACS 患者选择何种类型的支架,目前尚存在争议。建议低出血风险患者(HAS-BLED 评分≤2)优先选用新一代 DES。出血风险高的患者(HAS-BLED 评分≥3)支架能选择需进行个体化评估。

总之,关于长期服用 OAC 且需置入支架的患者,何时停用抗血小板药物,尚缺乏证据。不同类型的 OAC 或支架类型的差异亦不明确。根据 1 项专家共识的建议,无论置入何种支架,这类患者 1 年后可停用所有抗血小板药物,如果冠状动脉血栓极高危患者,建议在 OAC 基础上加用任意 1 种抗血小板药物(阿司匹林或氯吡格雷)(附图 E-3)。

2. 接受药物治疗或 CABG 的患者 药物治疗的患者,应考虑 1 种抗血小板药物联合 OAC 使用 1 年(Ⅱa,C)。

对接受药物治疗的 NSTE-ACS 患者,Danish 注册研究表明,三联治疗较 OAC 联合 1 种抗血小板药物增加了 90d 和 360d 的出血风险,而缺血风险无差异。同一研究表明,双联治疗(华法林联合氯吡格雷)与三联治疗相比,降低了严重出血、心肌梗死或冠状动脉相关死亡的发生率。接受足量抗凝血治疗的患者行 CABG 会增加出血风险,建议非急诊 CABG 术前停用 VKA,口服维生素 K 可迅速拮抗 OAC 的作用,并能够维持术中的正常凝血功能。服用 NO-AC 治疗的患者接受紧急大手术的经验有限,建议术前使用活性凝血酶原复合物,以保证术中恢复正常的止血功能。择期 CABG 患者,建议术前 48h 停用 NOAC。有明确使用 OAC 指征的 ACS 患者,一旦 CABG 术后出血得到控制,应尽早恢复抗血小板(通常为阿司匹林)和抗凝血药物,避免使用三联抗血栓治疗。

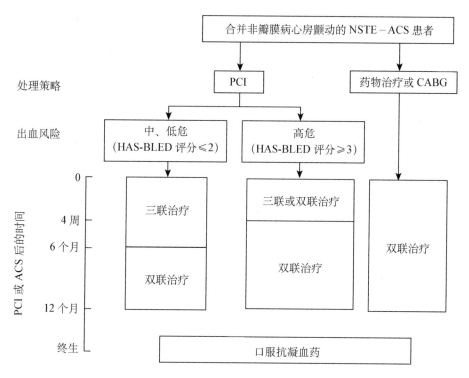

附图 E-3　合并非瓣膜病心房颤动的 NSTE-ACS 患者的抗血栓策略

三联治疗指口服抗凝血药(VKA 或 NOAC)＋阿司匹林(75～100mg/d)＋氯吡格雷(75g/d),双联治疗指口服抗凝血药(VKA 或 NOAC)＋氯吡格雷(75mg/d)或阿司匹林(75～100mg/d);NATE-ACS.非 ST 段抬高型急性冠脉综合征;PCI.经皮冠状动脉介入治疗;CABG.冠状动脉旁路移植术;VKA.维生素 K 拮抗药;NOAC.新型口服抗凝血药

(六)他汀类药物治疗

如无禁忌证,应尽早启动强化他汀类药物治疗,并长期维持(Ⅰ,A)。对已接受中等剂量他汀类药物治疗但低密度脂蛋白胆固醇(LDL-C)仍≥1.8mmol/L 的患者,可增加他汀类药物剂量或联合依折麦布进一步降低 LDL-C(Ⅱa,B)。

目前缺少硬终点高质量随机对照试验证据支持在 PCI 术前早期使用负荷高剂量他汀类药物,亚洲与我国的研究结果均显示,PCI 术前使用负荷剂量他汀类药物不优于常规剂量,不建议 PCI 术前使用负荷剂量他汀类药物。

(七)血供重建治疗

1. 侵入性治疗策略　建议对具有至少 1 条极高危标准的患者选择紧急侵入治疗策略(＜2h)(Ⅰ,C)。

建议对具有至少 1 条高危标准患者选择早期侵入治疗策略(＜24h)(Ⅰ,A)。

建议对具有至少 1 条中危标准(或无创检查提示症状或缺血反复发作)的患者选择侵入治疗策略(＜72h)(Ⅰ,A)。

无附表 E-1 中任何一条危险标准和症状无反复发作的患者,建议在决定有创评估之前先行无创检查(首选影像学检查)以寻找缺血证据(Ⅰ,A)。

附表 E-1 NSTE-ACS 患者有创治疗策略风险标准

危险分层	症状及临床表现
极高危	血流动力学不稳定或心源性休克;药物治疗无效的反复发作或持续性胸痛;致命性心律失常或心搏骤停;心肌梗死合并机械并发症;急性心力衰竭;反复的 ST-T 动态改变,尤其是伴随间歇性 ST 段抬高
高危	心肌梗死相关的肌钙蛋白上升或下降;ST-T 动态改变(有或无症状);CRACE 评分>140
中危	糖尿病;肾功能不全[eGFR<60ml/(min·1.73 m²)];LVEF<40%或慢性心力衰竭;早期心肌梗死后心绞痛;PCI 史;CABG 史;109<CRACE 评分<140
低危	无任何上述提及的特征

注:eGFR. 估算的肾小球滤过率;LVEF. 左心室射血分数

　　荟萃分析提示,对高危 NSTE-ACS 患者不宜在 3h 内介入治疗。对首诊于非 PCI 中心的患者,极高危者,建议立即转运至 PCI 中心行紧急 PCI;高危者,建议发病 24h 内转运至 PCI 中心行早期 PCI;中危者,建议转运至 PCI 中心,发病 72h 内行延迟 PCI;低危者,可考虑转运行 PCI 或药物保守治疗。

　　2. 保守治疗

　　(1)冠状动脉粥样硬化性心脏病患者

　　①非阻塞性冠状动脉粥样硬化性心脏病:8 项关于 NSTE-ACS 的 RCT 的汇总结果表明,9.6%的患者是非阻塞性冠状动脉粥样硬化性心脏病。与阻塞性冠状动脉粥样硬化性心脏病患者比较,较年轻,多为女性,且较少合并糖尿病、既往心肌梗死史或 PCI 史。

　　②不适合血供重建治疗的冠状动脉粥样硬化性心脏病患者:部分 ACS 患者常因严重或弥漫性病变不适合血供重建治疗,该类患者死亡率较高。缓解顽固性心绞痛是药物治疗的主要目标。

　　(2)冠状动脉造影正常的患者

　　①应激性心肌病:是一种与情绪应激有关但病因不明的心肌病。其特点是具有与心肌梗死相似的胸痛、心肌酶升高、短期左心室功能不全,但冠状动脉造影正常。据报道应激性心肌病占就诊 ACS 患者的 2%,也有研究显示疑诊 ACS 的绝经后妇女中应激性心肌病发病率为 5.9%。

　　②冠状动脉血栓栓塞:根据造影表现区分冠状动脉血栓栓塞和冠状动脉粥样硬化血栓形成较为困难。冠状动脉血栓栓塞的机制可能是系统性疾病导致动脉血栓形成或心源性栓塞(特别是心房颤动或心房扑动)以及其他疾病如卵圆孔未闭导致的体循环性栓塞。

　　③冠状动脉痉挛:患者多较年轻,常为重度吸烟者。冠状动脉痉挛的症状多较重,可以是自发的,也可以由乙酰胆碱、寒冷加压试验或过度换气激发。单用 CCB 或与硝酸酯类药物联用预防冠状动脉痉挛有效。

　　④冠状动脉微血管病变:冠状动脉微血管病变是一种以典型的劳力性心绞痛、负荷试验表现为心电图 ST 段压低(提示心内膜下缺血)和冠状动脉造影表现为非闭塞性病变为特点的综合征。尚不明确其病理生理机制。越来越多的证据提示,微血管性心绞痛患者对疼痛的反应性增强。最重要的治疗方案是安抚和缓解症状,硝酸酯类药物、β 受体阻滞药和 CCB 治疗有效。

⑤自发性冠状动脉夹层:自发性冠状动脉夹层形成后若未引起冠状动脉完全闭塞,在临床上可表现为不稳定型心绞痛,而一旦血栓形成堵闭管腔或夹层假腔压迫血管真腔致血流受限,则可致急性心肌梗死。其病因尚不明确,由于临床较罕见,治疗尚存争议。可采用保守治疗,也有采用 PCI 或 CABG 治疗的报道。

3. PCI　在桡动脉路径经验丰富的中心,建议冠状动脉造影和 PCI 选择桡动脉路径(Ⅰ,A)。行 PCI 的患者,建议使用新一代 DES(Ⅰ,A)。多支病变患者,建议根据当地心脏团队方案,基于临床状况、合并疾病和病变严重程度(包括分布、病变特点和 SYNTAX 评分)选择血供重建策略(Ⅰ,C)。因出血风险增高而拟行短期(30d) DAPT 的患者,新一代 DES 优于BMS(Ⅱb,B)。

基于安全性和有效性,建议在 NSTE-ACS 患者应用新一代 DES。与股动脉入路比较,桡动脉入路的严重出血、死亡、心肌梗死或卒中和全因死亡发生率显著降低。我国 PCI 10 年回顾调查显示,选择桡动脉路径的比例由 2001 年的 3.5% 上升至 2011 年的 79%,使用 DES 比例由 18% 上升至 97.3%。鉴于血栓抽吸在 STEMI 患者中没有获益,同时缺少 NSTE-ACS 患者前瞻性评估血栓抽吸获益的研究,因此不建议应用。尽管认为血流储备分数是稳定型冠状动脉粥样硬化性心脏病病变严重程度功能检测有创检查的金标准,但在 NSTE-ACS 患者中的价值仍然需要评估。

4. CABG　左主干或 3 支血管病变且左心室功能减低(LVEF<50%)的患者(尤其合并糖尿病时),CABG 后生存率优于 PCI(Ⅰ,A)。双支血管病变且累及前降支近段伴左心室功能减低(LVEF<50%)或无创性检查提示心肌缺血患者宜 CABG 或 PCI(Ⅰ,A)。强化药物治疗下仍有心肌缺血而不能进行 PCI 时,可考虑 CABG(Ⅰ,B)。

(1)急诊 CABG:急性心肌梗死患者早期进行心肌血供重建治疗,可减少心肌坏死、心肌水肿和无复流现象。CABG 不可避免地会导致血供重建延迟,手术中体外循环和心脏停搏也有不良反应。因此,NSTE-ACS 患者需立即进行心肌血供重建时,应选择 PCI。只有 PCI 不成功或不适合时,才应进行急诊 CABG。

(2)非急诊 CABG:稳定后的 NSTE-ACS 患者进行非急诊 CABG 的时机应个体化。

需 CABG 的 NSTE-ACS 患者围术期抗血小板治疗:无论采用何种血供重建策略,建议一种 P2Y12 受体抑制药联合阿司匹林维持治疗超过 12 个月,除非有极高出血风险等禁忌证(Ⅰ,A)。建议心脏团队通过评估个体出血和缺血风险来指导 CABG 时机和双联抗血小板策略(Ⅰ,C)。建议对于血流动力学不稳定、持续性心肌缺血或极高危冠状动脉病变患者,无论抗血小板治疗如何,不应推迟 CABG 时机(Ⅰ,C)。在无持续出血事件的情况下,建议 CABG后 6~24h 使用阿司匹林(Ⅰ,A)。建议小剂量阿司匹林持续至 CABG 前(Ⅰ,B)。对双联抗血小板治疗并且明确需行 CABG 的患者,术前应停用替格瑞洛和氯吡格雷 5d(Ⅱa,B)。对正在接受 DAPT 且拟行 CABG 的患者,应在 CABG 术后继续接受 P2Y12 受体抑制药治疗,确保NSTE-ACS 发病后完成 12 个月的 DAPT(Ⅰ,C)。停用 P2Y12 受体抑制药后,可考虑血小板功能检测,缩短等待 CABG 时间窗(Ⅱb,B)。

等待 CABG 期间如抗血小板治疗不充分,可能会增加缺血事件风险,因此需权衡抗血小板药物导致围术期出血并发症与缺血风险。对缺血事件复发风险高的患者,应尽快进行手术,不必等停止 DAPT 后血小板功能完全恢复。除非患者出血风险较高(例如,再次 CABG 手术或手术操作复杂)或患者拒绝输血,手术期间应继续服用阿司匹林。出血风险较高的患者术前可停服阿司匹林3～5d。停用DAPT时缺血事件风险较高但病情稳定的NSTE-ACS患者，可在停用P2Y12受体抑制药后使用GPI作为桥接治疗。

5. 心源性休克的治疗　合并顽固性心绞痛、ST段改变或心源性休克的急性心力衰竭患者，建议进行紧急冠状动脉造影（Ⅰ,B）。

合并心源性休克的患者，如果冠状动脉解剖条件适合，建议采取即刻PCI（Ⅰ,B）；若冠状动脉解剖条件不适合PCI，建议行紧急CABG（Ⅰ,B）。

因机械性并发症导致血流动力学不稳定和（或）心源性休克时，应行主动脉内球囊反搏术（Ⅱa,C）。合并心源性休克的患者，可短时间机械循环支持（Ⅱb,C）。

主动脉内球囊反搏可应用于强化药物治疗后仍有持续性或反复发作心肌缺血的患者，尤其适用于等待血管造影和血供重建治疗的NSTE-ACS患者。少量国内外经验表明，体外膜肺氧合系统等左心室辅助装置，可降低危重复杂患者PCI病死率，有条件时可选用。

六、出血并发症的处理

1. 一般支持措施　活动性出血时的治疗策略已经从以往的快速负荷量补液、努力维持动脉血压至正常水平，转变为维持动脉血压在可接受的低正常水平（即控制性低血压）。这一策略的优点是减少缺血事件，止血更快和更好地维持自身凝血功能。其缺点是延迟缺血组织的再灌注时间、延长处于低血压状态时间。目前还不明确控制性低血压多长时间是安全的。

2. 服用抗血小板药物期间的出血事件　由于口服抗血小板药物目前尚无拮抗药，抗血小板治疗期间发生活动性出血时的治疗措施有限。输注2～5U血小板可恢复受阿司匹林抑制的血小板聚集功能，但恢复腺苷二磷酸依赖的血小板功能较为困难。

3. 服用VKA期间的出血事件　发生VKA相关的致命性出血事件的患者，应采用浓缩的Ⅸ因子凝血酶原复合物而不是新鲜冷冻血浆或重组活性Ⅶ因子以逆转抗凝血治疗。另外，应反复缓慢静脉注射10mg维生素K（Ⅱa,C）。

INR＞4.5时出血风险显著增加。服用VKA发生严重或危及生命的出血事件时，可联合使用维生素K₁和快速逆转药（例如，凝血酶原复合物浓缩剂、新鲜冷冻血浆或重组活化因子Ⅶ）。

4. 服用NOAC期间的出血事件　对发生NOAC相关的致命出血事件的患者，应考虑采用浓缩的凝血酶原复合物或有活性的凝血酶原复合物（Ⅱa,C）。

目前还没有临床应用的NOAC特殊拮抗药和针对其抗凝血特性的快速（常规）定量监测手段。颅内出血或眼等重要器官出血时，需立即给予凝血酶原复合物浓缩剂或活性凝血酶原复合物浓缩剂（即合用活化因子Ⅶ）。血浆仅限于稀释性凝血障碍发生严重或致命性出血时使用。维生素K和鱼精蛋白对NOAC相关的出血无效。

5. PCI相关出血事件　PCI相关出血并发症重在预防。与股动脉路径相比，经桡动脉路径出血发生率更少，因此首选桡动脉路径。根据患者体重和肾功能调整抗凝血药剂量可降低出血事件，尤其对女性和老年患者。

DAPT时胃肠道出血风险增加，尤其是有胃肠道溃疡或出血史、正在应用抗凝血药治疗、长期服用非甾体抗炎药或糖皮质激素的患者，需应用质子泵抑制药。存在2种或以上下列情形的患者也需给予质子泵抑制药：年龄≥65岁，消化不良，胃食管反流病，幽门螺旋杆菌感染和长期饮酒。正在服用口服抗凝血药的患者，实施PCI时不停用VKA或NOAC，使用VKA

的患者如 INR>2.5 时不追加肝素。

6. CABG 相关的出血　NSTE-ACS 患者 CABG 术前停用 DAPT 的时机已在前面章节详述。服用 DAPT 患者发生严重 CABG 相关出血时需输注浓缩血小板。使用重组Ⅶa 可能增加桥血管发生血栓的风险,应仅限于病因治疗(如低体温、凝血因子缺乏症和纤维蛋白原缺乏症)后出血仍不能控制时使用。

7. 输血治疗　对贫血或无证据的活动性出血患者,应在血流动力学不稳定或血细胞比容<25%或血红蛋白水平<70g/L 时输血治疗(Ⅱb,C)。

输血使 ACS 患者早期死亡率增加 4 倍、死亡或心肌梗死增加 3 倍(与出血并发症无关)。输血后血小板反应性增加可能与缺血事件增加有关。

七、特殊人群和临床情况

(一)老年

建议根据体重和肾功能制订抗血栓治疗方案(Ⅰ,C)。

在谨慎评估潜在风险和获益、预期寿命、合并疾病、生活质量、体质和患者的价值观与喜好后,可实施血供重建治疗(Ⅱa,A)。

对适合的老年 NSTE-ACS 患者,尤其是合并糖尿病或复杂 3 支血管病变(如 SYNTAX 评分>22 分),无论是否涉及前降支近段病变的冠状动脉疾病患者,可首选 CABG,以降低心血管事件和再住院发生率,从而进一步改善存活率(Ⅱa,B)。

应调整 β 受体阻滞药、ACEI、ARB 和他汀类药物剂量,减少不良反应(Ⅱa,C)。

老年 NSTE-ACS 患者,不管是起始治疗还是 PCI 中,都可单用比伐卢定,而不是 GPI 联合普通肝素,因为其有效性相似,但出血发生率较低(Ⅱa,B)。

(二)女性

NSTE-ACS 女性患者住院期间和二级预防的药物治疗应与男性相同,同时根据体重和(或)肾功能调整抗血小板和抗凝血药物的剂量,以减少出血风险(Ⅰ,B)。

高危的 NSTE-ACS 女性患者(如 cTn 阳性),应进行早期有创治疗(Ⅰ,A)。

合并妊娠的 NSTE-ACS 女性患者,如果抗缺血药物治疗不能控制症状和危及生命的并发症时,可施行冠状动脉血供重建治疗(Ⅱa,C)。

低危 NSTE-ACS 女性患者,不应实施早期有创治疗,因为没有获益(Ⅲ,B)。

(三)糖尿病

建议所有 NSTE-ACS 患者进行糖尿病筛查,在已知糖尿病或入院时高血糖的患者应经常监测血糖水平(Ⅰ,C)。

血糖>10mmol/L 的 ACS 患者应行降血糖治疗,目标值的确定应考虑到患者的合并症,同时应避免低血糖的发生(Ⅱa,C)。无论患者是否合并糖尿病,均建议给予相同的抗栓治疗(Ⅰ,C)。

合并糖尿病患者,有创策略优先于无创治疗(Ⅰ,A)。接受 PCI 的患者,新一代 DES 优先于 BMS(Ⅰ,A)。对稳定的多支血管病变且手术风险可接受的患者,CABG 优先于 PCI(Ⅰ,A)。

稳定的多支血管病变且 SYNTAX 评分≤22 分的患者,PCI 可作为 CABG 替代措施(Ⅱa,B)。

合并基线肾功能损伤或正在使用二甲双胍的患者,建议在冠状动脉造影或 PCI 后,监测肾功能 2～3d(Ⅰ,C)。

发生 NSTE-ACS 的糖尿病患者通常年龄偏大,更多存在心血管疾病病史、高血压和肾衰竭,临床表现通常不典型。糖尿病患者在住院期间更容易发生 ACS 相关的并发症。与非糖尿病患者比较,糖尿病患者对常规剂量的氯吡格雷和阿司匹林反应迟钝,PCI 和 CABG 术后预后不良。

对糖尿病患者应采取何种程度的血糖控制尚存争议。已经认识到低血糖可造成不良的心血管后果。总体原则是,极晚期心血管疾病、高龄、糖尿病病史较长和合并症较多的患者,在急性期和随访期应进行较为宽松的血糖控制。

所有糖尿病和复杂多支病变患者的血供重建策略均应由心脏团队讨论决定。与非糖尿病患者比较,应降低糖尿病患者选择 CABG 的标准。多支血管病变冠状动脉粥样硬化性心脏病患者如手术风险较低,则 CABG 优于 PCI,尤其是病变较为复杂时。另外,DES 极大程度降低了糖尿病患者再次血供重建的风险,建议作为首选。对抗血栓药物的选择,PLATO 研究发现,在糖尿病 ACS 患者中替格瑞洛优于氯吡格雷。

(四)慢性肾病

建议所有患者通过 eGFR 评估肾功能(Ⅰ,C)。

与肾功能正常的患者治疗一样,应用相同的一线抗血栓药物治疗,如有指征需做适当的剂量调整(Ⅰ,B)。

根据对肾功能不全的分级,建议调整肠外抗凝血药为普通肝素,或调整磺达肝癸钠、依诺肝素或比伐卢定以及小分子 GPI 的剂量(Ⅰ,B)。

当 eGFR <30ml/(min·1.73m^2)[对磺达肝癸钠,eGFR <20ml/(min·173m^2)]时,建议将皮下注射或静脉注射抗凝血药调整为持续静脉滴注普通肝素,并且根据活化部分凝血酶时间调整剂量(Ⅰ,C)。

采取有创策略的患者,建议用生理盐水水化并使用低渗或等渗对比剂(最小剂量)(Ⅰ,A)。

如有指征,建议行冠状动脉造影与血供重建治疗,但应谨慎评估风险-获益比,尤其是应考虑肾功能不全严重程度(Ⅰ,B)。

接受 PCI 的患者,新一代 DES 优先于 BMS(Ⅰ,B)。多支病变、手术风险可接受并且预期寿命>1 年的患者,CABG 优先于 PCI(Ⅱa,B)。多支病变、手术风险高或预期寿命<1 年的患者,PCI 优先于 CABG(Ⅱa,B)。

在慢性肾病患者中诊断 NSTE-ACS 更具挑战性,因为 cTn 水平轻微升高和心电图异常在肾病患者中很常见。因此,心电图变化需与基线异常进行区分;cTn 需要评价绝对变化值,目的是区分心肌梗死与慢性心肌损害。

尽管大多数抗凝血药物在肾功能不全时可能需要剂量调整,但通常无须调整抗血小板药物剂量。在慢性肾病 5 期患者中 P2Y12 抑制药的安全性和疗效的数据不太充分,在使用时需谨慎权衡出血风险。

(五)CABG 术后患者

对既往接受 CABG 的 NSTE-ACS 患者,由于风险增高,应根据指南指导的药物治疗实施抗血小板治疗和抗凝血治疗,并非常积极考虑早期有创策略(Ⅰ,B)。

已接受过 CABG 的患者,通常冠状动脉疾病程度更重,且合并症较多。由于心肌缺血复发常与某些解剖因素有关,因此需适当放宽 CABG 术后 NSTE-ACS 患者行冠状动脉造影的限制。多发的大隐静脉桥狭窄,尤其是供血至前降支桥血管严重狭窄的 NSTE-ACS 患者,再次行 CABG 是合理的。

局灶性大隐静脉狭窄的 PCI 也是合理的。如果静脉桥供血于同一区域,在可能的情况下,优先行自体血管的 PCI。

(六)贫血

贫血是出血性及缺血性事件风险的独立因素,建议危险分层时测定血红蛋白(Ⅰ,B)。

贫血患者是否需要行冠状动脉造影检查、穿刺部位的选择(首选桡动脉途径)以及血供重建治疗必须谨慎考虑,避免进一步失血。

选择抗血栓治疗时需权衡缺血和出血风险,优先选择短效或可逆制药。

如果贫血原因不明或难以纠正,应限制使用 DES,因为后者需延长 DAPT 的时间。

(七)变异型心绞痛

单独使用 CCB 或联合使用长效硝酸酯类药物,可治疗并且减少变异型心绞痛的发作(Ⅰ,B)。

他汀类药物、戒烟和控制其他动脉粥样硬化危险因素,可治疗变异型心绞痛(Ⅰ,B)。

对发作性胸痛伴一过性 ST 段抬高的患者,建议行冠状动脉成像检查(有创或无创),排除严重阻塞性冠状动脉疾病(Ⅰ,C)。

冠状动脉造影时进行激发试验,对临床表现和无创检查未能确诊的变异型心绞痛患者有帮助(Ⅱb,B)。

冠状动脉造影示严重病变的变异型心绞痛患者,不建议行药物激发试验(Ⅲ,B)。

非药物性激发试验,例如冷加压刺激或过度通气,可诊断变异型心绞痛。血管收缩药(如乙酰胆碱)可能对无创检查不能确诊的患者有帮助。吸烟会加剧冠状动脉痉挛,因此应当戒烟。CCB 是一线治疗药物,长效硝酸酯类药物联合 CCB 也有效。他汀类药物可增加内皮相关的血管舒张,因此可用于变异型心绞痛。

(八)左心室功能不全和心力衰竭

LVEF≤40%的患者稳定后,建议用 ACEI(不耐受 ACEI 者可换用 ARB),以减少死亡、再梗死和因心力衰竭再住院风险(Ⅰ,A)。

LVEF≤40%的患者稳定后,用 β 受体阻滞药,减少死亡、再梗死和因心力衰竭再住院风险(Ⅰ,A)。

所有有持续症状(NYHA Ⅱ～Ⅳ级)和 LVEF≤35%的患者,用盐皮质激素受体拮抗药,减少因心力衰竭再住院和死亡发生风险(Ⅰ,A)。

对 LVEF≤40%的患者,用醛固酮受体拮抗药,以减少血管原因再住院和死亡发生风险(Ⅰ,B)。

严重左心功能不全(LVEF≤35%)、有左心室收缩不同步的证据、且在发生急性事件后给予药物治疗>40d 但无法选择血供重建的有症状患者,建议用器械治疗[基于 QRS 时限的心脏再同步治疗除颤器(CRT-D)或置入式心脏复律除颤器(ICD)]。患者、生存时间期望值应>1 年,并且功能状态良好(Ⅰ,A)。

有冠状动脉疾病且 LVEF≤35%的患者,ICD/CRT-D 一级预防之前,应考虑残余心肌缺血的评估和随后的血供重建。血供重建后,实施 ICD/CRT-D 一级预防前,应连续 6 个月评估左心室重构逆转情况以确定是否适合实施 ICD/CRT-D(Ⅱa,B)。

与心功能正常患者比较,NSTE-ACS 合并心力衰竭患者更少接受有循证医学证据的药物及有创治疗,包括 β 受体阻滞药、ACEI/ARB 以及冠状动脉造影和血供重建。来自心肌梗死后研究的建议可推广到 NSTE-ACS 合并心力衰竭的患者。

(九)心房颤动

在无禁忌证情况下,所有确诊的心房颤动患者应使用抗凝血药物治疗(Ⅰ,A)。合并心房颤动和 cTn 升高的患者,应进一步检查,评估心肌缺血(Ⅱa,C)。

对合并快心室率且血流动力学不稳定的心房颤动患者,使用电复律(Ⅰ,C)。

首次心房颤动<48h(或者经食管超声心动图检查无明确左心房附壁血栓),或接受抗凝血治疗至少 3 周,并在非紧急恢复窦性心律情况下,建议使用电复律或胺碘酮转复(Ⅰ,C)。

对血流动力学稳定的患者,静脉注射 β 受体阻滞药来减慢快速的心室率(Ⅰ,C)。

β 受体阻滞药无效时,可静脉应用强心苷类药物控制心室率(Ⅱb,C)。

未使用 β 受体阻滞药并且没有心力衰竭体征时,可静脉应用非二氢吡啶类 CCB(维拉帕米、地尔硫䓬)控制快速心室率(Ⅱb,C)。不建议使用Ⅰ类抗心律失常药物(Ⅲ,B)。

NSTE-ACS 患者常发生持续性或阵发性心房颤动。心房颤动合并快速心室率时可表现为 cTn 水平升高和胸部不适,可能给诊断带来挑战。心房颤动合并快速心室率时,cTn 的动态变化类似于Ⅰ型心肌梗死。当 cTn 水平很高时,Ⅰ型心肌梗死可能性大,需进行冠状动脉造影检查。

(十)血小板减少

在治疗时,若出现血小板减少到<$100×10^9$/L(或者较血小板计数基础值下降>50%),立刻停用 GPI 和(或)肝素(Ⅰ,C)。

对接受 GPI 治疗的患者,如果出现活动性大出血事件或存在严重的无症状性血小板减少(<$10×10^9$/L)时,输注血小板(Ⅰ,C)。

在明确怀疑有肝素诱导的血小板减少症(HIT)时,使用非肝素类(如比伐卢定)的抗凝血治疗(Ⅰ,C)。

1. GPI 相关的血小板减少 应用 GPI 治疗的患者应在初始给药的 8~12h 接受血小板计数检查,一旦发生出血并发症,需在 24h 复查。如果血小板计数下降至<$100×10^9$/L 或较基线水平降低>50%,应停止输注 GPI。如果严重血小板减少造成活动性出血,建议输注血小板。如果循环血液中仍存在可逆性结合的抑制药(如替罗非班),输血可能无效。当血小板计数<$10×10^9$/L 时,可预防性输注血小板。对于应用 GPI 发生血小板减少的患者,应告知其以后避免使用此类药物。

2. HIT 分为非免疫介导的血小板减少和免疫介导的血小板减少。前者比较轻微,即使继续用药,一般也能恢复正常;而后者有可能发生致死性血栓事件。当血小板计数下降至<$100×10^9$/L 时(通常不会低于 $10×10^9$/L~$20×10^9$/L),需怀疑 HIT。典型的 HIT 发生在首次接触普通肝素后的 5~10d 或者更早。一旦怀疑 HIT,应立即停用普通肝素、低分子量肝素或其他肝素类制剂(包括冲洗和肝素涂层导管等),采用非肝素类抗凝血药物(如阿加曲班)作为替代性抗血栓药物。

(十一)非心脏外科手术

对非心脏手术后发生 NSTE-ACS 患者,应进行指南指导的药物治疗,并根据具体的非心脏手术和 NSTE-ACS 的严重程度进行调整(Ⅰ,C),直接针对病因进行治疗(Ⅰ,C)。

非心脏外科手术患者围术期心肌坏死的主要原因是 2 型心肌梗死(继发于氧供需失衡)。建议在高危患者外科手术后应常规监测 cTn 水平。对于非心脏手术后发生的 NSTE-ACS 患者,除了病因学治疗(例如,纠正贫血、低血容量和控制感染),如无禁忌证,应接受标准药物治疗。抗血小板治疗和抗凝血治疗可能受限于外科手术或合并疾病,因此应与外科团队协商并根据风险-获益评估进行个体化治疗。如怀疑患者的血流动力学不稳定是由心肌缺血所致,应立即进行冠状动脉造影检查,评价缺血风险、血供重建的最佳时机和血供重建方式。

八、长期治疗

建议所有患者改善生活方式,包括戒烟、有规律的锻炼和健康饮食(Ⅰ,A)。

(一)二级预防的药物治疗

1. 降血脂治疗　长期坚持降血脂达标治疗,是二级预防的基石。

2. 降血压治疗　建议舒张压目标值<90mmHg(糖尿病患者<85mmHg)(Ⅰ,A);收缩压目标值<140mmHg(Ⅱa,B)。

3. 糖尿病患者的降血糖治疗　积极治疗糖尿病,使糖化血红蛋白<7%(Ⅰ,B)。

一般原则是,心血管病越严重,年龄越大、糖尿病病程越长和合并症越多,血糖控制得越严格。

(二)生活方式改变和心脏康复

应考虑加入一个组织良好的心脏康复项目,改变生活习惯,提高治疗的依从性(Ⅱa,A)。

包括规律体育锻炼、戒烟和饮食咨询。建议 NSTE-ACS 患者参加心脏康复项目中的有氧运动,并进行运动耐量和运动风险的评估。建议患者每周进行 3 次或 3 次以上、每次 30 min 的规律运动。对于久坐的患者,应在充分评估运动风险后,强烈建议其开始进行低、中强度的锻炼。

利益冲突　无

专家组成员(按姓氏拼音顺序):陈纪言(广东省人民医院),陈玉国(山东大学齐鲁医院),陈韵岱(解放军总医院),崔连群(山东省立医院),董少红(深圳市人民医院),杜志民(中山大学附属第一医院),傅向华(河北医科大学附属第二医院),高传玉(河南省人民医院),高润霖(中国医学科学院阜外医院),葛均波(复旦大学附属中山医院),韩雅玲(沈阳军区总医院),何奔(上海交通大学附属仁济医院),黄岚(第三军医大学新桥医院),霍勇(北京大学第一医院),季晓平(山东大学齐鲁医院),李建平(北京大学第一医院),李浪(广西医科大学第一附属医院),梁春(第二军医大学附属长征医院),马长生(首都医科大学附属北京安贞医院),钱菊英(复旦大学附属中山医院),乔树宾(中国医学科学院阜外医院),苏晞(武汉亚洲心脏病医院),陶凌(第四军医大学西京医院),王建安(浙江大学医学院附属第二医院),魏盟(上海市第六人民医院),徐标(南京大学医学院附属鼓楼医院),颜红兵(中国医学科学院阜外医院),叶平(解放军总医院),于波(哈尔滨医科大学附属第二医院),袁祖贻(西安交通大学医学院第一附属医院),赵水平(中南大学湘雅二医院),赵仙先(第二军医大学附属长海医院),周玉杰(首都医科大学附属北京安贞医院)

学术秘书：田峰（解放军总医院）

参 考 文 献

[1] 中华医学会心血管病学分会,中华心血管病杂志编辑委员会.非 ST 段抬高急性冠状动脉综合征诊断和治疗指南.中华心血管病杂志,2012,40(5):353-367. DOI:10.3760/cma.j.issn.0253-3758.2012.05.001.

[2] Amsterdam EA,Wenger NK,Brindis RG,et al.2014 AHA/ACC Guideline for the management of patients with non-ST-elevation acute coronary syndromes:a report of the American College of Cardiology/American Heart Association Task Force on Practice Guidelines. J Am Coll Cardiol,2014,64(24): e139-228. DOI:10.1016/j.jacc.2014.09.017.

[3] Levine GN,Bates ER,Bittl JA,et al.2016 ACC/AHA Guideline focused update on duration of dual antiplatelet therapy in patients with coronary artery disease:a report of the American College of Cardiology/American Heart Association Task Force on Clinical Practice Guidelines:an update of the 2011 ACCF/AHA/SCAI guideline for percutaneous coronary intervention,2011 ACCF/AHA guideline for coronary artery bypass graft surgery,2012 ACC/AHA/ACP/AATS/PCNA/SCAI/STS guideline for the diagnosis and management of patients with stable ischemic heart disease,2013 ACCF/AHA guideline for the management of ST-elevation myocardial infarction,2014 AHA/ACC guideline for the management of patients with non-ST-elevation acute coronary syndromes,and 2014 ACC/AHA guideline on perioperative cardiovascular evaluation and management of patients undergoing noncardiac surgery. Circulation, 2016,134(10):e123-155. DOI:10.1161/CIR.0000000000000404.

[4] Roffi M,Patrono C,Collet JP,et al.2015 ESC Guidelines for the management of acute coronary syndromes in patients presenting without persistent ST-segment elevation:task force for the management of acute coronary syndromes in patients presenting without persistent ST-segment elevation of the European Society of Cardiology(ESC). Eur Heart J,2016,37(3):267-315. DOI:10.1093/eurheartj/ehv320.

[5] Braunwald E,Morrow DA. Unstable angina:is it time for a requiem? Circulation,2013,127(24):2452-2457. DOI:10.1161/CIRCULATIONAHA.113.001258.

[6] Rubini GM,Reiter M,Twerenbold R,et al. Sex-specific chest pain characteristics in the early diagnosis of acute myocardial infarction. JAMA Intern Med,2014,174(2):241-249. DOI:10.1001/jamainternmed.2013.12199.

[7] Antman EM,Cohen M,Bemink PJ,et al. The TIMI risk score for unstable angina/non-ST elevation MI: a method for prognostication and therapeutic decision making. JAMA,2000,284(7):835-842.

[8] Persson A,Hartford M,Herlitz J,et al. Long-term prognostic value of mitral regurgitation in acute coronary syndromes. Heart,2010,96(22):1803-1808. DOI:10.1136/hrt.2010.203059.

[9] Granger CB,Goldberg RJ,Dabbous O,et al. Predictors of hospital mortality in the global registry of acute coronary events. Arch Intern Med,2003,163(19):2345-2353. DOI:10.1001/archinte.163.19.2345.

[10] Fox KA,Dabbous OH,Goldberg RJ,et al. Prediction of risk of death and myocardial infarction in the six months after presentation with acute coronary syndrome:prospective multinational observational study (GRACE). BMJ,2006,333(7578):1091. DOI:10.1136/bmj.38985.646481.55.

[11] Tan NS,Goodman SG,Yan RT,et al. Comparative prognostic value of T-wave inversion and ST-segment depression on the admission electrocardiogram in non-ST-segment elevation acute coronary syndromes, Am Heart J,2013,166(2):290-297. DOI:10.1016/j.ahj.2013.04.010.

[12] Rubini GM,Twerenbold R,Reichlin T,et al. Direct comparison of high-sensitivity-cardiac troponin I vs. T for the early diagnosis of acute myocardial infarction. Eur Heart J,2014,35(34):2303-2311. DOI:10. 1093/eurheartj/ehu188.

[13] Haaf P,Reichlin T,Twerenbold R,et al. Risk stratification in patients with acute chest pain using three high-sensitivity cardiac troponin assays. Eur Heart J, 2014, 35 (6): 365-375. DOI: 10. 1093/eurheartj/eht218.

[14] Thygesen K,Mair J,Giannitsis E,et al. How to use highsensitivity cardiac troponins in acute cardiac care. Eur Heart J,2012,33(18):2252-2257. DOI:10. 1093/eurheartj/ehs154.

[15] Mueller C. Biomarkers and acute coronary syndromes:an update. Eur Heart J,2014,35(9):552-556. DOI:10. 1093/eurheartj/eht530.

[16] James SK,Lindahl B,Siegbahn A,et al. N-terminal pro-brain natriuretic peptide and other risk markers for the separate prediction of mortality and subsequent myocardial infarction in patients with unstable coronary artery disease:a global utilization of strategies to open occluded arteries(GUSTO)-Ⅳ substudy. Circulation,2003,108(3):275-281. DOI:10. 1161/01. CIR. 0000079170. 10579. DC.

[17] Heeschen C,Hamm CW,Bruemmer J,et al. Predictive value of C-reactive protein and troponin T in patients with unstable angina: a comparative analysis. CAPTURE Investigators. Chimeric c7E3 antiplatelet therapy in unstable angina refractory to standard treatment trial. J Am Coll Cardiol,2000,35(6): 1535-1542.

[18] Fox KA,Fitzgerald G,Puymirat E,et al. Should patients with acute coronary disease be stratified for management according to their risk? Derivation, external validation and outcomes using the updated GRACE risk score. BMJ Open,2014,4(2): c004425. DOI:10. 1136/bmjopen-2013-004425.

[19] Rahimi K,Watzlawek S,Thiele H,et al. Incidence,time course,and predictors of early malignant ventricular arrhythmias after non-ST-segment elevation myocardial infarction in patients with early invasive treatment. Eur Heart J,2006,27(14):1706-1711. DOI:10. 1093/eurheartj/ehl100.

[20] Piccini JP,White JA,Mehta RH,et al. Sustained ventricular tachycardia and ventricular fibrillation complicating non-ST-segment-elevation acute coronary syndromes. Circulation,2012,126(1):41-49. DOI: 10. 1161/CIRCULATIONAHA. 111. 071860.

[21] Mehran R,Pocock SJ,Nikolsky E,et al. A risk score to predict bleeding in patients with acute coronary syndromes. J Am Coll Cardiol,2010,55(23):2556-2566. DOI:10. 1016/j. jacc. 2009. 09. 076.

[22] Abu-Assi E,Raposeiras-Roubin S,Lear P,et al. Comparing the predictive validity of three contemporary bleeding risk scores in acute coronary syndrome. Eur Heart J Acute Cardiovasc Care,2012,1(3):222-231. DOI:10. 1177/2048872612453924.

[23] Borzak S,Cannon CP,Kraft PL,et al. Effects of prior aspirin and anti-ischemic therapy on outcome of patients with unstable angina TIMI 7 Investigators,Thrombin inhibition in myocardial ischemia. Am J Cardiol,1998,81(6):678-681.

[24] Chen ZM,Pan HC,Chen YP,et al. Early intravenous then oral metoprolol in 45852 patients with acute myocardial infarction: randomised placebo-controlled trial. Lancet,2005,366(9497):1622-1632. DOI:10. 1016/S0140-6736(05)67661-1.

[25] Chatterjee S,Chaudhuri D,Vedanthan R,et al. Early intravenous beta-blockers in patients with acute coronary syndrome-a meta-analysis of randomized trials Int J Cardiol,2013,168(2):915-921. DOI:10. 1016/j. ijcard. 2012. 10. 050.

[26] Olsson G,Wikstrand J,Warnold I,et al. Metoprolol-induced reduction in postinfarction mortality:pooled results from five double-blind randomized trials Eur Heart J,1992,13(1):28-32.

[27] Guidelines for diagnosis and treatment of patients with vasospastic angina(coronary spastic angina)(JCS 2008):digest version. Circ J,2010,74(8):1745-1762.

[28] Furberg CD,Psaty BM,Meyer JV. Nifedipine. Dose-related increase in mortality in patients with coronary heart disease. Circulation,1995,92(5):1326-1331.

[29] Lubsen J,Tijssen JG. Efficacy of nifedipine and metoprolol in the early treatment of unstable angina in the coronary care unit:findings from the Holland interuniversity nifedipine/metoprolol trial(HINT) Am J Cardiol,1987,60(2):18A-25A.

[30] Aronow WS,Fleg JL,Pepine CJ,et al. ACCF/AHA 2011 expert consensus document on hypertension in the elderly:a report of the American College of Cardiology Foundation Task Force on Clinical Expert Consensus Documents. Circulation,2011,123(21):2434-2506. DOI:10.1161/CIR 0b013e31821daaf6.

[31] Effect of nicorandil on coronary events in patients with stable angina:the impact of nicorandil in angina (IONA) randomised trial. Lancet,2002,359(9314):1269-1275. DOI:10.1016/S0140-6736(02) 08265-X.

[32] Indications for ACE inhibitors in the early treatment of acute myocardial infarction:systematic overview of individual data from 100,000 patients in randomized trials. ACE Inhibitor Myocardial Infarction Collaborative Group. Circulation,1998,97(22):2202-2212.

[33] Ellis C,Hammett C,Ranasinghe I,et al. Comparison of the management and in-hospital outcomes of acute coronary syndrome patients in Australia and New Zealand:results from the binational SNAPSHOT acute coronary syndrome 2012 audit. Intem Med J,2015,45(5):497-509. DOI:10.1111/imj.12739.

[34] Pfeffer MA,McMurray JJ,Velazquez EJ,et al. Valsartan,captopril,or both in myocardial infarction complicated by heart failure,left ventricular dysfunction,or both. N Engl J Med,2003,349(20):1893-1906. DOI:10.1056/NEJMoa032292.

[35] Vidt DG. Telmisartan,ramipril,or both in patients at high risk for vascular events. Curr Hypertens Rep, 2008,10(5):343-344.

[36] Toma N. Randomized double-blind assessment of the ONSET and OFFSET of the antiplatelet effects of ticagrelor versus clopidogrel in patients with stable coronary artery disease. The ONSET/OFFSET study. Maedica(Buchar),2010,5(1):75-76.

[37] Lindholm D,Varenhorst C,Cannon CP,et al. Ticagrelor vs. clopidogrel in patients with non-ST-elevation acute coronary syndrome with or without revascularization:results from the PLATO trial. Eur Heart J, 2014,35(31):2083-2093. DOI:10.1093/eurheartj/ehu160.

[38] Chen Y,Dong W,Wan Z,et al. Ticagrelor versus clopidogrel in Chinese patients with acute coronary syndrome:a pharmacodynamic analysis. Int J Cardiol,2015,201:545-546. DOI:10.1016/j.ijcard.2015. 06.030.

[39] 王贺阳,苏晞,沈成兴,等.替格瑞洛在急性冠脉综合征患者中应用的安全性和有效性分析.中国循证心血管医学杂志,2015.(4):468-471. DOI:10.3969/j,1674-4055.2015.04.11.

[40] Hamm CW,Bassand JP,Agewall S,et al. ESC guidelines for the management of acute coronary syndromes in patients presenting without persistent ST-segment elevation. Eur Heart J,2011,32(23):2999-3054. DOI:10.1093/eurheartj/ehr236.

[41] Bellemain-Appaix A,Brieger D,Beygui F,et al. New P2Y12 inhibitors versus clopidogrel in percutaneous coronary intervention: a meta-analysis. J Am Coll Cardiol,2010,56(19):1542-1551. DOI:10.1016/j. jacc.2010.07.012.

[42] Price MJ,Berger PB,Teirstein PS,et al. Standard- vs high-dose clopidogrel based on platelet function testing after percutaneous coronary intervention:the GRAVITAS randomized trial. JAMA,2011,305(11):

1097-1105. DOI：10. 1001/jama. 2011. 290.

［43］ Trenk D,Stone GW,Gawaz M,et al. A randomized trial of prasugrel versus clopidogrel in patients with high platelet reactivity on clopidogrel after elective percutaneous coronary intervention with implantation of drug-eluting stents：results of the TRIGGER-PCI(testing platelet reactivity in patients undergoing e-lective stent placement on clopidogrel to guide alternative therapy with prasugrel) study. J Am Coll Cardiol,2012,59(24)：2159-2164. DOI：10. 1016/j. jacc. 2012. 02. 026.

［44］ Collet JP,Cuisset T,Rangé G,et al. Bedside monitoring to adjust antiplatelet therapy for coronary stenting. N Engl J Med,2012,367(22)：2100-2109. DOI：10. 1056/NEJMoa1209979.

［45］ 冯广迅,梁岩,白莹,等. 急性冠状动脉综合征患者氯吡格雷代谢基因多态性分析. 中华心血管病杂志,2012,40(11)：908-913. DOI：10. 3760/cma j. issn. 0253-3758. 2012. 11. 003.

［46］ Paré G,Mehta SR,Yusuf S,et al. Effects of CYP2C19 genotype on outcomes of clopidogrel treatment. N Engl J Med,2010,363(18)：1704-1714. DOI：10. 1056/NEJMoa1008410.

［47］ Wallentin L,James S,Storey RF,et al. Effect of CYP2C19 and ABCB1 single nucleotide polymorphisms on outcomes of treatment with ticagrelor versus clopidogrel for acute coronary syndromes：a genetic sub-study of the PLATO trial. Lancet,2010,376(9749)：1320-1328. DOI：10. 1016/S0140-6736(10) 61274-3.

［48］ Liang ZY,Han YL,Zhang XL,et al. The impact of gene polymorphism and high on-treatment platelet re-activity on clinical follow-up：outcomes in patients with acute coronary syndrome after drug-eluting stent implantation. EuroIntervention,2013,9(3)：316-327. DOI：10. 4244/EIJV9I3A53.

［49］ Colombo A,Chieffo A,Frasheri A,et al. Second-generation drug-eluting stent implantation followed by 6-versus 12-month dual antiplatelet therapy：the SECURITY randomized clinical trial. J Am Coll Cardiol,2014,64(20)：2086-2097. DOI：10. 1016/j. jacc. 2014. 09. 008.

［50］ Gwon HC,Hahn JY,Park KW,et al. Six-month versus 12-month dual antiplatelet therapy after implantation of drug-eluting stents：the efficacy of xience/promus versus cypher to reduce late loss after stenting (EXCELLENT)randomized,multicenter study. Circulation,2012,125(3)：505-513. DOI：10. 1161/CIR-CULATIONAHA. 111. 059022.

［51］ Kim BK,Hong MK,Shin DH,et al. A new strategy for discontinuation of dual antiplatelet therapy：the RESET trial(real safety and efficacy of 3-month dual antiplatelet therapy following endeavor zotarolimus-eluting stent implantation). J Am Coll Cardiol,2012,60(15)：1340-1348. DOI：10. 1016/j. jacc. 2012. 06. 043.

［52］ Feres F,Costa RA,Abizaid A,et al. Three vs twelve months of dual antiplatelet therapy after zotarolimus-eluting stents：the OPTIMIZE randomized trial. JAMA,2013,310(23)：2510-2522. DOI：10. 1001/jama. 2013. 282183.

［53］ Schulz-Schüpke S,Byrne RA,Ten Berg JM,et al. ISAR-SAFE：a randomized,double-blind,placebo-con-trolled trial of 6 versus 12 months of clopidogrel therapy after drug-eluting stenting. Eur Heart J,2015,36(20)：1252-1263. DOI：10. 1093/eurheartj/ehu523.

［54］ Palmerini T,Sangiorgi D,Valgimigli M,et al. Short- versus longterm dual antiplatelet therapy after drug-eluting stent implantation：an individual patient data pairwise and network meta-analysis. J Am Coll Cardiol,2015,65(11)：1092-1102. DOI：10. 1016/j- jacc. 2014. 12. 046.

［55］ Palmerini T,Benedetto U,Bacchi-Reggiani L,et al. Mortality in patients treated with extended duration dual antiplatelet therapy after drug-eluting stent implantation：a pairwise and Bayesian network meta-a-nalysis of randomised trials. Lancet,2015,385(9985)：2371-2382. DOI：10. 1016/S0140-6736(15) 60263-X.

[56] Giustino G,Baber U,Sartori S,et al. Duration of dual antiplatelet therapy after drug-eluting stent implantation:a systematic review and meta-analysis of randomized controlled trials. J Am Coll Cardiol,2015,65(13):1298-1310. DOI:10.1016/j. jacc. 2015. 01. 039.

[57] Navarese EP,Andreotti F,Schulze V,et al. Optimal duration of dual antiplatelet therapy after percutaneous coronary intervention with drug eluting stents:meta-analysis of randomised controlled trials. BMJ,2015,350:h1618. DOI:10.1136/bmj. h1618.

[58] Mauri L,Kereiakes DJ,Yeh RW,et al. Twelve or 30 months of dual antiplatelet therapy after drug-eluting stents. N Engl J Med,2014,371(23):2155-2166. DOI:10.1056/NEJMoa1409312.

[59] Park SJ,Park DW,Kim YH,et al. Duration of dual antiplatelet therapy-after implantation of drug-eluting stents. N Engl J Med,2010,362(15):1374-1382.

[60] Valgimigli M,Campo G,Monti M,et al. Short- versus long-term duration of dual-antiplatelet therapy after coronary stenting:a randomized multicenter trial. Circulation,2012,125(16):2015-2026. DOI:10.1161/CIRCULATIONAHA. 111. 071589.

[61] Collet JP,Silvain J,Barthélémy O,et al. Dual-antiplatelet treatment beyond 1 year after drug-eluting stent implantation (ARCTIC-Interruption):a randomised trial. Lancet,2014,384 (9954):1577-1585. DOI:10.1016/S0140-6736(14) 60612-7.

[62] Gilard M,Barragan P,Noryani AA,et al. 6-versus 24-month dual antiplatelet therapy after implantation of drug-eluting stents in patients nonresistant to aspirin:the randomized,multicenter ITALIC trial. J Am Coll Cardiol,2015,65(8):777-786. DOI:10,1016/j. jacc. 2014. 11. 008.

[63] Lee CW,Ahn JM,Park DW,et al. Optimal duration of dual antiplatelet therapy after drug-eluting stent implantation:a randomized,controlled trial. Circulation,2014,129(3):304-312. DOI:10. 1161/CIRCULATIONAHA. 113. 003303.

[64] Helft G,Steg PG,Le FC,et al. Stopping or continuing clopidogrel 12 months after drug-eluting stent placement:the OPTIDUAL randomized trial. Eur Heart J,2016,37(4):365-374. DOI:10,1093/eurheartj/ehv481.

[65] Bonaca MP,Bhatt DL,Cohen M,et al. Long-term use of ticagrelor in patients with prior myocardial infarction. N Engl J Med,2015,372(19):1791-1800. DOI:10. 1056/NEJMoa1500857.

[66] Grines CL,Bonow RO,Casey DE,et al. Prevention of premature discontinuation of dual antiplatelet therapy in patients with coronary artery stents:a science advisory from the American Heart Association,American College of Cardiology,Society for Cardiovascular Angiography and Interventions,American College of Surgeons,and American Dental Association,with representation from the American College of Physicians. Circulation,2007,115(6):813-818. DOI:10. 1161/CIRGULATIONAHA. 106. 180944.

[67] Kristensen SD,Knuuti J,Saraste A,et al. 2014 ESC/ESA Guidelines on non-cardiac surgery:cardiovascular assessment and management:the joint task force on non-cardiac surgery: cardiovascular assessment and management of the European Society of Cardiology(ESC) and the European Society of Anaesthesiology(ESA). Eur Heart J,2014,35(35):2383-2431. DOI:10. 1093/eurheartj/ehu282.

[68] Dunning J,Versteegh M,Fabbri A,et al. Guideline on antiplatelet and anticoagulation management in cardiac surgery. Eur J Cardiothorac Surg,2008,34(1):73-92. DOI:10.1016/j. ejcts. 2008. 02. 024.

[69] Savonitto S,D'Urbano M,Caracciolo M,et al. Urgent surgery in patients with a recently implanted coronary drug-eluting stent:aphase Ⅱ study of bridgingantiplatelet therapy with tirofiban during temporary withdrawal of clopidogrel. Br J Anaesth,2010,104(3):285-291. DOI:10. 1093/bja/aep373.

[70] 董蔚,陈韵岱,钱庚,等. 国产替罗非班在急性冠状动脉综合征应用注册研究. 中华内科杂志. 2013,52(10):815-818. DOI:10. 3760/cma. j. issn. 0578-1426. 2013. 10. 005.

[71] Silvain J,Beygui F,Barthélémy O,et al. Efficacy and safety of enoxaparin versus unfractionated heparin during percutaneous coronary intervention:systematic review and meta-analysis. BMJ,2012,344:e553.

[72] Yusuf S,Mehta SR,Chrolavicius S,et al. Comparison of fondaparinux and enoxaparin in acute coronary syndromes. N Engl J Med,2006,354(14):1464-1476. DOI:10. 1056/NEJMoa055443.

[73] Jolly SS,Faxon DP,Fox KA,et al. Efficacy and safety of fondaparinux versus enoxaparin in patients with acute coronary syndromes treated with glycoprotein Ⅱ b/Ⅲ a inhibitors or thienopyridines:results from the OASIS 5(fifth organization to assess strategies in ischemic syndromes)trial. J Am Coll Cardiol,2009, 54(5):468-476. DOI:10. 1016/j. jaca 2009. 03. 062.

[74] Steg PG,Jolly SS,Mehta SR,et al. Low-dose vs standard-dose unfractionated heparin for percutaneous coronary intervention in acute coronary syndromes treated with fondaparinux:the FUTURA/OASIS-8 randomized trial. JAMA,2010,304(12):1339-1349. DOI:10. 1001/jama. 2010. 1320.

[75] Kastrati A,Neumann FJ,Mehilli J,et al. Bivalirudin versus unfractionated heparin during percutaneous coronary intervention. N Engl J Med,2008,359(7):688-696. DOI:10. 1056/NEJMoa0802944.

[76] Han Y,Guo J,Zheng Y,et al. Bivalirudin vs heparin with or without tirofiban during primary percutane-ous coronary intervention in acute myocardial infarction:the BRIGHT randomized clinical trial. JAMA, 2015,313(13):1336-1346. DOI:10. 1001/jama. 2015. 2323.

[77] Mega JL,Braunwald E,Wiviott SD,et al. Rivaroxaban in patients with a recent acute coronary syndrome. N Engl J Med,2012,366(1):9-19. DOI:10. 1056/NEJMoa1112277.

[78] Gilard M,Blanchard D,Helft G,et al. Antiplatelet therapy in patients with anticoagulants undergoing percutaneous coronary stenting[from stenting and oral anticoagulants(STENTICO)]. Am J Cardiol, 2009,104(3):338-342. DOI:10. 1016/j. amjcard. 2009. 03. 053.

[79] Ruiz-Nodar JM,Marín F,Hurtado JA,et al. Anticoagulant and antiplatelet therapy use in 426 patients with atrial fibrillation undergoing percutaneous coronary intervention and stent implantation implications for bleeding risk and prognosis. J Am Coll Cardiol,2008,51(8):818-825. DOI:10. 1016/j. jacc. 2007. 11. 035.

[80] Lip GY,Windecker S,Huber K,et al. Management of antithrombotic therapy in atrial fibrillation patients presenting with acute coronary syndrome and/or undergoing percutaneous coronary or valve interven-tions:a joint consensus document of the European Society of Cardiology working group on thrombosis, European Heart Rhythm Association(EHRA),European Association of Percutaneous Cardiovascular In-terventions(EAPCI) and European Association of Acute Cardiac Care(ACCA)endorsed by the Heart Rhythm Society(HRS)and Asia-Pacific Heart Rhythm Society(APHRS). Eur Heart J,2014,35(45): 3155-3179. DOI: 10. 1093/eurheartj/ehu298.

[81] Faxon DP,Eikelboom JW,Berger PB,et al. Antithrombotic therapy in patients with atrial fibrillation un-dergoing coronary stenting:a North American perspective:executive summary. Circ Cardiovasc Interv, 2011,4(5):522-534. DOI:10. 1161/CIRCINTERVENTIONS. 111. 965186,.

[82] Dewilde WJ,Oirbans T,Verheugt FW,et al. Use of clopidogrel with or without aspirin in patients taking oral anticoagulant therapy and undergoing percutaneous coronary intervention:an open-label,randomised, controlled trial. Lancet,2013,381(9872):1107-1115. DOI:10. 1016/S0140-6736(12)62177-1.

[83] Lamberts M,Gislason GH,Olesen JB,et al. Oral anticoagulation and antiplatelets in atrial fibrillation pa-tients after myocardial infarction and coronary intervention. J Am Coll Cardiol,2013,62(11):981-989. DOI:10. 1016/j. jacc. 2013. 05. 029.

[84] Jiang M,He B,Zhang Q. Timing of early invasive intervention in patients with moderate to high risk a-cute coronary syndromes. J Interv Cardiol,2012, 25 (1):10-18. DOI:10. 1111/j. 1540-8183. 2011.

00685. x.

[85] De Ferrari GM,Fox KA,White JA,et al. Outcomes among non-ST-segment elevation acute coronary syndromes patients with no angiographically obstructive coronary artery disease:observations from 37101 patients. Eur Heart J Acute Cardiovasc Care,2014,3(1):37-45. DOI:10. 1177/2048872613489315.

[86] Räber L,Kelbæk H,Ostojic M,et al. Effect of biolimus-eluting stents with biodegradable polymer vs bare-metal stents on cardiovascular events among patients with acute myocardial infarction:the COMFORTABLE AMI randomized trial. JAMA,2012,308(8):777-787. DOI:10. 1001/jama. 2012. 10065.

[87] Sabate M,Cequier A,Iñiguez A,et al. Everolimus-eluting stent versus bare-metal stent in ST-segment elevation myocardial infarction(EXAMINATION):1 year results of a randomised controlled trial. Lancet, 2012,380(9852):1482-1490. DOI:10. 1016/S0140-6736(12) 61223-9.

[88] Valgimigli M,Tebaldi M,Borghesi M,et al. Two-year outcomes after first-or second-generation drug-eluting or bare-metal stent implantation in all-comer patients undergoing percutaneous coronary intervention:a pre-specified analysis from the PRODIGY study (prolonging dual antiplatelet treatment after grading stent-induced intimal hyperplasia study). JACC Cardiovasc Interv,2014,7(1):20-28. DOI:10. 1016/j. jcin. 2013. 09. 008.

[89] Valgimigli M,Gagnor A,Calabró P,et al. Radial versus femoral access in patients with acute coronary syndromes undergoing invasive management:a randomised multicentre trial. Lancet,2015,385(9986): 2465-2476. DOI:10. 1016/S0140-6736(15)60292-6.

[90] Zheng X,Curtis JP,Hu S,et al. Coronary Catheterization and Percutaneous Coronary Intervention in China:10-year results from the China PEACE-retrospective CathPCI study. JAMA Intern Med,2016,176 (4):512-521. DOI:10. 1001/jamainternmed. 2016. 0166.

[91] Lagerqvist B,Fröbert O,Olivecrona GK,et al. Outcomes 1 year after thrombus aspiration for myocardial infarction. N Engl J Med,2014,371(12):1111-1120. DOI:10. 1056/NEJMoa1405707.

[92] Eerenberg ES,Kamphuisen PW,Sijpkens MK,et al. Reversal of rivaroxaban and dabigatran by prothrombin complex concentrate:a randomized,placebo-controlled,crossover study in healthy subjects. Circulation,2011,124(14):1573-1579. DOI:10. 1161/CIRCULATIONAHA. 111. 029017.

[93] Rao SV,Jollis JG,Harrington RA,et al. Relationship of blood transfusion and clinical outcomes in patients with acute coronary syndromes. JAMA, 2004, 292 (13): 1555-1562. DOI: 10. 1001/jama. 292. 13. 1555.

[94] Sherwood MW,Wang Y,Curtis JP,et al. Patterns and outcomes of red blood cell transfusion in patients undergoing percutaneous coronary intervention. JAMA, 2014, 311 (8): 836-843. DOI: 10. 1001/jama. 2014. 980.

[95] Nikolsky E,Mehran R,Sadeghi HM,et al. Prognostic impact of blood transfusion after primary angioplasty for acute myocardial infarction:analysis from the CADILLAC(controlled abciximab and device investigation to lower late angioplasty complications) trial. JACC Cardiovasc Interv,2009,2(7):624-632. DOI:10. 1016/j. jcin. 2009. 05. 004.

[96] O'Donoghue M,Boden WE,Braunwald E,et al. Early invasive vs conservative treatment strategies in women and men with unstable angina and non-ST-segment elevation myocardial infarction:a meta-analysis. JAMA,2008,300(1):71-80. DOI:10. 1001/jama. 300. 1. 71.

[97] Glaser R,Herrmann HC,Murphy SA,et al. Benefit of an early invasive management strategy in women with acute coronary syndromes. JAMA,2002,288(24):3124-3129.

[98] Stettler C,Allemann S,Wandel S,et al. Drug eluting and bare metal stents in people with and without diabetes:collaborative network meta-analysis. BMJ,2008,337:a1331.

[99] Bangalore S, Kumar S, Fusaro M, et al. Outcomes with various drug eluting or bare metal stents in patients with diabetes mellitus: mixed treatment comparison analysis of 22844 patient years of follow-up from randomised trials. BMJ, 2012, 345: e5170.

[100] James S, Angiolillo DJ, Cornel JH, et al. Ticagrelor vs. clopidogrel in patients with acute coronary syndromes and diabetes: a substudy from the platelet inhibition and patient outcomes(PLATO)trial. Eur Heart J, 2010, 31(24): 3006-3016. DOI: 10. 1093/eurheartj/ehq325.

[101] McMurray JJ, Adamopoulos S, Anker SD, et al. ESC guidelines for the diagnosis and treatment of acute and chronic heart failure 2012: the task force for the diagnosis and treatment of acute and chronic heart failure 2012 of the European Society of Cardiology. Developed in collaboration with the Heart Failure Association(HFA) of the ESC. Eur Heart J, 2012, 33(14): 1787-1847. DOI: 10. 1093/eurheartj/ehs104.

[102] Lippi G, Picanza A, Formentini A, et al. The concentration of troponin I is increased in patients with acute-onset atrial fibrillation. Int J Cardiol, 2014, 173(3): 579-580. DOI: 10. 1016/j. ijcard. 2014. 03. 113.

[103] Devereaux PJ, Xavier D, Pogue J, et al. Characteristics and short-term prognosis of perioperative myocardial infarction in patients undergoing noncardiac surgery: a cohort study. Ann Intem Med, 2011, 154 (8): 523-528. DOI: 10. 7326/0003-4819-154-8-201104190-00003.

[104] Devereaux PJ, Chan MT, Alonso-Coello P, et al. Association between postoperative troponin levels and 30-day mortality among patients undergoing noncardiac surgery. JAMA, 2012, 307 (21): 2295-2304. DOI: 10. 1001/jama. 2012. 5502.

[105] Hansson L, Zanchetti A, Carruthers SG, et al. Effects of intensive blood-pressure lowering and low-dose aspirin in patients with hypertension: principal results of the Hypertension Optimal Treatment(HOT) randomised trial. HOT Study Group. Lancet, 1998, 351(9118): 1755-1762.

[106] Tight blood pressure control and risk of macrovascular and microvascular complications in type 2 diabetes: UKPDS 38. UK Prospective Diabetes Study Group. BMJ, 1998, 317(7160): 703-713.

[107] Mancia G, Fagard R, Narkiewicz K, et al. 2013 ESH/ESC Guidelines for the management of arterial hypertension: the Task Force for the management of arterial hypertension of the European Society of Hypertension(ESH) and of the European Society of Cardiology(ESC). J Hypertens, 2013, 31(7): 1281-1357. DOI: 10. 1097/01. hjh. 0000431740. 32696. cc.

[108] Zhang Y, Zhang X, Liu L, et al. Is a systolic blood pressure target < 140 mmHg indicated in all hypertensives? Subgroup analyses of findings from the randomized FEVER trial. Eur Heart J, 2011, 32(12): 1500-1508. DOI: 10. 1093/eurheartj/ ehr039.

[109] Zanchetti A, Grassi G, Mancia G. When should antihypertensive drug treatment be initiated and to what levels should systolic blood pressure be lowered? A critical reappraisal. J Hypertens, 2009, 27(5): 923-934. DOI: 10. 1097/HJH. 0b013e32832aa6b5.